AF904265

ARNOLD
SCHWARZENEGGER
MIT BILL DOBBINS

DIE GROSSE BODY-BUILDING BIBEL

Für meine Mutter

Bibliografische Information der Deutschen Nationalbibliothek
Die Deutsche Nationalbibliothek verzeichnet diese Publikation in der Deutschen Nationalbibliografie. Detaillierte bibliografische Daten sind im Internet über https://dnb.de abrufbar.

Für Fragen und Anregungen
info@m-vg.de

Wichtige Hinweise
Dieses Buch ist für Lernzwecke gedacht. Es stellt keinen Ersatz für eine individuelle medizinische Beratung dar und sollte auch nicht als solcher benutzt werden. Wenn Sie medizinischen Rat einholen wollen, konsultieren Sie bitte einen qualifizierten Arzt. Der Verlag und der Autor haften für keine nachteiligen Auswirkungen, die in einem direkten oder indirekten Zusammenhang mit den Informationen stehen, die in diesem Buch enthalten sind.

Ausschließlich zum Zweck der besseren Lesbarkeit wurde auf eine genderspezifische Schreibweise sowie eine Mehrfachbezeichnung verzichtet. Alle personenbezogenen Bezeichnungen sind somit geschlechtsneutral zu verstehen.

7. Auflage 2026
© 2019 by riva Verlag, ein Imprint der Münchner Verlagsgruppe GmbH
Türkenstraße 89
80799 München
Tel.: 089 651285-0

Die amerikanische Originalausgabe erschien 1985 bei Simon and Schuster, New York unter dem Titel *Encyclopedia of Modern Bodybuilding*. © 1985 by Arnold Schwarzenegger. All rights reserved. Die aktualisierte Neuauflage erschien 1998 bei Simon and Schuster, New York unter dem Titel *The New Encyclopedia of Modern Bodybuilding*. © 1998 by Arnold Schwarzenegger. All rights reserved. Die deutsche Erstausgabe erschien 1986 beim Wilhelm Heyne Verlag unter dem Titel *Das große Bodybuilding-Buch*. Die Rechte an der deutschen Übersetzung von Edith Aulich liegen beim Wilhelm Heyne Verlag, München, in der Verlagsgruppe Random House GmbH.

Alle Rechte, insbesondere das Recht der Vervielfältigung und Verbreitung sowie der Übersetzung, vorbehalten. Kein Teil des Werkes darf in irgendeiner Form (durch Fotokopie, Mikrofilm oder ein anderes Verfahren) ohne schriftliche Genehmigung des Verlages reproduziert oder unter Verwendung elektronischer Systeme gespeichert, verarbeitet, vervielfältigt oder verbreitet werden. Wir behalten uns die Nutzung unserer Inhalte für Text und Data Mining im Sinne von § 44b UrhG ausdrücklich vor.

Fachliche Beratung der Erstausgabe: Albert Busek
Übersetzung: Edith H. Aulich, Kristina Mundt
Lektorat und Projektmanagement: Susanne Beinvogl
Umschlaggestaltung: Georg Feigl, Marc-Torben Fischer
Umschlagabbildung: © Jimmy Caruso
Layout: Katja Muggli
Satz: Daniel Förster, Belgern
Druck: Florjancic Tisk d.o.o., Slowenien
Printed in the EU

ISBN Print 978-3-7423-0958-7
ISBN E-Book (PDF) 978-3-7453-0588-3
ISBN E-Book (EPUB, Mobi) 978-3-7453-0589-0

PRODUZIERT MIT VERANTWORTUNG

Weitere Informationen zum Verlag finden Sie unter
www.rivaverlag.de
Beachten Sie auch unsere weiteren Verlage unter www.m-vg.de

ARNOLD
SCHWARZENEGGER
MIT BILL DOBBINS

DIE GROSSE BODY-BUILDING BIBEL

DAS STANDARDWERK –
ERWEITERT UND AKTUALISIERT

riva

Inhalt

Vorwort		6
Teil 1	**Einführung**	**23**
Kapitel 1	Entstehung und Geschichte des Bodybuildings	24
Kapitel 2	Grundbegriffe des Bodybuildings	47
Kapitel 3	Die Trainingserfahrung	59
Kapitel 4	Das Studio	76
Kapitel 5	Hinweise für Anfänger	80
Teil 2	**Die Trainingsprogramme**	**97**
Kapitel 1	Grundprinzipien des Bodybuilding-Trainings	98
Kapitel 2	Erkennen des eigenen Körperbautypus	123
Kapitel 3	Grundtraining	130
Kapitel 4	Trainingsprinzipien für Fortgeschrittene	141
Kapitel 5	Entwicklung eines erstklassigen Körpers: Training für Fortgeschrittene	153
Kapitel 6	Das Wettkampftraining	170
Kapitel 7	Die Macht des Geistes über den Körper	191
Teil 3	**Übungen für bestimmte Muskelgruppen**	**207**
Kapitel 1	Schultern	209
Kapitel 2	Brust	248
Kapitel 3	Rücken	288
Kapitel 4	Arme	320
Kapitel 5	Oberschenkel	400
Kapitel 6	Waden	431
Kapitel 7	Bauch	451

Teil 4 Wettkämpfe 485

Kapitel 1 Posing 486
Kapitel 2 Vorbereitung vom Scheitel bis zur Sohle 557
Kapitel 3 Strategie und Taktik des Wettkämpfers 566

Teil 5 Gesundheit, Ernährung, Diät und Pharmaka .. 591

Kapitel 1 Ernährung und Diät 592
Kapitel 2 Wie man zu- oder abnimmt 613
Kapitel 3 Wettkampfdiät 623
Kapitel 4 Häufige Verletzungen und wie man sie behandelt 632
Kapitel 5 Anabole Steroide und ergotrope Mittel 654

Register 665
Bildnachweis 671

Vorwort

Wer hätte gedacht, dass jemand ein umfassendes Buch über Bodybuilding und Krafttraining schreiben könnte, geschweige denn eines mit mehr als 600 Seiten? Wie viel kann man schon über das Hochstemmen schwerer Metallscheiben zu sagen haben? Schließlich ist Bodybuilding, wie sagt man doch so schön, keine Quantenphysik.

Viele Menschen gehen genau so an ein Bodybuilding-Programm heran. Ich weiß es, weil man sie im Fitnessstudio leicht ausmachen kann. Diese Leute packen meist extraschwere Gewichte an die Hantelstange, hieven das Eisen irgendwie hoch, ohne auf die richtige Ausführung zu achten (mit einem zusätzlichen Schub aus dem unteren Rücken), und lassen die Stange dann nach unten krachen. Das ist aber kein Bodybuilding! Der Wille ist zwar da, doch das Wissen fehlt, und diese Menschen werden daher entweder durch eine Verletzung ins Abseits befördert oder geben schnell auf, da sie trotz all ihres Trainings keine bedeutenden Verbesserungen erzielen.

Man benötigt sicherlich keinen Doktortitel, um die Vielschichtigkeit von Bodybuilding zu verstehen, aber es ist auch nicht so selbsterklärend wie beispielsweise Fahrradfahren. Mensch, das Bodybuilding-Vokabular wirkt wie eine Fremdsprache: Pyramidentraining, Gastrocnemius, Negativwiederholungen, Periodisierung, Instinktprinzip, Spotting. Die vielen verschiedenen Elemente des Krafttrainings zu lernen, von den Hunderten von einzelnen Übungen und Varianten bis hin zur Zusammenstellung eines zielführenden Workouts, erfordert Zeit und Übung. Um möglichst schnell Fortschritte zu erzielen, müssen Sie einfach wissen, was Sie tun.

Wenn Sie es sich leisten können, 50 € (oder mehr) pro Stunde für einen Personal Trainer auszugeben, können Sie es sich vielleicht erlauben, nicht viel vom Bodybuilding zu verstehen. Den Preis für eine Trainingsstunde können Sie aber auch in dieses Buch investieren und sich damit Ihr ganzes Leben lang weiterentwickeln, angefangen mit Ihrem nächsten Workout.

Viele vergessen, dass auch ich einmal Anfänger war, genau wie Sie, und dass ich meinen Körper und meine Karriere aus der gleichen Ausgangslage, in der Sie sich jetzt befinden, aufgebaut habe. Falls Sie das nicht glauben können: Fotos aus meiner Jugend beweisen, wie weit ich kommen und wie viel ich dafür arbeiten musste. Was mich von meinen Altersgenossen unterschied, war jedoch der sehnliche Wunsch, Muskeln aufzubauen, und der feste Vorsatz, mich von nichts aufhalten zu lassen. Auf dem Weg habe ich zahllose Fehler gemacht, weil meine einzigen Ratgeber ein paar von Joe Weiders englischen Muskelzeitschriften waren und ich nicht einmal die Sprache beherrschte! Die Zeitschriften inspirierten mich, Englisch zu lernen, damit ich die Trainingsprogramme meines frühen Vorbilds Reg Park nachahmen konnte. Die Zeitschriften konnten mir allerdings nur einige Grundkonzepte beibringen; alles andere lernte ich durch Versuch und Irrtum.

Erfahrung ist jedoch der beste Lehrer, solange man aus seinen Fehlern lernt. Zu Beginn trainierte ich den Bizeps viel aufmerksamer als den Trizeps, eine größere Muskelgruppe. Bauchmuskeltraining ließ ich eigentlich ganz weg, weil damals die Meinung vorherrschte, die Bauchmuskulatur werde durch die vielen schweren komplexen Bewegungen schon genug stimuliert. In den ersten Jahren trainierte ich die Waden so wenig, dass ich mich doppelt anstrengen musste, als ich schließlich in die USA kam. Ich schnitt sogar die Beine meiner Trainingshose ab, sodass meine Waden immer zu sehen waren und kritisch beäugt werden konnten – eine ständige Erinnerung, dass meine Schwächen mehr Aufmerksamkeit verdienten. Wir hatten auch nicht viele Maschinen. In meinen ersten Jahren als Bodybuilder führte ich weder Beincurls noch Beinstrecken aus. Doch mein größtes Handicap war mein mangelndes Wissen; mein Übungskatalog, mit dem ich den gesamten Körper formte, bestand aus wenigen Bewegungen. Dank dieses Buchs müssen Sie zum Glück nicht dieselben Fehler machen, die ich gemacht habe.

Wie ich werden auch Sie feststellen, dass der Muskelaufbau Sie in jedem Bereich Ihres Lebens aufbaut. Was Sie hier lernen, wird auch alles andere in Ihrem Leben beeinflussen. Wenn Sie die Früchte Ihrer Arbeit ernten, stärken Sie Ihr Selbstwertgefühl und Selbstbewusstsein, was sich jenseits von Wettbewerben positiv auf Ihre Arbeit und zwischenmenschliche Beziehungen auswirkt. Ich bin der Meinung, dass Bodybuilding mir nicht nur bestimmte physische Merkmale verliehen hat, sondern auch die Grundlage für alles andere bildete, was ich erreicht habe – als Geschäftsmann, als Schauspieler und sogar, was meine Familie angeht. Ich weiß, dass ich in jedem Bereich Erfolg haben kann, in dem ich Erfolg haben möchte, und ich weiß es, weil ich verstehe, was es heißt, Opfer zu bringen, zu kämpfen, durchzuhalten und schließlich Hindernisse zu überwinden.

Auch heute noch sprechen mich viele Menschen, mit denen ich zusammenarbeite, auf mein Engagement an. Wenn ich einen Film drehe, bin ich bereit, eine schwierige Szene immer wieder zu spielen, bis wir sie genau richtig hinbekommen. Warum? Das hat alles mit Disziplin zu tun. Wenn Sie sich zum Ziel setzen, Ihre körperliche Gesundheit zu verbessern, werden Sie merken, dass sich die Selbstdisziplin, der Fokus und das Streben nach Erfolg auch auf die übrigen Aktivitäten in Ihrem Leben übertragen. Auch wenn es Ihnen jetzt vielleicht noch nicht bewusst ist, werden Sie es letztendlich realisieren, wenn Sie eine bestimmte Herausforderung ähnlich diszipliniert in Angriff nehmen. Das ist ein weiterer Grund, warum es mich so begeistert, was Bodybuilding erreichen kann.

Dieses Buch ist keine Biografie. Es ist nicht die Geschichte meines Lebens als siebenfacher Mr. Olympia oder die Geschichte meines Lebens als Schauspieler. (Falls Sie sich dafür interessieren, können Sie diese Informationen anderswo finden.) Auch wenn man mich hauptsächlich als Bodybuilder, Schauspieler und Geschäftsmann kennt, konnte ich gelegentlich in eine andere Rolle schlüpfen, eine, die mich mit besonderem Stolz erfüllt, und das ist die Rolle des Lehrers. Deshalb veröffentlichte ich 1985 die erste *Encyclopedia of Modern Bodybuilding* und bin noch immer eng mit dem Sport verbunden. In den Jahren nach der Erstveröffentlichung sammelte, analysierte und überarbeitete ich Informationen für dieses erweiterte und aktualisierte Nachschlagewerk. Dass ich sagen kann, ich habe eine Generation von Männern und Frauen aller Altersgruppen inspiriert, ihre Gesundheit und Fitness in die Hand zu nehmen, freut mich sehr. Die paar Dutzend angehenden Bodybuilder, die Mitte der 1970er-Jahre in einem Fitnessstudio in Santa Monica eines meiner Seminare besuchten; die Schüler an Grund- und weiterführenden Schulen, denen ich versuchte, das Sporttreiben zu ermöglichen, als ich in meiner Funktion als Vorsitzender des nationalen Rates für Fitness und Sport in alle fünfzig Staaten reiste; die aus Problemvierteln stammenden Kinder, die das ganze Jahr hindurch an den Inner-City Games teilnehmen; die Menschen mit geistiger Behinderung, die sich bei den Special Olympics messen; die Leser meiner wöchentlich in verschiedenen Zeitungen erscheinenden Kolumne und die meiner Kolumnen in Muskelmagazinen, aber auch Sie, die Leser dieses Buchs – Sie alle sind der Grund, warum ich diese gigantische Mühe auf mich genommen habe. Ich bin sehr dankbar, dass Sie mich als Lehrer ausgewählt haben.

Die Möglichkeit, meine größte Leidenschaft, den Schlüssel zu Gesundheit, einem langen Leben und einer besseren Lebensqualität, mit Ihnen zu teilen, hat dieses Buch zu einem unbedingt notwendigen Unterfangen gemacht, das mir außerdem Spaß bereitet hat! Meine Wurzeln liegen im Bodybuilding, und ich werde mich weiterhin für den Sport einsetzen und durch meine Arbeit Werbung dafür machen.

Ich blicke auf mehrere Jahrzehnte Bodybuilding-Erfahrung zurück, darunter Zehntausende Trainingsstunden mit einigen der besten Bodybuilder aller Zeiten, wie Bill Pearl, Reg Park, Dave Draper, Frank Zane, Sergio Oliva, Franco Columbu, Flex Wheeler, Shawn Ray und dem achtfachen Mr. Olympia Lee Haney. Ich habe mich mit den Schriften der Vorgänger des modernen Bodybuildings auseinandergesetzt, von denen einige vor über einem Jahrhundert entstanden, wie Eugen Sandows *System of Physical Training* (1894), dem *Manual of Physical Training* (1914) der U.S. Army und Earle Liedermans *Muscle Building* (1924). Ich habe die weltweit führenden Sportwissenschaftler befragt und Recherchen zu den Fragen angestellt, die mir bei den Seminaren gestellt wurden, die ich auf allen großen Kontinenten – von Afrika über Asien bis hin zu Südamerika – veranstaltet habe und mittlerweile jährlich in Columbus, Ohio, abhalte. All dieses Wissen ist in dieses Buch geflossen. Das Nachschlagewerk richtet sich an alle, von Einsteigern über Bodybuilder, die an Wettkämpfen teilnehmen, und Sportler, die ihre Performance verbessern möchten, bis hin zu denjenigen, die einfach besser aussehen und ein gesünderes Leben führen möchten. Alle Leser können gern auf das umfassende Wissen zugreifen, das ich mir über so viele Jahre angeeignet habe.

In gewisser Weise fühle ich mich wie ein Arzt im Bereitschaftsdienst, der immer wieder um fachmännischen Rat gebeten wird. Ein Skifahrer in Sun Valley fragte mich kürzlich, wie er Kraft und Kraftausdauer im Quadrizeps aufbauen könne, um seine Leistung zu verbessern; bei einer Gesundheitsmesse erkundigten sich mehrere Besucher nach den neuesten Erkenntnissen zur Förderung des Muskelaufbaus durch Kreatin; bei Wimbledon wollte ein Tennisass Ratschläge zum Kraftaufbau in den Unterarmen; im Urlaub auf Hawaii fragte mich eine Frau, wie sie 45 Kilogramm Körperfett dauerhaft loswerden könne; bei Seminaren möchten junge Bodybuilder wissen, wie sie die Höhe ihres Bizeps und die Rundungen ihrer Oberschenkelaußenseiten verbessern können; Soldaten möchten häufig Tipps haben, wie sie mit sehr einfachem Equipment bestmöglich trainieren können. Jeden Tag werden mir Fragen gestellt – die Themen reichen dabei von Vitamin A bis Zink, von der Notwendigkeit von Ruhe und Regeneration bis hin zu den falschen Versprechungen von leistungssteigernden Substanzen. Daher war mir schon vor langer Zeit klar, dass mein Material auf dem neuesten Stand bleiben musste, wenn ich über die Vorteile von Bodybuilding aufklären wollte.

Das war keine leichte Aufgabe. Bodybuilding entwickelt sich mit Lichtgeschwindigkeit weiter, sowohl unter Leistungs- als auch unter Freizeitsportlern. Diejenigen, die diese Entwicklung einfach der verstärkten Nutzung von Anabolika zuschreiben, verstehen nicht, was in der Industrie vor sich geht. Muskelaufbauübungen, die Trainer lange abtaten, weil sie Athleten ihrer Meinung nach nur zu unflexiblen Muskelprotzen machten, werden von Forschern nun intensiv untersucht. Die Wissenschaft des Krafttrainings wird jetzt tatsächlich eine Wissenschaft, da Sportwissenschaftler nachweisen, was wir Bodybuilder uns schon seit Jahren durch Versuch und Irrtum erarbeiten. Das bedeutet jedoch nicht, dass wir nicht wussten, was wir taten. Ganz im Gegenteil, die frühen Bodybuilding-Champions waren Pioniere im Gesundheits- und Fitnessbereich und bereiteten den Weg für die Entwicklung aller folgenden Generationen. Wir prägten Sprüche wie »no pain, no gain«, Worte, die heutzutage jeder Bodybuilder kennt und versteht.

Auch wenn die Wissenschaft uns zeigt, wie wir die Variablen, aus denen unser Training besteht, am besten einstellen, kann man die Bedeutung externer Faktoren nicht unberücksichtigt lassen. Ich wuchs kurz nach dem Zweiten Weltkrieg in einer armen Familie in Österreich auf, und diese Umstände verliehen mir größeren Erfolgshunger. Der Trainingsinstinkt ist ein weiterer nicht messbarer Faktor, den viele Spitzenbodybuilder entwickeln. Leidenschaft, Disziplin und Tatkraft spielen ebenfalls eine Rolle. Die Wissenschaft kann diese Faktoren kaum quantifizieren, doch sie sind zweifellos sehr bedeutend. Gleiches gilt für die Genetik: Manche Menschen verfügen über die nötige Knochenstruktur und Muskelfaserzusammensetzung, um in Sportarten, die Schnellkraft erfordern, oder im Bodybuilding erfolgreich an Wettkämpfen teilzunehmen. Letztendlich kann beim Bodybuilding aber jeder Mensch Verbesserungen erzielen und 100 Prozent seines Potenzials erreichen, auch wenn er nicht über das Potenzial verfügt, ein Weltklasseathlet zu werden.

Sportwissenschaftler und medizinische Experten, die den Körper untersuchen, sowie Forscher in den Bereichen Ernährung und Sporternährung wenden die Lektionen, die sie aus der Vergangenheit gelernt haben, an, um Trainingstechniken anzupassen und zu optimieren. Da sie nicht in Stein gemeißelt sind, können viele der Ideen vielleicht am besten als Prinzipien charakterisiert werden. Letzten Endes muss jede wissenschaftliche Erkenntnis jedoch Bodybuildern selbst, ob Einsteigern oder Champions, nutzen. Sie sind der letzte Test für die Gültigkeit dieser Ideen. Diese Wahrheiten umzusetzen, um dadurch Ergebnisse zu erzielen, bildet die praktische Grundlage dieses Buchs. Die Informationen, die ich auf diesen Seiten vorstelle, sind nachgewiesen, von praktischem Wert und werden auch für Sie funktionieren!

Seit der letzten Veröffentlichung dieses Buchs hat sich das Wesen von Bodybuilding auf verschiedene Arten weiterentwickelt. Bankdrücken ist noch immer Bankdrücken, und Kniebeugen sind Kniebeugen. Die Ausführung verschiedener Übungen hat sich kaum verändert, doch einige andere sehr wichtige Faktoren haben einen Wandel erfahren. Lassen Sie mich diese Entwicklungen kurz zusammenfassen und darauf eingehen, wie Sie sie in Ihrem Workout umsetzen können. Sie werden erfahren:

- wie Sie Workouts strukturieren – ob Sie ein Bodybuilding-Champion werden oder einfach Ihren Körper in Form bringen und straffen möchten – und wie Sie gezielt und effektiv schwächere Bereiche trainieren können,
- wie Sportler, für die Schnellkraft wichtig ist, die Geschwindigkeit von Wiederholungen anpassen können, um ihre Explosivität zu steigern,
- welche Übungen Sie für die größten positiven Auswirkungen auf die Muskulatur einschließen und welche Sie besser fortgeschrittenen Sportlern überlassen sollten,
- wie Sie Workouts, die auf die Kontrolle von Körperfett abzielen, und Workouts, die die Kraft maximieren, zusammenstellen können, und wie Sie diese Workouts in einem Zyklus abwechseln, um die größtmöglichen Vorteile beider Workoutarten miteinander zu kombinieren,
- wie Sie nicht nur das Verletzungsrisiko senken, sondern sogar mehr Gewicht heben können, wenn Sie sich fünf bis zehn Minuten aufwärmen und leicht dehnen,
- wie Sie aus jeder Wiederholung und jedem Satz das Beste herausholen, Ihre Muskulatur bis zum Versagen beanspruchen und an der Schmerzgrenze den größtmöglichen Gewinn erzielen,
- wie Sie Trainingsvariablen variieren, wenn Sie ein Trainingsplateau erreichen,
- wann zu viel Eifer Rückschritte im Hinblick auf Muskel- und Kraftaufbau bewirkt.

Wie erwähnt, werden heute nur wenige Übungen anders durchgeführt als vor zwanzig Jahren. Ausnahme: Wissenschaftler haben neue Erkenntnisse gewonnen, wie man Bewegungen für die Bauchmuskulatur ausführen sollte. Die Bauchpressbewegung, bei der Becken und Brustkorb zusammengeführt werden, umfasst im Vergleich zum kompletten Situp einen geringeren Bewegungsumfang und ist daher sicherer. Zu der Zeit, als ich an Wettkämpfen teilnahm, hatten die besten Bodybuilder herausragende Bauchmuskeln, weil sie Situps machten, und ihre starken mittleren Rücken bewahrten sie vor Problemen mit der Wirbelsäule. Da mehr als drei Viertel aller Amerikaner früher oder später unter Schmerzen im unteren Rücken leiden, sind Situps beinahe bei jedem kontraindiziert. Deshalb habe ich den Abschnitt zu Bauchmuskeltraining komplett überarbeitet, um die aktuelle wissenschaftliche Meinung widerzuspiegeln. Außerdem habe ich die Übungsliste erweitert und die vielen Bauchpressvarianten aufgenommen.

Die Grundmaterialien des Krafttrainings – Langhanteln, Kurzhanteln und Übungen mit dem eigenen Körpergewicht – haben sich ebenfalls kaum verändert, doch dasselbe kann man nicht über die Krafttrainingsmaschinen sagen, die einige Sportler aus Sicherheitsgründen bevorzugen. Heutzutage herrscht ein harter Wettbewerb zwischen Dutzenden von Herstellern, der das Gesicht der Industrie und des Sports radikal verändert. Jedes Jahr werden neue Versionen alter Favoriten noch weiter verfeinert. Sie lassen sich leichter bedienen und kommen Bewegungen mit freien Gewichten immer näher. Bei manchen kann man den Widerstandswinkel zwischen Sätzen verändern, andere erhöhen den Widerstand beim negativen Training, d.h. beim Ablassen, und bei wieder anderen wird der Widerstand mittels Computer variiert. In den nächsten Jahrzehnten sehen wir vermutlich noch radikalere Entwicklungen.

Nicht nur kommerzielle Fitnessstudios profitieren davon, sondern auch die Anzahl von Homegyms steigt rasant, da große, sperrige Maschinen durch kleinere, sichere Modelle ersetzt werden, für die man nicht mehr allzu tief in den Geldbeutel greifen muss und die gut in ein Gästezimmer passen. Das ist die ideale Wahl für Menschen, die keine Zeit haben, ins Fitnessstudio zu gehen.

Was Ernährung betrifft, so gilt noch immer: »Du bist, was du isst.« Lassen Sie aber nicht die dramatischen Veränderungen außer Acht, die die Sporternährung erfahren hat. Natürlich hat die Wissenschaft einige

Superfoods hervorgebracht, wie festere Tomaten, und wir züchten nun Fisch in sogenannten Farmen und essen magereres Fleisch wie Strauß und Beefalo. Heutzutage wissen wir auch mehr über den Nahrungsbedarf von hart trainierenden Sportlern, und es wurden einige wichtige Nahrungsergänzungsmittel eingeführt, die die sportliche Leistungsfähigkeit unterstützen.

Beginnen wir einmal mit der einfachen Bodybuilding-Ernährung. Ich habe schon 1001 Modediäten kommen und gehen sehen, aber fast jeder Bodybuilder, den ich kenne, befolgt dieselben Grundleitlinien, die ich in diesem Buch vorstelle. Häufig können mangelnde Fortschritte bei Ihren Muskelaufbaubemühungen auf Nährstoffmangel zurückgeführt werden. Wenn ich einen Spruch von Informatikern klauen darf: Garbage in, garbage out – d.h., wenn man nichts Gutes hineinsteckt, kommt auch nichts Gutes dabei heraus. Ich stelle einige vernünftige Strategien vor, die für Sie funktionieren können. Was die Makronährstoffe angeht, so werde ich häufig nach der Rolle von Protein und den wichtigsten Aminosäuren gefragt, die das Gewebewachstum unterstützen – wie viel sollte man an einem bestimmten Tag zu sich nehmen, und wann sollte man seine Mahlzeiten einnehmen, damit sie optimal absorbiert werden? Fette werden fälschlicherweise als Feinde von Bodybuildern betrachtet, die sie um jeden Preis vermeiden sollten, doch sie spielen eine wichtige Rolle bei der Synthese von Schlüsselhormonen für den Muskelaufbau und den Erhalt der Gesundheit.

Keine Diskussion über Ernährung wäre vollständig, ohne die wichtigsten Ergänzungsmittel zu erwähnen, von denen einige das Gesicht der Sporternährung drastisch verändert haben. Kreatin hat sich für die Leistungssteigerung bewährt, doch auch andere Produkte, darunter die Aminosäure Glutamin, verzweigtkettige Aminosäuren und Antioxidantien, sind für Sportler wichtig.

Wir wissen auch mehr darüber, wie Nährstoffe in den Blutkreislauf aufgenommen werden. Da nicht alle Nahrungsmittel gleich schnell absorbiert werden, wurde der glykämische Index entwickelt, der die Erhöhung des Insulinspiegels misst, einen wichtigen anabolen Prozess. Dadurch dass ein hartes Workout die Glykogenspeicher [im Grunde gespeicherte Energie] in Ihren Muskeln leert, ist die Mahlzeit nach dem Workout entscheidend. Die Forschung sagt uns nun, woraus die Mahlzeit bestehen sollte und in welchem Zeitraum nach der Trainingseinheit wir sie einnehmen sollten. Und wer könnte besser die Tricks erklären, mit denen man sein Körperfett reduzieren kann, als Spitzenbodybuilder, die unzählige Wettkampfvorbereitungszyklen durchlaufen haben? Sogar nicht leistungsorientierte Bodybuilder können sie einsetzen, auch wenn es ihnen einfach nur darum geht, am Strand gut auszusehen.

Der Bereich der Sportpsychologie floriert ebenfalls, und die Gehälter mancher Athleten steigen in die Millionen. Neue Theorien und Techniken zeigen, welch bedeutende Rolle der Kopf beim Training und im Wettkampf spielt, wie man die Motivation wecken und fokussiert bleiben kann, und wie man sich realistische kurz- und langfristige Ziele setzt. Wenn Sie das Ziel haben, Mr. Olympia zu werden, sollten Sie eine klare Vorstellung haben, wie Ihr Körper letztendlich aussehen soll, und dann einen Plan entwickeln, wie Sie diesen Körper erreichen. Nichts passiert durch Zufall. Sie werden beispielsweise auch nicht durch Zufall ein angesehener Arzt, sondern müssen Jahre intensiven Studiums einplanen, um Ihr Ziel zu erreichen. Dasselbe gilt für Ihr Training.

Sobald Sie klare Ziele im Kopf haben, zeige ich Ihnen, wie Sie Ihre persönliche Workout-Routine erstellen, doch die Rolle der Psyche geht noch weiter. Diese Vision inspiriert Sie – wie sie auch mich inspirierte – bei jeder brennenden Wiederholung jedes Satzes und bringt Sie jedes Mal einen Schritt näher zu Ihrem Ziel. Aber es kommt nicht nur darauf an, was im Fitnessstudio passiert: Ihre Ernährung und Ihr Lebensstil bringen Sie auch entweder näher an Ihr Ziel heran oder entfernen Sie von Ihrem Ziel. Deshalb ist die Psyche in allen Sportarten, auch im Bodybuilding, so ausschlaggebend. Zuerst muss Ihr Kopf das Bild erstellen, und Ihr Training muss zu dieser Visualisierung passen. Wenn Sie langsam Veränderungen sehen, fühlen Sie sich besser. Daraus folgt ein sich selbst aufrechterhaltender Prozess: Sie fokussieren Ihren Geist, um Ihren Körper zu trainieren, und die eintretenden Veränderungen beeinflussen auch Ihren Geist. Träumen Sie davon und glauben Sie daran, dann können Sie es erreichen!

Das exponentielle Wachstum von Bodybuilding ließ eine Industrie mit Milliardenumsätzen entstehen. Es gibt zahllose Arbeitsmöglichkeiten in Fitnessstudios oder in Bereichen wie Bekleidung, Ausrüstung, Ernährung, Druckerzeugnisse und Medien, Physiotherapie, Personal Training und Coaching. Können Sie sich vorstellen, Ihren Lebensunterhalt mit einer Aktivität zu verdienen, die Sie freiwillig als Hobby ausüben? Falls ja, besteht ein guter Ausgangspunkt darin, so viel wie möglich über den Körper und seine Funktionsweise zu lernen.

Die Veränderungen, die bei der Untersuchung von Bodybuilding stattfanden, gehen mit den Veränderungen der Gesellschaft insgesamt einher. Heutzutage ist Krafttraining eine der beliebtesten Freizeitfitnessaktivitäten in den USA, doch das war sicherlich nicht immer der Fall. Ich erinnere mich noch, dass viele Trainer und Sportler Muskelaufbau verurteilten und behaupteten, er schränke die sportliche Leistungsfähigkeit ein. (Was wohl aus diesen Leuten geworden ist?) Krafttraining wird heutzutage von allen möglichen Menschen ausgeübt.

Von Schul- über Universitäts- bis hin zu professionellen Sportmannschaften hilft Krafttraining Athleten, besser, stärker und sogar schneller zu werden. Natürlich bedarf es unglaublichen Talents, an die Spitze einer Sportart zu gelangen, aber Krafttraining bietet zweifellos den alles entscheidenden Vorteil. Der Baseball-Slugger Marc McGwire stemmte auch während der Saison regelmäßig die Eisen, und dasselbe gilt für so gut wie jeden Spieler in der National Football League. Sogar Mitglieder der mehrfachen NBA-Meister Chicago Bulls habe ich im Gold's Gym trainieren sehen, als sie in Los Angeles waren. Mit Sicherheit sind sie nicht nur dorthin gegangen, um wie die Touristen Fotos zu machen!

Mit Krafttraining können Sie Ihre Rückhand fürs Tennisspielen stärken, Ihre Quadrizepse fürs Skifahren aufbauen, wertvolle Höhe für vertikale Sprünge beim Volleyball gewinnen, Zusammenstößen beim Fußball besser standhalten, kraftvollere Armzüge und Beinschläge beim Schwimmen erreichen und Ihre Kraft und Ihren Schritt beim Sprinten optimieren. Sollten Sie einmal Pech haben, sind Sie außerdem weniger verletzungsanfällig.

Natürlich sollte ein Langstreckenläufer nicht trainieren wie ein Football-Spieler. Die Auswahl der Übungen und die Anpassung der Trainingsvariablen ermöglichen es jedem Athleten, die Aktivität auf seine individuellen Bedürfnisse und Ziele zuzuschneiden. Für manche, wie Boxer oder Ringer, die in bestimmten Gewichtsklassen antreten, oder für Turner, die sich eine spürbare Gewichtszunahme nicht erlauben können, ist Kraft entscheidend, doch sie sollten kein traditionelles Bodybuilding betreiben. Auch Football-Linemen, Kugelstoßer und Diskuswerfer haben für ihre Aktivitäten jeweils spezifische Trainingsanforderungen. Wenn Sie eine bestimmte Sportart betreiben, lernen Sie, wie Sie Ihr Workout anpassen können, um den sportartspezifischen (und sogar positionsspezifischen) Anforderungen gerecht zu werden. Aber ob Sportler 60 oder 120 Kilogramm wiegen – letzten Endes ist Krafttraining der rote Faden.

Manche Berufe erfordern, dass die Arbeitskräfte anstrengendes körperliches Training absolvieren, das die Arbeitsbedingungen nachahmt. Wenn man in die Armee, Feuerwehr oder Polizei eintreten möchte, muss man über ein bestimmtes Fitnessniveau – was Kraft, Kraftausdauer und aerobe Ausdauer betrifft – verfügen, um die Sicherheit aller und den Erfolg der Mission sicherzustellen. Das ist eine besondere Herausforderung (aber keineswegs unmöglich) für Frauen, die vielleicht noch härter trainieren müssen als ihre männlichen Kollegen. Und wenn man den Einstellungstest bestanden hat, bedeutet es nicht, dass man jetzt nicht mehr in Form bleiben muss. Deshalb werden in Polizei- und Feuerwehrstationen Krafträume eingerichtet und erfahrenes Personal wird motiviert, Spitzenfitnesswerte aufrechtzuerhalten.

Während des Golfkriegs berichtete die *Washington Post*, Militärangehörige im Nahen Osten äußerten am häufigsten den Wunsch, man möge ihnen Gewichte schicken, damit sie ihr Training fortsetzen konnten. Bis dahin hatten sie mit Sand gefüllte Eimer gestemmt. Damals war ich der Vorsitzende des nationalen Rates für Fitness und Sport und bat einige große Equipment-Hersteller um Spenden. Insgesamt kamen dabei mehr als 400 Tonnen Ausrüstung zusammen. General Colin Powell bestand darauf, dass sie per *Flugzeug* zu den Truppen gebracht wurde. So wichtig ist körperliche Fitness für einige Menschen!

Sogar ältere Menschen nutzen Krafttraining. Etwa ab dem 25. Lebensjahr verliert man jedes Jahr ungefähr 200 Gramm Muskelmasse. Ohne einen angemessenen Trainingsreiz lassen die Größe und Kraft der Muskeln früher oder später nach. Regelmäßiger Sport hilft, diesen Alterungsprozess aufzuhalten, der nur aus Nichtgebrauch resultiert. Für viele ältere Menschen führt mehr Kraft zu Unabhängigkeit und einer verbesserten Lebensqualität.

Bevor Sie sich Ihre Großmutter unter dem Squat-Rack vorstellen, bedenken Sie, dass schon ganz einfache Bewegungen die Muskeln und Knochen stärken und die Flexibilität verbessern können, aber sie müssen immer individuell zugeschnitten sein. Heutzutage ist die Bewegung gegen den Wasserwiderstand im Schwimmbad bei vielen Senioren beliebt.

Neuere Forschungsergebnisse zeigen, dass Sport auch zur Bekämpfung von Krankheiten beitragen kann. Hier müssen Sie mir nicht einfach vertrauen, es ist ein erwiesener Fakt. Kürzlich las ich in einem Artikel im *Journal of Strength and Conditioning Research*, Krafttraining helfe Krebspatienten. Zahlreiche andere Studien zeigten eine Verbindung zwischen Krafttraining und Verbesserungen bei Patienten auf, die an Diabetes, Bluthochdruck, Herzerkrankungen, Arthrose, Asthma und Aids leiden. Sport kann das Immunsystem stärken, wodurch Sie leichte Erkrankungen, sogar leichte Formen von Depression, besser abwehren können. Auch in diesen Fällen muss das Krafttrainingsprogramm auf die individuellen Bedürfnisse des Sportlers zugeschnitten werden.

Und was ist mit jüngeren Menschen? Auch sie können einige der Vorteile eines Krafttrainingsprogramms erfahren, indem sie ein paar Veränderungen vornehmen, beispielsweise eine hohe Wiederholungsanzahl und Übungen mit dem eigenen Körpergewicht, die die Knochen und Muskeln kräftigen und aufbauen.

Einer der bemerkenswertesten Fitnesstrends der letzten Jahre besteht darin, dass Krafttraining bei Frauen 1996 doppelt so beliebt war wie 1987. Auf Wettkampfniveau bietet der Sport nun Bodybuilding- und Fitnesswettbewerbe. Die meisten Frauen, die nicht wettkampforientiert sind, bevorzugen Workouts, die einfach den Körper straffen und formen und sich auf bestimmte Problemzonen wie das Gesäß, die Hüften oder den Trizeps konzentrieren. Häufig haben Frauen andere Ziele als Männer, die im Allgemeinen danach streben, Muskelmasse aufzubauen und ihre Kraft deutlich zu steigern. Aber auch wenn sich die Ziele von Männern und Frauen vielleicht unterscheiden, was sich in der Programmzusammenstellung und der Auswahl der Übungen widerspiegelt, ist die Ausführung der Bewegungen identisch. Der weibliche Körper unterscheidet sich auch aus physiologischer Sicht vom männlichen Körper: ein kleineres Knochengerüst, weniger Oberkörpermasse im Verhältnis zu den Beinen, mehr Körperfett und Fettzellen an Hüfte, Oberschenkeln und Gesäß im Vergleich zur Taille. Doch trotz dieser Tatsachen sind Muskelfasern nun einmal Muskelfasern und reagieren bei Männern und Frauen auf dieselbe Art von Übungen und Trainingstechniken. Für viele Frauen ist es daher sinnvoll, die vorgestellten Krafttrainingsrichtlinien mit ein paar Modifikationen umzusetzen.

Bedeutet das, dass Frauen größere Muskeln entwickeln, wenn sie wie Männer trainieren? Keineswegs: Frauen produzieren so wenig Testosteron – das anabole Hormon, das hauptsächlich fürs Muskelwachstum verantwortlich ist –, dass der Trainingseffekt deutlich weniger ausgeprägt ist. Letztendlich geht dieses Buch jedoch auf verschiedene Ziele für so gut wie jeden Körpertyp, jedes Alter und Geschlecht ein. Eine Frau kann eine beeindruckende Körpertransformation erreichen, auch wenn ihr Ziel nicht traditionelles Bodybuilding ist.

Haben Sie sich schon einmal etwas gebrochen und später einen Physiotherapeuten aufgesucht, um die Reha einzuleiten? Auch hier ist Krafttraining nützlich. Es verringert nicht nur Ihr Risiko für Weichteilgewebe- und Gelenkverletzungen, sondern ist auch Ihr bestes Werkzeug für eine vollständige Genesung und eine schnelle Rückkehr zu Ihrer Aktivität. Ob bei temporären Muskelschmerzen, Schmerzen im unteren Rücken, steifen Gelenken oder der Rückkehr nach einem Knochenbruch, Krafttraining ermöglicht Ihnen, Ihre vorherige Kraft schneller wiederzuerlangen.

Seit den Tagen, als Charles Atlas Hänflingen, die beleidigt wurden, Hilfe anbot, hat sich Bodybuilding stark weiterentwickelt. Krafttraining wird nun weltweit ausgeübt. Zweifellos geht es um mehr, als muskelbepackte Arme zu bekommen und am Strand gut auszusehen (aber das sind wohlgemerkt keine schlechten Ziele). Krafttraining kann Ihren Körper formen, Ihre Gesundheit und Ihre Form verbessern, für Verletzungsfreiheit sorgen und Ihnen eine lange, aktive Zukunft bescheren. Ob Sie ein Einsteiger sind, der das kleine Einmaleins des Trainings lernen möchte, ein Fortgeschrittener, der Split-Training betreiben und einen schwächeren Körperteil kräftigen möchte, oder ein erfahrener Sportler, der seinen Körper optimieren und neue Trainingstechniken einbauen möchte, auf diesen Seiten werden Sie Antworten finden.

Offensichtlich sind die Veränderungen, die seit der ersten Veröffentlichung dieses Buchs im Bereich Bodybuilding und unter Bodybuildern stattgefunden haben, so groß, dass man sie nicht mehr als Evolution bezeichnen kann, sondern fast schon als Revolution bezeichnen muss. Neben den schon erwähnten Veränderungen verstehen wir auch die Vorteile von Krafttraining besser, was seine außerordentliche Beliebtheit zum Teil erklärt.

Jeder Mensch, der ein Fitnessstudio betritt, hat eine persönliche Motivation, warum er sich für Krafttraining entschieden hat, um bestimmte Ziele zu erreichen. Natürlich besteht das Ziel von Bodybuilding darin, mehr Muskeln aufzubauen und die körperliche Erscheinung zu verbessern, aber das sind nicht die einzigen Gründe, warum jemand mit Gewichten trainiert. Bedenken Sie auch die Auswirkungen auf die Kraft: Sie haben die Fähigkeit, mehr Arbeit zu leisten, sowohl in der Hinsicht, dass Sie ein schwereres Gewicht einmal heben können (Muskelkraft), als auch in der Hinsicht, dass Sie ein leichteres Gewicht öfter heben können (Muskelausdauer). Manche Arten von Bodybuilding, wie Zirkeltraining, sind auch eine gute Wahl, um die Herzgesundheit zu stärken und die Funktion der Lunge und des Atmungssystems zu verbessern. Traditionelles Bodybuilding kombiniert mit einer Form des Ausdauertrainings bringt sogar noch größere Vorteile für die Gesundheit.

In einer zunehmend technologiegetriebenen Gesellschaft, die viel Zeit vor Computern und Fernsehern verbringt und zu viele Kalorien aus Fett zu sich nimmt, sind das Ergebnis Fettleibigkeit und einige erhebliche Auswirkungen auf die Gesundheit. Bodybuilding spielt eine große Rolle beim Aufbau von magerem Muskelgewebe und beim Abbau von Körperfett. Im Gegensatz zu Fettgewebe ist Muskelgewebe metabolisch aktiv und benötigt für den Erhalt und Wiederaufbau viel Energie. Mehr Muskelgewebe geht daher mit einer Erhöhung des Grundumsatzes einher. Bodybuilding erlaubt es Ihnen, Ihren Körper buchstäblich umzugestalten und bis zu 900 Gramm Fett pro Woche zu verlieren – ohne Ihre Gesundheit mit Diätpillen oder Modediäten aufs Spiel zu setzen! Eine der kuriosen Ironien des Lebens besteht auch darin, dass Übergewichtige dazu neigen, müde zu sein, während Menschen, die beim Sport viel Energie aufwenden, mehr Energie zu haben scheinen.

Auch andere positive Auswirkungen auf die Gesundheit können gemessen werden. Die Forschung zeigt, dass korrekt ausgeführtes Krafttraining zu mehr Flexibilität führt und Sie nicht in einen unbeweglichen Muskelprotz verwandelt. Wenn ein Muskel während einer Bewegung angespannt wird, wird der Antagonist gedehnt. Viele Spitzensportler, die Jahre im Kraftraum verbringen, wie muskulöse Turner und Sprinter, müssen unglaublich flexibel sein, um in ihren jeweiligen Sportarten vorne mitzumischen. Ich habe auch schon gesehen, wie der herausragende Profibodybuilder Flex Wheeler auf der Bühne einen Spagat machte! Bewegung erhält Beweglichkeit, und ich empfehle Ihnen, alle Körperteile in ihren gesamten normalen Bewegungsumfängen zu trainieren.

Wenn Menschen altern, verlieren die Knochen, vor allem bei Frauen, an Stärke und Größe. Krafttraining kann Osteoporose vorbeugen und sie sogar rückgängig machen. Dasselbe gilt auch für Sehnen und Bänder. Stärkere Muskeln, stärkere Knochen und stärkeres Bindegewebe reduzieren das Verletzungsrisiko. Die Skelettmuskeln fungieren als eine Art von Stoßdämpfer, der hilft, Kräfte von einer sich wiederholenden Aktivität wie Laufen oder auch von einem Sturz auf einen harten Boden zu zerstreuen.

Wie bereits erwähnt, kann die Bedeutung der psychischen Komponente im Bodybuilding nicht genug betont werden. Fachleute auf dem Gebiet der mentalen Gesundheit sind sich heute einig, dass sich nichts besser eignet, um Ängste zu lindern, als Sport. Eine gute Leistung, und darunter fällt auch körperliche Fitness, verleiht Ihnen außerdem Selbstachtung. Sie arbeiten, um Ihre Ziele zu erreichen, und Sie können zu Recht stolz auf sich sein, sobald Sie sie erreicht haben. Zudem gewinnen Sie dabei auch die Anerkennung von anderen. Lassen Sie mich abschließend noch hinzufügen, dass sich regelmäßiges Training auch sehr vorteilhaft auf Ihr Sexleben auswirken kann, indem es Ihnen mehr Energie verleiht, den Testosteronspiegel erhöht, Ängste lindert und das Selbstbewusstsein stärkt.

Alles zusammen liefert bemerkenswerte, überzeugende Argumente für die Ausübung von Bodybuilding. Kein Wunder, dass das Training mit Gewichten 1995 die beliebteste Fitnessaktivität in den USA war, wie das Fitness Products Council feststellte, und auch in den Folgejahren immer oben auf der Liste stand. Sogar die *USA Today* berichtete, dass »schon mit zweimal wöchentlichem 20- bis 30-minütigem Gewichtheben bedeutende Verbesserungen der Muskelkraft und des Muskeltonus« möglich seien, auch wenn der Mythos besteht, Bodybuilder verbrächten jeden Tag viele Stunden im Fitnessstudio. Möchten Sie ein Teil dieser Fitnessrevolution werden oder ein Teil der stetig wachsenden Gruppe der Übergewichtigen?

Ich kann Ihnen Folgendes anbieten. Es war ein Buch mit dieser Seitenzahl nötig, um meine reichen Erfahrungen aufzuschreiben, die vom Training und von Unterhaltungen mit einigen der besten Bodybuilder aller Zeiten, von Gesprächen mit Sportwissenschaftlern, Ernährungswissenschaftlern und Forschern auf der ganzen Welt sowie der Recherche zu Fragen herrühren, die Leser wie Sie mir zum Training gestellt haben. Da es immer neue Erkenntnisse gibt, bemühe ich mich, auch nach Ende meiner sportlichen Karriere auf dem neuesten Stand zu bleiben und mich mit den Siegesformeln der Vergangenheit und den Theorien der Gegenwart auseinanderzusetzen. In Wirklichkeit lerne ich daher noch immer Neues über den Sport, und weil mir Bodybuilding noch immer sehr viel bedeutet, habe ich vor, das auch noch lange fortzusetzen. Gleichzeitig kann ich aber auch als Lehrer dienen, indem ich das umfassende Wissen mit Ihnen teile. Sie können mich gern als Ihren privaten Personal Trainer betrachten.

Folgendes müssen Sie für mich tun. Es ist eigentlich ganz simpel, aber ich sage nicht, es sei leicht – schließlich stammt der Spruch »no pain, no gain« aus Bodybuilder-Kreisen. Folgende Punkte unterscheiden erfolgreiche von nicht erfolgreichen Menschen: Sie brauchen den ehrlichen, entschlossenen Willen, das zu erreichen, wovon Sie träumen; Sie müssen konsequent daran arbeiten, Fortschritte zu machen, und Kontrolle über Ihre Lebensumstände übernehmen, um Ihren Körper zu verändern. Es muss Ihnen bewusst sein, dass Abkürzungen wie die Nutzung von anabol-androgenen Steroiden nur zu kurzfristigen Fortschritten und möglicherweise sehr ernsthaften langfristigen gesundheitlichen Problemen führen. Verstehen Sie, dass Bodybuilding ein Prozess ist, der nicht über Nacht abläuft, sondern das ganze Leben lang andauert. Persönliche Faktoren wie Ihre Einstellung, Ihr Engagement und das Verlangen, Ihr Aussehen zu verbessern, spielen eine wichtige Rolle für Ihren letztendlichen Erfolg. Bemühen Sie sich, so viel wie möglich zu lernen, klug zu trainieren, auf Ihren Körper zu hören und alles mit einer guten Ernährung zu kombinieren. Aber halten Sie sich nicht damit auf, alle Trainingsideen und unzählige Prinzipien gleichzeitig verstehen zu wollen. Wahrscheinlich fehlt Ihnen noch die Erfahrung, alle Informationen richtig zu interpretieren.

Wenn Sie bis hierher alles verstanden haben, sind Sie allen anderen schon ein Stück voraus und auf dem Weg zu großartigen Ergebnissen.

Ich habe versucht, dieses Buch so ehrlich, genau und praktisch wie möglich zu gestalten. Lesen Sie es, gehen Sie es immer wieder durch, greifen Sie immer darauf zurück, wenn Sie Fragen haben, Motivation für Ihre nächste Trainingseinheit brauchen oder nach Möglichkeiten suchen, wie Sie Ihr Workout verändern können. Sie halten die Antworten bereits in den Händen.

Sind Sie bereit anzufangen? Dachte ich mir. Legen wir los!

Arnold Schwarzenegger

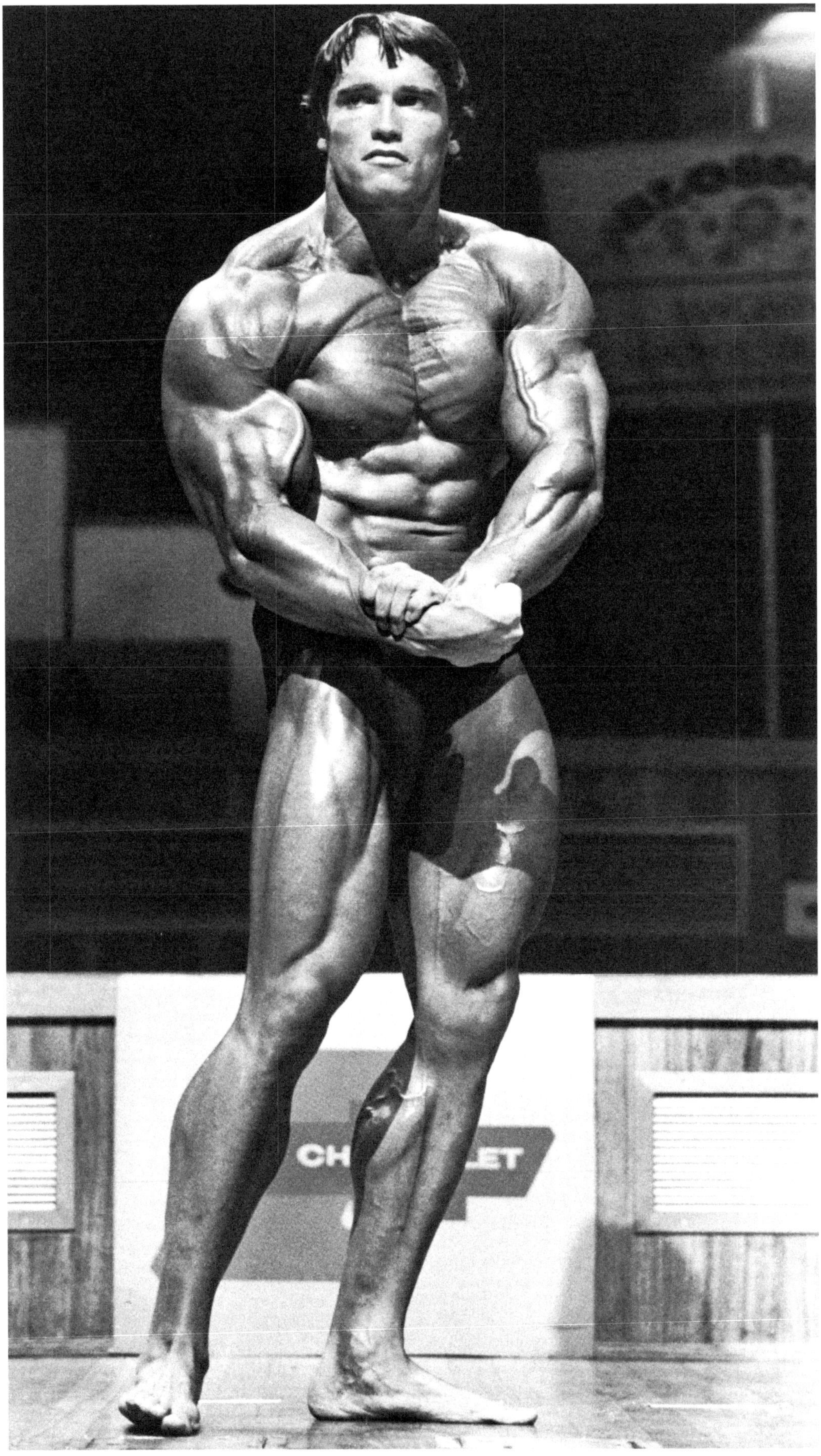

TEIL 1

Einführung

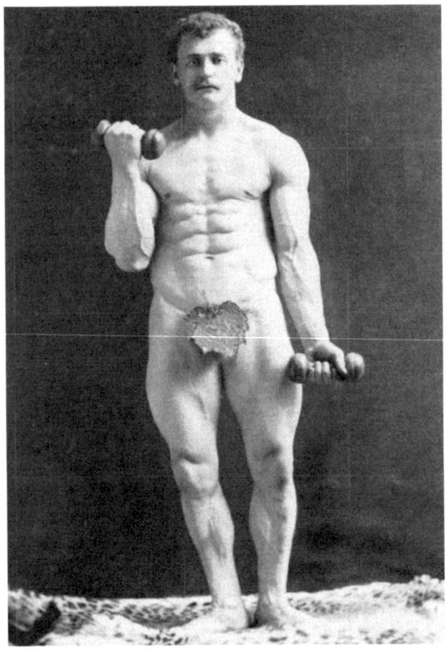

Eugene Sandow

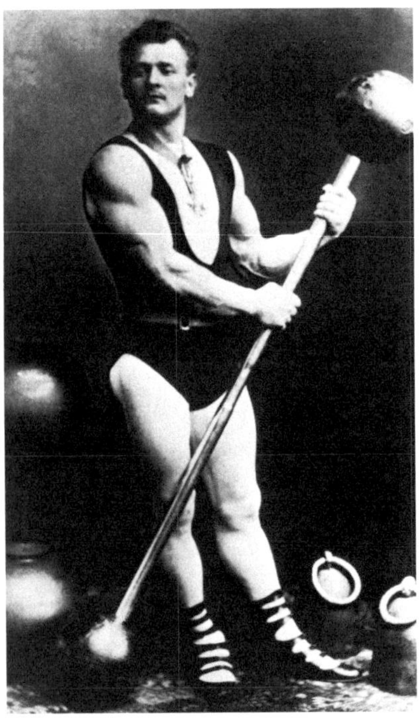

Eugene Sandow

Kapitel 1

Entstehung und Geschichte des Bodybuildings

Ende des 19. Jahrhunderts erwachte neuerlich Interesse am muskulösen Körper, Muskelkraft jedoch nicht als Mittel zum Überleben oder zur Selbstverteidigung, sondern Muskelentwicklung mehr im Sinne einer Rückkehr zum griechischen Ideal – zur Verherrlichung des menschlichen Körpers.

Die alte Tradition des Steinhebens entwickelte sich zum modernen Gewichtheben. Im Laufe seiner Entstehung nahm dieser Sport in verschiedenen Kulturkreisen unterschiedliche Formen an. In Europa war Gewichtheben ein Unterhaltungssport, aus dem die Schaukämpfer hervorgingen – starke Männer, die ihren Lebensunterhalt damit verdienten, vor Publikum zu demonstrieren, wieviel Gewicht sie zu heben oder zu tragen imstande waren. Da ihr Äußeres bei ihren Darbietungen nicht die geringste Rolle spielte, waren diese Männer meist recht beleibt und stämmig.

In Amerika interessierte man sich in jener Zeit vor allem für den Zusammenhang zwischen Körperkraft und Gesundheit. Die Anhänger der »Körperkultur« setzten sich vehement für den Genuss naturbelassener Lebensmittel ein – ein Gedanke, der als Reaktion auf neue Verarbeitungstechniken in der Lebensmittelindustrie aufkam. Immer mehr Amerikaner wanderten von Farmen und Kleinstädten in die Großstädte ab; das Auto brachte eine neue Mobilität. Doch gleichzeitig breitete sich die sitzende Lebensweise aus, und in der Volksgesundheit zeigten sich die ersten Probleme, wie sie aus falscher Ernährung, Bewegungsmangel und ständigem Stress resultieren.

Diese Tendenz bekämpften die Anhänger der Körperkultur mit ihrem Vertrauen auf die Gesundheit und Anpassungsfähigkeit des Körpers und propagierten Mäßigung und Ausgewogenheit in allen Lebensbereichen. Die starken Männer mit Bierbäuchen waren mit Sicherheit nicht ihr Ideal. Was sie brauchten, war ein Mann, dessen Gestalt die Ideen verkörperte, die sie zu verbreiten suchten, jemand, der mehr an die Athleten des griechischen Altertums erinnerte als an bayerische Bierhallen. Einen solchen Mann fanden sie in Eugene Sandow – dem Superstar der Körperkultur um die Jahrhundertwende.

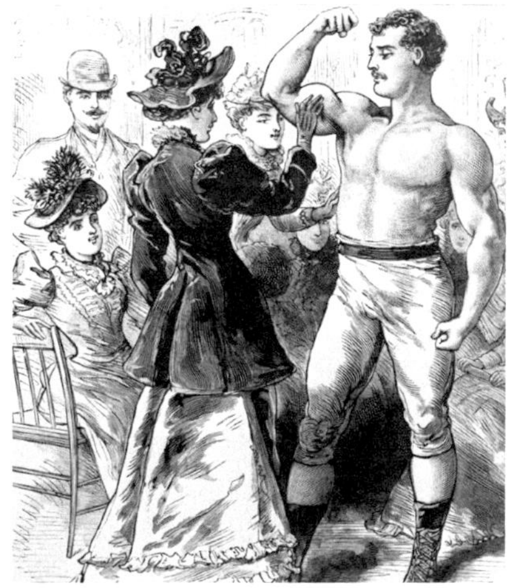

Sandow in einer Illustration der Samstagausgabe einer amerikanischen Zeitung vom 21. Januar 1894: Frauen bewundern und verehren ihn ob der Schönheit seiner muskulösen Gestalt.

Sandow war in Europa als Athlet zu Ruhm gelangt, der andere starke Männer zum Kräftevergleich herausforderte und sie in ihren eigenen Kraftnummern besiegte. Ende des vorigen Jahrhunderts kam er nach Amerika und trat für Florence Ziegfeld auf, der ihn als »Stärksten Mann der Welt« anpries und auf Tournee schickte. Doch was Sandow wirklich von den anderen abhob, war seine ästhetische Gestalt.

Sandow war zweifellos ein hervorragend gebauter Athlet, der es liebte, seinen Körper zur Schau zu stellen und sich bei seinen Kraftakten bewundern zu lassen. Nur mit einem Feigenblatt bekleidet, pflegte er zum Beispiel in einem Glaskasten zu posieren, während das Publikum ihn staunend anstarrte und die Frauen ob der Schönheit und des Ebenmaßes seiner muskulösen Gestalt in bewundernde »Ahs« und »Ohs« ausbrachen. Diese Verherrlichung der ästhetischen Qualitäten des männlichen Körpers war etwas ganz Neues. Im viktorianischen Zeitalter hatten sich die Männer von Kopf bis Fuß in enge Kleider gehüllt, und nur wenige Künstler hatten den männlichen Akt in ihren Werken dargestellt. Deshalb war Sandows Anziehungskraft so erstaunlich.

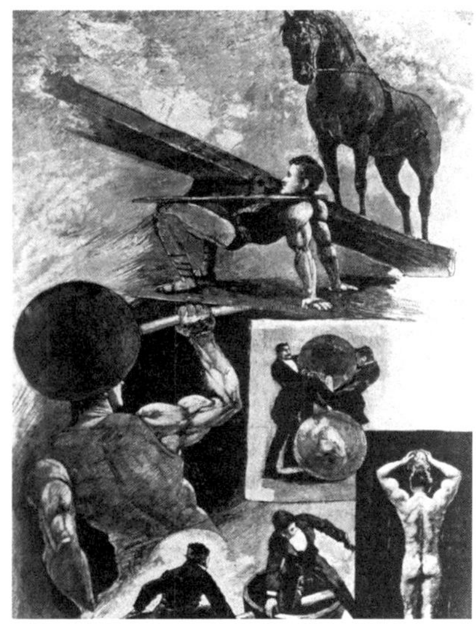

Kraftnummern des großen Sandow

Dank Sandows Popularität schnellte der Verkauf von Lang- und Kurzhanteln sprunghaft in die Höhe. Sandow verdiente Tausende von Dollar die Woche und ließ durch den Verkauf von Büchern und Zeitschriften eine ganze Industrie um sich herum erblühen. Es wurden Wettbewerbe veranstaltet, bei denen die Konkurrenten nach ihren Körpermaßen beurteilt wurden; den Siegern überreichte Sandow persönlich eine goldene Statuette von sich selbst. Schließlich wurde er das Opfer seines eigenen Macho-Mythos. Es heißt, sein Wagen sei eines Tages von der Fahrbahn abgekommen, und er habe sich genötigt gefühlt, seine Kraft unter Beweis zu stellen, indem er ihn eigenhändig aus dem Graben zog. Dabei erlitt Sandow eine Gehirnblutung, an deren Folgen er starb. So endete das Leben eines Mannes, den König George von England zum »Professor der wissenschaftlichen Körperkultur Seiner Majestät« ernannt hatte.

George Hackenschmidt erwarb sich als erfolgreicher Gewichtheber den Beinamen »Der russische Löwe«; er gewann 1898 die russische

Gewichthebermeisterschaft, siegte in verschiedenen Ringer-Weltmeisterschaften und erwarb sich, nachdem er nach England ausgewandert war, ein Vermögen. Er war auch ein gewandter Redner und produktiver Autor, der philosophische Werke wie *The Origins of Life* schrieb, mit Intellektuellen wie George Bernard Shaw debattierte und sogar Albert Einstein zu einem Gedankenaustausch herausforderte.

Viele andere Athleten – Professor Attila, Arthur Saxon, Herman Goerner, Oscar Hilgenfeldt und W. A. Pullum – begründeten eine ruhmreiche Tradition starker Männer, die sich fortsetzt bis zu Paul Anderson, Wassilij Alexejew und anderen Gewichthebern unserer Zeit.

Einer derjenigen, für die Körperkultur praktisch zur Religion wurde, war der Verleger und Geschäftsmann Bernard Macfadden, ein Mann, der als Urbild des Gesundheitsapostels dienen könnte. Um die Idee zu verbreiten, körperliche Schwäche sei eigentlich unmoralisch, gründete er die Zeitschrift *Physical Culture*. Später kam noch das *New York Evening Graphic* hinzu – ein Blatt, das auf einen Leserkreis zielte, dessen Bildung sein eigenes Niveau nicht überstieg.

Macfadden veranstaltete im Madison Square Garden von New York auch eine Reihe von Wettbewerben, bei denen es um den »Bestgebauten Mann Amerikas« ging. Der erste fand 1903 statt, und dem Sieger winkte neben dem Titel ein Preis von 1000 Dollar (damals ein kleines Vermögen). Sowohl die Wettbewerbe wie auch die Zeitschriften waren jahrzehntelang ein Erfolg. Macfadden lebte auch vor, was er predigte – er ging jeden Morgen barfuß von zu Hause ins Büro, vom Riverside Drive in New York City bis ins Zentrum der Stadt, und erschien mit entblößter Brust in seinen Zeitschriften, ein Muster an Gesundheit und Fitness bis weit in seine Siebziger hinein.

Das moderne Bodybuilding, bei dem die Entwicklung der Gestalt, nicht die einer sportlichen Fertigkeit im Vordergrund steht, hätte Macfadden wahrscheinlich nicht gebilligt. Dennoch hatte er, ebenso wie andere Anhänger der Körperkultur, großen Einfluss auf die Entwicklung des Bodybuilding, weil seine Wettbewerbe auch das Interesse am Aussehen des Körpers weckten und nicht nur an der Kraft seiner Muskeln. Aus diesen Veranstaltungen ging ein Superstar hervor, der in den folgenden Jahrzehnten einer der bekanntesten Männer Amerikas werden sollte.

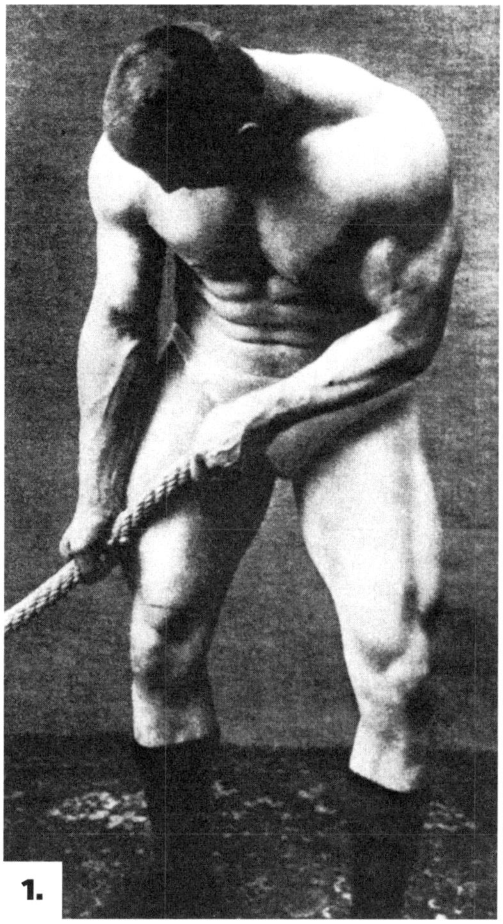

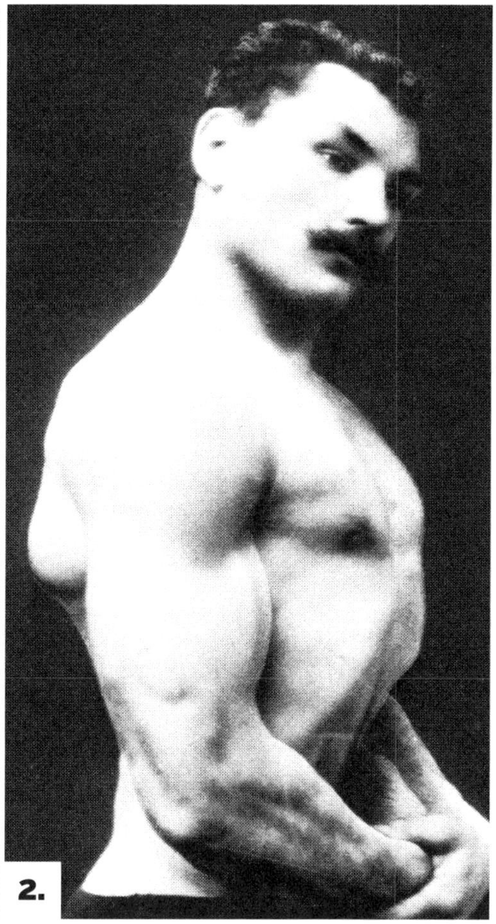

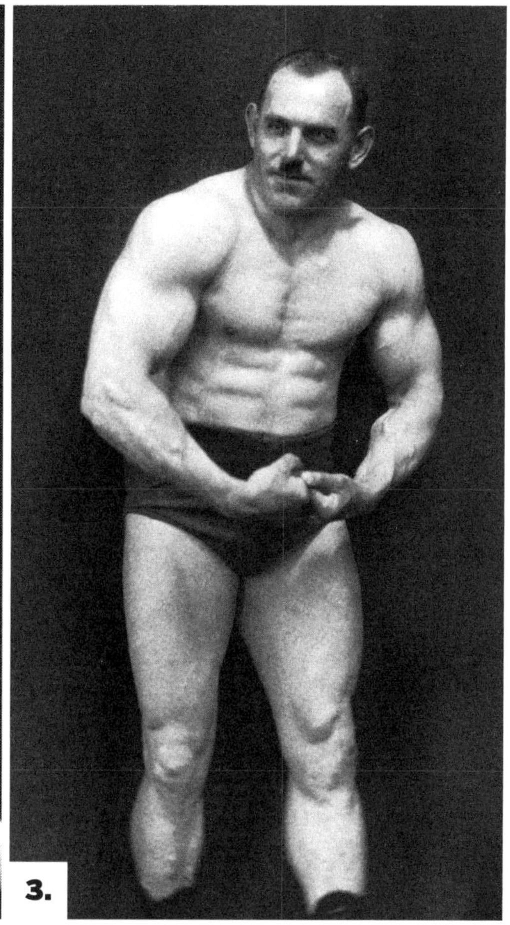

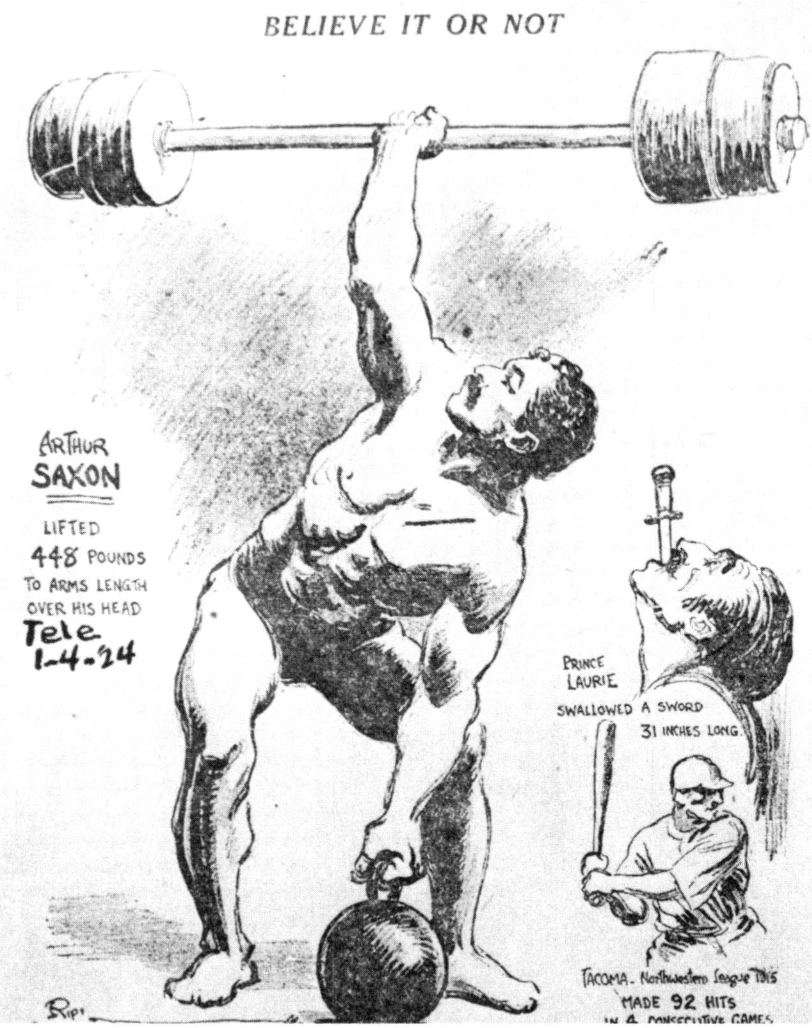
BELIEVE IT OR NOT
ARTHUR SAXON
LIFTED 448 POUNDS TO ARMS LENGTH OVER HIS HEAD
Tele 1-4-24
PRINCE LAURIE
SWALLOWED A SWORD 31 INCHES LONG.
TACOMA - Northwestern League 1915
MADE 92 HITS
RIPLEY

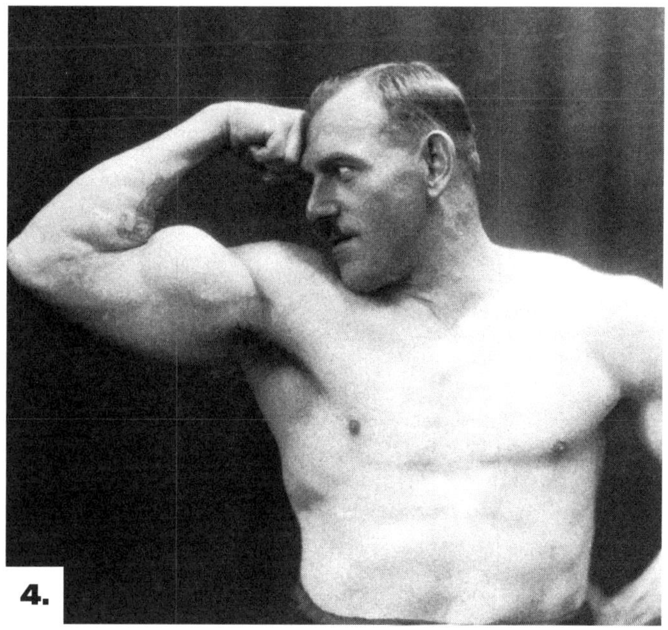

1. George Hackenschmidt
2. Arthur Saxon
3. + 4. Herman Goerner

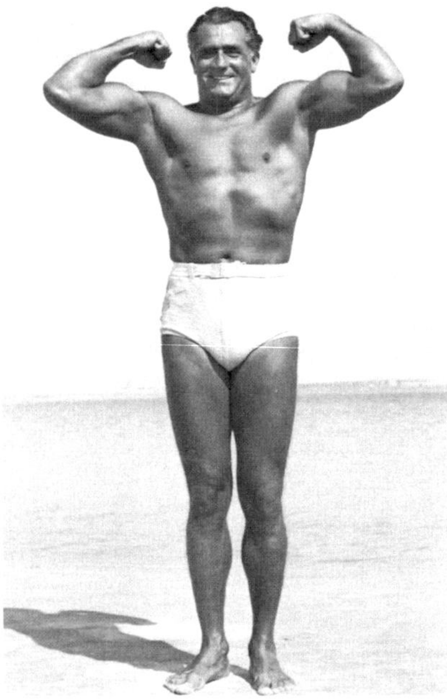

Charles Atlas

Sieger in Macfaddens Wettkampf von 1921 war ein junger Mann namens Angelo Siciliano. Um aus seinem wachsenden Ruhm Kapital zu schlagen, nannte sich dieser fabelhaft gebaute Mann fortan Charles Atlas und erwarb die Rechte für den Versand eines Fitnesskurses, den er «dynamische Anspannung« nannte. Über fünfzig Jahre lang wuchsen Knaben heran, die in Zeitschriften und Comic-Heftchen die Anzeige für diesen Kurs sahen – in der ein spindeldürrer Junge Sand in die Augen geworfen bekommt, daraufhin einen Muskelkurs bestellt und dann wiederkommt, um den Schurken zu verprügeln und sich sein Mädchen zurückzuholen. »Hey skinny, your ribs are showing!« – zu deutsch etwa »He Dünner, bei dir sieht man die Rippen!« wurde zum denkwürdigsten Slogan eines der erfolgreichsten Werbefeldzüge der Geschichte.

Der Übergang zum Bodybuilding

In den zwanziger und dreißiger Jahren hatte man erkannt, dass ein enger Zusammenhang zwischen Gesundheit und Körperentwicklung besteht und dass ein Training mit Gewichten die beste Methode ist, um in kürzester Zeit größtmöglichen Muskelzuwachs zu erzielen. Charles Atlas entwickelte seinen außergewöhnlichen Körper zum Beispiel nicht mit der dynamischen Anspannung isometrischer Übungen, sondern mit Hilfe von Gewichten. An Trainingserkenntnissen mangelte es noch, aber die Bodybuilder jener Zeit konnten allein durch den Vergleich ihrer eigenen Körper mit denen der Stars der vorhergehenden Generation eine ganze Menge lernen.

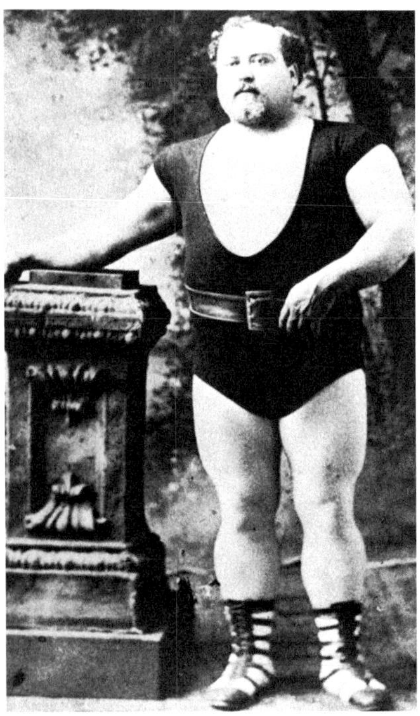

Louis Cyr

Um die Jahrhundertwende trat zum Beispiel ein berühmter Athlet namens Louis Cyr auf – 270 massige Pfunde schwer, untersetzt, beleibt, jeder Zoll der typische fassförmige Gewichtheber. Doch in den zwanziger Jahren tauchten dann Männer wie Sigmund Klein auf, der einen herrlichen muskulösen Körper hatte, ausgewogen und wohlproportioniert, mit wenig Körperfett und außergewöhnlicher Definition. Klein gewann als Studiobesitzer und durch seine Schriften über Training und Ernährung großen Einfluss. Sein Körper im Vergleich mit dem Cyrs war ein Unterschied wie Tag und Nacht. Zusammen mit dem Beispiel Sandows und dem Einfluss von Körperkultur-Enthusiasten wie Macfadden gelang es Klein, die Leute nach und nach davon zu überzeugen, dass neben den Kraftleistungen auch die äußere Erscheinung des männlichen Körpers Beachtung verdiente, weil das besondere

Training, das zur ästhetischen Muskulatur führte, auch der Gesundheit zuträglich war. Doch es sollten noch Jahre vergehen, bis der Männerkörper nach rein ästhetischen Gesichtspunkten beurteilt wurde.

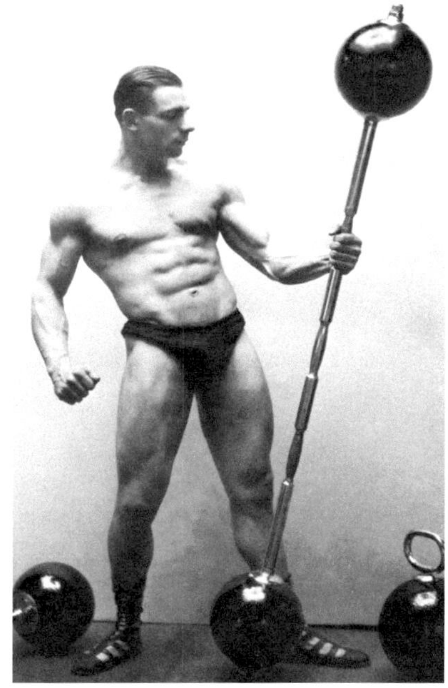

Sigmund Klein

Kraft, die durch Gewichtstraining erworben worden war, wurde in den dreißiger Jahren noch immer etwas skeptisch beurteilt – als verdienten es Gewichtheber nicht wirklich, als Sportler bezeichnet zu werden. Man betrachtete es fast als »Schwindel«, den Körper in einem Kraftraum zu stärken, anstatt diverse andere Sportarten zu betreiben. John Grimek, der olympische Gewichtheber, der so vielen ehrgeizigen Bodybuildern als Vorbild dienen sollte, erinnert sich noch heute daran, wie ungern er zugab, dass er seine prachtvollen Muskeln durch Gewichttraining entwickelt hatte; und dabei sollte man meinen, dass jeder, der diesen Körper am Strand sah, erkannt haben müsste, dass auch noch so viel Handbalancieren oder Wasserball keine solche Entwicklung bewirkt haben konnte.

Doch die Tradition der Körper-Wettbewerbe setzte sich fort, und Ende der dreißiger Jahre gab es zahlreiche Veranstaltungen, die Boxer, Turner, Schwimmer, Gewichtheber und andere Sportler zusammenführten. Die Konkurrenten mussten da nicht nur ihren Körper präsentieren, sondern auch ein sportliches Kunststückchen vorführen, und so war es gang und gäbe, dass Gewichtheber diverse Handbalanceübungen und andere Gymnastikbewegungen beherrschten.

1939 zeigte sich ein Wandel an. Im Madison Square Garden wurde ein Mr.-Amerika-Wettkampf abgehalten, der mit Macfaddens Wettbewerb »Bestgebauter Mann Amerikas« konkurrierte. Im selben Jahr stieg die Amateur Athletic Union (AAU) ein und veranstaltete ihren eigenen Mr.-Amerika-Wettkampf. Richtige Bodybuilder waren die Teilnehmer noch immer nicht, sie kamen aus allen möglichen Sportarten und posten auch in den verschiedensten Kleidungsstücken, von Boxershorts bis hin zum Suspensorium. Da aber immer mehr Wert auf das Aussehen des Körpers gelegt wurde, erfreuten sich die Gewichtheber bald klarer Vorteile. Das Gewichtheben veränderte die Körperkonturen mehr als alle anderen Trainingsarten, und so konnten sie auf die Kampfrichter großen Eindruck machen.

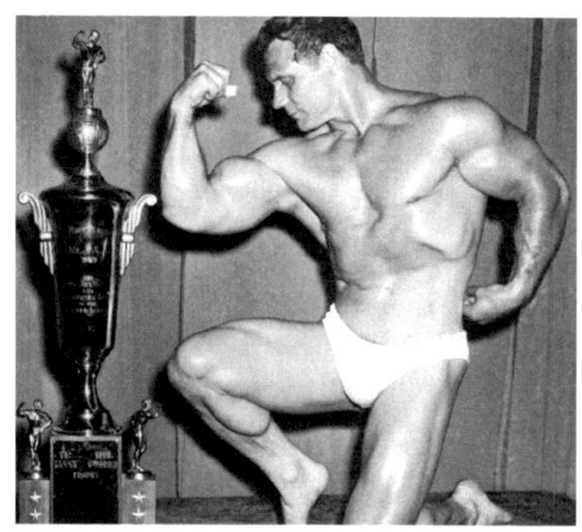

John Grimek

1940 veranstaltete die AAU den ersten wirklich modernen Bodybuilding-Wettkampf. Mr. Amerika bzw. amerikanischer Bodybuilding-Meister wurde in jenem Jahr und auch im nächsten John Grimek, der in

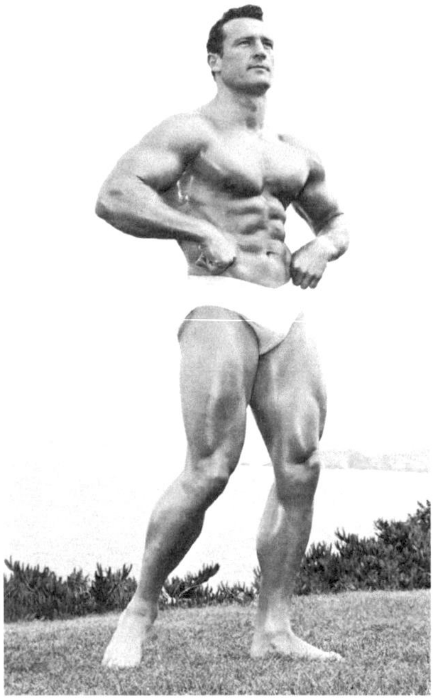
Clarence (Clancy) Ross

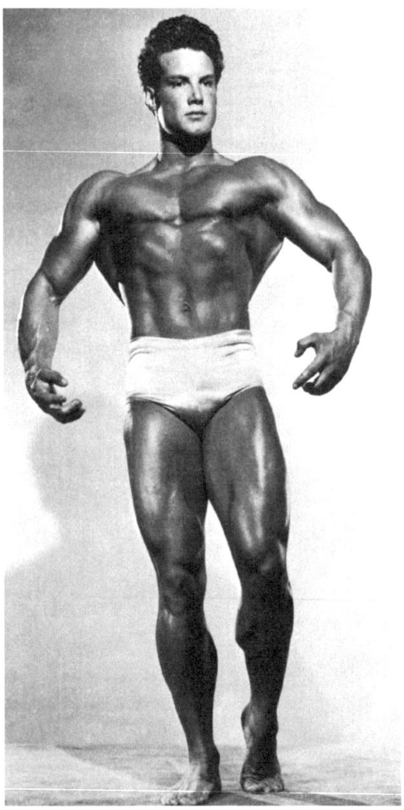
Steve Reeves

einem Sportzentrum vorwiegend mit Gewichten trainierte. Das war für alle anderen das Signal, dass sie ein Training aufnehmen mussten, wenn sie sich mit ihm messen wollten. Grimek strafte auch die Meinung Lügen, dass Männer, die mit Gewichten trainierten, »steif« seien und keine guten sportlichen Leistungen mehr bringen könnten. Seine Posing-Darbietungen waren legendär; er konnte über eine halbe Stunde lang auf der Bühne bleiben und Posen vorführen, die außergewöhnlich viel Kraft, Gelenkigkeit und Koordination verlangten.

Bodybuilding in den vierziger und fünfziger Jahren

1943 holte sich die amerikanische Meisterschaft ein Mann, den viele als den ersten wirklich modernen Bodybuilder betrachten. Clarence (Clancy) Ross würde auch heute auf keiner Bühne fehl am Platz wirken – breite Schultern, ausladende »Lats«, schmale Taille, gute Waden und Bauchmuskeln. Inzwischen wurde bereits eine klare Linie gezogen zwischen Gewichtheben als reinem Krafttraining und der Arbeit mit Gewichten zur Entwicklung eines wohlproportionierten Körpers. Die Gestalt des Bodybuilders wurde gegenüber anderen Formen der Muskelentwicklung als etwas Besonderes anerkannt.

Trotzdem blieb Bodybuilding ein obskurer Sport. Keiner der Champions war in der Öffentlichkeit bekannt – jedenfalls nicht bis Steve Reeves auftauchte. Reeves war der richtige Mann zur richtigen Zeit am richtigen Ort. Überlebende aus der Muscle-Beach-Ära erinnern sich noch, wie ihm die Leute am Strand in Scharen nachliefen oder wie andere, die ihn nicht kannten, einfach stehenblieben und ihn staunend anstarrten.

Nachdem er die amerikanische Meisterschaft und die Weltmeisterschaft gewonnen hatte, ging Reeves zum Film und wurde durch seine Titelrollen in *Herkules* (eine Rolle, die auch Reg Park und ich später spielten), *Die letzten Tage von Pompeji* und *Der Dieb von Bagdad* ein international bekannter Star. Was die Öffentlichkeit betraf, gab es – außer dem Dauerbrenner Charles Atlas – in den fünfziger Jahren nur einen berühmten Bodybuilder: Steve Reeves.

Vermutlich erreichten Grimek, Ross und Reeves ein bis dahin nie gekanntes Maß an Körperentwicklung. Was Bodybuilder über das physische Potential des Körpers erkundeten, hätten auch Mediziner nicht voraussagen können. Es dauerte nicht lange, und es gab immer mehr großartige Bodybuilder – Bill Pearl, Chuck Sipes, Jack Delinger, George Eiferman und mein großes Idol Reg Park.

Ich weiß noch, dass ich es kaum fassen konnte, als ich Reg Park persönlich kennenlernte. Es verschlug mir fast die Sprache vor lauter Ehrfurcht. Ich habe ihn immer bewundert; er war groß und stark, ein Mann, der Kraft ausstrahlte. Diese kompakte Muskelmasse, wie ich sie auf Fotos von ihm gesehen hatte, wollte ich auch bekommen – wuchtig, hart und herkulisch. Reg wurde der nächste große Champion, nachdem Reeves sich aus dem Wettkampfgeschehen zurückgezogen hatte, um seiner Filmkarriere nachzugehen. Er wurde 1951 Amateur-Weltmeister, holte sich den Titel 1958 erneut und gewann 1965 die Profi-Meisterschaft. Reg war allen anderen Bodybuildern weit überlegen.

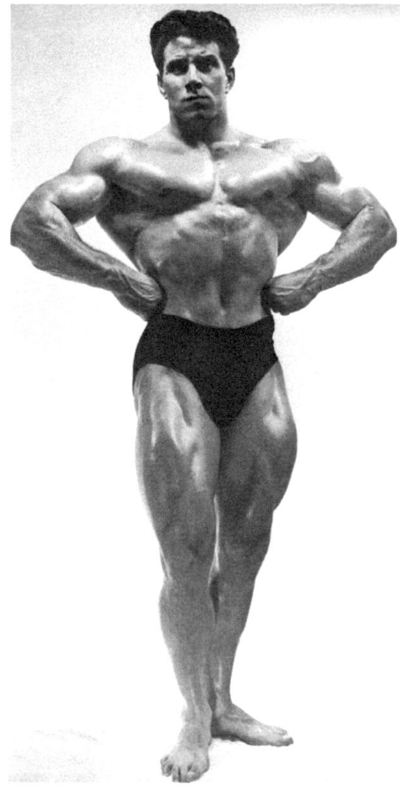

Reg Park Anfang Zwanzig

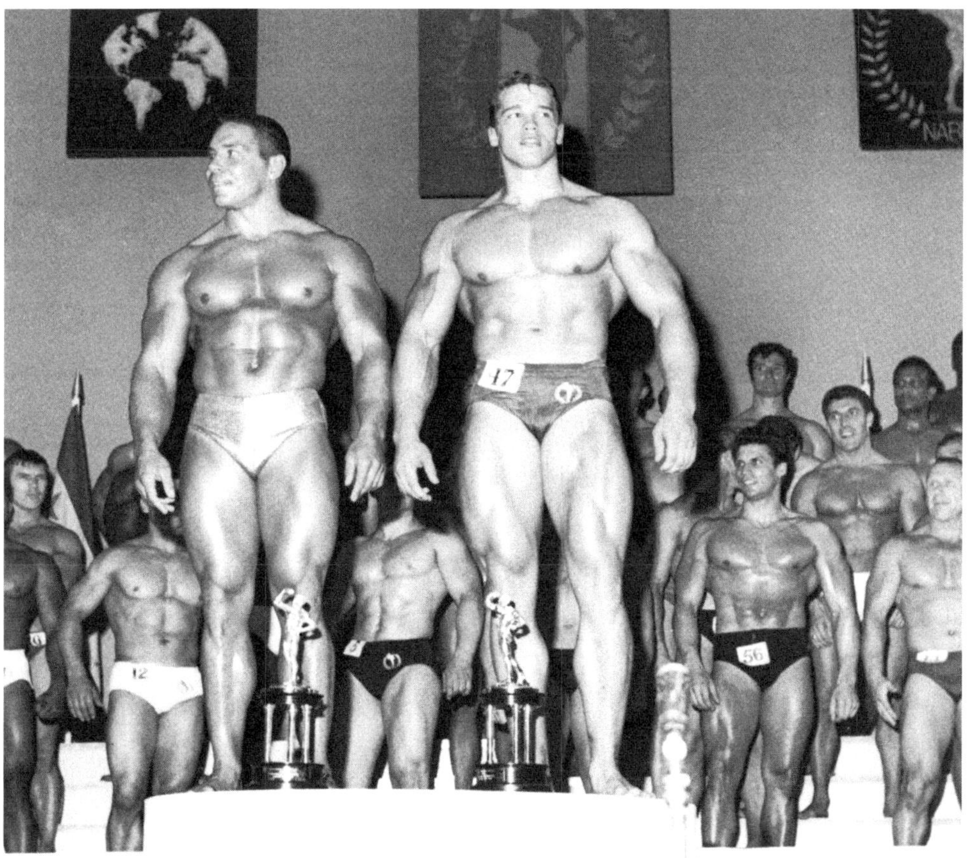

1967 gewann Bill Pearl die Profi-Weltmeisterschaft und ich die Amateur-Weltmeisterschaft.

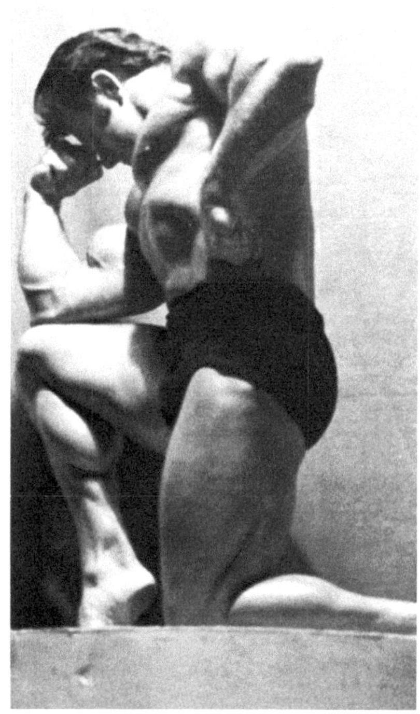

Reg Park mit Vierzig

Bodybuilding in den sechziger Jahren

Ich selbst betrat den Schauplatz des internationalen Bodybuildings erstmals 1966. Die meisten Top-Bodybuilder, über die in den Zeitschriften berichtet wurde, lebten und trainierten damals in Kalifornien.

Mein Sieg bei der NABBA-Weltmeisterschaft 1967 über Dennis Tinerino (den amerikanischen Meister des gleichen Jahres) war mein erster großer internationaler Erfolg, der allerdings bedeutete, dass ich nun gegen die anderen Champions jener Tage würde antreten müssen. Die Konkurrenz war stark – Frank Zane, ein Mann, der sich immer sehr sorgfältig auf einen Wettkampf vorbereitete; mein Freund Franco Columbu, der es praktisch durch reine Willenskraft vom hervorragenden Kraftdreikämpfer zum Mr. Olympia brachte; und natürlich Sergio Oliva.

Wenn irgendwo diskutiert wird, wer wohl der größte Bodybuilder aller Zeiten sei, fällt unweigerlich der Name Sergio Oliva. Sergio und ich lieferten uns ein paar furiose Kämpfe auf der Bühne. Die einzige Möglichkeit, ihn zu schlagen, bestand für mich darin, in absoluter Bestform anzutreten – massiv und definiert – und dann keine Fehler zu machen. Sergio war so gut, dass er einen schon im Umkleideraum schlagen konnte, wenn man nicht aufpasste. Schon wenn er sein Hemd auszog, hatte man diese unglaubliche Masse vor sich. Dann durchbohrte er einen mit seinem Blick, atmete mit geradezu animalischem Grunzen aus, und plötzlich spreizten sich die Lats (Latissimus) ... und genau dann, wenn man meinte, die spektakulärsten Lats vor Augen zu haben, die es überhaupt gibt, PENG – weiteten sie sich noch mehr, wurden immer breiter, bis man fast daran zweifelte, ein menschliches Wesen vor sich zu haben.

Während ich in Europa um Titel kämpfte, hatte ich immer die Wettkämpfe in den Vereinigten Staaten vor Augen. Larry Scott hatte die beiden ersten Mr.-Olympia-Wettkämpfe gewonnen, und mir war klar, dass ich Larry und andere Spitzenstars wie Chuck Sipes irgendwann würde schlagen müssen. Aber es gab noch einen Bodybuilder, der mich sehr beeindruckte, nicht nur wegen seines überragenden Körpers, sondern weil er es verstand, sein Image zu pflegen, und das war Dave Draper.

Draper war der Inbegriff des kalifornischen Bodybuilders: groß, blond, sonnengebräunt, ein Mann mit guten Umgangsformen und gewinnendem Lächeln. Für mich, der ich im österreichischen Winter von meterhohem Schnee umgeben war, hatte das Bild Dave Drapers an einem kalifornischen Strand in der Tat etwas sehr Verlockendes an sich. Und Daves Rollen in Filmen wie *Don't Make Waves* mit Tony Curtis sowie seine Auftritte im Fernsehen führten mir auch die Möglichkeiten des Bodybuildings außerhalb der Wettkampfarena vor Augen.

In den sechziger Jahren gab es im Bodybuilding zwei verschiedene Welten: Europa und Amerika. Durch meine beiden Mr.-Universum-Titel 1967 und 1968 war ich der beste Bodybuilder Europas geworden (Ricky Wayne schrieb in einem Artikel: »Wenn Herkules heute geboren würde, hieße er Arnold Schwarzenegger«), aber die Frage war eben noch immer, wie ich gegen die amerikanischen Champions abschneiden würde.

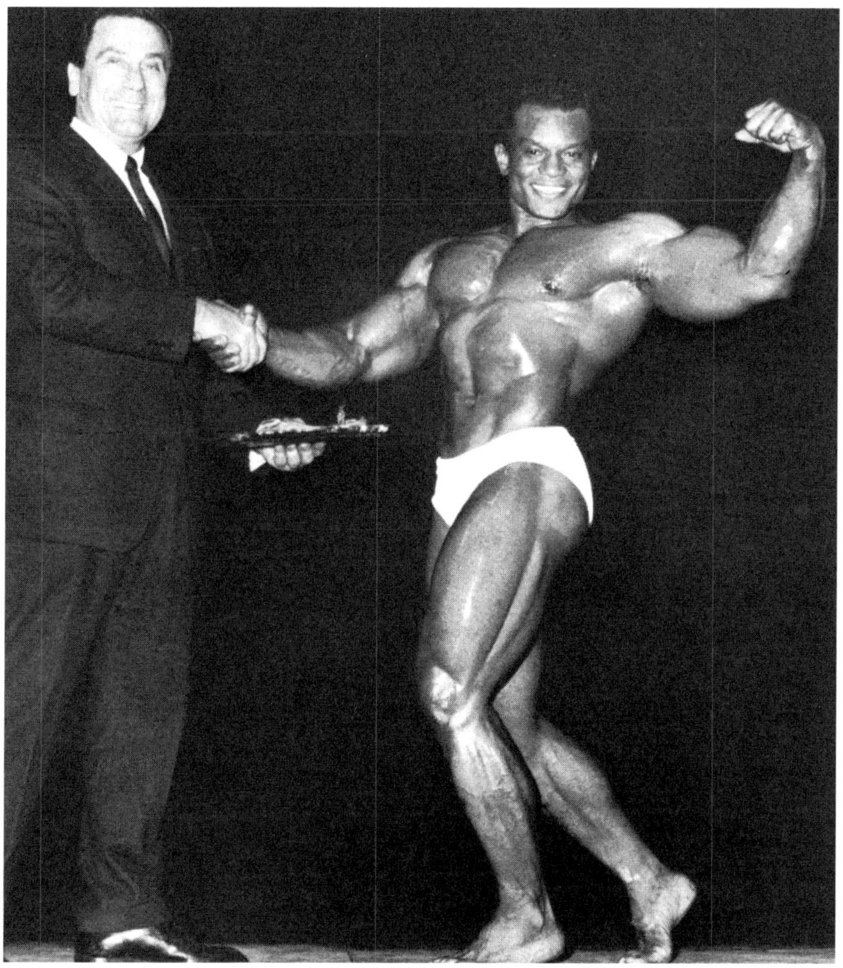

Joe Weider und Sergio Oliva Mr. Olympia 1967

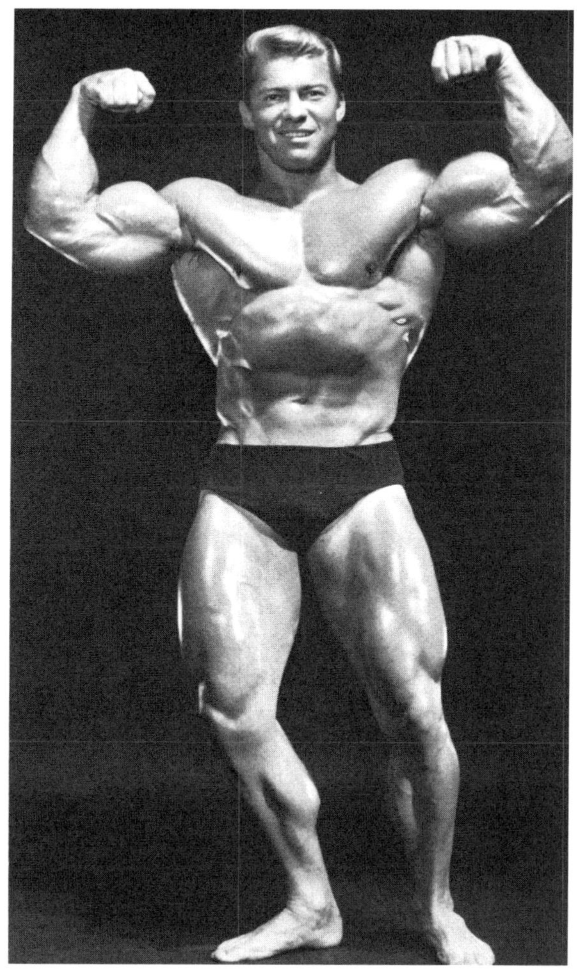

Larry Scott

Wenn ich über den Ozean blickte, sah ich dort drüben Dave Draper, Sergio Oliva, Chet Yorton, Frank Zane, Bill Pearl, Freddy Ortiz, Harold Poole, Ricky Wayne und andere mehr. Gegen diese großartigen Bodybuilder anzutreten und sie zu schlagen, war für mich eine Herausforderung.

Mein Blick auf die Welt hatte sich in nur wenigen Jahren ungeheuer erweitert. Als ich noch in Österreich trainierte, hatte ich den Gewinn der Weltmeisterschaft in London als mein höchstes Ziel betrachtet. Nun, da ich es erreicht hatte, merkte ich, dass dieser Titel erst der Anfang war. Ich hatte noch einen langen Weg vor mir und musste noch viele Bodybuilder schlagen, bevor ich mich als den Besten betrachten konnte. Und das bedeutete, dass ich mich mit den amerikanischen Top-Bodybuildern messen musste. Also machte ich mich nach meinem zweiten Weltmeistertitel 1968 auf in die Staaten.

1969 stellte ich einen Plan auf, der vorsah, drei Toptitel in einem Jahr zu gewinnen: die Meisterschaften aller wichtigen Verbände. Ich startete bei der IFBB-Weltmeisterschaft in New York und flog dann sofort zur NABBA-Weltmeisterschaft nach London – was mir zwei Titel in einer Woche einbrachte! Doch auch mit diesen Siegen hatte ich noch nicht alle geschlagen, und so nahm ich mir für das Jahr darauf noch mehr vor.

Gegen Ende der sechziger Jahre dominierten in den Rängen der Aktiven sechs Namen: Dave Draper, Sergio Oliva, Bill Pearl, Franco Columbu, Frank Zane und ich.

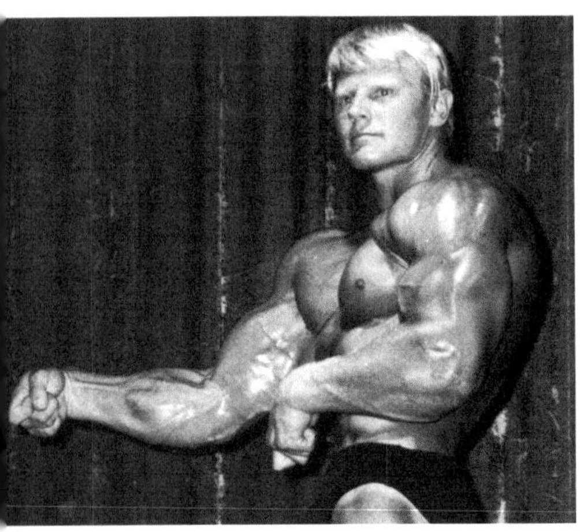

Dave Draper

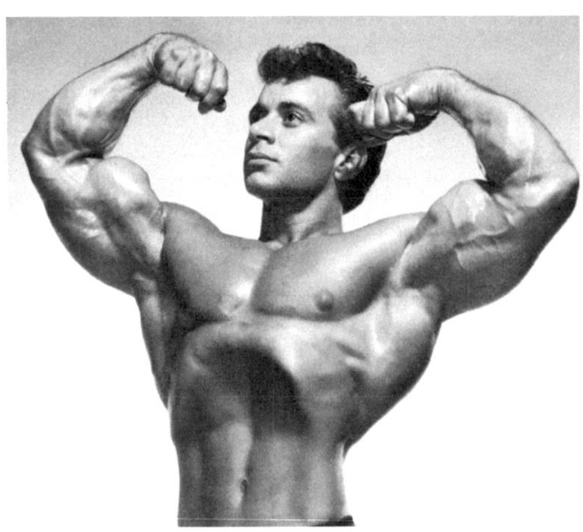

Freddy Oritz

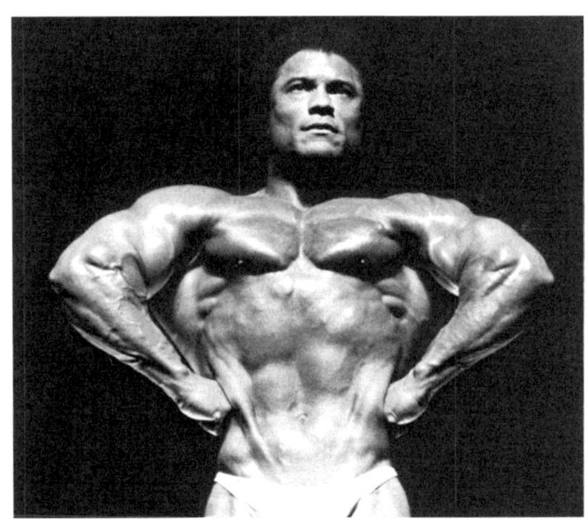

Rick Wayne

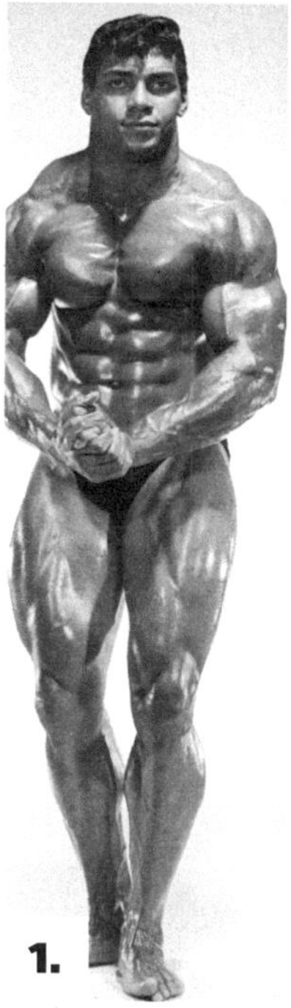
1.

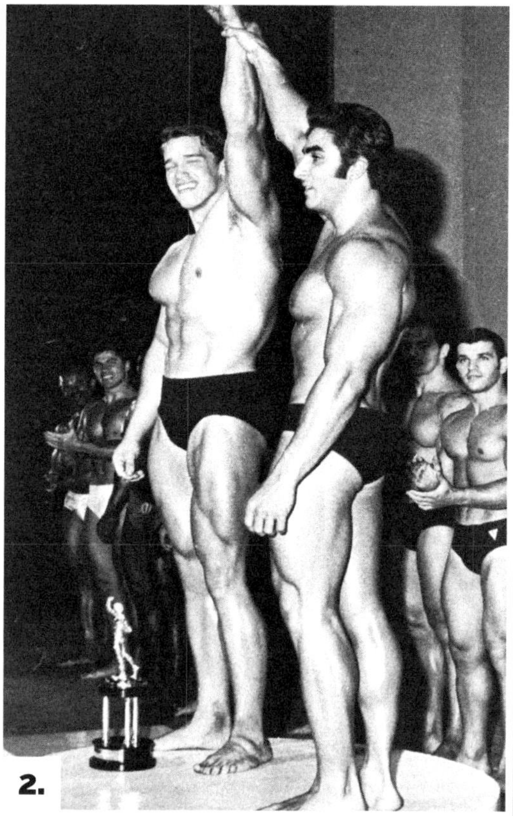
2.

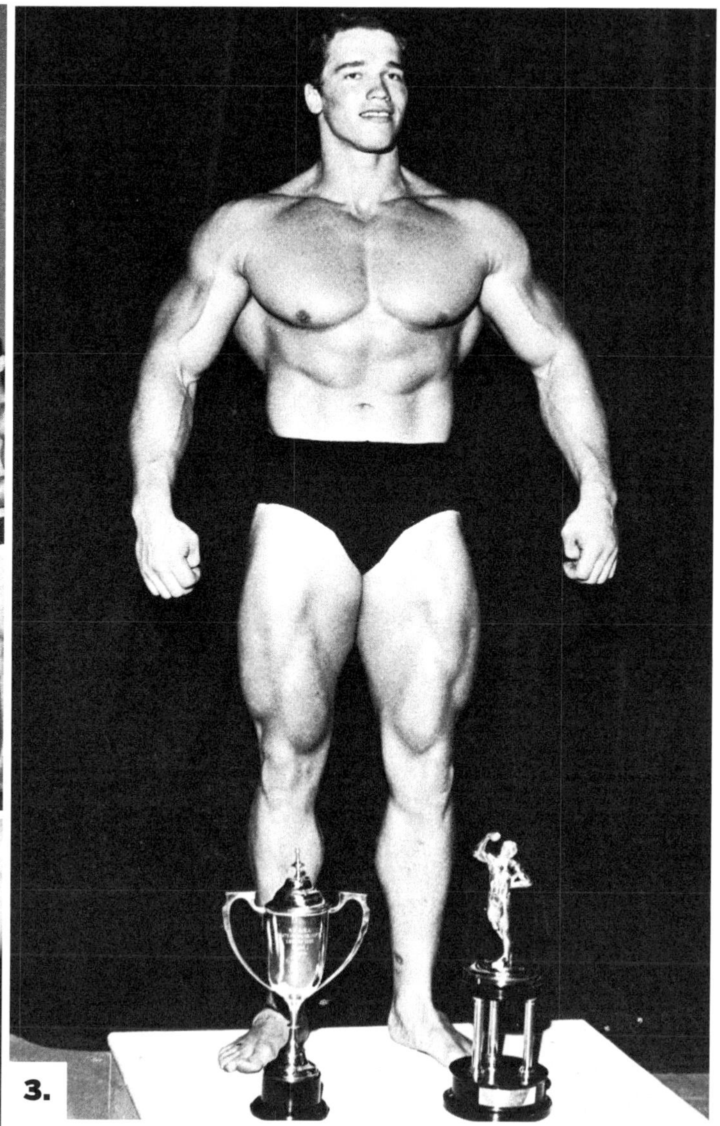
3.

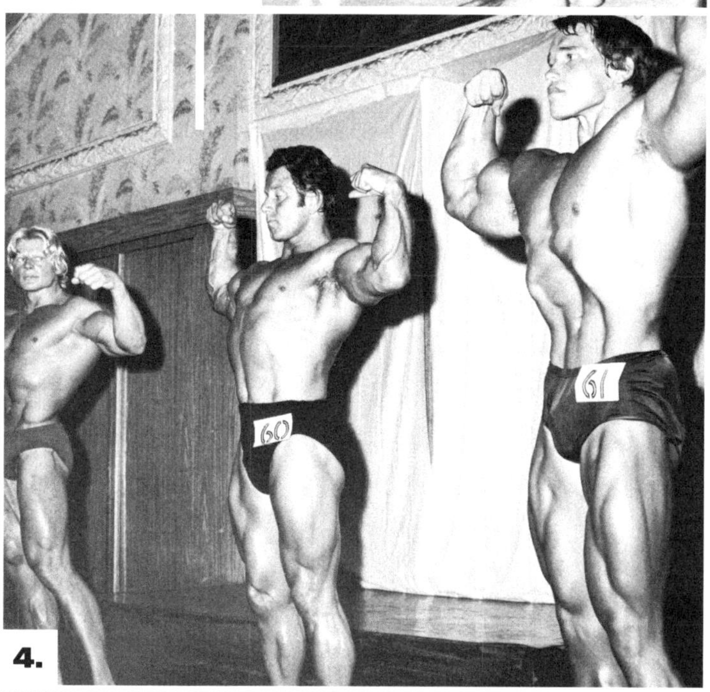
4.

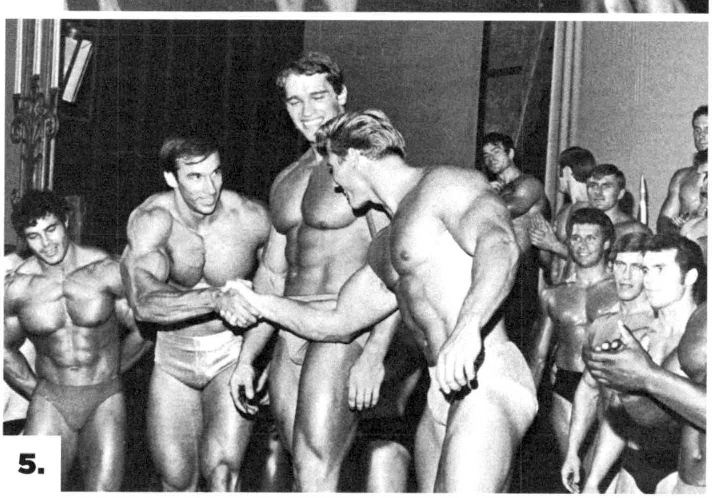
5.

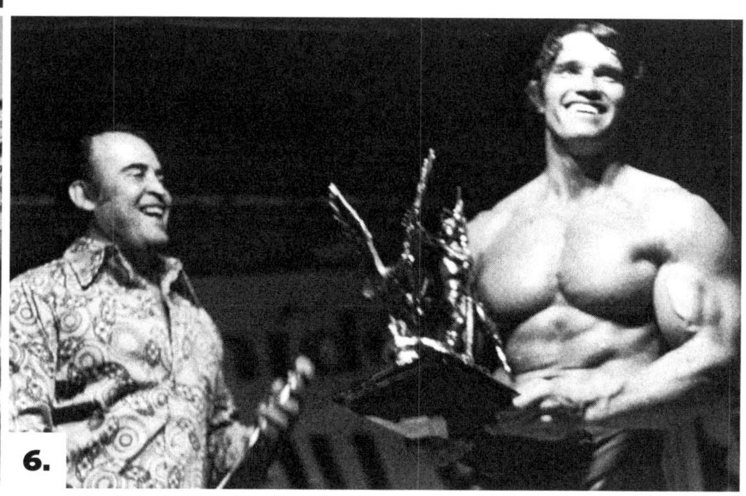
6.

1. *Harold Poole*
2. *Mit Dennis Tinenno bei der Weltmeisterschaft 1968*
3. *Weltmeister 1968*
4. *Finalstechen bei der Weltmeisterschaft 1970 mit Dave Draper und Reg Park*
5. *Weltmeister 1969*
6. *Mit Roy Velasco beim Mr. International 1968 in Mexiko*

Bodybuilding in den siebziger Jahren

1970 ging ich zur Sache – ich gewann den Mr. World der AAU, die NABBA-Weltmeisterschaft und den Mr. Olympia der IFBB. Endlich hatte ich alle geschlagen und konnte mich mit Recht als Weltmeister bezeichnen.

Das Jahr 1971 markierte den Höhepunkt der außergewöhnlichen Karriere von Bill Pearls. Pearl hatte 1952 erstmals die amerikanische Weltmeisterschaft gewonnen und holte sich 1953, 1961 und 1967 den Weltmeistertitel. Bei der Weltmeisterschaft 1971, 19 Jahre nach seinem ersten Erfolg als amerikanischer Meister, trat er erneut an, um den mächtigen Sergio Oliva zu schlagen, und bewies einmal mehr, dass er zu den größten Bodybuildern aller Zeiten gehörte. Bedauerlicherweise hörte er dann auf und nahm nicht mehr am Mr. Olympia des gleichen Jahres teil, sodass ich nie Gelegenheit hatte, gegen ihn anzutreten; es wäre sicher interessant gewesen zu sehen, wer von uns beiden sich als Top-Champion durchgesetzt hätte.

Von 1970 bis 1975 erkämpfte ich mir gegen beträchtliche Konkurrenz sechs Mr.-Olympia-Titel. Der überragende Sergio Oliva lieferte mir zum

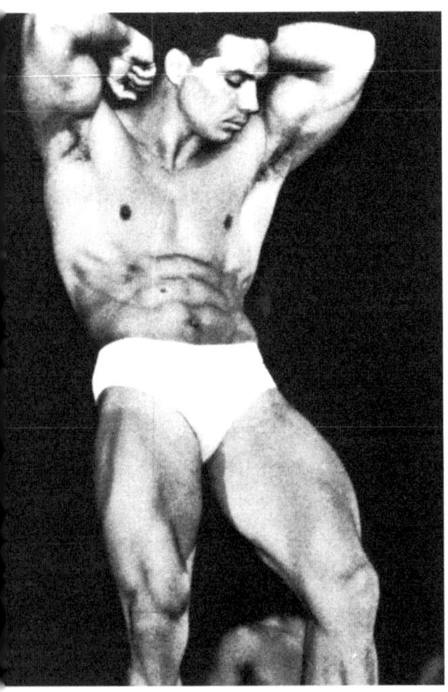

Bill Pearl

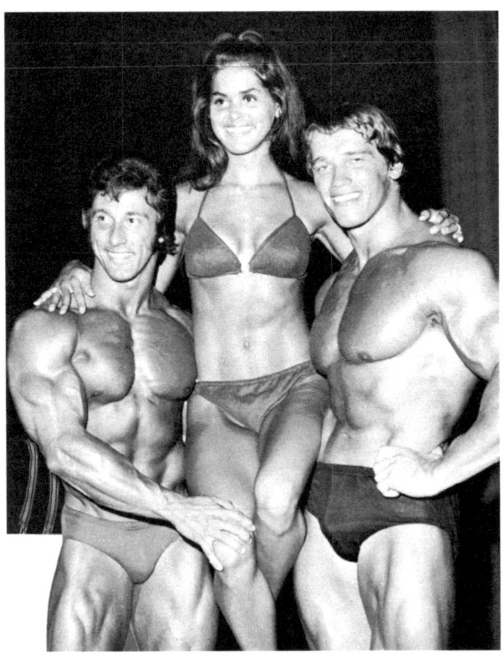

1970 gewann Frank Zane die Amateur-Weltmeisterschaft und ich die Profi-Weltmeisterschaft. Christine Zane wurde Miss Bikini.

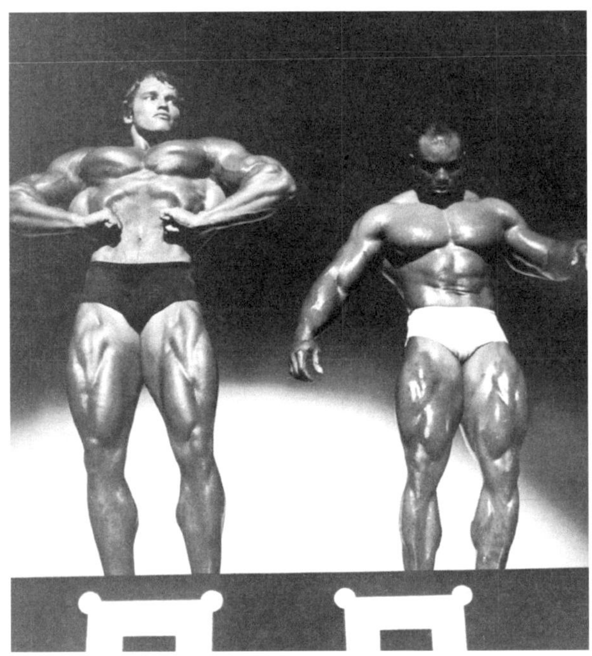

Finalstechen beim Mr. Olympia 1970 mit Sergio Oliva

Beispiel 1972 einen Kampf, von dem noch heute gesprochen wird. Zu dieser Zeit drängte auch Serge Nubret in überzeugender Form empor und bestach beim Mr. Olympia 1973 durch seine Fähigkeit, an einem eher schmalen Körpergerüst ganz erstaunliche Masse und Definition zu entwickeln.

1973 betrat ein neuer Gigant den Schauplatz. Lou Ferrigno holte sich den Weltmeistertitel und kündigte eine neue Kraft am Horizont des Bodybuildings an. Im Jahr darauf gewann er den Titel erneut und startete dann beim Mr. Olympia. Auch wenn er mich angeblich immer als Idol betrachtet hat, so hielt ihn das aber nicht davon ab, nach besten Kräften zu versuchen, mir den Mr.-Olympia-Titel abzunehmen.

Der Mr.-Olympia-Wettkampf von 1975 war so etwas wie ein Höhepunkt in der Geschichte dieses großartigen Wettbewerbs. Ferrigno war wieder am Start, entschlossen, den Sieg zu erringen; auch Serge Nubret war erneut dabei und in Topform. Zum ersten Mal kämpften sechs oder sieben absolut erstklassige Champions um diesen Titel, und so bin ich auf diesen Sieg, nach dem ich mich aus dem Wettkampfgeschehen zurückzog, besonders stolz.

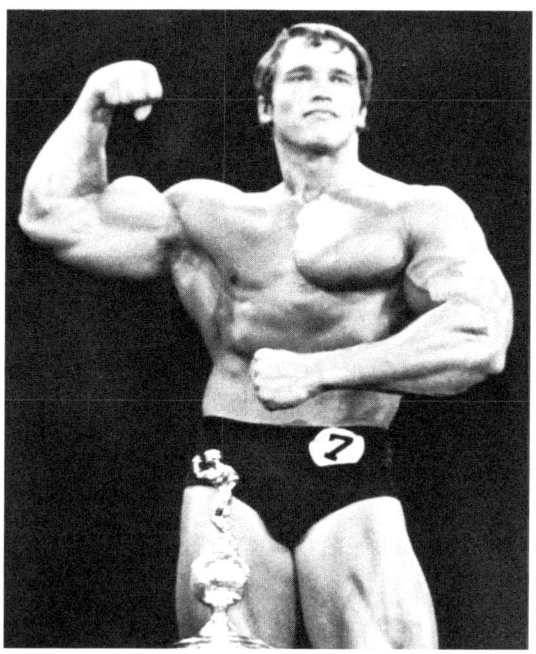

Mr. World 1970

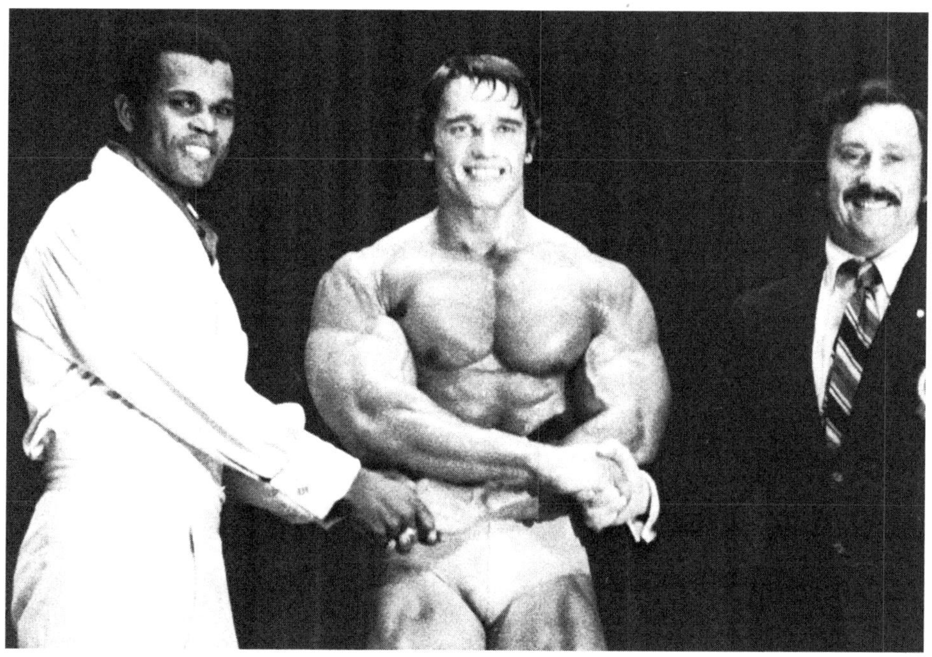

Mit Serge Nubret und Joe Weider beim Mr. Olympia 1971

Das folgende Jahr brachte eine Sensation, die in der Geschichte des Bodybuildings beispiellos war: Franco Columbu wurde Mr. Olympia 1976. Der erste kleine Mann, dem dies gelang. Bisher hatten immer die großen Männer gewonnen, doch ab 1976 kam auch der kleine Mann zur Geltung. Kräftig ausgeprägte Muskelmasse bei extrem wenig Körperfett wurde zum siegbringenden Faktor, den zu erreichen fast wissenschaftliche Akribie in Training und Diät verlangte.

In den späten siebziger Jahren hatte Frank Zane seine größte Zeit, als er mit seinem ästhetischen Körper dreimal hintereinander Mr. Olympia wurde. Auch Robby Robinson erreichte Weltklasse-Status und entfaltete höchst ästhetische wie muskuläre Qualitäten. Anders die Weltmeisterschaft 1977, die Karl Szkalak mehr aufgrund seiner gewaltigen Masse gewann als aufgrund einer mit Zane vergleichbaren Symmetrie.

1980 wurde ich selbst wieder als Wettkämpfer aktiv und holte mir in Sydney, Australien, den Mr.-Olympia-Titel. Es war verblüffend, wie stark die Konkurrenz in diesem Sport inzwischen geworden war, und ich war sehr überrascht, wie hart ich zu kämpfen hatte, um mich gegen einen so kleinen Bodybuilder wie Chris Dickerson durchzusetzen. Wohin ich auch blickte, sah ich Beispiele einer einst unvorstellbaren Entwicklung, von Tom Platz' Beinen bis hin zu Roy Callenders Lats, unglaubliche Masse, unglaubliche Dichte. Meine sportliche Karriere war zwar länger gewesen als die der meisten anderen (bedingt wohl dadurch, dass ich schon in so jungen Jahren mit Wettkämpfen begonnen hatte), aber durch die wachsende Popularität dieses Sports in den siebziger Jahren blieben viele Stars der sechziger Jahre aktiv, um sich mit den neuen Champions der siebziger Jahre zu messen.

In den siebziger Jahren entwickelte sich auch die International Federation of Bodybuilders (IFBB) zur führenden Bodybuilding-Organisation. Unter der Leitung ihres Präsidenten Ben Weider wurde die IFBB mit derzeit 130 Mitgliedsländern zum sechstgrößten Sportverband der Welt. Seitdem gilt auch der Mr.-Olympia-Titel als die bedeutendste Meisterschaft im professionellen Bodybuilding – vergleichbar mit Wimbledon im Tennis oder dem US Open im Golf.

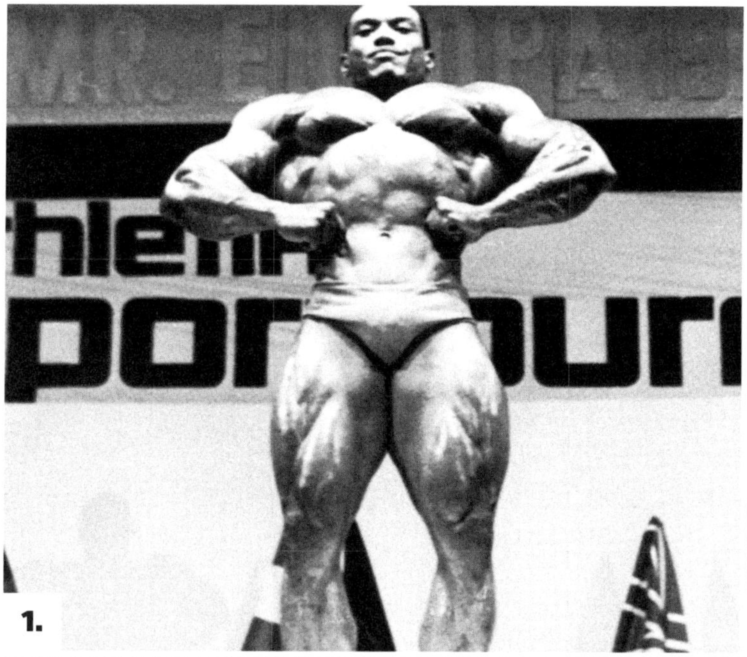

1.

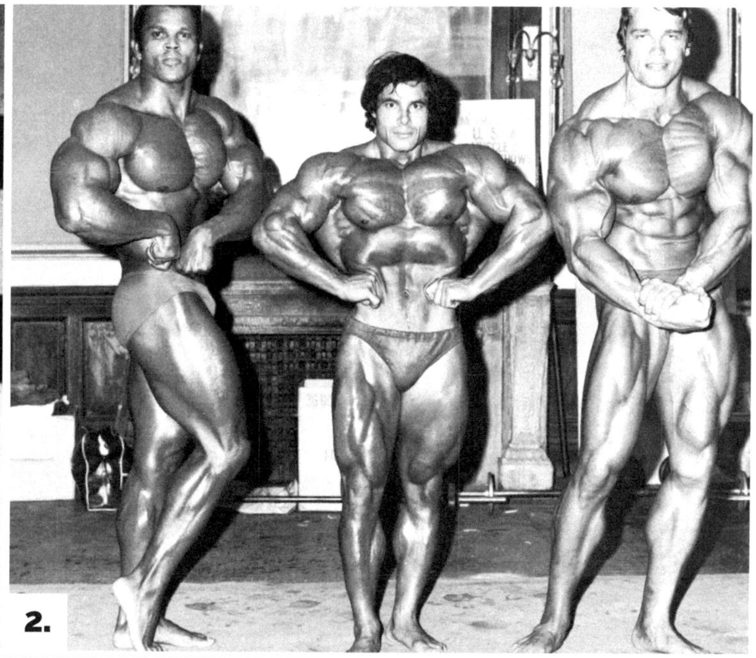

2.

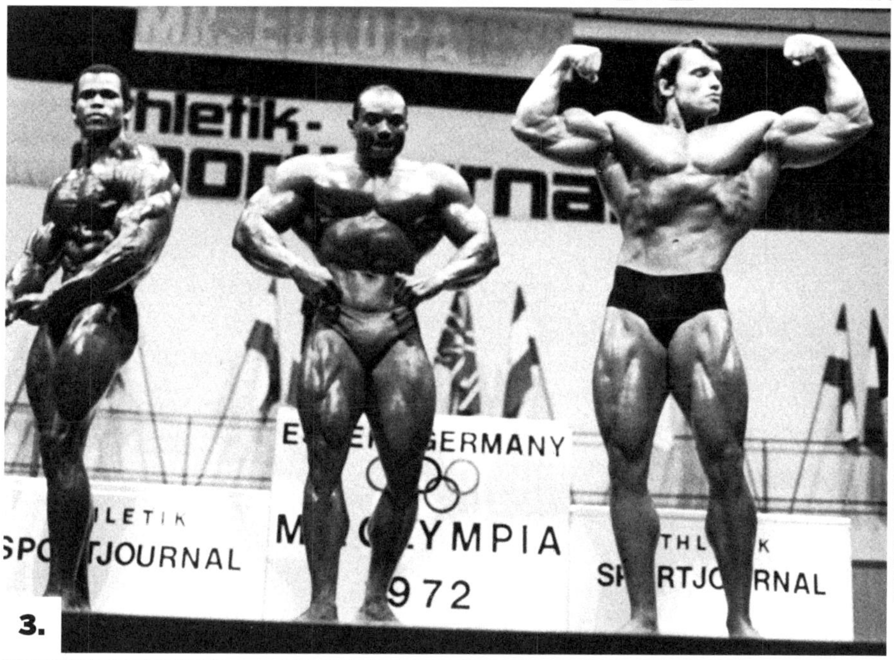

3.

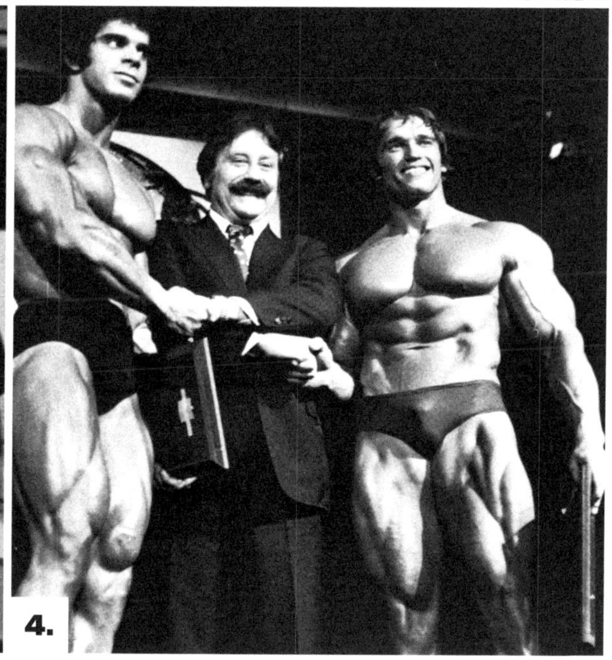

4.

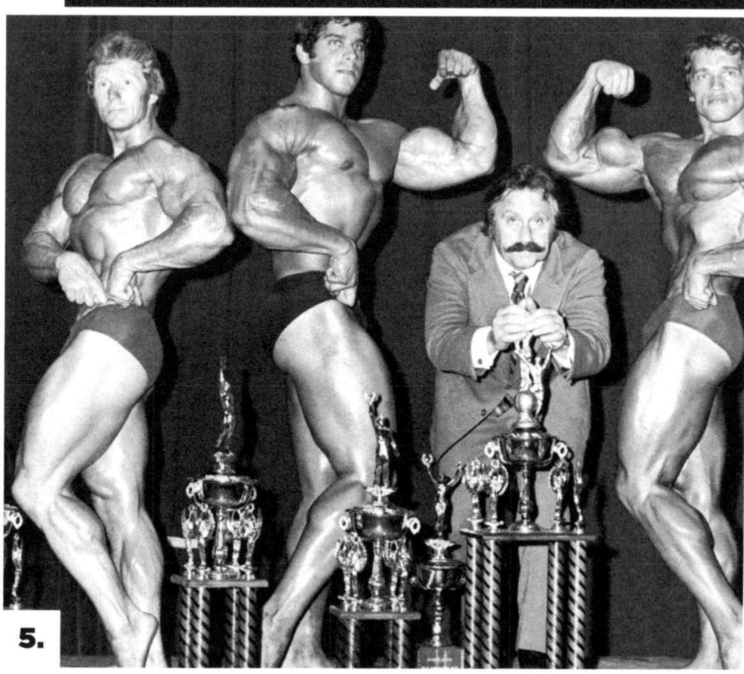

5.

1. *Sergio Oliva*
2. *Stechen beim Mr. Olympia 1973 mit Serge Nubret und Franco Columbu*
3. *Finalstechen beim Mr. Olympia 1972 mit Serge Nubret und Sergio Oliva*
4. *Mr. Olympia 1974 mit Lou Ferrigno und Joe Weider*
5. *Joe Weider überreicht den Siegern von 1973 die Trophäen – Ken Waller, Mr. World; Lou Ferrigno, Mr. America; und mir, Mr. Olympia.*

Pumping Iron

Großen Einfluss auf das Bodybuilding der siebziger Jahre hatte das Buch und später der Film *Pumping Iron* (in deutscher Sprache 1984 erschienen unter dem Titel *Bodybuilding der Meisterklasse*). Charles Gaines und George Butler griffen hier einen Sport auf, über den die meisten Leute so gut wie nichts wussten, und machten ihn zu einem der Gesprächsthemen des Jahrzehnts. Es war das erste Mal, dass jemand der breiten Öffentlichkeit Einblick in den Bodybuilding-Sport verschaffte und die Leute beschrieb, die ihn betreiben. Es gelang Gaines und Butler, die Aufmerksamkeit auf einen Sport zu lenken, der lange missachtet und missverstanden worden war, und der Erfolg von *Pumping Iron* trug wesentlich dazu bei, dass Bodybuilding so beliebt wurde.

Der Erfolg des Buches war nicht nur meiner eigenen Karriere sehr förderlich, sondern bewirkte auch, dass Bodybuilding seinen Weg in bekannte Sportsendungen und aufwendige Filmproduktionen fand, dass es den Sprung von den Schulsporthallen in Kulturstätten wie das Opernhaus von Sydney oder das Whitney Museum in New York schaffte, dass es auf die Titelseiten zahlloser Zeitschriften kam und den Stoff für zahlreiche Bestseller lieferte.

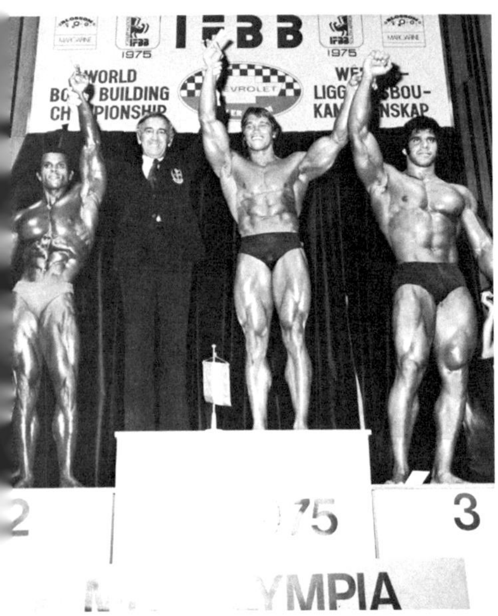

Mr. Olympia 1975 mit Serge Nubret, Ben Weider und Lou Ferrigno

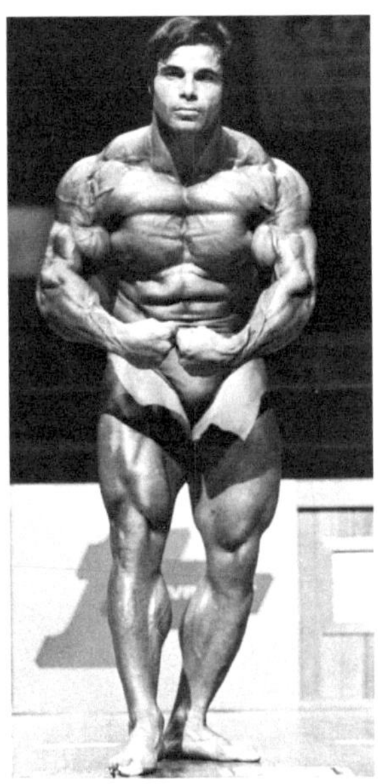
Franco Columbu

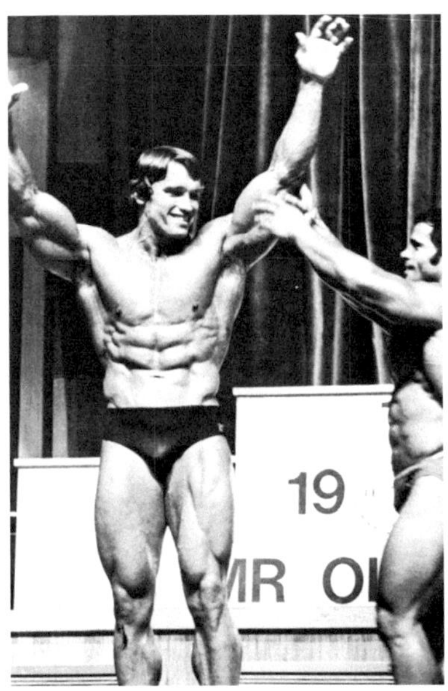

Mr. Olympia 1975 mit Franco Columbu

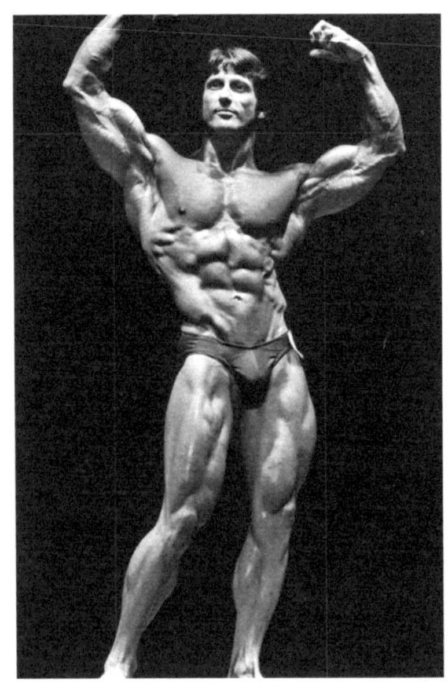
Frank Zane

Bodybuilding in den achtziger Jahren und darüber hinaus

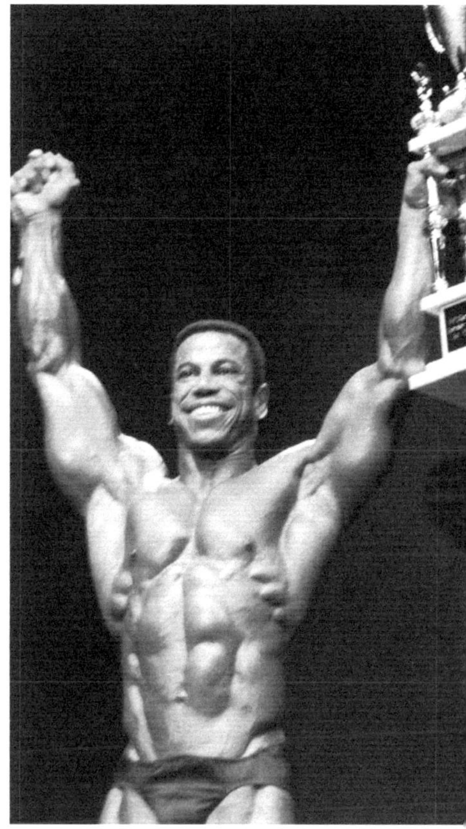
Mr. Olympia 1982 Chris Dickerson

Früher stand ich vielleicht mit nur einem oder zwei ernsthaften Konkurrenten auf der Bühne. 1980 dagegen kämpften auf dieser Bühne auch Frank Zane, Chris Dickerson, Boyer Coe, Ken Waller, Mike Mentzer, Roger Walker, Tom Platz, Samir Bannout, Roy Callender und andere. Ein solches Line-up von Talenten wäre 1967 noch unvorstellbar gewesen, obwohl Sergio Oliva, Larry Scott, Reg Park oder Harold Poole in Topform auch beim Mr. Olympia 1980 sehr beeindruckend gewesen wären. Es ist nicht so, dass die Besten heute besser wären als früher, aber die Zahl der Spitzenathleten ist bedeutend größer geworden.

Gegen Mitte der achtziger Jahre stand außer Zweifel, dass diese Konkurrenzbreite kein vorübergehendes Phänomen sein würde. Die Mr.-Olympia-Sieger von 1981 und 1982 – Franco Columbu und Chris Dickerson – waren zwar arrivierte, erfahrene Wettkämpfer, aber die Jugend war ihnen bereits dicht auf den Fersen: Tom Platz, Lee Haney, Mohamed Makkawy, Casey Viator, Samir Bannout, Bertil Fox, Johnny Füller. Bei immer mehr Wettkämpfen und Spitzenathleten wird es in Zukunft sehr schwer sein, sich eine absolute Spitzenposition zu erobern.

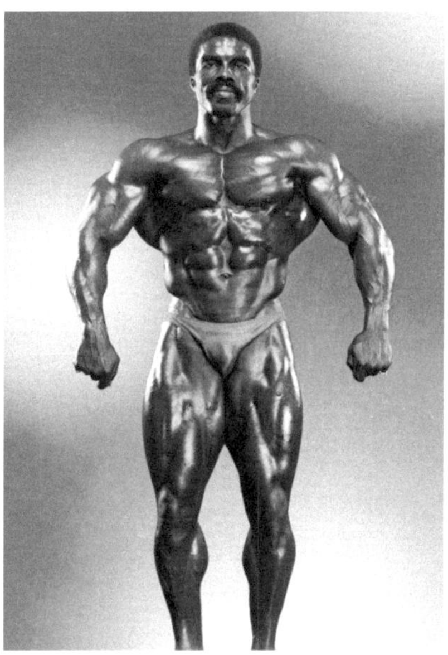
Robby Robinson

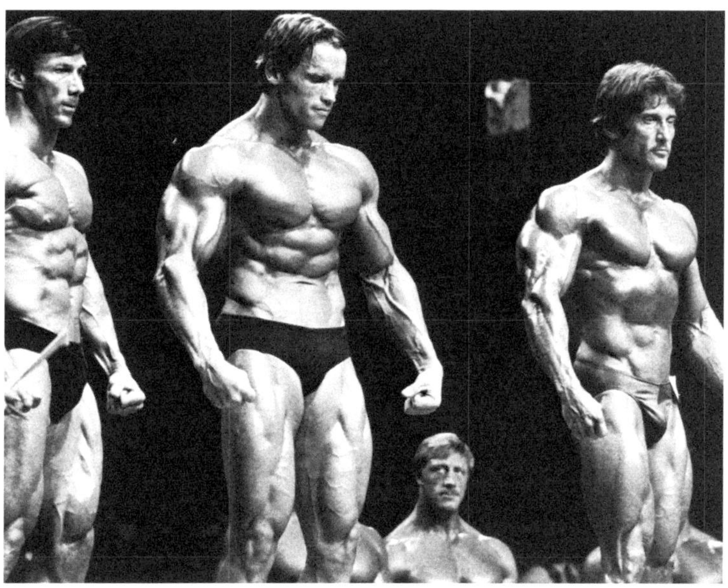
Stechen beim Mr. Olympia 1980 mit Boyer Coe und Frank Zane

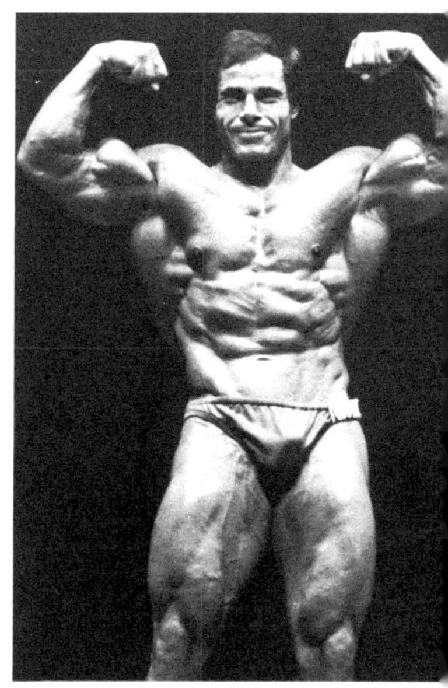
Mr. Olympia 1981 Franco Columbu

Bodybuilding als Beruf

Mit wachsender Popularität gab es auch immer mehr Geld im Bodybuilding zu verdienen. Und wenn plötzlich irgendwo viel Geld im Spiel ist, kommt es immer zu großen Veränderungen. Verdient hatten professionelle Bodybuilder mit ihrem Sport schon seit Sandows Zeiten, aber bei den wenigsten reichte es, um gut davon leben zu können. Viele eröffneten Studios, stellten Trainingsgeräte her, gingen zum Film oder besserten ihr Einkommen durch Versandgeschäfte und Auftritte auf. Aber die Preisgelder, die es bei Wettkämpfen zu gewinnen gab, waren minimal.

Jetzt, mit dem Grand-Prix-Zirkus und so vielen anderen Profi-Veranstaltungen und bei einer Börse von über 100.000 Dollar beim Mr. Olympia, bieten Bodybuilding-Wettkämpfe genügend finanziellen Anreiz, um immer mehr junge Athleten anzulocken. Und immer mehr etablierte Stars bleiben auch ihre Dreißiger- und sogar Vierzigerjahre hindurch aktiv.

Die Möglichkeiten, die sich heute im Bodybuilding bieten, sind wirklich außergewöhnlich. Dass dieser Sport zum großen Geschäft geworden ist, ersehen wir aus der Vermehrung der Bodybuilding-Zeitschriften, aus der Tatsache, dass sich die Auflage von Joe Weiders *Muscle & Fitness* in den vergangenen Jahren vervierfacht hat, aus der steigenden Zahl der Studios überall und dem Umsatz von Studio- und Fitnessgeräten.

Dass Bodybuilding-Wettkämpfe im Fernsehen übertragen werden, ist heute schon eine Selbstverständlichkeit. Die Mr.-America-Meisterschaft wird im Caesar's Palace in Las Vegas ausgetragen, Manila und Kairo sind Austragungsorte der Weltmeisterschaften, und es wird der Tag kommen, an dem Bodybuilding in das Programm der Olympischen Spiele aufgenommen wird.

Jede Darstellung über Bodybuilding wäre unvollständig, würde man nicht erwähnen, welch bedeutende Rolle Joe Weider und seine Zeitschrift *Muscle Builder* (heute *Muscle & Fitness*) gespielt haben. Joe hat nicht nur mit guten Artikeln und Fotos über das Leben und die Trainingsmethoden der Bodybuilding-Stars berichtet, sondern auch eine Fülle wertvoller Trainingsinformationen zusammengetragen und festgehalten.

Joe hat sich viel Zeit genommen, um Studios im ganzen Land zu besuchen und die Stars beim Training zu beobachten. Dabei fiel ihm zum Beispiel auf, dass Larry Scott ein Pult für seine Curls benutzte und dass Chuck Sipes einen intensiven Satz nach dem anderen machte, indem er zwischen den Sätzen schnell Gewicht von der Hantel nahm. Joe machte sich Notizen über diese Trainingsmethoden, schrieb sie nieder und gab ihnen Namen. Scott nannte seine Technik nicht »Scott Curls«, und Sipes wusste nicht, dass er »erweiterte Sätze« nach dem »Stripping Prinzip« machte. Aber dank Joe waren diese Spezialtechniken bald jedem zugänglich.

Ich selbst habe früher in Österreich erst morgens und dann noch einmal abends trainiert, weil mein Tagesablauf es so erforderte. Heute ist diese Methode als »Weider-Doppelsplit-System« bekannt und wird von Bodybuildern in der ganzen Welt angewandt.

Die »Weider-Trainingsprinzipien« sind eine Sammlung der besten Bodybuilding-Techniken, die je entwickelt worden sind. Joe erkannte diese Prinzipien, versah sie mit seinem Namen (das »Weider-Instinktprinzip«, das »Weider-Prioritätsprinzip«, das »Weider-Höchstkontraktionsprinzip« und so weiter) und machte sie in seinen Zeitschriften bekannt. Eine ganze Generation von Bodybuildern profitierte von Joes Ideen über Training, Ernährung, Diät und was es im Bodybuilding sonst noch Neues gibt.

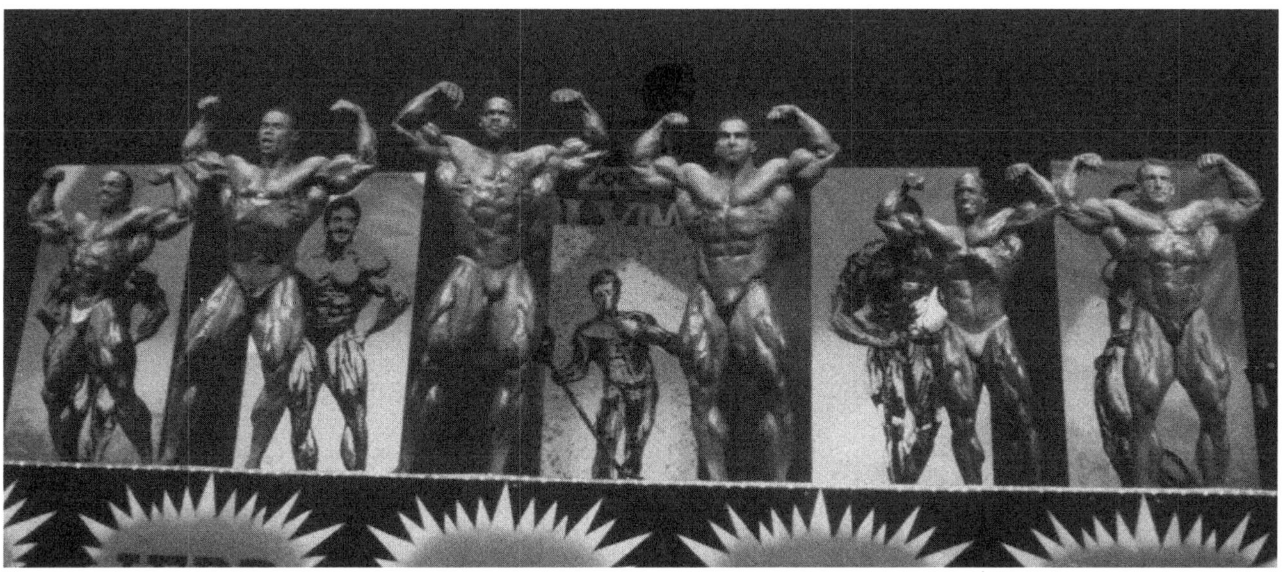

Joe Weider mit Bodybuildern beim Mr. Olympia 1970

Die Entwicklung moderner Trainingstechniken

Neue Erkenntnisse über Training, Diät und Ernährung hatten auf die Entwicklung des Bodybuildings großen Einfluss. In den Tagen John Grimeks trainierten Bodybuilder noch weitgehend wie Gewichtheber und belasteten in der Regel dreimal wöchentlich den ganzen Körper. Heute trainieren Bodybuilder, wie die meisten modernen Sportler, besser und härter als noch vor 20 oder 30 Jahren. Sie erkannten, dass schwere Gewichte allein noch keine erstklassige Körperentwicklung brachten. Um die Qualität eines meisterschaftsreifen Körpers zu erreichen, war es notwendig, viele Sätze ganz verschiedener Übungen auszuführen, um alle Aspekte und Konturen eines Muskels herauszuarbeiten und zu entwickeln; es war weiterhin notwendig, nicht nur einzelne Muskeln, sondern bestimmte Partien eines Muskels zu isolieren, um sie gezielt zu belasten.

Mit den neuen Techniken, die die Bodybuilder erfanden, veränderten sich auch die Geräte, die sie zur Formung ihrer Körper benutzten. Die Studios der dreißiger und vierziger Jahre waren im Vergleich zu den heutigen geradezu primitiv. Studiobesitzer wie Vic Tanny experimentierten zwar mit Kabel- und Rollenzügen, um ihren Kunden ein breites Spektrum an Übungsmöglichkeiten zu bieten, aber im Wesentlichen dominierten Lang- und Kurzhanteln im Studio. In den sechziger Jahren wurden dann Trainingsgeräte eingeführt, die eine größere Vielfalt an Übungen ermöglichten. Heute werden von Universal, Nautilus, Dyna-Cam, Corbin Gentry, Paramount und vielen anderen Firmen Apparate hergestellt, die geeignet sind, das Training mit freien Gewichten zu ergänzen. Joe Gold entwirft und baut selbst Geräte, um seine Kunden im World Gym zufriedenzustellen. Seine Konstruktionen wurden vielfach kopiert und in der ganzen Welt nachgebaut. Das Training wird ständig weiterentwickelt und verfeinert – mit Hilfe der Doppelsplit-Methode und Intensivwiederholungen.

Auch die Grundsätze der Diät und Ernährung haben Bodybuilder zu beherrschen gelernt. Möglichst fettfreie Muskulosität war bei Bodybuilding-Wettkämpfen nicht immer so entscheidend wie heute: pure Masse wurde früher für wichtiger gehalten. Doch im Laufe der Zeit wurde deutlich, dass Masse allein nicht genügte, dass für überschüssiges Körperfett an einem erstklassigen Körper kein Platz war und dass möglichst viel Fett abgebaut werden musste, um das Muskelrelief voll zur Geltung zu bringen.

So kamen die Bodybuilder davon ab, einfach Masse aufzubauen. Sie lernten, auch bei hartem Training streng Diät zu halten und ihre Entwicklung mit Vitaminen, Mineralstoffen und Eiweißkonzentraten zu unterstützen. Sie experimentierten mit Steroiden, Schilddrüsenhormonen und anderen biochemischen Wirkstoffen, um deren Wirkung auf den Körper zu erproben. Sie fingen auch an, Motivationstechniken und sogar Hypnose anzuwenden, um die Entwicklung des Körpers mit den Kräften des Geistes über bestehende Grenzen hinauszuführen. Und damit lenkten sie die Aufmerksamkeit von Ärzten und Wissenschaftlern auf sich, die erkannten, dass die Fähigkeit dieser Athleten, den menschlichen Körper zu entwickeln, einen Durchbruch im Verständnis des Trainings und seiner Auswirkungen auf den Körper darstellte – der wiederum zu einer Revolution in den Trainings- und Fitnesstechniken des Breitensports führte.

Die Zukunft des Bodybuildings

Wenn ich auf meinen Reisen durch die Welt sehe, wie sich in den Vereinigten Staaten immer mehr gute Bodybuilder entwickeln und dass auch europäische Konkurrenten in zunehmender Zahl internationale Wettkämpfe gewinnen, ist mir um die Zukunft dieses Sports nicht bange. Bodybuilding ist ein so spezialisierter und schwieriger Sport, dass immer nur wenige bereit sein werden, all die Anstrengungen auf sich zu nehmen, die nötig sind, um ein internationaler Champion zu werden. Aber eine Karriere im Bodybuilding stößt heute auch bei Athleten auf Interesse, die sich früher anderen Sportarten zugewandt hätten. Das ist einer der Gründe, warum dieser Sport weiterhin wachsen, sein hohes Leistungsniveau erhalten bleiben und das Interesse der Öffentlichkeit weiter zunehmen wird.

Bodybuilding spielt heute eine viel größere Rolle als früher. Damals, als ich meine Liebe zu diesem Sport entdeckte, gab es nur den Wettkampf, doch inzwischen betreibt man Bodybuilding auch als Freizeitbeschäftigung für Fitness und Gesundheit, um das Selbstbewusstsein zu stärken und das Aussehen zu verbessern. Orthopäden benutzen es immer mehr als Rehabilitationstraining bei bestimmten körperlichen Schäden. Ältere Menschen betreiben es, um Alterserscheinungen verschiedener Art entgegenzuwirken, und auch im sportlichen Training gewinnt es zunehmend an Bedeutung, weil viele Athleten erkannt haben, dass Bodybuilding ihre Leistungsfähigkeit bedeutend steigern kann. Frauen, Kinder und sogar ganze Familien nehmen an Bodybuilding-Programmen teil. Das ist keine Modeerscheinung, sondern wird zweifellos von Dauer sein.

Doch während die Ränge der professionellen Bodybuilder sich füllen und immer größere Geldpreise winken, sollte man nicht vergessen, dass man Bodybuilding in erster Linie aus Liebe zu diesem Sport betreibt. Ohne diese Liebe geht die Kameradschaft unter den Bodybuildern verloren, und die Konkurrenten bestreiten ihre Wettkämpfe ohne Freude und ohne Befriedigung. Wer nur die finanzielle Seite sieht, dem hat ein Bodybuilder, der einen im Wettkampf besiegt hat, nicht nur eine sportliche Niederlage beigebracht, sondern er hat ihm auch einen Teil des Lebensunterhalts weggenommen, und unter solchen Umständen ist es für jeden schwierig, den Konkurrenten und letztlich dem Bodybuilding selbst gegenüber etwas anderes als eine negative Einstellung zu haben.

Ich selbst sähe es gern, wenn Bodybuilding – abgesehen von jenen Menschen, die es als Wettkampfsport in Erwägung ziehen – auch möglichst vielen anderen nähergebracht werden würde. Bodybuilding-Training ist eine der besten Methoden, um körperlich fit zu werden, und je mehr Menschen das verstehen und davon profitieren, desto besser. Verbände wie die IFBB vergessen oft, dass es neben dem organisierten Bodybuilding noch eine andere Welt da draußen gibt, und erlegen Bodybuildern Beschränkungen auf, wo, wann und für wen sie Bodybuilding-Seminare halten dürfen. Ich meine, man sollte jede Gelegenheit nutzen, um für Bodybuilding zu werben und Interesse dafür zu wecken. Die Verbesserung aller Lebensbereiche durch mehr Fitness muss Vorrang haben vor juristischen Überlegungen.

Kapitel 2

Grundbegriffe des Bodybuildings

Bodybuilding ist die Entwicklung und Formung des Körpers durch progressives Widerstandstraining. Es kann angewandt werden, um den Körper zu kräftigen, die sportliche Leistung zu verbessern oder verletzte Körperteile zu rehabilitieren. Aktive Bodybuilder bedienen sich verschiedener Bodybuilding-Techniken, um ihren Körper in einem Maße zu entwickeln, wie es Menschen nie zuvor gelungen ist, und treten dann öffentlich gegeneinander an, um den zu bestimmen, der die beste Entwicklung erreicht hat.

Da eine solche Formung und Entwicklung äußersten körperlichen Einsatz und ganz bestimmte Übungstechniken verlangt, ist Bodybuilding als Sport einzustufen. Doch die ästhetische Zielsetzung, genau die richtige Mischung aus Muskulosität, Symmetrie, Proportion und Muskelschärfe zu erlangen, sowie die Notwendigkeit, das Ergebnis auf der Bühne gekonnt zu präsentieren, all das macht Bodybuilding auch zu einer sehr anspruchsvollen Kunstform.

Die Trainingswirkung

Das Ergebnis eines jeden Übungsprogramms hängt von seiner Trainingswirkung ab. Das bedeutet ganz einfach, dass der Körper, wenn er eine Zeitlang ungewohnten Belastungen ausgesetzt wird, sich anpasst, um mit diesen Belastungen besser fertig zu werden. Dr. Lawrence Golding von der Universität Nevada erklärt es so: »Wenn man einen 10-PS-Motor mit 12 PS belastet, brennt er durch. Hat man hingegen einen menschlichen Körper, der einem 10-PS-Motor entspricht, und setzt ihn einer Belastung von 12 PS aus, wird er schließlich zum 12-PS-Motor.« Die Art der Leistungssteigerung, die man vom Körper erhält, hängt jedoch von der Art des Trainings ab, dem man ihn aussetzt. Um ein bestimmtes Ergebnis zu erzielen, muss man ein besonderes Training betreiben; man spricht hier von der Spezifität des Trainings.

Der Körper kümmert sich nicht darum, was Sie ihm zu sagen glauben, sondern reagiert auf das, was ihm über das Nervensystem gemeldet wird. Beim Bodybuilding geht es vornehmlich um Muskelwachstum. Dies ist mit einem Kraftzuwachs verbunden, aber Kraft ist nur eine Nebenwirkung des Trainings. Gewichtheber wollen in erster Linie möglichst viel Gewicht bewältigen. Für Bodybuilder ist das Gewicht nur ein Mittel zum Zweck – Widerstand, gegen den man einen Muskel anspannen kann, damit er sich verändert und entwickelt. Das heißt aber nicht, dass Bodybuilder nicht stark sind – je größer die Muskeln werden, desto stärker wird man und desto härter kann man infolgedessen trainieren. Kraft ist im Bodybuilding sehr wichtig, sie stellt nur nicht das höchste Ziel dar.

Der Körper des Bodybuilders

Will man ein wirklich guter Bodybuilder werden, genügt es nicht, einfach Masse aufzubauen. Man muss dem Muskel auch Form geben, und das erreicht man, indem man den ganzen Muskel trainiert, unter jedem nur möglichen Arbeitswinkel, damit sämtliche Muskelpartien stimuliert werden und das gesamte Gewebe zum Einsatz kommt. Muskeln sind Gebilde, die sich aus sehr viel kleineren Einheiten zusammensetzen – den Muskelfasern, die zu Bündeln zusammengefasst sind und jedes Mal, wenn man den Muskel etwas anders betätigt, werden andere Kombinationen dieser Muskelfaserbündel stimuliert und zusätzliche Fasern aktiviert.

Das ist es, was den Körper des Bodybuilders von der Muskulatur des Gewichthebers, Schwimmers, Footballspielers und anderer Sportler abhebt. Der Bodybuilder bemüht sich um Gesamtentwicklung der Muskulatur, ist bestrebt, jedem Muskel eine möglichst volle Form zu geben, diese Muskeln in möglichst gute Proportionen zueinander zu bringen und eine Symmetrie zu erreichen, die ein ästhetisches Gesamtbild ergibt.

Eine solche Körperentwicklung setzt voraus, das man die Trainingstechniken beherrscht. Wenn man zum Beispiel die Form der Brustmuskeln verändern möchte, dem Bizeps mehr Höhe geben oder mehr Ausgewogenheit zwischen Ober- und Unterkörperentwicklung erreichen möchte, dann kommt das nicht zufällig zustande. Die besten Bodybuilder sind daher solche, die wissen, wie die Muskeln arbeiten, wie sich das Training auf den Körper auswirkt und mit welchen Techniken welche Ergebnisse zu erzielen sind.

Wie Bodybuilding-Training funktioniert

Stellen Sie sich vor, Sie halten eine Langhantel in den Händen und heben sie über den Kopf. Dabei passieren verschiedene Dinge: Zuerst heben die Schultermuskeln (Deltoides) die Arme hoch; dann kontrahieren die Muskeln der Oberarmrückseite (Trizeps) und bewirken, dass die Arme sich strecken. Jede Bewegung, die Sie machen, ob Sie ein Gewicht hochdrücken, Spazierengehen oder einfach atmen, ist die Folge eines komplexen Zusammenspiels verschiedener Muskelkontraktionen.

Relativ einfach ist hingegen die Wirkungsweise der einzelnen Muskelfaserns – eine Faser kontrahiert, wenn sie dazu angereizt wird, und erschlafft, wenn der Reiz aufhört. Die Kontraktion eines ganzen Muskels ergibt sich aus der Kontraktion vieler winziger Muskelfasern. Die Fasern kontrahieren nach dem Alles-oder-nichts-Gesetz. Das heißt, sie ziehen sich immer so stark wie möglich zusammen oder gar nicht. Nach einer Reihe von Kontraktionen beginnt die Faser allerdings zu ermüden, und die Kraft, die sie zu entwickeln vermag, nimmt ab. Wenn Sie ein Maximalgewicht ein einziges Mal heben, kontrahiert dabei nur ein Bruchteil aller im Muskel enthaltenen Fasern. Wieviel Gewicht Sie zu heben imstande sind, hängt von drei Dingen ab: 1. von der Zahl der Fasern, die Sie einsetzen können; 2. von der Kraft, die die einzelnen Fasern entwickeln können; und 3. von Ihrer Hebetechnik.

Wenn man ein Gewicht nur ein- oder zweimal hebt, hat der Körper nie Anlass, frische Fasern einzusetzen, um solche, die schwächer werden und ermüden, zu ersetzen. Gewichtheber lernen, bei einer Maximalanstrengung ein Höchstmaß an Fasern zu aktivieren. Diese Fasern werden dabei so ungeheuer stark belastet, dass der Körper sich anpasst und schützt, indem er sie größer und dicker werden lässt. Das nennt man Hypertrophie.

Doch wie viele Fasern der Gewichtheber auch bei einer Maximalanstrengung zu aktivieren vermag, es sind doch weniger, als wenn er die gleiche Bewegungsfolge mehrere Male hintereinander mit einem leichteren Gewicht ausführen würde. Folglich trainiert und kräftigt er nur einen Teil seiner Muskulatur. Auch macht der Gewichtheber nur eine begrenzte Zahl verschiedenartiger Hebeübungen, sodass es viele Winkel oder Gelenkstellungen gibt, unter denen der Muskel überhaupt nicht trainiert wird.

Bodybuilder haben herausgefunden, dass eine andere Trainingsweise besser geeignet ist, um das Aussehen des Körpers zu verändern. Statt einer Maximalanstrengung macht der Bodybuilder mit weniger Gewicht mehr Wiederholungen, gewöhnlich 8–10 für den Oberkörper, 12–15 für die Beine, und das bei jedem Satz, bis er nicht mehr kann, das heißt bis die Muskeln nicht mehr fähig sind, auch nur eine weitere Wiederholung zu schaffen. Dann ruht er sich kurz aus und macht weitere Sätze, manchmal 15-20 verschiedene Übungen für einen bestimmten Körperteil.

Wenn man einen Muskel hart durchgearbeitet hat, braucht er Zeit, um sich zu erholen und zu wachsen. Um maximale Trainingswirkung zu erzielen, sollte man es deshalb vermeiden, dieselben Muskeln zwei Tage hintereinander zu beanspruchen.

Man braucht einen Muskel nicht der Maximalbelastung auszusetzen, damit er wächst. Eine geringere Überlastung baut ebenso gut Muskelmasse auf und ermöglicht überdies einen größeren Trainingsumfang. Wieviel Prozent der Maximalbelastung dazu notwendig sind, ist nicht genau bekannt. Man kommt der erforderlichen Belastungsstufe aber hinreichend nahe, wenn man genug Wiederholungen und Sätze bis zum Muskelversagen macht.

Bodybuilding-Training erzielt seinen Effekt durch die Kombination von Überlastung und Trainingsumfang. Dieser Effekt ist nicht nur sichtbarer Art. Bei Muskelbiopsien an Gewichthebern und Bodybuildern zeigt sich ein verblüffender Unterschied: Der Gewichtheber hat erwartungsgemäß eine relativ geringe Zahl sehr dicker und kräftiger Fasern. Der Bodybuilder hingegen hat Fasern normaler Größe, dafür aber ungeheuer viele! Es stellt sich die Frage, wo diese zusätzlichen Fasern alle herkommen.

Einer neuen und interessanten Überlegung zufolge besteht die Möglichkeit, dass die Wirkung des Bodybuilding-Trainings zu einem gewissen Grad auf Muskelhyperplasie beruht – der Bildung neuer Muskelzellen als Reaktion auf die Anforderungen des Trainings. Als Kinder wachsen wir durch Zellvermehrung, doch nach der Pubertät hört dieser Prozess auf. Früher hielt man das Wachstum neuer Muskelzellen nach der Reifephase des Körpers für unmöglich. Doch wenn Bodybuilding-Training diesen Prozess tatsächlich wieder in Gang setzen sollte, wäre dies für andere Sportarten und für das Leben allgemein von größter Bedeutung. Was die Leistungsgrenze von Athleten bestimmt, ist letztlich die Zahl der Muskelfasern im Körper. Nehmen wir an, sie könnten einfach mehr davon wachsen lassen? Welche Leistungssteigerungen wären möglich?

Es hat sich gezeigt, dass die Muskelatrophie, die wir als unvermeidliche Alterserscheinung ansehen, so unvermeidlich gar nicht ist. Ganz sicher lässt sich Muskelatrophie durch richtiges Training verlangsamen, und es wäre denkbar, dass es vielleicht sogar möglich ist, die Bildung neuer Muskelfasern anzuregen.

Bodybuilding und andere Sportarten

Noch vor wenigen Jahren rieten die meisten Trainer den Sportlern nachdrücklich davon ab, ein Gewichtstraining zu betreiben. Man war damals der Meinung, die Arbeit mit Gewichten mache steif, verlangsame die Reflexe und beeinträchtige die Leistungsfähigkeit. Heute gibt es kaum noch Sportler, die nicht in irgendeiner Form mit Gewichten trainieren. Wenn Sie sich die von den meisten Trainern und Betreuern empfohlenen Gewichtstrainingsprogramme ansehen, werden Sie feststellen, dass das, was sie vorschreiben, im Grunde Bodybuilding-Training ist.

Dwight Stones, einer der besten Hochspringer aller Zeiten, widmet sich mehrere Tage in der Woche einem Trainingsprogramm, das ein Gewichtstraining beinhaltet, und befasst sich nur kurze Zeit damit, seine eigentliche Disziplin zu üben. Warum? Weil er nach all den Jahren, in denen er sich bemüht hat, seine Sprungtechnik zu verbessern, an einem Punkt verminderter Leistungssteigerung angelangt ist. Er ist seiner absoluten Höchstform, was Technik und neuromuskuläre Koordination angeht, so nahe, dass auch noch so viel Üben keine große Leistungssteigerung mehr erwarten lässt.

Für Sportler wie Stones geht es im Training in erster Linie darum, beständiger zu werden und mehr Kraft und Kondition zu erwerben, um möglichst oft in Bestform zu sein. Das ist ein entscheidender Punkt für Verbesserungen, wie wir sie im modernen Sport vielfach beobachten können: Auch wenn ein Sportler seine Technik oder neuromuskuläre Koordination nicht mehr wesentlich verbessern kann, ist er oft imstande, seine absolute Körperkraft zu verdoppeln, zu verdreifachen oder gar zu vervierfachen und seine sportliche Leistung auf diesem Wege bedeutend zu steigern.

Wenn ein Muskel gekräftigt ist, ist er leistungsfähiger und kann intensiver belastet werden. Erhöhte Belastungsintensität manifestiert sich auf zweierlei Weise: der Fähigkeit, mehr Arbeit zu leisten (mehr Gewicht zu heben, mehr Widerstand zu überwinden) oder die gleiche Arbeit in kürzerer Zeit zu verrichten. Demnach ist ein trainierter Muskel nicht nur kräftiger, sondern auch schneller. Die Tatsache, dass Bodybuilding die Schnelligkeit, Geschicklichkeit und Koordination verbessern kann (die sich alle ergeben, wenn der Muskel fähig ist, effektiver und ökonomischer zu arbeiten), ist für den Sportler, der Bestleistung anstrebt, von größter Bedeutung.

Wenn ein Schwimmer zum Beispiel in einem Becken trainiert und stundenlang Armzüge macht, wird der Kraftzuwachs der beanspruchten Muskeln verhältnismäßig klein sein, weil jeder Zug gegen relativ konstanten Widerstand ausgeführt wird. Trainiert er hingegen mit Gewichten – wie Diana Nyad, bevor sie nach Florida schwamm –, kann er die Muskelkraft ganz erheblich steigern, wodurch jeder Armzug einfacher wird und die Bewegung infolgedessen über einen längeren Zeitraum hinweg ausgeführt werden kann.

Hochspringer und Stabhochspringer kommen in ihrer Leistung über einen bestimmten Punkt nicht hinaus, wenn sie nur die disziplinspezifischen Techniken üben; doch mit Übungen wie Hantelkniebeugen können sie die Beinmuskulatur kräftigen. Sogar Läufer, die gewöhnlich nicht zu den Kraftsportlern gezählt werden, betreiben zunehmend ein dem Bodybuilding ähnliches Gewichtstraining. Als ich mich unlängst mit einem Weltklasse-Skifahrer unterhielt, meinte er, er sei überrascht, in welchem Maße die österreichische Skimannschaft bereits Gewichte im Training einsetzt. Auch andere europäische Spitzensportler, etwa Fußballspieler, haben Übungen mit Langhanteln, Kurzhanteln und Maschinen in ihr Trainingsprogramm aufgenommen.

Das traditionelle Gewichtheben ist zur Verbesserung sportlicher Leistungen relativ ineffektiv, weil es nur einen Teil der Muskulatur kräftigt und dies nur unter bestimmten Arbeitswinkeln.

Das Bodybuilding-Training hingegen kräftigt den ganzen Körper – es gibt keine Partien, die schwach bleiben und daher verletzungsanfällig sein könnten – und verbessert auch die Muskelausdauer. Es wird nie an die Stelle des disziplinspezifischen Trainings treten, das notwendig ist, um spezielle Fertigkeiten zu erlangen, aber es fördert die Entwicklung solcher Fertigkeiten, wie kein anderes Körpertraining es könnte.

Es ist heute wissenschaftlich erwiesen, dass Muskeltraining durch Bodybuilding sowohl die Kraft als auch die Schnelligkeit steigert, dass es nicht ungelenk macht, sondern die Koordination verbessert, dass es in anstrengenden Situationen die Ausdauer erhöht und die Anfälligkeit für Verletzungen vermindert. Das Ärztekomitee der International Federation of Bodybuilders erklärt:

> *»Ohne Muskeln können Sie sich nicht bewegen. Mit spärlich entwickelter Muskulatur können Sie sich ein bisschen bewegen. Je besser die Muskulatur ausgebildet ist, desto besser wird die Bewegungsfreiheit. Bis zu dem Punkt, an dem spezifische Anforderungen an die Beschaffenheit des Körpers gestellt werden, um einen Sport erfolgreich ausüben zu können (ein Marathonläufer kann zum Beispiel kein unnötiges Muskelgewicht brauchen, und beim Baseball ist übermäßiger Körperumfang nicht eben von Vorteil), gilt: Je stärker Sie sind, je besser Ihre Muskeln entwickelt sind, desto größer ist Ihre Leistungsfähigkeit im Sport.«*

Mit anderen Worten: Von zwei Sportlern gleicher Bewegungsfertigkeit wird in der Regel der kräftigere gewinnen.

Es sei jedoch ausdrücklich betont, dass reine Muskelgröße in vielen Sportarten nicht unbedingt von Vorteil ist. Ich merke zum Beispiel selbst, dass mir beim Lauftraining mein großer Beinbizeps hinderlich ist, sodass ich mich mehr anstrengen muss, als wenn diese Muskeln nicht so stark entwickelt wären. Auch beim Schwertkampf für den Film Conan der Barbar war ich aufgrund meines mächtigen Körpers nicht ganz so behände, als wenn ich 30 Pfund weniger gewogen hätte.

Der entscheidende Punkt ist in solchen Fällen das Verhältnis von Kraft zu Gewicht, und je mehr Muskelgewicht man mit sich herumschleppt, das nicht direkt dazu beiträgt, eine sportliche Leistung zu vollbringen, desto ungünstiger ist es. Doch Bodybuilding-Training kann den Körper auch kräftigen, ohne die Muskeln allzu sehr anschwellen zu lassen. Wenn ein Boxer zum Beispiel frühmorgens läuft, anschließend Bodybuilding-Training betreibt und nachmittags noch zu einem anstrengenden Boxtraining in den Ring steigt, dann werden die Muskeln zwar kräftiger werden, aber kaum Gelegenheit haben, viel zu wachsen.

Ist der Körper durch Bodybuilding-Training gestärkt und ausgeglichen entwickelt, können noch spezielle Widerstandsübungen gemacht werden, um diejenigen Muskeln, die für eine bestimmte Sportart besonders wichtig sind, gezielt zu trainieren (ich selbst entdeckte das Gewichtstraining vor allem als Teil eines Kräftigungsprogramms für aktive Skifahrer). Doch diese ausgeklügelten Programme sollten erst angewandt werden, nachdem die Muskulatur durch Bodybuilding-Training gleichmäßig entwickelt und ein gewisses Mindestmaß an Kraft erreicht worden ist. Skifahrer stellen sich zum Beispiel neben eine lange Bank, bringen eine etwa 60 kg schwere Langhantel auf die Schultern und springen dann mit geschlossenen Füßen schräg über die Bank, sodass sie sich zickzackförmig bis zum Bankende bewegen; dann machen sie das gleiche rückwärts, bis sie wieder am Ausgangspunkt angelangt sind. Ein solches Training würde sich zwar kaum im Repertoire des typischen Bodybuilders finden, aber es zeigt doch, wie anpassungsfähig progressives Widerstandstraining sein kann, wenn es von einfallsreichen und kompetenten Trainern auf andere Sportarten abgestimmt wird.

Nach welchem System ein Sportler auch trainieren mag, für alle gilt das Gleiche: Je kräftiger der Sportler ist, desto besser, und eine Entwicklung, wie sie durch Bodybuilding-Training erzielt wird, kommt der körperlichen Leistungsfähigkeit nur zugute.

Bodybuilding und Gelenkigkeit

Früher war man der Meinung, Widerstandstraining mache steif – im Englischen wird dieser Zustand als »musclebound« bezeichnet, ein Begriff, der u. a. gebraucht wird, um anzudeuten, dass es dem Körper an Flexibilität fehlt. Das stimmt aber nicht. Ein Muskel kann nur eines: kontrahieren, sich zusammenziehen. So simpel ist seine Funktion. Wenn man also einen Muskel anspannt, um eine bestimmte Bewegung zu machen, muss man anschließend einen oder auch mehrere entgegengesetzt wirkende Muskeln anspannen, um den Körper wieder in die Ausgangsstellung zu bringen. Aus diesem Grund sind am ganzen Körper Muskeln zu Funktionspaaren von entgegengesetzter Wirkung angeordnet.

Bodybuilding-Training ist am besten, wenn die Übungen über den größtmöglichen Bewegungsumfang ausgeführt werden, weil bei größtmöglicher Längenänderung der Muskeln am meisten Muskelfasern stimuliert werden. Aber es kommt noch ein anderer Effekt hinzu: Wenn ein Muskel voll kontrahiert, wird sein Gegenmuskel gedehnt. Deshalb macht korrekt ausgeführtes Bodybuilding-Training nicht weniger gelenkig, sondern steigert die Flexibilität.

Maximale Flexibilität ist allerdings nur durch gezieltes Flexibilitätstraining zu erlangen. Moderne Bodybuilder betreiben daher in zunehmendem Maße spezielle Dehnungsübungen (wie Yoga, Stretching, Mobility etc.), um möglichst gelenkig zu werden und die Bewegungsweite ihrer Muskeln zu optimieren.

Bodybuilding und aerobe Ausdauer

Man unterscheidet zwischen zwei verschiedenen Arten der Ausdauer: der muskulären und der kardiovaskulären. Muskuläre Ausdauer ist die Fähigkeit des Muskels, bei einer Übung sehr viele Fasern zu mobilisieren, um viele Wiederholungen ausführen zu können. Bei schweren Hantelkniebeugen ermüden zum Beispiel die Muskelfasern im Bein so schnell, dass man, um einen ganzen Satz durchzustehen, zusätzliche Fasern einsetzen muss. Kardiovaskuläre Ausdauer ist die Fähigkeit des Herzens, der Lungen und des Gefäßsystems, die Muskeln mit Sauerstoff zu versorgen und so die Energie für fortgesetzte Muskeltätigkeit sicherzustellen.

Wenn Sie kein geübter Läufer sind und plötzlich losspurten, um sieben oder acht Kilometer zu laufen, werden Sie schon nach kurzer Zeit feststellen, dass die Lungen schwer arbeiten und die Beinmuskeln brennen. Aber es sind dann nicht die Muskelfasern des Beins, die versagen; die Muskelschwäche wird vielmehr wegen der ungenügenden Sauerstoffversorgung verursacht, die nicht ausreicht, um die Milchsäure, die sich in den Muskeln anhäuft, zu beseitigen.

Da Bodybuilding einen bestimmten Trainingsumfang voraussetzt, um Wirkung zu erzielen, führt es zu erhöhter Muskelausdauer. Es ist jedoch erwiesen, dass Bodybuilder auch ein hohes Maß an kardiovaskulärer Ausdauer haben, da sie knapp unterhalb der Leistungsgrenze des Herz-Kreislauf-Systems trainieren – das heißt sie trainieren so schnell

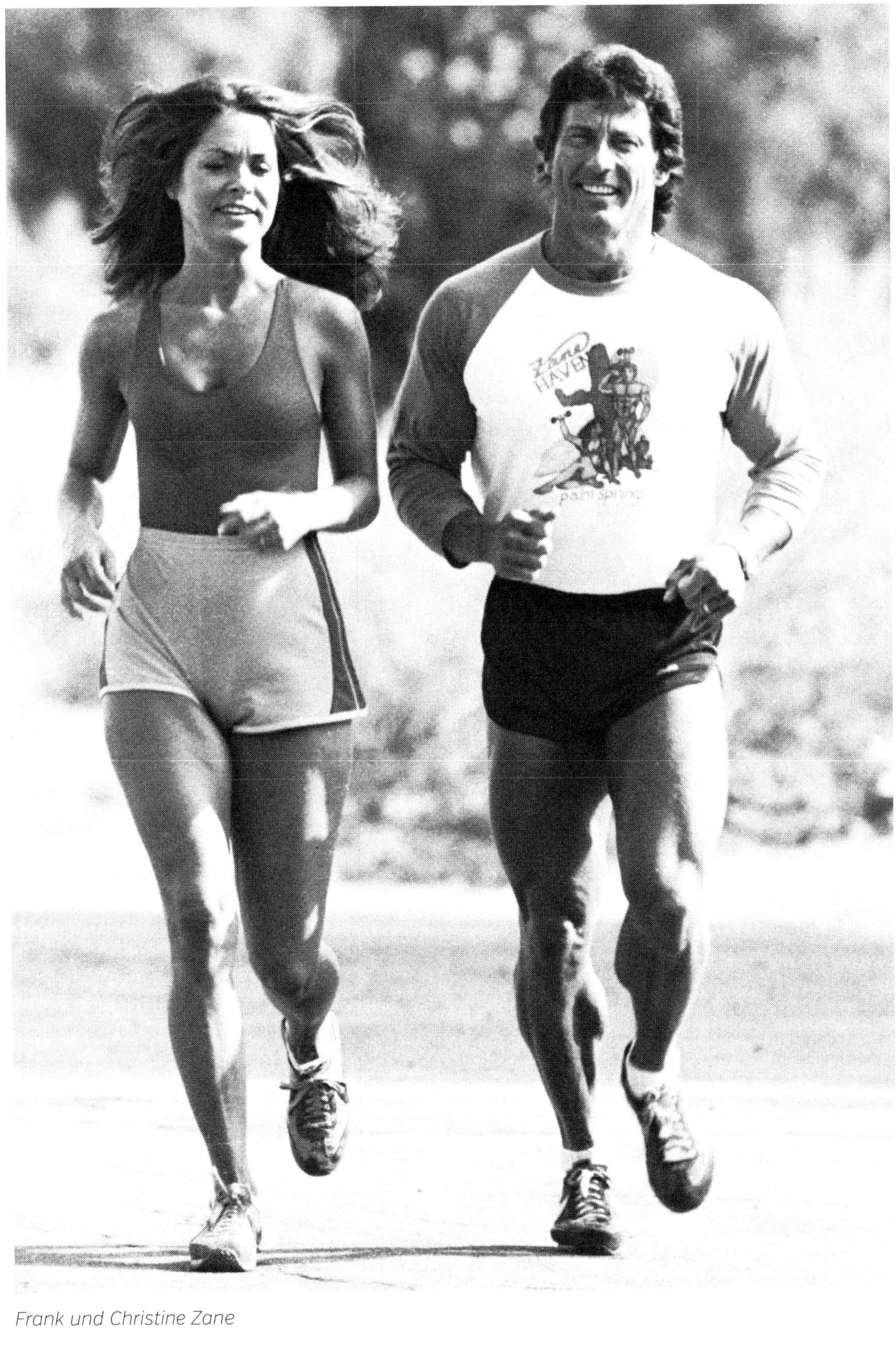

Frank und Christine Zane

sie können, ohne die Sauerstoffversorgung der Muskeln zu gefährden. Allerdings werden Bodybuilder dadurch nicht unbedingt zu guten Läufern, denn aufgrund ihres großen Körpergewichts ist schnelles Laufen für die meisten sehr anstrengend. Gute Langstreckenläufer sind meist schlank, oft geradezu hager, und erreichen so ein günstiges Kraft-Gewicht-Verhältnis. Daraus folgt aber nicht, dass Bodybuilder kein gutentwickeltes Kreislaufsystem hätten oder nicht zu Dauerleistungen anderer Art fähig wären.

Kardiovaskuläre Ausdauer ist für den Bodybuilder genauso wichtig wie muskuläre Ausdauer. Bei hartem Training sammelt sich in den beanspruchten Muskeln Milchsäure an. Milchsäure entsteht als Stoffwechselprodukt, wenn Energie für die Muskelkontraktion gewonnen wird. Sind Herz, Lungen und Gefäßsystem in der Lage, der arbeitenden Muskulatur genügend Sauerstoff zuzuführen, wird die Milchsäure in eine neue Energieform umgewandelt; falls nicht, verhindert die Milchsäureansammlung schließlich weitere Kontraktionen, und es kommt zum vollständigen Muskelversagen.

Jeder ernsthafte Bodybuilder sollte verhältnismäßig viel aerobes Training betreiben. Ich selbst bin gerne jeden Tag ein paar Kilometer gelaufen. Manche Bodybuilder stellen allerdings fest, dass Laufen nicht das Richtige für sie ist, weil es zu Beschwerden in den Beinen und Fußgelenken führt, und trainieren dann Herz und Kreislauf auf andere Art. Tom Platz schwingt sich zum Beispiel nach seinem erschöpfenden Beintraining aufs Rad und fährt 30 km. Bill Pearl radelte ebenfalls. Viele Bodybuilder entwickeln ihre aerobe Leistungsfähigkeit mit Hilfe von Heimtrainern oder stationären Fahrrädern. Je leistungsfähiger Herz, Lungen und Kreislauf sind, desto intensiver können Sie im Studio trainieren und desto größer werden Ihre Fortschritte als Bodybuilder sein.

Bodybuilding und Fitness

»Fitness«, erklärt Dr. Ernst Jokl, »wurde bisher meist zu eng definiert. Fit zu sein bedeutet mehr als nur die Entwicklung des Herz-Kreislauf-Systems und die Fähigkeit, lange Strecken zu laufen. Muskuläre Fitness ist genauso wichtig.«

Wenn wir unsere Muskeln gegen einen genügend großen Widerstand beanspruchen, werden sie kräftiger und leistungsfähiger. Ihr Spannungszustand verbessert sich, sie werden stärker durchblutet, sie verursachen weniger Beschwerden und sind weniger verletzungsanfällig. Darüber hinaus wirkt dieses Muskeltraining auch der in höherem Alter naturgemäß auftretenden Muskelatrophie entgegen. »Der Durchschnittsmann«, sagt Dr. Jokl, »verliert zwischen dem 18. und 65. Lebensjahr 50 Prozent seiner Muskelmasse.« Doch dieser Muskelschwund ist nicht allein auf das Alter, sondern auch auf falsche Behandlung des Körpers zurückzuführen. Ein umfassendes Programm an Bodybuilding-Übungen stimuliert die Muskelfasern und bewirkt, dass verlorene Muskelmasse ersetzt wird.

Bodybuilding stabilisiert und senkt in der Regel den Blutdruck (wenn es längere Zeit bei mäßiger Belastung und ausreichendem Trainingsumfang ausgeführt wird – nicht als schweres Gewichtheben), kräftigt den Rücken, wodurch Kreuzschmerzen und andere Rückenbeschwerden weniger wahrscheinlich werden, und verbessert die Durchblutung der Haut, sodass sie jünger wirkt und elastischer bleibt. Immer mehr Ärzte verordnen inzwischen progressives Widerstandstraining, sowohl zur Verhütung körperlichen Verfalls wie auch als Rehabilitationstraining zur Wiedererlangung der körperlichen Leistungsfähigkeit.

Das Heben extrem schwerer Gewichte ist natürlich mit Gefahren verbunden, und so sind olympische Gewichtheber infolge der hohen Belastungen ihres Sports für bestimmte mehr oder weniger ernste Verletzungen anfällig. Doch Bodybuilding ist kontrolliertes Gewichtstraining, charakterisiert durch submaximale Widerstände und relativ hohen Trainingsumfang. Bei korrekter Ausführung, unter sorgsamer Beachtung der Technik, besteht somit keinerlei Grund, weshalb ein Bodybuilder sich jemals eine trainingsbedingte Verletzung zuziehen sollte, die über die üblichen Blessuren hinausgeht, wie etwa Muskelkater oder eine leichte Zerrung oder Verstauchung, mit denen jeder Sportler mitunter rechnen muss.

Kapitel 3

Die Trainingserfahrung

Ohne harte, disziplinierte Arbeit kommt kein Bodybuilder voran. Am Anfang muss er sich mit den Grundprinzipien des Bodybuilding-Trainings vertraut machen und die Übungen lernen, muss herausfinden, wie er ein Programm zusammenstellt, und in Erfahrung bringen, wo und wann er am besten trainiert. Doch Erfolg im Bodybuilding verlangt mehr als nur die Fähigkeit, eine Trainingseinheit durchzuziehen. Wie man Bankdrücken macht oder ein gutes Schulterprogramm zusammenstellt, das kann jeder lernen. Wenn man einmal höchstes Wettkampfniveau erreicht hat, genügt es nicht mehr, sich allein auf anerkannte Prinzipien und Techniken zu verlassen, sondern jeder muss für sich selbst herausfinden, was für ihn am besten ist. Wer ein Champion werden will, muss ein instinktives Gefühl für das Training entwickeln und lernen, auf den Körper zu hören, muss fast bis in die Zellen hinein fühlen, was in ihm vor sich geht – und den Geist so weit in das Training einbeziehen, dass die Muskeln geradezu durch Willenskraft zum Wachsen gezwungen werden.

Ich habe in meinem eigenen Training viel experimentiert und dabei zum Beispiel festgestellt, dass ich für Brust und Latissimus noch so viele Sätze machen, diese Muskeln noch so intensiv trainieren konnte und trotzdem keine so guten Ergebnisse erzielte wie mit Supersätzen für Brust und Rücken – der Kombination aus einer ziehenden und einer drückenden Bewegung. Doch diese Technik ist nicht unbedingt für jeden Muskel geeignet. Man muss alle wichtigen Techniken lernen und dann genau beobachten, wie jede einzelne sich bei einem selber auswirkt. Das ist die wahre Kunst des Bodybuildings.

Dies alles zu beherrschen dauert seine Zeit. Den ersten Schritt dazu haben Sie getan, wenn Sie genau verstehen, was Sie im Studio machen, und gelernt haben, die im Training gewonnenen Eindrücke und Empfindungen richtig zu interpretieren. Wenn Sie mit dem Gedanken spielen, Wettkämpfe zu bestreiten, dürfen Sie nicht vergessen, dass Ihre Konkurrenten von der Technik wahrscheinlich genauso viel verstehen wie Sie selber. Ausschlaggebend wird sein, wie weit es Ihnen gelungen ist, ihre instinktiven Gefühle und Erfahrungen umzusetzen.

Auch wenn ein Bodybuilder noch so weit fortgeschritten ist, werden immer wieder Fragen auftauchen. Selbst ein Mr. Olympia ist mit seinen Fortschritten manchmal unzufrieden und fängt dann an, mit verschiedenen Trainingsarten zu experimentieren, um etwas zu finden, das ihm bessere Ergebnisse bringt. Ein Grund mehr, sich möglichst gut über die unterschiedlichen Prinzipien und Möglichkeiten des Trainings zu informieren, damit man weiß, welche Alternativen es gibt.

Das Aufpumpen

Eines der ersten Dinge, die Sie als Bodybuilding-Anfänger erleben und als neu empfinden werden, ist das »Aufpumpen« – die Muskeln schwellen deutlich über Normalgröße an, die Venen treten hervor, man fühlt sich ungeheuer groß, stark und energiegeladen. In der Regel spürt man das Aufpumpen nach vier oder fünf Sätzen. Oft kann dieses Gefühl die ganze Trainingseinheit hindurch aufrechterhalten und im Laufe der Zeit sogar noch besser werden, wenn immer mehr Blut in die tätigen Muskeln hineingepumpt wird, um frischen Sauerstoff und Nährstoffe für fortgesetzte Muskelkontraktionen herbeizuschaffen.

Verursacht wird das Aufpumpen dadurch, dass das Blut schneller in die arbeitenden Muskeln hineinströmt, als es vom Kreislaufsystem abgeführt werden kann. Es ist ein so phantastisches, in seiner Art fast sexuelles Gefühl, dass es sich ungeheuer positiv auf das Training auswirken kann und die Lust weckt, noch viel härter zu trainieren.

Der psychologische Aspekt des Aufpumpens ist äußerst wichtig. Wenn man aufgepumpt ist, fühlt man sich besser und stärker, und es fällt einem leichter, sich zu harter Arbeit zu motivieren und eine hohe Trainingsintensität zu erreichen. Selbstverständlich kann dieses Gefühl von Tag zu Tag variieren. Manchmal kommt man müde und lustlos ins Studio, ist aber nach ein paar Minuten so phantastisch aufgepumpt, dass man sich plötzlich stark und energiegeladen fühlt; an anderen Tagen kann man machen, was man will, und es passiert rein gar nichts.

Deshalb sollten Sie darauf achten, unter welchen Umständen Sie das Aufpumpen am besten erleben – bei welcher Trainingshäufigkeit, zu welcher Tageszeit, bei welchen Übungskombinationen, was Sie gegessen haben, bevor sie ins Studio kamen, und so weiter. Diese Faktoren können das Training beeinflussen und sich bei Ihnen vielleicht anders auswirken als bei Ihren Konkurrenten. Sie müssen trotzdem korrekt trainieren und mit aller Energie, die Sie aufzubringen vermögen, aber wenn Sie lernen, Ihren Instinkt einzubeziehen, kann Ihnen das den Vorsprung verschaffen, den Sie brauchen, um es zum Champion zu bringen.

Eine der häufigsten Ursachen dafür, dass es einem nicht gelingt, sich aufzupumpen, ist mangelnde Konzentration. Es ist nicht immer leicht, das Interesse am Training zu behalten. Sehr viele Bodybuilder kommen ins Studio und gehen lediglich die Bewegungen durch, absolvieren ihre 20 Sätze für den Rücken und die 30 für die Brust, setzen sich aber nicht wirklich ein und konzentrieren sich nicht auf die Übungen. »Bei der Sache sein« ist ein wichtiger Grundsatz beim Bodybuilding: genau darauf zu achten, was man tut, sich innerlich auf die Muskeln einzustellen, sodass man sich jeder Wiederholung bewusst ist und jedem Satz die nötige Aufmerksamkeit schenkt. Auf diese Weise kann man ein Qualitätstraining erreichen, das einem auch die Befriedigung voll aufgepumpter Muskeln schenkt.

Trainingsintensität

Auch beim Bodybuilding erhält man nicht mehr zurück, als man bereit ist zu geben. Je härter Sie trainieren, desto mehr Fortschritte werden Sie machen, vorausgesetzt natürlich, dass Sie sich möglichst wirksamer Trainingsmethoden bedienen.

Doch von einem gewissen Punkt an wird es sehr schwierig, die Arbeitsbelastung weiter zu erhöhen: man hat das Gefühl, nicht noch schwerere Gewichte heben zu können, man schafft nicht mehr alle Wiederholungen, man kann nicht häufiger trainieren, weil man sich sonst nicht richtig erholt, und man kann nicht noch mehr Sätze ins Programm aufnehmen, weil man sonst praktisch im Studio leben würde.

Härter zu arbeiten ist hier nur möglich, wenn Sie die Trainingsintensität erhöhen. Sie steigern die Intensität automatisch, wenn Sie bei Ihren Übungen mehr Gewicht auflegen: Sie verrichten dann in der gleichen Zeit mehr Arbeit. Sie können die Intensität aber auch dadurch steigern, dass Sie schneller trainieren und die Ruhepausen zwischen den Sätzen verkürzen.

Die Intensität lässt sich nur im Rahmen Ihrer kardiomuskulären Ausdauer steigern. Wenn Sie schneller trainieren, als es der Fähigkeit Ihres

Körpers entspricht, die Muskeln mit Sauerstoff zu versorgen, ermüden diese vorzeitig und werden nicht optimal stimuliert. Aber wenn Sie die Ruhepausen nach und nach verkürzen und das Trainingstempo allmählich steigern, geben Sie dem Körper Gelegenheit, sich anzupassen, und können so einen Sauerstoffmangel vermeiden.

Die für die Anfänger, die Fortgeschrittenen und die Wettkämpfer im Bodybuilding jeweils notwendige Intensität ist natürlich sehr verschieden. Am Anfang kann schon das Durchstehen einer Trainingseinheit einen solchen Schock für den Körper bedeuten, dass keine Intensitätssteigerung mehr erforderlich ist. Fortgeschrittene Bodybuilder müssen sich hingegen schon Gedanken machen, wie sie den Körper schockieren können, um weiteres Muskelwachstum zu erzielen. Und arrivierte Bodybuilder, die im Hinblick auf Wettkämpfe das Äußerste an Körperentwicklung anstreben, müssen sich um höchste Intensitätssteigerung bemühen.

Nehmen wir an, Sie machen acht Wiederholungen Bankdrücken mit 180 kg. Eine neunte Wiederholung mit diesem Gewicht ist Ihnen beim besten Willen nicht möglich, auch wenn Sie sich noch so sehr anstrengen. Sie können aber weitermachen, wenn Sie jemanden schnell ein paar kleine Scheiben von der Stange nehmen lassen und die Übung mit etwas weniger Gewicht fortsetzen. Die Muskeln sind vielleicht zu müde, um 180 kg zu heben, können aber wahrscheinlich noch 160 kg bewältigen. Eine andere Möglichkeit wäre, dass Ihr Trainingspartner die Stange mit anhebt und Ihnen auf diese Weise weitere Wiederholungen ermöglicht, um die Muskeln weit über das gewohnte Maß hinaus zu beanspruchen.

Je weiter Sie fortgeschritten sind, desto schwieriger wird die Weiterentwicklung und desto härter müssen Sie trainieren. Als ich 1971 30 Sätze für die Schultern machte und sie zum Wachsen anreizen wollte, sagte mein Trainingspartner – ein professioneller Ringer –, ich brauchte nicht mehr Wiederholungen zu machen, sondern solle es einfach so machen wie er. Wir begannen mit Kurzhanteldrücken, reduzierten die Gewichte von 45 kg auf 40, 35 bis herab auf 20 und machten dann ohne Pause mit Seitheben weiter. Nach einer Stunde hatte ich viel mehr Wiederholungen gemacht als früher, sodass sich meine Schultern wie gerädert anfühlten!

Intensivwiederholungen, Schmerzwiederholungen, erschwerte Negativwiederholungen, Supersätze, Riesensätze, Teilwiederholungen, Progressive Intervalle: das sind alles Spezialtechniken zur Steigerung der Intensität, auf die ich später in den Übungsabschnitten noch zurückkommen werde.

Schmerz

Jeder Bodybuilder hat schon den Spruch gehört »No pain, no gain« – ohne Schmerz kein Zuwachs –, aber man muss unterscheiden zwischen dem (fast) angenehmen Schmerz intensiven Trainings und dem Schmerz, der von Verletzungen herrührt.

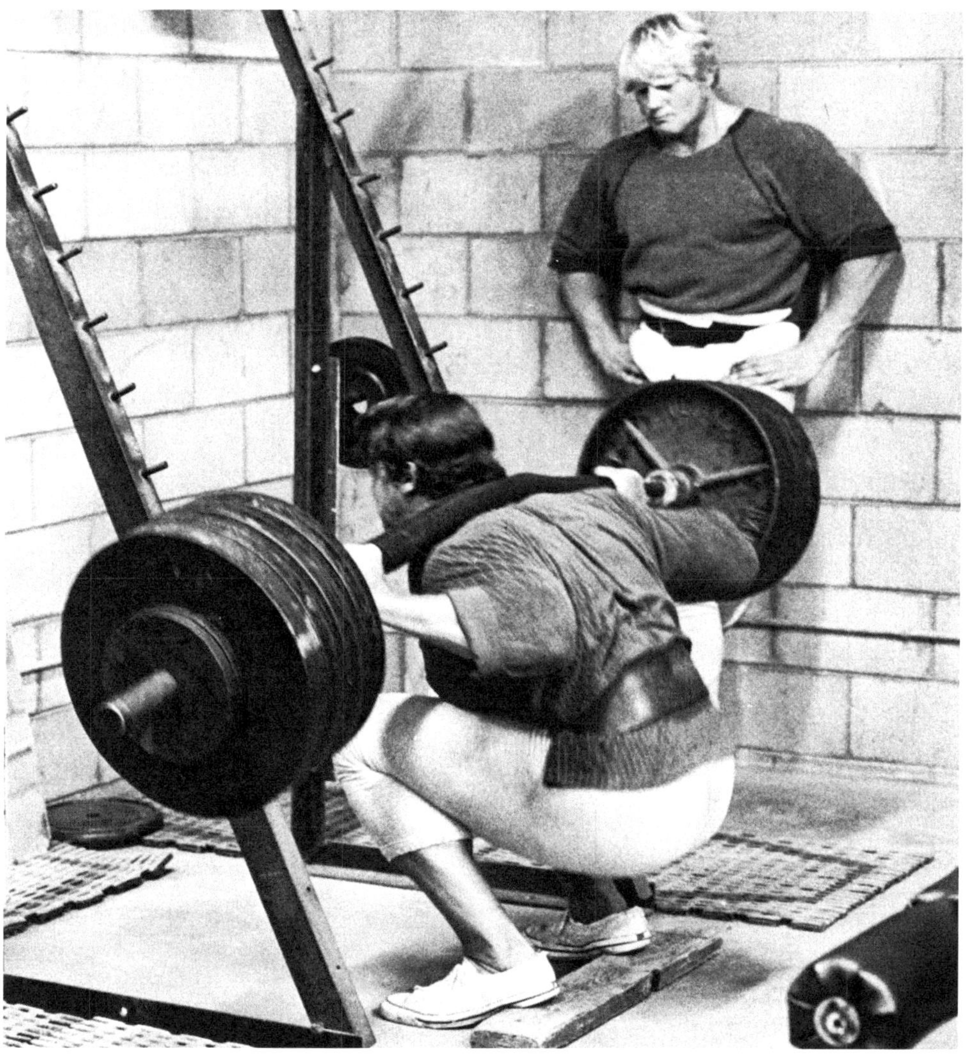

Mein Training war immer erstklassig, wenn ich Trainingspartner wie Franco Columbu und Ken Waller hatte, um mich anzuspornen.

Wenn Muskeln gegen schweren Widerstand kontrahieren, wird die dazu notwendige Energie meist anaerob erzeugt, also ohne die vorteilhafte Mitwirkung von Sauerstoff. In Abwesenheit von Sauerstoff kommt es zur Anhäufung eines Stoffwechselprodukts, das Milchsäure genannt wird und in größeren Mengen das Brennen verursacht, das man nach vielen schweren Wiederholungen spürt. Dieses Schmerzgefühl ist anderer Art als verletzungsbedingter Schmerz. Bei zu starker Milchsäureansammlung können die Muskeln nicht mehr kontrahieren, auch wenn man sich noch so sehr anstrengt. Aber es ist in der Regel nicht schädlich, einen Satz trotz dieses Schmerzgefühls fortzusetzen.

Doch Schmerz kann auch ein Alarmsignal sein, das eine körperliche Schädigung anzeigt. Der sehr reale Schmerz einer Zerrung, Verstauchung oder anderen belastungsbedingten Verletzung sagt Ihnen »HALT – sofort aufhören!« Hier dürfen Sie sich nicht zwingen weiterzumachen. Jede Bewegung, die diesen Schmerz hervorruft, verschlimmert die Verletzung nur. Die einzig richtige Maßnahme ist dann Ruhigstellung des betroffenen Bereichs und bei anhaltendem Schmerz oder einer schweren Verletzung einen Arzt aufzusuchen.

Wenn Sie im Bodybuilding vorankommen wollen, werden Sie lernen müssen, zwischen »gutem« und verletzungsbedingtem Schmerz zu unterscheiden, weil gerade diese letzten paar Wiederholungen, die Sie machen, wenn die Muskeln bereits brennen und Ihnen sagen aufzuhören, oft ausschlaggebend für Erfolg oder Misserfolg der Übung sind. Dieser zehnte oder elfte Kurzhantelcurl, der ausgeführt wird, wenn der Bizeps vor Qualen schreit, ist vielleicht die einzige Möglichkeit, die Arme eines Champions zu bekommen. Das ist nicht nur im Bodybuilding so: Als Muhamed Ali einmal gefragt wurde, wie viele Situps er zur Vorbereitung auf einen Meisterschaftskampf mache, sagte er, das wisse er nicht. »Ich fange erst an zu zählen, wenn es anfängt weh zu tun«, erklärte er.

Muskelkater

Muskelkater nach einer schweren Trainingseinheit ist bei Bodybuildern normal. Dieser Muskelschmerz ist die Folge kleinster Verletzungen an Muskeln, Bändern und Sehnen. Etwas Muskelkater ist unvermeidlich und ein Zeichen dafür, dass man wirklich hart trainiert hat. Aber wenn er so stark ist, dass er das Training oder andere Lebensbereiche beeinträchtigt, sollte man die Sache etwas langsamer angehen.

Ich hatte nach meinem ersten Training in einem Bodybuilding-Studio so wenig Gefühl in den Beinen, dass ich beim Radfahren vom Fahrrad fiel. Am nächsten Tag tat mir alles so weh, dass ich kaum fähig war, eine Kaffeetasse zu heben oder mich zu kämmen. Doch diesen Schmerz empfand ich als sehr befriedigend, weil er bedeutete, dass mir das Training wirklich etwas gebracht hatte. Oft nahm ich einen bestimmten Körperteil absichtlich besonders hart her – machte den ganzen Tag über Klimmzüge oder zahllose Kniebeugen –, und das spürte ich dann eine ganze Woche lang. Aber das hat mir nie etwas ausgemacht, denn es bedeutete, dass ich die Muskeln so schockiert hatte, dass sie zum Wachsen angereizt worden waren.

Was wir als Muskelkater empfinden, ist in Wirklichkeit ein Schmerz, der von den Sehnen und Bändern herrührt. Obwohl eine Schädigung der Muskelzellen im Grunde schmerzlos verläuft, kann man bei Muskelkater mit Sicherheit annehmen, dass auch die Muskeln etwas überlastet worden sind. Gewöhnlich spürt man den Muskelkater erst einen Tag nach dem Training. Und zwei Tage danach ist er oft noch schlimmer!

Negativwiederholungen (Senken eines Gewichts) scheinen mehr Muskelkater zu verursachen als Positivwiederholungen (Heben eines Gewichts). Das kommt daher, dass die Sehnen und Bänder bei exzentrischer Kontraktion beim Senken eines Gewichts unverhältnismäßig stark belastet werden.

Im Allgemeinen kann man trotz Muskelkater trainieren, und meist fühlt man sich bald besser, wenn der schmerzende Bereich stärker durchblutet wird. Saunen, Massagen und andere Behandlungsmaßnahmen können Linderung bringen, doch letztlich wird man ein paar Tage warten müssen, bis das verletzte Gewebe geheilt ist und man sich wieder ganz erholt hat.

Rückschläge

Fortschritte zeigen sich im Bodybuilding meist nicht in der Form einer kontinuierlich ansteigenden Kurve. Doch wenn sie einen solchen Verlauf nehmen, kann das Ergebnis sehr befriedigend sein. Ich weiß noch, dass ich mich früher einmal darauf verlassen konnte, mit schöner Regelmäßigkeit alle paar Monate meinen Armumfang um 1 cm zu erhöhen. Das war zu der Zeit, als ich auch fest damit rechnen konnte, jedes

Jahr rund 20 Pfund Muskelmasse zuzulegen. Doch ich merkte bald, dass einem regelmäßigen Training so manches in die Quere kommen kann, wie etwa Urlaub, Berufsausbildung, Suche nach Arbeit, Verlust des Arbeitsplatzes, Heirat, Scheidung, die Geburt eines Babys oder ein Todesfall in der Familie. In solchen Situationen muss man eben flexibel sein und sich den Gegebenheiten bestmöglich anpassen. Während meiner Militärzeit in Österreich dachte ich mir zum Beispiel ein Doppelsplit-Training aus, und in München trainierte ich spätabends, damit ich die Nachmittage frei hatte, um mich in die Sonne legen zu können und etwas für meine Hautfarbe zu tun. Das Leben ist manchmal kompliziert, und man kann nicht immer erwarten, sich ungestört auf das Training konzentrieren zu können.

Bedeutende Rückschläge können durch Verletzungen verursacht werden. Viele Bodybuilder verletzen sich zwar nie ernsthaft, aber die Möglichkeit dazu besteht durchaus. Ich selbst erlitt meine schlimmste Verletzung nicht beim Training, sondern als bei einem Wettkampf in Südafrika ein Posingpodest unter mir wegrutschte. Ich zog mir dabei eine so schwere Knieverletzung zu, dass eine Zeitlang zu befürchten war, meine Bodybuilding-Karriere sei zu Ende. Der erste Arzt, der mich behandelte, riet mir davon ab weiter zu trainieren, aber ich merkte bald, dass er von Sportlern und Sportverletzungen nichts verstand, und suchte mir einfach einen anderen.

Es war eine sehr entmutigende Zeit. Fünf Jahre hatte ich gearbeitet, um meine Oberschenkel von 58 cm auf 73 cm aufzubauen, und zwei Monate nach dem Unfall waren sie wieder auf 58 cm herunter! Mir war, als wären fünf Jahre Schweiß und Verzicht zum Fenster hinausgeworfen.

Zum Glück fand ich einen Spezialisten, Dr. Vincent Carter, der mir helfen konnte. Er sagte: »Wissen Sie denn nicht, dass der Körper nach einer Verletzung stärker ist als vorher? Dass ein abgeheilter Bruch mehr aushält als der ursprüngliche Knochen? Das kriegen wir schon wieder hin; Sie werden im Nu wieder in Form sein!« Diese positive Einstellung munterte mich sofort auf. Ich wurde operiert, aber als der Gipsverband abgenommen wurde, hatte ich noch immer diesen 58-cm-Oberschenkel.

Nun musste ich nicht nur die Leistungsfähigkeit meines verletzten Knies wiedererlangen, sondern auch mit dem psychologischen Rückschlag fertig werden. Ich fand einen Therapeuten namens Dave Berg, der mir ein rigoroses Übungsprogramm verordnete und nicht zuließ, dass ich mich schonte. Bereits nach drei Wochen hatte ich 4 cm mehr Oberschenkelumfang erzielt und machte auch bald wieder Hantelkniebeugen. Als ich Dr. Carter erneut aufsuchte, fragte er, mit welchem Gewicht ich meine Kniebeugen mache, und ich sagte, mit 62 kg. »Warum?«, fragte er. »Was ist denn mit Ihnen los? Die Verletzung ist ausgeheilt, die Sache ist ausgestanden. Sie haben mir doch erzählt, Sie hätten früher Kniebeugen mit 180 kg gemacht. Es wird also Zeit, dass Sie wieder richtig anfangen.«

Mein Unfall hatte sich im November 1971 ereignet, im gleichen Monat war ich operiert worden, und im März 1972 war mein Knie wieder in Ordnung, und ich konnte erneut ernsthaft trainieren. Es waren noch sieben Monate bis zum Mr.-Olympia-Wettkampf, und so beschloss ich, die Verletzung zu vergessen und mich auf den Wettbewerb vorzube-

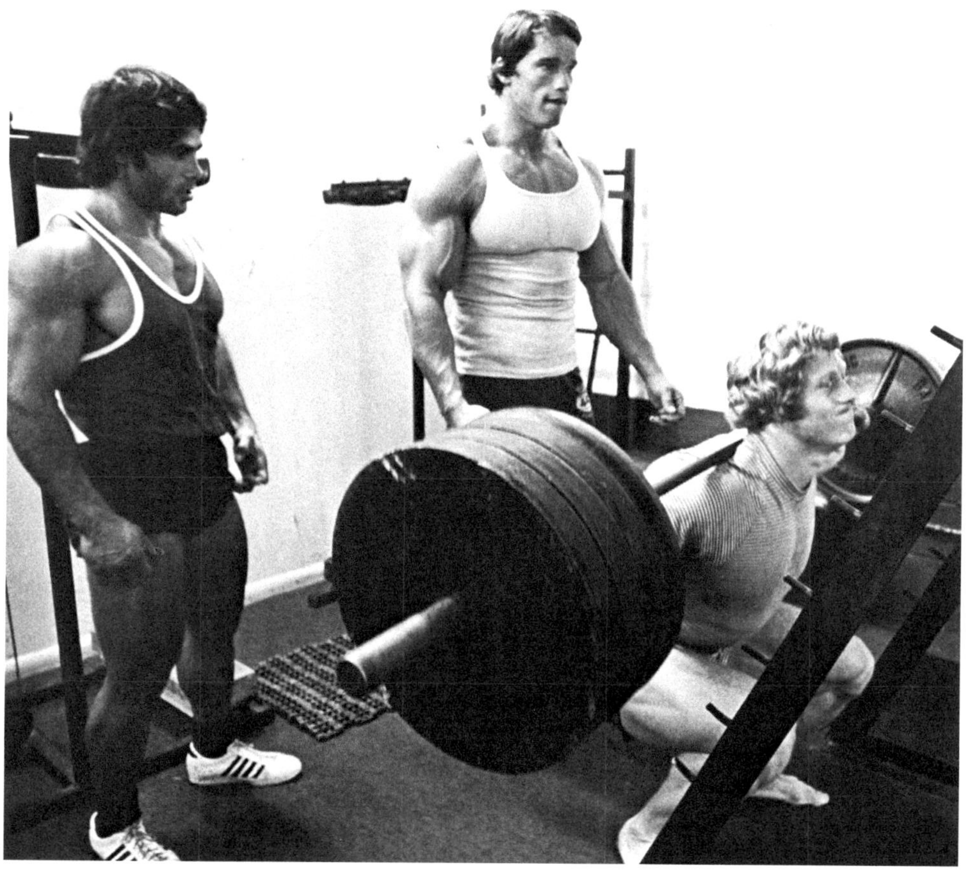

Dave Draper war einst das strahlende Vorbild in diesem Sport. Für die Europäer war er der Inbegriff des kalifornischen Bodybuilders.

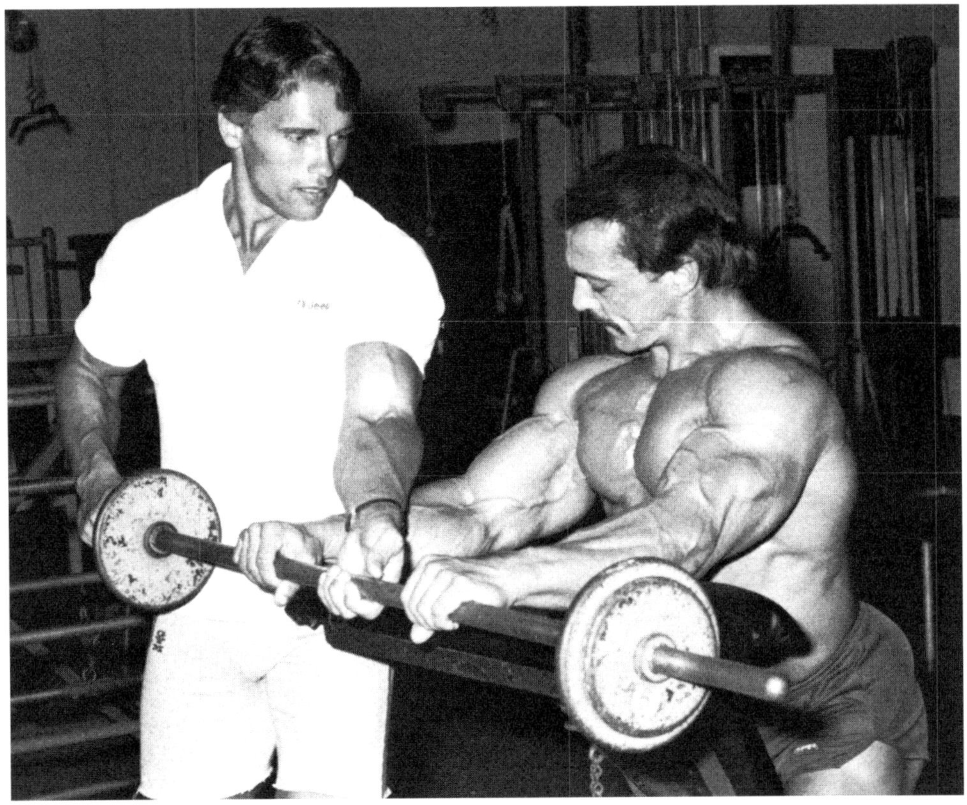

Casey Viator war einer meiner stärksten Trainingspartner.

reiten – was mir einen weiteren Mr.-Olympia-Titel einbrachte. Doch es hätte auch anders kommen können. Wenn ich mir keine positive Einstellung bewahrt hätte, mir nicht die ärztliche Hilfe gesucht hätte, die ich brauchte, um wieder ganz gesund zu werden, und nicht gegen die Niedergeschlagenheit angekämpft hätte, die mit jedem schweren Rückschlag einhergeht, wäre meine Karriere damals vielleicht wirklich zu Ende gewesen.

Trainieren unter erschwerten Bedingungen

Ein guter Bodybuilder muss anpassungsfähig sein, weil er vorher nie genau weiß, unter welchen Bedingungen er trainieren wird. Wer viel unterwegs ist oder einen vollen Terminkalender hat, muss flexibel sein und improvisieren können, um zu seinem Training zu kommen.

Aber es sind auch manchmal die klimatischen Bedingungen, die einem zu schaffen machen. Ich denke hier zum Beispiel an eine Reise nach

Denver, wo ich zur Verkaufsförderung meiner Bücher mit einem Fernsehteam ins Studio ging. Angespornt durch die Scheinwerfer und die laufende Kamera, führte ich viel Bankdrücken und andere Übungen vor, war aber nach 20 Minuten so außer Atem, dass ich kaum aufstehen konnte. Der Fernsehproduzent meinte, »Okay, das reicht uns«, und alles, was mir dazu einfiel, war: »Mir auch!« Ich merkte, dass die Höhe mir Schwierigkeiten bereitete, weil ich eine Meile über dem Meeresspiegel einfach nicht genug Sauerstoff bekam. Wenn ich in dieser Höhe je richtig trainieren wollte, müsste ich die Intensität sehr vorsichtig dosieren, bis sich der Organismus völlig an die dünnere Luft angepasst hätte.

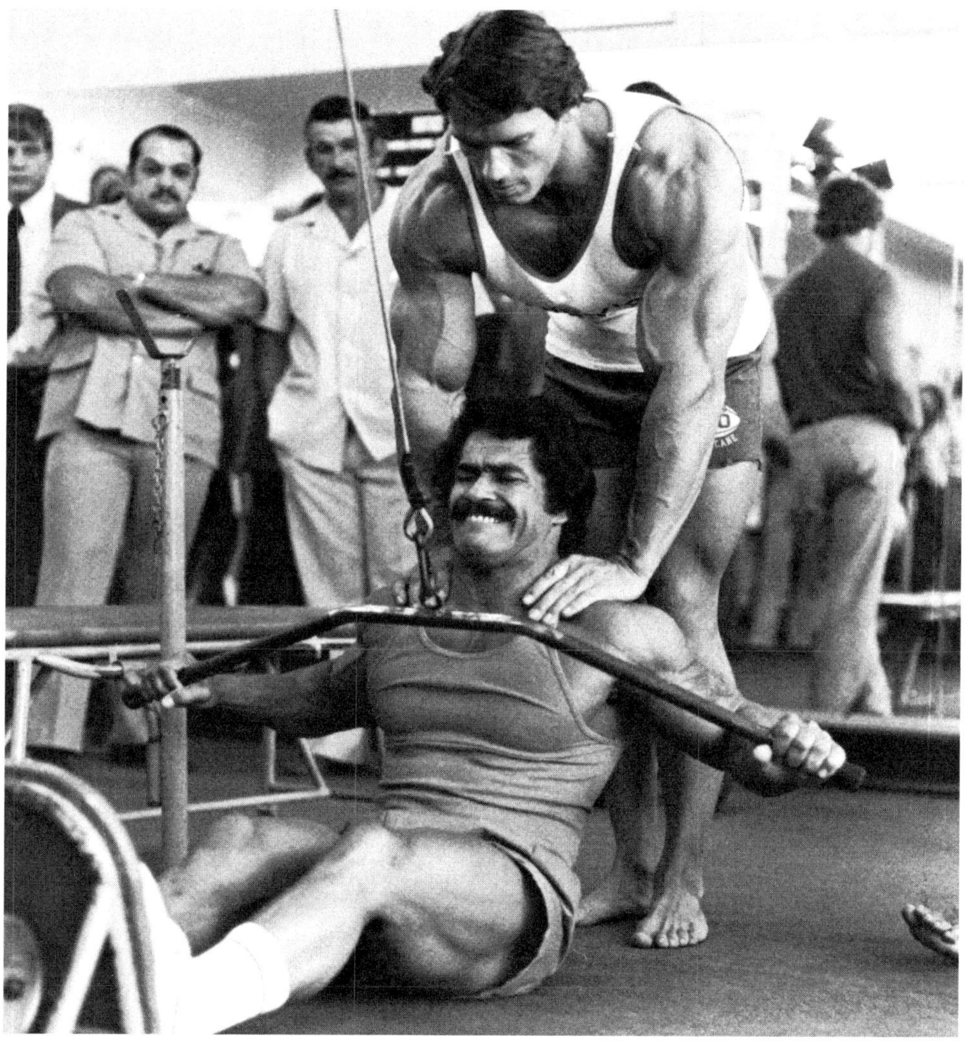

Das gemeinsame Training mit Ed Corney brachte mich in die bestmögliche Form für den Mr. Olympia 1975 in Südafrika.

Auch hohe Luftfeuchtigkeit wirkt sich erschwerend aus. Trainieren Sie einmal im Sommer in Florida oder Hawaii, und Sie werden merken, dass Sie nicht annähernd so hart arbeiten können wie sonst. Ich flog einmal nach Südafrika, um mit Reg Park zu trainieren – vom tiefsten österreichischen Winter in einen heißen, feuchten Sommer südlich des Äquators. Dort angekommen, stellte ich fest, dass ich die meisten Übungen mit 10 bis 15 kg weniger Gewicht ausführte als sonst, manche mit über 20 kg weniger, bis sich mein Organismus nach ein oder zwei Wochen an die so ungewohnten Bedingungen akklimatisiert hatte.

Auch Kälte verlangt Anpassung. Während einer Drehpause bei den Filmaufnahmen für *Conan* flog ich Weihnachten mit Franco Columbu von Spanien nach Österreich, wo wir jeden Tag trainierten. Doch ein Training bei großer Kälte erfordert bestimmte Maßnahmen: Man muss sich sorgfältiger aufwärmen und warme Trainingskleidung anbehalten, auch wenn man bereits zu schwitzen anfängt. Überdies ist beim Umgang mit den Geräten Vorsicht geboten, denn es ist manchmal so kalt, dass die Hände buchstäblich an den Metallhanteln kleben bleiben. An diese Bedingungen habe ich mich relativ schnell gewöhnt, weil ich bereits früher häufig bei solchen Temperaturen trainiert hatte, aber ohne das sonnige Klima Kaliforniens, das mir die Sache sonst erleichtert, war es doch etwas mühsam, zu einem guten Training zu kommen.

Übertraining

Gute Fortschritte im Bodybuilding werden nur durch Beständigkeit erzielt, das heißt, man sollte das Training nicht zu oft ausfallen lassen und jede Trainingseinheit bestmöglich nutzen. Zu hart, zu lang und zu oft zu trainieren kann physisch wie psychisch entkräftend sein. Man ist ständig müde, fühlt sich ausgepumpt und niedergeschlagen. Auf der physiologischen Ebene kommt noch hinzu, dass Übertraining die Muskeln nicht aufbaut, sondern abbaut. Besonders junge Bodybuilder trainieren gern nach der Devise »Mehr ist besser«. Aber man kann auch zu viel des Guten tun, die Körperentwicklung zu schnell vorantreiben, und das ist riskant.

Ich habe in den Übungsprogrammen Empfehlungen gegeben, wie oft und wie lange auf jeder Stufe der Entwicklung und je nach Zielsetzung trainiert werden sollte. Bei Beachtung dieser Empfehlungen werden Sie Rückschläge, die aus Übertraining resultieren, vermeiden.

Ihr Trainingspartner

Franco Columbu ist einer der besten Trainingspartner, die ich je hatte. Ich weiß, dass ich in den Jahren des gemeinsamen Trainings mit Franco wesentlich größere Fortschritte gemacht habe, als wenn ich allein trainiert hätte.

Das gemeinsame Training mit einem Partner bringt viele Vorteile. So ist zum Beispiel immer jemand da, der einen im Auge behält, wenn man schwere Gewichte hebt, und einem hilft, wenn man ein paar Wiederholungen mehr erzwingen oder einige zusätzliche Negativwiederholungen machen möchte.

Doch es ist allein schon sehr nützlich, einfach jemanden zu haben, der im Studio auf einen wartet und fest damit rechnet, dass man erscheint, egal wie das Wetter ist, wieviel man in der Nacht davor geschlafen hat oder wie man sich gerade fühlt. Dass beide gleichzeitig einen schlech-

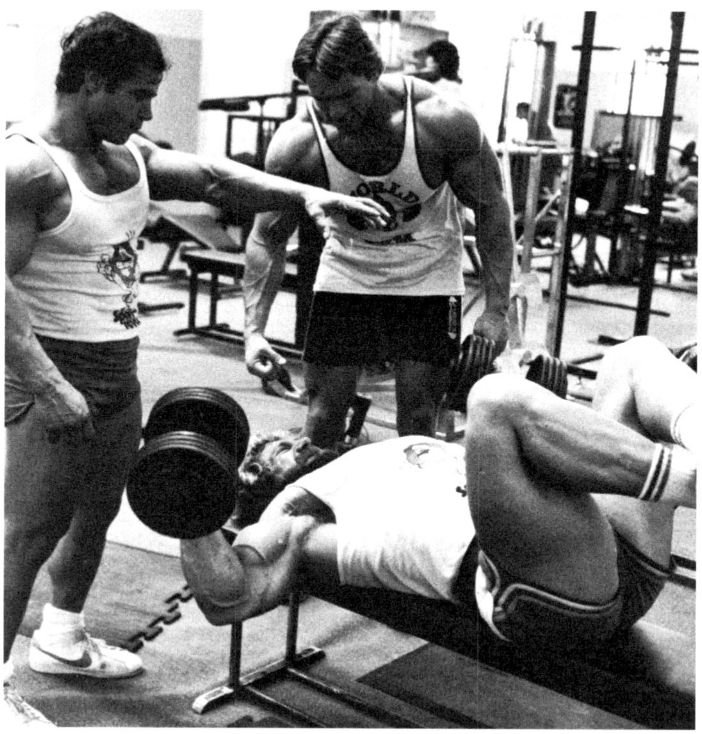

Franco Columbu, Jusup Wilkosz und ich waren früher alle Gewichtheber. Diesem Umstand verdanken wir eine Muskeldichte, wie sie Bodybuildern, die kein Krafttraining gemacht haben, fehlt.

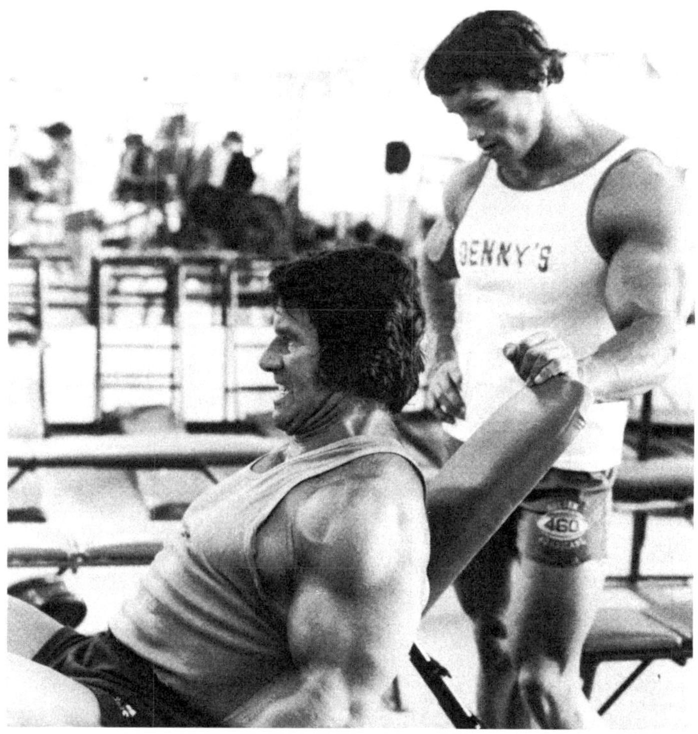

Gemeinsam mit meinem Bodybuilding-Idol Reg Park zu trainieren und mich im Wettkampf mit ihm zu messen, gehörte zu den aufregendsten Erlebnissen meines Lebens.

ten Tag haben, ist unwahrscheinlich, und so kann der eine, wenn der andere einmal keine rechte Lust verspürt, etwas mehr Energie ins Training stecken und dafür sorgen, dass beide motiviert und begeistert bei der Sache sind. Franco und ich pflegten immer um die Wette zu trainieren, wobei jeder versuchte, mehr Gewicht zu bewältigen und mehr Sätze und Wiederholungen zu schaffen als der andere. Aber das diente nicht dem Zweck, uns gegenseitig zu besiegen. Wir wollten lediglich eine Atmosphäre schaffen, in der jeder unglaubliche Kraftakt möglich schien.

Doch hier ein mahnendes Wort: So großartig es ist, einen guten Trainingspartner zu haben, so ist es das reinste Desaster, wenn man einen schlechten hat. Trainieren Sie nie mit einem Partner, der Sie nicht wirklich unterstützt. Manche Leute vermitteln einem das Gefühl, als platze man fast vor Energie, und bei anderen fühlt man sich, als habe man eine Spritze Novokain in die Muskeln bekommen.

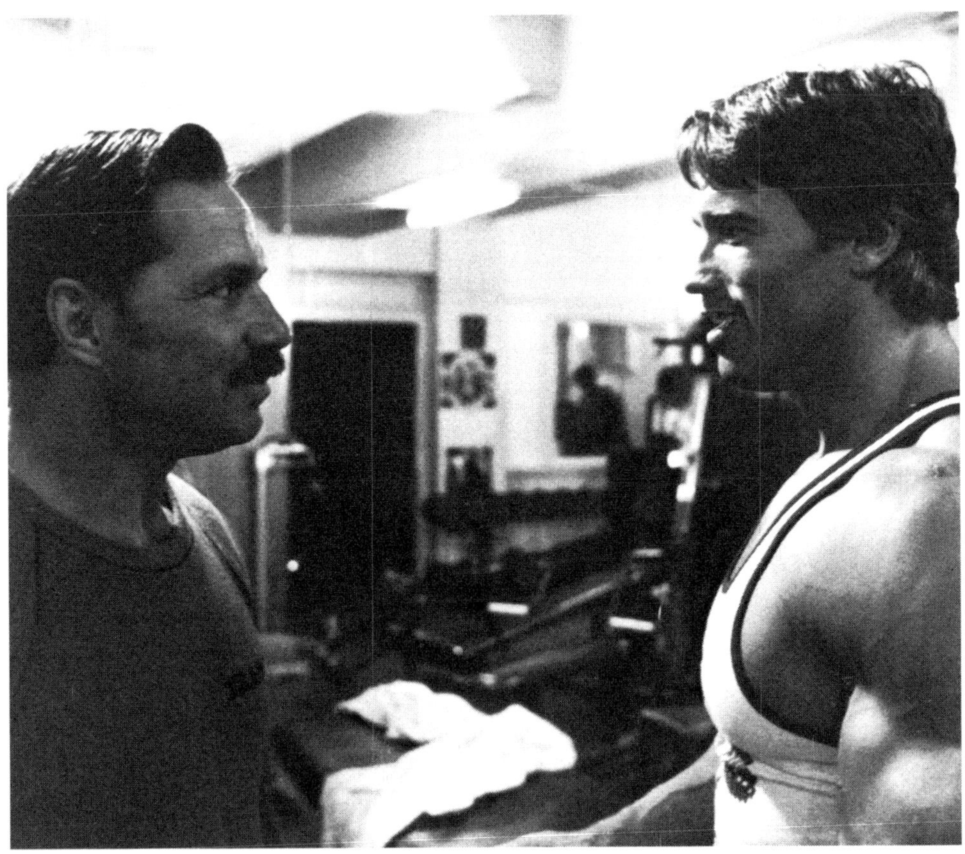

Bill Pearl bekehrte mich nie zum Vegetarier, überzeugte mich aber sehr wohl davon, dass ein Vegetarier Bodybuilding-Champion werden kann.

Ich selbst habe mit verschiedenen Partnern trainiert, und je nach deren Stärken bestimmte Ergebnisse erzielt. Mit Franco arbeitete ich morgens, weil er nur einmal am Tag trainierte, und wir machten dann hauptsächlich Krafttraining. Für den Latissimus trainierte ich mit Dave Draper, weil ich für diese Muskeln mehr Sätze machen wollte und Dave mit großer Begeisterung im Studio trainierte. Frank Zane war ein guter Trainingspartner, um bestimmte Muskelgruppen isoliert zu beanspruchen. Jeder Partner hat seine besonderen Vorzüge, und so sollten Sie vielleicht mit verschiedenen Personen trainieren, um die sich bietenden Möglichkeiten voll auszuschöpfen.

Aber nicht alle Trainingspartnerschaften funktionieren. Man muss schon etwas wählerisch sein, wenn man sich einen Partner sucht, fast so wie beim Heiraten. Als ich 1975 für meinen fünften Mr.-Olympia-Titel trainierte, stand Franco nicht zur Verfügung, weil er aufs Chiropraktiker-College ging. So rief ich verschiedene andere Bodybuilder an und stellte ihnen bestimmte Fragen: Machst du dieses Jahr Wettkampftraining? Glaubst du, dass du gewinnen wirst? Wie wichtig ist dir der Sieg, und wieviel Zeit und Energie bist du bereit, fürs Training aufzubringen? Arbeitest du, oder konzentrierst du dich voll aufs Training?

Als ich Ed Corney an der Strippe hatte, wusste ich, dass ich meinen Partner gefunden hatte. Denn als ich ihn fragte, was er dieses Jahr vorhabe, sagte er, er wolle »die kleine Klasse beim Olympia gewinnen«. Wie er das anzustellen gedenke, wollte ich wissen. »Zwölf Stunden am Tag trainieren, wenn es sein muss«, meinte er. Und täglich an seinem Posing arbeiten, wenn er nicht im Studio sei. Das hörte ich nur zu gern, und er war einverstanden zu kommen und bei mir zu wohnen, damit wir uns gemeinsam auf den Mr.-Olympia-Wettkampf vorbereiten könnten. Ed hat zwar nicht gewonnen, wurde aber ganz knapp Zweiter und war in der Form seines Lebens.

Wichtig ist vor allen Dingen, dass man sich einen Partner sucht, der auf dieselbe Art trainiert wie man selber. Mit schweren Gewichten oder mit leichten spielt keine Rolle – das Gewicht kann man verändern –, aber wie schnell oder wie langsam, ob viele Sätze oder wenige, ob frühmorgens oder spät; all das sind wichtige Faktoren, die es bei der Wahl eines Trainingspartners zu berücksichtigen gilt.

Und sie sind nicht nur für aktive Bodybuilder wichtig. Ein Anfänger würde vielleicht gern mit einem Partner trainieren, der schon etwas weiter fortgeschritten ist, aber wenn dieser routinierte Bodybuilder kein Grundtraining mehr zum Aufbau einer kraftvollen Muskulatur betreibt, sondern sich bemüht, Feinheiten herauszuarbeiten, dann wird der Anfänger von einem solchen Training nicht viel profitieren. Ein Geschäftsmann, der lediglich in Form bleiben möchte, wäre vermutlich überfordert, wenn er mit einem arrivierten Bodybuilder mithalten wollte, der zur Wettkampfvorbereitung trainiert. Die Sache ist im Grunde ganz einfach: Ein Trainingspartner, der einem hilft, schneller und besser voranzukommen, ist ein guter Partner; einer, der einen zurückhält, ist ein schlechter.

Einteilung des Trainings

Junge Bodybuilder klagen oft, sie kämen nicht voran, weil sie nicht ihre ganze Zeit und Energie ins Training stecken können. Sie glauben, nur Bodybuilder, die keine regelmäßige Arbeit oder keine anderen Verpflichtungen haben, könnten es zum Champion bringen. Das stimmt heute nicht und ist auch früher nicht so gewesen.

Ich selbst habe in der Anfangszeit meine besten Fortschritte gemacht, als ich beim österreichischen Heer war und sehr wenig Freizeit hatte. Bei Truppenübungen an der Grenze zur Tschechoslowakei musste ich sechs Wochen lang täglich 15 Stunden Panzer fahren, sie mit einer Handpumpe auftanken, mich mit riesigen Treibstoffbehältern abplagen, Räder wechseln und Wartungsarbeiten ausführen. Geschlafen wurde in Gräben unter den Panzern, bis wir morgens um sechs geweckt wurden. Aber ich hatte eine andere Idee. Mein Kumpel und ich standen schon um fünf Uhr auf, holten uns aus dem Werkzeugkasten der Panzer unsere Kurzhanteln und trainierten eine Stunde, bis die anderen aufwachten. Nach Beendigung der Manöver trainierten wir abends noch einmal eine Stunde. Schwierigere Trainingsbedingungen kann ich mir überhaupt nicht vorstellen, und deshalb meine ich, dass Zeit und Energie fürs Training zu haben lediglich eine Frage der Motivation und der Phantasie ist. Jeder Bodybuilder muss sich die Trainingszeit aussuchen, die für seine besondere Situation am günstigsten ist.

Es gibt noch andere Dinge, mit denen man fertig werden muss. Wieviel Verständnis haben zum Beispiel Ihre Familie, Ihre Freunde oder Ihr Ehepartner für Ihre Ambitionen? Negative Reaktionen von Menschen um einen herum sind manchmal nicht leicht zu verkraften. Es ist gar nicht so einfach, das Selbstvertrauen zu bewahren, wenn die Ziele, die man sich gesetzt hat, von Personen, die einem nahestehen, nicht akzeptiert werden.

Menschen, die einen gern haben, meinen es oft gut und behindern einen trotzdem. Ich bin sicher nicht der einzige Bodybuilder, dessen Freundin sich darüber beklagt hat, dass er morgens um fünf aufsteht, um ins Studio zu gehen. Ähnlich ist es mit Freunden, die gern möchten, dass man mit ihnen ausgeht und etwas unternimmt, die aber nicht verstehen, dass man sich seine Zeit einteilen muss, um trainieren zu können. Am Ende wird man dann vielleicht von den Leuten als egoistisch und egozentrisch bezeichnet, die gar nicht merken, dass sie selber egozentrisch sind, wenn sie nicht einsehen, wie wichtig das Training für einen Bodybuilder ist und was es kostet, eine solche Laufbahn einzuschlagen.

Auch der Diätplan kann Probleme bringen. Ein gemeinsames Essen mit Freunden ist sicher ein schönes gesellschaftliches Ritual, aber eines, auf das man als Bodybuilder oft verzichten muss. Wenn Ihnen jemand immer wieder Pizza vorsetzt, obwohl er sehr gut weiß, dass Sie im Training sind, dann können Sie sicher sein, dass dieser Person Ihr Wohlergehen nicht am Herzen liegt.

Viele berufstätige Bodybuilder nehmen sich Essen von zu Hause mit oder haben sogar eine Kochplatte am Arbeitsplatz, um sich im Laufe des Tages etwas zubereiten zu können. Ein entgegenkommender Chef, der Verständnis für Ihre Ziele hat, kann eine große Hilfe sein. Haben Sie den nicht, müssen Sie eben eine andere Lösung finden.

Kapitel 4
Das Studio

Ein Studio ist nur so gut wie die Trainingsgeräte, die Sie dort vorfinden, die Atmosphäre, in der Sie trainieren, und die Leute, die das Studio mit Ihnen besuchen und dazu beitragen, diese Atmosphäre zu schaffen. Wenn Sie in einem typischen Fitnessclub trainieren, sind Sie dort vielleicht der einzige ernsthafte Bodybuilder, und es ist sicher nicht leicht, die Muskeln wirklich hart herzunehmen, wenn die Leute um einen herum lediglich ihre Übungen absolvieren. Deshalb finden sich gute Bodybuilder meist in bestimmten Studios zusammen und trainieren gemeinsam. Mit dem Vorbild anderer ehrgeiziger Bodybuilder vor Augen wird man selber zu härterem Training angespornt. Genau aus diesem Grund war das ursprüngliche Gold's Gym so phantastisch: ein kleines Studio mit gerade genügend Trainingsgeräten, in dem man aber ständig auf Leute treffen konnte wie Franco Columbu, Ed Corney, Dave Draper, Robby Robinson, Danny Padilla, Paul Grant und Ken Waller. Das Gegenstück dazu, nur auf den modernsten Stand gebracht, ist Joe Gold's World Gym, und deshalb trainiere ich dort! Ich empfehle Ihnen daher, sich mit anderen Bodybuildern zusammenzutun und sich ein Studio zu suchen, in dem sie alle gemeinsam trainieren können. Jeder Kraftraum lässt sich zum Bodybuilding-Studio machen, indem man ihn mit Bodybuildern füllt.

Ich ziehe in meinen Seminaren oft den Vergleich zwischen dem Kind, das von seinem sozialen Umfeld geprägt wird, und dem Bodybuilder, der den Einflüssen des Studios ausgesetzt ist. Wenn man unter erfolgreichen, motivierten Menschen aufwächst, wird man im späteren Leben meist selber erfolgreich und stark motiviert sein; wer seine Kindheit hingegen in ungesicherten Verhältnissen verlebt, unter Menschen mit wenig Hoffnung und Motivation, wird sein ganzes Leben lang gegen diesen Einfluss anzukämpfen haben.

Ich erinnere mich noch gut an die Zeit, als ich 1968 nach Kalifornien kam und in Joe Golds Studio in Venice trainierte. Ich war zwar schon zweifacher Weltmeister, aber da ich täglich neben Bodybuildern wie Frank Zane und Dave Draper trainierte, amerikanischen Meistern und Weltmeistern, wohin man blickte – und zuweilen auch Männer wie Sergio Oliva im Studio auftauchten –, hatte ich eigentlich gar keine andere Wahl, als noch besser zu werden. Während der Vorbereitung auf den Mr. Olympia 1980 kam ich eines Morgens um sieben ins World Gym, um zu trainieren, und ging vorher noch einen Moment auf die Sonnenterrasse. Plötzlich kam die Sonne zwischen den Wolken hervor. Es war so herrlich, dass meine ganze Motivation zum Trainieren dahinschwand. Ich könnte genauso gut an den Strand gehen, dachte ich. Alle möglichen Ausreden fielen mir ein – als überzeugendste die, dass ich am Tag davor mit Jusup Wilkosz hart trainiert hatte und somit heute eigentlich faulenzen könnte. Doch dann hörte ich drinnen die Gewichte klirren, sah Jusup Wilkosz an seinen Bauchmuskeln arbeiten, Ken Waller seine Schultern strapazieren, dass am ganzen Oberkörper »Striche« herauskamen, sah Franco Columbu mit über 180 kg beim Bankdrücken schuften und Samir Bannout mit schweren Curls das Letzte aus seinem Bizeps herausholen.

Wohin ich blickte, wurde gerackert und geschwitzt, und mir wurde klar, dass ich es mir nicht leisten konnte, das Training ausfallen zu lassen, wenn ich gegen diese Champions im Wettkampf antreten wollte. Ihr gutes Beispiel spornte mich an, und plötzlich freute ich mich auf das Training, konnte es kaum erwarten, meine Muskeln mit schwerem Eisen zu messen. Am Ende dieser Sitzung war ich besser aufgepumpt denn je, und ein Morgen, den ich beinahe vergeudet hätte, war zu einer meiner besten Trainingseinheiten geworden. Wäre ich damals nicht im World Gym gewesen, zusammen mit diesen anderen Bodybuildern, die mich anspornten und motivierten, dann glaube ich nicht, dass ich an jenem Tag noch so produktiv geworden wäre.

Die meisten Top-Bodybuilder trainierten am Anfang irgendwo anders und wechselten dann später, nach dem Gewinn der ersten Titel, in Studios des World Gym über. Für einen Anfänger kann der Besuch eines solchen Studios ein großes Erlebnis sein. Dass er hier trainiert, ist so lange nicht unbedingt notwendig, als er noch keine großen Fortschritte erzielt hat. Wenn man das Anfängerstadium hinter sich hat und entschlossen ist, ein erfolgreicher Champion zu werden, ist es wichtig, dass man sich ein Studio mit der richtigen Ausrüstung und der richtigen Atmosphäre sucht. In den meisten Bodybuilding-Studios kann man die Gebühren pro Tag, pro Woche, pro Monat oder pro Jahr bezahlen. Je länger man sich einschreibt, desto preiswerter wird in der Regel die Benutzung pro Tag. In manchen Studios kann man den Jahresbeitrag auch in Raten bezahlen. Die folgenden Punkte sollten Sie bei der Wahl Ihres Studios beachten:

1. Ein Studio sollte mit einer ausreichenden Menge an gut funktionierenden Trainingsgeräten ausgestattet sein, einschließlich genügend freier Gewichte. Viele Studios sind heute fast ausschließlich mit Maschinen ausgerüstet; in gewissem Umfang hat Maschinentraining durchaus seinen Platz in einem Bodybuilding-Programm, aber es hat noch keinen Bodybuilding-Champion gegeben, der die Grundlage für seine erstklassige Muskulatur ohne den Einsatz von Lang- und Kurzhanteln geschafft hätte.

2. Ein Studio sollte weder zu groß noch zu klein sein. Ist es zu klein, müssen Sie dauernd auf Geräte warten und verlieren dabei ihren Trainingsrhythmus; in einem riesengroßen Raum kann man sich allerdings auch sehr klein und verloren vorkommen, und das beeinträchtigt die Konzentration.

3. Ein Studio sollte die richtige Trainingsatmosphäre besitzen. Wenn es zu elegant ist, trainiert man vielleicht zu verhalten und nicht mit dem nötigen Einsatz. Training ist nun einmal eine derbe und mit Schweiß verbundene Beschäftigung und kein vornehmer Nachmittagstee. Nach dem Gewinn meiner zweiten Weltmeisterschaft 1968 trainierte ich eine Zeitlang in einem Londoner Gesundheitsclub – sehr elegant und luxuriös –, brachte es aber beim besten Willen nicht fertig, mich aufzupumpen. Ich kam mir vor wie in einem Wohnzimmer – schöner Teppichboden, chromblitzende Einrichtung, das Ganze sah aus wie eine Arztpraxis. Ich konzentrierte mich auf die Übungen und versuchte gleichzeitig, die Gespräche um mich herum auszuschalten, etwa über die Börse oder den neusten Wagen, den sich jemand zu kaufen gedachte. Ich sehe ja ein, dass ein Studio mit einer solchen Atmosphäre für die meisten, die dort ein bisschen in Form kommen oder etwas abspecken wollen, ideal ist, aber für meine Zwecke war es damals völlig ungeeignet. Andererseits bereitet es auch dem leidenschaftlichsten Bodybuilder kein Vergnügen, in einem stinkenden Loch zu trainieren, und Sie sollten sich nicht scheuen, ein solches beim Namen zu nennen. (Wenngleich ich persönlich in ein paar ausgesprochen verwahrlosten Löchern einige ausgezeichnete Workouts hatte!) Ein weiterer Punkt ist die Musik – ich selbst trainiere gern zu wirklich lautem Rock, andere bevorzugen andere Hintergrundmusik oder gar keine. Stellen Sie fest, welche Art der Musik in einem Studio, das Ihnen zusagt, gespielt wird.

Training zu Hause

Für das Training in einem guten Studio gibt es zwar keinen wirklichen Ersatz, aber ein bisschen Trainingsarbeit zu Hause ist manchmal recht nützlich. Man kann zum Beispiel zusätzlich etwas für die Bauchmuskeln tun, wenn man nur ein Bauchbrett hat. Mit einer einfachen Bank und einem Satz Gewichte kann man Wiederholungen und Sätze machen, wann immer man Lust hat. Das ist besonders nützlich, wenn man es einmal nicht schafft, ins Studio zu kommen, oder wenn die Zeit im Studio zu knapp wird, um das Trainingsprogramm dort zu beenden.

Für diejenigen, die mehr investieren können, gibt es eine ganze Reihe guter Trainingsgeräte für zu Hause. Die meisten Sportgeschäfte führen Bänke und Hantelsätze zu günstigen Preisen. Weider-Brummer bietet eine Mehrzweckbank, Hanteln und ein ganzes Heimstudio schon ab 500 bis 1000 € an.

Es gibt auch viele Maschinen, die sich für das Training zu Hause eignen. Preise und Qualität sind dabei genau zu vergleichen. Bei einem Spezial-Versandhaus oder einer Fachabteilung im Sportgeschäft ist man am besten beraten.

Ich möchte aber jeden davor warnen, sich für zu Hause Trainingsgeräte anzuschaffen, die den eigenen Ansprüchen nicht genügen. Wenn man zum Beispiel Bankdrücken mit 180 kg schafft, dann bringt diese Übung zu Hause mit nur 135 kg nichts.

Frank Zane erzielte mit seinem Training daheim gute Erfolge. Franco Columbu hat ein kleines Heimstudio, das wir hin und wieder benutzten, um an bestimmten Körperpartien zu arbeiten. Aber ich selbst habe immer das Energieniveau des Studios vorgezogen, die aufregende Atmosphäre und die Wechselwirkung mit den anderen Bodybuildern. Auch bei guten Fortschritten mit dem Training zu Hause rate ich Ihnen, sich gründlich mit einem Studio vertraut zu machen, damit Sie die Trainingsgeräte, die Sie dort vorfinden, auch wirklich ausnutzen können. Meines Wissens hat es noch keinen Bodybuilding-Champion gegeben, der seinen Körper anderswo entwickelt hat als in einem guten Studio, und wenn Sie ernsthafte Ambitionen haben, kann ich Ihnen nur empfehlen, sich ein solches zu suchen und dort zu trainieren.

Kapitel 5

Hinweise für Anfänger

Wenn Sie gerade erst mit Bodybuilding anfangen, denken Sie an das alte Sprichwort »Auch die längste Reise beginnt mit dem ersten Schritt«. Eine Bodybuilding-Karriere kann sehr lang dauern, länger als es in den meisten anderen Sportarten möglich ist. Als Bodybuilder können Sie sogar im Alter von über 50 Jahren immer noch besser werden (siehe Albert Beckles).

Eines müssen Sie jedoch am Anfang richtig machen – sich ein klares Ziel setzen. Weshalb möchten Sie mit Gewichten trainieren? Um Wettkämpfe zu bestreiten? Um der Gesundheit willen? Um Ihre sportlichen Leistungen zu verbessern? Von Ihrer Zielsetzung hängt es ab, wo Sie am besten trainieren, wie oft und wie hart, welchen Trainingspartner Sie brauchen und welche berühmten Bodybuilder Ihnen als Vorbild dienen können.

Ich empfehle Ihnen, vor Beginn Ihres Trainings Fotos von sich in der Badehose machen zu lassen, die Ihren Körper von allen vier Seiten zeigen. Notieren Sie auch Ihr Körpergewicht und alle wichtigen Körpermaße (Hals, Brust, Bizeps, Unterarme, Handgelenke, Taille, Oberschenkel und Waden). Anhand solcher Aufzeichnungen und Bilder können Sie Ihre Fortschritte immer leicht überprüfen.

Zuerst müssen Sie sich einen geeigneten Ort zum Trainieren suchen und die grundlegenden Bodybuilding-Übungen aus diesem Buch lernen. Denken Sie immer daran, dass es am Anfang in erster Linie darum geht, eine kräftige und ausgeglichene Muskulatur zu entwickeln. Fortgeschrittene Bodybuilder arbeiten darauf hin, die Form der Muskeln zu verbessern, Muskelteilung zu erreichen und die verschiedenen Muskelgruppen harmonisch miteinander zu verbinden – alles Dinge, mit denen sich der Anfänger noch nicht zu befassen braucht.

Für mich war es anfangs besonders wichtig, jemanden zu finden, nach dem ich meinen eigenen Körper modellieren konnte. Ein Geschäftsmann, der Bodybuilding als Ausgleich betreibt, würde seine Zeit verschwenden, wollte er einen Körper von der Art Sergio Olivas entwickeln; ein ernsthafter Bodybuilder mit dem Knochenbau und den Proportionen eines Frank Zane sollte seine Zeit nicht damit zubringen, Posing-Fotos von Danny Padilla oder Mike Mentzer zu studieren. Mein Vorbild war Reg Park, dessen mächtige Gestalt und überragende Muskulosität mich stark beeindruckten. Die Wände in meinem Zimmer waren früher voll mit Bildern von Reg, und ich konnte nicht aufhören, sie zu studieren und mir vorzustellen, wie eine solche Entwicklung an mir selbst aussehen würde. Im Bodybuilding ist so vieles mental bedingt, dass man eine klare Vorstellung davon haben muss, wie man einmal aussehen möchte und was man erreichen will; nur so kann man außergewöhnliche Ergebnisse erzielen.

Junge Bodybuilder versuchen allzu oft zu laufen, bevor sie überhaupt gehen können. Sie kopieren mein Training oder orientieren sich am Programm anderer Champions und machen dann Übungen, die für ihre Entwicklungsstufe ungeeignet sind. Bleiben Sie also zunächst beim Grundtraining. Sollten Sie nach etwa sechs Monaten Gefallen an dem Gedanken finden, irgendwann Wettkämpfe zu bestreiten, dann fangen Sie an, auf dieses Ziel hinzuarbeiten: Befassen Sie sich damit, Ihren Körper kennenzulernen, herauszufinden, was ihn zum Wachsen anreizt, wo seine Stärken und Schwächen liegen, lassen Sie ein inneres Bild entstehen, wie Sie einmal aussehen möchten.

Wenn ich empfehle, am Grundtraining festzuhalten, dann meine ich damit nicht, Sie sollten kein richtiges Bodybuilding-Training absolvieren. Ich meine damit lediglich, dass Sie Ihr Training auf diejenigen Übungen und Methoden beschränken sollten, die am schnellsten Masse aufbauen, und erst danach beginnen sollten, diese Masse sorgfältig auszuformen, um die Qualität eines Champions zu erreichen. Auch wenn Sie nicht die Absicht haben, Bodybuilding wettkampfmäßig zu betreiben, sondern nur für Gesundheit und zum Ausgleich trainieren, sollten Sie immer möglichst effektiv und ökonomisch trainieren, alles andere ist Zeitverschwendung.

Bauen Sie eine Grundform auf, lernen Sie richtig zu trainieren, informieren Sie sich über Diät und Ernährung, und lassen Sie dem Körper dann einfach Zeit zu wachsen. Nach einem Jahr, vielleicht auch etwas früher oder später, werden Sie drastische Veränderungen an Ihrem Körper feststellen und genügend Erfahrung gesammelt haben, um auf der Grundlage dessen, was Ihrem Gefühl nach für Ihren Körper richtig oder falsch ist, ein individuelles Trainingsprogramm entwickeln zu können.

Und geradeso, wie Sie in periodischen Abständen Ihre Körpermaße nehmen und von sich Fotos aufnehmen lassen, sollten Sie sich auch Notizen über Ihr Training machen, sollten aufschreiben, wieviel Sätze Sie von jeder Bewegung ausführen und mit welchem Gewicht, damit Sie später jederzeit nachsehen können, was Sie wirklich getan haben und mit welchem Erfolg.

Sie sollten auch lernen, sich über Ihre Essgewohnheiten auf dem Laufenden zu halten, sollten aufschreiben, wie viele Proteingetränke Sie in der Woche getrunken haben, wie lange Sie Diät gehalten haben und welcher Art diese Diät war. All diese Dinge erlauben es Ihnen, auch noch in fünf Jahren, wenn Sie die Fakten nicht mehr im Gedächtnis haben, ganz genau zu sagen, was Sie im Verlauf Ihrer Bodybuilding-Entwicklung getan bzw. unterlassen haben.

Frühe und späte Entwickler

Wie Ihr Körper auf sportliches Training anspricht, hängt nicht zuletzt von Ihren Genen ab. Ich habe mit 15 zu trainieren begonnen, und Fotos von nur einem Jahr danach lassen bereits Anfänge jenes Körpers erkennen, der mir später sieben Mr.-Olympia-Titel einbrachte. Ich hatte alle ein bis zwei Monate einen Zentimeter mehr Armumfang vorzuweisen, und so wurde mir von Anfang an bedeutet, »Du solltest Bodybuilder werden«. Casey Viator kam in jungen Jahren vom Kraftsport zum Bodybuilding und wurde mit 19 amerikanischer Bodybuilding-Meister, der erste und einzige Teenager, dem dies gelang.

Aber nicht alle großen Bodybuilder waren Frühentwickler. Frank Zane war schon in den sechziger Jahren gut genug, um Siege zu erzielen, aber die vollendete Körperentwicklung, die es ihm erlaubte, in drei Mr.-Olympia-Wettkämpfen siegreich zu sein, erreichte er erst in den siebziger Jahren. Bodybuilder, die sich langsam entwickeln, erhalten nicht so schnell dieses Feedback, das sich so motivierend auswirkt. Aber Bodybuilding ist nun einmal wie der Wettlauf zwischen dem Hasen und dem Igel: Den Titel bringen letztlich nicht ein schneller Start und ein Endspurt mit letzter Kraft, sondern Beharrlichkeit und Ausdauer über lange Zeit hinweg.

Entscheidend ist deshalb nicht, wie schnell Sie sich entwickeln, sondern wie weit sie in Ihrer Entwicklung vorankommen. Wenn die Kampf-

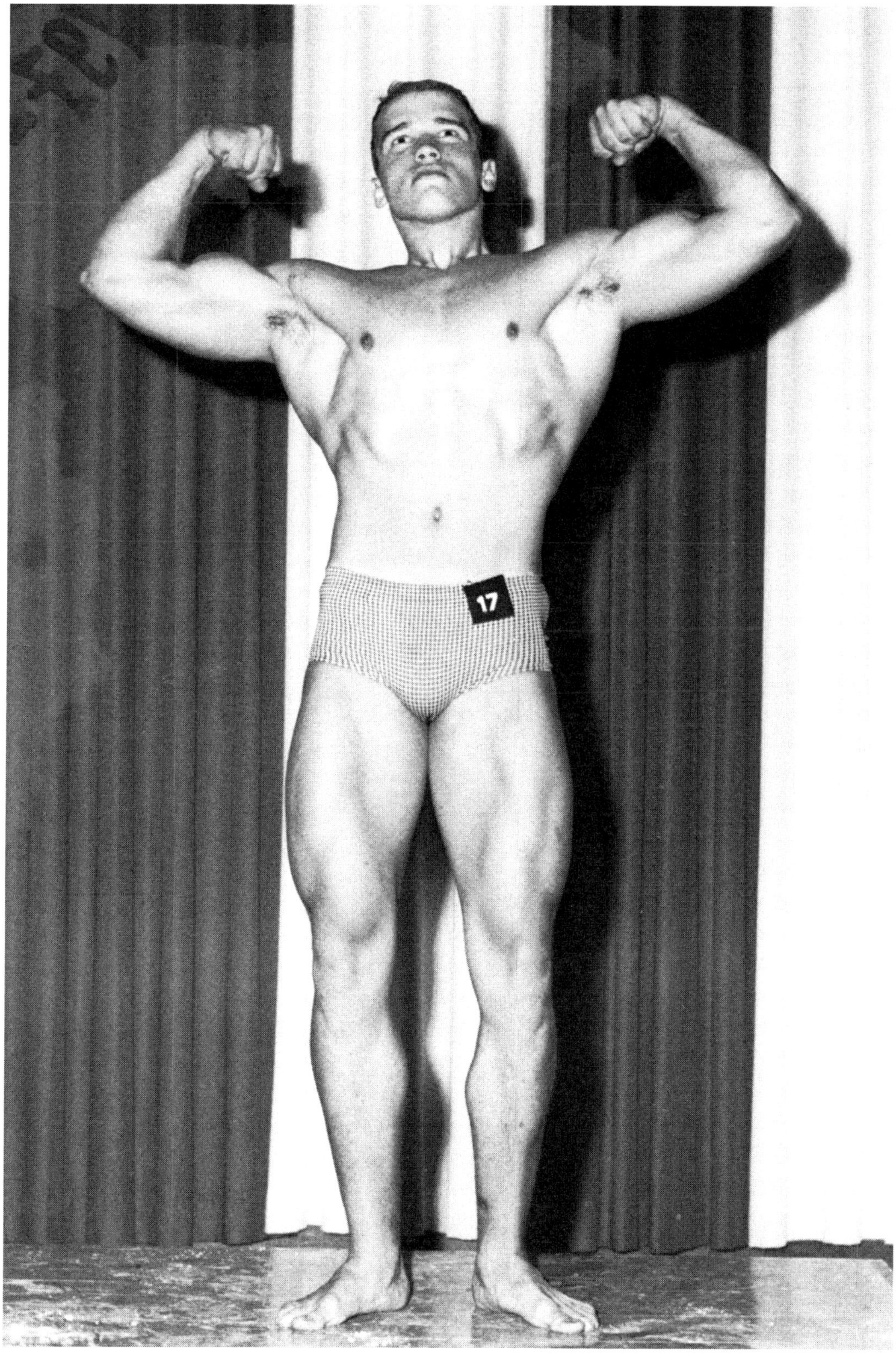

Ich mit 16 Jahren

richter sich die Konkurrenten auf der Bühne ansehen, dann sagen sie nicht: »Dieser Mann trainiert schon seit acht Jahren, aber der andere ist besser, weil er erst drei Jahre trainiert hat.« Was zählt, ist allein die Form auf der Bühne. Sie können den Körper nicht schneller entwickeln, als Ihre Konstitution es erlaubt.

Es ist aber möglich, dass Sie sich langsamer entwickeln, als Ihre konstitutionellen Anlagen es gestatten würden, und zwar dann, wenn Sie ganz einfach nicht glauben, dass schneller Zuwachs möglich ist und nicht entsprechend trainieren, um möglichst gut und möglichst schnell voranzukommen. Ich weiß noch, dass Franco Columbu zwei Jahre lang mit nur mäßigem Erfolg trainierte. Dann sah er mich die Weltmeisterschaft gewinnen, und plötzlich wollte er sich diesen Titel auch holen. Von da an trainierte er täglich zwei bis drei Stunden wirklich hart und machte in kürzester Zeit unglaubliche Fortschritte. Er glaubte an seinen Erfolg, und sein Körper reagierte entsprechend.

Freie Gewichte oder Maschinen?

Ich muss Ihnen ganz offen sagen, das ich für die meisten Trainingszwecke Langhanteln und Kurzhanteln vorziehe. Freie Gewichte verlangen dem Körper zwar mehr ab, erlauben es aber den Gelenken und Gliedern, sich in ihren natürlichen Ebenen zu bewegen, nicht nur an vorgegebenen Linien entlang, die von der Funktionsweise einer Maschine bestimmt werden.

Hinzu kommt, dass die meisten wirklich guten Bodybuilder, die ich kenne, früher primär auf Kraft trainiert haben – ein Thema, auf das ich an anderer Stelle noch näher eingehen werde. Den Körper zu zwingen, gegen die Schwerkraft zu heben, schwere Eisenmassen zu koordinieren und im Gleichgewicht zu halten, bringt eine Muskulatur und Qualität, wie sie allein mit leichtem Training bei hoher Wiederholungszahl nicht zu erreichen ist. Freie Gewichte bieten dem erfahrenen Bodybuilder die Möglichkeit, bestimmte Muskeln zu isolieren und den Körper kreativ und verschiedenartig auszuformen. Sie ermöglichen auch jedem ein perfektes Training, ungeachtet seiner Größe, seines Gewichts oder seiner Proportionen – ob langarmig oder kurzarmig, langbeinig oder kurzbeinig usw. Wohingegen viele Maschinen so gebaut sind, als sollten sie nur den »typischen« Kunden eines Fitnessclubs zufriedenstellen.

Aber ich bin nicht grundsätzlich gegen Maschinen. Joe Gold, ein wirklicher Könner im Bau von Trainingsgeräten, hat das World Gym mit vielen nützlichen Maschinen und Geräten bereichert. Es ist zum Beispiel schwierig, ohne gute Beinstreckmaschine die Oberschenkel voll zu entwickeln.

Dennoch bin ich der Meinung, dass ein gutes Bodybuilding-Programm nicht mehr als 30 bis 40 Prozent Maschinentraining enthalten sollte. Ein Curl bringt sicher bessere Ergebnisse, wenn er mit Kurzhanteln oder einer Langhantel ausgeführt wird, weil man den Bizeps dann auf ganz bestimmte Weise isolieren und stimulieren kann – andererseits wäre es schwer, ohne Lat-Maschine den Latissimus wirklich gut zu trainieren oder ohne Rollenzug Trizepsdrücken nach vorn zu machen.

Maschinen beschränken den Widerstand auf nur eine Ebene, sodass zur Ausführung der Übung wenig Muskelgewebe benötigt wird. Aber das ist natürlich kein Vorteil, denn das ganze Konzept des Bodybuilding- und Krafttrainings beruht ja darauf, möglichst viel Muskelgewebe zu beanspruchen!

Es ist richtig, dass ein Muskel nicht »weiß«, welche Art von Widerstand er überwindet. In dieser Hinsicht ist Widerstand gleich Widerstand. Aber der Muskel reagiert sehr wohl anders, wenn er ständig Widerstand überwinden muss, der unter wechselnden Winkeln und aus verschiedenen Richtungen einwirkt und nicht immer an einer erwarteten Linie entlang.

Wenn die freien Gewichte, die Sie für Ihr Training brauchen, dort, wo Sie trainieren, nicht verfügbar sind und Sie nichts daran ändern können, trainieren Sie eben mit dem, was Sie vorfinden. Entscheidend ist letztlich, dass Sie überhaupt trainieren, egal wie Sie es anstellen müssen. Erlaubt ist, was Ergebnisse bringt – allein darauf kommt es an, alles andere ist nebensächlich.

Zubehör

Bodybuilding ist insofern ein preiswerter Sport, als Sie außer den Trainingsgeräten, die das Studio zur Verfügung stellt, nicht viel an Zubehör brauchen. Es gibt aber ein paar einfache Dinge, die Sie sich anschaffen könnten:

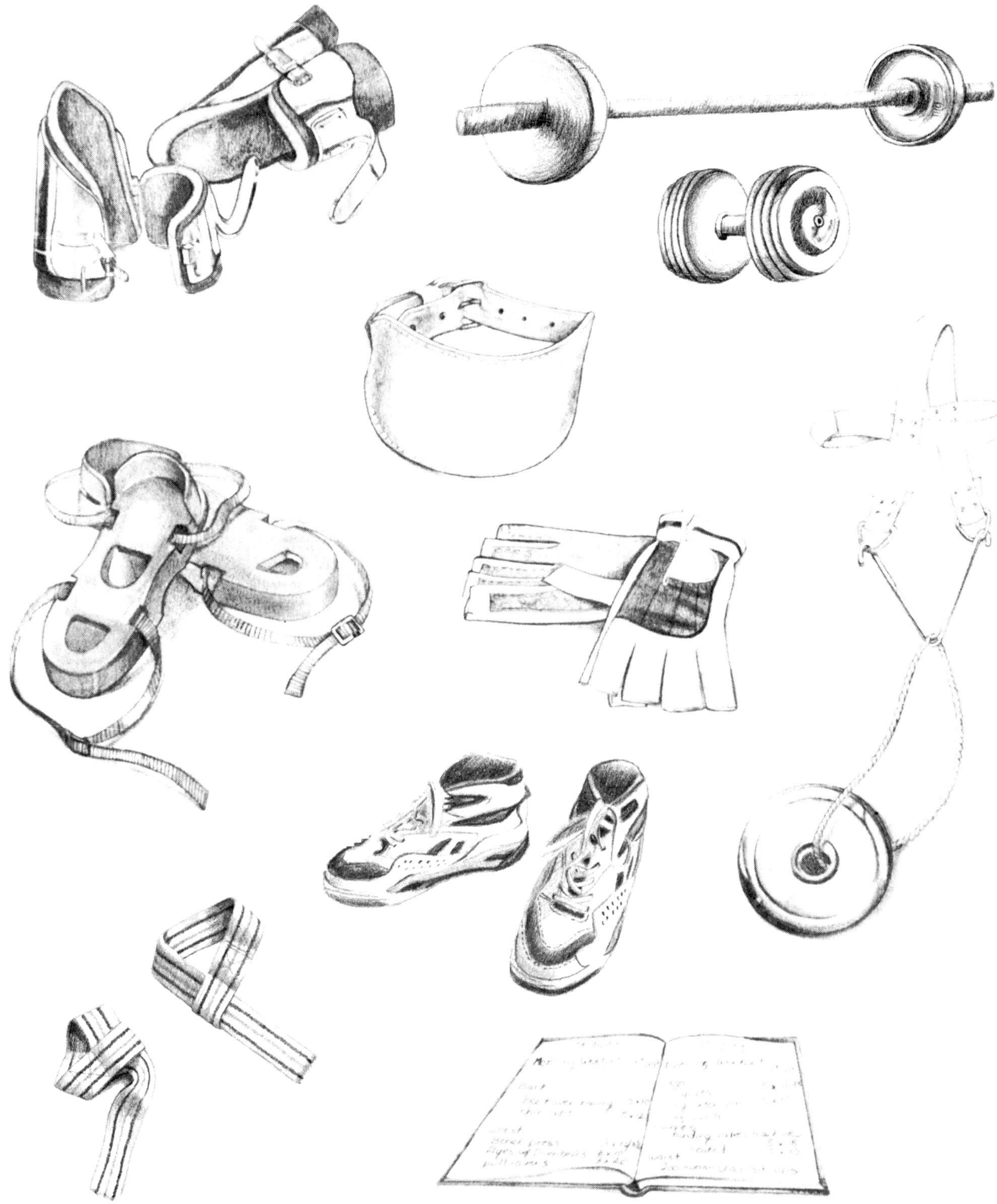

Von links oben nach rechts unten: Inversionsstiefel, Langhantel, Kurzhantel, Gewichte für die Füße, Gewichthebergürtel, Handschuhe, Kopfband, Zughilfen, Turnschuhe, Trainingstagebuch.

Schuhe

Ich habe sowohl barfuß wie auch mit Sportschuhen trainiert. Bei einigen Übungen ist beides möglich, doch bei den meisten halte ich Schuhe für unerlässlich. Bei schweren Hantelkniebeugen, bei Kraftdreikampfübungen oder sehr schwerem Wadenheben brauchen Sie zum Beispiel den Halt, den Schuhe geben.

Trainingsstiefel, die auch die Fußgelenke stützen, sind besonders gut geeignet, um Verletzungen zu verhüten. Bei Klimmzügen oder Curls sind Schuhe nicht nötig. Beachten Sie auch, dass nicht alle Schuhe gleich gebaut sind. Laufschuhe sind oft so weich und leicht, dass sie nicht viel Halt geben, wenngleich sie für einen 15-km-Lauf hervorragend geeignet sind. Aber es gibt auch stabile Sportschuhe mit dicken Sohlen und Stützelementen für den Fuß. Bedenken Sie, welch großer Druck bei Übungen wie schweren Kniebeugen auf den Füßen lastet und wie stark die Fußgelenke dabei beansprucht werden. Wählen Sie also für jedes Training den richtigen Schuh.

Handschuhe

Viele gute Bodybuilder trainieren mit Handschuhen, um die Hände zu schützen. Andere verwenden ein Stück Schlauchgummi, um einen festeren Griff zu haben. Das kann man machen, aber ich selbst habe immer mit bloßen Händen trainiert und Kreide verwendet, wenn ich keinen sicheren Griff hatte. Kraftdreikämpfer arbeiten mit enormen Gewichten und verwenden keine dieser Hilfsmittel. Wenn Sie sehr empfindliche Haut haben oder aus beruflichen Gründen besonders auf Ihre Hände achten müssen, etwa als Chiropraktiker oder Konzertpianist, dann tragen Sie ruhig Handschuhe. Doch den meisten Bodybuildern empfehle ich, die Gewichte mit bloßen Händen zu fassen und die Haut hart werden und Schwielen bilden zu lassen. Vergessen Sie Schwämme, Handschuhe und andere Hilfsmittel.

Zughilfen

Zughilfen sind Gurte, die um die Handgelenke geschlungen und dann an einer Stange befestigt werden, um diese besser festhalten zu können. Meiner persönlichen Meinung nach verhindern solche Hilfsmittel allerdings, dass die Hände auf natürliche Weise optimal gekräftigt werden. Zughilfen werden verwendet, weil es bei sehr schwerem Training oft schwierig ist, das Gewicht allein mit den Händen festzuhalten. Kraftdreikämpfer der Spitzenklasse benutzen allerdings keine Zughilfen, obwohl sie enorme Gewichte bewältigen. Auch Franco Columbu und ich haben immer ohne diese Hilfsmittel schwer gehoben. Wenn Sie ohne Zughilfen arbeiten, nimmt die Haltekraft der Hände allmählich zu, verwenden Sie sie dagegen ständig, werden sie diese Kraft nie bekommen.

Gewichthebergürtel

Ein starker Gürtel dient dazu, der unteren Rückenmuskulatur beim Heben sehr schwerer Gewichte Halt zu geben. Ursprünglich wurden solche Gürtel von Gewichthebern bei schwerem Überkopfdrücken getragen. Sie werden aber auch vielfach bei schweren Kniebeugen, schwerem Drücken oder schwerem Wadenheben für notwendig gehalten. Allerdings tragen allzu viele Bodybuilder den Gürtel die ganze Zeit über, die sie im Studio sind, mit der Folge, dass die unteren Rückenmuskeln eingeschnürt und nicht so gekräftigt werden, wie es sein sollte – ein hoher Preis für ein illusorisches Gefühl der Sicherheit. Verwenden Sie also nur dann einen Gürtel, wenn Sie ihn wirklich brauchen, nämlich bei sehr schwerem Heben.

Bandagen

Bandagen werden angelegt, um schwachen oder verletzten Gelenken und Muskeln Halt zu geben. Zuweilen sieht man einen Bodybuilder, der wegen irgendwelcher Beschwerden einen oder beide Ellbogen bandagiert hat. Häufiger werden die Knie bei sehr schweren Kniebeugen bandagiert oder die Ellbogen bei schwerem Bankdrücken. Im Allgemeinen sind Kniebandagen erst dann notwendig, wenn mit wirklich schweren Gewichten gearbeitet wird; Ausnahmen sind Verletzungen oder Gelenkprobleme (die vom Arzt behandelt werden sollten). Am gebräuchlichsten sind elastische Binden, fest, aber nicht zu stramm gewickelt. Bedenken Sie, dass eine feste Bandage, die dem Gelenk Halt gibt, auch die Gelenkbeweglichkeit einschränkt.

Kopfband

Viele Bodybuilder tragen ein sogenanntes Kopfband, an dem eine Kurzhantel oder eine Hantelscheibe befestigt werden kann, um progressives Widerstandstraining für den Nacken zu ermöglichen. Im Gold's Gym erregen die »Barbarian Twins« David und Peter Paul mit ihren Kraftakten im Nackentraining immer wieder Aufsehen – zuweilen binden sie sogar einen Wagen am Kopfband fest und ziehen das Fahrzeug über den Parkplatz. Wenn Sie Ihren Nacken für zu schwach halten, sollten Sie unbedingt eine Möglichkeit finden, ihn zu trainieren. Es gibt bereits Maschinen für diesen Zweck. Doch in der Regel reicht ein gutes Trainingsprogramm aus, um die Nackenmuskulatur zusammen mit den übrigen Muskeln zu entwickeln; wenn nicht unbedingt nötig, brauchen Sie Ihre Zeit also nicht mit solchen Übungen zu verschwenden.

Inversionsstiefel

Mit Inversionsstiefeln [engl.: gravity boots] können Sie sich an den Füßen aufhängen, um die Wirbelsäule zu strecken. Die Erfinder dieser Hängevorrichtungen verweisen auf die Tatsache, dass unser Körper ständig unter dem Einfluss der Schwerkraft steht, mit der Folge, dass die Wirbelsäule zusammengedrückt und die inneren Organe nach unten gezogen werden. Dies summiert sich im Laufe des Lebens, sodass die meisten Menschen mit 60 2 bis 5 cm kleiner sind als mit 25. Das Aufhängen an den Füßen zur Streckung der Wirbelsäule und zur Entlastung der inneren Organe soll diesem Prozess entgegenwirken, und ich kann Ihnen dazu nur sagen, dass die Sache sehr entspannend ist. Auf den Muskelaufbau hat das Aufhängen allerdings keinen direkten Einfluss, und so ist es lediglich als Zusatzübung zu betrachten, nicht als wesentlicher Bestandteil des Bodybuilding-Trainings. Sollten Sie Inversionsstiefel verwenden, beginnen Sie mit kurzen Hängezeiten – nicht mehr als etwa eine Minute bis Sie sich an das eigenartige Gefühl, mit dem Kopf nach unten zu hängen, gewöhnt haben. Dann verlängern Sie die Hängezeiten in kleinen Schritten, wie Sie es für angemessen halten.

Gummianzüge

Gummianzüge und diverse Gummigürtel werden von manchen Bodybuildern getragen, um durch gesteigerte Schweißabsonderung den Wasserverlust zu beschleunigen. Ich nehme an, dass diese Artikel ihren Verwendungszweck haben, aber wenn Sie wirklich hart trainieren, verlieren Sie eimerweise Schweiß und sollten die Poren lieber »atmen« lassen. Die Verwendung, die ein aktiver Bodybuilder für diese Anzüge hätte, wäre im Wesentlichen die, kurz vor einem Wettkampf noch Wassergewicht loszuwerden. Doch an einem heißen Tag bei hartem Training getragen, könnte ein solcher Anzug zu Hyperthermie führen, einem gefährlichen Anstieg der Körpertemperatur, und deshalb rate ich davon ab. Denken Sie immer daran, dass jeder Wasserverlust, der auf diese Weise erzielt wird, nur vorübergehend ist.

Trainingsbuch

Ich habe mir seit der Zeit, als ich zu trainieren begonnen habe, alles aufgeschrieben – Trainingsprogramme, Sätze und Wiederholungen,

Diät, einfach alles. Und das habe ich bis zu meinem Mr.-Olymipa-Sieg 1980 beibehalten. Wenn ich ins Studio kam, schrieb ich zunächst für jeden Satz, den ich mir vorgenommen hatte, mit Kreide einen Strich an die Wand. Ich machte damals immer fünf Sätze von jeder Bewegung. An meinem Brusttag bedeuteten z. B. die Striche ///// ///// fünf Sätze Bankdrücken und fünf Sätze Fliegende Bewegungen mit Kurzhanteln. Nach jedem beendeten Satz kreuzte ich einen Strich durch. Wenn ich mit dem Bankdrücken fertig war, sah das dann so aus XXXXX /////, und ich fragte mich nie, soll ich heute drei Sätze machen oder vier? Ich wusste immer, dass es fünf sein würden, und führte sie einfach aus. Diese Zeichen im Verlauf des Trainings über die Wand marschieren zu sehen, erfüllte mich immer mit großer Befriedigung und dem Gefühl, etwas geleistet zu haben. Sie waren wie eine Armee, die unbeirrt vorrückt und jeden Widerstand überwindet. Dieses visuelle Feedback half mir, mein Trainingsziel klar vor Augen zu behalten, und verstärkte noch meinen Vorsatz, mich bei jedem Training bis an die Grenze meiner Leistungsfähigkeit zu zwingen.

Rein instinktiv stolperte ich hier über ein Konzept, das von Ausbildern und Psychologen allgemein anerkannt wird; Menschen arbeiten und lernen am besten, wenn sie das richtige Feedback bekommen. Zu wissen, dass man etwas geleistet hat, ist eine Sache; zu sehen, was man geleistet hat, ist wieder eine andere. Es macht die Leistung noch realer und aufregender und motiviert einen infolgedessen, sich das nächste Mal noch mehr anzustrengen.

Feedback lässt einen auch erkennen, wenn man nicht auf dem richtigen Weg ist. Das Gedächtnis kann einem einen Streich spielen, aber die Informationen auf den Seiten eines Trainingsbuchs, die hat man jederzeit parat. Wenn Sie plötzlich besonders gute Ergebnisse erzielen, können Sie nachsehen, welches Übungsprogramm und welche Kost oder Diät Ihnen dazu verholfen haben. Stellen sich Probleme ein – unbefriedigende Fortschritte oder ein Nachlassen der Kraft –, sehen Sie Ihre Aufzeichnungen durch, um herauszufinden, wo Sie vielleicht etwas falsch machen.

Dass ich über lange Zeit hinweg ein Trainingsbuch geführt habe, war meiner Entwicklung ungeheuer zuträglich. Anfang des Monats setzte ich mich immer hin und legte mein Programm für die nächsten 30 Tage fest – an welchen Tagen ich trainieren würde, welche Körperpartien ich trainieren wollte und welche Übungen ich machen würde.

Wenn ich nach einer Weile merkte, dass irgendein Körperteil in seiner Entwicklung etwas zurückgeblieben war oder ich das Gefühl hatte, dass bestimmte Muskeln mehr Training brauchten als bisher, änderte ich meinen 30-Tage-Plan ab und fügte die notwendigen Übungen ein.

Ich führte auch sorgfältig über mein Körpergewicht Buch und nahm jeden Monat meine Maße – Hals, Schulterbreite, Bizeps (herabhängend und angespannt), Unterarme, Taille (entspannt stehend und bei Tiefatmung) und so weiter –, damit ich immer vergleichen konnte, welche Fortschritte ich von einer Trainingsperiode zur anderen erzielt hatte.

Ich schrieb auf, an welchen Tagen ich mich phantastisch oder miserabel fühlte, wann ich ein Training hatte ausfallen lassen oder besonders gut trainiert hatte. Ich notierte, was ich aß, wie viele Mahlzeiten und Proteingetränke ich jeden Tag zu mir nahm.

Ich kann Ihnen also nur nahelegen, ein Trainingsbuch zu führen. Schreiben Sie Ihr ganzes Programm auf, notieren Sie Sätze, Wiederholungen und Gewichte, tragen Sie Ihre Körpermaße ein, und lassen Sie regelmäßig Fotos von sich in der Badehose machen, damit Sie Ihre Entwicklung verfolgen können. Sie wissen dann immer, wie Ihr Trainingsprogramm aussehen sollte, und können nachschlagen, wie Sie in der Vergangenheit trainiert haben und welchen Erfolg Ihnen dieses Programm gebracht hat.

Bodybuilding und Lebensalter

Ich sehe nicht gern, wenn Kinder Gewichte heben. Ihre Körper sind noch zu wenig entwickelt und ihre Knochen noch zu weich, als dass sie den Belastungen des Gewichtstrainings standhalten könnten. Im Fernsehen wurden einmal zwei Jungen von fünf und neun Jahren vorgestellt, die angeblich beide »Bodybuilder« waren, und es gibt ein kleines Mädchen, das mit nur 27 kg Körpergewicht an einer Hackenschmidt-Maschine um die 180 kg »heben« (bzw. gerade bewegen) kann, – aber auch angenommen, dass diese Kinder keinen Schaden durch das Training nehmen, muss man sie doch als seltene Ausnahmen betrachten, nicht als die Norm.

Die jüngste richtige Bodybuilderin, die ich je gesehen habe, ist Barbara Brown, die seit ihrem zwölften Lebensjahr an zahlreichen Frauen-Wettkämpfen teilgenommen hat. Doch trotz ihres gekonnten Posings und ihres sicheren Auftretens auf der Bühne ist nicht zu übersehen, dass sie körperlich noch unreif ist. Und obwohl sie ein volles Bodybuilding-Programm absolviert, achten ihre Eltern sorgsam darauf, dass sie nicht mit zu schweren Gewichten trainiert.

Vor der Pubertät sollte meines Erachtens nicht mit Gewichten gearbeitet werden. Kinder sollten lieber Gymnastik und Freiübungen machen – körperbildende Übungen, bei denen das Körpergewicht den Widerstand darstellt, wie etwa Liegestütze statt Bankdrücken, normale Kniebeugen anstelle von Hantelkniebeugen etc. – und daneben ganz allgemein viel Sport treiben, um die körperliche Leistungsfähigkeit umfassend zu entwickeln.

Mit zunehmender Reife – gewöhnlich erkennt man das am Aussehen des Körpers – kann dann ein Gewichtstraining beginnen. Ich habe mit 15 angefangen, aber das heißt natürlich nicht, dass jeder 15- oder 16-Jährige sich gleich entscheiden muss, ob er Bodybuilding als Leistungssport betreiben möchte oder nicht. Es dauert ein paar Monate, vielleicht auch ein Jahr, bis man die Übungen beherrscht und das Training besser versteht. Doch wie in den meisten anderen Sportarten gilt auch im Bodybuilding – je früher man ernsthaft trainiert, desto besser sind die Chancen, dass man als Leistungssportler vorankommt.

Es gab Bodybuilder, die diesen Sport erst viel später im Leben aufgenommen haben und hervorragende Wettkämpfer geworden sind (Ed Corhey zum Beispiel), obwohl die Wahrscheinlichkeit, es bis zum Weltmeister zu bringen, bei spätem Start geringer ist. Aber wenn man einmal angefangen hat, ernsthaft zu trainieren, kann man sich fast unbegrenzt verbessern. Bodybuilding bedeutet eine potentiell langlebige Karriere. Beim Mr. Olympia 1980 war ich mit meinen 33 Jahren zum Beispiel einer der jüngeren Männer am Start. Athleten wie Chris Dickerson, Albert Beckles und Bill Pearl zeigen uns Qualitäten, die man bei Bodybuildern über 40 und 50 einst für unmöglich hielt.

Aber gewisse Hindernisse bauen sich dennoch auf, wenn wir älter werden. Zum einen nimmt die Stoffwechselaktivität nach dem 25. Lebensjahr ab (jedes Jahr um rund zehn Kalorien pro Tag), und folglich muss ein älterer Bodybuilder strenger Diät halten, um kein Fett anzusetzen. Ich weiß noch, dass ich bei meiner Wettkampfvorbereitung 1980 sehr viel vorsichtiger mit dem Essen sein musste als früher in den sechziger

Jahren. Hinzu kommt, dass ältere Bodybuilder noch eine Menge anderer Dinge im Kopf haben – Geschäfte, Familie, Karriere und so weiter –, wohingegen die jüngeren sich doch häufiger nur ums Essen, Schlafen und Trainieren zu kümmern brauchen.

Doch auch wenn wir langsamer Muskeln aufbauen und schneller Fett ansetzen, wenn es uns schwerer fällt, uns zu konzentrieren und wir länger brauchen, uns zu erholen, hat die Sache auch noch eine andere Seite: Da der Körper mit zunehmendem Alter immer schneller abbaut, ist der Effekt, der durch Muskelaufbau, Formung und Kräftigung des Körpers erzielt wird, bei älteren Bodybuildern sogar noch deutlicher als bei jüngeren.

»Bin ich zu alt für Bodybuilding?« werde ich oft gefragt. Und meine Antwort ist immer: »Sie sind zu alt, es nicht zu betreiben!« Natürlich wird jemand, der erst mit 50 oder noch später mit Bodybuilding anfängt, einem Jüngeren keinen Weltmeistertitel mehr wegschnappen können. Aber wenn man bedenkt, wie sehr die Zeit an den Muskeln nagen kann, und weiß, dass Bodybuilding ein sicherer Weg ist, den Verlust auszugleichen, dann beantwortet sich die Frage von selbst. Die Charakteristiken des Bodybuildings, die Trainingswirkung die sich durch Übungen dieser Art ergibt, sind in jedem Alter die gleichen. Ich bin ganz sicher, dass es in Zukunft mehr und mehr Wettkämpfe für ältere Bodybuilder geben wird. Ich würde es jedenfalls sehr begrüßen, weil es bedeutend einfacher ist, Fortschritte zu erzielen, wenn man feste Ziele hat; und Wettkämpfe für ältere Bodybuilder sind für jene, die sich dafür interessieren, ein Ansporn, hart zu trainieren.

Unlängst unterhielt ich mich mit John Grimek – dem amerikanischen Meister von 1940 und 1941 und Weltmeister von 1948 –, der jetzt bald 80 wird und noch immer trainiert. »Ich bekomme noch heute Angebote, um zu posen und Gastauftritte zu geben, aber ich lehne sie ab«, erzählte mir John. »Ich sage ihnen, dass ich mich jetzt in Form halte, damit ich mich wohl fühle und nicht für Publicity.« Er meinte, es gäbe zu viele Männer und Frauen, die Ende 20 oder Ende 30 aufhören, sich fit zu halten, anstatt den Alterungsprozess durch Körpertraining hinauszuzögern.

»Ich glaube, wir fangen gerade erst an zu verstehen, was Bodybuilding älteren Menschen alles geben kann«, sagte er. »Ein Mann wie Eugene Sandow, wohl der bestgebaute Mann seiner Zeit, war mehr

Gewichtheber als Bodybuilder. Folglich sah man ihm sein Alter an, als er in die Fünfziger kam. Hätte er mehr wie ein moderner Bodybuilder trainiert, dann hätte er diese zeitlose Qualität erworben, die so viele der heutigen Bodybuilder auszeichnet. Wenn man bedenkt, dass Albert Beckles mit 53 die Profi-Weltmeisterschaft 1984 gewonnen hat, dann verstehen Sie wohl, was ich meine.«

John trainiert heute nicht mehr mit den schweren Gewichten wie früher – die in der Tat beträchtlich waren –, aber er macht noch regelmäßig Kniebeugen mit rund 190 kg, und wenn er es unter Beweis stellen will, schafft er sie auch noch mit 225 kg. »Ich sehe so viele ältere Männer mit Hüft- und Kniebeschwerden, und so mache ich die Kniebeugen, um meinen Unterkörper in Form zu halten. Ich will solche Probleme nicht. Dafür tanze ich viel zu gern.«

Vom Fitnesstraining zum Leistungssport

Der Wechsel vom Fitnesstraining zum Leistungstraining vollzieht sich weitgehend im Bewusstsein: Man erkennt gewisse körperliche Fähigkeiten, derer man sich bisher nicht bewusst war, und so ändert sich allmählich die Einstellung zum Training, und man steht vor der Entscheidung: Welche Richtung soll ich einschlagen? Soll dieser Sport weiterhin einen kleinen Teil meines Lebens ausmachen oder soll er einmal in den Mittelpunkt rücken?

Ich wollte praktisch von Anfang an Weltmeister werden. Franco Columbu war noch eine Weile aktiver Kraftdreikämpfer, ehe er diesen Entschluss fasste. Mike Katz war vorher professioneller Footballspieler und Carlos Rodriguez Rodeoreiter. Sie können sich früh oder spät entscheiden, aber wenn Sie merken, dass es Sie gepackt hat, dass Sie es kaum erwarten können, ins Studio zu kommen, und sich über jede neue Form und Linie in Ihrer Körperentwicklung freuen, dann ist dies vielleicht der Punkt, an dem auch Sie sich für den Leistungssport entscheiden. Es gibt viele regionale Amateur-Wettkämpfe, die Gelegenheit bieten, das Terrain zu sondieren. Dort können Sie sich als Wettkämpfer versuchen und herausfinden, ob Sie den Härten solcher Konkurrenzen gewachsen sind oder ob sie Ihnen nicht zusagen.

Im professionellen Bodybuilding ist jetzt so viel mehr Geld im Spiel als noch zu Beginn meiner Karriere, dass viele Athleten, die sich sonst vielleicht auf andere Sportarten konzentriert hätten, sich heute für eine Laufbahn im Bodybuilding entscheiden. Aber auch auf der Amateur-Ebene bieten sich immer mehr Möglichkeiten, und es gibt viele Bodybuilder, die sogar dann noch trainieren und als Wettkämpfer aktiv bleiben, wenn sie bereits als Ärzte, Rechtsanwälte oder Geschäftsmänner im Berufsleben stehen.

Die meisten Bodybuilder sind sehr wettkampforientierte Menschen, aber es gibt auch solche, die diesen Sport in erster Linie betreiben, weil er für ihr Leben bedeutsam geworden ist, unabhängig davon, ob sie jemals einen Sieg erringen werden oder nicht. Bodybuilding ist mehr als ein Sport, es ist auch eine Lebensweise. Es ist eine Philosophie der Lebensführung, ein Wertsystem, das klare Antworten auf Fragen gibt, die sich so viele Menschen heute stellen. Fragen über Dinge, die es wert sind, getan zu werden, oder darüber, welchen Stellenwert Leistung hat. Es ist eine Möglichkeit, das Selbstwertgefühl zu steigern und Selbstbestätigung zu finden, Befriedigung in der eigenen Fähigkeit zu finden, sich Ziele zu setzen und darauf hinzuarbeiten, diese zu erreichen.

Selbstverständlich macht nicht jeder, der Bodybuilding als Leistungssport betreibt, die gleichen Erfahrungen, aber niemand übt diesen Sport sehr lange aus, ohne die tiefere Bedeutung des wettkampfmäßigen Körperbauvergleichs zu erkennen.

Ich selbst habe die Absicht, in meinem Leben außer an Bodybuilding-Wettkämpfen teilzunehmen noch viele andere Dinge zu tun, aber viele Aspekte meines Lebens werden vom Feuer des Wettkampfs, das ich erlebt habe, beeinflusst sein oder davon profitieren. Bodybuilding-Training ist für jeden da, wie ich meine; doch den Anforderungen des Wettkampfs sind nur wenige gewachsen. Wenn der Gedanke an Bodybuilding-Wettkämpfe Sie auch nur im geringsten reizt, kann ich Ihnen nur nahelegen, sie ernsthaft in Betracht zu ziehen. Selbst wenn Sie nur einen kleinen Teil dessen erlangen, was Bodybuilding mir gegeben hat, werden Sie Ihren Entschluss, sich als Wettkämpfer zu versuchen, sicherlich nicht bereuen.

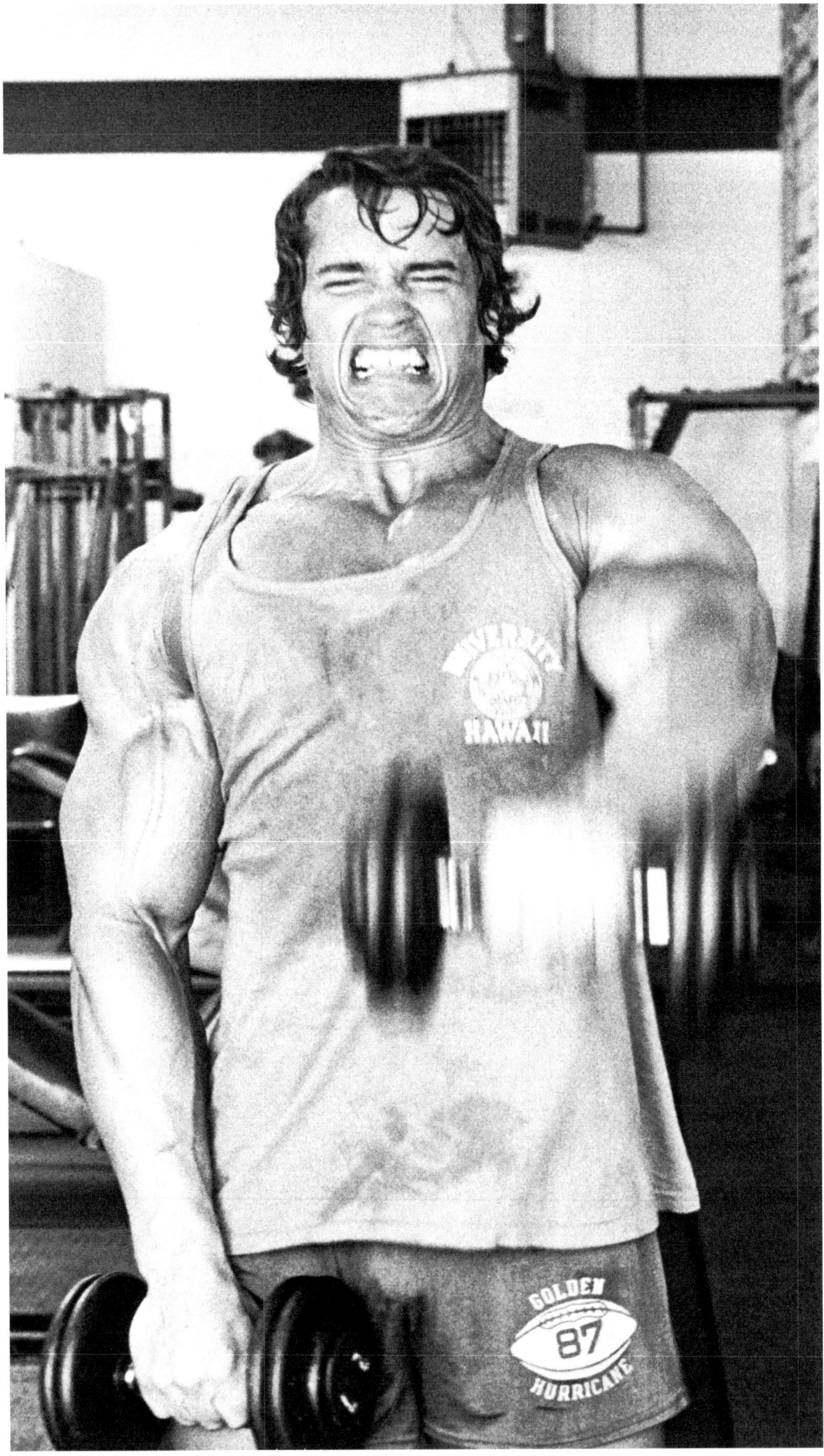
HAWAII
GOLDEN
87
HURRICANE

Teil 2

Die Trainingsprogramme

Kapitel 1

Grundprinzipien des Bodybuilding-Trainings

Es bedarf harter, unermüdlicher Arbeit, um einen überragenden Körper aufzubauen. Doch harte Arbeit allein genügt noch nicht, man muss auch die Prinzipien kennen, durch die ein Bodybuilding-Training effektiv wird. Die Grundprinzipien sollten von Anfang an gelernt und beherrscht werden. Etwas gleich richtig zu lernen, ist wesentlich einfacher, als sich etwas Falsches abzugewöhnen und wieder von vorn anfangen zu müssen.

Progressiver Widerstand

Die Muskeln wachsen nur, wenn sie so überlastet werden, dass ein Wachstumsreiz ausgelöst wird. Auf geringere Belastung sprechen sie nicht an. Mit zunehmendem Kraftzuwachs wird weiterer Muskelzuwachs nur möglich, wenn die Muskeln gezwungen werden, mehr Arbeit zu verrichten. Am einfachsten erreicht man das dadurch, dass man das Gewicht bei jeder Übung erhöht. Durch progressive Erhöhung des Gewichts – um mit dem Kraftzuwachs des Körpers Schritt zu halten – stellen Sie sicher, dass die Muskeln stets ihrem maximalen Leistungsvermögen entsprechend arbeiten und infolgedessen möglichst schnell wachsen.

Übertraining und Erholung

»Intensität« ist das Maß dafür, wie hart die Muskeln während einer Trainingseinheit arbeiten müssen. Je mehr Arbeit Sie in einer bestimmten Zeit verrichten, desto intensiver trainieren Sie. Doch bei höherer Trainingsintensität braucht der Körper auch mehr Zeit, um sich zu erholen und zu wachsen.

»Übertraining« kommt zustande, wenn Sie einen Muskel so oft beanspruchen, dass ihm nicht genügend Zeit bleibt, um sich vollständig zu erholen. Man hört manchmal Bodybuilder sagen, ein Muskel werde »zerstört«, und dann lasse man ihm Zeit; sich selber wieder aufzubauen, aber das ist physiologisch gesehen nicht ganz richtig. Der Muskelkater ist eine Begleiterscheinung und nicht der Hauptgrund, weshalb die Muskeln nach schwerem Training Zeit brauchen, um sich zu erholen.

Intensive Muskelkontraktionen sind mit einer Reihe komplexer biochemischer Prozesse verbunden. Der energieliefernde Prozess für die Muskelkontraktion führt zur Bildung von Stoffwechselprodukten wie Milchsäure. Im Verlauf des Trainings wird die Energie verbraucht, die in Form von Glykogen im Muskel gespeichert ist.

Der Körper braucht Zeit, um das chemische Gleichgewicht der Muskelzellen wiederherzustellen, die anfallenden Stoffwechselprodukte zu beseitigen und die erschöpften Glykogenreserven wieder aufzufüllen. Noch wichtiger ist aber ein anderer Faktor: Die Zellen selbst brauchen Zeit, um sich dem Trainingsreiz anzupassen und zu wachsen. Und genau darum geht es ja beim Bodybuilding, die Muskeln zum Wachsen zu bringen. Wenn Sie einen Muskel also übertrainieren, ihn zu kurz nach der letzten Trainingseinheit erneut zwingen, hart zu arbeiten, geben Sie ihm keine Gelegenheit zu wachsen, und Ihre Fortschritte werden unbefriedigend.

Nicht alle Muskeln erholen sich gleich schnell vom Training. Am schnellsten geschieht dies zum Beispiel beim Bizeps und am langsamsten bei der unteren Rückenmuskulatur, die nach intensivem Training rund 100 Stunden braucht, bis sie sich wieder völlig erholt hat. Doch in den meisten Fällen genügt es, jedem Körperteil 48 Stunden Ruhe zu gönnen, also einen Tag auszusetzen, bis man einen Muskel erneut trainiert.

Im Grundtraining werden nur mittlere Intensitätsgrade erreicht, weshalb die erforderliche Erholungszeit kürzer ist. Später, wenn Sie zum Fortgeschrittenentraining kommen, widersetzt sich der Körper Veränderungen und weiterem Muskelzuwachs in stärkerem Maße, sodass höhere Intensitätsgrade notwendig werden, um diesen Widerstand zu überwinden. Doch hier wirkt sich dann ein anderer Faktor günstig aus: Trainierte Muskeln erholen sich nach Ermüdung schneller als untrainierte. Je besser Sie also im Bodybuilding werden, desto schneller erholen Sie sich und desto anstrengender kann Ihr Trainingsprogramm werden.

Voller Bewegungsumfang

Mit Ausnahme sehr spezieller Teilwiederholungen sollten Bodybuilding-Übungen jeden Muskel über seine größtmögliche Längenänderung (»full range of motion«) beanspruchen. Achten Sie darauf, dass Sie jede Bewegung bis zur vollen Streckung ausführen und dann wieder in eine Position zurückkommen, in der der Muskel voll kontrahiert. Das ist die einzige Möglichkeit, den ganzen Muskel und jede nur mögliche Muskelfaser zu stimulieren.

Richtige Kontraktion

Die Wirkung des Bodybuilding-Trainings kommt durch Stimulation der Muskelfasern mit Hilfe korrekt ausgeführter Bewegungen zustande, nicht durch den Versuch, irgendwie möglichst viel Gewicht zu heben. Konzentrieren Sie sich bei jeder Übung auf die beanspruchten Muskeln, um gute Ergebnisse zu bekommen; fühlen Sie die Kontraktion, und beschäftigen Sie sich nicht allzu sehr damit, wieviel Gewicht Sie heben. Die Gewichte sind nur ein Mittel zum Zweck; wie gut Sie die Muskeln zur Kontraktion bringen, das ist es, worauf es im Training ankommt. Wenn Sie mit einem Satz fertig sind, spannen Sie die beanspruchten Muskeln isometrisch an und führen Posen aus, um sie umfassend zu stimulieren.

Abfälschen

Nicht immer muss eine Übung vollkommen korrekt ausgeführt werden, damit die bestmöglichen Ergebnisse erzielt werden. Das »Abfälschen« ist eine spezielle Technik, die Sie anwenden können, um die Muskeln maximal zu belasten. Beim Abfälschen bringen Sie zusätzliche Muskeln zur Unterstützung derjenigen ins Spiel, die bei der Übung direkt beansprucht werden. Das geschieht aber nicht, um diesen Muskeln die Übung zu erleichtern, sondern um sie noch stärker zu belasten. Nehmen wir an, Sie machen einen schweren Langhantelcurl. Sie schaffen fünf oder sechs Wiederholungen und merken dann, dass Sie zu müde sind, um die Übung in vollkommen korrekter Haltung fortzuführen. Zu diesem Zeitpunkt werden nun die Schulter- und Rückenmuskeln zum Heben mit eingesetzt, um noch vier oder fünf Wiederholungen machen zu können. Sie helfen mit diesen Muskeln jedoch nicht mehr nach, als es zur Fortsetzung des Satzes gerade notwendig ist, und der Bizeps arbeitet weiterhin so hart er kann. Durch dieses Abfälschen wird der Bizeps zu mehr Wiederholungen gezwungen, als er ohne Unterstützung der anderen Muskeln hätte ausführen können, sodass er nicht weniger belastet wurde, sondern mehr.

Aufwärmen

Wenn vom »Aufwärmen« die Rede ist, wird häufig nicht verstanden, wie wörtlich das zu nehmen ist. Betätigen Sie einen Muskel, so steigt in diesem Bereich die Temperatur und gestattet eine kraftvollere Muskelkontraktion. Dies ermöglicht es Ihnen, intensiver zu trainieren und das Training besser auszunutzen.

Beim Aufwärmen wird auch mehr sauerstoffangereichertes Blut in den betreffenden Bereich gepumpt, der Blutdruck steigt, und der Herzschlag wird beschleunigt. Dies sichert die Versorgung des Körpers mit Sauerstoff und hilft mit, die beim Trainieren gebildeten Schlacken aus den arbeitenden Muskeln zu beseitigen. Schließlich schützt richtiges Aufwärmen den Körper auch vor Überbeanspruchung, stimmt ihn auf die Anforderungen schwerer Trainingsarbeit ein und vermindert das Risiko von Verletzungen wie Zerrungen und Verstauchungen.

Es gibt vielerlei Möglichkeiten, sich aufzuwärmen. Manche Bodybuilder absolvieren vor dem Training gern einen kurzen Lauf, hart genug, um das Herz etwas stärker arbeiten zu lassen, aber nicht so anstrengend, dass die Energiereserven des Körpers erschöpft werden. Auch mit Gymnastik oder anderen leichten Übungen kann man sich aufwärmen, ohne den Körper stark zu belasten. Doch am populärsten ist die Aufwärmarbeit mit den Gewichten selbst. Beginnen Sie mit ein paar Dehnübungen (siehe S. 113), und führen Sie dann für verschiedene Muskelgruppen einige verhältnismäßig leichte Bewegungen mit einer Langhantel oder mit Kurzhanteln aus, bis der Körper auf größere Anstrengungen vorbereitet ist. Anschließend machen Sie die für Ihre Trainingseinheit vorgesehenen Übungen, zuerst jeweils einen leichten Aufwärmsatz, um speziell diese Muskeln auf die vorgesehene Bewegung einzustimmen. Wenn Sie einen oder zwei Sätze mit weniger als dem Höchstgewicht und größerer Wiederholungszahl ausführen, sind Ihre Muskeln auf die höhere Intensität, wie sie mit schwereren Gewichten und Sätzen von 6 Wiederholungen erreicht wird, gut vorbereitet.

Noch wichtiger ist das Aufwärmen vor ausgesprochenem Krafttraining, weil der Körper hier weit größeren Belastungen ausgesetzt wird. Am besten machen Sie die Kraftbewegungen erst nach den weniger anstrengenden Bodybuilding-Sätzen, damit der Körper gut eingespielt ist.

Wieviel Aufwärmarbeit notwendig ist, wird auch von der Tageszeit beeinflusst: Wenn man morgens um 8 Uhr trainiert, ist man meist noch etwas steif und braucht infolgedessen mehr Dehn- und Aufwärmübungen als etwa um 20 Uhr. Berücksichtigen Sie also bei Ihren Trainingsvorbereitungen die Tageszeit.

Wärmen Sie sich immer sorgfältig auf! Steht zum Beispiel schweres Schulterdrücken auf Ihrem Plan, sollten Sie daran denken, dass bei dieser Bewegung nicht nur Schulter und Trizeps beansprucht werden, sondern auch die Hals- und Trapeziusmuskeln stark kontrahieren und somit entsprechend vorbereitet werden müssen.

Verletzungen im Studio haben zwei Hauptursachen: schlechte Technik (zu viel Gewicht oder mangelnde Kontrolle darüber) und ungenügendes Dehnen und Aufwärmen.

Sätze

Wenn nicht anders angegeben, empfehle ich im Grundtraining von jeder Bodybuilding-Übung 5 Sätze. Das halte ich für die beste Methode, und zwar aus verschiedenen Gründen:

1. Es sind mindestens 5 Sätze notwendig, damit der Trainingsumfang ausreicht, um alle verfügbaren Muskelfasern hinreichend zu stimulieren. Bei mehr Sätzen je Übung wird das Pensum insgesamt so groß, dass die Gefahr des Übertrainings besteht.

2. Bei 5 Sätzen je Übung können genügend verschiedene Übungen ausgeführt werden, um alle Partien eines Körperteils zu beanspruchen, zum Beispiel den oberen und den unteren Rücken, die äußeren Latissimuskonturen und die innere Rückenmuskulatur. Im Grundtraining sind dabei insgesamt 15 Sätze je Körperpartie vorgesehen (für größere Muskelgruppen) und im Fortgeschrittenentraining 20 Gesamtsätze.

3. Vier Jahrzehnte Bodybuilding haben bewiesen, dass das Höchstgewicht, mit dem gerade 5 Sätze von einer Übung möglich sind, die Muskeln gut stimuliert und zum Wachsen anreizt. Für kleinere Muskelgruppen wie Bizeps und Trizeps empfehle ich zwar ebenfalls 5 Sätze je Übung, doch sind für sie weniger Gesamtsätze erforderlich (nur etwa 10 je Körperpartie anstelle von 15 oder 20). Dabei ist natürlich zu berücksichtigen, dass die Arme indirekt beim Training anderer Muskelgruppen des Oberkörpers entwickelt werden. Für ausgesprochene Kraftübungen habe ich in der Regel nur 3 Sätze je Übung angesetzt, weil dabei schwerer gehoben wird und daher kein so großer Trainingsumfang notwendig ist.

Wiederholungen

Um Ihr Training bestmöglich auszunutzen, sollten Sie – wenn nicht anders angegeben – jeden Satz bis zum »Versagen« ausführen. Damit ist gemeint, dass Sie Ihre Wiederholungen so lange fortsetzen sollten, bis Sie nicht mehr fähig sind, das Gewicht ein weiteres Mal zu heben. Auf diese Weise werden möglichst viele Muskelfasern stimuliert.

Allerdings sollen Sie nicht einfach weitermachen, bis Sie nicht mehr können, sondern für die jeweilige Übung ein Gewicht wählen, mit dem Ihnen eine bestimmte Anzahl von Wiederholungen (oder annähernd diese Zahl) möglich ist, ehe Ihnen die Kraft für eine weitere fehlt. Zum Beispiel:

Erster Satz: Wählen Sie ein Gewicht, mit dem Sie ungefähr 15 Wiederholungen schaffen, ehe Ihre Kraft versagt. Dies dient als Aufwärmsatz.

Zweiter Satz: Erhöhen Sie das Gewicht so, dass Ihnen gerade noch ca. 10 Wiederholungen möglich sind.

Dritter Satz: Steigern Sie das Gewicht erneut, sodass Sie etwa 8 Wiederholungen schaffen.

Vierter Satz: Legen Sie noch mehr Gewicht für ungefähr 6 Wiederholungen auf.

Fünfter Satz: Versuchen Sie, mit dem gleichen Gewicht ein zweites Mal 6 Wiederholungen zu erzwingen.

Diese Trainingsweise bietet Ihnen die bestmöglichen Bedingungen: Sie fangen relativ leicht an, sodass die Muskeln Zeit haben, sich für die jeweilige Übung gut aufzuwärmen. Dann machen Sie weniger Wiederholungen mit einem schwereren Gewicht, wodurch viel Blut in die Muskeln strömt und Sie hervorragend aufgepumpt werden. Und schließlich legen Sie noch mehr Gewicht auf, sodass Sie bei relativ hoher Belastung auf Kraft trainieren.

Die Wahl des richtigen Gewichts

Es wird zuweilen vorkommen, dass Sie für eine Übung ein Gewicht auflegen, mit dem Ihnen normalerweise 10 Wiederholungen möglich sind, aber da Sie sich gerade besonders stark fühlen, erzwingen Sie 12 oder 13. Das ist in Ordnung. Machen Sie bei jedem Satz so lange weiter, bis Sie nicht mehr können. Hören Sie nicht auf, nur weil eine bestimmte Zahl erreicht ist. Manchmal ist es aber auch umgekehrt, und Sie schaffen vielleicht nur 8 Wiederholungen, obwohl Sie mit dem gleichen Gewicht sonst 10 machen. Solange sie die Übung fortsetzen, bis Ihnen keine weitere Wiederholung mehr gelingt, nutzen Sie Ihr Training auch dann noch aufs Beste, wenn Sie an diesem speziellen Tag vielleicht nicht so stark sind. Sollten Sie allerdings feststellen, dass Sie bei einem Satz 13, 15 oder noch mehr Wiederholungen schaffen, dann wissen Sie, dass Sie bei dieser Übung mehr Gewicht auflegen müssen. Erhöhen Sie das Gewicht jetzt so, dass Sie wieder auf die vorgeschriebene Wiederholungszahl kommen.

Abgesehen von schweren Hebeversuchen oder Krafttraining für besondere Zwecke, geht es im Bodybuilding darum, weder zu schwer noch zu leicht zu heben. Bei zu schwerem Gewicht neigen Sie zum Abfälschen: Sie arbeiten nicht über den vollen Bewegungsumfang und schaffen nicht genügend Wiederholungen. Bei zu wenig Gewicht reicht die Belastung nicht aus, um den Muskel zum Wachsen anzureizen.

Ruhepausen zwischen den Sätzen

Es ist wichtig, dass Sie beim Trainieren das richtige Tempo einhalten. Wenn Sie zu schnell trainieren, geraten Sie möglicherweise in ein Sauerstoffdefizit, bevor Sie den Muskel genügend beansprucht haben. Es könnte auch sein, dass Sie nachlässig werden und »wild« mit den Gewichten herumhantieren, anstatt jede Bewegung korrekt auszuführen. Zu langsames Training bringt allerdings auch nichts. Wenn Sie sich nach jedem Satz fünf Minuten ausruhen, wird der Puls langsamer, das Aufpumpen lässt nach, die Muskeln werden kalt und die Trainingsintensität sinkt auf null ab.

Begrenzen Sie die Ruhepausen zwischen den Sätzen möglichst auf eine Minute oder weniger. Im Gewichtstraining gewinnen Sie in der ersten Minute nach einer Übung 72 Prozent Ihrer Kraft zurück, und nach drei Minuten haben Sie alles zurückgewonnen, was ohne längere Ruheperiode möglich ist. Wie wir wissen, kommt es bei diesem Training aber darauf an, möglichst viele Muskelfasern zu stimulieren und zu ermüden, und das geschieht nur, wenn der Körper zusätzliche Fasern einsetzen muss, um die bereits ermüdeten zu ersetzen. Die Muskeln dürfen sich also zwischen den Sätzen nicht zu gut erholen – nur eben genug, damit Sie das Training fortsetzen können und der Körper ständig gezwungen ist, immer mehr Muskelgewebe zu mobilisieren.

Von Interesse ist auch noch ein anderer Faktor: Physiologen kennen seit langem den Zusammenhang zwischen maximaler Muskelkraft und Muskelausdauer. Je stärker Sie sind, desto öfter können Sie ein submaximales Gewicht heben. Je mehr Sie sich also anstrengen, um Muskelausdauer zu erwerben (im Gegensatz zu kardiovaskulärer Ausdauer), desto stärker werden Sie. Die Aufrechterhaltung des richtigen Trainingstempos führt demnach zu einem allgemeinen Kraftzuwachs.

Atmung

Ich bin immer wieder überrascht, wie oft ich gefragt werde, wie man beim Training richtig atmet. Mir schien das immer ganz automatisch zu geschehen, und so bin ich oft versucht zu antworten: »Einfach locker bleiben, dann geht es von selber. Denken Sie nicht darüber nach.«

Inzwischen weiß ich aber, dass manchen Menschen damit nicht geholfen ist, und für sie habe ich folgende Grundregel: »Bei Anstrengung tief ausatmen.« Nehmen wir an, Sie machen eine Kniebeuge. Wenn Sie mit der Hantel auf den Schultern dastehen und in die Hocke gehen, atmen Sie ein, und beim Hochkommen atmen Sie aus. Sie dürfen die Luft nicht anhalten, sondern müssen tatsächlich ausatmen. Das hat einen guten Grund.

Bei sehr starker Muskelanspannung kontrahiert meist auch das Zwerchfell, besonders bei Bewegungen wie Beinpressen oder Hantelkniebeugen. Dadurch kommt es zu einer Druckerhöhung in der Brusthöhle (dem Raum, der von den Lungen eingenommen wird). Wenn Sie die Luft anhalten, besteht Verletzungsgefahr. Der Kehldeckel könnte zum Beispiel verletzt werden, sodass der Durchtritt der Luft durch den Hals blockiert wird. Das verhindern Sie, indem Sie bei maximaler Anstrengung ausatmen, und manche Leute sind sogar der Meinung, dass man dann etwas mehr Kraft entwickeln kann.

Krafttraining

Es gibt verschiedene Möglichkeiten, die Kraftfähigkeit zu beurteilen. Wenn ich 300 Pfund heben kann und Sie nur 250, bin ich in einer Maximalwiederholung stärker als Sie. Doch wenn Sie 250 Pfund zehnmal heben können und ich nur achtmal, dann ist das eine andere Art von Kraft: Sie wären mir dann an Muskelausdauer überlegen – der Fähigkeit, über eine Reihe von Bewegungen hinweg genügend Kraft zu entwickeln.

Zur Formung und Entwicklung des Körpers eines Bodybuilders ist viel »Ausdauertraining« erforderlich: viele Sätze und Wiederholungen. Ich bin allerdings der Meinung, dass man ohne zusätzliches Krafttraining bei geringer Wiederholungszahl niemals die Härte und Dichte erreicht, wie es für einen wirklich erstklassig entwickelten Körper notwendig ist.

In den Tagen John Grimeks und Clancy Ross' trainierten praktisch alle Bodybuilder auf Kraft. Den meisten fehlte es zwar an der umfassenden Verfeinerung, die die heutigen Bodybuilder auszeichnet, aber sie waren Alle außerordentlich starke Männer von eindrucksvoller Gestalt und Härte. Heute hat das Pendel für meine Begriffe zu weit nach der anderen Seite ausgeschlagen, und viele Bodybuilder haben vergessen, welche Vorteile es bringt, die traditionellen Kraftbewegungen in das Trainingsprogramm aufzunehmen.

»Wenn jemand keine Kraftbewegungen macht«, erklärt mein Freund Franco Columbu, »sieht man das auf der Bühne auf den ersten Blick. Der Körper hat etwas Weiches an sich, das sofort auffällt.« Bei schwerem Krafttraining werden immer relativ wenig Muskelfasern sehr stark belastet. Dies führt dazu, dass sie größer und dicker werden (Hypertrophie), und auch ihre gesamte Dichte erhöht sich deutlich. Dies leistet

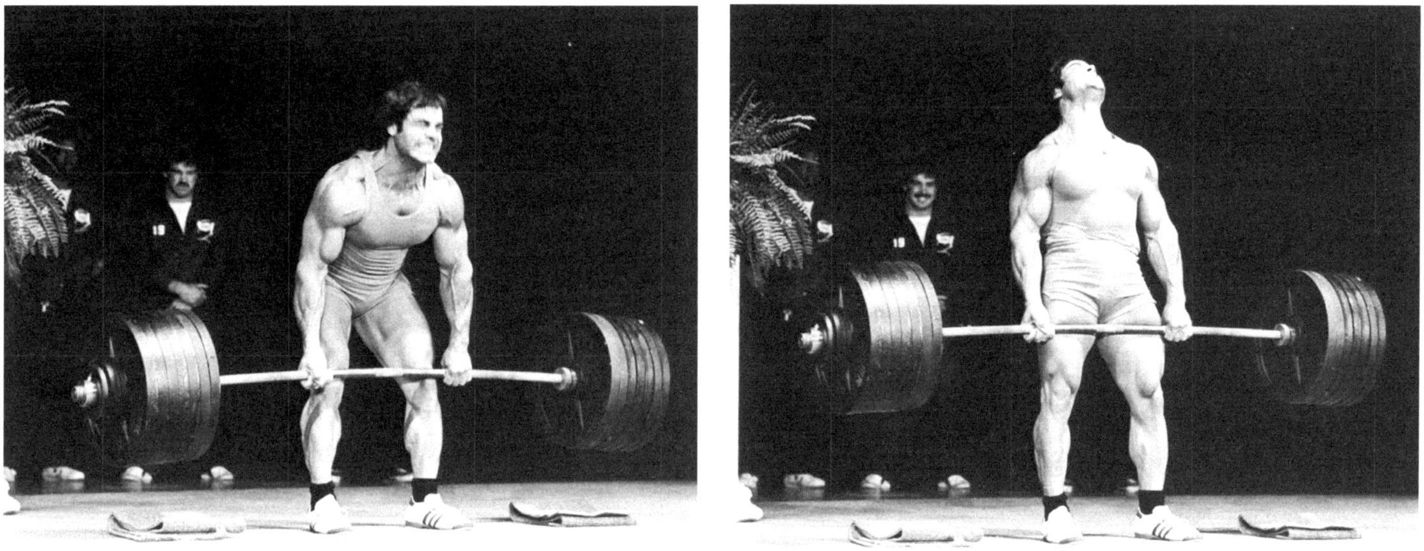

Franco Columbu beim Kreuzheben mit 330 kg.

einen wesentlichen Beitrag zu der Härte und Dichte, wie sie für die frühen Champions typisch ist.

Sowohl Franco wie auch ich haben unser herkulisches Aussehen nicht zuletzt unserem Krafttraining zu verdanken. Auch Jusup Wilkosz ist ein Bodybuilder mit diesem harten, gemeißelten Körper, wie man ihn nur durch Krafttraining bekommt. Der Australier Roger Walker ist aufgrund seines frühen Krafttrainings hart wie Granit.

Wenn Sie Krafttraining in Ihr Programm aufnehmen, werden Sie auch für die anderen Übungen stärker. Sie kommen schneller auf höhere Gewichte, und entsprechend schneller wachsen die Muskeln. Zusammen mit diesen werden die Sehnen gekräftigt, sodass Sie sich bei weniger schwerem Training mit hoher Wiederholungszahl nicht so leicht Zerrungen zuziehen, auch wenn die Konzentration einmal nachlässt und die Bewegungsführung der Gewichte nicht ganz perfekt ist.

Schweres Training stärkt ebenfalls die Sehnenansätze am Knochen. Das Abreißen der Sehne vom Knochen wird als »Abrissfraktur« bezeichnet [siehe Verletzungen S. 632], und das Risiko einer solchen Verletzung lässt sich durch richtiges Krafttraining erheblich vermindern.

Bei einem Programm, das schweres Training enthält, gehen die erworbene Muskelgröße und -dichte nicht so schnell verloren und bleiben

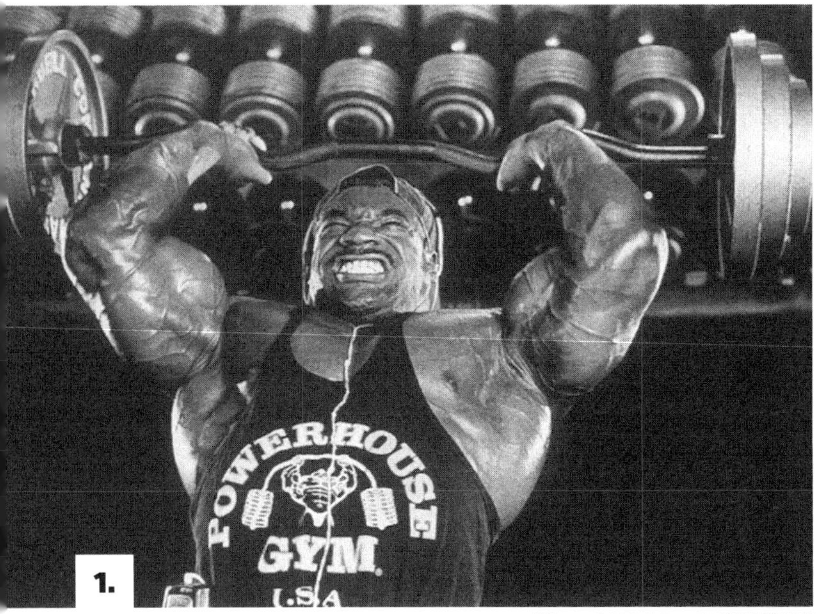

1.

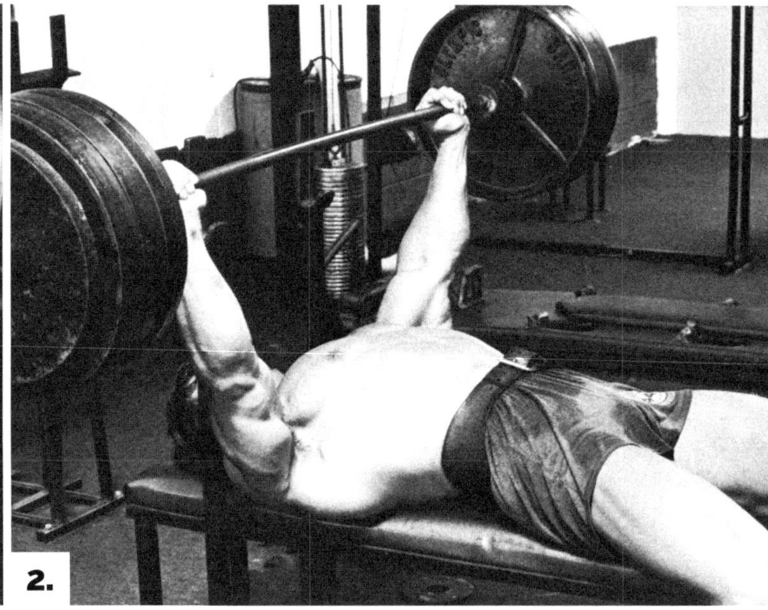

2.

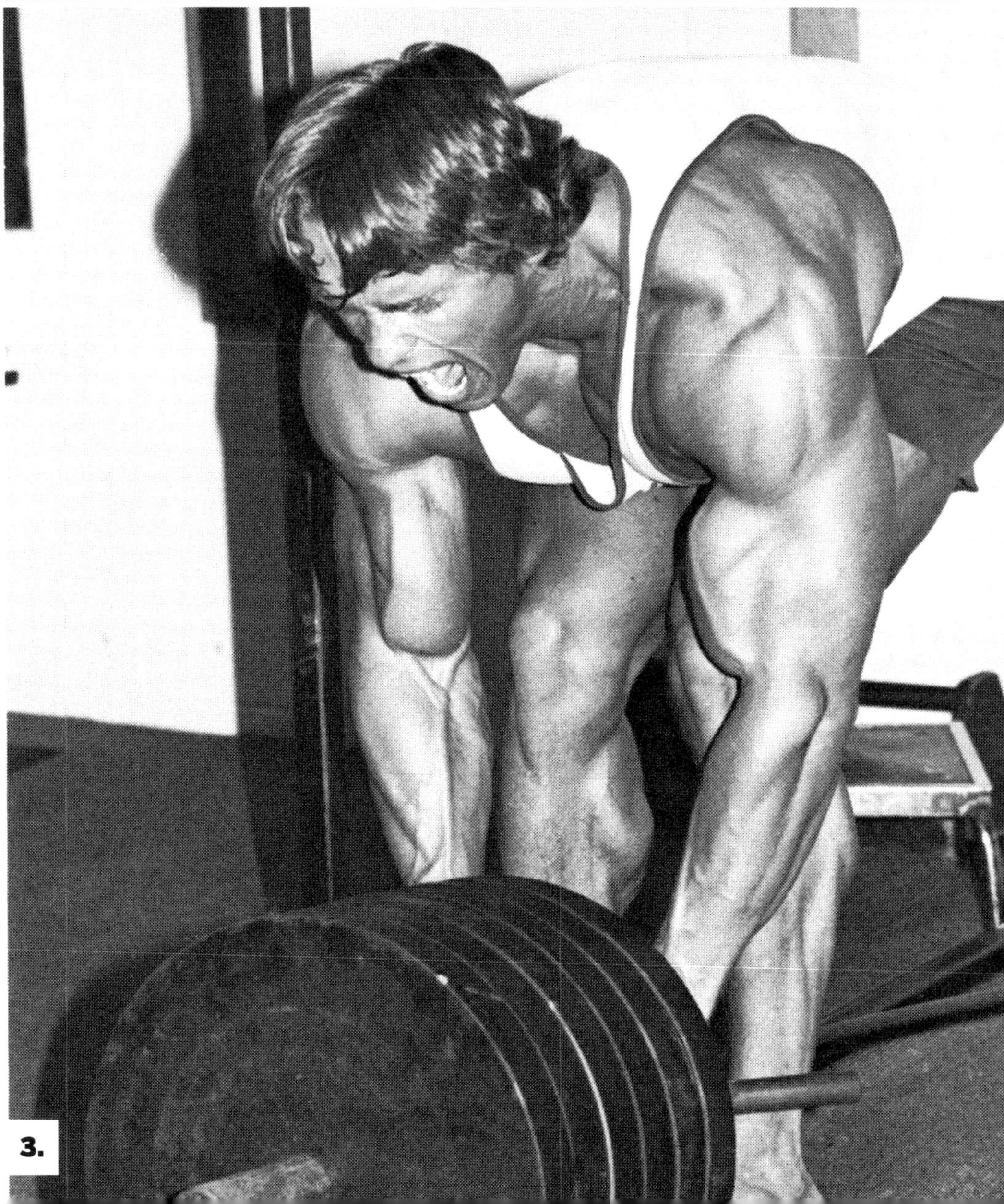

3.

1. *Chris Chormier's Arme sind so kraftvoll, dass er Trizepsdrücken als Kraftübung ausführt.*
2. *Acht Wiederholungen Bankdrücken mit über 180 kg erfordern bei meinen langen Armen viel Kraft und Konzentration.*
3. *Schweres Rudern mit der einseitig belasteten Hantel ist eine der besten Kraftübungen für den Rücken.*

selbst bei minimalem Erhaltungstraining lange stabil. Wird ausschließlich mit hoher Wiederholungszahl trainiert, ist der Zuwachs weitgehend auf vorübergehende Faktoren wie Wasser- und Glykogenspeicherung zurückzuführen, wohingegen der Zuwachs des krafttrainierten Muskels auf einer tatsächlichen Vergrößerung der Muskelfasern beruht. Wie Franco mir sagte, werden dabei auch die Wände der Muskelzellen dicker und stärker, sodass sie nicht so leicht schrumpfen.

Als ich noch in Österreich trainierte, war Kraft äußerst wichtig für uns. Wir mussten zum Beispiel zum Schrägbankdrücken die Langhantel umsetzen, weil wir keine moderne Schrägbank hatten. Ich erinnere mich, dass ich das Gewicht packte, umsetzte und mich dann gegen ein Schrägbrett zurückfallen ließ, um die Übung ausführen zu können. 145 kg zu drücken, ist eine Sache, sie umzusetzen, ist wieder eine andere, glauben Sie mir. So leuchtet ein, dass man noch andere Muskeln einsetzen muss, wenn man die Übung so ausführt.

Beim Krafttraining finden Sie auch heraus, was Ihr Körper zu leisten vermag, wieviel Gewicht Sie tatsächlich bewegen können, und das bringt Ihnen einen psychologischen Vorteil gegenüber Leuten, die überhaupt kein Krafttraining betreiben.

Es gibt viele ausgefeilte Techniken, die der moderne Bodybuilder beherrschen muss. Aber man darf dabei nicht vergessen, dass Bodybuilding sich darauf stützt, durch Heben schwerer Gewichte Muskelmasse aufzubauen. Damit will ich nicht sagen, dass Bodybuilder wie Gewichtheber trainieren sollten. Ich empfehle vielmehr ein Programm, das zur umfassenden Entwicklung der Muskulatur auch eine bestimmte Zahl an Kraftbewegungen enthält, damit die Vorzüge beider Trainingsweisen genutzt werden.

»Schwere Tage«

Auch beim Krafttraining gehen Sie nicht unbedingt jedes Mal bis an die Grenze Ihrer Leistungsfähigkeit. Mäßig schweres Training an einem Tag und am nächsten bis zur Grenze bringt in der Regel schnellere Fortschritte als jedes Mal Maximalbelastung.

Aus diesem Grund habe ich immer »schwere Tage« in mein Trainingsprogramm eingeplant. Einmal in der Woche suchte ich mir ein Körperteil aus und ging mit einer Kraftbewegung für diese Muskelgruppe bis an die Leistungsgrenze. Beim Beintraining versuchte ich zum Beispiel eine Kniebeuge mit Maximalbelastung, für die Brust machte ich einen Maximalversuch im Bankdrücken und so weiter. Auf diese Weise überforderte ich meinen Körper nicht so stark, dass er sich bis zum nächsten Training nicht wieder erholen konnte. Aber dadurch, dass ich regelmäßig bis zum Maximum ging, hatte ich immer eine sehr genaue Vorstellung, welchen Kraftzuwachs ich erzielt hatte. Und die Maximalversuche sorgten auch für einen Ausgleich zu dem leichteren Training bei hoher Wiederholungszahl, das den Hauptteil meines Trainings bildete.

Ich empfehle Ihnen, dies ebenfalls zu probieren. Nehmen Sie sich ein- oder zweimal in der Woche ein Körperteil vor und testen Sie Ihre Maximalkraft. Sorgen Sie für einen Trainingspartner, der Sie im Auge behält, damit Sie keine Angst haben, ein schweres Gewicht zu heben. Machen Sie vorher Dehnübungen, und wärmen Sie sich auf, um den Körper auf den Kraftakt vorzubereiten. Verfolgen Sie die Gewichtszahlen in Ihrem Trainingsbuch. Sie werden es als sehr befriedigend empfinden zu sehen, wie die Zahlen mit zunehmender Körperkraft in die Höhe klettern. Die Fähigkeit, schwere Gewichte zu bewältigen, wird auch Ihr Selbstbewusstsein ungeheuer stärken und Ihre innere Bindung zum Training festigen.

Noch ein Hinweis: Da beim Krafttraining so viele Muskeln gleichzeitig beansprucht werden und mit schwerem Gewicht gearbeitet wird, kann man bei diesen Bewegungen das Abfälschungsprinzip sehr wirkungsvoll anwenden.

Dehnen

Das Dehnen gehört zu den am meisten vernachlässigten Elementen des Trainings, selbst unter erfahrenen Bodybuildern. Wenn Sie einmal beobachten, wie ein Löwe vom Schlaf erwacht und aufsteht, werden Sie sehen, dass er sich sofort zu voller Länge streckt, um alle Muskeln, Sehnen und Bänder bereitzumachen für blitzschnelle, brutale Aktion. Der Löwe weiß instinktiv, dass Strecken und Dehnen seine Kraftentwicklung steigert.

Muskeln, Sehnen, Bänder und Gelenke sind flexible Strukturen. Sie können sich versteifen und den natürlichen Bewegungsumfang einschränken. Man kann sie aber auch dehnen, um den Bewegungsumfang zu steigern und folglich mehr Muskelfasern kontrahieren zu können. Dehnübungen vor dem Training erlauben es Ihnen also, härter zu trainieren.

Streckübungen vermindern obendrein das Verletzungsrisiko im Training. Bei mangelnder Flexibilität können die Muskeln unter dem Zug eines Gewichts leicht zu weit gedehnt werden. Eine Überdehnung von Sehnen und Bändern kann Zerrungen und Verstauchungen zur Folge haben, die Ihr Training erheblich beeinträchtigen. Doch wenn Sie die beanspruchten Partien vorher dehnen, passt sich der Körper an, wenn schwerer Widerstand an den Strukturen zieht.

Die Flexibilität oder Gelenkigkeit verbessert sich auch, wenn die verschiedenen Übungen richtig ausgeführt werden. Ein Muskel kann kontrahieren, aber er kann sich nicht von selbst dehnen. Dies muss durch den Zug eines entgegengesetzt wirkenden Muskels geschehen. Wenn Sie über den vollen Bewegungsumfang trainieren, dehnt der kontrahierende Muskel automatisch seinen Gegenmuskel. Bei Curls kontrahiert zum Beispiel der Bizeps, sodass der Trizeps gedehnt wird. Beim Trizepsdrücken ist es umgekehrt. Durch die Anwendung von Techniken, die die Muskeln über ihre größtmögliche Längenänderung führen, werden Sie gelenkiger.

Aber das reicht noch nicht. Muskeln, die gegen schweren Widerstand kontrahieren, verkürzen sich normalerweise. Deshalb empfehle ich Dehnübungen vor dem Training, damit Sie härter und gefahrloser trainieren können, ebenso wie auch Dehnübungen nach dem Training, um die verkürzten und ermüdeten Muskeln zu dehnen.

Sie können als Trainingsvorbereitung beliebig viele der folgenden Standard-Dehnübungen machen. Vielleicht sollten Sie sich auch überlegen, einen Yoga- oder Stretching-Kurs zu absolvieren. Diesen zusätzlichen Aufwand zur Verbesserung der Gelenkigkeit halten viele Bodybuilder für überflüssig. Andere wie Tom Platz vertrauen in hohem Maße auf das Dehnen, um ihr Training zu optimieren. Wenn man zusieht, wie Tom Platz sich vor dem Training locker und geschmeidig macht, die gewaltigen Beine wie Brezeln unter sich verschlungen, kann man eigentlich nur staunen. Er bringt die Hälfte seines Wadentrainings damit zu, die Wadenmuskeln bestmöglich zu dehnen, oft unter Einsatz sehr schwerer Gewichte, weil er weiß, dass mit zunehmender Dehnung der

Muskeln auch entsprechend mehr Fasern bei der Kontraktion zum Einsatz kommen. Doch so wichtig das Dehnen vor und nach dem Training ist, so wichtig erscheint es mir auch während des Trainings. Geradeso, wie ich empfehle, die Muskeln zwischen den Sätzen anzuspannen und Posen auszuführen, so halte ich es auch für nützlich, bestimmte Muskeln nach jedem Satz zu dehnen. Die Lats profitieren zum Beispiel davon, wenn man bei Klimmzügen oder beim Latziehen am Rollenzug Übungen einstreut, die diese Muskeln sorgfältig dehnen. Wie Sie sehen werden, habe ich bei verschiedenen Übungen, bei denen ich es für besonders nützlich hielt, Dehnübungen eingeplant.

Es sind nun einmal Details wie diese – darauf zu achten, nichts auszulassen, was die Entwicklung fördern kann –, die die Champions von den anderen abgrenzen, und der Unterschied fällt auch sofort auf, wenn sie im Wettkampf auf der Bühne posen. Der Unterschied liegt nicht nur in der Körperentwicklung an sich, bestmöglicher Teilung und Definition, sondern auch in der Eleganz ihrer Präsentation. Bodybuilder wie Ed Corney, der wohl beste Poser im modernen Bodybuilding, wären niemals zu so wunderbaren Bewegungen fähig, wenn ihr Bewegungsumfang durch harte oder verkürzte Muskeln, Sehnen und Bänder eingeschränkt wäre.

Ich halte es nicht für notwendig, viel Zeit und Energie für das Dehnen aufzuwenden, es sei denn, es wäre aus Gründen ernsthaft eingeschränkter Beweglichkeit oder zur Rehabilitation nach einer Verletzung erforderlich. In der Regel genügen zehn Minuten vor und nach dem Training, um die zehn wichtigsten Dehnübungen für größere Muskelgruppen auszuführen.

Das Dehnen muss langsam und behutsam erfolgen, nicht mit schnellen, ruckartigen Bewegungen. Wenn Sie die Muskel-Sehnen-Struktur einer plötzlichen Belastung aussetzen, kontrahiert sie, um sich zu schützen, und damit verfehlt die Übung ihren Zweck. Doch wenn Sie die Struktur vorsichtig dehnen und 30 Sekunden oder länger in der Extremstellung verharren, entspannt sich die Sehne, und Sie werden gelenkiger.

Ich empfehle Ihnen, sich für jede der folgenden Übungen eine Minute Zeit zu nehmen. Das sollte allerdings als Minimum betrachtet werden. Je mehr Zeit Sie sich für das Dehnen nehmen, desto gelenkiger werden Sie.

DEHNÜBUNGEN

Seitbeuge

Ziel der Übung: Dehnung der äußeren schrägen Bauchmuskeln und anderer Muskeln an der Seite des Rumpfs.

1. Stehen Sie aufrecht, die Füße gut schulterbreit auseinander, die Arme seitlich am Körper.

2. Heben Sie den rechten Arm über den Kopf und beugen Sie sich langsam nach links. Die linke Hand gleitet dabei am Oberschenkel entlang nach unten. Beugen Sie sich zur Seite, so weit Sie können, und verharren Sie 30 Sekunden in dieser Stellung.

3. Gehen Sie wieder in die Ausgangsstellung zurück und wiederholen Sie die Übung nach der anderen Seite.

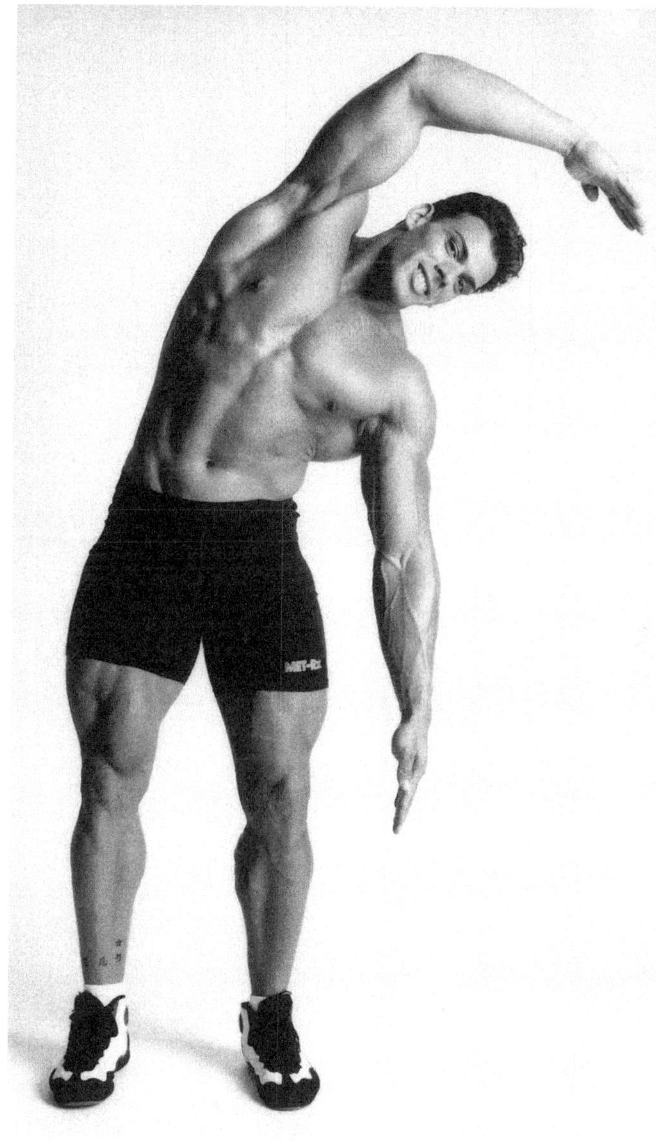

Frank Sepe

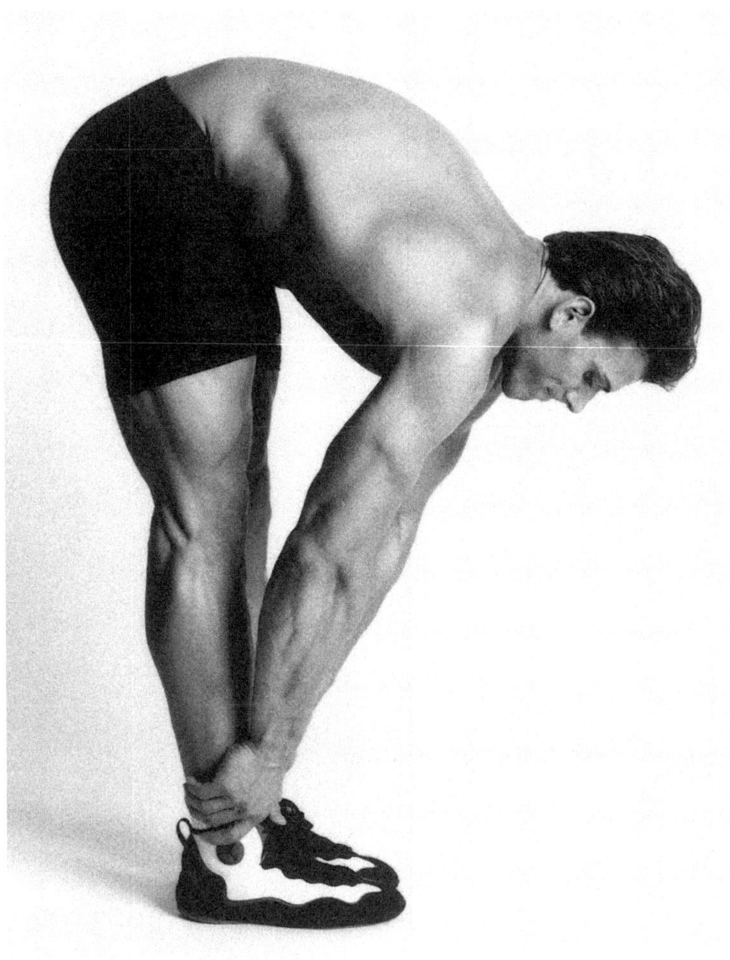

Zugbeuge

Ziel der Übung: Dehnung der hinteren Oberschenkelmuskeln und der unteren Rückenmuskulatur.

1. Stehen Sie aufrecht, die Füße geschlossen.

2. Beugen Sie sich vor und umfassen Sie von hinten und möglichst weit unten die Beine (Knie, Waden oder Fußgelenke). Bringen Sie den Kopf durch sanften Zug der Arme möglichst nahe an die Beine heran, um den unteren Rücken und die Rückseite der Oberschenkel optimal zu dehnen.

3. 30–60 Sekunden in dieser Stellung verharren, dann entspannen.

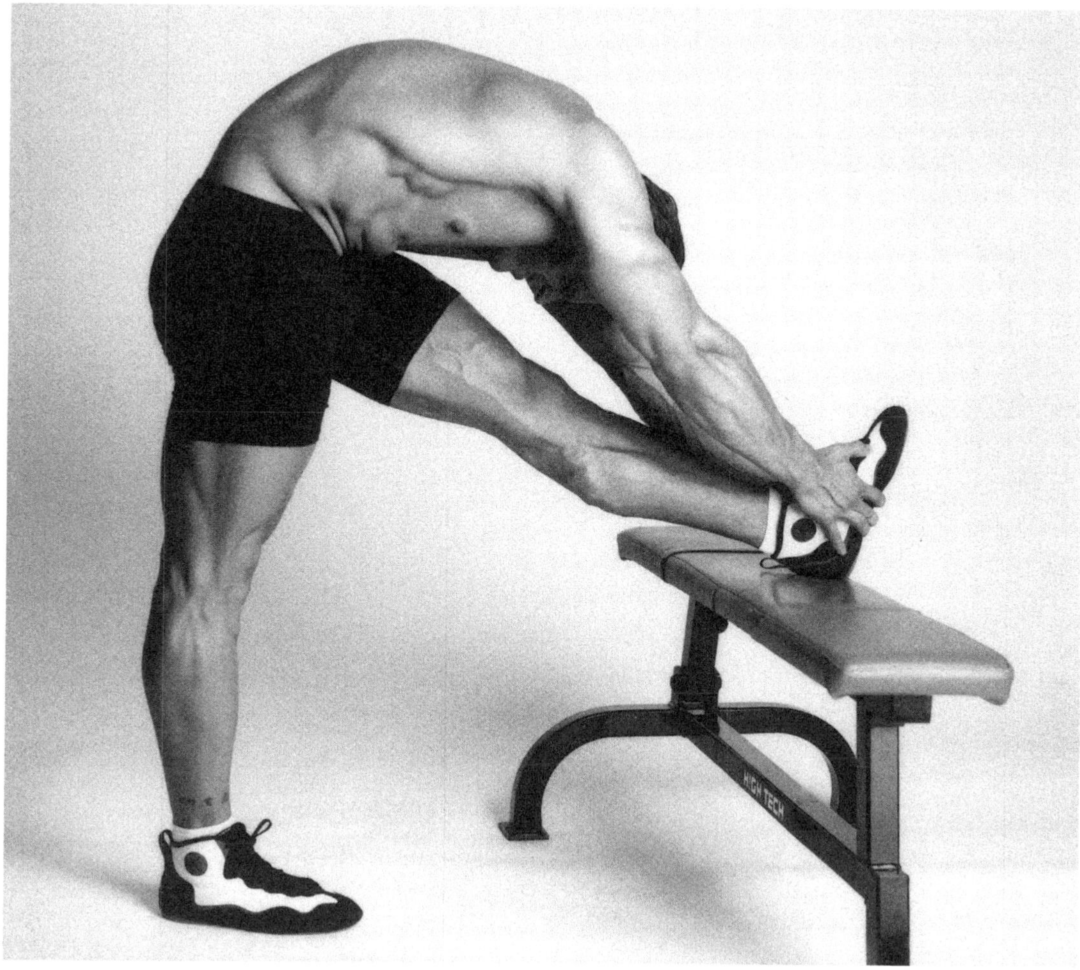

Zugbeuge mit aufgestütztem Bein

Ziel der Übung: Dehnung der hinteren Oberschenkelmuskeln.

1. Legen Sie einen Fuß bzw. das Fußgelenk auf eine Bank oder eine hüfthohe Stange.

2. Während Sie das Standbein gestreckt lassen, beugen Sie sich über das aufgestützte Bein vor und umfassen es möglichst weit unten mit den Händen (Knie, Wade, Fußgelenk oder Fuß). Üben Sie sanften Zug aus, um die Oberschenkelrückseite maximal zu dehnen.

3. 30 Sekunden verharren, entspannen und die Bewegung dann mit dem anderen Bein wiederholen.

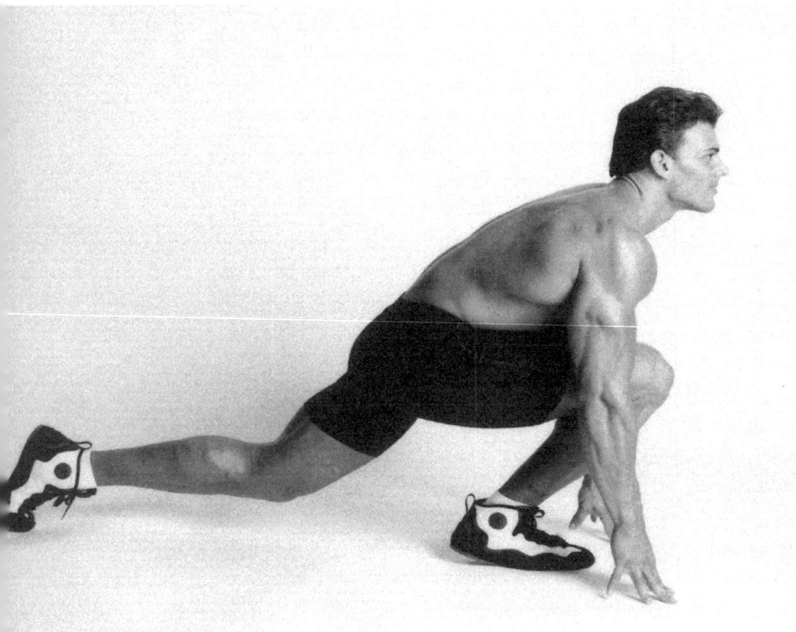

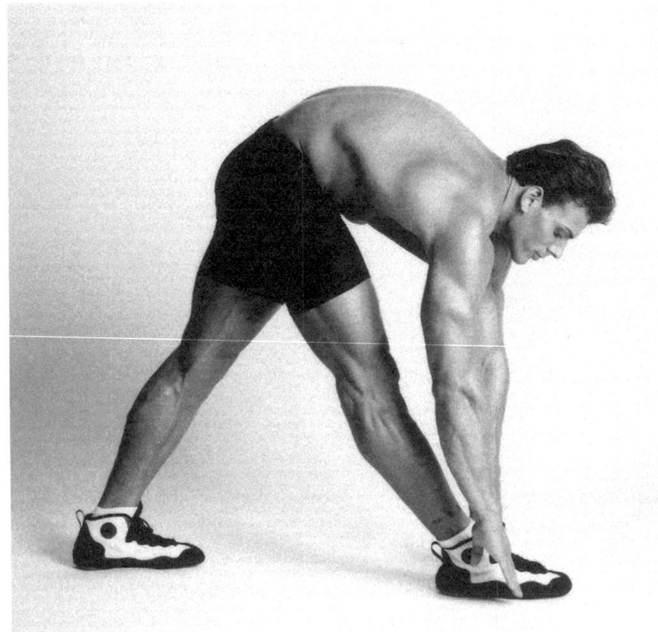

Ausfallschritte

Ziel der Übung: Dehnung der Innenseite und Rückseite der Oberschenkel.

1. Stehen Sie aufrecht, setzen Sie ein Bein vor, beugen Sie dieses Knie und kommen Sie mit dem Körper herab, bis das hintere Knie den Boden berührt. Stützen Sie sich zu beiden Seiten des vorderen Fußes mit den Händen auf und lehnen Sie sich vor, um die Innenseite der Oberschenkel maximal zu dehnen.

2. Aus dieser Stellung heraus strecken Sie das vordere Bein und drücken die Knie durch, sodass die Muskeln der Oberschenkelrückseite gedehnt werden. Beugen Sie das vordere Knie dann wieder und kommen Sie erneut zum Boden herunter. Wiederholen Sie diese Bewegung: erst das Bein strecken und dann wieder nach unten kommen. Dann richten Sie sich auf, setzen den anderen Fuß vor und wiederholen den Dehnvorgang.

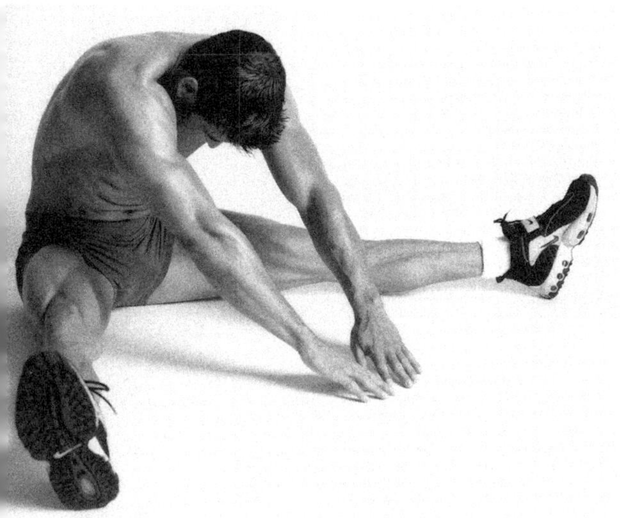

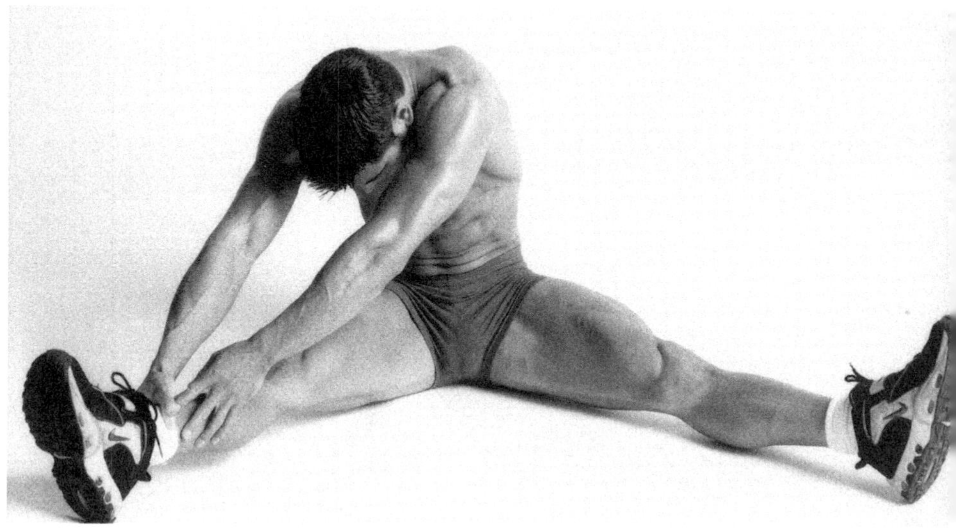

Rumpfbeuge im Grätschsitz

Ziel der Übung: Dehnung der Oberschenkelrückseite und des unteren Rückens.

1. Setzen Sie sich auf den Boden, die Beine gestreckt und weit gespreizt. Beugen Sie sich vor und bringen Sie möglichst weit vor sich die Hände auf den Boden.

2. Verharren Sie ein paar Sekunden in dieser Stellung und »spazieren« Sie dann mit den Händen zu einem Bein hinüber, um dieses möglichst weit unten zu fassen (Knie, Wade, Fußgelenk oder Fuß). Üben Sie sanften Zug aus, um die hinteren Oberschenkelmuskeln und den unteren Rücken möglichst gut zu dehnen.

3. 30 Sekunden in dieser Stellung verharren, dann mit den Händen zum anderen Bein »hinüberspazieren« und das Ganze wiederholen.

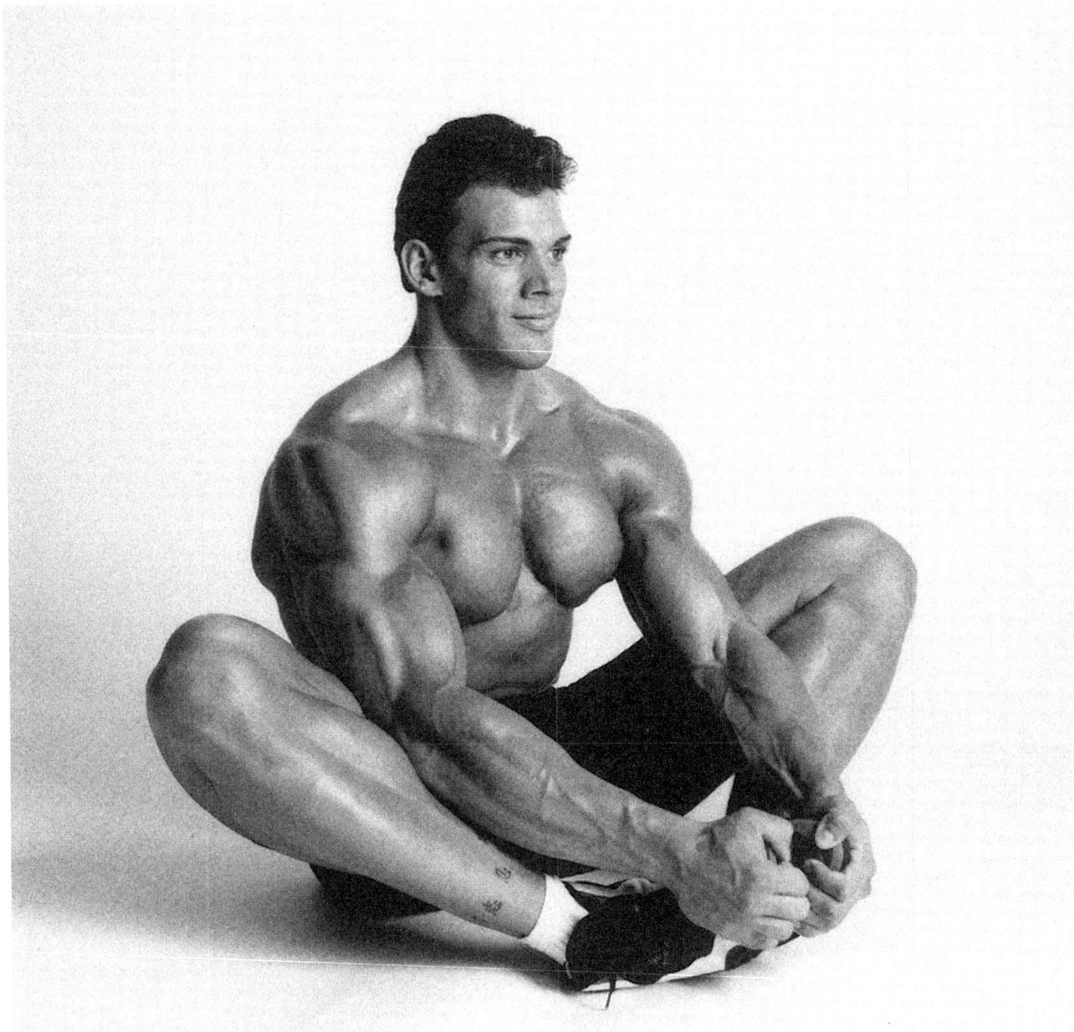

Orientalischer Sitz

Ziel der Übung: Dehnung der Oberschenkelinnenseite.

1. Setzen Sie sich auf den Boden, hocken Sie die Beine an und legen Sie die Fußsohlen gegeneinander. Umfassen Sie die Füße und ziehen Sie sie möglichst nah an die Leiste heran.

2. Entspannen Sie die Beine und lassen Sie die Knie nach unten fallen, sodass die Innenseite der Oberschenkel gedehnt wird. Drücken Sie die Knie mit den Ellbogen nach unten, um die Dehnung noch zu unterstützen. 30–60 Sekunden verharren, dann entspannen.

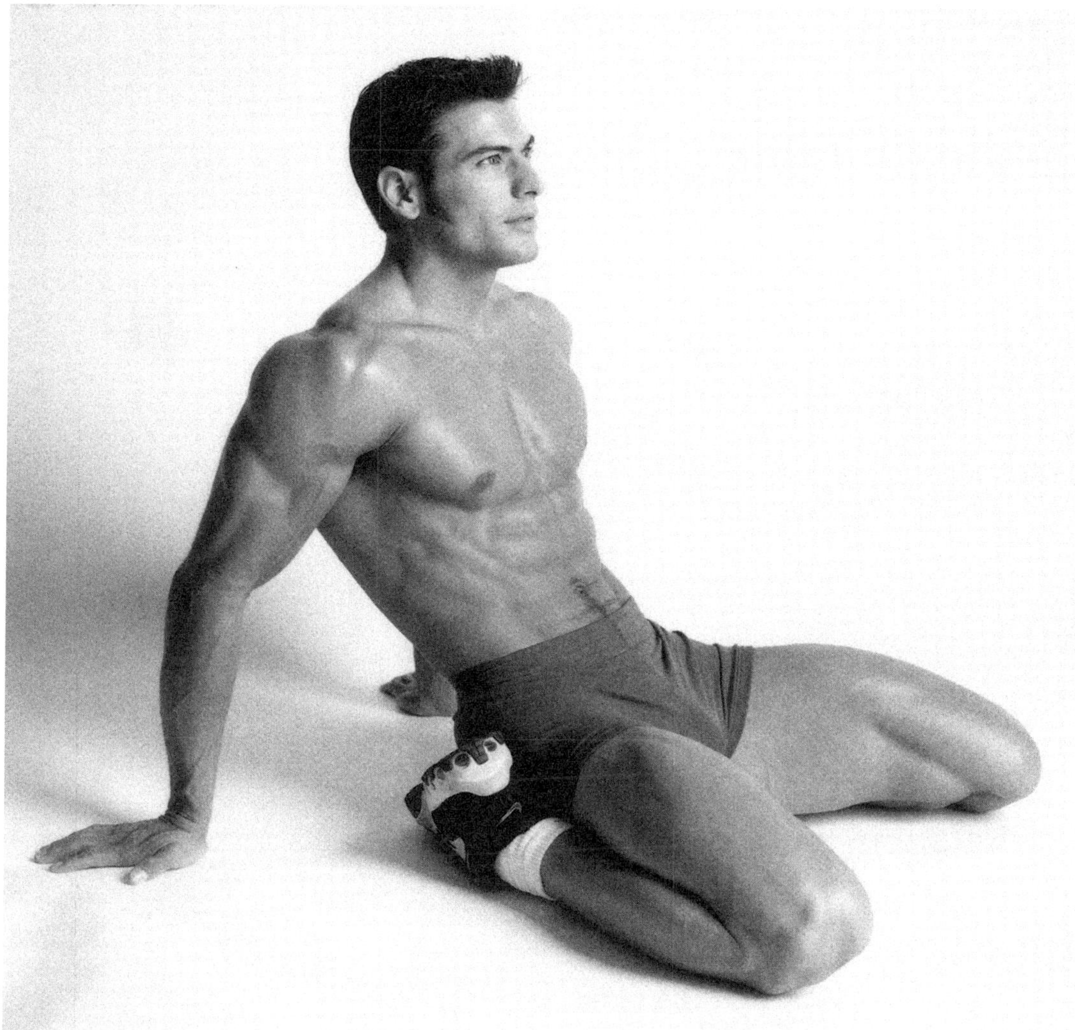

Kniesitz

Ziel der Übung: Dehnung der vorderen Oberschenkelmuskeln (Quadrizeps).

1. Knien Sie sich auf den Boden. Bringen Sie die Füße so weit auseinander, dass Sie sich dazwischen setzen können.

2. Stützen Sie sich mit den Händen hinter dem Körper auf und lehnen Sie sich möglichst weit zurück, sodass Sie die Dehnung im Quadrizeps spüren. (Diejenigen, die nicht so gelenkig sind, werden sich nur ein wenig zurücklehnen können. Wer sehr gelenkig ist, kommt mit dem Rücken bis zum Boden herab.) In dieser Stellung 30–60 Sekunden verharren, dann entspannen.

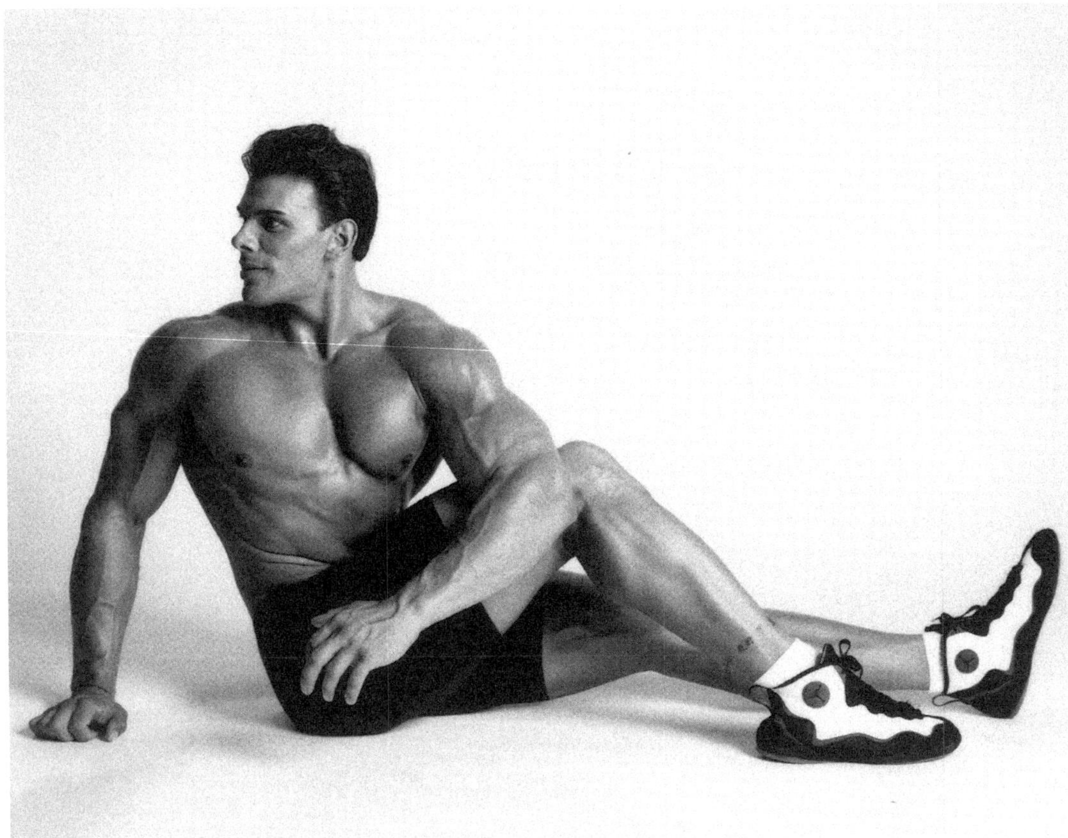

Hürdensitz

Ziel der Übung: Dehnung der hinteren Oberschenkelmuskeln und der Oberschenkelinnenseite.

1. Setzen Sie sich auf den Boden, strecken Sie ein Bein vor und bringen Sie das andere nach hinten abgewinkelt neben sich.
2. Beugen Sie sich über das gestreckte Bein vor und fassen Sie es möglichst weit unten (Knie, Wade, Fußgelenk oder Fuß). Ziehen Sie leicht, um maximale Dehnung zu erhalten, und verharren Sie 30 Sekunden.
3. Wechseln Sie die Beinstellung und wiederholen Sie die Bewegung.

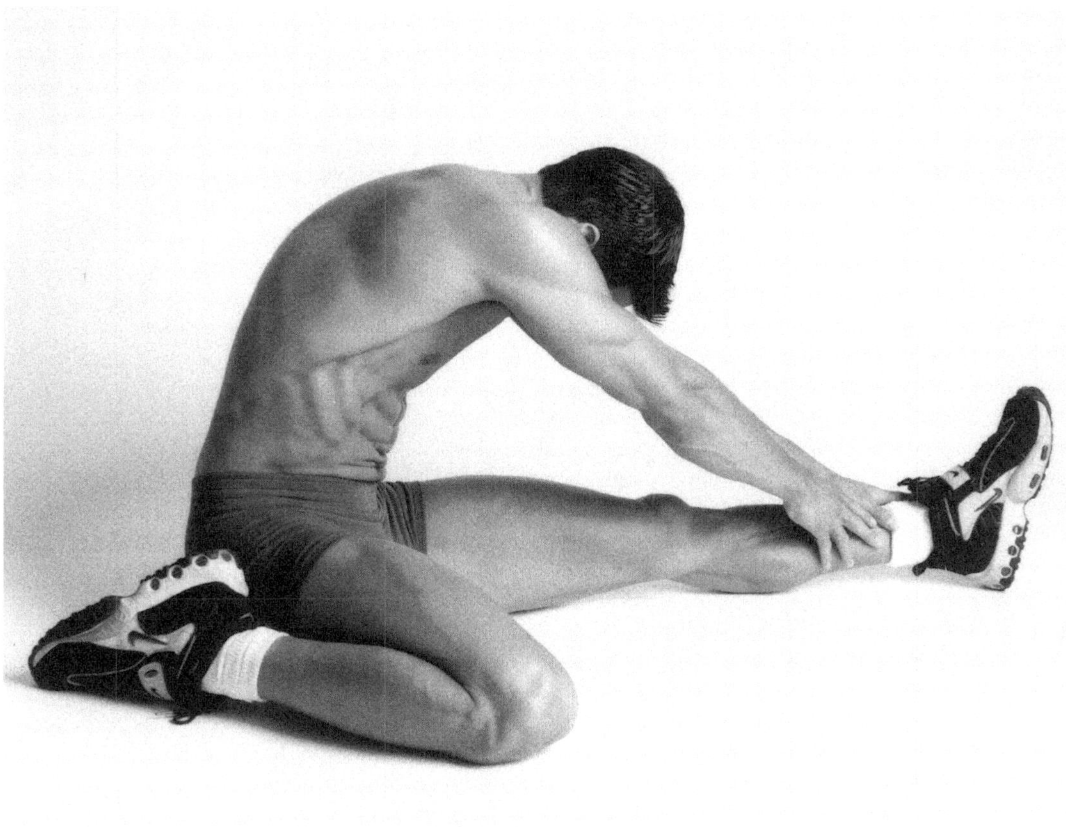

Drehsitz

Ziel der Übung: Steigerung der Drehbewegung des Rumpfs.

1. Setzen Sie sich auf den Boden, beide Beine vorgestreckt. Bringen Sie das rechte Knie hoch und drehen Sie sich so, dass Ihr linker Arm an der Außenseite des gebeugten Knies anliegt.

2. Stützen Sie sich mit der rechten Hand hinter dem Körper ab und drehen Sie sich, so weit es geht. Verharren Sie 30 Sekunden in der Stellung größtmöglicher Drehung.

3. Strecken Sie dann Ihr rechtes Knie, beugen Sie das linke und wiederholen Sie die Bewegung auf der anderen Seite.

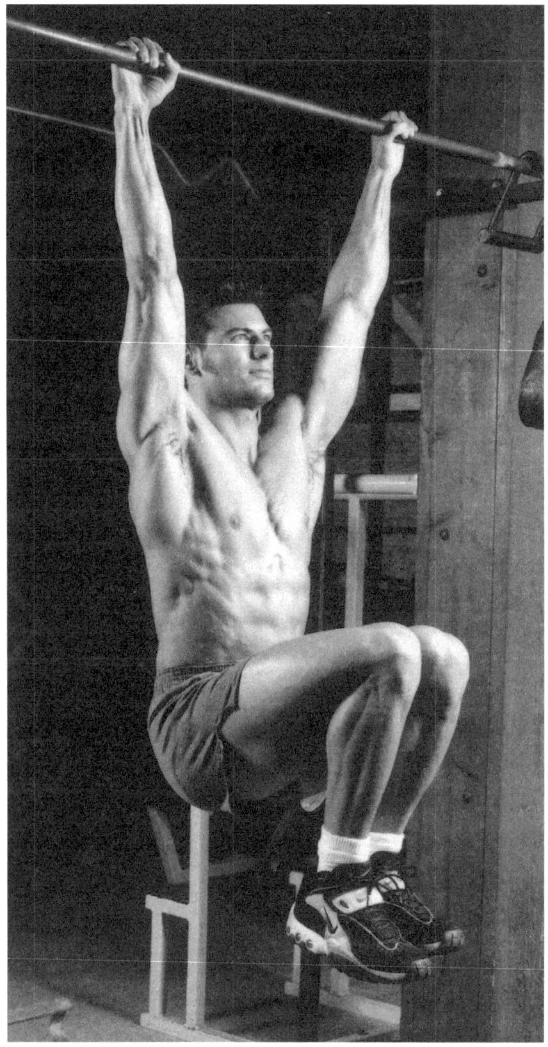

Hängen

Ziel der Übung: Streckung der Wirbelsäule und Dehnung der Oberkörpermuskulatur.

1. Hängen Sie sich mit den Händen an eine Klimmzugstange.

2. Bleiben Sie mindestens 30 Sekunden hängen, damit der Oberkörper Gelegenheit hat, sich von Restspannungen zu befreien und sich zu strecken. Wenn Sie Inversionsstiefel oder eine andere geeignete Hängevorrichtung haben, können Sie versuchen, sich an den Füßen aufzuhängen, um die Wirbelsäule noch mehr zu strecken.

Kapitel 2

Erkennen des eigenen Körperbautypus

Es ist wichtig, dass Sie sich an das Grundtraining halten, bis Sie wissen, wie Ihr Körper auf das Programm anspricht. Die Reaktion auf sportliches Training ist je nach Körperbautypus ganz verschieden, und was für den einen gut ist, muss nicht auch für andere von Vorteil sein.

Eines der diversen Konstitutionstypen-Systeme unterscheidet zwischen drei Körperbautypen, die als »Somatotypen« bezeichnet werden:

Der ektomorphe Typ: charakterisiert durch kurzen Oberkörper, lange Arme und Beine, schmale Füße und Hände sowie sehr geringe Fettaufspeicherung; kleiner Brustkorb und schmale Schultern, meist lange, dünne Muskeln.

Der mesomorphe Typ: mächtiger Brustkorb, langer Oberkörper, kräftige Muskulatur und große Körperkraft.

Der endomorphe Typ: weiche Muskulatur, rundes Gesicht, kurzer Hals, breite Hüften und starke Fettaufspeicherung.

Natürlich ist niemand ein völlig reiner Typus, sondern weist Merkmale aller drei Typen auf. Das obige Klassifizierungssystem kennt insgesamt 88 Untergruppen, die sich durch Bestimmung des Dominanzgrads jeder Hauptgruppe auf einer Skala von 1-7 ergeben. Würden die Körpermerkmale einer Person zum Beispiel als ektomorph (2), mesomorph (6) und endomorph (5) eingestuft, dann wäre dies ein endo-mesomorpher Typ, ein grundsätzlich muskulöser, sportlicher Typ, der aber zu starkem Fettansatz neigt.

Mit dem richtigen Training und der richtigen Ernährung kann jeder Körper entwickelt werden, aber je nach Körperbautypus muss das Training mit anderer Zielsetzung angegangen werden, auch wenn das Langzeitziel vielleicht in jedem Fall das gleiche ist.

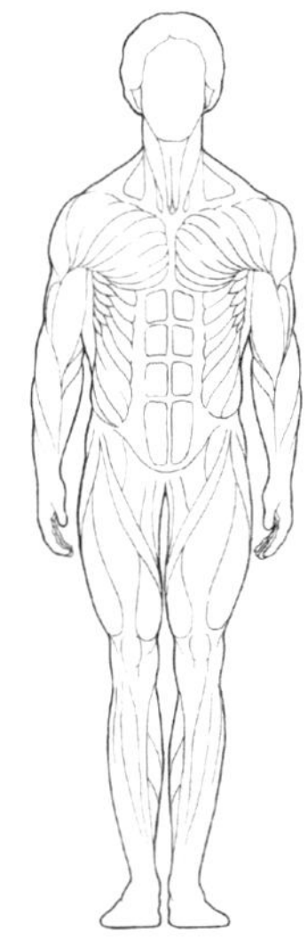

ektomorph

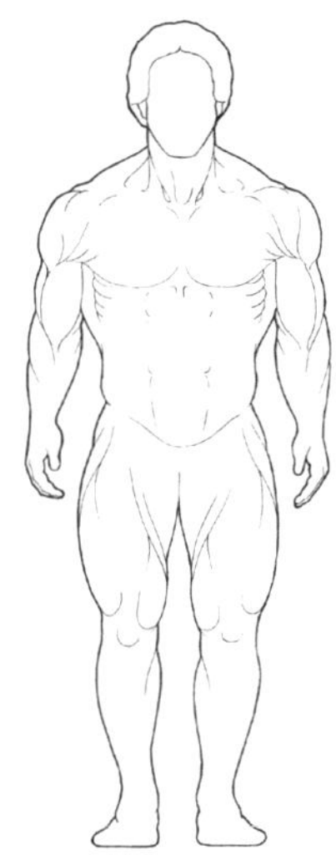

mesomorph

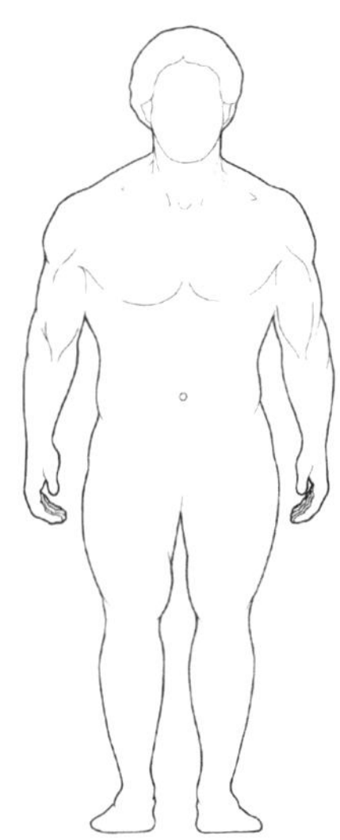

endomorph

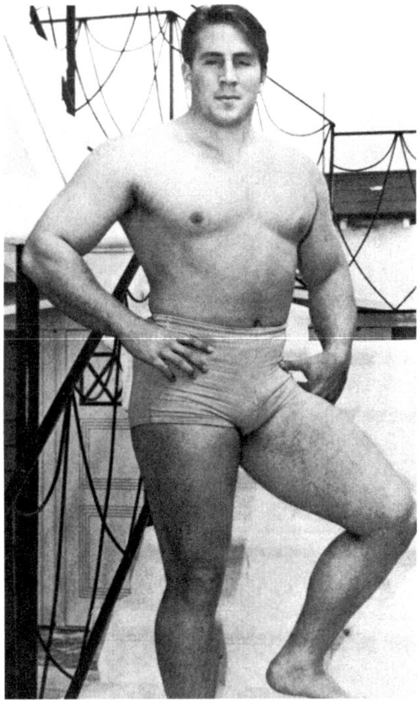

So kann Bodybuilding den Körper verändern: Steve Davis vorher, sehr endomorph aussehend …

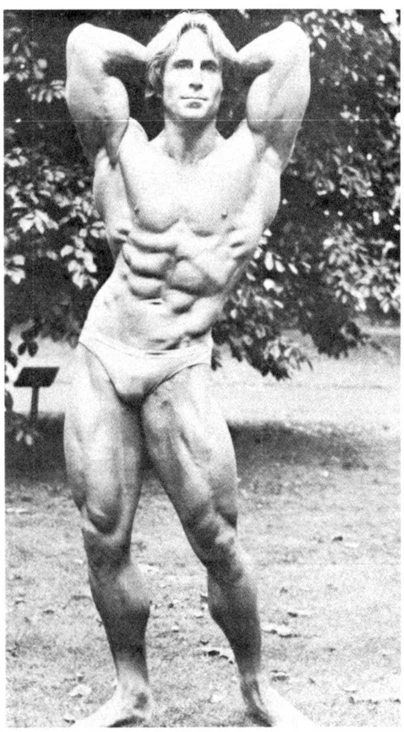

… und nachher, sehr mesomorph wirkend.

Training des Ektomorphen

Das erste Ziel des extrem ektomorphen Typs ist Gewichtszunahme, vorzugsweise in Form erstklassiger Muskelmasse. Der Ektomorphe hat nicht die Kraft und Ausdauer für übermäßig lange Trainingseinheiten, und er wird feststellen, dass der Muskelzuwachs sehr langsam erfolgt. Deshalb empfehle ich dem Ektomorphen:

1. Bei den Grundübungen bleiben und viel Krafttraining einplanen, um ein Programm zu erhalten, das maximalen Massezuwachs bewirkt.

2. Das Grundtraining in vollem Umfang ausführen, aber gegebenenfalls längere Ruhepausen einschalten, damit der Körper dieser Belastungsstufe gewachsen ist.

3. Sorgsam auf die Ernährung achten; die Kalorienzufuhr über das gewohnte Maß hinaus steigern, und die Kost eventuell mit Gewichtszunahme- und Proteingetränken ergänzen.

4. Aktivitäten im Freien wie Dauerlauf, Schwimmen oder andere Sportarten auf ein Mindestmaß beschränken, um Kalorien für den Muskelaufbau aufzusparen.

Training des Mesomorphen

Dem Mesomorphen fällt es relativ leicht, Muskelmasse aufzubauen, doch er muss darauf achten, eine Vielzahl unterschiedlicher Übungen in sein Programm aufzunehmen, damit sich die Muskeln proportioniert und wohlgeformt entwickeln, und nicht bloß als unförmige Pakete. Deshalb empfehle ich dem Mesomorphen:

1. Eine Mischung aus schwerem Krafttraining und einer Vielfalt an formenden Übungen. Je abwechslungsreicher das Programm, desto besser die Qualität, Proportion und Symmetrie des Körpers.

2. Relativ lange Trainingseinheiten mit kurzen Ruhepausen. Übermäßig lange Sitzungen sind jedoch nicht nötig, da der mesomorphe Körper ohnehin gut auf sportliches Training anspricht.

3. Eine ausgewogene Kost mit viel Eiweiß sowie Beschränkung der Kalorienzufuhr, sodass das Körpergewicht das ganze Jahr über nicht mehr als 10 oder 15 Pfund über dem Wettkampfgewicht liegt. Es hat keinen Sinn, einfach 30 oder 40 Pfund zuzunehmen und die ganze nutzlose Masse vor dem Wettkampf wieder abbauen zu müssen.

Training des Endomorphen

Der Endomorphe hat im Allgemeinen keine allzu großen Schwierigkeiten, Muskeln aufzubauen, er muss aber Fett abbauen und danach sehr auf seine Ernährung achten, um nicht wieder welches anzusetzen. Deshalb empfehle ich dem Endomorphen:

1. Training mit hoher Satz- und Wiederholungszahl und sehr kurzen Ruhepausen, um möglichst viel Fett abzubauen.

2. Zusätzlich aerobes Training wie Radfahren, Laufen oder andere sportliche Aktivitäten mit hohem Kalorienverbrauch.

3. Eine kalorienarme Diät, die die notwendigen Nährstoffe in ausreichenden Mengen und in der richtigen Zusammensetzung enthält (siehe S. 619). Nicht von irgendeinem Makronährstoff gar nichts, sondern eine Kost, die den Mindestbedarf an Eiweiß, Kohlenhydraten und Fetten deckt, sowie zusätzlich Vitamin- und Mineralstoffpräparate, um sicherzustellen, dass es dem Körper nicht an essentiellen Nährstoffen mangelt.

Zuordnung des eigenen Körperbautypus

Es hat schon Champions der unterschiedlichsten Körperbautypen gegeben. Steve Davis wog früher einmal um die 120 kg, er tendiert also stark zum endomorphen Typus. Er musste demnach Fett ab- und Muskelgewebe hoher Qualität aufbauen, ehe er sich Hoffnungen auf einen Bodybuilding-Titel machen konnte. Der Leichtgewichtsweltmeister Ken Pasariello reduzierte sein Körpergewicht von 115 kg auf 71 kg, um sich den Titel zu holen, und fällt somit in die gleiche Kategorie. Anders Frank Zane, der bedeutend mehr ektomorphe Merkmale aufweist. Es hat bei Frank immer sehr lange gedauert, Muskelmasse aufzubauen, was ihn aber nicht davon abgehalten hat, dreimal Mr. Olympia zu werden. Ich selbst bin genügend ektomorph, um relativ leicht Muskelmasse aufbauen zu können, und brachte es sogar einmal auf ein Körpergewicht von 112 kg, aber ich neige von Natur aus nicht zu Fettansatz und bin infolgedessen mehr ein ekto-mesomorpher als ein endo-mesomorpher Typ. Dave Draper ist ein klassischer Endomorpher, der leicht schwer und glatt wird, dem es aber durch hartes Training und strenge Diät dennoch gelingt, genügend Fett abzubauen, um im Wettkampf mit der nötigen Härte anzutreten.

Doch in der Regel ist kein Bodybuilder der Spitzenklasse allzu ektomorph oder allzu endomorph. Solchen Körpern würde es an Proportion, Symmetrie, Muskelmasse und Definition fehlen. Aber es lässt sich feststellen, dass Bodybuilder wie Hubert Metz zum ekto-mesomorphen Typus neigen, während Chris Dickerson und Ken Waller, die leicht zunehmen, mehr als endo-mesomorph einzustufen sind. Ed Corney ist vermutlich so endomorph, wie man es unter den heutigen Wettkämpfern überhaupt findet. Doch trotz ihres verschiedenen Körperbautypus ist es jedem dieser Männer gelungen, sich im Wettkampf gegen fast reine mesomorphe Typen wie Casey Viator und Tom Platz durchzusetzen.

Man kann sich viel Zeit und Frustration ersparen, wenn man seinen Körperbautypus kennt und versteht. Wenn ein Ektomorpher wie ein Endomorpher trainiert, ist er bald übertrainiert und erzielt keinen Muskelzuwachs. Der Endomorphe, der meint, er sei eigentlich mehr mesomorph, wird Muskeln aufbauen, aber immer Schwierigkeiten haben, sein Körperfett niedrig zu halten. Bestimmte Trainingsgrundsätze sind für jeden gültig, aber wie man sein Training richtig einteilt und mit Diät und Ernährung in Einklang bringt, das kann je nach Körperbautypus grundverschieden sein.

Zusammensetzung der Körperbestandteile

Die Natur mag Ihnen einen Körper mitgegeben haben, der einem bestimmten Typus zuzuordnen ist, aber wenn Sie Fett ab- und fettfreies Gewebe aufbauen, verändern sie die Zusammensetzung der Körperbestandteile. Es ist oft schwierig, diese Veränderungen allein mit Maßband und Waage zu verfolgen. Sie können Diät halten und trotzdem zunehmen, weil das Training einen Muskelzuwachs bewirkt; wenn Sie eine zu strenge Diät halten, verlieren Sie nicht nur Fett, sondern auch

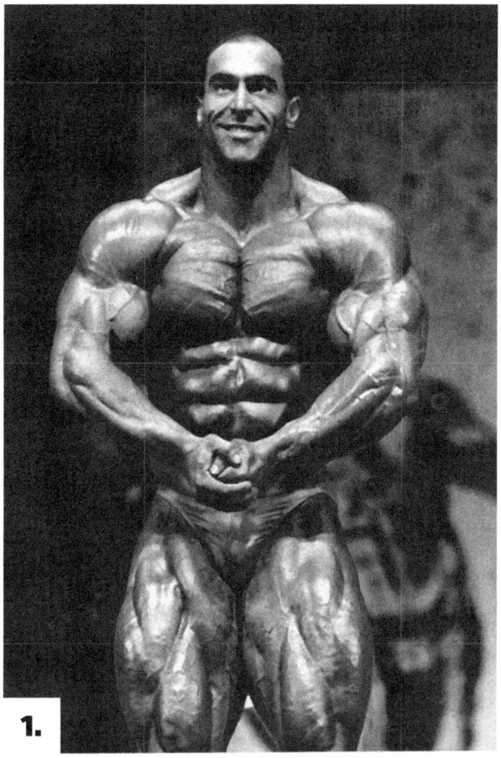

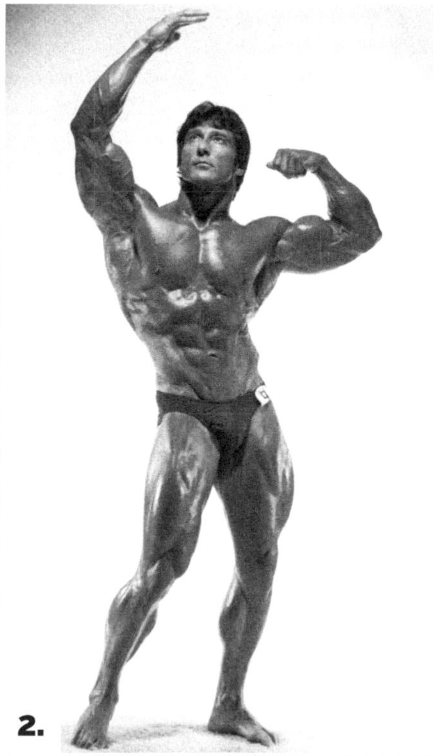

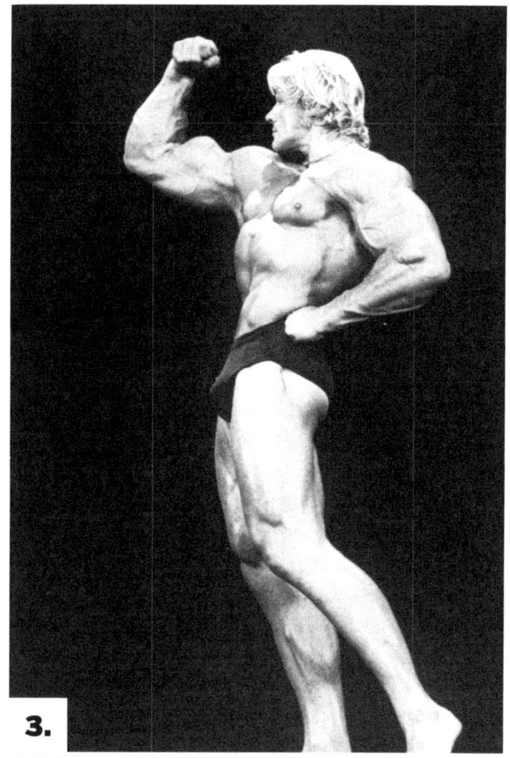

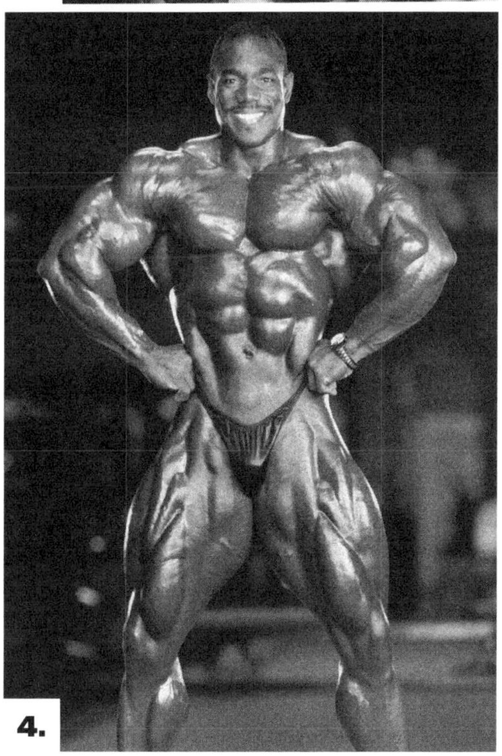

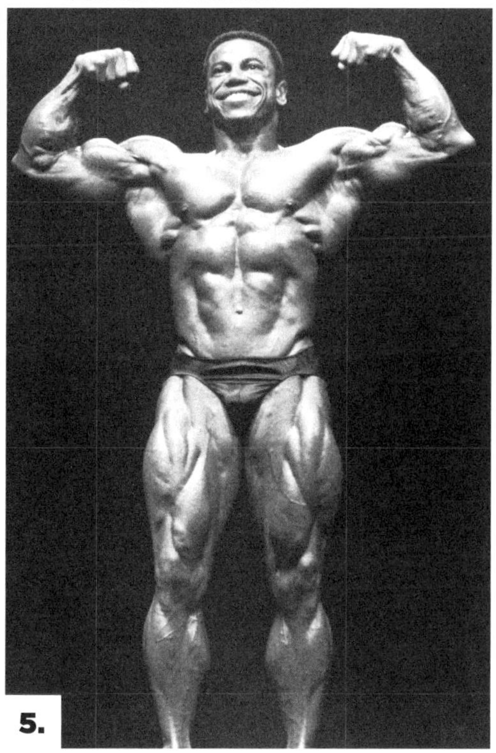

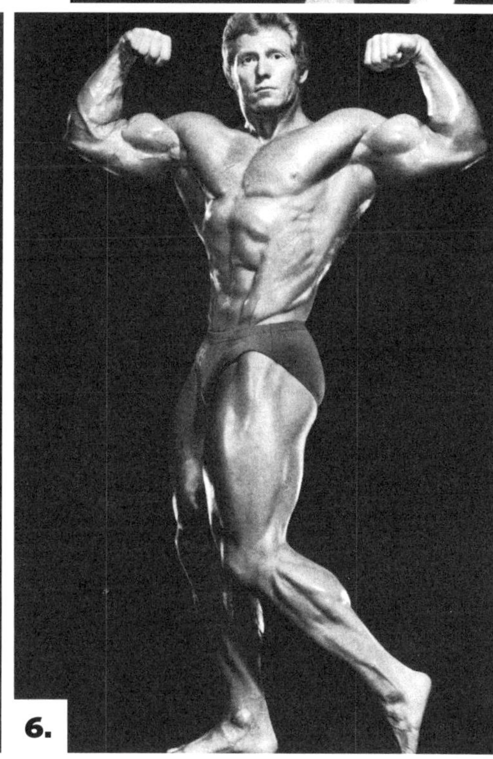

1. *Nasser El Sonbaty, ein Endo-Mesomorpher*
2. *Frank Zane, ein Ekto-Mesomorpher*
3. *Dave Draper, ein klassischer endomorpher Mesomorpher*
4. *Flex Wheeler – ekto-mesomorph*
5. *Chris Dickerson – endo-mesomorph*
6. *Ken Waller – endo-mesomorph*

Muskelmasse. Sie können auch so hart trainieren, dass Sie »übertrainieren« und den Körper zwingen, zur Energiegewinnung fettfreies Gewebe anzugreifen.

Am besten kann man diese körperlichen Veränderungen im Spiegel verfolgen, kombiniert mit einem Testverfahren zur Bestimmung der Körperzusammensetzung. Solche Tests erlauben es auch, die Vorzüge bestimmter Trainingsprogramme gegenüber anderen zu analysieren. Die Testergebnisse lassen frühzeitig erkennen, ob Fortschritte erzielt worden sind oder nicht, sodass man noch rechtzeitig vor einem Wettkampf Korrekturen im Programm vornehmen kann.

Es gibt verschiedene Methoden, um die Zusammensetzung der Körperbestandteile zu bestimmen. Bei der aufwendigsten und teuersten sitzt man in einer geschlossenen Kammer, während Instrumente die Kaliumstrahlung des Körpers registrieren. Für die meisten Menschen ist das recht unpraktisch. Bei einer anderen und bekannteren Methode

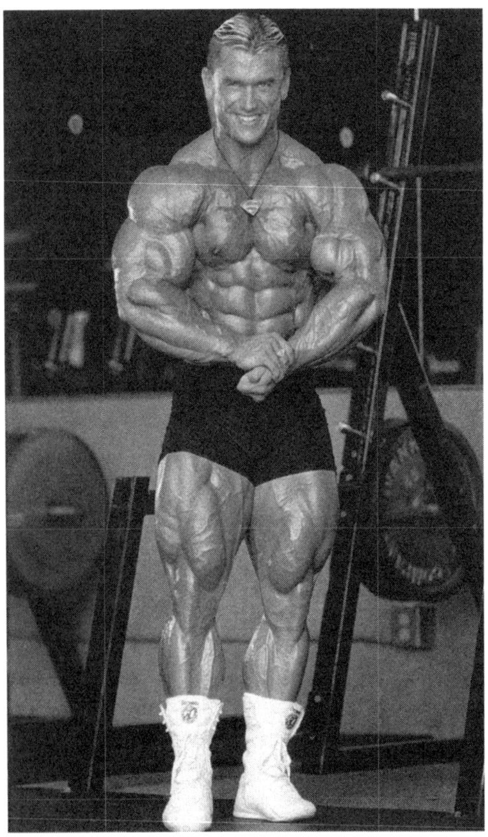

Lee Priest – endo-mesomorph

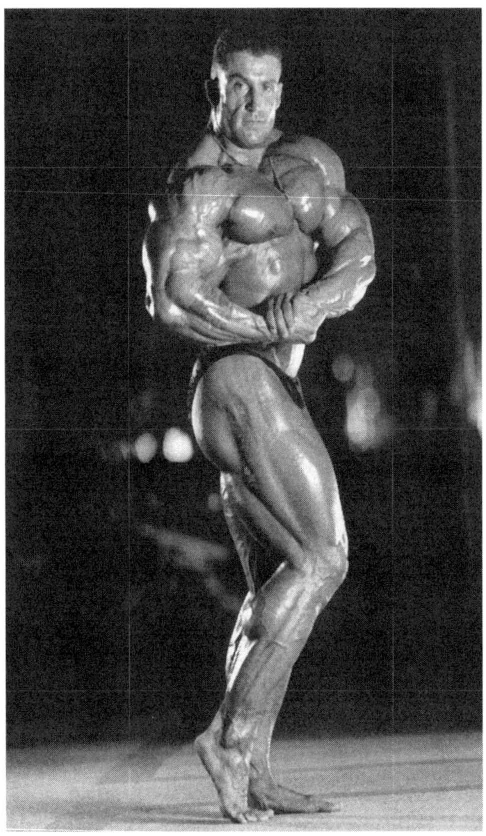

Dorian Yates – mesomorph

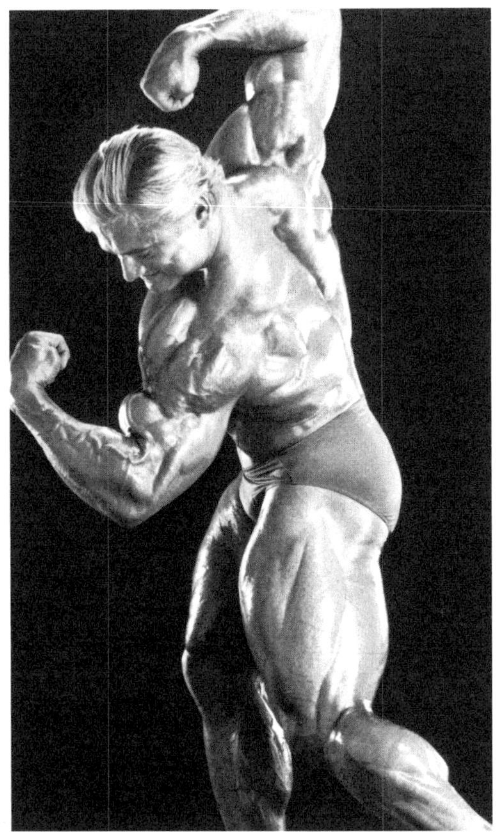

Tom Platz – klassisch mesomorph

wird die Hautfaltendicke an verschiedenen Körperstellen gemessen, um zu ermitteln, wieviel Fett in der Haut eingeschlossen ist; anschließend wird mit Hilfe diverser Formeln der Gesamtfettgehalt des Körpers ausgerechnet. Doch diese Formeln basieren auf der »normalen« Körperzusammensetzung, sind also für Bodybuilder nicht sonderlich geeignet und liefern daher ungenaue Werte.

Ein häufiger angewendetes und für Bodybuilder geeignetes Verfahren ist der Wasserimmersionstest. Die betreffende Person wird dazu in der Luft und im Wasser gewogen, und es werden verschiedene andere Messungen durchgeführt wie beispielsweise die Bestimmung der Residualkapazität der Lungen. Die erhaltenen Werte werden dann in bestimmte Formeln eingesetzt, um das Verhältnis von Fett zu fettfreiem Körpergewebe zu ermitteln, wobei letzteres sich aus Muskeln, Knochen und inneren Organen zusammensetzt.

Der dabei erhaltene Prozentsatz an Körperfett ist nicht allzu aussagekräftig. Wenn dieser Test einen Fettgehalt von sechs Prozent ergibt, könnten Sie in Wirklichkeit vier oder acht Prozent Körperfett haben, wenn nach der Kalium-Methode gemessen würde. In Bezug auf den tatsächlichen Fettanteil ist dieser Test nicht allzu genau. Mit ihm lassen sich jedoch relativ genau Veränderungen in der Körperzusammensetzung feststellen, und das ist für einen Bodybuilder sehr nützlich. Wenn Sie zwei oder drei Tests hintereinander durchführen lassen und dann feststellen, dass Ihre Gewichtszunahme hauptsächlich auf Fett anstatt auf Muskelmasse zurückzuführen ist oder dass Sie bei einer Diät mehr Muskelgewebe verlieren als Fett, können Sie Ihr Trainingsprogramm und Ihren Diätplan entsprechend abändern.

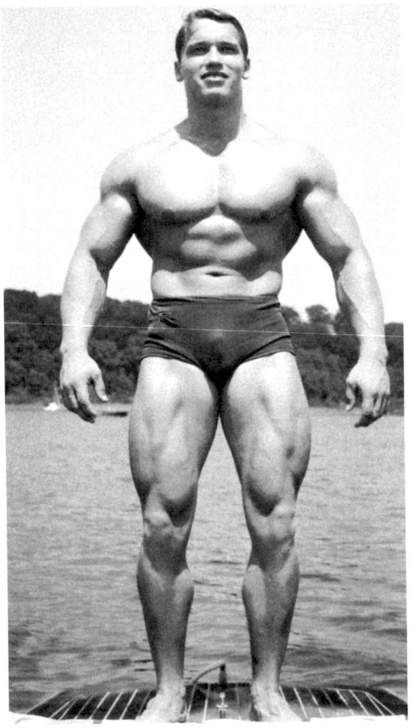
Ich im Alter von 19 Jahren

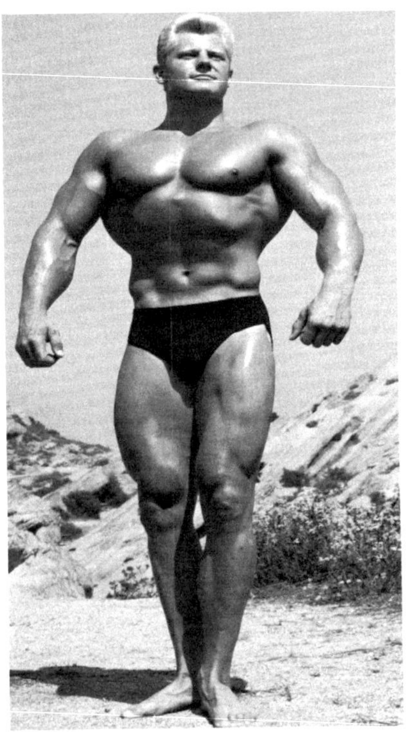
Dave Draper mit 19 Jahren

Kapitel 3

Grundtraining

Als Bodybuilding-Anfänger stehen Sie zunächst einmal vor der Aufgabe, eine solide Grundlage an Muskelmasse aufzubauen: wirkliches Muskelgewicht, nicht Masse durch Fett. Erst danach können Sie mit der Ausformung dieser Muskeln zu einem harmonischen, erstklassig entwickelten Körper beginnen.

Die Grundlage schaffen Sie sich durch hartes Grundtraining mit schweren Gewichten – indem sie sich Woche für Woche fordern, bis der Körper auf das Training anzusprechen beginnt. Und wenn ich von Grundtraining spreche, meine ich nicht nur ein paar Übungen wie Bankdrücken, Rüdem in Vorbeuge oder Hantelkniebeugen, sondern 30 oder 40 Übungen, die alle dafür vorgesehen sind, die großen Muskelgruppen des Körpers zu stimulieren und zu entwickeln. Am Ende dieser Phase sollten Sie eine kräftig ausgebildete Muskulatur, d.h. die Grundform einer eindrucksvollen Gestalt haben. Bei mir selbst oder auch bei Dave Draper war diese Phase mit 19 weitgehend abgeschlossen. Ich war groß und wuchtig, 109 kg schwer, jedoch noch unfertig. Das Muskelrelief war zwar nicht ausgefeilt, aber ich hatte die nötige Masse, um damit beginnen zu können, auf Qualität hinzuarbeiten.

Diese erste Phase des Muskelaufbaus kann zwei, drei oder sogar fünf Jahre dauern. Die Länge des Prozesses hängt von den Erbanlagen und dem Körperbautypus ab sowie auch von der Energie und Motivation, die man für sein Training aufzubringen vermag. Doch ob ein Bodybuilder sich schneller oder langsamer entwickelt, ist für die Qualität seiner Körperform letztlich nicht entscheidend. Wichtig ist, wie weit er in seiner Entwicklung vorankommt, nicht wie schnell.

Split-Training

Je härter ein Muskel beansprucht werden kann – richtige Technik und genügend Erholungszeit vorausgesetzt –, desto schneller wächst er. Die Sache hat nur einen Haken: Wollte man den ganzen Körper möglichst intensiv trainieren, etwa für jede größere Muskelgruppe 20 Sätze machen, würde man vermutlich vor Erschöpfung umfallen, bevor man mit allen Übungen fertig ist.

Früher, als noch Champions wie John Grimek und Clancy Ross regierten, trainierten Bodybuilder gewöhnlich dreimal in der Woche den ganzen Körper. Sie konnten den ganzen Körper in einer Sitzung trainieren, weil sie für jede Körperpartie meist nur drei oder vier Sätze ausführten. Doch im weiteren Verlauf dieses Sports wurde deutlich,

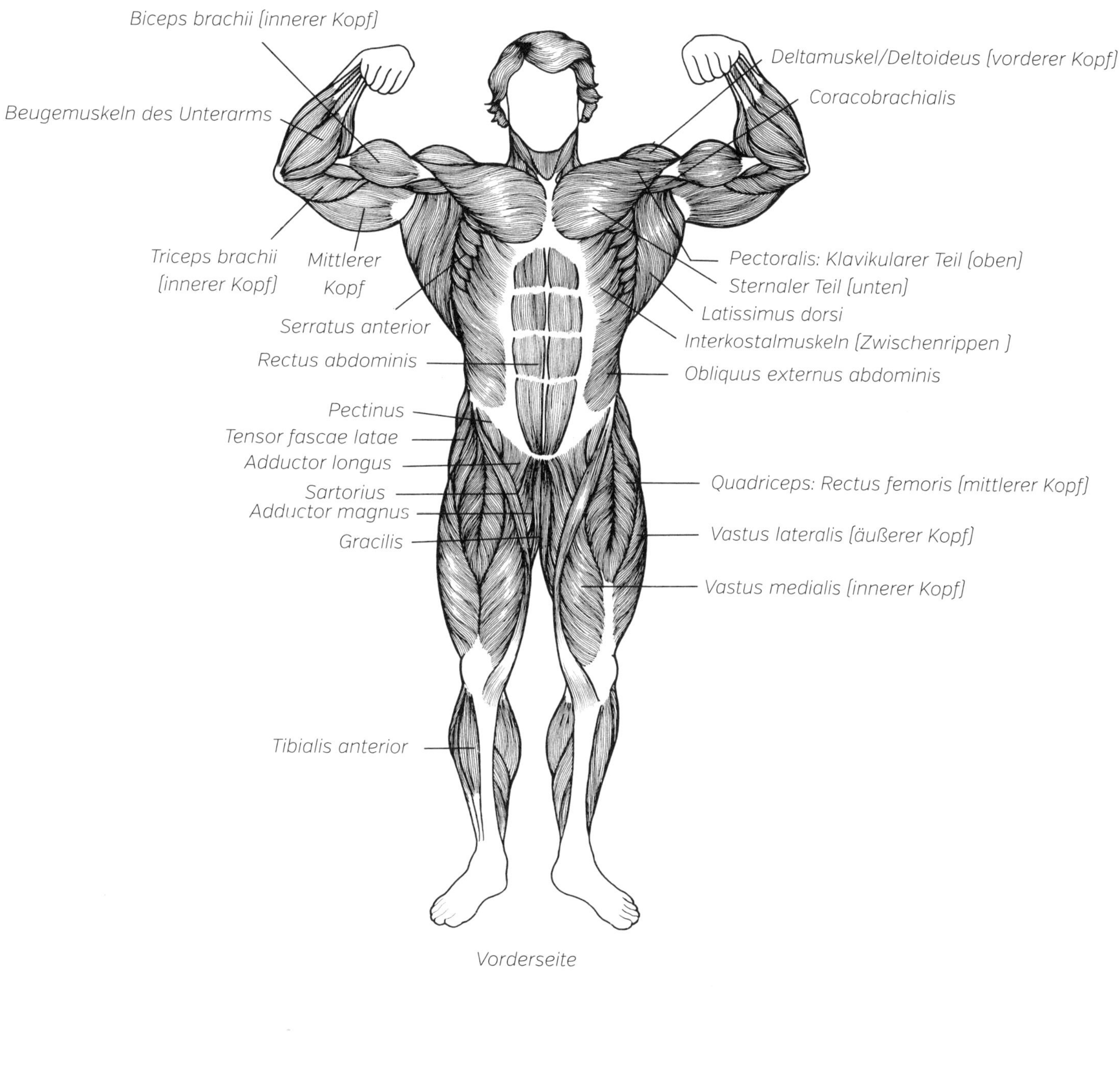

Vorderseite

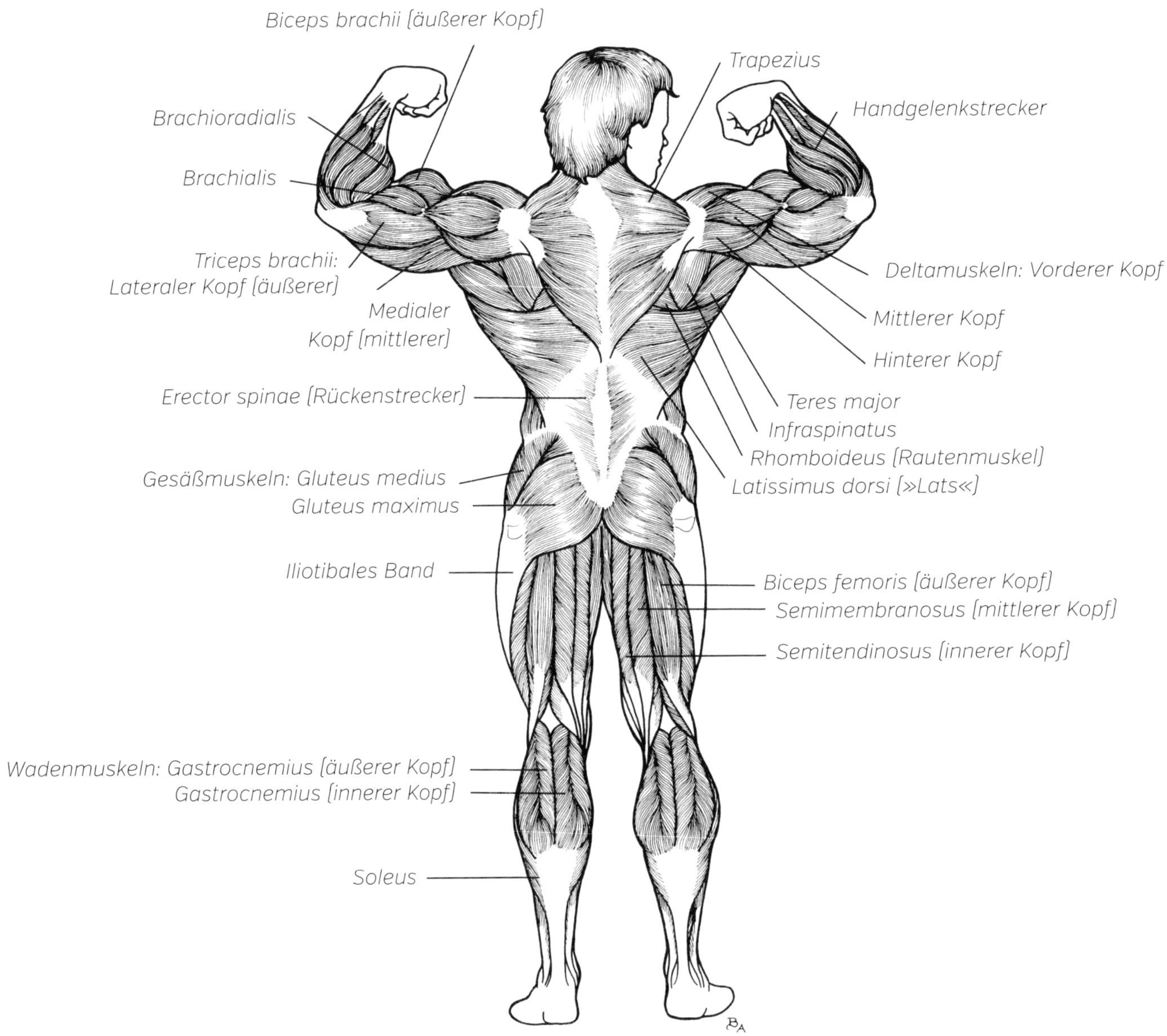

Rückseite

dass eine wirklich umfassende Entwicklung und Ausformung des Körpers ein präziseres Training verlangte. Es waren Übungen anderer Art erforderlich, um die Muskeln unter verschiedenen Arbeitswinkeln zu beanspruchen, und es waren von jeder Übung mehr Sätze notwendig, um möglichst viele Muskelfasern zu stimulieren. Das bedeutete aber, dass man alle Körperpartien nicht mehr auf einmal trainieren konnte. Ein so umfangreiches Programm war in einer Trainingseinheit nicht zu bewältigen, und deshalb wurde das Split-Training entwickelt.

Das Split-Training sieht vor, dass in jeder Trainingseinheit nur ein Teil des Körpers beansprucht wird. Das kann auf verschiedene Weise geschehen. Manchmal trainiert man nur ein Drittel des Körpers am Tag, manchmal die Hälfte, je nachdem, was man gerade erreichen will: ob man sich auf Kraft- und Massezuwachs konzentriert oder ob man im Hinblick auf einen Wettkampf optimale Form und Definition anstrebt.

Die wichtigsten Muskeln

Der menschliche Körper hat über 600 Muskeln, doch um die Grundregeln des Bodybuildings zu erlernen, brauchen wir uns nur mit einigen wenigen davon zu befassen.

Bodybuilder teilen ihren Körper gewöhnlich in folgende große Partien ein: Rücken, Schultern, Brust, Arme, Beine und Bauch. Aber diese Gruppierung ist als Richtlinie für ein Bodybuilding-Programm zu allgemein. Wenn man von »Beinen«, »Armen« oder »Schultern« redet, dann meint man ja nicht einzelne Muskeln, sondern sehr komplexe Muskelgruppen, für deren optimale Entwicklung recht ausgefeilte Trainingsprogramme erforderlich sind. Deshalb ist eine weitere Untergliederung notwendig, um brauchbare Bodybuilding-Programme zu erstellen:

- Rücken (oben: Latissimus dorsi; unten: Rückenstrecker)
- Schultern (Deltamuskel: vorderer, hinterer, seitlicher Kopf; Trapezius)
- Arme (Bizeps; Trizeps; Unterarme)
- Beine (Quadrizeps; Bizeps; Waden)
- Bauch (obere, mittlere, untere Bauchmuskeln; schräge Bauchmuskeln)

Ich persönlich behandle die Unterarme und Waden lieber für sich, weil sie am besten auf ein intensives Spezialtraining ansprechen, und füge somit noch folgende Untergliederung hinzu: Unterarme (Innenseite; Außenseite) und Waden (Gastrocnemius; Soleus).

Wenn Ihr Grundtraining Übungen für jede dieser wichtigen Partien enthält, befinden Sie sich bereits auf dem Weg zu einem erstklassigen Körperbau. Später, wenn Sie zum Fortgeschrittenentraining übergehen, wird es sich als nützlich erweisen, den Körper noch weiter zu untergliedern und die Muskeln noch differenzierter zu betrachten.

Das Zweistufenprogramm

Dem Bodybuilding-Anfänger empfehle ich ein progressives Split-Training in zwei Stufen. Zu Beginn, wenn man mit Feuereifer an die Sache herangeht, hat man vielleicht das Gefühl, täglich fünf Stunden und sieben Tage die Woche trainieren zu können, ohne sich auszuruhen und erholen zu müssen. Doch diese anfängliche Begeisterung stößt irgendwann an physiologische und biochemische Grenzen, und man muss feststellen, dass man übertrainiert ist.

Lässt man dem Körper hingegen Zeit, ist er erstaunlich anpassungsfähig. Wenn Sie also Bodybuilding-Anfänger sind oder Ihre gegenwärtige Trainingsbelastung die der Stufe I dieses Grundtrainingsprogramms nicht übersteigt, beginnen Sie auf dieser Stufe und behalten Sie sie mindestens sechs Wochen bei. Es ist in dieser Phase wesentlich wichtiger, die Übungen richtig zu lernen und den Körper umfassend zu konditionieren, als voranzustürmen und sich zu schnell in Trainingsformen hineinzustürzen, die erst für weiter Fortgeschrittene geeignet sind.

Für das Grundtraining empfehle ich folgendes Split-Schema: Stufe I: jede Körperpartie zweimal wöchentlich Stufe II: jede Körperpartie dreimal wöchentlich. Bauchmuskeln: sechsmal wöchentlich auf beiden Stufen.

ÜBUNGSPROGRAMM STUFE I

GRUNDTRAINING STUFE I

Hinweis zu Sätzen und Wiederholungen: Wenn nicht anders angegeben, machen Sie im folgenden Programm immer 5 Sätze von 8–12 Wiederholungen.

Montag	Dienstag	Mittwoch	Donnerstag	Freitag	Samstag
Brust	Schultern	Oberschenkel	Brust	Schultern	Oberschenkel
Rücken	Oberarme	Waden	Rücken	Oberarme	Waden
	Unterarme	Unterer Rücken		Unterarme	Unterer Rücken
Bauch	Bauch	Bauch	Bauch	Bauch	Bauch

Montag und Donnerstag

Trainingsbereich	Übung	Sätze/Wdh.
Brust	Bankdrücken	
	Schrägbankdrücken	
	Überzüge	
Rücken	Klimmzüge	(immer möglichst viele Wiederholungen hintereinander, bis insgesamt 50 erreicht sind)
	Rudern vorgebeugt	
Krafttraining	Kreuzheben	3 Sätze von 10, 6, 4 Wdh. bis zum Versagen
Bauch	Crunches	5 Sätze von 25 Wdh.

Dienstag und Freitag

Trainingsbereich	Übung	Sätze/Wdh.
Schultern	Umsetzen und Drücken mit der Langhantel	
	Kurzhantel-Seitheben	
Krafttraining	Schweres Rudern aufrecht	3 Sätze von 10, 6, 4 Wdh. bis zum Versagen
	Push Press (Abgefälschtes Drücken)	3 Sätze von 6, 4, 2 Wdh. bis zum Versagen
Oberarme	Langhantelcurls im Stehen	
	Kurzhantelcurls im Sitzen	
	Bankdrücken mit engem Griff	
	Trizepsdrücken stehend mit der Langhantel	
Unterarme	Handgelenkcurls	
	Handgelenkcurls mit Obergriff	
Bauch	Reverse Crunches	5 Sätze von je 25 Wdh.

Mittwoch und Samstag

Trainingsbereich	Übung	Sätze/Wdh.
Oberschenkel	Hantelkniebeugen	
	Ausfallschritte	
	Beincurls	
Waden	Wadenheben stehend	5 Sätze von je 15 Wdh.
Unterer Rücken/ Krafttraining	Kreuzheben mit gestreckten Beinen	3 Sätze von 10, 6, 4 Wdh. bis zum Versagen
	Good Mornings	3 Sätze von 10, 8, 6 Wdh. bis zum Versagen Hinweis: Obwohl diese Kraftbewegungen gezielt die untere Rückenmuskulatur trainieren, beanspruchen sie auch Trapezius und Beinbizeps und fördern die Körperkraft allgemein.
Bauch	Crunches	5 Sätze von je 25 Wdh.

ÜBUNGSPROGRAMM STUFE II

GRUNDTRAINING – STUFE II

Montag	Dienstag	Mittwoch	Donnerstag	Freitag	Samstag
Brust	Schultern	Brust	Schultern	Brust	Schultern
Rücken	Unterer Rücken	Rücken	Unterer Rücken	Rücken	Unterer Rücken
Oberschenkel		Oberschenkel		Oberschenkel	
	Oberarme		Oberarme		Oberarme
Waden	Unterarme	Waden	Unterarme	Waden	Unterarme
Bauch	Bauch	Bauch	Bauch	Bauch	Bauch

Hinweis zu Sätzen und Wiederholungen: Wenn nicht anders angegeben, machen Sie im folgenden Programm immer 5 Sätze von 8–12 Wiederholungen.

Montag/Mittwoch/Freitag

Trainingsbereich	Übung	Sätze/Wdh.
Brust	Bankdrücken	
	Schrägbankdrücken	
	Überzüge	
Rücken	Klimmzüge	(immer möglichst viele Wiederholungen hintereinander, bis insgesamt 50 erreicht sind)
	Rudern vorgebeugt	
Krafttraining	Kreuzheben	3 Sätze von 10, 6 und 4 Wdh. bis zum Versagen
Oberschenkel	Hantelkniebeugen	
	Ausfallschritte	
	Beincurls	
Waden	Wadenheben stehend	5 Sätze von je 15 Wdh.
Bauchmuskeln	Crunches	5 Sätze von je 25 Wdh.

Dienstag/Donnerstag/Samstag

Trainingsbereich	Übung	Sätze/Wdh.
Schultern	Umsetzen und Drücken mit der Langhantel	
	Kurzhantel-Seitheben	
Krafttraining	Schweres Rudern aufrecht	3 Sätze von 10, 6, 4 Wdh. bis zum Versagen
	Push Press (Abgefälschtes Drücken)	3 Sätze von 6, 4, 2 Wdh. bis zum Versagen
Unterer Rücken/ Krafttraining	Kreuzheben mit gestreckten Beinen	3 Sätze von 10, 6, 4 Wdh. bis zum Versagen
	Good Mornings	3 Sätze von 10, 8, 6 Wdh. bis zum Versagen Hinweis: Obwohl diese Kraftbewegungen gezielt die untere Rückenmuskulatur trainieren, beanspruchen sie auch Trapezius und Beinbizeps und fördern die Körperkraft allgemein.
Oberarme	Langhantelcurls im Stehen	
	Kurzhantelcurls im Sitzen	
	Bankdrücken mit engem Griff	
	Trizepsdrücken stehend mit der Langhantel	
Unterarme	Handgelenkcurls	
	Handgelenkcurls mit Obergriff	
Bauchmuskeln	Reverse Crunches	5 Sätze von 25 Wdh.

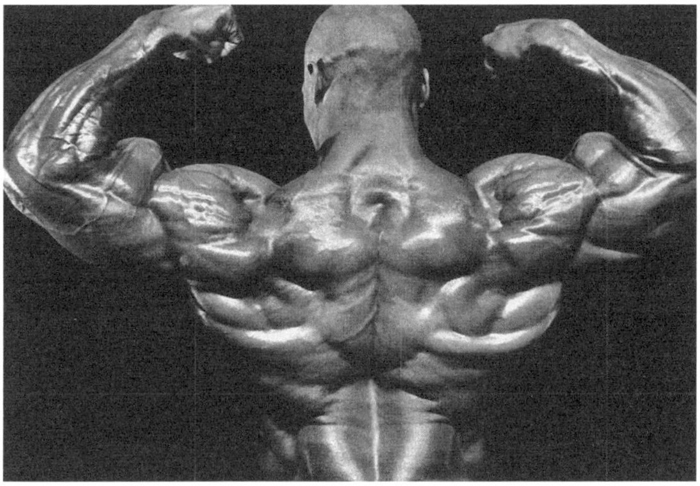

Vor dem Aufkommen modernen Bodybuildings waren muskuläre Details dieser Art noch nie gesehen (außer auf anatomischen Schaubildern): kraftvolle Unterarme, gestreifte Trizepsmuskulatur, unglaubliche Bizepsspitzen, alle drei Köpfe des Deltoideus, der Trapezius unter dem Nacken, der weite und starke Latissimus an den Seiten des Rückens, die Rückenstrecker. (Ronnie Coleman)

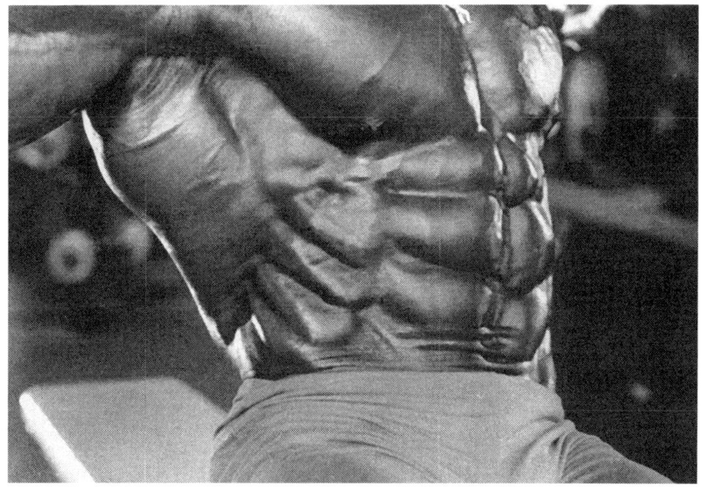

Ein außerordentlicher Sixpack. Bauchmuskeln wie bei einer Bronzestatue und gut entwickelte, klar definierte Intercostalmuskeln.

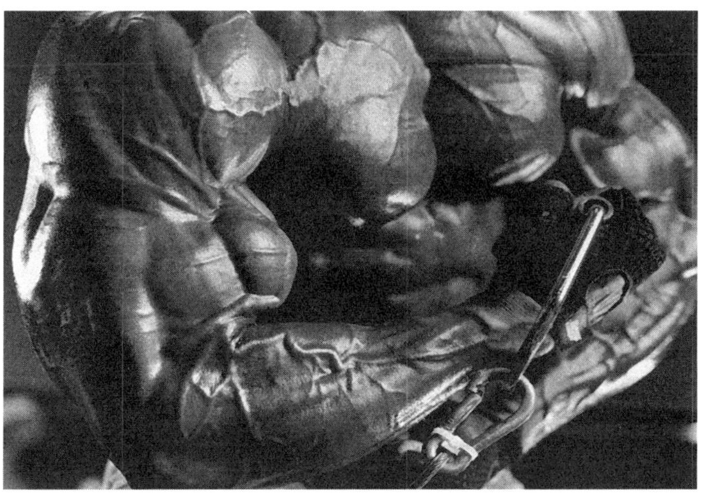

Die Qualität der Form eines Bodybuilders liegt in den Details: die Deltamuskeln, Trizeps, beide Köpfe des Bizeps, obere und untere Pecoralismuskulatur, Bauchmuskeln und all die kleinen Muskeln an der Seite des Brustkorbs sind vollkommen entwickelt.

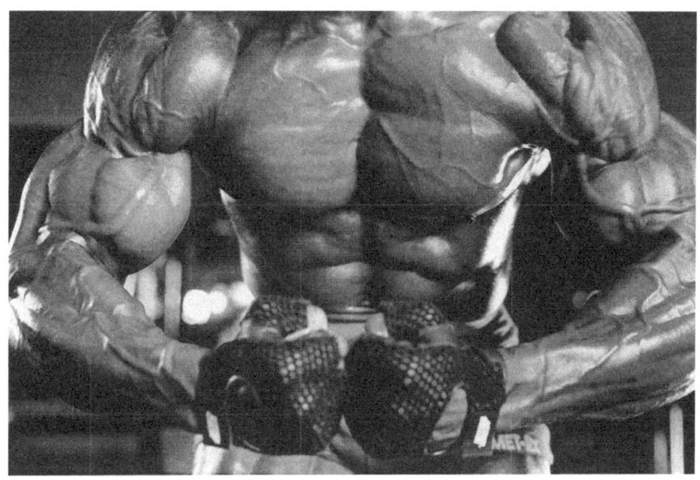

Eine Top-Wettkampfform bedarf detaillierter Abgrenzungen zwischen den Muskeln und Muskelgruppen. Muskeln sitzen nicht einfach nebeneinander, sondern sind miteinander verbunden. Achten Sie auf den gut entwickelten Streifen zwischen den oberen und unteren Pectoralismuskeln. (Ronnie Coleman)

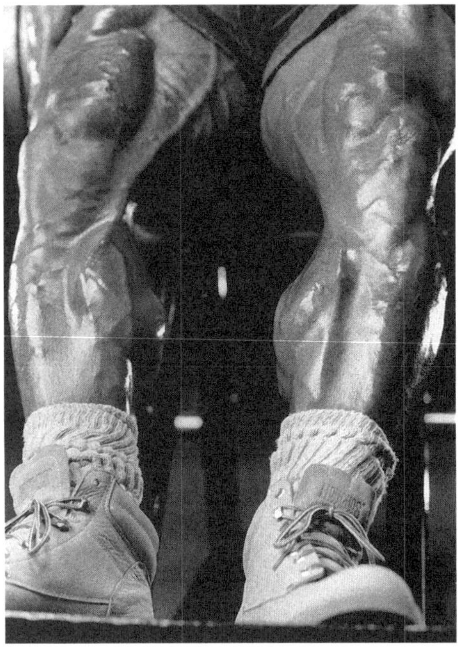

Das Verhältnis der Ober- und Unterschenkel muss ausbalanciert sein. In diesem Fall würden Quadrizeps und Adduktoren weniger Eindruck machen, wenn nicht die Waden ebenso enorm und detailliert ausgeprägt wären.

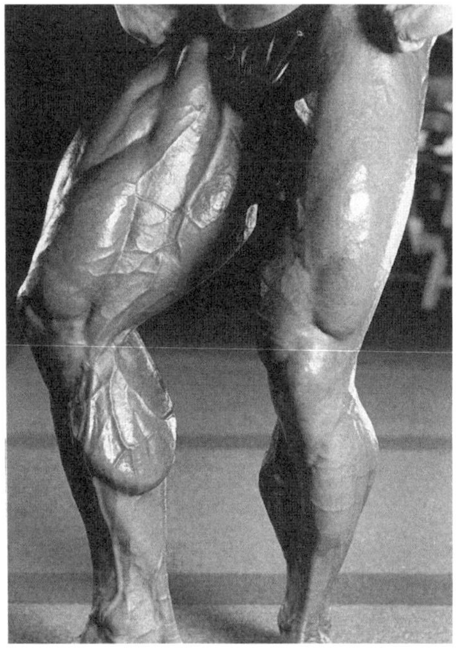

In den frühen Tagen des Bodybuildings bemühten sich Wettkämpfer in erster Linie um Muskelgröße und Muskelform. Heutzutage benötigt ein Champion zusätzlich Details, die seine Muskeln aussehen lassen wie eine Straßenkarte. [Dorian Yates]

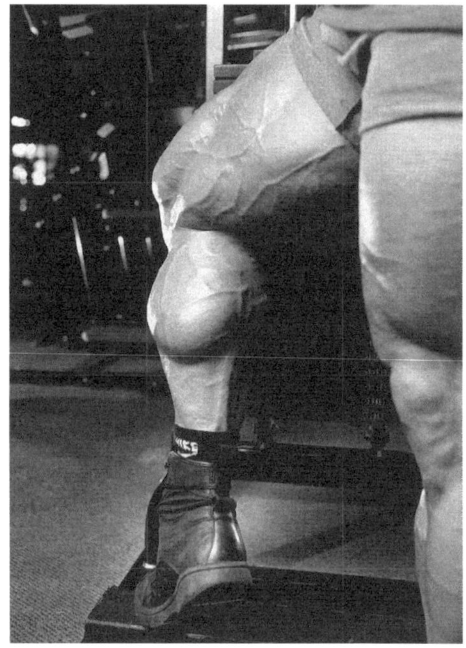

Idealerweise sollte Ihre Waden genauso groß sein wie Ihre Oberarme. [Dorian Yates]

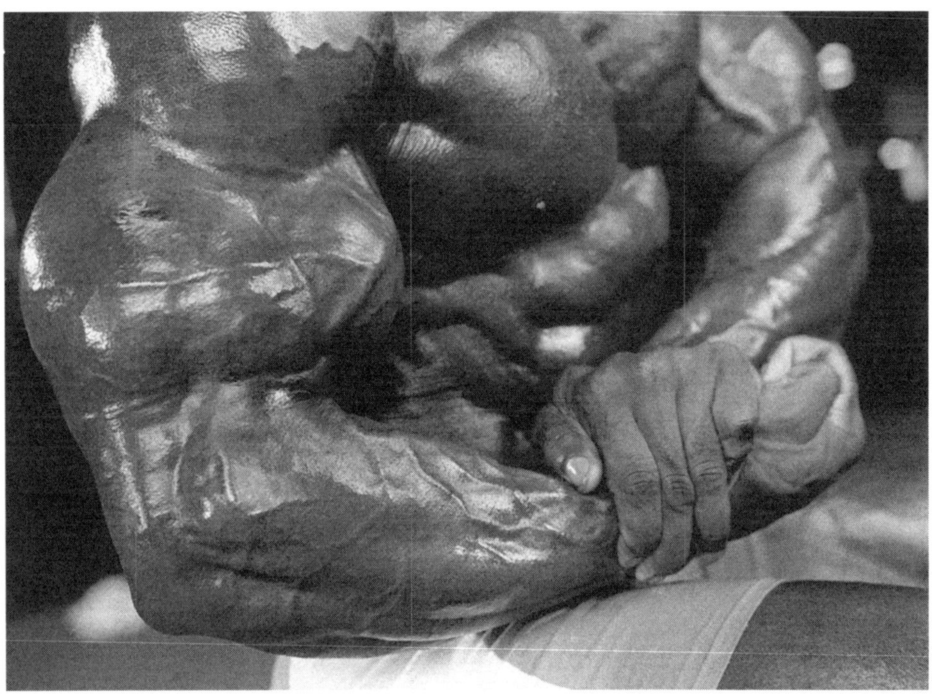

Ein Beispiel für eine großartige Bizepsspitze. Achten Sie darauf wie die Entwicklung des Armes durch Muskularität des restlichen Oberkörpers noch beeindruckender wirkt.

Kapitel 4

Trainingsprinzipien für Fortgeschrittene

Das ganze Konzept des »progressiven Widerstands« stützt sich auf die Tatsache, dass der Körper gezwungen werden muss, immer härter zu arbeiten, um fortgesetzten Muskelzuwachs sicherzustellen. Auf die eine oder andere Weise müssen Sie die Trainingsintensität steigern.

Steigerung der Trainingsintensität

Am Anfang ist es gar nicht so schwer, die Intensität zu steigern: Sie lernen neue Übungen hinzu und machen sich mit der richtigen Technik vertraut. Sie bekommen mehr Kraft und Kondition, sodass Sie fähig sind, länger und härter zu trainieren und die Muskeln größeren Belastungen auszusetzen. Doch hat sich der Körper einmal an diese Anstrengung gewöhnt, wird es immer schwieriger, die Intensität weiterhin mit der gleichen Rate zu steigern. Wenn Sie sich lange Ruhepausen gönnen und so langsam trainieren, dass Sie den halben Tag für Ihre Übungen brauchen, ist das Training natürlich nicht sehr anstrengend und der Intensitätsgrad sehr gering. Die Zeit ist demnach ein wichtiger Faktor für die Steigerung der Trainingsintensität. Es gibt zwei Möglichkeiten, die Intensität im Rahmen der Zeit zu steigern: 1. Sie können die gleiche Arbeit in kürzerer Zeit verrichten; und 2. Sie können in der gleichen Zeit mehr Arbeit verrichten.

Die einleuchtendste Methode, die Arbeitsbelastung oder Leistung zu steigern, ist ganz einfach mit schwererem Gewicht zu trainieren. Eine andere Möglichkeit besteht darin, einen Teil der Ruhepausen zwischen den Sätzen zu streichen und zu versuchen, zwei oder drei Übungen ohne Pause hintereinander auszuführen. Dies stellt höhere Anforderungen an die Ausdauerfähigkeit. Ausdauer können Sie ähnlich wie Kraft progressiv erwerben, immer ein bisschen mehr. Sie sollten auch möglichst schnell trainieren, ohne nachlässig in der Technik zu werden. Das höhere Tempo erlaubt es Ihnen, in einem Minimum an Zeit ein Maximum an Arbeit zu verrichten.

Trainingsprinzipien für Fortgeschrittene

Neben der Steigerung der Intensität über die Zeit oder durch mehr Gewicht gibt es noch verschiedene Spezialtechniken, um im Fortgeschrittenen- und Wettkampftraining weitere Fortschritte zu erzielen. Es sind alles Methoden, bei denen die Muskeln größeren, ungewohnten oder unerwarteten Belastungen ausgesetzt werden, um sie zu zwingen, sich den höheren Anforderungen anzupassen.

Intensivwiederholungen

Eine Methode, durch die zusätzliche Wiederholungen erzwungen werden können, besteht darin, den Trainingspartner beim Heben etwas helfen zu lassen. Ich selbst habe dieses Verfahren allerdings nie gemocht, weil der Trainingspartner nicht wissen kann, wieviel er beim Heben mithelfen sollte, was man selber noch schafft und wieviel Unterstützung man wirklich braucht. Ich mache Intensivwiederholungen lieber nach einem Prinzip, das auch als »Progressive Intervalle« bezeichnet wird. Man verwendet dazu ein ziemlich schweres Gewicht und führt den Satz aus, bis man keine Wiederholung mehr schafft. Dann hört man auf, lässt das Gewicht ein paar Sekunden hängen und erzwingt eine weitere Wiederholung. Danach ruht man sich wieder ein paar Sekunden aus und erzwingt noch eine Wiederholung. Diese Methode beruht auf der Tatsache, dass ein beanspruchter Muskel sich anfänglich schnell erholt, und diese Erholung kann man nutzen, um ein paar zusätzliche Wiederholungen zu ermöglichen. Man darf sich dabei allerdings nicht zu lange ausruhen, weil sich sonst zu viele der ermüdeten Fasern erholen, sodass bei erneuter Anstrengung wieder die gleichen Fasern kontrahieren und keine neuen stimuliert werden. Bei progressiven Intervallen mit Maximalbelastung können Sie das Gewicht sogar einen Moment ablegen und dann wieder aufnehmen, um weitere Wiederholungen zu erzwingen. Bei Übungen wie Klimmzügen können Sie nach Ihrem Satz die Stange loslassen, sich einen Augenblick ausruhen und dann versuchen, ein paar zusätzliche Wiederholungen zu machen.

Isolationstraining

Die Verwendung schwerer Gewichte, besonders beim Krafttraining, ist eine Möglichkeit, die Muskeln intensiver zu belasten. Eine andere besteht darin, so zu trainieren, dass kleinere oder besser isolierte Muskeln oder Muskelpartien gezwungen sind, die Hauptarbeit zu leisten. Beim Bankdrücken werden zum Beispiel die Brustmuskeln, die vorderen Deltamuskeln und die Trizepse beansprucht. Bei Fliegenden mit

Kurzhanteln hingegen werden hauptsächlich die Brustmuskeln belastet. Und je nachdem, ob man die Fliegenden auf einer Flachbank, einer Schrägbank oder einer negativ geneigten Bank ausführt, kann man die Belastung mehr auf den inneren, oberen oder unteren Teil der Brustmuskeln lenken. Ähnlich gibt es verschiedene Curlvarianten, um dem Bizeps mehr Höhe zu geben, seine Breite zu entwickeln oder gezielt den oberen oder den unteren Ansatz zu trainieren. Kombiniert mit verbundenen Sätzen und Krafttraining, kann Isolationstraining jede Körperpartie zu voller Entwicklung bringen, kann genutzt werden, um Schwächen zu beseitigen, und dazu beitragen, eine Muskelteilung und Definition zu erlangen, wie sie für das gemeißelte Aussehen des Champions notwendig sind.

Negativwiederholungen

Wenn Sie ein Gewicht mit der kontraktilen Kraft Ihrer Muskeln heben, führen Sie eine sogenannte positive Bewegung aus. Wenn Sie das Gewicht herablassen, wobei der beanspruchte Muskel trotz Spannungsentwicklung länger wird, führen Sie eine negative Bewegung aus. Bei Negativwiederholungen werden die Sehnen und Bänder stärker belastet als die Muskeln selbst. Das ist nützlich, weil neben dem Kraftzuwachs der Muskeln auch eine Kräftigung der Sehnen angestrebt wird. Um im normalen Training mit Negativwiederholungen bestmögliche Ergebnisse zu erzielen, sollten Sie das Gewicht nicht einfach herabfallen lassen, sondern die Abwärtsbewegung immer langsam und kontrolliert ausführen. Für härteres Negativtraining bringen Sie ein Gewicht, das Sie in korrekter Haltung nicht mehr heben können, durch Abfälschen hoch und lassen es dann langsam und kontrolliert herab. Die Muskeln sind fähig, ein Gewicht, das sie zwar nicht heben könnten, kontrolliert herabzulassen. Gegen Ende des Satzes, wenn die Muskeln sehr müde sind, können Sie sich von Ihrem Trainingspartner beim Heben etwas helfen lassen, führen die Abwärtsbewegung aber in korrekter Haltung alleine aus.

Erschwerte Negativwiederholungen

Um bei Negativwiederholungen die Intensität weiter zu erhöhen, lassen Sie Ihren Trainingspartner etwas auf das Gewicht drücken, während Sie es nach unten führen, sodass Sie mehr Widerstand bewältigen müssen. Dies sollte immer sehr vorsichtig und gleichmäßig geschehen, damit die Muskeln nicht ruckartig belastet werden. Erschwerte Negativwiederholungen sind mit Maschinen oder Kabelzügen einfacher auszuführen als mit freien Gewichten.

Das Prioritätsprinzip

Auch wenn man noch so stark ist, kann man gegen Ende der Trainingseinheit nicht mehr so hart arbeiten wie zu Beginn. Somit ist es nur vernünftig, eine schwächer entwickelte Körperpartie, die mehr Training braucht, gleich am Anfang zu trainieren, wenn man noch am meisten Kraft hat. Dadurch, dass bestimmte Muskeln »Priorität« erhalten, wird sichergestellt, dass sie mit größtmöglicher Intensität beansprucht werden. Tom Platz entdeckte die Vorzüge des Prioritätsprinzips zum Beispiel erst, als er bereits Weltmeister war. Er erkannte damals aber, dass sein Unterkörper so viel besser entwickelt war als sein Oberkörper, dass es ihm an der nötigen Ausgewogenheit fehlte, um einen Mr.-Olympia-Wettkampf zu gewinnen. Deshalb fing er an, den Oberkörper, besonders Rücken und Arme, zuerst zu trainieren und die Beine erst später am Tag, wenn er zwar wieder ausgeruht, aber nicht mehr ganz so frisch war wie beim ersten Trainingsabschnitt. Die Anwendung des Prioritätsprinzips brachte ihn so schnell voran, dass er sich beim Mr. Olympia 1981 den dritten Platz sichern konnte, und einigen Kampfrichtern gefiel er sogar so gut, dass sie ihm die Platzziffer 1 zuerkannten. Ich selbst nutzte das Prioritätsprinzip, um mein Wadentraining an den Anfang zu setzen – mit der Folge, dass sich die Waden von einer Schwachstelle zu wahren Prachtexemplaren entwickelten.

Supersätze

Supersätze sind zwei Sätze unterschiedlicher Übungen, die ohne zu pausieren unmittelbar hintereinander ausgeführt werden. Für noch mehr Intensität kann man auch drei Übungen ohne Pause aneinanderreihen (Dreifachsätze). Es dauert eine Weile, bis man die für viel Supersatztraining nötige Ausdauer hat, doch wenn man sich darum bemüht, kann man auch diese Art der Kondition erwerben. Mit Supersätzen lassen sich verschiedene Körperpartien gleichzeitig trainieren: Bankdrücken kombiniert mit Klimmzügen zum Beispiel oder mehrere Übungen für den gleichen Körperteil hintereinander ausführen. Es ist ganz erstaunlich, wie viel Kraft ein scheinbar völlig erschöpfter Muskel noch zu entwickeln vermag, wenn man von ihm eine etwas andere Bewegung verlangt. Wichtig ist dabei allerdings, dass mit der schwierigsten Übung begonnen wird und jede folgende etwas weniger anstrengend ist. Eine gute Kombination ist zum Beispiel Rudern vorgebeugt, Rudern im Sitzen und einarmiges Rudern. Ich selbst habe immer gern gegenüberliegende Körperpartien mit Supersätzen trainiert – Brust und Rücken zum Beispiel. Durch das abwechselnde Drücken und Ziehen wird man hervorragend aufgepumpt, und die beanspruchten Muskelgruppen haben dennoch ein wenig Gelegenheit, sich auszuruhen und sich zu erholen.

Unterbrochene Sätze

Normalerweise werden alle Sätze für einen bestimmten Körperteil hintereinander ausgeführt. Doch wenn bestimmte Muskeln besonders viel trainiert werden sollen, können Bewegungen für den betreffenden Bereich periodisch in das übrige Training eingestreut werden. Wenn Sie zum Beispiel die Waden besonders viel beanspruchen möchten, können Sie nach drei oder vier anderen Trainingssätzen jeweils einen Satz Wadenheben machen, sodass Sie gegen Ende Ihrer Trainingseinheit schon rund zehn Sätze Wadenarbeit hinter sich haben und nur noch fünf weitere verbleiben. Sollten Sie es also schwierig oder langweilig finden, die Waden, die Bauchmuskeln oder andere Körperpartien zu trainieren, ist dies eine relativ schmerzlose Methode, die Muskeln ausreichend zu beanspruchen und das Training abwechslungsreicher zu machen.

Das Schockprinzip

Der Körper ist erstaunlich anpassungsfähig und vermag sich an Arbeitsbelastungen zu gewöhnen, die kein Pferd aushalten würde. Doch wenn man ihn immer der gleichen Belastung aussetzt, ihn ständig auf die gleiche Weise fordert, gewöhnt er sich so daran, dass er selbst auf hochintensives Training nicht mehr wie erwartet anspricht. Das kann man vermeiden, wenn man ihn hin und wieder mit einem neuen Programm überrascht, mit neuen Übungen oder solchen, die auf andere Weise oder in anderer Reihenfolge ausgeführt werden. Man glaubt gar nicht, wie schwierig ein relativ leichtes Trainingsprogramm wird, wenn man es nicht gewohnt ist. Und hat man sich daran gewöhnt, wird es Zeit, dass man etwas Neues oder eine Variante einbringt, um die Muskeln durch »Schock« zum Weiterwachsen anzureizen. Außergewöhnlich schweres Gewicht schockiert meist den Muskel, aber auch viele Methoden zur Steigerung der Intensität eignen sich dazu, wie etwa erweiterte Sätze oder das Isotensionsprinzip (siehe unten) oder irgendetwas anderes, das den Muskel unvorbereitet trifft und den Körper zwingt, nicht so wie in der gewohnten Weise zu reagieren.

Erweiterte Sätze durch Gewichtsreduktion

Mir war schon zu Beginn meines Bodybuilding-Trainings klar, dass die Muskeln gegen Ende eines Satzes, wenn man das Gefühl hat, keine weitere Wiederholung mehr zu schaffen, nicht unbedingt völlig entkräftet sind, sondern eben nur zu müde, um dieses bestimmte Gewicht zu bewältigen. Wenn ein oder zwei Hantelscheiben abgenommen werden, kann man die Übung fortsetzen. Nimmt man eine weitere ab, kann man noch mehr Wiederholungen machen. Bei jeder dieser Wiederholungen nach vorheriger Gewichtsreduktion werden die Muskeln gezwungen, mehr Muskelfasern einzusetzen. Dieses Trainingsprinzip wird als Stripping-Methode oder erweiterte Sätze bezeichnet. (Es war mir zwar nicht bekannt, aber Henry Atkins, der Herausgeber der Zeitschriften *Vigor* und *Bodyculture*, entdeckte diese Trainingsmethode schon 1947 und nannte sie »multipoundage System«.) Sie sollten die Stripping-Methode nie zu Beginn einer Übung anwenden, wenn Sie noch frisch und stark sind, sondern immer nur beim letzten Satz. Da die Reduzierung des Gewichts schnell erfolgen muss, damit die Muskeln keine Zeit haben, sich zu erholen, ist es vorteilhaft, wenn ein Trainingspartner bereitsteht, der die Scheiben von der Hantel nimmt oder den Steckstift im Gewichtsstapel einer Maschine umsteckt. Hier ein Beispiel: Sie machen Bankdrücken mit einem Gewicht, mit dem Sie gerade sechs Wiederholungen schaffen. Nehmen wir an, das seien 135 kg. Nach der letzten Wiederholung, die Ihnen möglich ist, nimmt Ihr Partner schnell Gewicht von der Stange, sodass Sie mit 115 kg weitermachen können. Ich empfehle allerdings nicht, das Gewicht zu sehr zu reduzieren, weil leichte Gewichte keinen Massezuwachs bringen. Etwas anderes ist es, wenn Sie auf maximale Definition hinarbeiten. Viele Bodybuilder wenden dieses Prinzip in einer Variante an, bei der sie sich an der Kurzhantelablage entlangarbeiten und einen Satz nach dem anderen machen, bis sie erschöpft sind.

Das Isotensionsprinzip

In der einminütigen Pause zwischen den Sätzen sitzen Sie nicht einfach herum und sehen zu, wie Ihr Trainingspartner seinen Satz macht, sondern fahren fort, die gerade trainierten Muskeln anzuspannen und zu kontrahieren. Das hält sie aufgepumpt und einsatzbereit, ist aber auch an sich ein sehr nützliches Training. Das Anspannen der Muskeln ist eine Form der Isometrik, und obwohl das isometrische Muskeltraining kein ausgesprochenes Bodybuilding-Training ist, weil es die Muskeln nicht über ihre ganze Bewegungsweite beansprucht, kommt es dabei zu sehr intensiven Muskelkontraktionen. Ein Bodybuilder, der im Studio Posen vor dem Spiegel ausführt oder die Muskeln auf andere Weise anspannt, tut das nicht aus Eitelkeit, sondern ist mit einem sehr wichtigen Teil seines Trainings beschäftigt. Ähnlich nützlich sind wirklich harte Posing-Sitzungen, auf die wir später noch zurückkommen werden.

Das Instinktprinzip

Am Anfang des Bodybuilding-Trainings, solange Sie noch die Grundübungen lernen und sich im Wesentlichen darum bemühen, eine kräftige Muskulatur aufzubauen, halten Sie sich am besten an ein vorgegebenes Programm. Doch nach einer gewissen Zeit werden sie bessere Fortschritte erzielen, wenn Sie Erkenntnisse darüber sammeln, wie der Körper auf das Training anspricht, und Ihr Programm entsprechend variieren. Ich selbst trainierte in den ersten Jahren meist nach einem festen Schema, immer auf die gleiche Weise. Später lernte ich dann von Dave Draper, dass man auch anders an die Sache herangehen kann. Dave wusste zwar, wenn er ins Studio kam, welche Körperpartien er trainieren und welche Übungen er ausführen würde, aber je nachdem, wie er sich an einem bestimmten Tag gerade fühlte, veränderte er zum Beispiel die Reihenfolge dieser Übungen. Wenn er im Rückentraining normalerweise erst Klimmzüge mit engem Griff machte, beschloss er zuweilen, etwa mit Rudern vorgebeugt anzufangen und mit den Klimmzügen aufzuhören. Er hatte gelernt, sich im Training von seinem Instinkt leiten zu lassen. Manchmal ließ er sein normales Programm auch ganz fallen und machte etwas völlig anderes: 15 Sätze Bankdrücken zum Beispiel, weniger Sätze mit sehr schwerem Gewicht oder viele mit hohem Tempo. Ich habe von Dave gelernt, dass der Körper seine eigenen Rhythmen hat, dass er nicht jeden Tag gleich ist und dass man mit zunehmenden Fortschritten immer mehr auf diese Veränderungen und Zyklen achten muss. Lassen Sie sich aber mit dem Hinweis zur Vorsicht mahnen, dass dieses sichere Gefühl nicht über Nacht kommt; in der Regel ist mindestens ein Jahr Training notwendig, bis man davon profitiert, das Programm hin und wieder nach Gefühl abzuändern.

Vorermüdung

Der Bodybuilding-Effekt wird am größten, wenn möglichst viele Fasern eines Muskels stimuliert und innerviert werden. Nun sind manche Muskeln aber größer als andere und enthalten, wenn sie gemeinsam mit kleineren betätigt werden, noch unbeanspruchte Fasern, wenn die kleineren Muskeln bereits erschöpft sind. Hier besteht nun die Möglichkeit, das Training so zu planen, dass die großen Muskeln isoliert betätigt und ermüdet werden, bevor man sie zusammen mit den kleineren trainiert. Beim Bankdrücken kommen zum Beispiel die Brustmuskeln, die vorderen Deltamuskeln und die Trizepse gleichzeitig zum Einsatz. Da die Brustmuskeln die weitaus stärksten dieser Muskeln sind, werden die kleineren Deltamuskeln und Trizepse normalerweise schon lange vor den Brustmuskeln keine Kraft mehr haben, um das Gewicht hochzudrücken. Um hier für Ausgleich zu sorgen, können Sie zuerst Fliegende mit Kurzhanteln machen, eine Übung, die die Brustmuskeln isoliert und »vorermüdet«. Wenn Sie dann mit Bankdrücken fortfahren, werden die bereits ermüdeten Brustmuskeln ungefähr zur gleichen Zeit völlig erschöpft sein wie die anderen Muskeln. Zur Vorermüdung anderer Muskeln könnte man zum Beispiel Beinstrecken vor Hantelkniebeugen machen (Vorermüdung des Quadrizeps), Kurzhantel-Seitheben vor Schulterdrücken (Vorermüdung der Deltamuskeln) oder den Latissimus isoliert an einer Nautilus-Pullback-Maschine ermüden, bevor man Rudern im Sitzen, T-Bar Rudern oder andere Ruderübungen ausführt, bei denen auch der Bizeps ins Spiel kommt.

Super-Stripping

Das ist eine meiner Lieblingsmethoden, um den Körper mit Kurzhanteln zu schocken. Man macht dabei mit zwei Kurzhanteln eine Übung, legt die Hanteln ab, nimmt das nächstleichtere Gewicht auf und macht ohne Pause einen weiteren Satz. Im Grunde ist das eine Kurzhantelvariante der Stripping-Methode (erweiterte Sätze). Ich fing zum Beispiel beim Kurzhanteldrücken mit 45-kg-Gewichten an und machte weiter bis zum Versagen. Dann legte ich die Hanteln sofort ab und machte mit 40-kg-Gewichten weiter. Meine Muskeln waren zu diesem Zeitpunkt zu müde, um 45 kg zu drücken, aber es waren noch genügend frische Fasern vorhanden, um 40 kg zu bewältigen. Sobald mir die 40-kg-Hanteln zu schwer wurden, nahm ich die 35er auf, die 30er und so weiter. Jedes Mal, wenn ich ein neues Gewicht aufnahm, drang ich etwas tiefer in das Gewebe ein, um den Muskel zu schocken und zu innervieren.

Diese Technik lässt sich auf verschiedene Weise variieren. Man kann zum Beispiel nach dem Prinzip progressiver Intervalle trainieren: die Übung bis zur Erschöpfung ausführen, die Hanteln zehn Sekunden ablegen und dann weitere Wiederholungen erzwingen. Oder sich an der Kurzhantelablage hinaufarbeiten zu den schweren Gewichten, dann wieder hinunter, wobei man mit den schweren Hanteln weniger Wiederholungen ausführt und mit den leichteren mehr.

Partnertraining

Bei dieser Methode hilft der Trainingspartner mit, die Intensität zu steigern und die Muskeln zu schocken. Ich habe sie oft bei Langhantelcurls angewandt. Ich machte einen Satz und übergab die Hantel sofort meinem Partner. Der führte seinen Satz aus und gab mir die Hantel wieder zurück. So ging das immer hin und her, und obwohl wir die Wiederholungen nicht wirklich zählten, war doch jeder darauf bedacht, es dem anderen bei jedem Satz gleichzutun oder ihn zu übertreffen. Wir arbeiteten äußerst konzentriert und mit höchster Intensität bei der Sache, vor allem wegen der begrenzten Ruhepausen.

Dieses Partnertraining im Wechsel ist für kleinere Muskelgruppen wie Bizeps oder Waden zweckmäßiger als für die großen Oberschenkel- und Rückenmuskeln. Übungen wie Hantelkniebeugen oder Rudern in Vorbeuge sind so kraftraubend, dass man auch ohne diese intensive Trainingsweise schnell erschöpft ist.

Das Durchblutungsprinzip

Das ist eine Art Isotensionstraining, das in Verbindung mit Posing und Anspannen der Muskeln während des Trainings angewandt wird. Man trainiert dabei mit einem leichten Gewicht und hält an verschiedenen Punkten der Bewegung inne, sodass der Muskel isometrische Haltearbeit leisten muss. Wenn ich zum Beispiel beim Kurzhantel-Seitheben die mir mögliche Wiederholungszahl erreicht habe, hebe ich die gestreckten Arme von den Oberschenkeln zehn oder 15 Zentimeter nach außen, sodass ich die Spannung in den Deltamuskeln spüre. In dieser Stellung verharre ich ungefähr zehn Sekunden, während das Brennen, das mit der Milchsäurebildung einhergeht, immer stärker wird. Diese isometrische Anspannung am Ende einer Übung bringt hervorragende Muskelteilung und kann für zahlreiche Muskeln des Körpers angewandt werden: Für den Latissimus zieht man sich an der Klimmstange nur ein paar Zentimeter hoch; bei Kabelzügen über Kreuz hält man die Hände bei voll kontrahierten Brustmuskeln gekreuzt, um die Durchblutung der Brustmuskeln zu verstärken; bei einem Curl kann man das Gewicht an verschiedenen Punkten der Bewegung halten; und beim Beinstrecken hält man die Beine gestreckt, solange es geht.

Teilwiederholungen

Mit Teilwiederholungen weiterzumachen, wenn die Muskeln für vollständige Wiederholungen zu müde sind, ist eine Schockmethode, die ich seit jeher angewandt habe, und die eine besondere Spezialität von Tom Platz ist. Ich führe Teilwiederholungen für alle möglichen Muskeln des Körpers aus, doch Tom bevorzugt sie bei seinen Beinübungen. Er macht zum Beispiel einen Satz Beinstrecken, bis er keine vollständige Wiederholung mehr schafft, und fährt dann mit halben Wiederholungen fort, Viertelwiederholungen und so weiter, bis er flach auf der Bank liegt, die Beine schmerzend und kaum noch zu einer Zuckung fähig. Wichtig ist bei Teilwiederholungen vor allem, dass man sie erst dann ausführt, wenn man für vollständige Wiederholungen zu müde ist. Auch wenn man nicht mehr fähig ist, das Gewicht bis zum Endpunkt zu heben, beweist doch die Tatsache, dass man es überhaupt noch bewegen kann, dass noch immer Muskelfasern vorhanden sind, die stimuliert und trainiert werden können.

Mehrfachsätze (auch Mammutsätze)

Anstatt für eine bestimmte Körperpartie fünf oder sechs Sätze einer gleichen Übung zu machen, kann man auch verschiedene Übungen zu einer Serie von Sätzen aneinanderreihen. Mehrfachsätze werden nicht als Supersätze ausgeführt: man macht vielmehr jede Übung für sich und pausiert dazwischen, führt aber von jeder nur einen Satz aus und geht dann zur nächsten über. Sie könnten zum Beispiel einen Satz Langhantelcurls machen, eine Minute pausieren, dann einen Satz Kurzhantelcurls anschließen, einen Satz Kabelcurls, Schrägbankcurls und so weiter, bis der Bizeps erschöpft ist. Es geht hier darum, die betreffende Körperpartie bei jedem Satz etwas anders zu belasten, unter jedem nur möglichen Arbeitswinkel, um sicherzustellen, dass der ganze Muskel trainiert wird und einen Schock zu bewirken, der den Körper zu maximaler Reaktion zwingt.

Die »Eineinhalb«-Methode

Eine andere Möglichkeit, die Muskeln in einem Satz verschiedenartig unter Stress zu bringen besteht darin, erst eine ganze Wiederholung zu machen, dann eine halbe und dann immer abwechselnd ganze und halbe Wiederholungen, bis der Satz beendet ist. Dabei ist sorgsam darauf zu achten, das jede halbe Wiederholung langsam und korrekt ausgeführt wird. Halten Sie das Gewicht am oberen Punkt der Bewegung kurz, und lassen Sie es dann langsam und kontrolliert herab.

Dreiteilige Sätze (21er)

Dieses System ist komplizierter als die »Eineinhalb«-Methode, weil es eine Serie halber Wiederholungen im unteren Bereich der Bewegung verlangt, eine Serie halber Wiederholungen im oberen Bereich und dann eine Serie ganzer Wiederholungen. Die Zahl der Wiederholungen können Sie selbst bestimmen – ich habe immer 10-10-10 gemacht –, nur müssen Sie von jeder halben und der ganzen Bewegung gleich viele Wiederholungen ausführen. Traditionsgemäß haben sich viele Bodybuilder für sieben Wiederholungen entschieden – daher der Name »21er«: 3 x 7. Die stärkere Belastung dieser Trainingsweise ergibt sich daraus, dass die Bewegung in der Mitte unterbrochen werden muss, wodurch die Muskeln zu ungewohnter Spannungsentwicklung gezwungen sind.

1-10-System

Beim 1-10-System werden die Sätze gerade in umgekehrter Weise ausgeführt, als die Muskeln es gewohnt sind. Normalerweise beginnt man mit einem relativ leichten Gewicht und erhöht den Widerstand bei jedem Satz, führt also jedes Mal weniger Wiederholungen aus. Diese ersten Sätze mit leichtem Gewicht bewirken im Grunde keinen Muskelzuwachs. Auf eine Belastung, die Wachstum anregt, kommt man erst, wenn der Muskel bereits zu ermüden beginnt und weniger Kraft entwickelt. Das 1-10-System umgeht das alles und zwingt Sie, schon am Anfang harte Wiederholungen mit schwerem Gewicht auszuführen, sodass der Muskel von Anfang an geschockt und zum Wachsen angeregt wird. Machen Sie zunächst einen leichten Aufwärmsatz und legen Sie dann sofort ein Gewicht auf, mit dem Sie gerade eine Wiederholung schaffen. Dann nehmen Sie rasch Gewicht ab, sodass Sie zwei weitere Wiederholungen ausführen können. Reduzieren Sie das Gewicht erneut und machen Sie drei Wiederholungen. Fahren Sie fort, das Gewicht zu reduzieren und die Wiederholungszahl zu steigern, bis Sie bei zehn Wiederholungen angekommen sind. Insgesamt machen Sie auf diese Weise 55 Wiederholungen – eine ganze Menge also. Und im Gegensatz zu Ihren normalen Sätzen verrichten Sie die schwere Arbeit zuerst, sodass der Muskel am Ende gut aufgepumpt ist. Diese Methode ist nicht für jede Körperpartie zweckmäßig, eignet sich aber besonders gut für Langhantelcurls, Bankdrücken und Beinstrecken.

Progressive Trainingsbelastung

Niemand kann ständig mit äußerster Kraftanstrengung trainieren. Bei diesem Trainingssystem planen Sie Ihre drei wöchentlichen Trainingseinheiten je Körperteil so, dass Sie beim ersten Training intensiv, aber nicht mit den schwersten Gewichten trainieren, also relativ viele Wiederholungen und Sätze machen; beim zweiten Training erhöhen Sie das Gewicht, gehen aber noch nicht bis zum Äußersten; doch beim dritten Training legen Sie dann sehr schweres Gewicht auf und machen je Satz höchstens vier bis sechs Wiederholungen. Durch die allmähliche Steigerung der Belastung im Laufe der Woche bereiten Sie den Körper so vor, dass er den Schock sehr schweren Gewichts verkraftet.

Verbundene Sätze

Manchmal ist von ähnlichen Übungen für den gleichen Körperteil eine einfacher als die andere. Wenn Sie also beim Ausführen der anstrengenderen Übung müde werden, haben Sie noch immer genügend Kraft für die leichtere. Bei verbundenen Sätzen macht man erst einen Satz von der schwierigeren Übung und unmittelbar danach einen Satz von der leichteren mit mehr Wiederholungen. Ein gutes Beispiel sind Fliegende Bewegungen und Bankdrücken mit Kurzhanteln für die Brust. Wenn Sie auf einer Bank liegen und Fliegende Bewegungen machen, bis Ihnen keine weitere Wiederholung mehr möglich ist, werden Sie merken, dass Sie noch genügend Kraft zum Drücken haben, bei dem die Trizeps- und Deltamuskeln mithelfen. Ein anderes Beispiel ist Kurzhantel-Seitheben und Kurzhantel-Schulterdrücken. Wenn Sie das Seitheben bis zum Versagen machen, können Sie sofort mit Drücken fortfahren, um die Deltamuskeln weiter zu beanspruchen und zu schockieren.

Die Trainingsprinzipien für Fortgeschrittene richtig anwenden

Sie können natürlich diese Spezialtechniken nicht alle auf einmal in Ihr Training einplanen. Im Bodybuilding sollte alles »progressiv« geschehen. Sie nehmen nach und nach mehr Übungen in Ihr Programm auf, steigern allmählich das Gewicht bei jeder Übung und wenden im Laufe der Zeit eine Auswahl dieser speziellen Trainingstechniken an.

Wenn Sie zum Fortgeschrittenentraining und danach zum Wettkampftraining kommen, werden Sie feststellen, dass diese Programme bereits verschiedene dieser Prinzipien enthalten. Andere empfehle ich im Text, wo immer sie nützlich sein könnten.

Kapitel 5

Entwicklung eines erstklassigen Körpers: Training für Fortgeschrittene

Der Körper des Bodybuilders vereint Faktoren wie Form, Proportion und Symmetrie zu Ebenmaß und Harmonie. Bodybuilding wurde mit Bildhauerei verglichen, weil das Schaffen des Bodybuilders dem des Künstlers ähnelt, der aus Marmor oder Granit eine Statue formt. Nur arbeitet der Bodybuilder nicht mit Stein, sondern mit Muskelgewebe.

Die Übungen und Trainingsprinzipien, die Sie im Grundtraining gelernt haben, reichen nicht aus, um den Körper so zu beherrschen, wie es zur Entwicklung eines gemeißelten, meisterschaftsreifen Körpers notwendig ist. Dazu brauchen Sie mehr Übungen und Übungen anderer Art, müssen wissen, wie das Training gestaltet werden muss, um ganz bestimmte Ergebnisse zu erhalten, und müssen fähig sein, für genügend Intensität zu sorgen, damit der Körper weiterhin wächst und sich verändert.

So wie wir zum besseren Verständnis des Grundtrainings größere Muskelgruppen betrachtet haben, werden jetzt noch feinere Unterscheidungen notwendig. Zum Aufbau eines erstklassigen Körpers genügt es nicht, einfach Brust und Latissimus zu trainieren, damit sie größer und stärker werden, sondern die Muskeln müssen umfassend und unter jedem Aspekt entwickelt werden. Deshalb müssen Sie lernen, welche Übungen geeignet sind, die einzelnen Partien voll zu entwickeln, und diese Übungen in Ihr Training einplanen. Dies erfordert mehr Übungen und folglich mehr Gesamtsätze, und dazu wiederum brauchen Sie mehr Kondition und Ausdauer.

Während Ihr Körper im Laufe der Zeit auf die Mehrarbeit anspricht, werden Sie gewisse Schwächen und Unausgewogenheiten entdecken, Körperpartien, die sich nicht so schnell entwickeln wie andere, oder Muskelpartien, die noch nicht in ihren Proportionen völlig ausgebildet sind oder nicht die angestrebte Form haben.

Die höheren Ziele des Fortgeschrittenentrainings erfordern mehr Zeit, mehr Energie, mehr Hingabe und folglich eine stärkere innere Bindung an den Sport. Und sie verlangen auch mehr innere Kraft, setzen Entschlossenheit und Zielbewusstsein voraus. Doch dieser Schritt auf eine höhere Leistungsstufe wird erst getan, nachdem Sie sich in Ihrer Körperentwicklung und inneren Einstellung durch genügend Grundtraining auf das Fortgeschrittenentraining vorbereitet haben.

Kurz zusammengefasst, arbeiten Sie im Fortgeschrittenentraining auf folgende Ziele hin:

1. Weitergehende Entwicklung von Muskelmasse, also von Muskelschärfe.

2. Umfassende Entwicklung und Ausformung aller Muskeln, Muskelgruppen und Körperpartien.

3. Entwicklung eines ästhetischen Körpers mit den Merkmalen der Ausgewogenheit, Proportion und Symmetrie.

4. Optimale Muskelteilung.

5. Beherrschung der Körperentwicklung, um fähig zu sein, Unausgewogenheiten, Schwächen und Problembereiche zu beheben.

Beginn des Fortgeschrittenentrainings

Wenn Sie 7 kg Muskelmasse oder mehr aufgebaut haben, einen Zuwachs von 8 cm an den Armen, 13 cm an Brust und Schultern, 10 cm an den Oberschenkeln und 8 cm an den Waden erreicht haben, können Sie neue Übungen in Ihr Programm aufnehmen, um neben Umfang und Masse auch auf Form und Ausgewogenheit hinzuarbeiten.

Das geschieht aber nicht plötzlich mit einem großen Sprung, sondern allmählich. Sie brauchen Zeit, um neue Übungen zu lernen, um besser zu verstehen, wie sich bestimmte Übungen auf den Körper auswirken, und zu lernen, diese Übungen und eine breite Palette neuer Trainingsprinzipien so anzuwenden, dass Ihr Körper optimal auf das Training anspricht.

Sie steigern Ihre Trainingsbelastung allmählich und somit erfolgt auch der Wechsel vom Grundtraining zum Fortgeschrittenentraining nicht plötzlich. Der springende Punkt ist der: Wenn Sie den Körper eines Champions bekommen wollen, müssen Sie früher oder später mit der gleichen Intensität, Technik und Sachkenntnis wie ein Champion trainieren. Das ist ein sehr schwieriges Vorhaben, aber vielleicht auch eine jener Herausforderungen in Ihrem Leben, die sich als besonders befriedigend erweisen.

Training mit hoher Satzzahl

Es gibt Trainingssysteme, die mit nur wenigen Sätzen je Körperteil phantastische Fortschritte versprechen. Neu ist dieses Konzept natürlich nicht, denn nach eben dieser Methode trainierten die Bodybuilder in den Anfängen dieses Sports.

Als Reg Park ernsthaft mit seinem Training begann, arbeiteten viele Bodybuilder noch nach der alten Methode mit wenigen Sätzen. »Gezielt auf Kraft hinzuarbeiten wie die Gewichtheber«, sagt Reg Park, »brachte uns früher gewisse Vorteile, nämlich eine wirklich solide Grundlage an Muskeln. Aber erst als ich lernte, 15 oder 20 Sätze je Körperteil zu machen, hatte ich das Gefühl, dass ich genügend Form und Definition in meinen Körper bekam. Ich bin davon überzeugt, dass viele der allerersten Bodybuilder bedeutend besser geworden wären, wenn sie gewusst hätten, wie wichtig ein Training mit hoher Satzzahl ist, wie wir es heute betreiben.«

Stimmt. Aber auch das ist richtig: Je weiter Sie im Bodybuilding vorankommen, desto mehr widersetzt sich der Körper der weiteren Entwicklung. Deshalb müssen Sie härter arbeiten, um auf die notwendige Intensität zu kommen und dafür sorgen, möglichst ökonomisch zu trainieren. Das Fortgeschrittenentraining verlangt relativ viele Sätze, um die Weiterentwicklung des Körpers sicherzustellen. Das ist keine willkürliche Forderung oder eine Frage der persönlichen Vorliebe, sondern geschieht im Hinblick auf bestimmte physiologische Ziele: 1. um sämtliche Fasern eines Muskels einzusetzen und anzureizen und den Muskel dann bei jeder Übung bis zur Erschöpfung zu belasten; und 2. um für jede Körperpartie viele verschiedene Übungen auszuführen, damit jeder Muskel unter möglichst vielen Arbeitswinkeln beansprucht wird und seine bestmögliche Form und Entwicklung erreicht – und dafür zu sorgen, dass kein wichtiger Muskel des Körpers dieser umfassenden Stimulation entgeht.

Das erste Ziel erreichen Sie, indem Sie von jeder Bewegung fünf Sätze ausführen. Die Tatsache, dass Sie fünf Sätze mit nur kurzen Pausen bewältigen, beweist, dass nach den ersten Sätzen noch frische und nicht eingesetzte Muskelfasern zur Verfügung stehen. Punkt zwei ist notwendig, weil auch der einfachste Muskel nicht mit einer einzigen Übung voll entwickelt werden kann. Nehmen wir einen relativ kleinen Muskel wie den Bizeps als Beispiel: Sie können trainieren, um speziell den oberen Teil (an der Ursprungssehne) zu entwickeln, den unteren Teil (an der Ansatzsehne), die Dicke des Muskels, die äußeren oder die inneren Partien oder um ihm wirklich Höhe zu geben. Und wenn Sie erst anfangen, sich mit den größeren Muskelgruppen zu beschäftigen, wird die Zahl der Möglichkeiten, sie zu trainieren und auszuformen, wahrlich ungeheuer groß!

Man braucht kein Mathematiker zu sein, um sich auszurechnen, dass ein solches Vorhaben nicht mit drei oder fünf Gesamtsätzen zu realisieren ist, oder sich vorzustellen, wie sehr es all jenen modernen Bodybuildern an Qualität fehlen wird, die sich zu überholten Trainingsmethoden verleiten lassen, die hübsch verpackt als neue, »wissenschaftliche« Wege zum Bodybuilding angepriesen werden. Für jede größere Körperpartie sind mindestens vier oder fünf Übungen notwendig, für die kleineren mindestens drei, und das macht zusammen 20 bis 25 Sätze.

Mit der richtigen Kombination an Übungen wird nicht nur jeder einzelne Muskel voll entwickelt, sondern es werden auch Definition, Einschnitte und die volle Teilung zwischen den verschiedenen Muskelgruppen erreicht.

Doppelsplit-Training

Eine Möglichkeit, die Anstrengungen des Fortgeschrittenentrainings zu bewältigen, ist ein Training nach dem sogenannten Doppelsplit-System, bei dem das tägliche Programm auf zwei Trainingseinheiten verteilt wird.

Ich habe das Doppelsplit-Training aus eigenem Antrieb für mich entdeckt, einfach weil ich es brauchte. Nach meinem ersten Trainingsjahr fing ich an, meinen Körper bis an seine Grenzen zu fordern, wollte jede Körperpartie möglichst hart trainieren und dann beim nächsten Mal noch härter. Eines Tages kam ich ins Studio und hatte ein hervorragendes Brust- und Rückentraining. Ich fühlte mich großartig. Dann wandte ich mich den Beinen zu, merkte aber, dass ich sie nicht mit der gleichen Intensität und Begeisterung trainierte wie vorher den Oberkörper. Als ich meinen heranwachsenden Körper im Spiegel betrachtete, musste ich zugeben, dass meine Beine nicht die gleichen Fortschritte gemacht hatten wie mein Oberkörper. Am Tag darauf trainierte ich Schultern, Bizeps, Trizeps, Unterarme und Waden und stellte nach erneuter Bestandsaufnahme fest, dass die drei letztgenannten Muskelgruppen ebenfalls Schwächen hatten und gegenüber anderen offensichtlich zurückgeblieben waren.

Ich dachte über die möglichen Ursachen nach, hatte aber nicht das Gefühl, dass die schwache Entwicklung konstitutionsbedingt war. Es musste am Training liegen. Ich probierte eine etwas andere Ernährungsweise aus, achtete sorgsamer darauf, was ich aß, und versuchte, meinen Blutzuckerspiegel nicht zu stark absinken zu lassen. Obwohl sich dies alles positiv auswirkte, brachte es noch nicht genug.

Bei der weiteren Überprüfung meines Trainings fiel mir auf, dass ich all diese schwächeren Partien gegen Ende der Trainingseinheit belastete, wenn ich von vielen anderen Sätzen bereits müde war. Brust, Rücken und Beine hintereinander zu trainieren, war sehr anstrengend, und so kam mir die Idee, dass ich diese Körperpartien alle intensiver trainieren könnte, wenn ich das Programm aufteilte, nämlich Brust und Rücken morgens trainierte und die Beine erst am späten Nachmittag, nachdem ich wieder erfrischt und ausgeruht war. Ohne zu wissen, dass andere Bodybuilder auf diese Weise trainierten und ohne den Begriff je gehört zu haben, betrieb ich ein Doppelsplit-Training, für uns die einzige Möglichkeit, den ganzen Körper mit der nötigen Intensität zu trainieren, wie ich sie brauchte, um Weltmeister zu werden.

Das Fortgeschrittenentraining enthält oft 75 bis 100 Gesamtsätze – 25 Sätze für jede der vier Körperpartien oder drei Körperpartien plus Waden- und Bauchtraining. Das alles in eine einzige Trainingseinheit zu packen, wäre mörderisch, zumal manche Muskeln auch bei Übungen für andere Körperteile beansprucht werden und wenn diese Muskeln zu sehr ermüden, ohne Gelegenheit zu haben, sich zu erholen, kann das Training stark beeinträchtigt werden.

Ein Training mit 100 Sätzen dauert ungefähr drei bis vier Stunden, und so lange kann niemand an einem Stück trainieren, ohne dass ihm die Kraft ausgeht. Viele Bodybuilder drosseln das Tempo, um ein solches Pensum zu bewältigen, trainieren in den ersten beiden Stunden nicht mit größtmöglicher Intensität, weil sie wissen, dass sie sonst niemals durchhalten könnten. Doch dieser Mangel an Intensität hat zur Folge, dass der Körper nicht zum Wachsen gezwungen wird. Optimale Ergebnisse verlangen vollen Einsatz.

Beim Doppelsplit-System trainieren Sie morgens mit voller Energie, erholen sich im Laufe des Tages und kommen später noch einmal ins Studio, ausgeruht und erneut bereit, sich bis an die Grenze der Leistungsfähigkeit zu zwingen. Ich hielt immer gern eine Pause von acht bis zehn Stunden zwischen den beiden Trainingseinheiten, um wieder vollständig zu Kräften zu kommen. Und das heißt eben, dass Sie sich tatsächlich etwas ausruhen müssen. Wenn Sie den ganzen Tag herumhetzen, reichen zehn Stunden Pause nicht aus.

Eine zweite Trainingseinheit nachmittags oder abends bedeutet natürlich mehr Zeitaufwand und verlangt auch weitere Änderungen im Trainingsprogramm. Ein Vorteil dieser Trainingsweise ist der höhere Kalorienverbrauch gegenüber nur einer Trainingseinheit, sodass Sie nicht ganz so streng Diät zu halten brauchen.

TRAININGSPROGRAMM FÜR FORTGESCHRITTENE

Das Zweistufenprogramm für Fortgeschrittene

Wie im Grundtraining habe ich auch für das Fortgeschrittenentraining zwei Stufen vorgesehen, die es erleichtern sollen, Arbeitsbelastung und Intensität progressiv zu steigern.

Sowohl auf Stufe I wie auf Stufe II wird jede Körperpartie dreimal wöchentlich trainiert. Das Programm der Stufe II stellt jedoch mit vielen Supersätzen und zusätzlichen Übungen höhere Anforderungen.

Beginnen Sie Ihr Training auf Stufe I und nehmen Sie sich die nötige Zeit, um jede Übung richtig zu lernen. Wenn Sie mindestens sechs Wochen auf dieser Stufe trainiert haben und meinen, über genügend Kondition und Erholungsfähigkeit zu verfügen, um noch härter arbeiten zu können, nehmen Sie nach und nach neue Übungen in Ihr Programm auf, bis sie das Niveau der Stufe II ganz erreicht haben.

Split-Schema für Fortgeschrittene

	Montag	Dienstag	Mittwoch	Donnerstag	Freitag	Samstag
Morgens	Brust	Schultern	Brust	Schultern		Schultern
	Rücken	Oberarme	Rücken	Oberarme		Oberarme
		Unterarme		Unterarme		Unterarme
		Waden		Waden		Waden
		Bauch		Bauch		Bauch
Abends	Oberschenkel		Oberschenkel		Oberschenkel	
	Waden		Waden		Waden	
	Bauch		Bauch		Bauch	

ÜBUNGSPROGRAMM STUFE I

Montag/Mittwoch/Freitag

Trainingsbereich	Übung	Sätze/Wdh.
Brust	Langhantel-Bankdrücken (Bei jedem dritten Training stattdessen Kurzhantel-Bankdrücken)	5 Sätze: 1 Satz von 15 Wdh. zum Aufwärmen; Sätze von 10, 8, 6, 4, 4 Wdh. – die beiden letzten Sätze mit Gewichtsreduktion (erweiterte Sätze)
	Langhantel-Schrägbankdrücken (Bei jedem dritten Training stattdessen Kurzhantel-Schrägbankdrücken)	5 Sätze (gleiches Schema wie Bankdrücken oben)
	Fliegende mit Kurzhanteln	5 Sätze von 10, 8, 8, 8, 6 Wdh.
	Dips an Parallelholmen	5 Sätze von 15, 10, 8, 8, 8 Wdh.
	Überzüge	3 Sätze von 15, 15, 15 Wdh.
Rücken	Klimmzüge (Für mehr Widerstand eine Kurzhantel um die Taille hängen. Abwechselnd eine Trainingseinheit Klimmzüge in den Nacken ausführen, in der nächsten Klimmzüge zur Brust)	5 Sätze: mindestens 10 Wdh. pro Satz
	Klimmzüge mit engem Griff	5 Sätze von je 10 Wdh
	T-Bar-Rudern	5 Sätze von 15, 12, 10, 8, 6 Wdh.
	Langhantelrudern vorgebeugt	5 Sätze von 8 bis 12 Wdh.
Oberschenkel	Kniebeugen	6 Sätze: 20 Wdh. zum Aufwärmen; 10, 8, 6, 4, 4 Wdh.
	Frontkniebeugen	4 Sätze von 10, 8, 8, 6 Wdh.
	Hackenschmidt-Kniebeugen	4 Sätze von je 10 Wdh.
	Beincurls liegend	5 Sätze von 20, 10, 8, 6, 6 Wdh.
	Beincurls stehend	5 Sätze von je 10 Wdh.
	Kreuzheben mit gestreckten Beinen	3 Sätze von je 10 Wdh.
Waden	Wadenheben vorgebeugt	5 Sätze von je 10 Wdh.
	Wadenheben stehend	5 Sätze von 15, 10, 8, 8, 8 Wdh.
Bauchmuskeln	Crunches	3 Sätze von 25 Wdh.
	Rumpfdrehen vorgebeugt	100 Wdh. pro Seite
	Crunches an der Maschine	3 Sätze von 25 Wdh.
	Crunches	50 Wdh.

Dienstag/Donnerstag/Samstag

Trainingsbereich	Übung	Sätze/Wdh.
Schultern	Nackendrücken mit der Langhantel	5 Sätze von 15 Wdh. zum Aufwärmen; 10, 8, 8, 6 Wdh.
	Seitheben	5 Sätze von je 8 Wdh.
	Seitheben vorgebeugt	5 Sätze von je 8 Wdh.
	Kurzhantel-Schulterheben	3 Sätze von je 10 Wdh.
Oberarme	Langhantelcurls im Stehen	5 Sätze von 15,10, 8,6,4 Wdh.
	Schrägbank-Kurzhantelcurls	5 Sätze von je 8 Wdh.
	Konzentrationscurls	3 Sätze von je 8 Wdh.
	Trizepsdrücken liegend	5 Sätze von 15,10, 8, 6, 4 Wdh.
	Trizepsdrücken am Kabelzug	5 Sätze von je 8 Wdh.
	Kurzhantel-Trizepsdrücken einarmig	5 Sätze von je 10 Wdh.
Unterarme	Handgelenkcurls mit der Langhantel	5 Sätze von je 10 Wdh.
	Handgelenkcurls mit Obergriff	3 Sätze von je 10 Wdh.
Waden	Wadenheben sitzend	5 Sätze von je 10 Wdh.
Bauchmuskeln	Reverse Crunches	4 Sätze von 25 Wdh.
	Rumpfdrehen sitzend	100 Wdh. pro Seite
	Beinheben an der Vertikalbank	4 Sätze von 25 Wdh.

ÜBUNGSPROGRAMM STUFE II

Montag/Mittwoch/Freitag

Trainingsbereich	Übung	Sätze/Wdh.
Bauchmuskeln	Beginnen Sie das Training mit Roman-Chair-Situps	5 Minuten
Brust und Rücken	Bankdrücken im Supersatz mit:	1 Satz von 15 Wdh. zum Aufwärmen; 5 Sätze von 10, 8,8, 6, 4 Wdh.
	Klimmzüge mit weitem Griff (in den Nacken)	5 Sätze von 10 Wdh.
	Kurzhantel-Schrägbankdrücken im Supersatz mit:	5 Sätze von 10, 8, 8, 8, 6 Wdh.
	Klimmzüge mit engem Griff	5 Sätze von 10 Wdh.
	Fliegende mit Kurzhanteln	5 Sätze von 10, 8, 8, 8, 6 Wdh.
	Dips an Parallelholmen	5 Sätze von 15, 10,8, 8, 8 Wdh.
	T-Bar-Rudern	5 Sätze von 15,10, 8, 8, 8 Wdh.
	Rudern vorgebeugt	5 Sätze von 10 Wdh.
	Rudern im Sitzen an der Latzugmaschine im Supersatz mit:	5 Sätze von 10 Wdh.
	Kurzhantel-Überzüge	5 Sätze von 15 Wdh.
Oberschenkel	Kniebeugen	6 Sätze von 15,10, 8, 8, 6,4 Wdh.
	Frontkniebeugen	4 Sätze von 10, 8, 8, 6 Wdh.
	Hackenschmidt-Kniebeugen im Supersatz mit:	1 Satz von 15 Wdh. zum Aufwärmen; 5 Sätze von 10, 8,8, 8, 8 Wdh.
	Beincurls liegend	1 Satz von 15 Wdh. zum Aufwärmen; 5 Sätze von 10, 8,8, 8, 8 Wdh.
	Beincurls stehend im Supersatz mit:	5 Sätze von 10 Wdh.
	Kreuzheben mit gestreckten Beinen	5 Sätze von 10 Wdh.
Waden	Wadenheben vorgebeugt	5 Sätze von 10 Wdh.
	Wadenheben stehend	5 Sätze von 10 Wdh.
	Wadenheben sitzend	5 Sätze von 10 Wdh.
Bauchmuskeln	Reverse Crunches hängend	4 Sätze von 25 Wdh.
	Beinanhocken sitzend	4 Sätze von 25 Wdh.
	Rumpfdrehen vorgebeugt	100 Wdh. pro Seite

Dienstag/Donnerstag/Samstag

Trainingsbereich	Übung	Sätze/Wdh.
Bauchmuskeln	Das Training mit Roman-Chair-Situps beginnen.	5 Minuten
Schultern	Langhantel-Nackendrücken im Supersatz mit:	1 Satz von 15 Wdh. zum Aufwärmen; 5 Sätze von 10, 8, 8, 8, 6 Wdh.
	Kurzhantel-Seitheben	5 Sätze von 8 Wdh.
	Frontdrücken an der Maschine im Supersatz mit:	5 Sätze von 8 Wdh.
	Seitheben vorgebeugt	5 Sätze von 8 Wdh.
	Rudern aufrecht im Supersatz mit:	5 Sätze von 10 Wdh.
	Einarmiges Seitheben am Kabelzug sitzend	5 Sätze von 10 Wdh. für jeden Arm
Oberarme	Langhantelcurls im Stehen im Supersatz mit:	5 Sätze von 15, 10, 8, 6, 4
	Trizepsdrücken liegend	5 Sätze von 15, 10, 8, 6, 4
	Kurzhantelcurls wechselseitig im Supersatz mit:	5 Sätze von 8 Wdh.
	Trizepsdrücken am Kabelzug	5 Sätze von 8 Wdh.
	Konzentrationscurls im Supersatz mit:	5 Sätze von 8 Wdh
	Einarmiges Trizepsdrücken	5 Sätze von 12 Wdh.
	Dips an der Trainingsbank	5 Sätze von 15 Wdh.
Unterarme	Handgelenkcurls im Dreifachsatz mit:	5 Sätze von 10 Wdh.
	Handgelenkcurls mit Obergriff im Dreifachsatz mit:	5 Sätze von 10 Wdh.
	Einarmige Handgelenkcurls	5 Sätze von 10 Wdh.
Waden	Wadenheben stehend	5 Sätze von 15, 10, 8, 8, 8 Wdh.
	Wadenheben an der Beinpresse	5 Sätze von 10 Wdh.
Bauchmuskeln	Beinheben an der Vertikalbank	4 Sätze von 25 Wdh.
	Rumpfdrehen sitzend	100 Wdh. pro Seite
	Crunches am Kabelzug	4 Sätze von 25 Wdh.
	Hyperextensionen (Rückenstrecken)	3 Sätze von 10 Wdh.

Maximalbelastung

Beim Grundtraining wurde bereits von der Notwendigkeit gesprochen, hin und wieder »schwere Tage« einzuplanen, d.h. von bestimmten Übungen Maximalversuche zu machen. Aber noch wichtiger sind »schwere Tage« im Fortgeschrittenentraining.

Ich empfehle Ihnen, Ihr normales Programm hin und wieder zu vergessen und eine ganze Trainingseinheit hindurch nur Kraftübungen zu machen. Ein Körper kann noch so ausgefeilt und ebenmäßig sein – wirklich vollkommen sieht er nur aus, wenn er zugleich die harte und dichte Muskulatur besitzt, die nur dann entsteht, wenn der Körper gelegentlich mit schweren Gewichten maximal gefordert wird.

Variieren des Programms

Im Fortgeschrittenentraining müssen Sie Ihr Übungsprogramm alle drei bis sechs Monate abändern und bestimmte Übungen zugunsten anderer aufgeben. Das ist aus folgenden Gründen notwendig: 1. Durch genügend verschiedene Bewegungen wird eine umfassende Entwicklung sämtlicher Muskeln gewährleistet. 2. Der Schock neuer und unerwarteter Bewegungen reizt den Körper zum Wachsen. 3. Es wird einem nie langweilig.

Manche Übungen sehen ähnlich aus, werden aber ganz verschieden empfunden. Wenn man zum Beispiel daran gewöhnt ist, eine Langhantel über den Kopf zu drücken, ist das ein ganz anderes Gefühl, als wenn man die Übung mit Kurzhanteln ausführt – obwohl beide Bewegungen die vorderen Deltamuskeln trainieren. Es werden völlig unterschiedliche Anforderungen an die Muskeln gestellt, wenn sie zwei Gewichte ausbalancieren und koordinieren müssen anstatt nur eines. Deshalb ist es sinnvoll, nach ein paar Monaten einer Übung wie Nackendrücken mit der Langhantel eine Zeitlang auf Kurzhanteldrücken umzusteigen.

Einige Übungen sind so fundamental, dass sie in keinem guten Trainingsprogramm fehlen dürfen. Doch wenn man eine breite Palette verschiedener Übungen ausprobiert, bekommt man eine genaue Vorstellung davon, welche Übungen die besten Ergebnisse bringen und welche weniger geeignet sind. Man lernt dabei den Körper besser kennen und gewinnt wertvolle Erkenntnisse über die zweckmäßigste Trainingsgestaltung.

Beispiel eines Alternativprogramms

Trainingsbereich	Übung	Sätze/Wdh.
Bauchmuskeln	Beginnen Sie das Training mit Roman-Chair-Situps.	5 Minuten
Brust und Rücken	Bankdrücken (Maschine) im Supersatz mit:	5 Sätze von 12, 10, 8, 8, 8 Wdh.
	Latziehen mit weitem Griff	5 Sätze von 12, 10, 8, 8, 8 Wdh.
	Schrägbankdrücken (Maschine) im Supersatz mit:	5 Sätze von 12, 10, 8, 8, 8 Wdh.
	Latziehen mit engem Griff	5 Sätze von 12, 10, 8, 8, 8 Wdh.
	Fliegende mit Kurzhanteln	5 Sätze von 8 Wdh.
	Kurzhanteldrücken auf negativ geneigter Bank	5 Sätze von 12, 10, 8, 8, 8 Wdh.
	Rudern vorgebeugt	5 Sätze von 8 Wdh.
	Einarmiges Rudern mit Kurzhanteln	5 Sätze von 10 Wdh. je Arm
	Rudern im Sitzen (Zugmaschine) im Supersatz mit:	5 Sätze von 10 Wdh.
	Nautilus-Überzüge	5 Sätze von 10 Wdh.
Oberschenkel	Kniebeugen	6 Sätze von 15, 10, 8, 8, 6, 4 Wdh.
	Frontkniebeugen an der Maschine	4 Sätze von 8 Wdh.
	90°-Beinpressen im Supersatz mit:	5 Sätze von 8 Wdh.
	Beincurls liegend	5 Sätze von 10 Wdh.
	Beincurls stehend im Supersatz mit:	5 Sätze von 10 Wdh.
	Good Mornings	5 Sätze von 10 Wdh.
Waden	Wadenheben vorgebeugt	5 Sätze von 10 Wdh.
	Wadenheben stehend	5 Sätze von 10 Wdh.
	Wadenheben sitzend	5 Sätze von 10 Wdh.
Bauchmuskeln	Crunches	30 Wdh.
	Beinanhocken sitzend	30 Wdh.
	Reverse Crunches hängend	30 Wdh.
	Rumpfdrehen sitzend	30 Wdh.
	Ausatmung	5 Minuten

Schultern	Kurzhanteldrücken im Supersatz mit:	5 Sätze von 10, 8, 8, 8, 6 Wdh.
	Seitheben einarmig am Kabelzug	5 Sätze von 10 Wdh. je Arm
	Kurzhantel-Frontheben im Supersatz mit:	5 Sätze von 8 Wdh.
	Seitheben am Kabelzug	5 Sätze von 8 Wdh.
	Rudern aufrecht mit weitem Griff im Supersatz mit:	5 Sätze von 8 Wdh. je Seite
	Seitheben liegend	5 Sätze von 8 Wdh. je Seite
Oberarme	Kurzhantelcurls stehend im Supersatz mit:	5 Sätze von 8 Wdh.
	Trizepsdrücken liegend mit Kurzhantel	5 Sätze von 10 Wdh.
	Schrägbankcurls im Supersatz mit:	5 Sätze von 8 Wdh.
	Trizepsdrücken stehend mit der Langhantel	5 Sätze von 10 Wdh.
	Scott-Curls im Supersatz mit:	5 Sätze von 8 Wdh.
	Dips	5 Sätze von 10 Wdh.
	Einarmiges Trizepsdrücken am Kabelzug im Untergriff im Supersatz mit:	5 Sätze von 10 Wdh. je Arm
	Kurzhantel-Trizepsdrücken vorgebeugt	5 Sätze von 12 Wdh.
Unterarme	Handgelenkcurls an der Scott-Bank mit Obergriff	5 Sätze von 8 Wdh.
	Handgelenkcurls hinter dem Rücken	5 Sätze von 10 Wdh.
	Handgelenkcurls einarmig	5 Sätze von 10 Wdh.

Training für schwache Punkte

Sobald Sie die nötige Masse entwickelt haben, müssen Sie beginnen, auf Qualität hinzuarbeiten. Das setzt voraus, dass Sie Ihren Körper im Spiegel oder auf Fotos genau betrachten, um die Stellen herauszufinden, wo Ihre Schwächen liegen (wenngleich Ihre Freunde im Studio Ihnen nur allzu gern sagen werden, wo diese zu finden sind). Meine schwachen Punkte waren früher die Oberschenkel und die Waden. Und so stimmte ich mein Training verstärkt auf Beinarbeit ab, um den Unterkörper ins richtige Verhältnis zum Oberkörper zu bringen.

Ein Jahr später, als ich bereits an der Europa- und Weltmeisterschaft teilnehmen konnte, waren meine Oberschenkel und Waden zwar noch nicht perfekt, aber wesentlich besser. Nun wurde kritisiert, meine Muskelteilung und Definition seien noch nicht so, wie sie sein könnten. Ich musste also mehr Übungen einplanen und machte zum Beispiel viel Frontheben, um die Brustmuskeln von den Deltamuskeln abzugrenzen, und viele Überzüge, um die Teilung zwischen Serratus und Latissimus herauszuarbeiten.

Aber das war noch nicht alles: »Dein Rücken hat in der Mitte zu wenig Definition«, wurde mir bedeutet, und so machte ich mehr Rudern in Vorbeuge und an der Zugmaschine. »Dein Beinbizeps kommt nicht an deinen Quadrizeps heran«, »dein hinterer Deltamuskel könnte stärker sein« und so weiter. Wann immer mir bewusst wurde, dass irgendwo Verbesserung nötig war, änderte ich mein Programm ab, um den Makel zu beseitigen. Viele Bodybuilder verbessern ihre Stärken auf Kosten ihrer Schwächen.

Einer dieser Männer, der für seine mächtigen Arme genauso bekannt ist wie für seine schwachen Beine, kommt Tag für Tag ins Studio und trainiert – die Arme! Endlose Wiederholungen für Bizeps und Trizeps, einen Satz nach dem anderen, obwohl man auf den ersten Blick sieht, dass er ein ganzes Jahr lang nichts anderes tun sollte, als für die Arme lediglich Erhaltungstraining, für die Oberschenkel und Waden hingegen wirklich schwere und intensive Arbeit, um sie auf Wettkampfniveau zu bringen. Aber es fehlt ihm wohl der »Sinn für Perfektion«, und es ist zweifelhaft, ob er je eine ausgeglichene Körperentwicklung erreichen wird.

Vielen Bodybuildern geht dieser Sinn für Perfektion am Anfang noch ab, sie bekommen ihn aber später. Tatsächlich kann man es als Wettkämpfer auch mit eklatanten Schwächen verhältnismäßig weit bringen – zum Amateur-Weltmeister zum Beispiel. Doch häufig geht ein frischgebackener Weltmeister von der Amateur-Meisterschaft direkt zu einem Profi-Wettkampf und schneidet dort schlecht ab oder wird gar Letzter! Die Tatsache, dass man den überragenden Körperbau eines Samir Bannout, Jorma Räty oder Tim Belknap hat, ist noch keine Garantie dafür, dass man automatisch Erfolg hat, wenn man gegen die Profis antritt.

Je höher man die Stufen des Wettkampfs hinaufsteigt – von regionalen Meisterschaften zur Landesmeisterschaft, von der Landesmeisterschaft zur Weltmeisterschaft, vom Amateur-Bodybuilding zu den Profis und weiter bis zum Mr. Olympia –, desto schwerer fallen Mängel in der Körperentwicklung ins Gewicht. Oft sind Bodybuilder nur deshalb nicht fähig, Schwächen zu beheben, weil es in gewisser Hinsicht bedeutet, dass sie wieder ganz von vorn anfangen müssen. Nach jahrelangem Erfolg als Wettkämpfer muss man sich plötzlich eingestehen, dass man eine Schwäche hat, die ganz zu beseitigen vielleicht ein oder zwei Jahre Arbeit erfordert. Als arrivierter Bodybuilder den Entschluss zu fassen, einen Mangel zu beheben, erfordert oft sehr viel innere Kraft und Überwindung.

Als ich zum ersten Mal in die Vereinigten Staaten kam, wurde meine schwache Wadenentwicklung kritisiert, was mich dazu veranlasste, meine Trainingshose abzuschneiden, damit die Waden ständig zu sehen waren. So erinnerten sie mich ständig daran, dass ich sie härter trainieren musste, und waren überdies den kritischen Blicken anderer ausgesetzt – was mich doppelt motivierte, sie besonders stark zu beanspruchen. Als anderes Beispiel fällt mir ein, dass mein linker Arm früher etwas schwächer war als mein rechter. Wenn jemand meinen Bizeps sehen wollte, hob ich automatisch den rechten Arm. Als mir das bewusst wurde, bemühte ich mich, den linken Arm genauso oft anzuspannen wie den rechten oder noch öfter; ich arbeitete an dieser Schwäche anstatt sie einfach zu ignorieren und so gelang es mir schließlich, den linken Bizeps auf die gleiche Stärke zu bringen wie den rechten.

Das Streben nach Perfektion hört auf dieser Leistungsstufe eigentlich nie auf, weil es so etwas wie einen makellosen Körper nicht gibt und man sich immer noch verbessern kann. Jedes Trainings- und Wettkampfjahr bringt neue Erkenntnisse über den Körper sowie über die besten Diätpläne und die nützlichsten Übungsprogramme. In seinen Grundzügen ändert sich das Training nicht, es kommen nur ein paar Dinge hinzu, die man etwas anders macht.

Behebung von Schwächen

Bodybuilding ist gleichermaßen Kunst wie Wissenschaft und deshalb dürfen Sie sich keinem starren, unveränderlichen Trainingsprogramm unterwerfen. Vielleicht erkennen Sie schon beim ersten Studiobesuch, dass der eine oder andere Körperteil deutlich schwächer ist als der Rest des Körpers. Eine der wichtigsten Methoden, hier für Ausgleich zu sorgen, ist die Anwendung des Prioritätsprinzips: die schwachen Partien gleich am Anfang zu trainieren, wenn Sie noch nicht erschöpft sind und mit der höchsten Intensität arbeiten können. Oder Sie richten Ihr Doppelsplit-Training so ein, dass Sie sich in einer der beiden Trainingseinheiten ganz auf die schwache Körperpartie konzentrieren.

Ein weiteres Mittel zur Beseitigung von Schwächen besteht darin, die Zahl der Sätze für die betreffende Körperpartie von fünf auf sieben zu erhöhen. Das behalten Sie bei, solange es nötig ist, also bis sich Fortschritte einstellen, und dann kehren Sie langsam wieder zu einem ausgeglichenen Programm zurück. Hier kann man gut nach dem System unterbrochener Sätze arbeiten. Nach drei oder vier Trainingssätzen schiebt man einen Satz für die schwächere Körperpartie ein, und zwar zusätzlich zu den Sätzen, die für diese Stelle ohnehin vorgesehen sind.

Natürlich können auch ein Muskel oder eine Muskelgruppe nur teilweise schwach ausgebildet sein. Der Bizeps hat zum Beispiel eine phantastische Höhe, aber nicht genügend Breite oder die Latissimusmuskeln sind breit und ausladend, aber es fehlt ihnen in der Rückenmitte an Dichte und Masse. In solchen Fällen sucht man sich die Übungen aus, die die schwache Partie gezielt beanspruchen und räumt ihnen Priorität im Trainingsprogramm ein.

Im Übungsteil dieses Buchs [beginnend auf S. 207] finden Sie eine umfassende Analyse aller Körperpartien, die Ihnen helfen soll, Schwächen zu erkennen, sowie spezielle Hinweise zu Übungen und Spezialtechniken, die geeignet sind, Schwächen zu beheben.

Kapitel 6
Das Wettkampftraining

Es gibt inzwischen eine große Zahl engagierter Bodybuilder, die täglich zwei bis drei Stunden trainieren und sich auf diese Weise einen kräftigen, muskulösen Körper aufbauen. Doch nur wenige dieser zweifellos motivierten Männer tun je den nächsten Schritt – den zum Wettkampftraining.

Die Barriere, die zu überwinden ist, um auf Wettkämpfe hinzuarbeiten, ist mehr geistig als physisch bedingt: Man muss den Wunsch haben und den Entschluss fassen, sich in die Reihen der Aktiven einzugliedern, sich mit Bodybuildern zu messen, die man in der Vergangenheit bewundert hat und deren Bilder Ansporn und Motivation im Training geliefert haben.

Der Körper des Wettkämpfers

Der Wettkampf ist ein völlig anderes Spiel. Was die Körperentwicklung betrifft, geht es nicht mehr allein um Masse, Ausgewogenheit und Definition, sondern um Perfektion. Sie müssen jeden Muskel und jede Muskelgruppe bestmöglich ausformen, das Muskelrelief ausmeißeln und Körperfett reduzieren, bis jeder Einschnitt und jede Muskelteilung deutlich sichtbar sind.

Sie müssen sich plötzlich mit Dingen wie Hauttönung, Präsentation und Posingküren befassen und vor allem dem Druck standhalten lernen, der im Studio ganz einfach nicht herrscht und dem Sie vielleicht noch nicht gewachsen sind.

Die Wettkampfvorbereitung kennt kein Anfänger- oder Fortgeschrittenentraining mehr, nur äußersten Einsatz, maximale Auslastung des Körpers und harte Arbeit zur Erlangung höchster Qualität. Das Wettkampftraining zielt auf umfassende »Verfeinerung« hin, und der Preis für diese Verfeinerung ist in der Regel drastisch vermindertes Muskelwachstum. Wettkampftraining verlangt mehr Sätze, mehr Wiederholungen und generell einen größeren Trainingsumfang – nicht nur bezüglich der Arbeit im Studio, sondern auch im aeroben Training, das Sie zusätzlich zum Gewichtstraining betreiben. Gleichzeitig beschränken Sie Ihre Ernährung auf ein Mindestmaß, um möglichst viel Fett abzubauen.

Für maximalen Muskelzuwachs benötigt der Körper ein Überangebot an Nährstoffen. Doch wenn Sie Muskulosität von höchster Qualität anstreben, dürfen Sie ihm diese reichlichen Nahrungsmengen nicht mehr zugestehen, auch nicht die ausgedehnten Ruhe- und Erholungspausen, die ihm in den Perioden des Muskelaufbaus so zuträglich sind. Im Wettkampftraining bemühen Sie sich um maximale Muskelentwicklung und versuchen gleichzeitig, den Verlust an Muskelgewebe möglichst gering zu halten, der bei einer so strengen Lebensweise eintreten kann.

Manche Bodybuilder sind allzu streng mit sich und tun schließlich «des Guten zu viel«. Danny Padilla kam beim Mr. Olympia 1981 wie gemeißelt an den Start, mit weniger Körperfett, als ich es je gesehen hatte, wodurch seine erstaunliche Symmetrie hervorragend zur Geltung gebracht wurde. Aber er wirkte abgespannt und seiner berühmten Muskeldichte so entblößt, dass Training und Diät offensichtlich nicht nur Fett hatten dahinschwinden lassen, sondern auch sehr viel Muskelgewebe.

Höchstwahrscheinlich sind viele Top-Bodybuilder in den letzten Jahren ganz einfach deshalb langsamer als nötig vorangekommen, weil sich ihnen im Zuge der steigenden Popularität des Bodybuildings immer mehr Möglichkeiten in diesem Sport bieten. Sie nehmen so häufig an Wettkämpfen teil, geben so viele Gastauftritte und Seminare, dass sie fast ununterbrochen in Wettkampfform sind oder zumindest nahe daran. Doch das Wettkampftraining sollte von begrenzter Dauer sein, ein konzentriertes Programm, das man für kurze Zeit ausführt, um sich auf einen bestimmten Wettkampf vorzubereiten, kein Training für die Zeit des Muskelaufbaus. Früher, als nur wenige Wettkämpfe im Jahr stattfanden, die sich gewöhnlich auf einen begrenzten Zeitraum konzentrierten, pflegten Bodybuilder »außerhalb der Saison« mit hartem Training Masse aufzubauen. Ein Bodybuilder brachte also einen Teil des Jahres damit zu, viel Krafttraining zu betreiben und gut zu essen und änderte dies dann für sechs oder auch drei Monate völlig, je nach persönlicher Disposition, um mit einem wettkampforientierten Training die zum Siegen nötige Qualität und Verfeinerung zu erlangen.

Die vielen neuen Möglichkeiten in diesem Sport führten zwangsläufig zu drastisch veränderten Trainingsmethoden, und die heutigen Bodybuilder müssen sich ihre Wettkämpfe sorgfältig aussuchen und dürfen in der Zeit dazwischen nie zu sehr außer Form kommen. Ich selbst habe es natürlich immer für besser gehalten, sich bestimmte Wettkämpfe auszusuchen, als alles mitzunehmen, was sich gerade bietet, aber viele professionelle Bodybuilder starten bei einer Grand-Prix-Veranstaltung nach der anderen und verschleißen sich dabei. Das führt zu nichts, und es schadet ihnen sogar, wenn sie lange in Wettkampfform bleiben. Ich empfehle deshalb, nur an den wichtigen Wettkämpfen teilzunehmen. Es ist besser, nur einmal im Jahr zu starten und dann zu gewinnen. Doch die Entscheidung, wo und wann man am besten an den Start geht, ist angesichts der großen Zahl an Wettkämpfen natürlich auch schwieriger geworden als früher.

Angehende Wettkämpfer betreffen solche Probleme allerdings noch nicht, das kommt alles erst später. Wichtig ist am Anfang nur zu wissen, was Wettkampftraining bewirkt und was es nicht zu erreichen vermag: Es baut keine Masse auf, ist nicht dazu bestimmt, Sie groß und stark zu machen und kann unter Umständen sogar das Gegenteil nach sich ziehen. Was es aber bewirkt, ist dies: es bringt die Qualität der erreichten Entwicklung zum Vorschein, streift überflüssiges Fett ab und enthüllt jede Facette Ihrer Muskulatur so klar wie die eines Diamanten.

Die Furcht vor Kleinheit

Eine psychische Barriere, der sich viele Bodybuilder im Wettkampftraining gegenübersehen, stellt das eigene Empfinden ihrer Körpergröße dar. Welche Beweggründe Bodybuilder auch haben mögen, um überhaupt zu trainieren, ein Motiv ist doch immer der Wunsch, groß und stark zu sein. Alles, was ihnen das Gefühl vermittelt, kleiner als vorher zu sein, wird daher zur Bedrohung, und so sind die Folgen des Wettkampftrainings für viele Bodybuilder beängstigend.

Der Körper des Wettkämpfers sollte aus möglichst viel fettfreiem Gewebe bestehen, also kein überschüssiges Fett enthalten. Denn wie heißt es so schön: »Fett kann man nicht anspannen.« Doch mit Fett am Körper fühlt man sich größer, als es der tatsächlich ausgebildeten Muskulatur entspricht, und dieses Gefühl der Größe empfinden die meisten Bodybuilder als befriedigend.

Ein Mann von 220 Pfund bei 16 Prozent Körperfett wäre für einen Durchschnittsmenschen schlank, doch für einen aktiven Bodybuilder wäre das schon zu viel Fett. Wenn dieser mit der Wettkampfvorbereitung beginnt, verändert er seine Körperzusammensetzung über Training und Diät und verringert schließlich so sein Körperfett auf neun Prozent. Was bedeutet diese Veränderung in Zahlen?

Mit 220 Pfund Gewicht hatte der Mann anfänglich 35 Pfund Fett am Körper. Das Gewicht seines fettfreien Körpergewebes betrug also 185 Pfund. Mit neun Prozent Körperfett wiegt er rund 200 Pfund, sofern er keine Muskelmasse verloren hat. Was seine Muskulatur betrifft, hat er sich folglich nicht verändert, aber er fühlt sich wesentlich kleiner. Und dieses Gefühl der Kleinheit beeinflusst manche Männer so stark, dass sie psychisch nicht fähig sind, ihr Programm durchzuziehen.

Ich kenne das aus eigener Erfahrung. Als ich 1968 zur Weltmeisterschaft in die Vereinigten Staaten kam, wog ich 111 kg. Joe Weider erklärte mich auf den ersten Blick zum gewaltigsten aller Bodybuilder. Hier war ich also in Amerika, um allen zu zeigen, wie großartig ich war – und verlor! Den Titel holte sich Frank Zane mit seinem weniger massiven, doch hervorragend ausgefeilten Körper. Und das war mir eine Lehre.

Ein Jahr später beherrschte ich mit einem Körpergewicht von 104 kg die Konkurrenz deutlich und gewann sowohl die NABBA- als auch die IFBB-Weltmeisterschaft. Mir war klar geworden, dass Masse allein noch keinen Top-Champion ausmacht. Und ich hatte mein überschüssiges Fett nicht in zwei Monaten abgebaut, sondern mir dazu ein ganzes Jahr Zeit gelassen. Ich konnte mich demnach allmählich an meine neuen Proportionen gewöhnen und gelangte zu der Erkenntnis, dass ich trotz reduzierten Körpergewichts im Grunde nicht weniger wuchtig wirkte. Ich hatte noch immer mächtige Arme und gewaltige Oberschenkel. Doch um die Taille wurde mir alles zu weit, ein Zeichen für den Verlust unerwünschter Masse. Und das Ergebnis? Aufgrund meiner veränderten Körperzusammensetzung gewann ich jeden Wettkampf, an dem ich teilnahm.

Masse ist für den Körper des Bodybuilders unerlässlich. Aber Form und Qualität dieser Masse führen bei Wettkämpfen erst zum Erfolg. Große Zahlen auf dem Maßband bzw. der Waage oder mächtige Muskelpakete unter dem gespannten Hemd machen noch keinen Meister. Wer zu wenig auf Fettreduktion, auf optimale Definition und Wettkampfqualität achtet, wird unweigerlich nur eines erreichen – eine Niederlage. Und das sage ich Ihnen aus eigener Erfahrung.

Die Elemente des Wettkampftrainings

Das Programm des Wettkampftrainings enthält im Vergleich zum Fortgeschrittenentraining eine Reihe neuer Elemente:

1. Größeren Trainingsumfang
2. Höheres Trainingstempo
3. Weitere Methoden zur Steigerung der Intensität sowie mehr Übungen
4. Eine wesentlich andere Ernährung (siehe Wettkampfdiät, S. 623 ff.)

Bei der Vorbereitung auf Wettkämpfe ist es äußerst wichtig, Schwächen zu analysieren und zu beseitigen. Haben Sie bisher schwächeren Partien vielleicht lediglich Priorität gegeben, müssen Sie nun mit fanatischem Eifer gegen diese Unausgewogenheiten vorgehen. Dabei ist natürlich zu berücksichtigen, was in ein paar Wochen oder Monaten möglich ist. Einen Mangel völlig zu beheben kann ein oder zwei Jahre dauern, aber tun Sie das Menschenmögliche, um in bestmöglicher Form an den Start zu gehen.

Trainieren für maximale Muskulosität

Absolute Topform im Wettkampf setzt eine geänderte Trainingsweise voraus. Sie müssen:

1. die Ruhepausen zwischen den Sätzen verkürzen. Versuchen Sie, mit einer halben anstatt mit einer ganzen Minute auszukommen.
2. zur Verbesserung Ihrer Ausdauerfähigkeit neben vielen Supersätzen auch Dreifachsätze machen (drei Sätze hintereinander ohne Pause).
3. wesentlich mehr Bauchtraining betreiben. Harte, definierte Bauchmuskeln sind ein Attribut, das die Kampfrichter allein von der Optik her stark beeindruckt.

4. neben dem Training im Studio auch aerobes Training betreiben (Laufen ist eine der besten Methoden, um Definition zu erreichen – lange Strecken wie auch kurze Sprints. Aerobic-Kurse sind wegen ihres hohen Kalorienverbrauchs zu empfehlen und enthalten überdies viel Bauchtraining. Auch Radfahren verbrennt viele Kalorien und hat gegenüber dem Lauftraining den Vorteil, dass es die Gelenke weniger beansprucht. Doch ungeachtet der Art Ihres Zusatztrainings müssen Sie die Dinge immer in der richtigen Perspektive sehen. Ein paar Läufe von 2–3 km in der Woche verbessern Ihre Definition und halten Sie in Form. Jedoch ein einziger Lauf von 15 km erschöpft nur die Energiereserven und greift das Muskelgewebe an. Ken Waller und ich machten oft gleich nach dem Training einen schnellen Lauf von 2–3 km. Wir kamen immer ziemlich erschöpft zurück, wussten aber, dass wir bis zum nächsten Training im Studio mindestens sechs bis acht Stunden Zeit hatten, um uns auszuruhen und zu erholen).

5. alle Prinzipien des Intensitätstrainings nutzen, um durch Schock die maximale Körperentwicklung zu erzielen.

Split-Schema für das Wettkampftraining

	Montag	Dienstag	Mittwoch	Donnerstag	Freitag	Samstag
Morgens	Brust	Schultern	Brust	Schultern	Brust	Schultern
	Rücken	Oberarme	Rücken	Oberarme	Rücken	Oberarme
		Unterarme		Unterarme		Unterarme
Abends						
	Beine		Beine		Beine	
	Waden	Waden	Waden	Waden	Waden	Waden
	Bauchmuskeln	Bauchmuskeln	Bauchmuskeln	Bauchmuskeln	Bauchmuskeln	Bauchmuskeln

WETTKAMPF-TRAININGSPROGRAMM

Montag/Mittwoch/Freitag

Trainingsbereich	Übung	Sätze/Wdh.
Bauchmuskeln	Beginnen Sie das Training mit Roman-Chair-Situps.	10 Minuten
Brust und Rücken	Kreuzheben	3 Sätze von 10, 8, 6 Wdh.
	Klimmzüge in den Nacken mit Zusatzgewicht im Supersatz mit:	4 Sätze von 10 Wdh.
	Langhantel-Schrägbankdrücken	4 Sätze von 15, 12, 8, 6 Wdh.
	Bankdrücken im Supersatz mit:	4 Sätze von 15, 12, 8, 6 Wdh.
	Klimmzüge nach vorn	4 Sätze von 15 Wdh.
	Fliegende mit Kurzhanteln im Supersatz mit:	4 Sätze von 10 Wdh.
	Langhantelrudern vorgebeugt	4 Sätze von 12 Wdh., Stripping-Methode anwenden
	Nautilus-Überzüge im Dreifachsatz mit:	4 Sätze von 15 Wdh., Stripping-Methode anwenden
	Dips im Dreifachsatz mit:	4 Sätze, jeden bis zum Versagen
	Fliegende am Kabelzug	4 Sätze von 12 bis 15 Wdh.
	Rudern sitzend an der Latzugmaschine im Dreifachsatz mit:	4 Sätze von 10 Wdh., Stripping-Methode anwenden
	Rudern einarmig am Kabelzug im Dreifachsatz mit:	4 Sätze von 12 bis 15 Wdh.
	Kurzhantel-Überzüge	4 Sätze von 15 Wdh.
Oberschenkel	Beinstrecken im Supersatz mit:	5 Sätze von 12 Wdh.
	Kniebeugen	5 Sätze von 15 bis 20 Wdh.
	Frontkniebeugen im Supersatz mit:	5 Sätze von 12 bis 15 Wdh.
	Beincurls	5 Sätze von 12 Wdh.
	Hackenschmidt-Kniebeugen im Supersatz mit:	5 Sätze von 15 Wdh.
	Beincurls	1-10-Methode
	Kreuzheben mit gestreckten Beinen (auf Block oder Bank stehend)	3 Sätze von 6 Wdh.

Waden [Wechselnde Fußstellung: Zehen einwärts, geradeaus, auswärts]	Vorgebeugtes Wadenheben	5 Sätze von 15 Wdh.
	Wadenheben stehend	5 Sätze von 10 Wdh., möglichst schwer
	Wadenheben sitzend	5 Sätze von 15 Wdh.
	Umgekehrtes Wadenheben	5 Sätze von 15 Wdh.
Bauchmuskeln [Eine Runde besteht aus 4-6 Übungen. Ohne Pause zwischen den Übungen]	Crunches	30 Wdh.
	Reverse Crunches	30 Wdh.
	Rumpfdrehen	50 Wdh. pro Seite
	Beinanhocken sitzend	30 Wdh.
	Beinheben an der Vertikalbank	30 Wdh.
	Hyperextensions	15 Wdh.
	Crunches gedreht	30 Wdh. je Seite
	Reverse Crunches hängend	15 Wdh.
	Rumpfdrehen vorgebeugt	50 Wdh. je Seite
	Crunches an der Maschine	15 Wdh. je Seite

Dienstag/Donnerstag/Freitag

Trainingsbereich	Übung	Sätze/Wdh.
Bauchmuskeln	Beginnen Sie das Training mit Roman-Chair-Situps.	10 Minuten
Schultern	Frontdrücken an der Maschine im Dreifachsatz mit:	4 Sätze von 10 Wdh.
	Kurzhantel-Seitheben im Dreifachsatz mit:	4 Sätze von 10 Wdh.
	Seitheben vorgebeugt	4 Sätze von 10 Wdh.
	Langhanteldrücken abwechselnd nach vorn und in den Nacken im Dreifachsatz mit:	4 Sätze von 12 Wdh.
	Seitheben am Kabelzug im Dreifachsatz mit:	4 Sätze von 10 Wdh.
	Einarmiges Seitheben liegend	4 Sätze von 10 Wdh.
	Frontheben mit der Langhantel im Supersatz mit:	4 Sätze von 10 Wdh.
	Seitheben sitzend am Kabelzug	4 Sätze von 10 Wdh.
	Dips im Supersatz mit:	4 Sätze, je bis zum Versagen
	Fliegende am Kabelzug	4 Sätze von 12 bis 15 Wdh.
	Rudern sitzend an der Zugmaschine im Dreifachsatz mit:	4 Sätze von 10 Wdh., Stripping-Methode anwenden
	Einarmiges Rudern am Kabelzug im Dreifachsatz mit:	4 Sätze von 12 bis 15 Wdh.
	Kurzhantel-Überzüge	4 Sätze von 15 Wdh.
Beine	Beinstrecken im Supersatz mit:	5 Sätze von 12 Wdh.
	Kniebeugen	5 Sätze von 15 bis 20 Wdh.
	Frontkniebeugen im Supersatz mit:	5 Sätze von 12 bis 15 Wdh.
	Beincurls	5 Sätze von 12 Wdh.

	Hackenschmidt-Kniebeugen im Supersatz mit:	5 Sätze von 15 Wdh.
	Beincurls	1-10-Methode
	Kreuzheben mit gestreckten Beinen	5 Sätze von 6 Wdh., auf Block oder Bank stehend
Waden (Wechselnde Fußstellung: Zehen einwärts, geradeaus, auswärts)	Vorgebeugtes Wadenheben	5 Sätze von 15 Wdh.
	Wadenheben stehend	5 Sätze von 10 Wdh., möglichst schwer
	Wadenheben sitzend	5 Sätze von 15 Wdh.
	Umgekehrtes Wadenheben	5 Sätze von 15 Wdh.
Bauchmuskeln (Eine Runde besteht aus 4-6 Übungen. Ohne Pause zwischen den Übungen)	Crunches	30 Wdh.
	Reverse Crunches	30 Wdh.
	Rumpfdrehen	50 Wdh. pro Seite
	Beinanhocken sitzend	30 Wdh.
	Beinheben an der Vertikalbank	30 Wdh.
	Hyperextensions	15 Wdh.
	Crunches gedreht	30 Wdh. je Seite
	Reverse Crunches hängend	15 Wdh.
	Rumpfdrehen vorgebeugt	50 Wdh. je Seite
	Crunches an der Maschine	15 Wdh. je Seite

Dienstag/Donnerstag/Samstag

Trainingsbereich	Übung	Sätze/Wdh.
Bauchmuskeln	Beginnen Sie das Training mit Roman-Chair-Situps.	10 Minuten
Schultern	Frontdrücken an der Maschine im Dreifachsatz mit:	4 Sätze von 10 Wdh.
	Kurzhantel-Seitheben im Dreifachsatz mit:	4 Sätze von 10 Wdh.
	Seitheben vorgebeugt	4 Sätze von 10 Wdh.
	Langhanteldrücken abwechselnd nach vorn und in den Nacken im Dreifachsatz mit:	4 Sätze von 12 Wdh.
	Seitheben am Kabelzug im Dreifachsatz mit:	4 Sätze von 10 Wdh.
	Einarmiges Seitheben liegend	4 Sätze von 10 Wdh.
	Langhantel-Frontheben im Supersatz mit:	4 Sätze von 10 Wdh.
	Seitheben sitzend am Kabelzug	4 Sätze von 10 Wdh.
Oberarme	Langhantelcurls im Supersatz mit:	4 Sätze von 1-10-Methode
	Trizepsdrücken stehend mit engem Griff	4 Sätze von 10 Wdh.
	Langhantelcurls an der Scott-Bank im Dreifachsatz mit:	4 Sätze von 10 Wdh.
	Langhantel-Trizepsdrücken liegend im Dreifachsatz mit:	4 Sätze von 10 Wdh.
	Langhantelcurls mit Obergriff an der Scott-Bank	4 Sätze von 10 Wdh.
	Kurzhantel-Trizepsdrücken liegend im Dreifachsatz mit:	4 Sätze von 10 Wdh.
	Schrägbank-Curls [Lehne bei jedem Satz steiler stellen] im Dreifachsatz mit:	4 Sätze von 10 Wdh.
	Langhantel-Trizepsdrücken liegend mit umgekehrtem Griff	4 Sätze von 10 Wdh.

	Konzentrationscurls im Supersatz mit:	4 Sätze von 15 Wdh. nach der »Eineinhalb«-Methode
	Einarmiges Trizepsdrücken stehend	4 Sätze von 12 Wdh.
	Trizepsdrücken kniend am Kabelzug im Supersatz mit:	4 Sätze von 12 Wdh.
	Trizepsdrücken kniend mit Seil	4 Sätze von 12 Wdh.
Unterarme	Handgelenkcurls mit Langhantel im Obergriff im Supersatz mit:	4 Sätze von 10 Wdh.
	Handgelenkcurls mit Langhantel	4 Sätze von 10 Wdh.
	Einarmige Handgelenkcurls mit Kurzhantel	4 Sätze von 10 Wdh.
Waden [Wechselnde Fußstellung: Zehen einwärts, geradeaus, auswärts]	Wadenheben an der Beinpresse	4 Sätze von 12 Wdh.
	Wadenheben stehend	4 Sätze von 12 Wdh.
	Vorgebeugtes Wadenheben auf einem Bein	4 Sätze von 12 Wdh.
Bauchmuskeln [Eine Runde besteht aus 4-6 Übungen. Ohne Pause zwischen den Übungen]	Crunches	30 Wdh.
	Reverse Crunches	30 Wdh.
	Rumpfdrehen	50 Wdh. pro Seite
	Beinanhocken sitzend	30 Wdh.
	Beinheben an der Vertikalbank	30 Wdh.
	Hyperextensions	15 Wdh.
	Crunches gedreht	30 Wdh. je Seite
	Reverse Crunches hängend	15 Wdh.
	Rumpfdrehen vorgebeugt	50 Wdh. je Seite
	Crunches an der Maschine	15 Wdh. je Seite

Anwendung des Schockprinzips

Die Anwendung des Schockprinzips ist die beste Methode, den Körper über seine Leistungsgrenze hinaus zu fordern und die einzige Möglichkeit, die Barrieren zu überwinden, die Sie von Ihrer potentiellen Bestform trennen.

Schocktraining bringt mehr Einschnitte, mehr Härte, Venen, Teilung, Definition und andere Merkmale erstklassiger Entwicklung. Die Periode des Wettkampftrainings ist die Zeit, während der man sich intensiv darum bemüht, den Körper unter Anwendung aller verfügbaren Mittel in Bestform zu bringen.

Eine der Möglichkeiten, die Muskeln zu schocken, besteht darin, sie in ungewohnter Weise arbeiten zu lassen. Wenn ich meine Muskeln wirklich fordern will, verändere ich zuweilen die Reihenfolge der geplanten Übungen. Anstatt zum Beispiel mein Brusttraining wie üblich zu beginnen, setze ich eine ganz andere Übung an den Anfang. Ich nehme auch neue Übungen in mein Programm auf, Bewegungen, die der Körper nicht gewohnt ist. »Das Programm eines anderen ist immer schwieriger als das eigene«, sagte Roger Callard einmal sehr richtig. Die Muskeln werden stärker belastet, wenn sie zu ungewohnter Arbeit gezwungen werden, zu einem Training, das ihnen nicht vertraut ist.

Zur bestmöglichen Anwendung des Wettkampfprogramms empfehle ich folgendes: Führen Sie das Programm zunächst so durch, wie es oben zusammengestellt ist. Behalten Sie es bei, bis es Ihnen vollkommen vertraut ist. Dann beginnen Sie, das Programm zu verändern, um die Muskeln zu überraschen und zu schocken. Wichtig ist dabei, dass Sie die Grundübungen nicht vernachlässigen und den schwachen Punkten und Problembereichen die nötige Aufmerksamkeit schenken. Auch die meisten der bereits erwähnten Trainingsprinzipien, wie erweiterte Sätze, progressive Intervalle, unterbrochene Sätze, Dreifachsätze und Negativwiederholungen, sollten angewandt werden.

Individuelles Wettkampftraining

Jeder Bodybuilder hat andere Stärken und Schwächen und deshalb ist es nicht möglich, ein Trainingsprogramm zu erstellen, das allen Ansprüchen in vollem Umfang genügt. Ich kann Ihnen verschiedene

Trainingsmöglichkeiten aufzeigen, kann Ihnen erklären, wie Sie Ihr Programm abändern können, um den Kalorienverbrauch zu steigern oder mehr Muskulosität und Definition zu bekommen, aber es bleibt Ihre Aufgabe, in den Spiegel zu schauen und zu beurteilen, wo Ihre Schwächen liegen, ob in der oberen, unteren oder inneren Brustmuskelentwicklung, im Bizeps, Trizeps oder Latissimus.

Angenommen, die Entwicklung Ihres unteren Latissimus entspricht nicht ganz Ihren Vorstellungen. Es wäre demnach sinnvoll, für diese unteren Muskelpartien etwa vier Trainingssätze mehr zu machen. Da aber eine Erweiterung des Programms um vier Sätze vermutlich zu viel wäre, könnten Sie bei anderen Übungen je einen Satz streichen, etwa bei Klimmzügen mit engem und mit weitem Griff, Rudern im Sitzen und Rudern an der Ruderhantel. Diese Übungen würden Sie weiterhin ausführen, aber in geringerer Satzzahl, sodass die Trainingsbelastung insgesamt etwa die gleiche bliebe.

Das Programm, wie es oben zusammengestellt ist, dient nur als Ausgangsbasis. All denen, die sich auf ihren ersten Wettkampf vorbereiten, empfehle ich, sich eng an dieses Programm zu halten, bis genügend Fett abgebaut ist und sie erkennen, wie Training und Diät sich ausgewirkt haben. Es könnte sonst schwierig sein, Mängel richtig zu beurteilen.

Wer schon über etwas Wettkampferfahrung verfügt und seine Schwächen genau kennt, sollte sich bemühen, mangelhaft ausgebildete Körperpartien durch entsprechende Mehrbelastung ausgeglichen zu entwickeln. Suchen Sie sich aus den Übungsabschnitten die Bewegungen aus, die sich am besten zur Behebung der Probleme eignen, und verändern Sie Ihr Programm, wie Sie es für nötig halten.

Diesen Prozess machen alle Top-Bodybuilder durch. Franco und ich haben früher immer zusätzliche Sätze eingeschoben, wenn auch jeder für andere Körperpartien. Franco hatte zum Beispiel Mühe, seine Oberschenkelmuskeln scharf herauszuarbeiten und machte deshalb mehr Sätze von Übungen wie Frontkniebeugen an der Smith-Maschine, um den Quadrizeps besser auszuprägen. Ich hatte dieses Problem nicht und arbeitete somit härter an den Schultern, Bauchmuskeln oder wo ich es sonst für besonders nötig hielt. Wenn Sie Ihr Programm abändern und verstärkt an Ihren Schwächen arbeiten, müssen Sie darauf achten, dass keine neuen entstehen. Sie müssen dem Rest des Körpers auch in dieser Zeit genügend Aufmerksamkeit schenken.

Kardiovaskuläre Anforderungen

Bedingt durch den wesentlich höheren Sauerstoffbedarf werden Sie zu Beginn des Wettkampftrainings vielleicht schnell außer Atem kommen. Wie der Jogger, der normalerweise seine 5 km läuft und plötzlich 10 km zu rennen versucht, könnten Sie in ein Sauerstoffdefizit geraten. Abhilfe ist hier nicht, das Training zu verlangsamen, sondern zu beschleunigen. Wenn Sie Herz, Lungen und Kreislauf zwingen, sich dem höheren Tempo anzupassen, werden Sie sehr schnell die nötige Kondition bekommen, um den neuen Anforderungen gewachsen zu sein.

PHA-Training

Das PHA-Training – eine Abkürzung für »peripheral heart action« wurde von Bob Gajda eingeführt, dem amerikanischen Bodybuilding-Meister von 1966. Es ist zur Wettkampfvorbereitung sehr nützlich, entweder gelegentlich als Zusatztraining oder regelmäßiger, wenn es für die Definition nötig ist. PHA-Training ist ein Kreistraining, d.h. eine Folge von jeweils einer Übung für jede Körperpartie, die im Kreisbetrieb ausgeführt wird und so die Durchblutung des ganzen Körpers fördert. PHA-Training ist nützlich, weil das Herz an sich unfähig ist, den Körper ausreichend mit Blut zu versorgen. Das Gefäßsystem ist deshalb an verschiedenen Stellen mit Klappen ausgestattet, die den Blutstrom regulieren und zum Beispiel verhindern, dass das Blut in den Beinen versackt, weil das Herz es nicht wieder hochpumpen kann. Intensive Muskelkontraktionen drücken das Blut durch diese Klappen und fördern so als »Muskelpumpe« oder »peripheres Herz« die Rückführung des Bluts. Bei verstärkter Zirkulation entstehen im Blut chemische Stoffe, die dazu beitragen, die im Training anfallenden toxischen Stoffwechselprodukte zu neutralisieren, und darin liegt der besondere Nutzen für den Bodybuilder. Hat man sich einmal an die kardiovaskulären Anforderungen eines solchen Trainings gewöhnt, ist man zu wesentlich größeren Ausdauerleistungen fähig.

Gajda empfiehlt eine Serie von vier bis sechs Übungen, die das gleiche Körperteil nicht zweimal hintereinander belasten, mit minimalen Pausen zwischen den Serien. Ein Training dieser Art steigert durch seinen hohen Ausdauerfaktor den Kalorienverbrauch und fördert so die Definition. Jede der beiden nachstehenden Übungsgruppen erfüllt die Forderungen des PHA-Systems:

- Langhantel-Schulterdrücken
- Ausfallschritte
- Fliegende mit Kurzhanteln
- Beinstrecken
- Langhantelcurls

oder

- Beinstrecken
- Kurzhantel- Seitheben
- Trizepsdrücken über Kopf
- Situps
- Wadenheben

Nicht geeignet wäre hingegen eine Gruppe wie Rudern sitzend/Langhantelcurls/Bankdrücken/Trizepsdrücken, weil die beiden ersten Übungen den Bizeps beanspruchen und die beiden letzten den Trizeps.

Die obigen Beispiele sind lediglich Vorschläge. Ihr Übungsprogramm kann auch ganz anders gestaltet werden. Hier ein paar einfache Richtlinien, die Ihnen helfen können, Gajdas PHA-Training bestmöglich zu nutzen:

1. Stellen Sie mehrere Serien von vier bis sechs Übungen zusammen und führen Sie sie möglichst schnell aus, mit nur kurzer Pause zwischen den Serien.

2. Bauen Sie die Serien so auf, dass jede Übung eine andere Körperpartie beansprucht. Achten Sie darauf, dass alle Körperteile belastet werden, und wählen Sie die Reihenfolge der Übungen möglichst so, dass Oberkörper und Unterkörper abwechselnd beansprucht werden.

3. Versuchen Sie, Übungen für die verschiedenen Teilbereiche eines Muskels oder einer Muskelgruppe einzuplanen. Ihre erste Serie könnte zum Beispiel Kurzhantel-Seitheben für die seitlichen Deltamuskeln enthalten, die zweite Kurzhantel-Frontheben für die vorderen Deltamuskeln und die dritte Kurzhantel-Seitheben in Vorbeuge für die hinteren Deltamuskeln. Oder Sie könnten Fliegende mit Kurzhanteln, Schrägbankdrücken und Dips in sukzessiven Serien ausführen, um gezielt die inneren, oberen und unteren Brustmuskelpartien zu trainieren.

4. Sobald Sie über die nötige Ausdauer verfügen, um ein PHA-Training mit minimalen Pausen durchzustehen, erhöhen Sie nach und nach das Gewicht. Bedenken Sie, dass dies noch immer progressives Widerstandstraining ist.

Muskelteilung

Unter Muskelteilung versteht man Muskelmasse in einer Ausprägung, die über einfache Definition weit hinausgeht. Training und Diät können zu guter Definition verhelfen, doch um die Muskelschärfe eines anatomischen Schaubilds zu erlangen, die im Wettkampf den Sieg bringt, dazu gehört noch mehr.

Der erstklassig entwickelte Körper muss jede Muskelgruppe deutlich erkennen lassen. Bei einer Doppelbizepspose von hinten sollten sich zum Beispiel die Grenzen zwischen Bizeps und Trizeps, Schultern, Trapezius sowie der oberen und unteren Rückenmuskulatur so scharf abzeichnen, dass sie den Kampfrichtern geradezu ins Auge springen. Auch die Strukturen innerhalb jeder Muskelgruppe sollten deutlich ausgeprägt sein: die zwei Köpfe des Bizeps', die drei Köpfe des Trizeps. Und jeder Kopf sollte mit den Streifen und Einschnitten einzelner Muskelfaserbündel gezeichnet sein.

Vollständige Muskelteilung ist das Ergebnis eines so umfassenden Trainings, dass alle Partien und Konturen eines Muskels voll ausgeformt werden und nach genügend Fettabbau deutlich zu erkennen sind. Dies erfordert viele verschiedene Übungen für jeden Muskel und viele Sätze und Wiederholungen. Aber es verlangt überdies auch eine besondere Technik:

1. Es ist notwendig, jeden Muskel zu isolieren und anschließend auch die verschiedenen Partien aller Muskeln, um möglichst viele Muskelfasern zu aktivieren und so eine klare Trennung zwischen allen Muskeln und größeren Körperpartien zu erhalten. Dies erfordert genaue Kenntnisse über die Wirkung der verschiedenen Übungen auf die Muskulatur und die Zusammenstellung eines Programms, das den Körper genau in der beabsichtigten Weise formt.

2. Optimale Muskelteilung setzt korrekte Ausführung mit konzentrierter Anspannung über den ganzen Bewegungsablauf einer Übung

voraus, damit jede beteiligte Muskelfaser maximal belastet wird. Jede nachlässige Bewegungsausführung vereitelt dies. Eine Isolationsübung beansprucht nur dann genau den kleinen Bereich, für den sie vorgesehen ist, wenn sie vollkommen exakt ausgeführt ist. Wenn Sie zum Beispiel Kurzhantel-Frontheben machen, um die Teilung zwischen Delta- und Brustmuskel besser herauszuarbeiten, dürfen Sie das Gewicht nicht mit Schwung hochbringen, sondern müssen den Muskel die ganze Arbeit ausführen lassen, weil Sie sonst weder die volle Form der Muskeln noch die gewünschte Teilung erhalten. Zur Entwicklung begrenzter Muskelpartien müssen Sie die Bewegung so exakt ausführen, dass Sie die Spannungsentwicklung genau an der vorgesehenen Stelle spüren.

3. Natürlich ist auch die beste Teilung nicht zu sehen, wenn der Muskel mit Körperfett zugedeckt ist. Für spektakuläre Muskelteilung ist daher auch die richtige Diät ein entscheidender Faktor, damit genügend Unterhautfettgewebe abgebaut wird.

Muskulosität und Definition: Beurteilung der eigenen Fortschritte

Bei der amerikanischen Bodybuilding-Meisterschaft des Jahres 1980 kreuzte Ray Mentzer auf, um sich für die Weltmeisterschaft einen Platz in der amerikanischen Mannschaft zu erkämpfen. Ein paar Monate vor dem Wettkampf hatte er alle drei Wochen seine Körperzusammensetzung bestimmen lassen und ging siegesgewiss an den Start, weil sein letzter Test einen Fettwert von unter vier Prozent ergeben hatte.

Doch trotz der Testergebnisse konnte er sich für die Weltmeisterschaft nicht qualifizieren, weil er auf der Bühne zu glatt aussah. Es fehlte ihm an Einschnitten und Muskulosität. Er hatte nicht erkannt, dass sein Gewicht, seine Körpermaße oder Fettwerte nicht die Maßstäbe sind, mit denen die Form des Bodybuilders im Wettkampf gemessen wird.

Ob man in Form ist oder nicht, erkennt man im Grunde nur daran, wie man aussieht. Die Kampfrichter gründen ihre Entscheidung nun einmal nicht auf Unterwassergewicht, Maßband oder andere Messmethoden. Sie urteilen nach dem, was sie sehen. Und genau das müssen Sie auch tun.

Einen Vergleichsmaßstab zu haben ist natürlich hilfreich. Es ist einfacher, den Unterschied zwischen zwei Dingen zu erkennen, als ein Objekt an sich zu analysieren. Gut geeignet hierzu sind zum Beispiel in periodischen Abständen von Ihnen in der Badehose aufgenommene Fotos und der Vergleich Ihres jetzigen mit Ihrem früheren Aussehen. Eine weitere Möglichkeit ist die, dass Sie sich im Studio neben einen anderen Bodybuilder stellen und ein paar Posen einnehmen, um im direkten Vergleich zu sehen, wie weit Sie fortgeschritten sind.

Doch der wirkliche Test findet auf der Bühne statt, wenn Sie gewinnen oder verlieren. Deshalb ist es manchmal notwendig, an mehreren Wettkämpfen teilzunehmen, um die eigenen Fortschritte richtig beurteilen zu können. Aus der Platzierung bei verschiedenen Wettkämpfen können Sie sehr gut ersehen, ob Ihre Trainingsmethoden wirksam sind oder nicht.

Auf kurze Sicht wird jedoch der Spiegel Ihr ehrlichster Kritiker sein – sofern Sie ihm diese Funktion zugestehen. Ihre Fettwerte sagen Ihnen nichts über Ihre Muskelteilung, das Maßband gibt Ihnen keine Auskunft über Ihre Muskulosität und Definition, und wie gleichmäßig Ihre Muskelentwicklung ist, können Sie nicht herausfinden, indem Sie auf die Waage steigen. Allerdings führt auch über den Spiegel kein Weg zum Champion, wenn Sie darin nur das erblicken, was Sie sehen möchten. Sie müssen die Dinge betrachten, wie sie sind, nicht besser und nicht schlechter.

Denken Sie auch daran, Ihr Trainingsbuch zu führen, damit Sie jederzeit genaue Aufzeichnungen über Ihre Fortschritte haben. Bei meiner Vorbereitung auf den Mr. Olympia 1980 ließ ich Franco jede Woche Fotos von mir machen, die ich eingehend studierte, um meine Fortschritte in Härte, Definition und Muskulosität zu bewerten. Anhand der Fotos, meiner eigenen Beurteilung meines Spiegelbilds und Francos sachkundigen Kommentaren wusste ich jederzeit, wie schnell ich vorankam und konnte in Australien in einer Form antreten, die mir meinen siebten Mr.-Olympia-Titel einbrachte.

Ein zuverlässiger Trainingspartner

Ein zuverlässiger Trainingspartner ist zu keiner Zeit wichtiger als bei der Vorbereitung auf einen Wettkampf. Wenn der Wettkampftermin näher rückt, zählt jedes Training und man darf keinesfalls in der Trainingsintensität nachlassen. Der Trainingspartner sorgt für die nötige Motivation, die man braucht, um trotz strenger Diät hart zu trainieren.

Als angehender Wettkämpfer wären Sie gut beraten, mit einem Bodybuilder zu trainieren, der schon mehr Erfahrung hat als Sie selbst. Ein Partner, der das alles schon mitgemacht hat und gut Bescheid weiß, kann Ihnen so manchen Tipp geben, wie Sie Ihre Fortschritte beschleunigen und sich die Wettkampfvorbereitung erleichtern.

Als ich mich auf den Mr. Olympia 1980 vorbereitete, trainierte ich im World Gym hin und wieder mit zwei jungen Bodybuildern, die sich für ihren ersten Wettkampf rüsteten. Sie waren beide außerordentlich stark und beflügelten mich durch ihren jugendlichen Elan, mit voller Kraft zu trainieren. Ich andererseits konnte ihnen aufgrund meiner größeren Erfahrung Trainingstechniken zeigen, die sie noch nicht kannten und ihnen bei ihrer Diät und ihrem Posing helfen. Ihre Energie und mein Wissen nutzbringend zu kombinieren war ein fairer Handel.

Training im Freien

Ich habe bei schönem Wetter schon immer gerne an der frischen Luft trainiert. Das Training im Freien verhilft zu gesundem Aussehen, straffer Haut und guter Sonnenbräune. Bereits in der frühen Muscle-Beach-Ära haben Bodybuilder sonniges Wetter dazu genutzt, um im Freien zu trainieren.

Man kann natürlich schon während des Grundtrainings im Freien trainieren, doch besonders wichtig ist dies vor Wettkämpfen, weil es mithilft, dem Körper den letzten Schliff zu geben. Wenn Franco und ich ins Freiluftstudio am Venice Beach gingen, trainierten wir erst eine Weile, legten uns dann etwas in die Sonne und kehrten anschließend wieder in die »Arena« zurück, um weiter Gewichte zu stemmen. Das vertiefte zum einen meine Sonnenbräune, war mir aber auch insofern eine Hilfe, als das Training vor Zuschauern mich auf den Druck vorbereitete, der mich auf der Bühne vor einem großen Publikum erwartete.

Für die Arbeit im Freien empfehle ich ein langsameres Training, aber mit sehr schweren Gewichten. Das ist eine schöne Abwechslung zum normalen Wettkampftraining und eine weitere Möglichkeit, den Körper zu überraschen und neue Reize zu setzen.

Nicht jeder hat einen kalifornischen Strand vor der Haustür, aber dies ist auch nicht notwendig. Früher in Österreich und später in München war ich oft mit Freunden an einem See in der jeweils näheren Umgebung, wo wir den ganzen Tag draußen trainierten. Sie könnten auch in einen Park gehen, in ein Erholungsgebiet oder sogar in einen Hinterhof, um dort allein wie Franco und ich am Venice Beach zu trainieren.

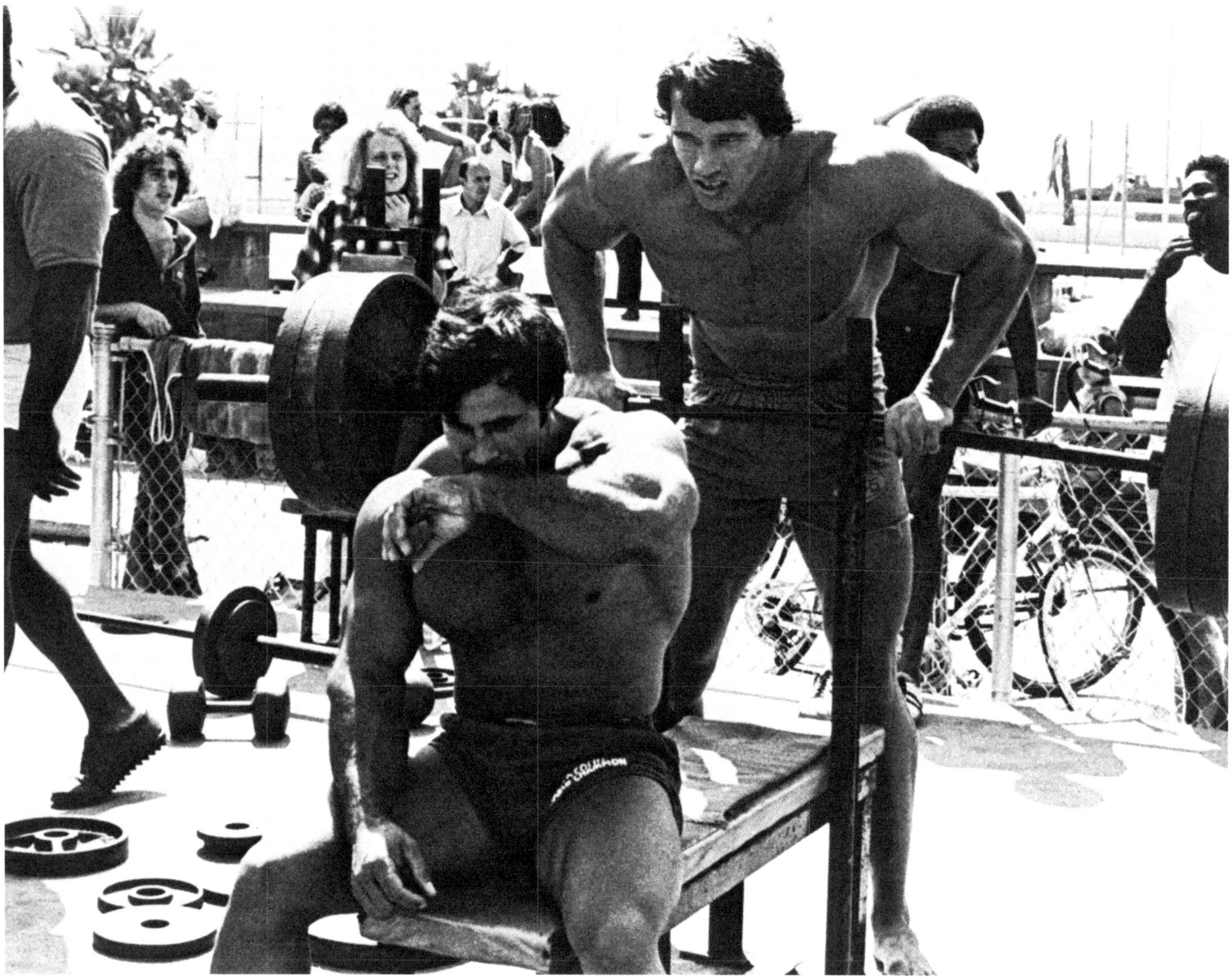

Franco und ich am Venice Beach

Kapitel 7

Die Macht des Geistes über den Körper

Der Körper wird erst dann voll auf das Training ansprechen, wenn Sie gelernt haben, auch den Geist zu trainieren. Der Geist ist ein Dynamo, eine Quelle der Lebenskraft. Diese Kraft kann negativ sein und gegen Sie arbeiten oder sie kann dazu genutzt werden, um mit unglaublicher Energie zu trainieren und einen Körper aufzubauen, der Ihre kühnsten Erwartungen erfüllt.

»Der Körper folgt dem Streben des Geistes«, ist ein Spruch, an den ich immer geglaubt habe. Wenn Sie Landesmeister oder Weltmeister werden wollen, müssen Sie eine klare Vorstellung davon haben, wie Sie diese Ziele erreichen können. Den Körper, den Sie aufbauen müssen, um diese Titel zu gewinnen, müssen Sie sich auch vor Augen halten. Die Konzentration auf solche inneren Bilder stellt dem Geist und dem Körper eine klare Aufgabe, zeigt ein fest umrissenes Ziel auf, das angestrebt werden kann.

Diesen Prozess kann man sich erleichtern, indem man sich ein Vorbild sucht, einen Champion, dem man nacheifern möchte. Ein kleingewachsener Bodybuilder könnte sich zum Beispiel Franco Columbu oder Danny Padilla aussuchen. Für einen mittelgroßen, ästhetischen Typ wäre Frank Zane ein gutes Vorbild. Da ich selbst groß und wuchtig war, wurde Reg Park mein Idol. Er hatte die Größe und herkulische Masse, die ich auch anstrebte, und so studierte ich sämtliche Fotos, die ich von ihm finden konnte, schnitt sie aus den Zeitschriften aus, heftete sie an die Wand und benutzte sein Bild, um mir darüber klar zu werden, wie ich selber einmal aussehen wollte.

Auf diese Weise lässt sich eine Zielstrebigkeit entwickeln, die einem letztlich die Willenskraft gibt, zwei bis vier Stunden am Tag in einem Studio zu trainieren und sich bis zum Äußersten zu fordern. Es ist ein Unterschied, ob man einfach fünf Sätze hiervon und vier Sätze davon macht oder ob man den Körper wirklich bis an die Grenze seiner Leistungsfähigkeit zwingt.

Neben der bildhaften Vorstellung, wie Ihr Körper nach Abschluss Ihres Trainings aussehen soll, müssen Sie sich auch darauf konzentrieren, wie sich jeder einzelne Muskel entwickeln soll. Der Schlüssel zum Erfolg liegt darin, beim Trainieren an den Muskel zu denken (Muscle-Mind-Connection), nicht an das Gewicht. Wenn ich Langhantelcurls mache, stelle ich mir meine Bizeps wie Berge vor nicht nur groß, sondern GEWALTIG. Und weil ich an den Muskel denke, spüre ich alles, was mit ihm geschieht. Ich weiß, ob ich ihn am unteren Endpunkt der Bewegung maximal gedehnt habe oder nicht, und ich weiß auch, ob er am oberen Endpunkt voll kontrahiert ist.

Wenn Sie an das Gewicht denken anstatt an den Muskel, spüren Sie nicht wirklich, was der Muskel macht. Sie verlieren die Kontrolle über ihn. Anstatt sich voll auf Kontraktion und Dehnung zu konzentrieren, üben Sie nur rohe Kraft aus. Sie nutzen dann Ihren Bewegungsumfang nicht voll aus, sind nicht imstande, den Muskel gleichmäßig, intensiv und kontrolliert zu kontrahieren und zu dehnen.

Sich im Training zu konzentrieren ist äußerst wichtig. Durch Konzentration bekommen Sie nicht nur ein möglichst gutes Gefühl für eine Bewegung, sondern sie bewirkt auch, dass das neuromuskuläre System optimal reagiert. Die trainingsbedingten Veränderungen in der Muskulatur kommen zustande, weil Sie das Nervensystem umerziehen, es dazu anregen, die Zahl der Muskelfasern zu vermehren und die Muskeln durch Hypertrophie (Vergrößerung) vorhandener Fasern vor Schäden zu schützen.

Doch das Nervensystem kann Muskeltätigkeit nicht nur stimulieren, sondern auch hemmen. Auf diese Weise schützt es den Körper vor zu starker Belastung. Diese Hemmung, diesen Schutzmechanismus zu überwinden erfordert Energie. Je intensiver die inneren Bilder sind, die Sie sich schaffen, desto mehr Energie können Sie aufbringen. Und je besser es Ihnen gelingt, diese Energie in Ihr Training einfließen zu lassen und dadurch die Schutzmechanismen zu überwinden, desto schneller machen Sie Fortschritte.

Diese starke innere Konzentration befähigt den Champion, auch mit scheinbar mäßigem Gewicht hervorragende Ergebnisse zu erzielen. Ich sehe immer wieder Bodybuilder, die meinen, sie müssten nur schwere Gewichte bewältigen, um einen fabelhaften Körper zu bekommen, müssten sich nur wie Gewichtheber aufputschen und dann irgendwie die Bewegung absolvieren. Das ist ein Irrtum. Beobachten Sie einmal einen Chris Dickerson, Samir Bannout oder Tony Pearson im Studio, und Sie werden sehen, wie diese Männer aus jeder Übung das Letzte herausholen – wie sie sich bemühen, das richtige Gefühl für die betreffende Übung zu bekommen, wie sie die Muskeln von maximaler Dehnung zu voller Kontraktion bringen und dabei jede Muskelfaser völlig unter Kontrolle haben.

Wir alle besitzen bestimmte Muskelgruppen, die wir gerne trainieren und die schnell aufs Training reagieren, und andere die zu trainieren uns Überwindung kostet und die nur langsam ansprechen. Ich selbst habe immer den Bizeps mit großer Begeisterung trainiert, während ich bei den Trizepsübungen nicht die gleiche Befriedigung empfand. Doch ein Bodybuilder mit Wettkampfambitionen darf niemals eine solche Situation entstehen lassen. Er muss seinen Willen einsetzen, muss sich darauf konzentrieren, seine Gedanken ausschließlich auf den Muskel zu richten, und sich bemühen, alle Muskeln voll unter Kontrolle zu bekommen.

Doch die geistige Energie ist nur so stark wie wir sie allein aufzubringen imstande sind. Gute Bodybuilder müssen intelligent sein, aber das Training ist keine geistige Tätigkeit. Die Trainingsbewegungen sind körperliche Arbeit, und die tiefe Motivation, die uns mit Begeisterung erfüllt und uns bei der Stange hält, ist ein emotionaler Zustand. Man kann sich nicht einfach hinsetzen und diese Dinge empfinden, genauso wenig, wie man vorsätzlich das Gefühl hervorrufen kann, man sei verliebt. In beiden Fällen ist ein Einfluss von außen notwendig, der einen inspiriert.

Inspiration ist im Bodybuilding sehr wichtig, und man kann sie sich von außen holen. Man kann sich zum Beispiel ein Idol suchen, das einen beflügelt. Oder das richtige Studio, einen Ort mit positiver Energie und anregender Atmosphäre. Eine andere Möglichkeit ist die, sich den richtigen Trainingspartner auszusuchen.

Als ich zur Vorbereitung auf den Mr. Olympia 1975 gemeinsam mit Ed Corney trainierte, konnte ich mich eines Tages einfach nicht dazu aufraffen, meinen Rücken zu trainieren. Ed merkte das und sagte: »Vergiss nicht, dass du in Südafrika gegen Lou Ferrigno antrittst; wenn der seine Lats spreizt, verschwindest du hinter ihm auf der Bühne und keiner sieht dich mehr!«

Der Gedanke an den Wettkampf mit Lou und an seine gute Rückenmuskulatur spornte mich so an, dass ich es kaum erwarten konnte, meine Klimmzüge zu machen, mein Rudern in Vorbeuge und den Rest meiner Rückenübungen. Corneys Bemerkung hatte mich angestachelt, hatte mir eine Energie gegeben, die ich allein nicht hatte aufbringen können.

Die Kraft des Geistes

Solange ich Bodybuilding betrieben habe, habe ich immer wieder diesen Spruch gehört, und er ist noch immer zutreffend: »Wenn die Sache mühsam wird, versagt stets der Geist zuerst, nicht der Körper.«

Das beste Beispiel, das mir dazu einfällt, ereignete sich eines Tages im Gold's Gym, als Franco und ich Hantelkniebeugen machten. Franco schulterte 500 Pounds (227 kg), ging in die Hocke und kam nicht wieder hoch. Wir packten die Hantel und halfen ihm, sie wieder auf dem Ständer abzulegen. 500 Pounds waren an diesem Tag anscheinend zu viel für ihn, selbst für eine Wiederholung.

Kurz darauf kamen vier junge Italo-Amerikaner aus New York ins Studio. »Mann«, riefen sie, »da drüben ist Franco! He, Franco!« Sie waren begeisterte Fans und freuten sich darauf, ihm beim Training zuzusehen – nur hatte Franco gerade beim Heben versagt, und alles deutete darauf hin, dass er den nächsten Versuch auch nicht schaffen würde.

Ich nahm Franco beiseite und sagte: »Franco, für diese Burschen bist du der König. Du kannst jetzt unmöglich noch mal unter die 500 Pounds und dir die Blöße geben, sie nicht zu schaffen.« Plötzlich veränderte sich sein Gesichtsausdruck. Er sah mich mit großen Augen an, hatte erkannt, dass er in der Klemme war. Dann ging er hinaus auf die Straße, atmete ein paarmal tief durch und konzentrierte sich auf seinen Versuch.

Festen Schrittes kam er wieder hereinstolziert, schnappte sich die Hantel und machte nicht sechs Wiederholungen, wie mit 500 Pounds eigentlich vorgesehen, sondern acht! Dann schlenderte er ganz lässig weg, als sei das überhaupt nichts.

Dass Francos Muskeln und Sehnen in den wenigen Minuten zwischen den Sätzen nicht stärker geworden waren, liegt auf der Hand. Was sich verändert hatte, war seine innere Haltung, sein Antrieb und seine Motivation, das Verlangen, sein Ziel zu erreichen. Es war nicht zu übersehen, welch wichtige Rolle der Geist hier gespielt hatte, um den Körper zu der geforderten Leistung zu zwingen.

Den Geist trainieren

Dieses Grundprogramm zur geistigen Vorbereitung auf das Training wird Ihnen helfen, im Bodybuilding schneller zum Erfolg zu kommen.

1. Setzen Sie sich ein Ziel. Sie können ein Ziel nur erreichen, wenn Sie es genau festgelegt haben. Weshalb trainieren Sie? Um ein bisschen mehr Muskeln zu bekommen oder um Bodybuilding-Champion zu werden? Möchten Sie andere beeindrucken oder eine Unsicherheit überwinden? Sollten Sie zu dem Schluss kommen, dass Sie schlicht und einfach ein großer Champion werden möchten, dann ist diese Erkenntnis der erste Schritt zu dem schon erwähnten Engagement, das vollen Einsatz verlangt. Wenn man ein Ziel erreichen will, gibt es keine halben Sachen.

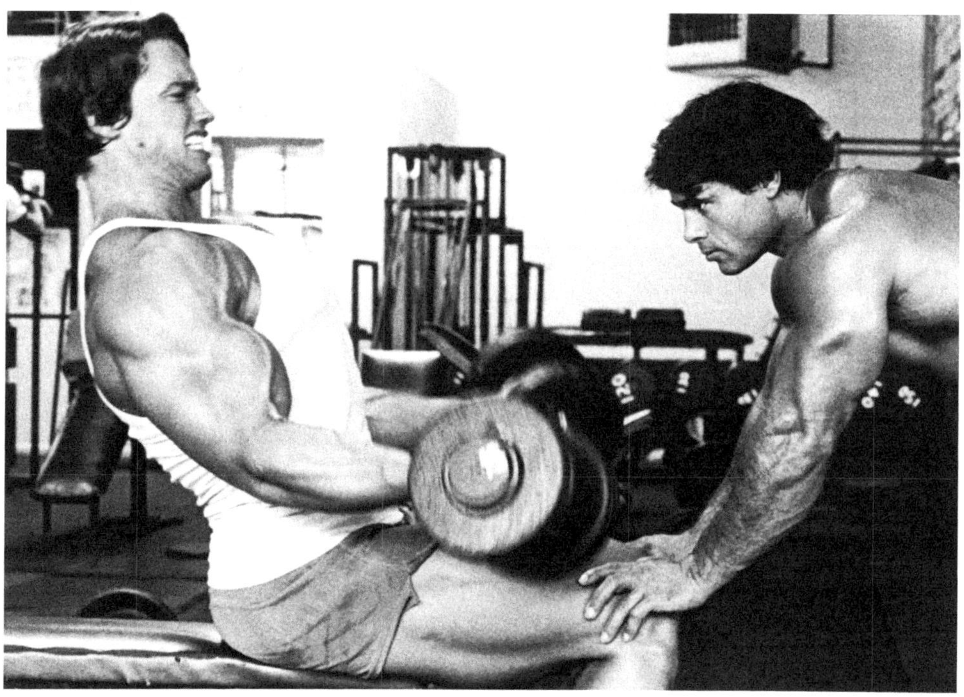

Etwas Unterstützung von meinem Freund – Franco Columbu war immer mein bester Trainingspartner.

2. Bleiben Sie zielbewusst. Disziplin ist ganz einfach eine Frage der Zielbewusstheit. Wenn Sie Ihre Ziele stets deutlich vor Augen haben, brauchen Sie nie zu überlegen, ob Sie trainieren sollen oder nicht, ob Sie auch wirklich genügend Zeit und Energie für Ihr Training aufbringen oder ob Sie diese ganzen Sätze und Wiederholungen, die Ihr Programm verlangt, tatsächlich machen sollen. Bei einer klaren Zielsetzung stellen sich solche Fragen erst gar nicht. Mancher Bodybuilder, der mit Mühe seinen Satz beendet, fragt sich vielleicht, warum mache ich das eigentlich? Warum plage ich mich so ab? Dieses Versiegen der Willenskraft, dieser Mangel an Schwung und Energie sind Zeichen dafür, dass er sein Ziel aus den Augen zu verlieren beginnt. Wenn dieses Ziel fest im Bewusstsein eingeprägt ist, wenn Sie wissen, wie Sie aussehen möchten und warum, kann es zu einer solchen Schwäche gar nicht kommen. Sie werden es vielmehr kaum erwarten können, Ihren nächsten Satz zu machen, werden Ihrem nächsten Training mit Freude entgegensehen, und das Trainieren wird zur größten Befriedigung Ihres Lebens.

3. Leistung bringt Selbstvertrauen. Wenn man vor etwas zurückschreckt oder Angst hat, ist das oft nur die Furcht vor dem Unbekannten. Ein Champion zu werden, Berge von Muskelmasse aufzupacken, enorme Gewichte zu bewältigen, das alles erscheint einem Bodybuilding-Anfänger vielleicht hoffnungslos schwierig. Doch mit einem festen Ziel vor Augen gehen Sie einfach ins Studio und absolvieren Ihr Training, machen es gut und kümmern sich nicht darum, was andere tun. Die anderen sind nicht im Studio, um ein Urteil über Sie zu fällen. Eifern Sie Ihren Helden ruhig nach, wunderbar. Aber gehen Sie Ihren eigenen Weg, und machen Sie einfach jedes Training, so gut Sie können. Das Selbstvertrauen wächst, sobald es auf einer soliden Leistungsgrundlage steht.

4. Streben Sie hoch hinaus – aber Stufe für Stufe. Das Entwicklungsvermögen des Körpers ist theoretisch unbegrenzt. Es ist, als stiege man eine unendlich lange Treppe hinauf, die sich höher und höher schraubt und nie endet. Doch diese Treppe müssen Sie Stufe für Stufe erklimmen. Nehmen Sie sich fest vor, Weltmeister oder Mr. Olympia zu werden, sehen Sie sich die Top-Champions an und schwören Sie sich, dass Sie sie eines Tages von der Bühne fegen werden, aber kehren Sie dann wieder auf den Boden der Tatsachen zurück und konzentrieren Sie sich auf Ihr Training von heute, auf diesen Satz, diese Wiederholung. Lernen Sie, »bei der Sache zu

sein«, Ihre Aufmerksamkeit auf die Gegenwart zu richten. Bleiben Sie realistisch. Wenn Sie beim Bankdrücken nur 135 kg bewältigen, während alle anderen um Sie herum 180 kg schaffen, dann akzeptieren Sie diese vorläufige Leistungsgrenze und versuchen Sie, eine wöchentliche Steigerung von einigen Kilogramm zu erzielen. Sie können diese Situation sogar als Ansporn nehmen: Wenn alle anderen solche Gewichte bewältigen, dann werden Sie es zweifellos auch lernen! Wenn Sie konsequent, aber nach und nach Fortschritte erzielen, werden Sie bald 200 oder 250 kg drücken und auf noch schwerere Lasten hinarbeiten.

5. Lernen Sie aus Fehlschlägen. Aus Fehlschlägen kann man wunderbar lernen. Ein Misserfolg, ein Versagen zeigt Ihnen Grenzen auf, sagt Ihnen, welche Teile Ihres Programms funktionieren und welche nicht. Es verdeutlicht Ihnen, auf welcher Stufe der Treppe Sie stehen, und motiviert Sie, noch höher hinaufzusteigen. Ein Fehlschlag kann dem verständigen Bodybuilder nichts anhaben – es ist die Angst vor dem Versagen, die ihm am häufigsten im Wege steht. Sie hindert ihn daran, sich wirklich anzustrengen, alle Kräfte freizusetzen, seine ganze Motivation aufzubringen. Dabei ist es oft nützlich, einen Fehlschlag zu provozieren! Trainieren Sie, so hart Sie können, finden Sie heraus, wo die Grenzen Ihrer Kraft und Ausdauer wirklich liegen. Treiben Sie sich an, bis Sie an eine Mauer stoßen und nicht weiterkönnen. »Man weiß erst, was genug ist, wenn man weiß, wieviel zu viel ist«, lautet eine Redensart, die ich häufig gehört habe. Wenn Sie irgendwo versagen – ein Gewicht nicht heben können, eine Trainingseinheit nicht durchstehen, sich bei einem Wettkampf nicht gut platzieren – können Sie Ihre Leistungen besser einschätzen und die nächste Trainingsphase intelligenter planen. Lernen Sie aus Fehlschlägen, damit Sie besser vorankommen, aber lassen Sie sich nicht abschrecken, etwas zu wagen. Sie können einen Maximalversuch machen, von dem Sie sicher sind, dass Sie ihn nicht schaffen, und er gelingt Ihnen doch! Es ist äußerst befriedigend und schenkt großes Selbstvertrauen, eine vermeintliche Leistungsgrenze zu überschreiten, doch wer Angst hat, seine Grenzen zu testen, wird diese Erfahrung nie machen.

6. Suchen Sie sich den richtigen Trainingspartner. Beim gemeinsamen Training mit dem richtigen Partner schöpft einer Kraft aus der Energie des anderen. Das Ganze wird größer als die Summe seiner Teile, und man ist zu Leistungen fähig, die man im Traum nicht für möglich gehalten hätte. Das gemeinsame Training hilft beiden, die Aufmerksamkeit bewusst auf den Augenblick zu richten, auf diesen Satz, auf diese Wiederholung. Mit einem guten Trainingspartner können Sie sich Ihre eigene kleine Welt schaffen, in der jeder Kraftakt möglich ist und jede Herausforderung bewältigt wird. Der falsche Trainingspartner hingegen raubt Ihnen Ihre Kraft und lässt Ihre Motivation dahinschwinden. Für mich war Franco Columbu ein hervorragender Trainingspartner, weil er wusste, wie er mir im Training helfen konnte, nicht weil wir im Privatleben die besten Freunde waren. Im Training steht die Arbeit an erster Stelle, nicht die Freundschaft. Franco und ich trainierten gut zusammen, weil uns beiden daran gelegen war, dass der andere vorankommt. Achten Sie also darauf, dass Ihr Trainingspartner Interesse für Ihre Bemühungen zeigt und Sie unterstützt, beflügelt und motiviert, wenn Sie es wirklich brauchen.

7. Schöpfen Sie Kraft aus Ihrem Vorstellungsvermögen. Ich erwähnte bereits die starke Wirkung der bildhaften Vorstellung (zum Beispiel einen Hebeversuch gedanklich zu vollziehen, bevor man das Gewicht tatsächlich hebt, oder sich im Geist als mythischen Helden zu sehen, als streitbaren Krieger, etwa Conan!). Solche Bilder erzeugen positive innere Kräfte, die Zweifel zu zerstreuen helfen. Sie schöpfen Energie tief aus dem Unterbewusstsein. Vielleicht meinen Sie, solche Kräfte nicht freisetzen zu können. Doch auch wenn Sie noch

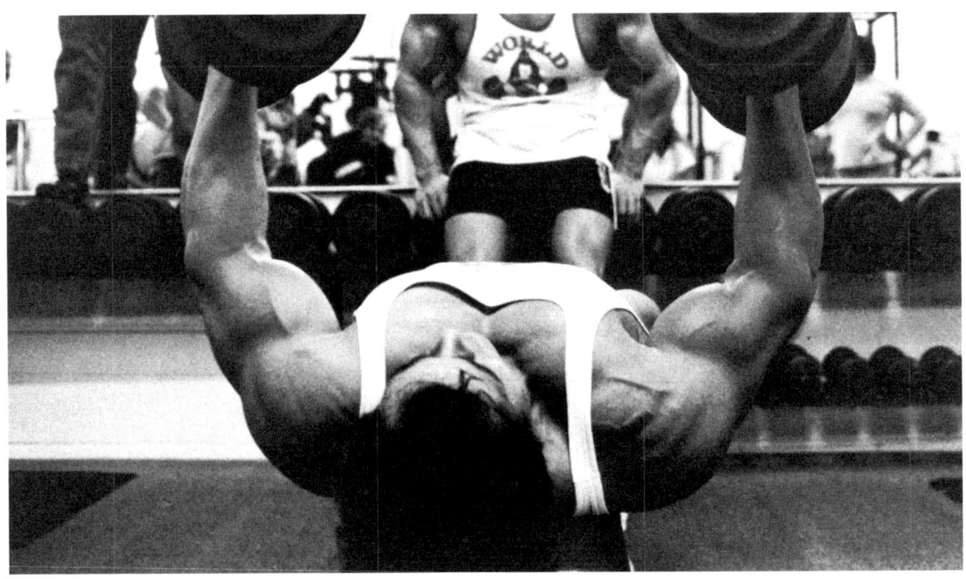

Die beiden Trainingspartner sollten sich ihre eigene kleine Welt schaffen, in der alles möglich ist.

so abgeklärt, zurückhaltend oder gar ängstlich sind, schlummern diese Kräfte in Ihnen und können wachgerufen werden, um übermenschliche Leistungen zu vollbringen.

8. Suchen Sie sich Bedingungen, die Sie motivieren. Geradeso, wie der richtige Trainingspartner einen zu härterer Arbeit anspornen und der falsche das Training ruinieren kann, haben noch viele andere Faktoren großen Einfluss darauf, wie man sich beim Training fühlt und wie sehr man sich anstrengt. Kniebeugen sind nie meine beste Bewegung gewesen, und deshalb trainierte ich die Beine mit Ken Waller, der in Kniebeugen phänomenal war. Er führte sie mit so enormen Lasten aus, dass ich mich genötigt fühlte, selbst größtmögliches Gewicht aufzulegen, und gewöhnlich schaffte ich es auch. Einmal hatte ich nach dem Training eine Verabredung und das Mädchen kam ins Studio und sah mir zu, bis ich fertig war. Da ich das Gefühl hatte, dass sie sich tatsächlich für meine Leistungen interessierte, und ich außerdem Eindruck auf sie machen wollte, legte ich bei den Kniebeugen 10 kg mehr auf als sonst. Sie bemerkte den Unterschied wahrscheinlich gar nicht, aber ich. Ihre Anwesenheit motivierte mich und seitdem habe ich mich immer bemüht, meine Kniebeugen vor Zuschauern zu machen. Ich ging zum Beispiel mit Franco ins Freiluftstudio an den Strand, weil ich wusste, dass ich vor einer Menge Leute mein Bestes geben musste. Dergleichen gibt es vieles mehr, was die Motivation steigern kann: wo man trainiert, wann, mit wem und so weiter. Achten Sie darauf, was sich besonders positiv auswirkt und was Sie behindert, und stellen Sie Ihr Training darauf ein.

9. Lernen Sie, auf Ihren Körper zu hören. Der Körper arbeitet nicht wie eine Maschine. Er ist ein lebender Organismus mit Zyklen, schwankendem Hormonspiegel und einer komplizierten Biochemie. Er wird beeinflusst von Ihrer seelischen Verfassung, vom Wetter, von Müdigkeit und Stress, Ernährung und von zahllosen anderen Faktoren. Der Körper bringt nicht immer die gleiche Leistung, macht nicht immer genau das, was Sie wollen oder wann Sie es wollen. An manchen Tagen arbeitet er besser, an anderen schlechter, und je nach den Umständen fühlen Sie sich stärker oder schwächer, größer oder kleiner. Wenn Sie wissen, was im Körper geschieht, können Sie sich darauf einstellen und sind nicht enttäuscht, wenn es einmal nicht so gut läuft. Sie bekommen auch ein besseres Gefühl dafür, wie Änderungen im Training oder in der Ernährung sich auf den Körper auswirken und das wird Sie motivieren, alles Erdenkliche zu tun, um Ihr Programm bestmöglich zu gestalten. Wenn Geist und Körper aufeinander abgestimmt sind, arbeiten beide harmonischer zusammen und lenken die Energie, die Sie brauchen, um Ihr Ziel konsequent und entschlossen anzustreben, in die richtigen Bahnen.

Der Geist muss zusammen mit dem Körper trainiert und entwickelt werden. Grenzen sind oft selbstauferlegte Barrieren. Es muss nicht alles so bleiben, nur weil es immer so gewesen ist. Positives Denken nährt den Geist wie Essen und Trinken den Körper. Wenn Sie sich vorstellen können, etwas zu schaffen, dann schaffen Sie es auch. Positive Erwartungen, sei es im Sport oder in anderen Bereichen, erlauben es Ihnen zu wachsen und sich zu entwickeln, negative behindern Sie. Wenn Sie es zum Champion bringen wollen, müssen Sie wie ein Champion denken, und diese Denkweise wird Schritt für Schritt entwickelt, genau wie der Körper.

Wie Bodybuilding den Geist beeinflusst

Bisher haben wir uns eingehend damit beschäftigt, wie sich ein Bodybuilding-Training auf den Körper auswirkt. Bedeutsam ist aber auch der Einfluss des Bodybuildings auf den Geist, auf unser Denken und Fühlen. Bei hartem Training werden im Körper Endorphine freigesetzt,

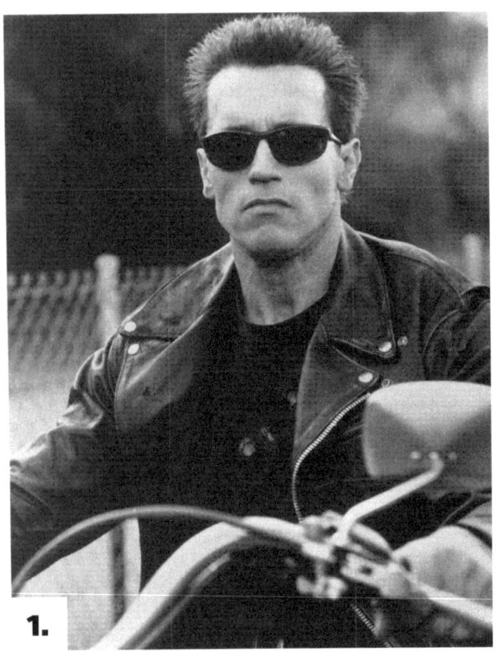

1.

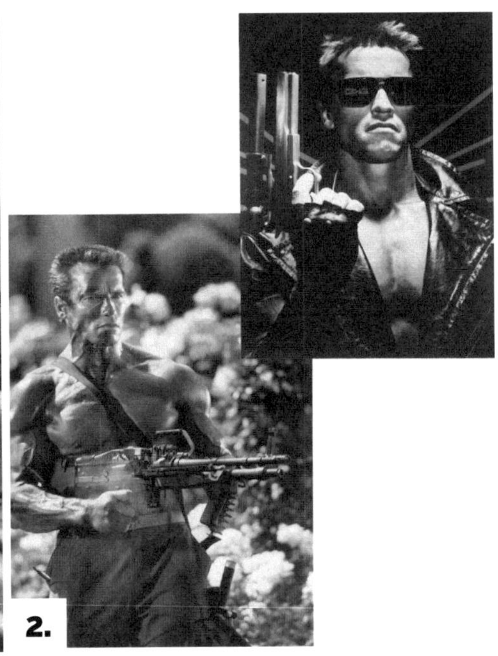

2.

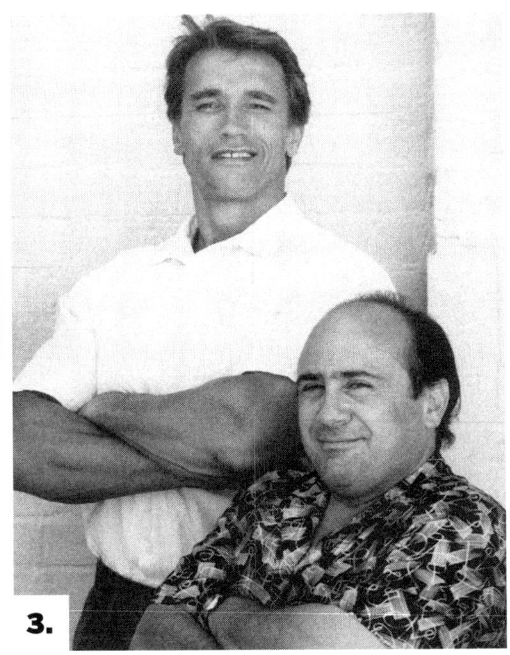

3.

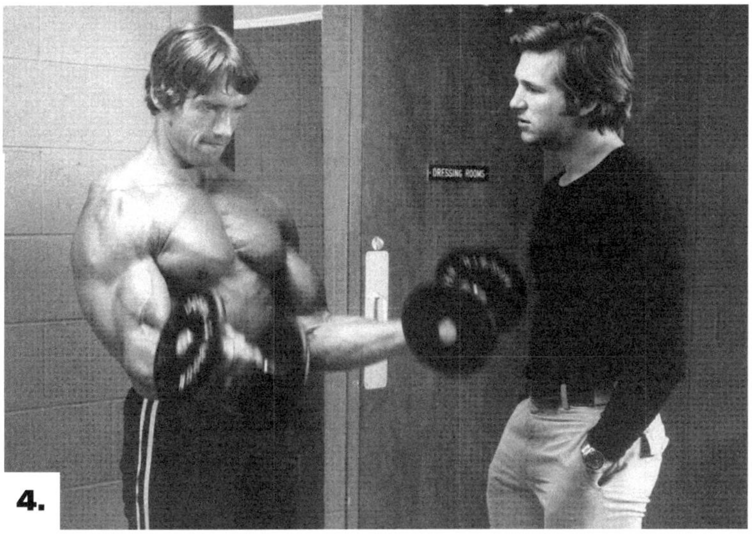

4.

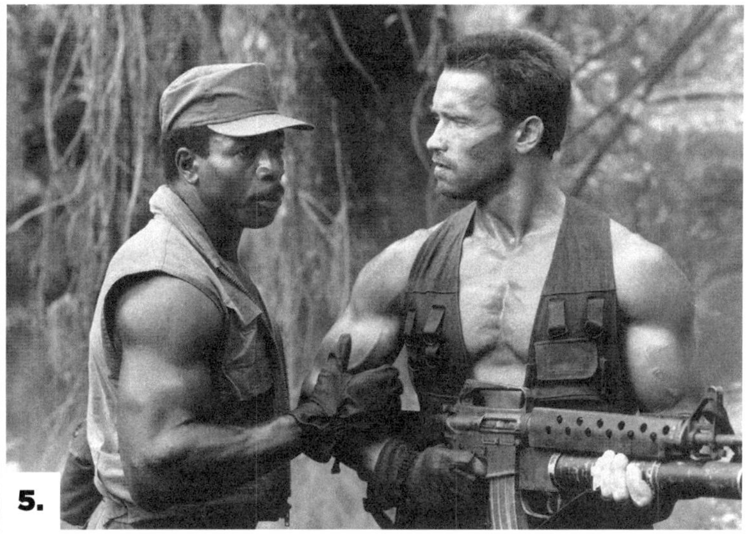

5.

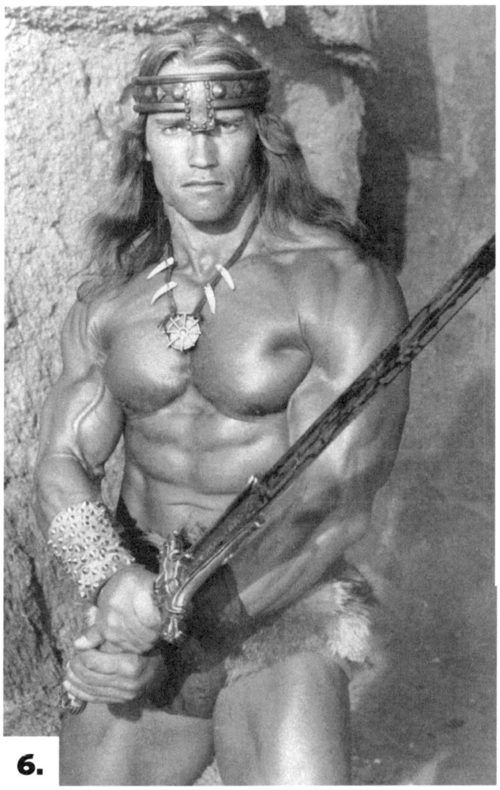

6.

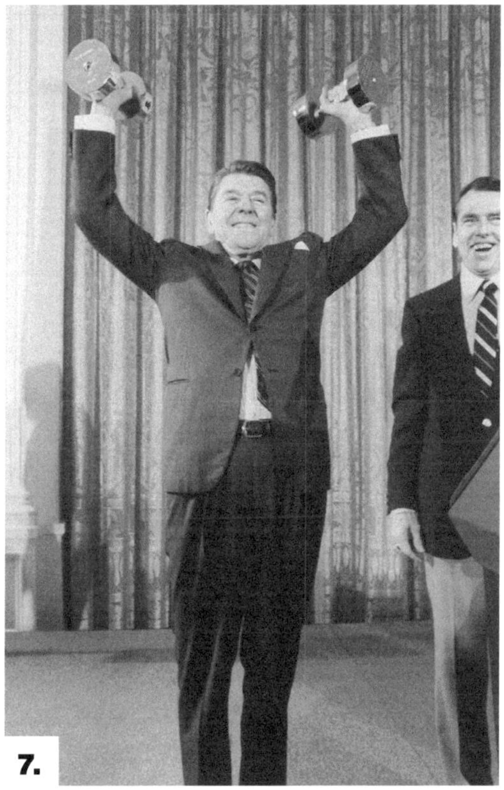

7.

1. *Terminator 2*
2. *Oben: Terminator; unten: Das Phantom-Kommando*
3. *Danny Devito und ich spielten [definitiv nicht eineiige] Zwillinge in Twins – Zwillinge.*
4. *Jeff Bridges und ich in Mr. Universum*
5. *Carl Weathers und ich in Predator*
6. *Conan der Barbar*
7. *Präsident Reagan glaubte an Krafttraining. Er sagte: »This is real power.«*
8. *James Belushi sieht in Red Heat beim Gewichte Stemmen zu.*
9. *Auch bevor ich im Ausschuss für körperliche Fitness und Sport des Präsidenten tätig war, arbeitete ich mit dem Militär.*

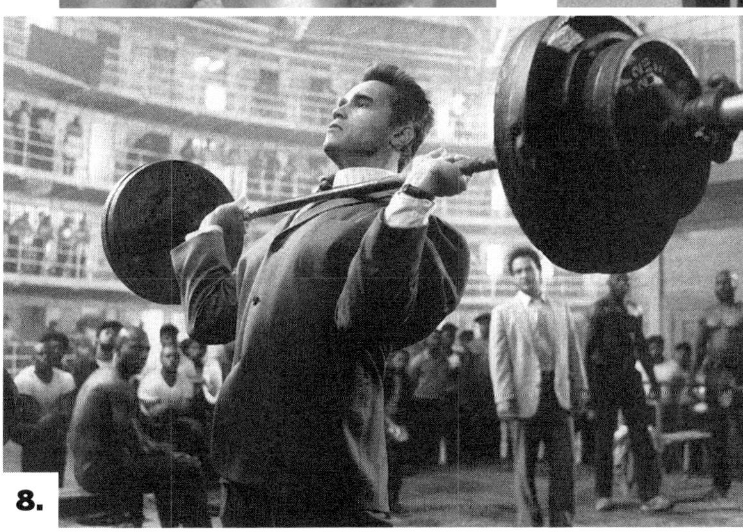

8.

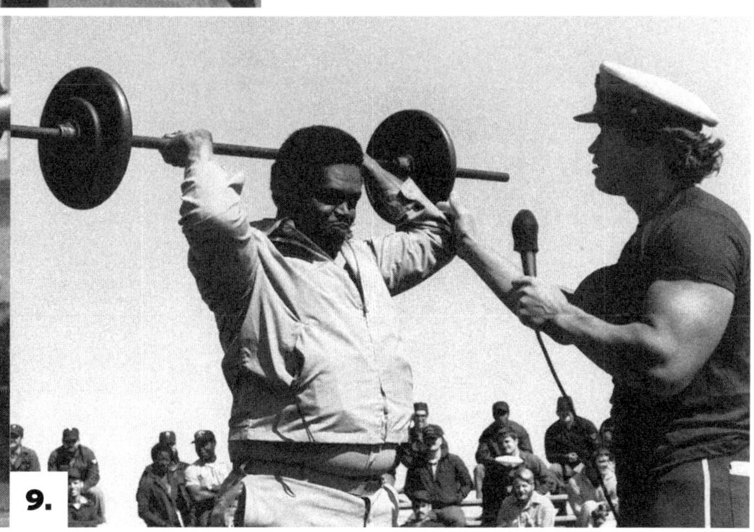

9.

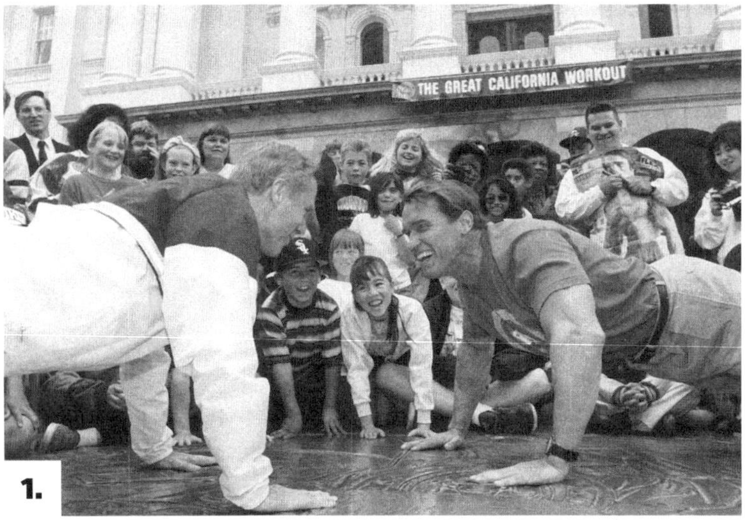

1.

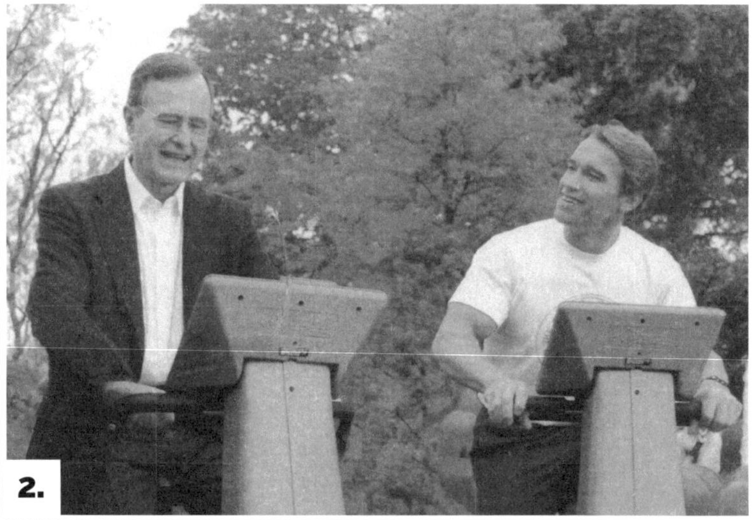

2.

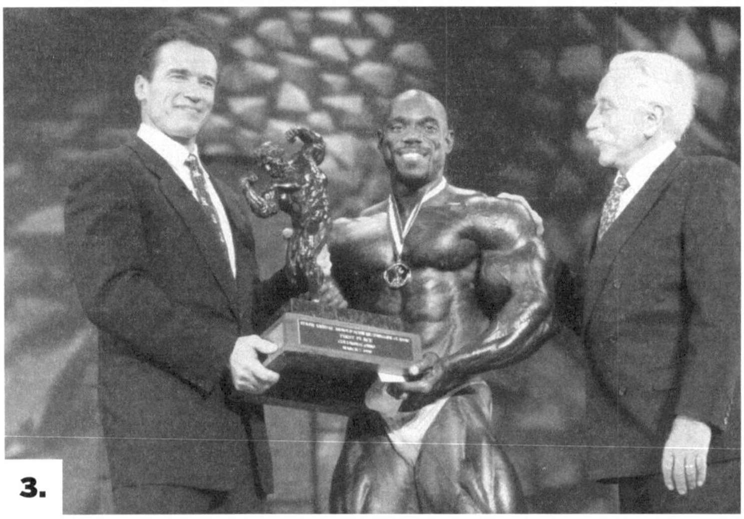

3.

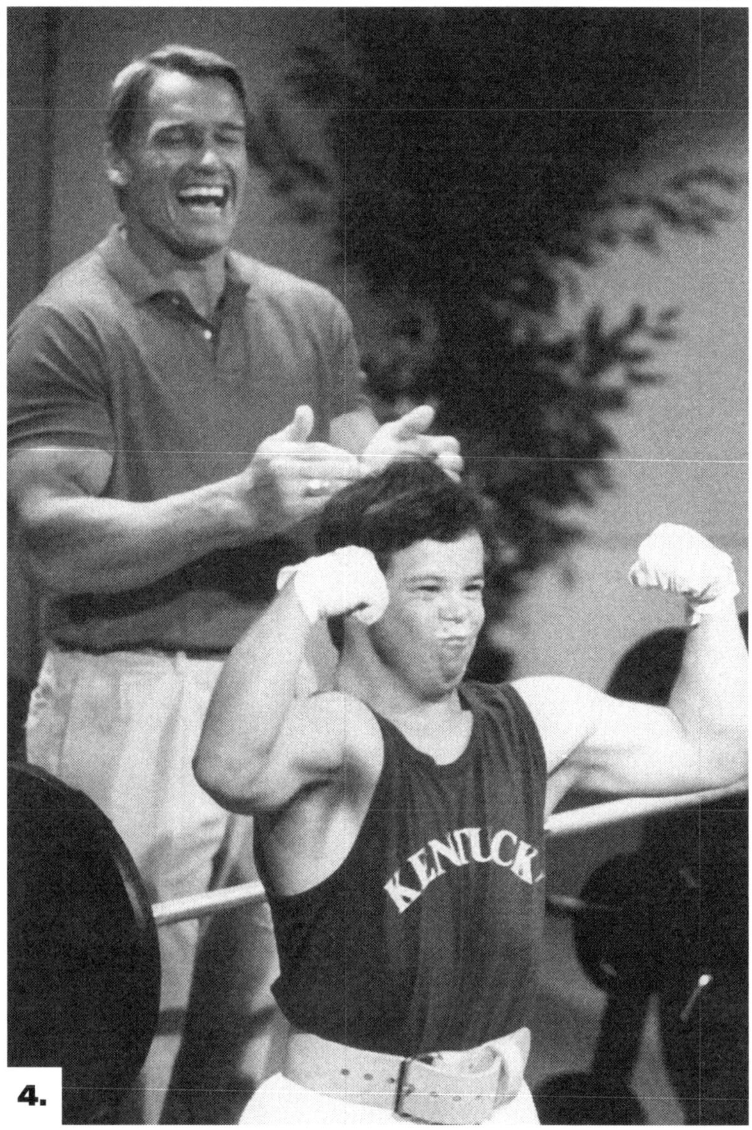

4.

1. *Gouverneur Pete Wilson und ich machten Liegenstütze beim Great California Workout.*
2. *Präsident George Bush und ich beim Great American Workout, eine Veranstaltung im weißen Haus, die helfen sollte die Gesundheit und Fitness der Amerikaner zu fördern.*
3. *Joe Weider und ich überreichen Flex Wheeler eine Trophäe bei den Arnold Classics.*
4. *Ich war immer stolz darauf bei den Special Olympics involviert zu sein. Sie zeigen, worum es beim Sport wirklich geht: nicht gegen jemand anderen antreten, sondern gegen sich selbst und alle Energie darauf konzentrieren, die höchsten Leistungen zu bringen, zu denen man selbst fähig ist.*

morphinähnliche Hormone, die zu einer Stimmungsaufhellung führen. Das sauerstoffangereicherte Blut, das durch den Organismus gepumpt wird, hat ebenfalls viele positive Wirkungen. Doch Bodybuilding kann auch einen starken Einfluss auf die Persönlichkeit ausüben sowie auf die Lebensweise und die Fähigkeit, den Anforderungen des modernen Lebens zu genügen.

Disziplin ist im Bodybuilding eine unerlässliche Voraussetzung zum Erfolg. Ebenso wichtig ist das Vermögen, sich auf etwas zu konzentrieren, sich ein Ziel zu setzen und es beharrlich zu verfolgen. Bodybuilding verlangt einem viel ab, aber es gibt einem weit mehr zurück.

Ich habe mit Tausenden von Jugendlichen gearbeitet, die Bodybuilder werden wollten. Ich habe Behinderte und Strafgefangene im Gewichtstraining unterwiesen und die Bedeutung des Gewichtstrainings mit Heilgymnasten, Medizinern und Experten der NASA diskutiert. Und in meiner ganzen Praxis habe ich nicht einen einzigen Fall erlebt, in dem Fortschritte im Bodybuilding nicht auch mit mehr Selbstachtung, mehr Selbstbewusstsein und mehr Lebensfreude einhergegangen wären. Jedes Selbstwertgefühl sollte sich weitgehend auf Realitäten stützen – man sollte nicht nur »an sich glauben«, sondern wirklich Leistungen vorzuweisen haben. Den Geist zu schulen, Begabungen zu entfalten, einen überragenden Körper aufzubauen, das sind alles Möglichkeiten, seine Selbstachtung realistisch zu steigern. Wenn man einen außergewöhnlichen Körper hat und stolz darauf ist, hat das nichts mit Egoismus oder Geltungssucht zu tun; das wäre der Fall, wenn man Anerkennung für Qualitäten suchte, die man gar nicht besitzt.

Bodybuilding verändert einen Menschen. Es macht ihn zufriedener mit sich selbst und bringt es auch mit sich, dass er von den Mitmenschen anders behandelt wird. Ob Mann, Frau oder Kind, jeder kann seinen Körper kräftigen und gleichzeitig sein Selbstbewusstsein stärken. Nehmen wir als Beispiel Bob Wieland, einen Vietnam-Veteranen, der im Kampfeinsatz beide Beine verlor.

Anstatt sich als Krüppel zu betrachten, fing er an, in einem Sportstudio ernsthaft zu trainieren, hat seither an zahlreichen Kraftdreikämpfen teilgenommen und in seiner Gewichtsklasse den Weltrekord im Bankdrücken gebrochen. Bob muss sich wegen seiner Behinderung nicht eingeschränkt fühlen: dank seines Trainings hat er berechtigten Anspruch auf die Anerkennung als Champion.

Ich habe Bodybuilding immer als gute Möglichkeit gesehen, mit der Realität in Kontakt zu bleiben. Beim Trainieren ist da die Realität des kalten Eisens in den Händen. Entweder man kann es heben oder man kann es nicht: eine Tatsache. Und dann sind da die Fortschritte, die man macht. Trainiert man richtig, erzielt man Ergebnisse. Trainiert man falsch oder nicht mit der nötigen Anstrengung, kommt wenig oder nichts dabei heraus. Man kann sich hier nichts vormachen, sondern muss den Tatsachen ins Auge sehen.

Der menschliche Körper war nie für eine sitzende Lebensweise bestimmt. Er wurde geschaffen, um Säbelzahntiger zu jagen und 60 km am Tag zu Fuß zurückzulegen. Wenn wir uns nicht ausarbeiten können, bauen sich Spannungen in uns auf. Auf kleinste Frustrationen, etwa eine Behinderung im Verkehr, reagiert der Körper als ginge es um Leben und Tod – die »Kampf- oder Fluchtreaktion« wird ausgelöst, Adrenalin wird ausgeschüttet, der Blutdruck schnellt in die Höhe. Körpertraining im allgemeinen und Bodybuilding im besonderen sind ein Ventil für solche Spannungen und befriedigen das Bedürfnis nach körperlicher Anstrengung.

Trifft dies auf die meisten von uns zu, so wird es doch besonders offenkundig, wenn man mit Menschen in außergewöhnlichen Situationen zu tun hat, mit Häftlingen in Strafanstalten zum Beispiel und mit behinderten Sportlern. Bei meinen Bodybuilding-Kursen für Strafgefangene fiel mir auf, wie erfolgreich ein Training mit Gewichten als rehabilitative Maßnahme sein kann. Viele Strafgefangene leiden unter einem negativen Selbstbild, wurden im Leben übersehen oder fühlten sich hinter den Gittern wirtschaftlicher oder sozialer Absonderung gefangen, lange bevor sie sich hinter wirklichen Gittern wiederfanden.

Viele dieser Männer haben ihr Leben lang andere für ihre Fehler verantwortlich gemacht, haben das Verhalten, das sie immer wieder in Schwierigkeiten gebracht hat, zu rechtfertigen versucht, haben es versäumt, die Verantwortung für ihre Handlungen zu übernehmen. All das kann sich ändern, wenn sie anfangen, »Eisen zu stemmen«. Dieses Eisen ist sehr real und wenn man daran scheitert, lässt sich das nicht wegargumentieren. Doch wenn es schließlich gelingt, einen Satz durchzustehen, die Muskeln zu stärken, die notwendige Disziplin aufzubringen, um gut voranzukommen, dann wirkt sich dieses Erfolgserlebnis auf das Denken und die innere Haltung des Betreffenden aus. Während viele dieser Männer früher mit asozialen Mitteln Aufmerksamkeit zu erregen versuchten, finden sie nun vielleicht zum ersten Mal Beachtung und Anerkennung von Menschen, die ihre Leistungen würdigen. Mit dieser Anerkennung stellt sich Stolz und Selbstbewusstsein ein, und das ist einer der Gründe, weshalb Gewichtstraining in Gefängnissen so populär geworden ist.

Noch offenkundiger wird der Nutzen des Trainings bei behinderten Sportlern. Ich erinnere mich noch gut an meine Arbeit mit Jugendlichen in Washington, D. C. Einer der Jungen lag auf einer Trainingsbank, bereit zum Bankdrücken, andere warteten in der Schlange, bis sie an die Reihe kamen. Ich reichte ihm nur die Stange ohne Scheiben, und er geriet völlig außer sich – die Anstrengung war größer, als er es gewohnt war oder erwartet hatte. Ich drängte ihn nicht, sondern ließ ihn weggehen und machte mit den anderen Jungen weiter. Nach ein paar Minuten sah ich, wie er langsam näher kam und die anderen aufmerksam beobachtete. Schließlich gab er zu verstehen, dass er es erneut versuchen wollte, und ich half ihm, die Stange drei- oder viermal hochzudrücken, aber er hatte noch immer Angst und stieg schnell wieder von der Bank herunter. Es dauerte allerdings nicht lange, bis er wiederkam, diesmal mit mehr Selbstvertrauen, und nun schaffte er mit sehr wenig Unterstützung zehn Wiederholungen.

Von dem Moment an hatte es ihn gepackt. Er reihte sich nicht nur in die Schlange der Wartenden ein, sondern versuchte sogar, sich vorzudrängen, um schneller an die Reihe zu kommen. In einer Welt, die so viele Frustrationen und Enttäuschungen für ihn bereithielt, hatte dieser Junge etwas gefunden, an dem er seine Kraft messen konnte, eine physische Barriere, die sich überwinden ließ, und das schenkte ihm ein Selbstvertrauen, wie es ihm normalerweise versagt war.

Wir sind alle ein bisschen wie dieser Junge. Unsere Bedürfnisse sind aufgrund ausreichender Fähigkeiten nicht immer so offensichtlich, aber wir haben sie. Wir stoßen alle an Grenzen, müssen mit Frustrationen und Enttäuschungen fertig werden, und die meisten von uns erkennen auch, dass nur sehr wenige Menschen das physische Potential, das dem menschlichen Körper evolutionsbedingt innewohnt, je wirklich voll ausschöpfen. Doch Geist und Körper sind miteinander verknüpft, sind zwei Aspekte des gleichen Organismus. Mit der Gesundheit des Körpers verbessert sich auch die Kraft und Gesundheit des Geistes, und Bodybuilding ist das ideale Mittel, um dieses notwendige Gleichgewicht zu erlangen.

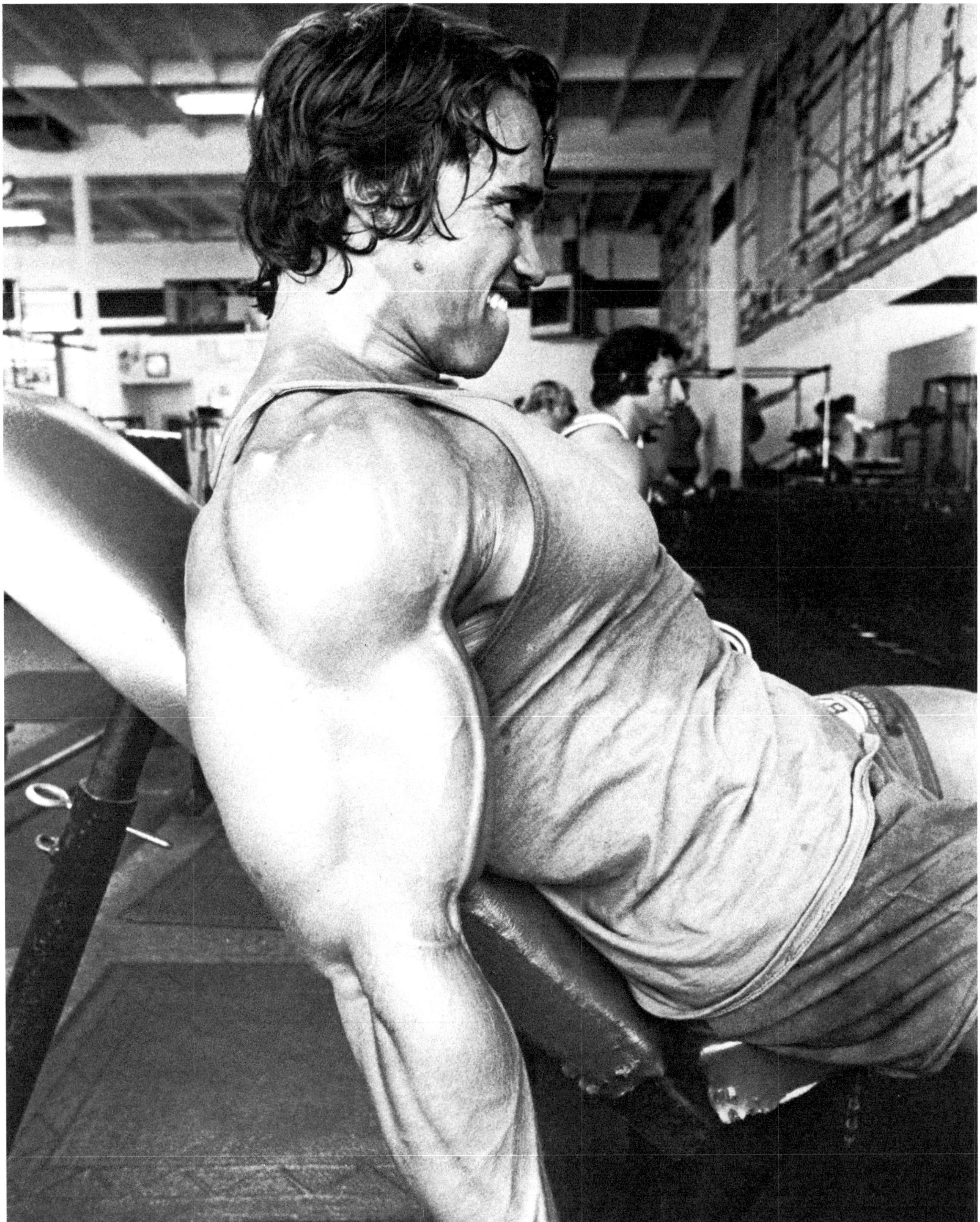

Teil 3

Übungen für bestimmte Muskelgruppen

So erfolgreich ich bei Bodybuilding-Wettkämpfen auch gewesen sein mag, ich würde doch als erster zugeben, dass es einen wirklich perfekt entwickelten Körper nicht gibt. Sicher, bei Körperpartien wie Brust und Bizeps hatte ich durchaus das Gefühl, neben jedem anderen bestehen zu können. Doch welcher Bodybuilder könnte mit Zuversicht von sich behaupten, er würde gerne seinen Latissimus mit dem Franco Columbus vergleichen, seine Beine mit denen Tom Platz‘ oder die Schultern mit denen des massiven Bertil Fox? Man braucht gewiss einen überragenden Trizeps, um neben den gewaltigen Armen von Jusup Wilkosz gut auszusehen, und phantastische Bauchmuskeln, um dem Vergleich mit dem waschbrettartigen Bauch von Dennis Tinerino standzuhalten.

Deshalb und damit dieses Buch das absolut Beste im Bodybuilding repräsentiert, habe ich einige für außergewöhnlich entwickelte Muskelgruppen berühmte Top-Bodybuilder ausgewählt, die mir bei der Illustration dieses Buchs mit seinen vielen verschiedenen Übungen behilflich sein sollen.

Die Aufnahmen von mir selbst stammen aus meiner eigenen Sammlung und Joe Weiders Bilderarchiv und stellen eine Auswahl vom Zeitpunkt meiner ersten Wettkämpfe bis zur Gegenwart dar. Diese Bilder zeigen meinen Körper in jeder Phase seiner Entwicklung und dokumentieren nicht nur meinen persönlichen Werdegang, sondern sind gleichzeitig eine Sammlung technisch korrekter Bodybuilding-Illustrationen.

Kapitel 1

Schultern

Die Muskeln der Schultern

Der **Deltamuskel** oder Deltoides ist ein großer, dicker, dreieckiger Muskel mit drei Köpfen, der am Schlüsselbein und am Schulterblatt entspringt und sich zu seinem Ansatzpunkt am Oberarmknochen herabzieht.

Hauptfunktion: Rotation und Heben des Arms. Der vordere Deltamuskel hebt den Arm nach vorne, der mittlere oder seitliche Kopf hebt den Arm zur Seite, der hintere Kopf hebt den Arm nach hinten.

Der Trapezius

Hauptfunktion: Hebt den ganzen Schultergürtel, zieht das Schulterblatt nach oben, nach unten und nach beiden Seiten, ist an der Drehung des Kopfs beteiligt.

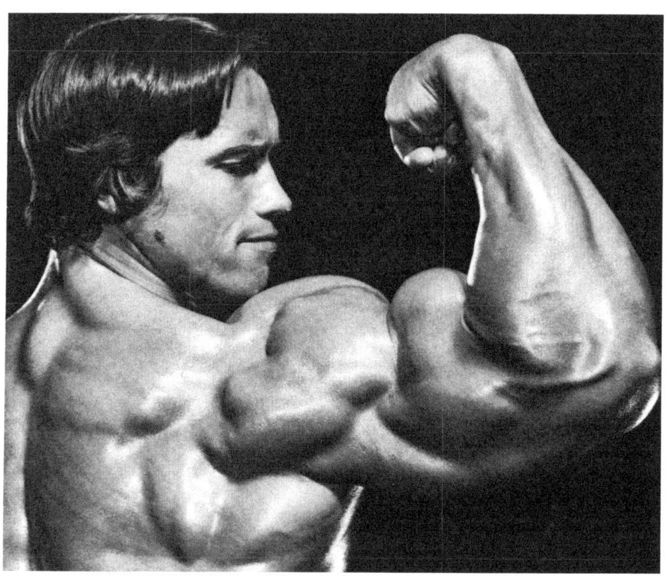

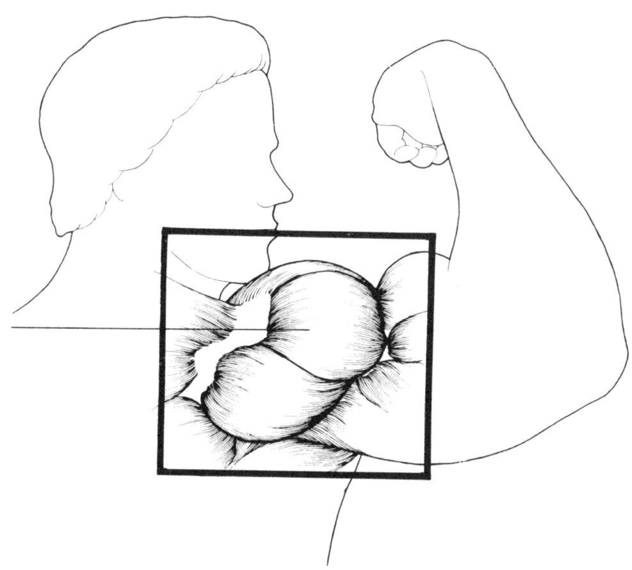

Deltoides [Deltamuskel]

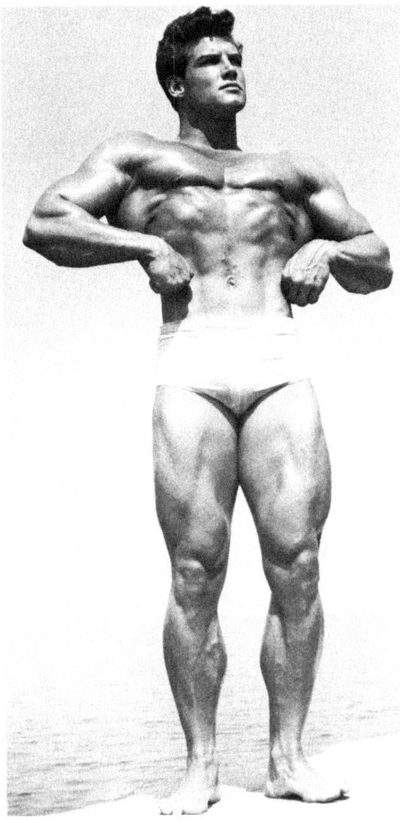
Steve Reeves

Die Schultern im Blickpunkt

Die Herrenmode der vierziger Jahre verhalf den Männern mit mächtig auswattierten Schultern und eng geschnittener Taille zu einer Gestalt von markanter V-Form (eine Mode, die in jüngerer Zeit wieder aufgekommen ist). Wie es sich trifft, ist das auch die Form, um die sich Bodybuilder sehr bemühen, und ein wesentlicher Aspekt dieses Aussehens sind breite, voll entwickelte Schultern.

Steve Reeves war einer der ersten Bodybuilder, der die klassische V-Form ausbildete. Er brachte hervorragende Voraussetzungen dafür mit, weil er von Natur aus breite Schultern und schmale Hüften hat. Solche Proportionen erleichtern beim Bodybuilding eine besonders ästhetische Körperentwicklung.

Die Schulterbreite wird weitgehend vom Knochenbau bestimmt, der je nach Konstitution individuell verschieden ist. Ein Mann mit einem sehr breiten Schulterskelett wie Reeves hat als Bodybuilder einen enormen Vorteil, besonders in entspannter Haltung. Gute Beispiele für diesen breitschultrigen Körperbau sind auch Don Howarth, Dave Draper und Frank Zane.

Ein anderer Körpertyp ist zwar nicht durch schmale, aber »hängende« Schultern gekennzeichnet. Reg Park war nicht schmal gebaut, hatte aber abfallende Trapezmuskeln und Schultern. Auch ich habe diese hängenden Schultern, und deshalb sehen sie in entspannter Haltung bedeutend schmaler aus als etwa in einer Latissimuspose, in der ihre wirkliche Breite erst deutlich wird.

Der andere Faktor, der die Schulterbreite mitbestimmt, ist die Entwicklung der seitlichen Deltamuskeln. Voll entwickelt und angespannt, ergeben diese Muskeln ein sehr eindrucksvolles Bild. Sergio Oliva und Tom Platz haben zum Beispiel ihre Schultern enorm ausgebildet, wirken aber auf der Bühne in entspannter Haltung nicht sonderlich breitschultrig. Das ideale Aussehen erzielt ein aktiver Bodybuilder mit breitem Schulterskelett und hervorragend entwickelten seitlichen Deltamuskeln. Samir Bannout ist hierfür ein gutes Beispiel.

Übrigens sind diese Bodybuilder, die für ihre phantastische Deltoidesentwicklung berühmt sind, auch für enorme Schulterkraft bekannt: Nackendrücken mit 100 kg und mehr, Frontdrücken mit 145 kg,

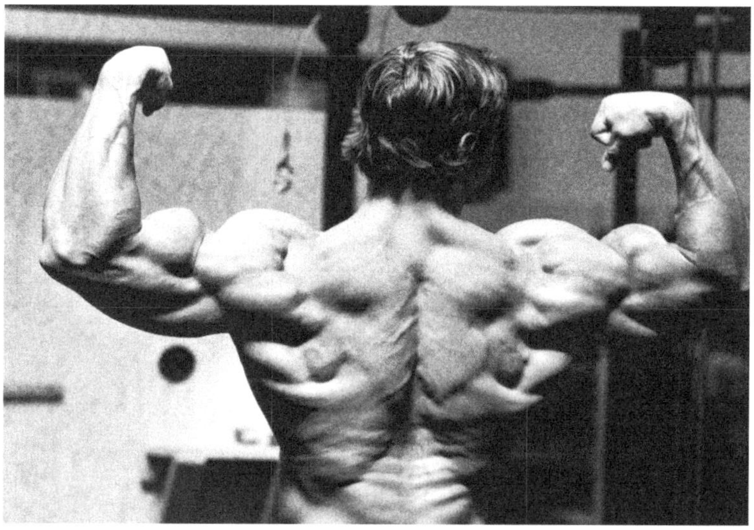

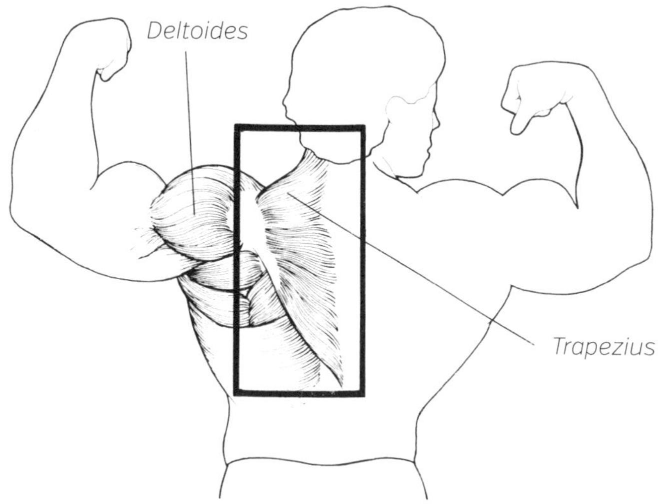

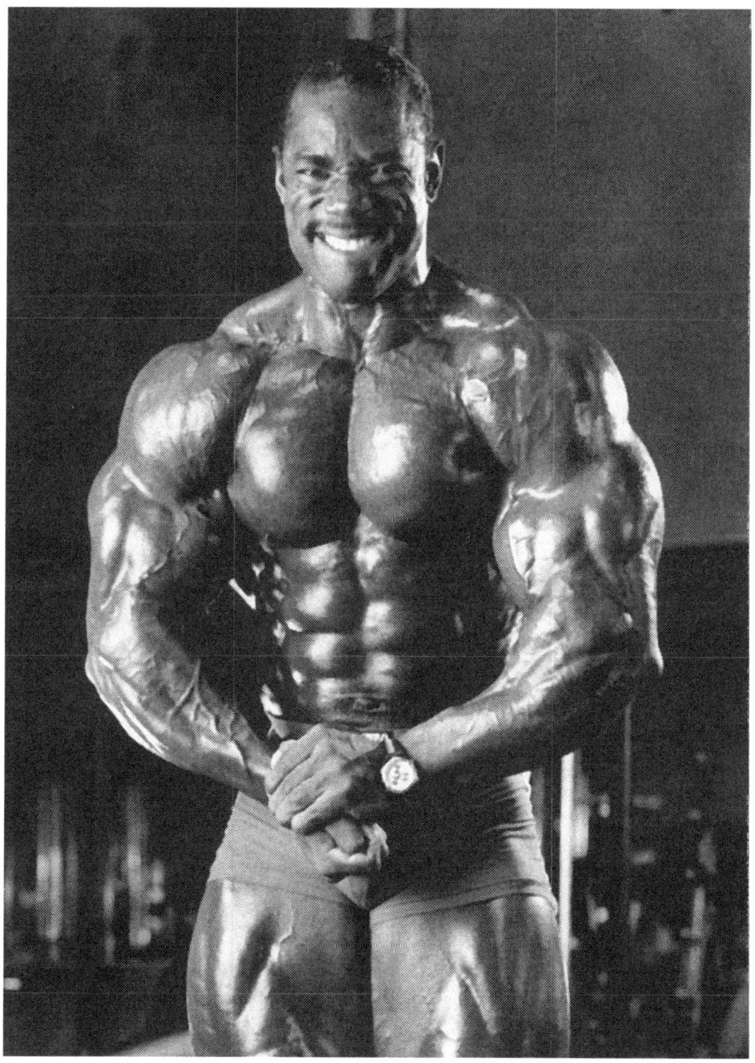

Flex Wheeler

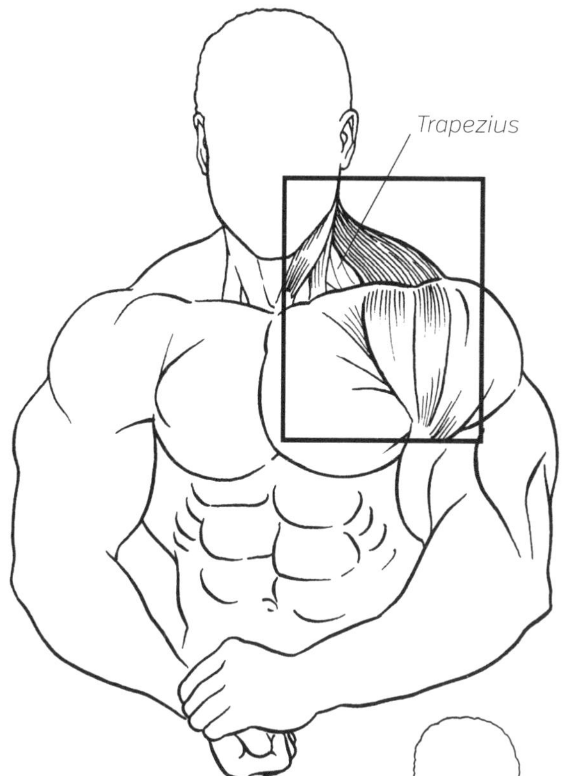

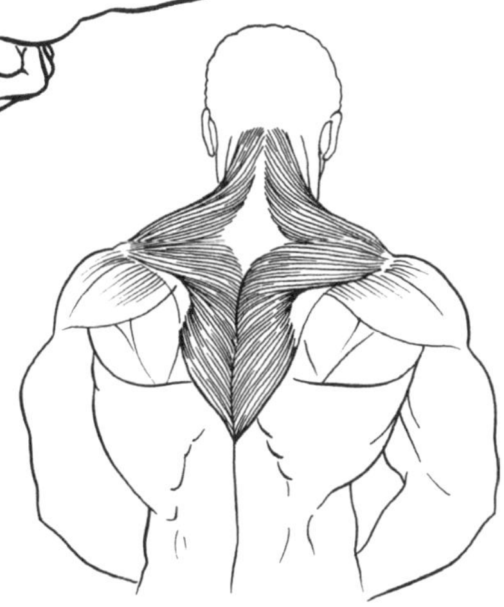

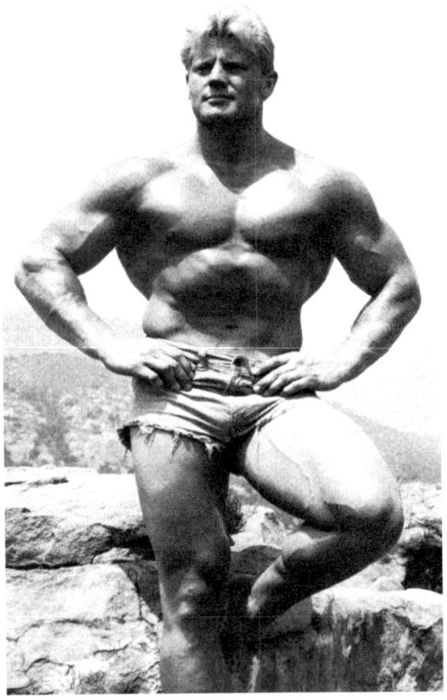

Dave Draper

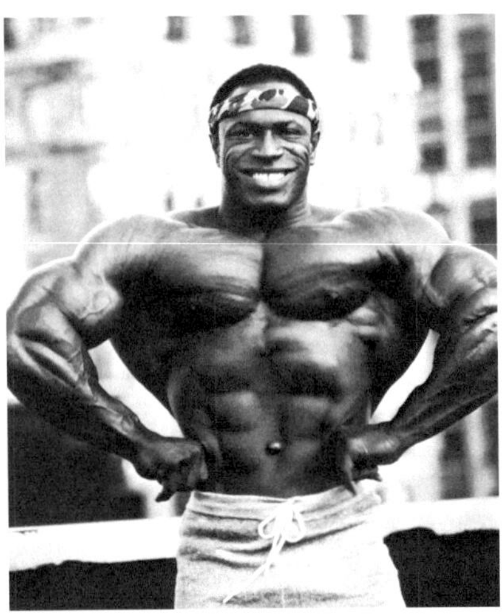

Lee Haney in einer Latissimuspose. Durch breite Schultern und hervorragende Deltoidesentwicklung wird eine simple Pose zu einem höchst eindrucksvollen Bild.

wie Sergio und Franco es gewöhnlich ausführten, Ken Waller mit seinen kraftvollen vorderen Deltamuskeln macht Kurzhanteldrücken mit 65-kg-Gewichten.

Doch Breite – und die Entwicklung des seitlichen Deltamuskels – ist nur ein Aspekt der Gesamtentwicklung der Deltamuskeln. Die Schultern müssen nicht nur breit, sondern auch massig sein, sie müssen vorne und hinten entwickelt sein, müssen mit Pectoralis und Bizeps harmonieren sowie mit Trapezius und dem Rest des Rückens.

Die Deltamuskeln sind außerordentlich vielseitig. Sie bewegen den Arm nach vorne, nach hinten, zur Seite, nach oben und im Kreis – fast um 360°. Ermöglicht wird dies durch die Teilung des Deltamuskels in drei »Köpfe«: den vorderen, den seitlichen und den hinteren Kopf.

Die Deltamuskeln spielen fast bei allen Bodybuilding-Posen eine wichtige Rolle. In einer Doppelbizepspose von vorne geben sie Breite, in der Most-muscular-Pose steigern sie die Muskulosität. Für Posen von der Seite, etwa eine seitliche Brustpose oder eine Trizepspose, sind Dicke und Entwicklung aller drei Köpfe wichtig. Die Wirkung einer Pose bei Rückenansicht wie der Doppelbizepspose wird weitgehend von der Form, Teilung und Definition der hinteren Deltamuskeln bestimmt.

Die Deltamuskeln sollten bei jeder Bewegung Definition und Furchen aufweisen bei allen genannten Posen wie auch bei den Übergängen von einer Pose zur anderen. Für ein kompaktes, muskulöses Aussehen muss eine Verbindung zwischen den Muskeln bestehen, ein harmonisches Zusammenwirken der drei Köpfe untereinander wie auch aller angrenzenden Muskeln.

Doch auch bei entspannter Faltung ist umfassende Deltoidesentwicklung wichtig. Gut ausgebildete seitliche Köpfe lassen einen von vorne und von hinten breiter wirken. In der Vorderansicht sollten sich die Deltamuskeln scharf von den Brustmuskeln abzeichnen. Bei manchen Männern ist diese Teilung ganz natürlich vorhanden, bei anderen ist sie ein »schwacher Punkt«, der entsprechendes Training verlangt. Von der Seite gesehen, bildet der hintere Deltamuskel bei guter Entwicklung einen »Höcker«, wie er bei Greg DeFerro und Franco Columbu gut zu erkennen ist. Der hintere Kopf wirkt auch bei der Rückenansicht mit, ähnlich wie der Trapezmuskel. [Als Greg DeFerro den Mr.-International-Wettkampf in Columbus/Ohio gewann, ging mir beim Anblick seiner massiven Deltoidesentwicklung nur eines durch den Kopf: »Welch eine Größe und Breite – er ist wie ein Flugzeugträger. Auf diesen Deltamuskeln könnten Flugzeuge landen!« Und Franco Columbus Schultern sind wohl so gut entwickelt, wie man es im Bodybuilding überhaupt findet.]

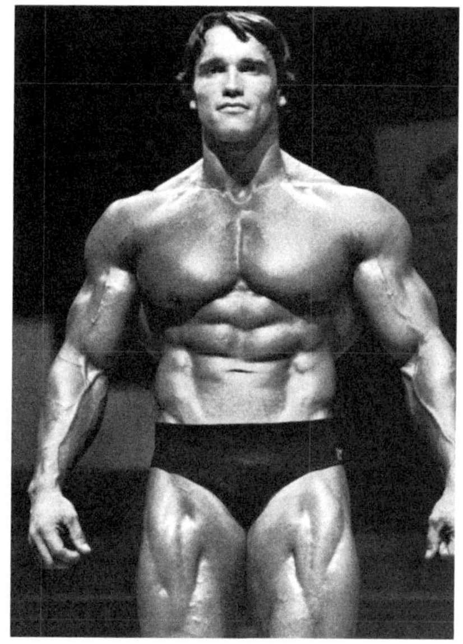

Breite Schultern sind auch eine Frage des Posens. In entspannter Haltung wirken meine Schultern hängend ...

Schulterbreite und Deltoidesentwicklung sind natürlich zwei verschiedene Dinge. Steve Reeves wirkte zum Beispiel trotz breiter Schultern wegen seiner Deltoides nicht besonders massig und massiv. Larry Scott hingegen, der 1960 den ersten Mr.-Olympia-Wettkampf gewann, hatte massige, muskulöse Deltamuskeln, deren massive Entwicklung seine relativ schmalen Proportionen ausglich.

Viele Bodybuilder konnten ihre vergleichsweise schmalen Proportionen durch überragende Deltoidesentwicklung ausgleichen. Als Beispiel führe ich gern Reg Park an. Reg hat sehr hart gearbeitet, um seine relativ schmalen Skelettproportionen zu verbessern, und erzielte schließlich eine enorme Schulterentwicklung. Er war der erste Body-

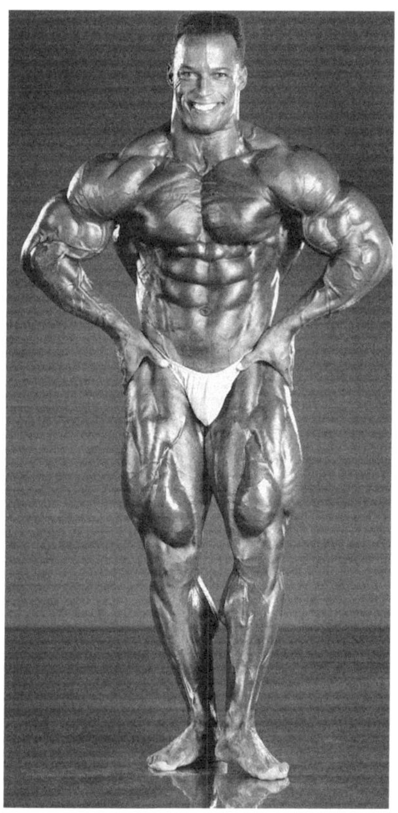

Shawn Ray

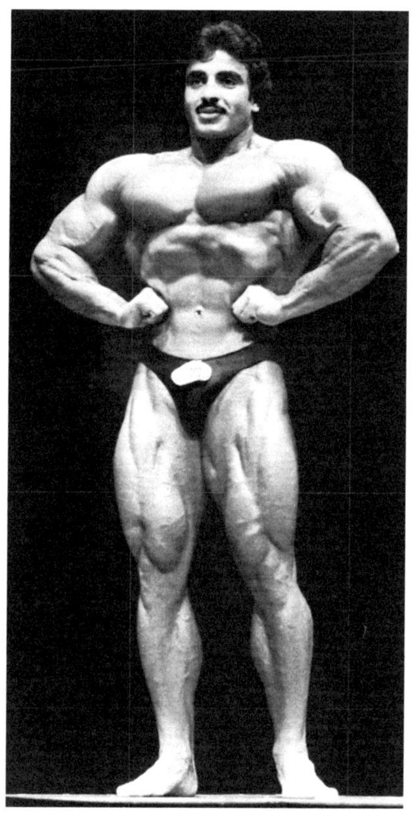

Samir Bannout

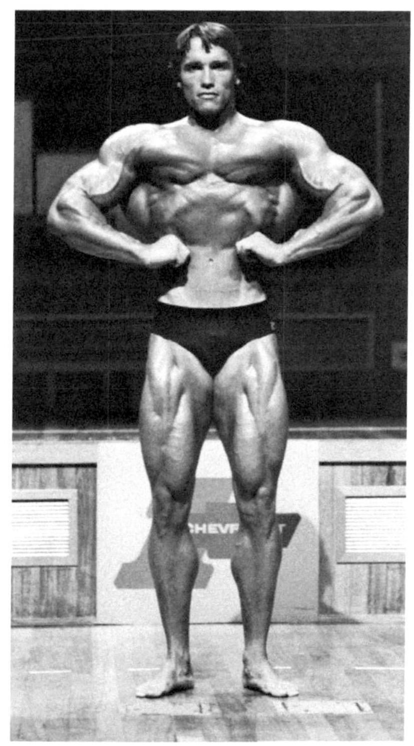

... wesentlich breiter sehen sie aus, wenn ich eine Latissimuspose einnehme.

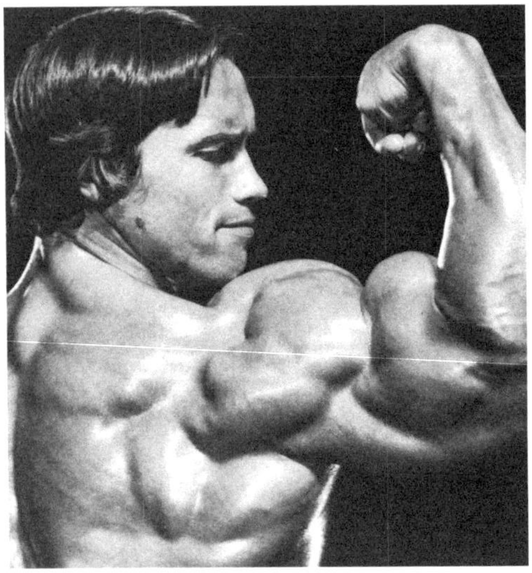

... ich in einer Bizepspose ...

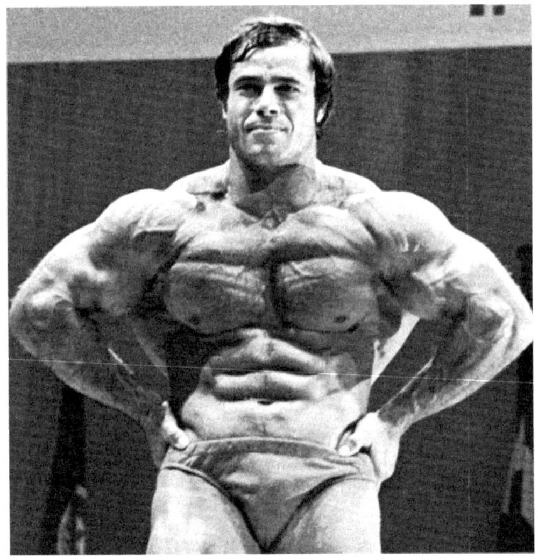

... eine Most-muscular-Pose von Franco Columbu

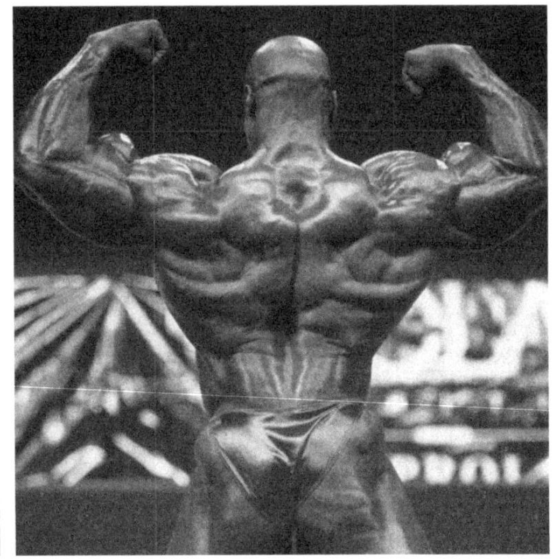

... und eine phantastische Doppelbizepspose von hinten, demonstriert von Ronnie Coleman.

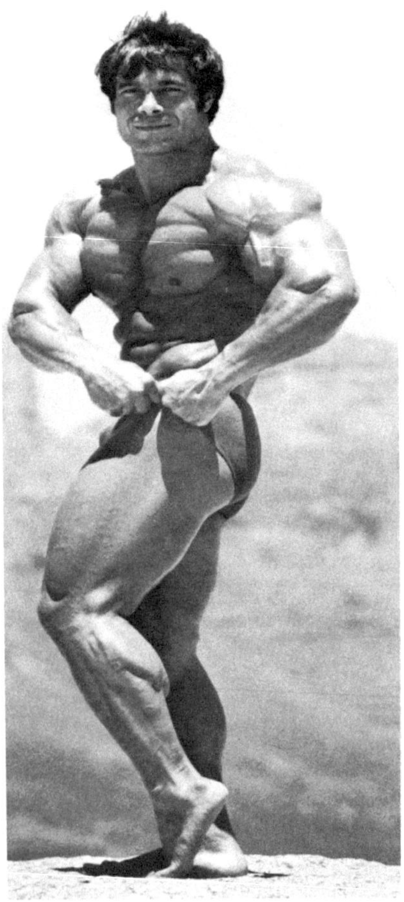

Franco Columbu

builder, der im Bankdrücken über 225 kg bewältigte, und das war nur aufgrund seiner großen, kräftigen vorderen Deltamuskeln möglich, die bei dieser Übung gemeinsam mit Pektoralis und Trapezius sehr hart beansprucht werden. Erwähnt sei noch, dass alle Champions, die ich hier als Beispiele für überragende Schulterentwicklung genannt habe, auf ganz verschiedene Weise trainierten.

Greg DeFerro hatte zum Beispiel von Natur aus kräftige hintere Deltamuskeln, musste aber sehr hart arbeiten, um die vorderen Köpfe ins richtige Verhältnis dazu zu bringen. Franco hatte vom vielen Drücken in früheren Jahren enorme vordere Deltamuskeln bekommen und musste deshalb für die hinteren Köpfe viel Training einplanen, um für die nötige Ausgewogenheit zu sorgen. Larry Scott erzielte im Schultertraining die besten Ergebnisse nach der Stripping-Methode, beginnend mit schwerem Gewicht, das Satz für Satz reduziert wird, bis die Deltamuskeln wirklich brennen – von 40-kg-Kurzhanteln bis auf 15 kg herab.

Worauf ich hinaus will, ist dies: Jeder Mensch hat einen etwas anderen Körper, und jeder wird die verschiedenen Muskelgruppen etwas anders trainieren müssen. Es hat noch keinen Bodybuilder gegeben, der sein Training nicht irgendwann hätte umstellen müssen, um schwache Punkte beseitigen und auf diese Weise einen wohlproportionierten und ebenmäßigen Körper zu entwickeln.

Trainieren der Deltamuskeln

Für die Schultern gibt es grundsätzlich zwei verschiedene Übungen: Seitheben und Drücken. Beim Seitheben wird der gestreckte Arm in weitem Bogen gehoben. Zur Entwicklung aller drei Köpfe müssen Sie Varianten dieser Übung nach vorn, zur Seite und nach hinten ausführen. Beim Seitheben werden die verschiedenen Köpfe des Deltoides weitgehend isoliert belastet, denn der Trizeps hilft beim Heben nicht mit. Die Isolierung der Deltamuskeln bedeutet allerdings, dass Sie nicht so viel Gewicht heben können wie bei drückenden Bewegungen.

Beim Schulterdrücken beginnen Sie mit gebeugten Armen, das Gewicht etwa auf Schulterhöhe, und drücken die Langhantel oder die Kurzhanteln vertikal über den Kopf. Da Sie dabei die Arme strecken, kommen beim Drücken nicht nur die Deltamuskeln zum Einsatz, sondern auch der Trizeps. Sie können die Belastung, die auf die Schultern einwirkt, auf die einzelnen Köpfe des Deltoides lenken, indem Sie das Drücken auf verschiedene Weise ausführen: nach vorn oder zum Nacken, mit einer Langhantel, mit Kurzhanteln oder an Maschinen.

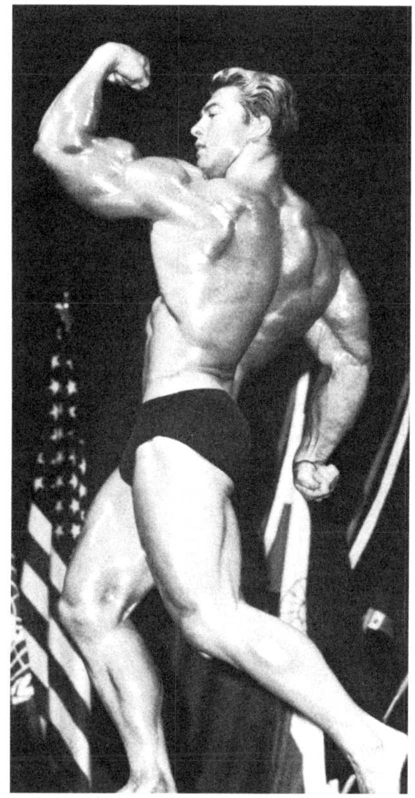

Larry Scott

Grundtraining

Zur Entwicklung der Schultern halte ich viel Krafttraining für zweckmäßig, ganz gleich auf welcher Leistungsstufe. Doch am nützlichsten ist das Krafttraining wohl in der Anfangszeit. Die Deltamuskeln sprechen auf schweres Training gut an, und das ist der Gesamtentwicklung zuträglich, weil so viele andere Kraftübungen ebenfalls viel Schulterkraft verlangen, sei es Bankdrücken, Kreuzheben oder Rudern in Vorbeuge.

Deshalb empfehle ich neben dem Seitheben mit Kurzhanteln schon von Anfang an Bewegungen wie Umsetzen und Drücken, schweres Rudern aufrecht und abgefälschtes Drücken. Ein solches Programm bringt die nötige Schultermasse und Kraft für das spätere Fortgeschrittenentraining. Die Übung Umsetzen und Drücken halte ich für Anfänger deshalb für vorteilhafter als reines Schulterdrücken, weil die zusätzliche Bewegung des Umsetzens (das Aufnehmen der Langhantel vom Boden, das Hochbringen auf Schulterhöhe und das Halten der Hantel mit angezogenen Armen) neben den Deltamuskeln noch so viele andere Muskeln stärkt, besonders Rücken, Trapezius und Trizeps.

Fortgeschrittenentraining

Das Fortgeschrittenentraining erfordert mehr als nur Masse und Kraft. In dieser Phase müssen Sie auf die Gesamtentwicklung der Schultern hinarbeiten – alle drei Köpfe des Deltoides und Trapezius. Deshalb habe ich neben Übungen wie Kurzhantel-Seitheben, das gezielt die seitlichen Deltamuskeln trainiert, auch Nackendrücken für die vorderen Deltamuskeln eingeplant, Seitheben vorgebeugt für die hinteren Deltamuskeln und Schulterheben zur Entwicklung des Trapezius. (Wer den Trapezius mehr mit dem Rücken als mit den Schultern in Verbindung bringt, sollte nicht vergessen, dass die Trapezmuskeln beim Seitheben oder Drücken wesentlich mithelfen, sobald der Arm über Kopfhöhe gehoben ist. Sie ziehen die Schultern nach oben und innen und ermöglichen es, die Bewegung bis zum oberen Endpunkt auszuführen.)

In diesem Teil des Programms sind auch verschiedene Supersätze enthalten, um die Schultern verstärkt zu trainieren und neuen Trainingsreizen auszusetzen, sowie spezielle Isolationsübungen wie Rudern aufrecht (für die vorderen Deltamuskeln und die Trapezmuskeln), Maschinendrücken (um die vorderen Deltamuskeln isoliert zu belasten und das Gewicht weiter herabführen zu können als mit einer Langhantel) und einarmiges Seitheben am Kabelzug (das die seitlichen und hinteren Deltamuskeln isoliert).

Das Wettkampfprogramm

Die Funktion der Deltamuskeln ist sehr komplex und ermöglicht Armbewegungen in fast alle Richtungen. Daraus folgt, dass die Schultern unter vielen verschiedenen Winkeln trainiert werden müssen, um sie umfassend auszuformen und zu entwickeln.

Das Wettkampfprogramm enthält deshalb noch einige weitere Übungen wie Seitheben liegend mit einer Kurzhantel und Seitheben sitzend mit Kabelzug. Auch die zeitabhängige Intensität steigt beträchtlich, weil jede Übung als Teil eines Supersatzes oder Dreifachsatzes ausgeführt wird. Dieses intensive Training ist hervorragend geeignet, die Deltamuskeln zu formen und zu definieren, es bringt viele kleinere Muskeln ins Spiel und erzeugt unglaubliche Furchen in den Muskeln. Während der Vorbereitung auf Wettkämpfe müssen Sie sorgsam auf Details achten. Die drei Köpfe des Deltoides müssen nicht nur im richtigen Größenverhältnis zueinander stehen, sondern auch die nötige Teilung aufweisen, jeder Kopf sollte klar ausgeprägt und einzeln zu erkennen sein. Die Ränder des Deltoides müssen sich auch scharf von den Muskeln des Oberarms abheben, ebenso vom Trapezius und den oberen Rückenmuskeln. Und die vorderen Deltamuskeln müssen sich deutlich von den Konturen der Brustmuskeln abzeichnen.

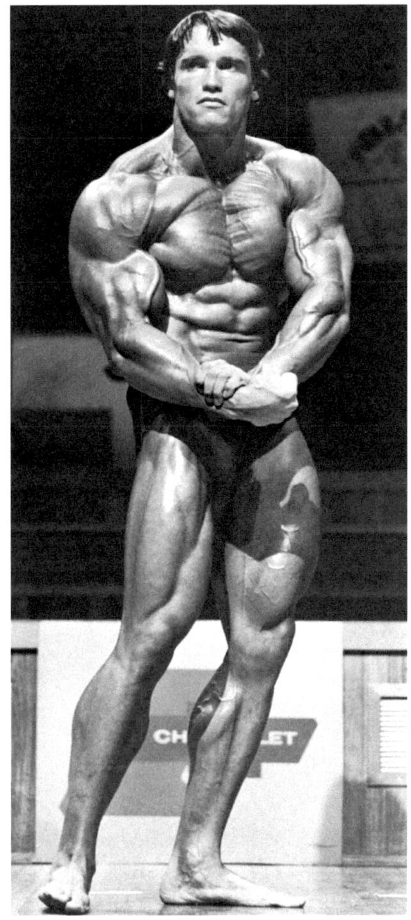
In dieser Pose ist deutlich zu sehen, wie scharf sich die vorderen Deltamuskeln von den Brustmuskeln abzeichnen, ein Merkmal, das mit Spezialübungen wie Kurzhantel-Frontheben und Langhantelrudern aufrecht entwickelt werden kann.

Zusätzlich zu all dem brauchen Sie auch die nötigen Streifen und Querstreifen, um auf höchstem Niveau konkurrenzfähig zu sein. Das alles kommt nicht von selbst. Sie dürfen nicht einfach nach irgendeinem Schulterprogramm trainieren und erwarten, erstklassige Deltamuskeln zu bekommen. Sie müssen vielmehr ständig Intensität steigern, müssen Techniken wie Supersätze, Dreifachsätze und erweiterte Sätze anwenden und sich möglichst viele der Schockprinzipien zunutze machen. Sollten die Deltamuskeln trotz dieser Bemühungen noch Schwächen aufweisen, ist intensives Training die einzige Lösung. Sie müssen sich dann sorgfältig die nachstehenden Trainingsmöglichkeiten für schwache Punkte ansehen und überlegen, wie Sie Ihr Programm abändern können, um die jeweiligen Probleme zu beheben.

Als ich 1971 mit Franco trainierte, machten wir zuerst Kurzhanteldrücken an der Hantelablage, beginnend mit 45 kg und mit den leichten Gewichten endend, dann unmittelbar darauf beanspruchten wir die Deltamuskeln mit Seitheben so stark, bis wir nicht mehr fähig waren, die Arme zu heben. Zuweilen führten wir auch Dreifachsätze aus: erst eine Übung für den vorderen Deltamuskel, dann eine für den seitlichen Kopf und schließlich noch einen für den hinteren Kopf. Sie können mir glauben, dass unsere Schultern nach ein paar solchen Sätzen wie Feuer brannten und jede einzelne Muskelfaser gleichsam um Gnade flehte.

Training für die Trapezmuskeln

Die Trapezmuskeln bilden das optische Zentrum des oberen Rückens, die rautenförmige Struktur, die Nacken, Deltoideus und Latissimus miteinander verbindet. Die Trapezmuskeln spielen sowohl bei Front- wie auch bei Rückenposen eine wichtige Rolle. Bei Posen wie einem Doppelbizeps von hinten tragen sie zu diesem phantastischen Effekt anschwellender Muskelhöcker bei, die sich von einem Ellbogen bis zum anderen quer über den ganzen Rücken ziehen. In einer Latissimuspose von hinten, bei der der Latissimus gespreizt und nach vorn gezogen ist, bilden die Trapezmuskeln ein klar umrissenes Dreieck in der Mitte des Rückens. Gute Trapeziusentwicklung verstärkt auch die Teilung zwischen den hinteren Deltamuskeln und dem oberen Rücken. Und für die meisten Frontposen ist die Linienführung der Trapezmuskeln vom Nacken zu den Deltamuskeln sehr wichtig, besonders wenn man auf eine eindrucksvolle Most-muscular-Pose Wert legt. Die Trapezmuskeln müssen jedoch im richtigen Verhältnis zum übrigen Körper entwickelt werden. Wenn sie zu weit hochstehen und seitlich zu steil abfallen, wirken die Deltamuskeln zu klein.

Die Trapezmuskeln arbeiten entgegengesetzt zur abwärts ziehenden Funktion des Latissimus: sie heben den ganzen Schultergürtel. Im Grundtraining habe ich schweres Rudern aufrecht als Teil des Krafttrainings eingeplant, damit die Trapezmuskeln von Anfang an Kraft und Masse bekommen. Sie profitieren aber auch vom Umsetzen und Drücken und von schwerem Kreuzheben, Übungen, die ebenfalls im Grundprogramm enthalten sind.

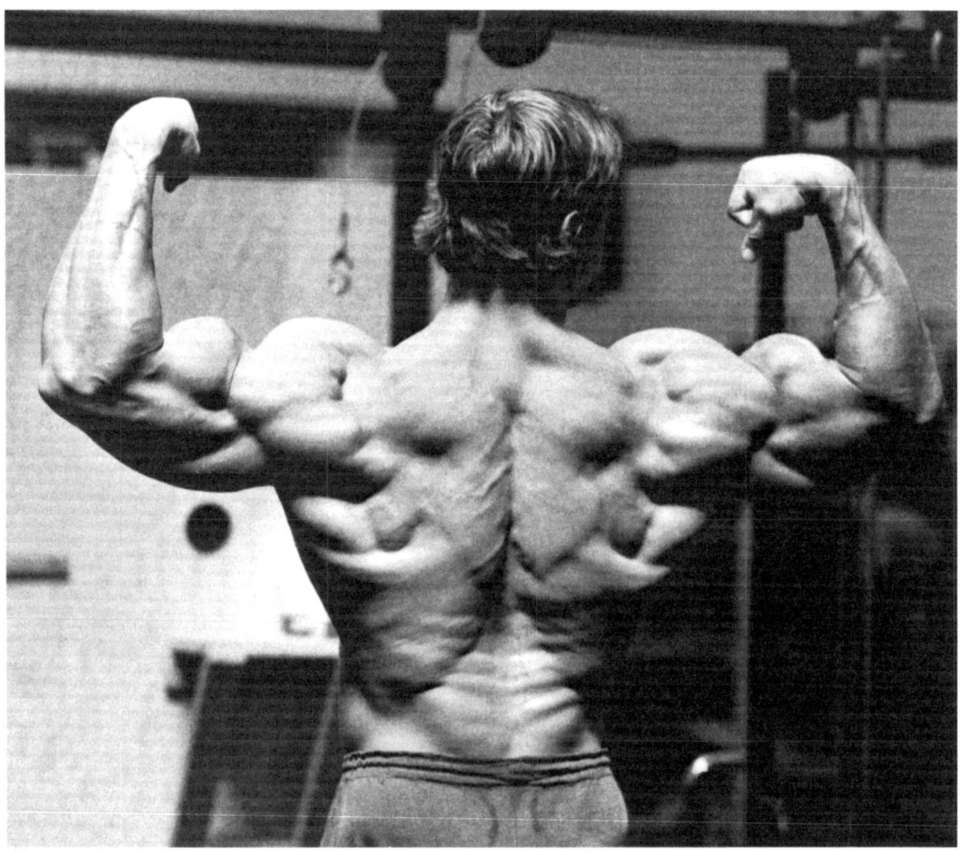

Die Trapezmuskeln sind für Front- wie für Rückenposen wichtig. Beachten Sie, wie sie bei einer Doppelbizepspose von hinten den Rücken »zusammenhalten«.

Übrigens bewirkt Kurzhantel-Seitheben auch eine gewisse Trapeziusentwicklung, wenn es ausgeführt wird, wie ich es im Übungsprogramm beschrieben habe, nämlich beginnend mit den Kurzhanteln vor den Oberschenkeln, nicht seitlich am Körper.

Im Fortgeschrittenenprogramm habe ich Kurzhantel-Schulterheben als Teil des Trapeziustrainings eingeplant. Diese Übung trainiert den Trapezius direkt und kann mit sehr schwerem Gewicht ausgeführt werden.

Auch verschiedene andere Übungen im Fortgeschrittenen- und im Wettkampfprogramm trainieren die Trapezmuskeln, obwohl sie nicht speziell dafür vorgesehen sind: fast alle Ruderübungen (z. B. Langhantelrudern vorgebeugt) oder Varianten des Schulterdrückens (mit Langhantel oder Kurzhanteln) enthalten neben anderen Muskelfunktionen auch eine hebende Bewegung des Trapezius. Und starke Trapezmuskeln gestatten es, all diese anderen Bewegungen mit schwereren Gewichten auszuführen.

Training für schwache Punkte

Sollten die Schultern einen schwachen Punkt innerhalb Ihrer Körperentwicklung bilden, richten Sie Ihr Training so ein, dass Sie für diese Muskelgruppen mehr Sätze und mehr Übungen ausführen, und wenden Sie möglichst viele Schockprinzipien an, um diese Körperpartie mit maximaler Intensität zu beanspruchen.

Ich selbst trainiere die Schultern gern nach der Stripping-Methode, nach dem Prinzip der Gewichtsreduktion. Bei Kurzhantelübungen beginnt man dabei mit schweren Gewichten und arbeitet sich an der Hantelablage entlang zu den leichten; beim Maschinendrücken oder Seitheben mit Kabelzug versetzt man einfach die Steckstifte am Gerät, um das Gewicht bei jedem Satz um eine Platte zu reduzieren.

Eine andere Möglichkeit, die Entwicklung der Deltamuskeln zu beschleunigen, sind Supersätze aus Drücken und Seitheben z. B. Langhanteldrücken gefolgt von Kurzhantel-Frontheben (oder Rudern aufrecht), um die vorderen Deltamuskeln gut zu durchbluten. Für wirklich intensives Deltoideustraining versuchen Sie einen Dreifachsatz: Drücken, Kurzhantel-Frontheben und Rudern aufrecht. Machen Sie sich darauf gefasst, dass es schmerzt.

Bei den Varianten des Seithebens sind zwei Dinge zu beachten, um bestmögliche Ergebnisse zu erzielen:

1. Die Handteller sollten die ganze Bewegung hindurch nach unten weisen; besser noch: drehen Sie die Hand etwas, sodass der kleine Finger nach oben und der Daumen nach unten kommt (als würden Sie Wasser aus einem Krug gießen). Dadurch werden die Deltamuskeln besser isoliert und können bei der Bewegung voll kontrahieren.

2. Achten Sie auf möglichst korrekte Ausführung. Bringen Sie das Gewicht ohne jedes Abfälschen hoch und führen es vollkommen kontrolliert wieder herab. Je exakter die Ausführung, desto stärker die Wirkung auf die Deltamuskeln.

Eine andere Möglichkeit zur Intensivierung des Deltamuskeltrainings besteht darin, nach jedem Satz Kurzhantelheben einen Satz schwererer Gewichte von der Ablage zu nehmen, sie weit zur Seite zu heben und so lange als möglich in dieser Stellung zu halten. Dieses »isometrische Seitheben« belastet die Deltamuskeln bis zur Erschöpfung und bringt maximale Streifung.

Zur stärkeren Entwicklung der hinteren Deltamuskeln hatte ich immer eine leichte Kurzhantel unter dem Bett – meist 10 kg – und machte morgens als erstes fünf Sätze Seitheben liegend nach jeder Seite, ohne zu pausieren.

Das habe ich aber nie als Teil meines normalen Schultertrainings gezählt. Ich führte auch einen Doppelsatz aus, beginnend mit Seitheben auf dem Bauch liegend, und wenn ich zu müde war, den Satz fortzuführen, wechselte ich zu einer Art Kurzhantel-Ruderbewegung, um die hinteren Deltamuskeln bis zur Erschöpfung zu belasten.

Nachstehend weitere Übungen und Techniken, die geeignet sind, Schwächen in der Schulterentwicklung zu beheben.

Vordere Deltamuskeln

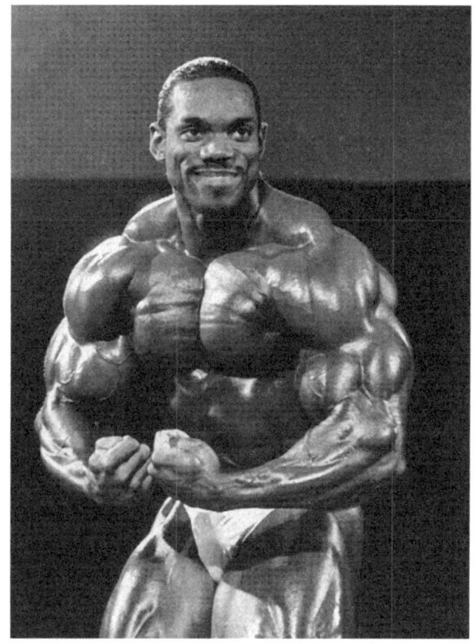

Flex Wheeler

- Maschinendrücken, weil das Gewicht mit Maschinen weiter herabgeführt werden kann als mit Lang- oder Kurzhanteln, sodass die vorderen Deltamuskeln bestmöglich gedehnt werden und der Bewegungsumfang größer wird.
- Beim Drücken die Arme nicht bis zum oberen Endpunkt strecken. Möglichst oft mit Kurzhanteln trainieren, um die beiden vorderen Deltamuskeln einzeln zu belasten. Arnold-Pressen – meine Lieblingsübung für die vorderen Deltamuskeln –, besonders unter Anwendung von erweiterten Sätzen durch Gewichtsreduktion (S. 152). Kurzhantel-Frontheben für maximale Teilung zwischen vorderem Deltamuskel und Brustmuskel. Langhanteldrücken nach vorn. Rudern aufrecht.
- Langhantel- und Kurzhanteldrücken auf der Schrägbank.
- Fliegende Bewegungen mit Kurzhanteln auf der Schrägbank.

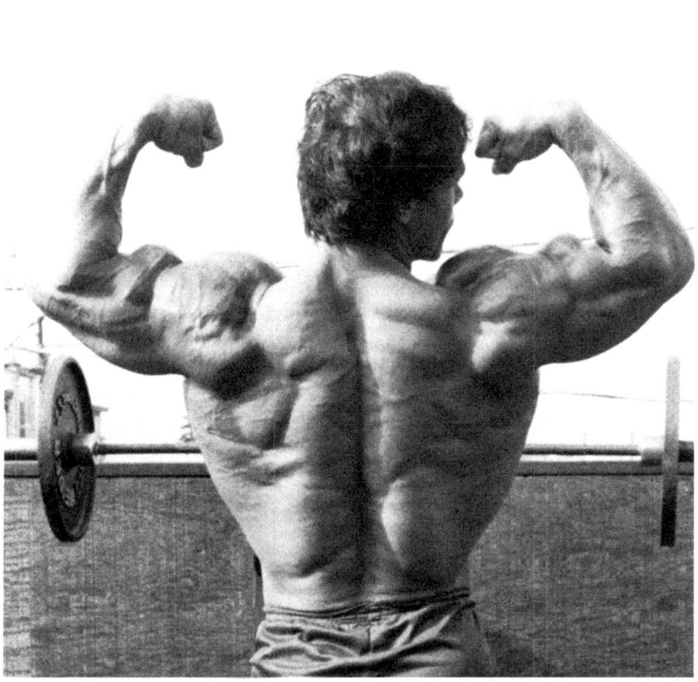

Viele Bodybuilder vergessen, dass die vorderen Deltamuskeln auch für Rückenposen wichtig sind. Franco Columbu demonstriert hier, wie deutlich die vorderen Deltamuskeln bei einer Doppelbizepspose von hinten zu sehen sind.

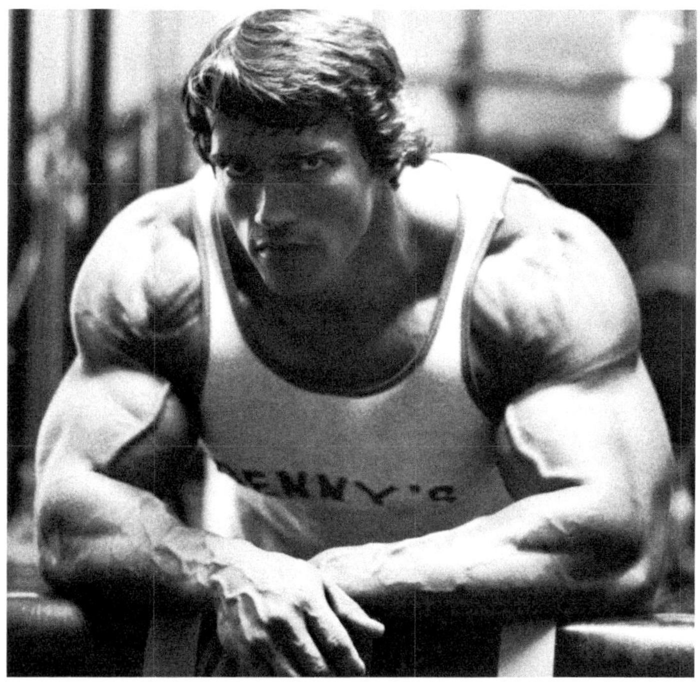

Diese halbentspannte Haltung zeigt, neben Masse und Teilung der vorderen Deltamuskeln, wie stark definiert und gefurcht sie auch sein können.

Seitliche Deltamuskeln

- Kurzhantel-Seitheben – im aufrechten Stand oder mit geradem Rücken auf einer Bank sitzend, die Kurzhanteln am unteren Punkt der Bewegung seitlich neben den Oberschenkeln, nicht davor.

- Seitheben mit Kabelzug von unten, nicht schräg vor dem Körper.

- Beim Seitheben streng auf korrekte Ausführung achten (das Gewicht nicht über Kopfhöhe bringen, damit die Deltamuskeln die Arbeit leisten, nicht die Trapezmuskeln). Nach dem Seitheben »Schmerzwiederholungen« machen (sehr schwere Kurzhanteln mit gestreckten Armen im Abstand von ca. 15 cm seitlich der Oberschenkel halten und möglichst lange in dieser Stellung verharren – mindestens aber 30 Sekunden).

Hintere Deltamuskeln

- Das Prioritätsprinzip anwenden (S. 144), das Deltamuskeltraining also mit Bewegungen für den hinteren Kopf beginnen.

Für den hinteren Deltamuskel mehr Sätze ausführen:

- Seitheben vorgebeugt mit Kurzhanteln, Seitheben vorgebeugt am Kabelzug, Langhantelrudern vorgebeugt, Seitheben am Kabelzug im Sitzen, Seitheben auf dem Bauch liegend (Schrägbrett) oder normales Seitheben liegend, für jeden Arm möglichst 10 Sätze hintereinander ohne Pause (ich habe das täglich gemacht, ob Schultertag war oder nicht).

- Bemühen Sie sich bei den Übungen für die hinteren Deltamuskeln um möglichst korrekte Technik, denn jedes Abfälschen führt nur dazu, dass andere Muskelgruppen zu viel Arbeit übernehmen.

- Beim Seitheben für die hinteren Deltamuskeln immer das Handgelenk drehen, als würden Sie Wasser aus einem Krug gießen.

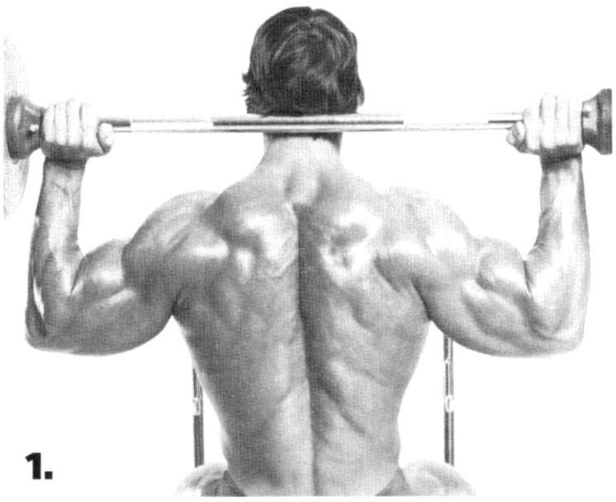

1.

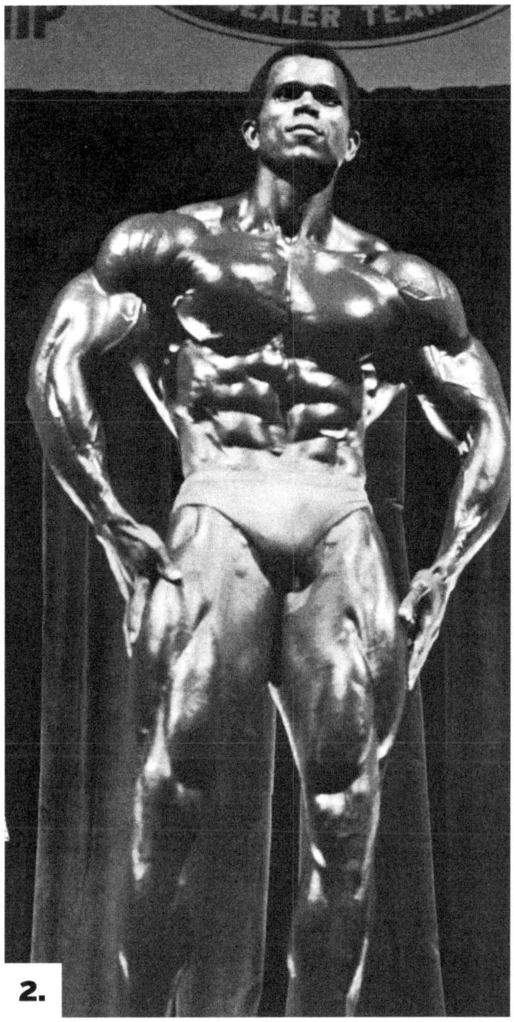

2.

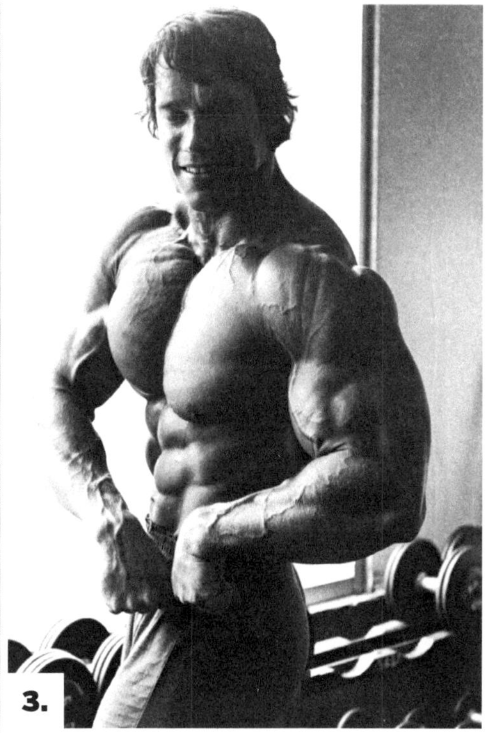

3.

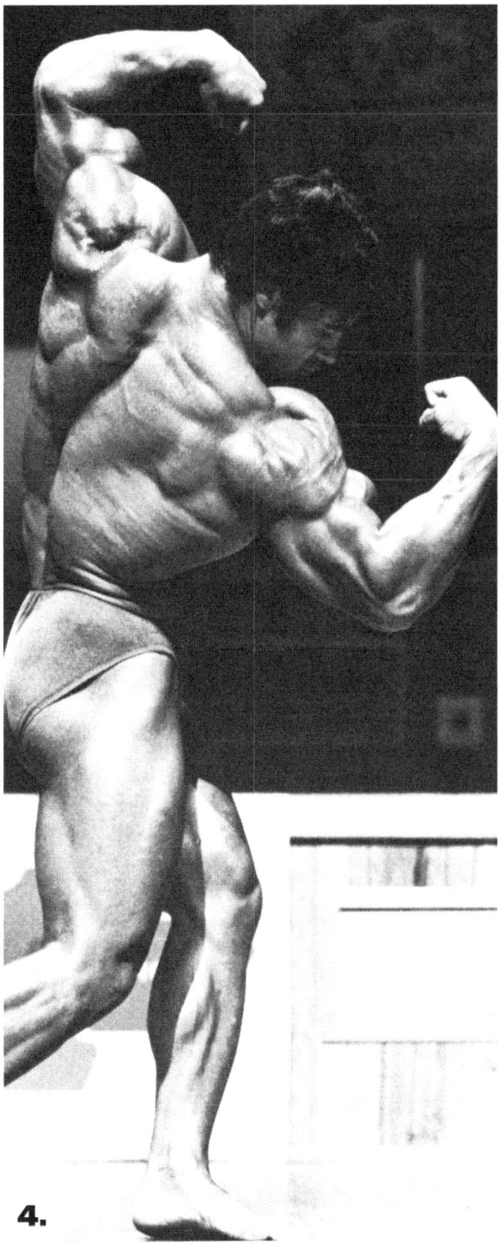

4.

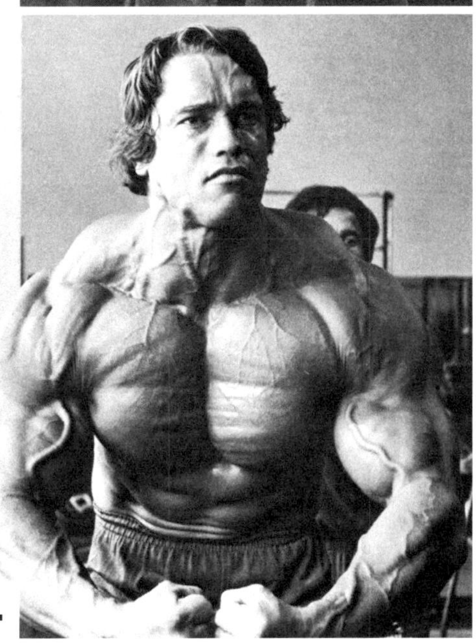

5.

1. *Beim Drücken sollten die Unterarme immer vertikal gehalten werden, nicht schräg nach außen, weil sonst der Trizeps zu sehr ins Spiel kommt.*
2. *Die seitlichen Deltamuskeln geben dem Körper Breite, selbst in dieser Pose von Serge Nubret, die eigentlich eine Bauchpose ist.*
3. *In der Seitenansicht wird deutlich, wie die Entwicklung des seitlichen Deltamuskels für Teilung sorgt, oben die Abgrenzung vom Trapezius und unten von Trizeps und Bizeps.*
4. *Diese Dreiviertel-Rückenpose von Franco Columbu zeigt, wie wichtig eine gute Entwicklung der hinteren Deltamuskeln ist.*
5. *Umfassende Schulterentwicklung – Trapezius, vordere, seitliche und hintere Deltamuskeln sowie Teilung und Definition aller beteiligten Muskeln – ist bei einer Most-muscular-Pose besonders wichtig.*

Trapezius

- Schulterheben, Rudern aufrecht, Kreuzheben
- Umsetzen und Drücken, Seitheben über Kopf mit Kehrgriff (diese bei britischen Bodybuildern sehr beliebte Variante trainiert die Trapezmuskeln unter ungewohntem Winkel und beansprucht auch die vorderen Deltamuskeln). Ruderübungen wie Rudern an der T-Bar oder Rudern mit Kabelzug, Seitheben mit Kurzhanteln und mit Kabelzug.

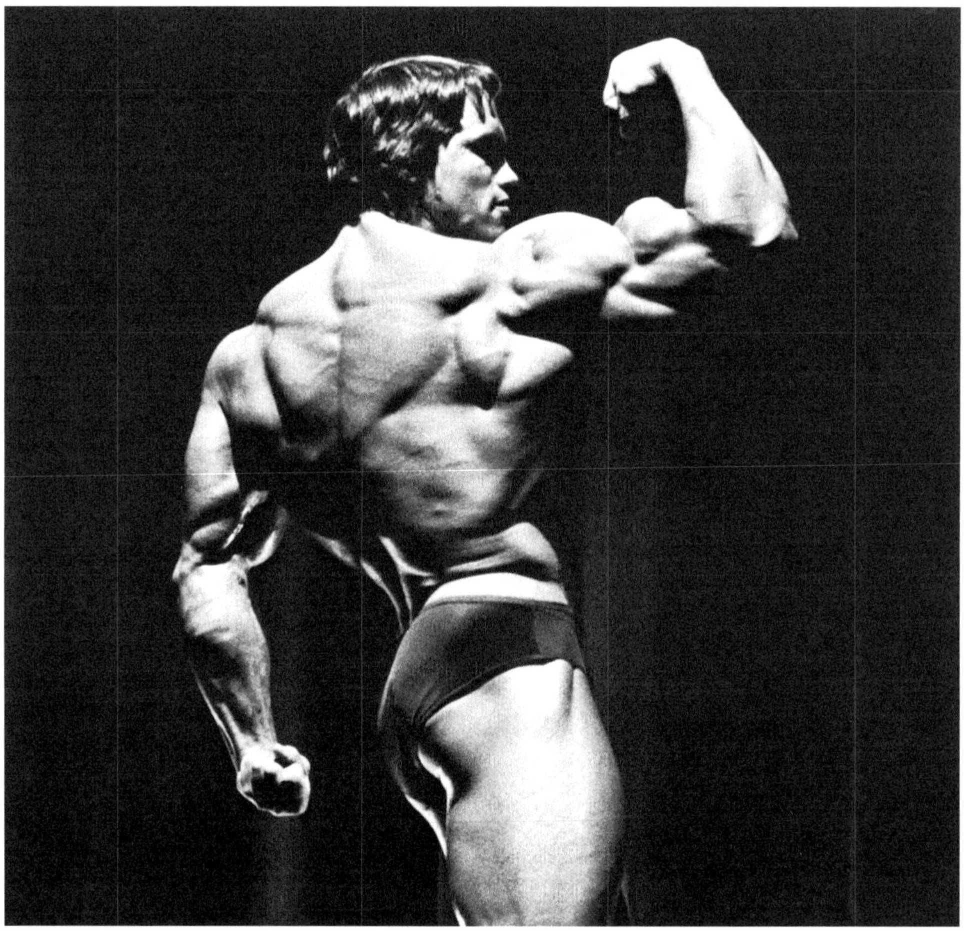

Diese seitliche Rückenpose ist nur dann effektvoll, wenn neben allen wichtigen Rückenmuskeln auch die hinteren Deltamuskeln gut entwickelt sind.

SCHULTERÜBUNGEN

Arnold-Pressen

Zweck der Übung: Entwicklung der vorderen Deltamuskeln.

1. Stehen Sie aufrecht, die Ellbogen seitlich am Körper. Fassen Sie zwei Kurzhanteln und heben Sie sie auf Schulterhöhe, sodass die Handteller zum Körper weisen.

2. Drücken Sie die Gewichte in einer gleichmäßigen Bewegung über den Kopf – nicht ganz bis zur Streckung der Arme – und drehen Sie dabei die Hände so, dass die Daumen nach innen kommen und die Handteller am oberen Punkt der Bewegung nach vorn weisen.

3. Verharren Sie hier einen Augenblick und führen Sie die Gewichte dann mit umgekehrter Handdrehung herab, sodass die Hände wieder in die Ausgangsstellung kommen. Lassen Sie sich beim Hochdrücken des Gewichts nicht dazu verleiten, mit dem Oberkörper zu wippen und abzufälschen. Sie müssen diese Bewegung sehr exakt ausführen und die Kurzhanteln jederzeit voll unter Kontrolle haben. Da die Arme beim Hochdrücken nicht ganz gestreckt werden, bleiben die Deltamuskeln die ganze Zeit über unter Belastung. Diese Übung ist halb Seitheben, halb Kurzhanteldrücken und trainiert den vorderen wie auch den seitlichen Kopf des Deltoideus.

Das ist die beste Deltoideusübung, die ich kenne, und ich plane sie immer in mein Schulterprogramm ein. Durch das weite Herabführen der Kurzhanteln wird der Bewegungsumfang sehr groß.

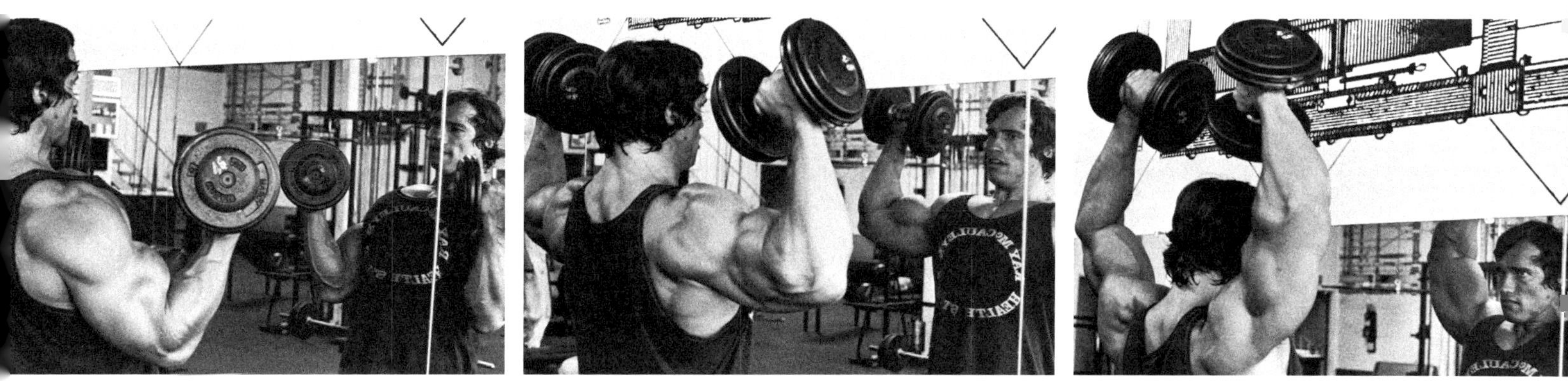

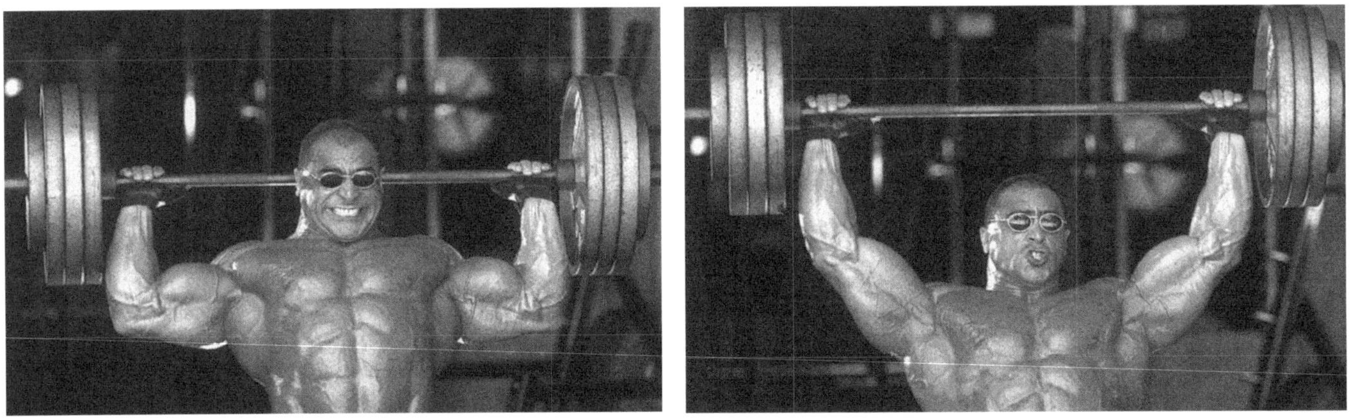

Nasser El Sonbaty

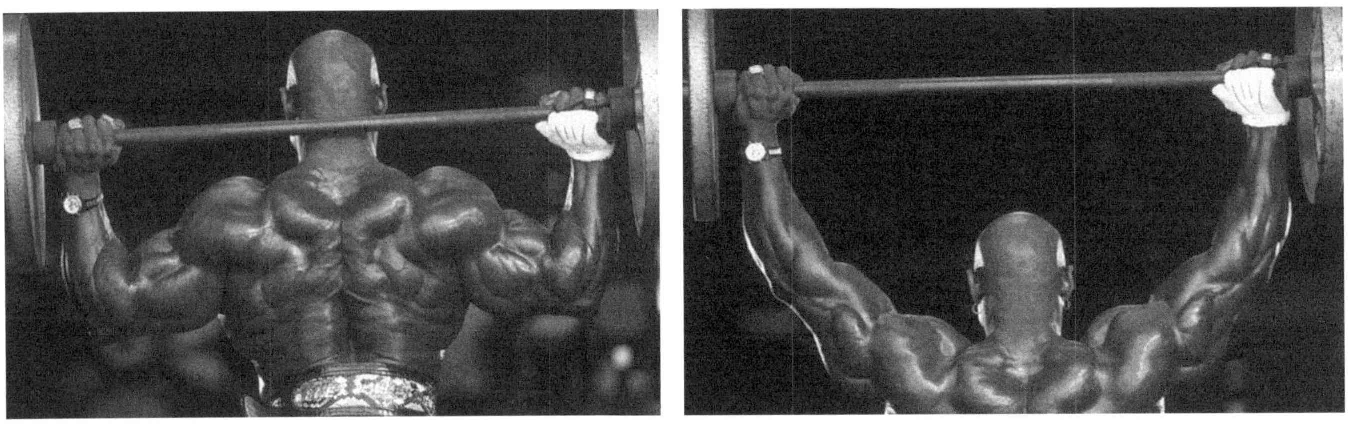

Flex Wheeler

Nackendrücken

Zweck der Übung: Trainieren der vorderen und seitlichen Deltamuskeln.

1. Bringen Sie die Langhantel hinter dem Nacken auf die Schultern, indem Sie sie über den Kopf heben oder von der Ablage einer Drückerbank herablassen. (Ich selbst halte die Stange lieber mit daumenlosem Griff.)

2. Drücken Sie das Gewicht senkrecht hoch und lassen Sie es dann wieder herab; halten Sie die Hantel unter Kontrolle und nehmen Sie die Ellbogen während des ganzen Bewegungsablaufs möglichst weit zurück.

Jede drückende Bewegung beansprucht auch den Trizeps. Diese Übung kann auch im Stehen ausgeführt werden, doch ich bevorzuge die Variante im Sitzen, weil die Bewegung dann exakter wird.

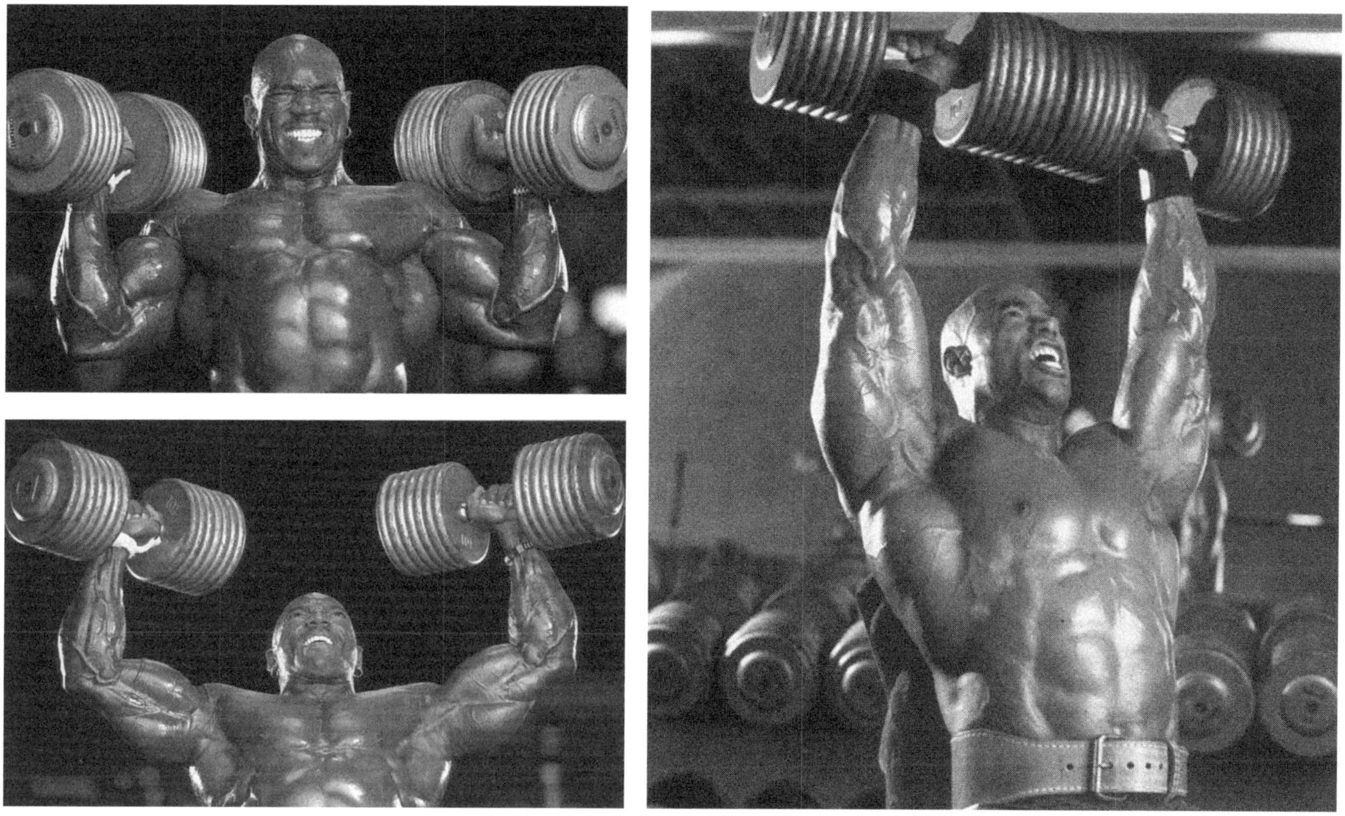

Kevin Levrone

Kurzhanteldrücken

Zweck der Übung: Trainieren der vorderen Deltamuskeln.

1. Halten Sie die Kurzhanteln in Schulterhöhe, die Ellbogen nach außen gestellt, die Handteller nach vorn weisend.

2. Drücken Sie die Kurzhanteln vertikal hoch, bis sie sich oben berühren, und führen Sie sie dann wieder möglichst weit herab. Sie werden merken, dass Sie die Kurzhanteln weiter nach oben und auch weiter nach unten führen können als eine Langhantel; aber da Sie zwei freie Gewichte unabhängig voneinander unter Kontrolle halten müssen, werden Sie nicht ganz so viel Gewicht bewältigen.

Diese Übung erinnert vielleicht an verschiedene Varianten des Langhanteldrückens, unterscheidet sich von diesen jedoch in wesentlichen Punkten, vor allem durch den größeren Bewegungsumfang, den Kurzhanteln gestatten.

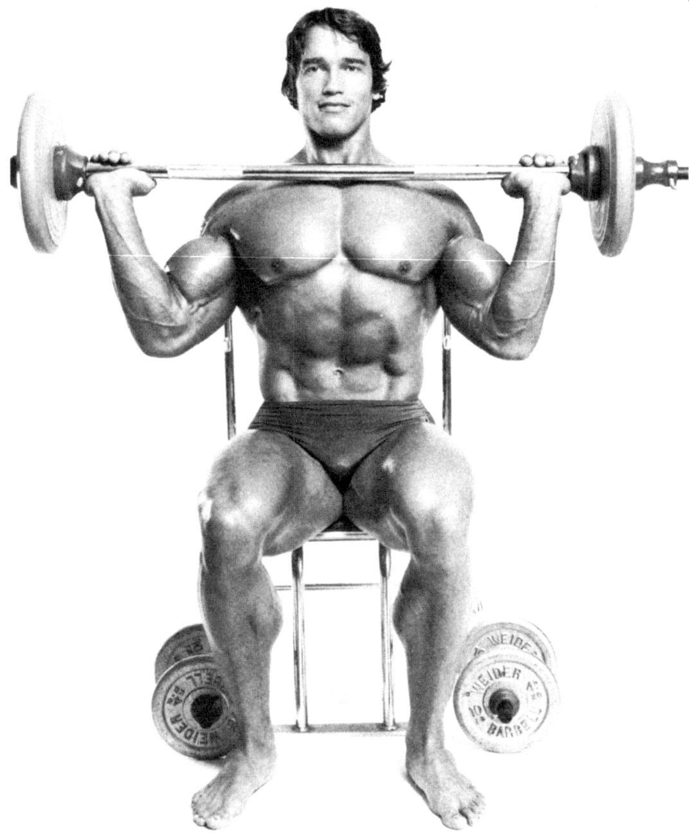

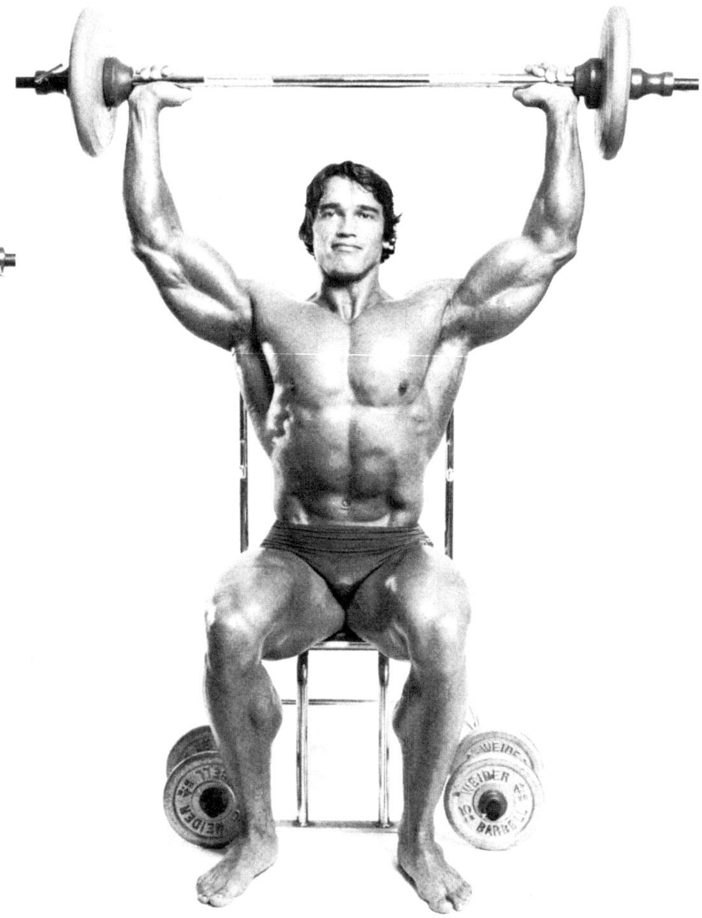

Langhanteldrücken

Zweck der Übung: Trainieren der vorderen Deltamuskeln.

1. Fassen Sie im Sitzen oder Stehen eine Langhantel mit etwa schulterweitem Obergriff und halten Sie sie in Schulterhöhe, sodass sie auf den Handtellern ruht, die Ellbogen angezogen unter der Stange.

2. Aus der Höhe des Schlüsselbeins drücken Sie das Gewicht senkrecht hoch, bis die Arme gestreckt sind; achten Sie darauf, dass die Hantel im Gleichgewicht bleibt und dass Sie sie stets unter Kontrolle haben. Bringen Sie das Gewicht dann wieder in die Ausgangsstellung herab.

Das ist der Urahne der Schulterübungen. Im Sitzen wird die Bewegungsausführung exakter als im Stehen.

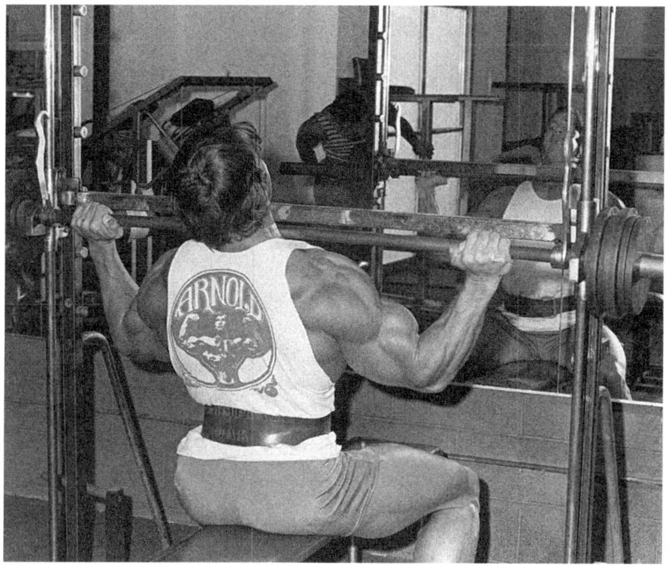

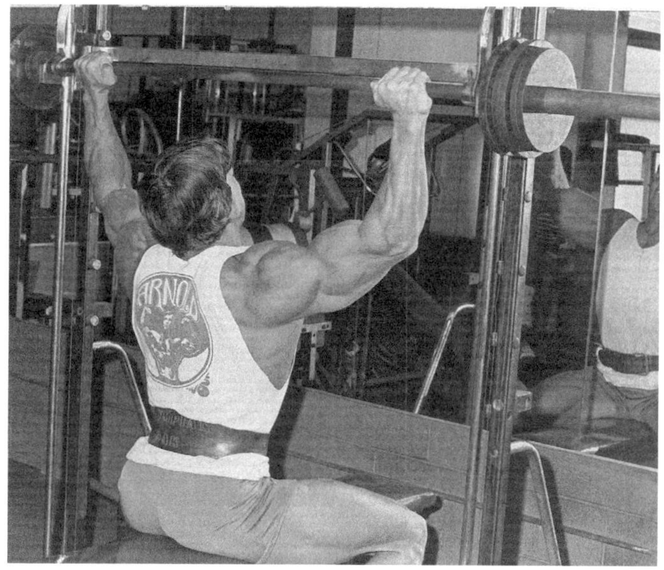

Frontdrücken an der Maschine

Zweck der Übung: Trainieren der Schultern.

1. Fassen Sie die Stange oder die Griffe in Schulterhöhe.

2. Drücken Sie sie hoch, bis die Arme gestreckt sind, und kommen Sie dann langsam wieder in die Ausgangsstellung zurück; bemühen Sie sich um größtmöglichen Bewegungsumfang. Sie können an Maschinen auch Frontaldrücken und Nackendrücken machen; beide Übungen trainieren die vorderen Deltamuskeln.

Das Drücken an der Maschine erleichtert eine sehr korrekte Ausführung der Bewegungen und erlaubt es Ihnen, im Falle eingeschränkter Leistungsfähigkeit das Umsetzen zu vermeiden. Darüber hinaus können Sie das Gewicht wesentlich weiter herablassen als mit einer Langhantel, sodass die vorderen Deltamuskeln besonders gut gedehnt werden. Es gibt zum Schulterdrücken verschiedene Maschinen (Universal, Nautilus, Smith), aber das Prinzip ist bei allen das gleiche.

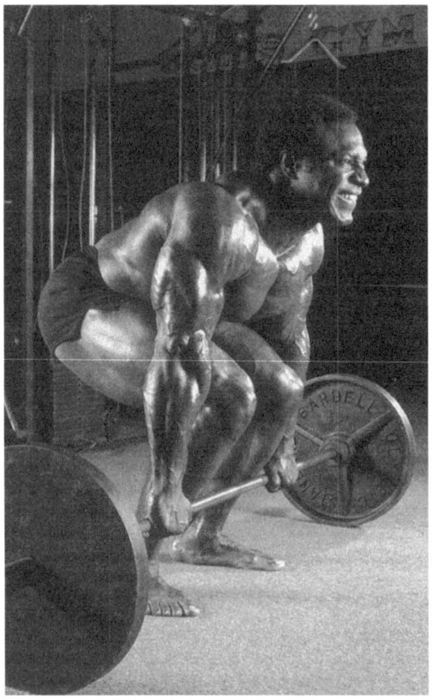

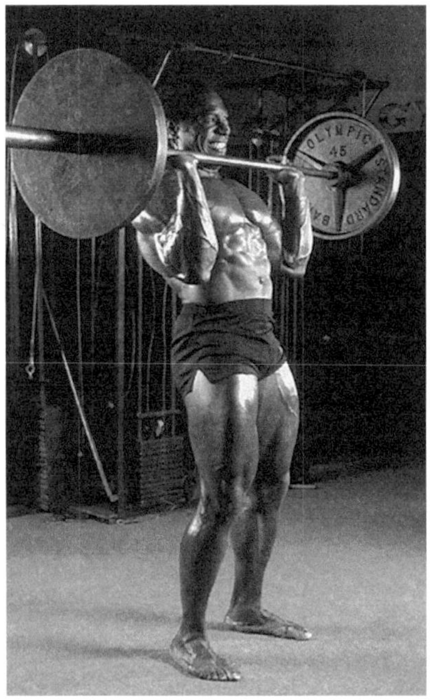

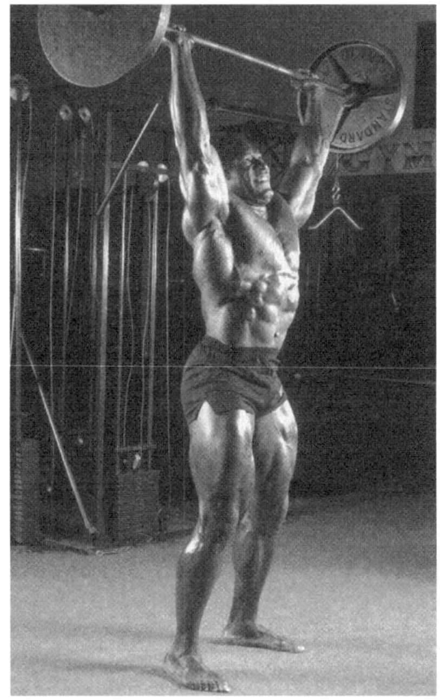

Umsetzen und Drücken

Zweck der Übung: Trainieren der vorderen Deltamuskeln sowie Kraft- und Massezuwachs der Oberkörpermuskulatur.

1. Gehen Sie in die Hocke, beugen Sie sich vor und fassen Sie die Stange mit etwa schulterweitem Obergriff.

2. Unter kräftigem Einsatz der Beine bringen Sie die Hantel auf Schulterhöhe, ziehen dann die Ellbogen an, sodass sie unter die Stange kommen und das Gewicht wie in der Ausgangsstellung zum Langhanteldrücken abstützen.

3. Mit den Schultern und Armen drücken Sie die Hantel dann über den Kopf, bringen Sie wieder auf Schulterhöhe herab und führen anschließend die Bewegung des Umsetzens umgekehrt aus, indem Sie die Knie beugen und die Hantel auf dem Boden absetzen.

Beim »Umsetzen« wird die Langhantel vom Boden abgehoben und in die Ausgangsstellung zum Drücken gebracht. Das Umsetzen und Drücken ist eine sehr wichtige Übung, die mit viel Beinarbeit beginnt, um das Gewicht in Bewegung zu setzen, dann auch Trapezius, Arme, Rücken und Schultern beansprucht und Ihnen so zu einem wirklich herkulischen Aussehen verhilft.

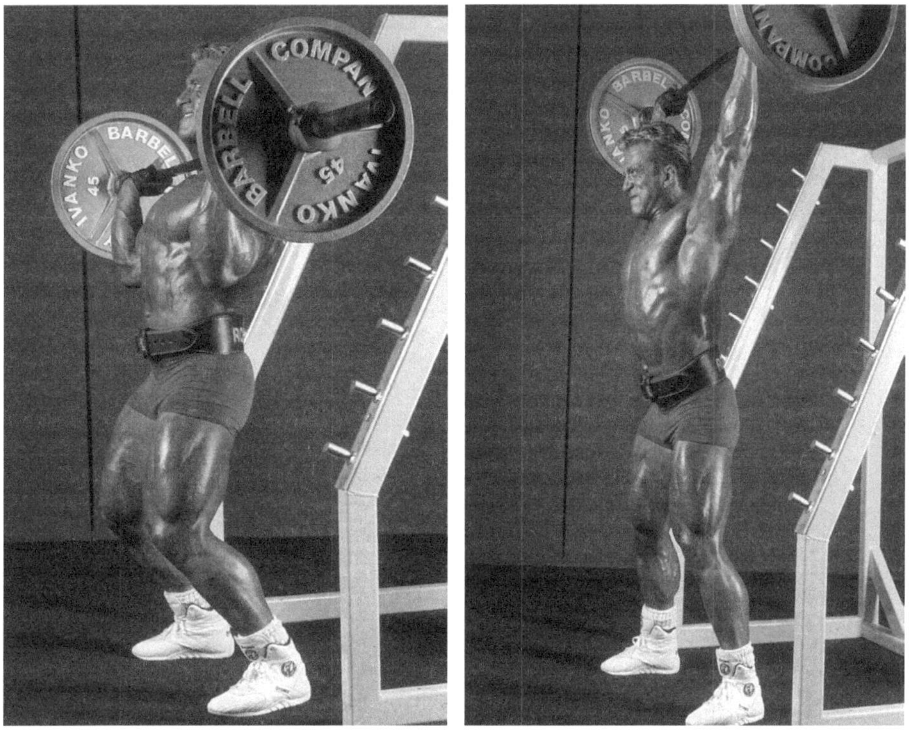

David Dearth

Push Press (abgefälschtes Schulterdrücken)

Zweck der Übung: Verwendung eines außergewöhnlich schweren Gewichts oder für zusätzliche Wiederholungen nach einem normalen Satz Schulterdrücken; Kräftigung der Deltamuskeln.

1. Fassen Sie eine Langhantel mit etwas mehr als schulterweitem Obergriff und setzen Sie sie auf Schulterhöhe um.

2. Gehen Sie etwas in die Knie und drücken Sie sich dann mit den Beinen hoch, um die Hantel in Bewegung zu setzen. Nutzen Sie diese Antriebskraft, um die Hantel über den Kopf zu drücken. Bringen Sie das Gewicht hoch, bis die Arme durchgedrückt sind, und lassen Sie es dann wieder auf Schulterhöhe herab.

Diese Übung wird nach dem »Abfälschungsprinzip« ausgeführt. Sie können sie im Krafttraining anwenden, um eine Langhantel zu heben, die Ihnen zum Schulterdrücken in korrekter Technik zu schwer ist. Sie können das abgefälschte Drücken auch nutzen, um nach Beendigung eines Satzes zusätzliche Wiederholungen zu erzwingen, wenn Sie für korrektes Schulterdrücken zu müde sind.

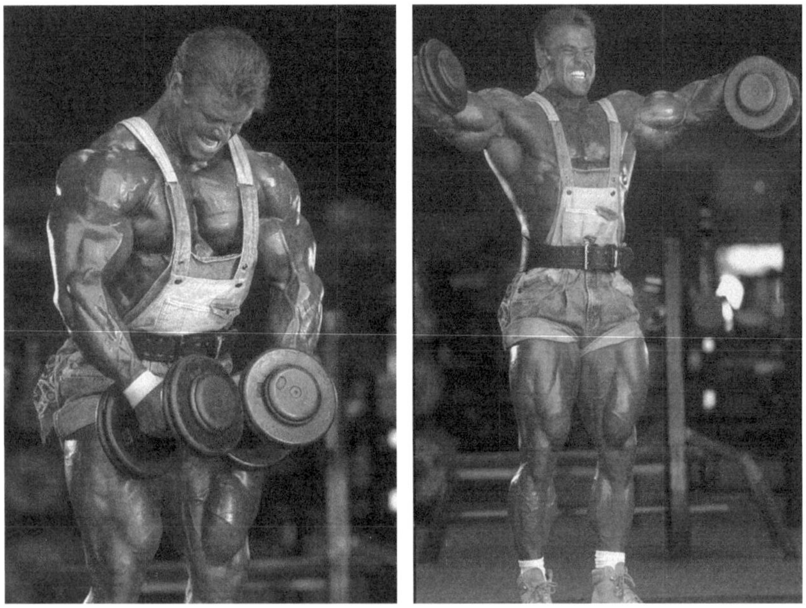

Eddie Robinson

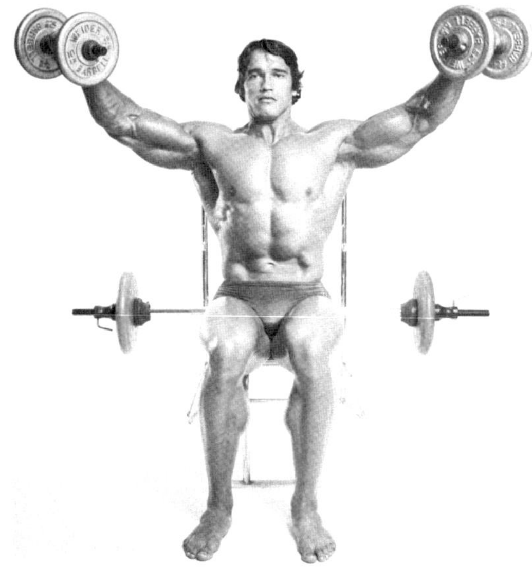

Seitheben im Sitzen

Seitheben im Stehen

Zweck der Übung: Entwicklung der seitlichen Deltamuskeln mit Vorteilen für den hinteren Kopf.

1. Nehmen Sie eine Kurzhantel in jede Hand, beugen Sie sich leicht vor, und bringen Sie die Gewichte in Armeslänge vor dem Körper zusammen. Beginnen Sie jede Wiederholung aus dem Stillstand, damit die Gewichte nicht mit Schwung hochgebracht werden.

2. Heben Sie die Gewichte seitlich hoch und drehen Sie dabei die Handgelenke ein wenig (als würden Sie Wasser aus einer Kanne gießen), um die Hantel hinten anzuheben (dadurch werden die hinteren Deltamuskeln stärker miteinbezogen). Heben Sie die Gewichte bis knapp über Schulterhöhe und führen Sie sie dann langsam wieder herab; setzen Sie dem Zug nach unten ständig Widerstand entgegen. Variante: Wer beim Seitheben im Stehen zum Abfälschen neigt, kann dies vermeiden, indem er die Übung im Sitzen ausführt.

Bei dieser Übung wird häufig der Fehler gemacht, mit dem Oberkörper zu wippen und die Gewichte mit Schwung hochzubringen, anstatt sie nur mit den Deltamuskeln zu heben. Dies vermindert die Wirksamkeit der Übung und sollte folglich vermieden werden.

Seitheben einarmig am Kabelzug von schräg unten

Zweck der Übung: Einzelbelastung des seitlichen Deltamuskels mit Vorteilen für den hinteren Kopf.

1. Fassen Sie den Griff und stehen Sie aufrecht, den Arm schräg nach unten vor dem Körper, die freie Hand an der Hüfte.

2. Ziehen Sie das Kabel mit einer gleichmäßigen Bewegung nach außen hoch, bis sich die Hand knapp über Schulterhöhe befindet. Drehen Sie beim Heben das Handgelenk, als würden Sie Wasser aus einer Kanne gießen. Machen Sie Ihre Wiederholungen mit der einen Hand und dann eine entsprechende Zahl mit der anderen Hand. Unterstützen Sie das Heben nicht durch Hochkommen mit dem Körper, lassen Sie die Deltamuskeln arbeiten.

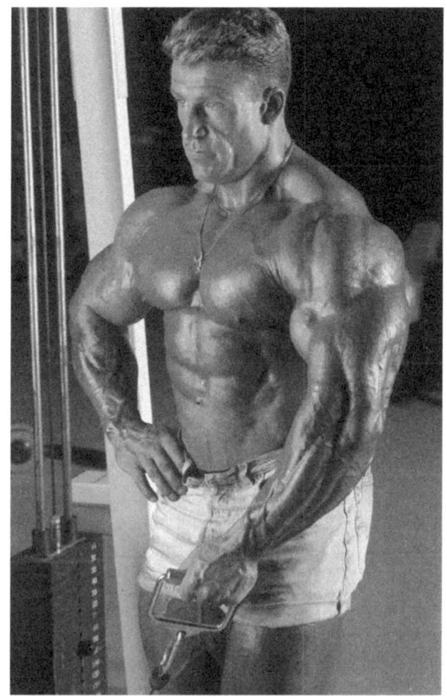

Einarmiges Seitheben am Kabelzug von unten bringt Ihnen zwei Vorteile: Sie können den rechten und den linken Deltamuskel für sich trainieren, und das Kabel liefert konstanten Zug, unabhängig von der Bewegungsrichtung im Verhältnis zur Richtung der Schwerkraft.

Variante: Probieren Sie die Bewegung mit dem Kabel hinter dem Körper anstatt davor. Das verbessert die Teilung zwischen Deltamuskeln und Oberarm.

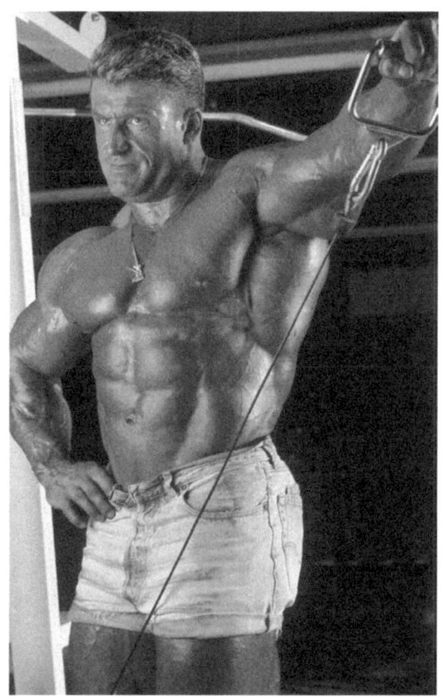

Dorian Yates

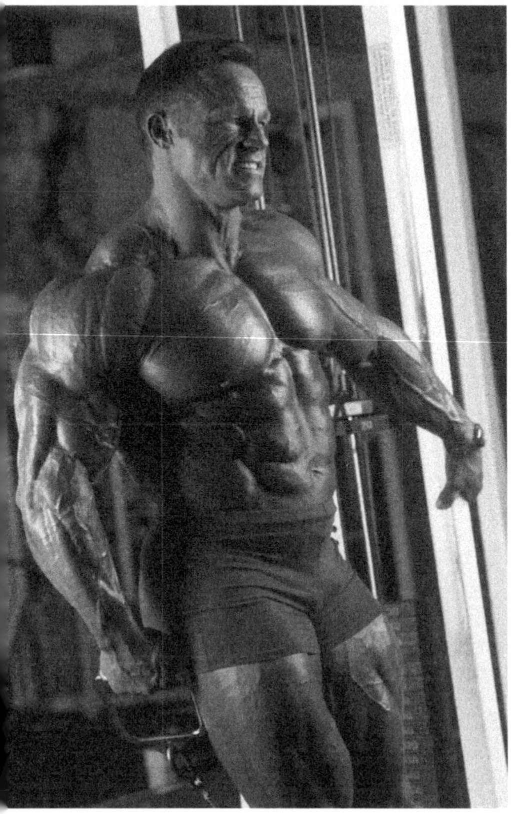

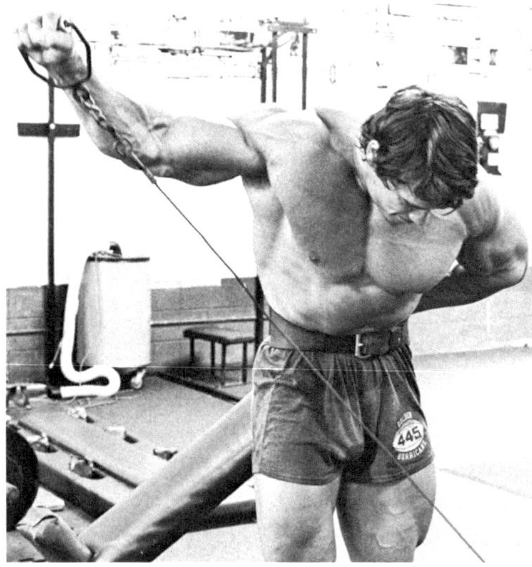

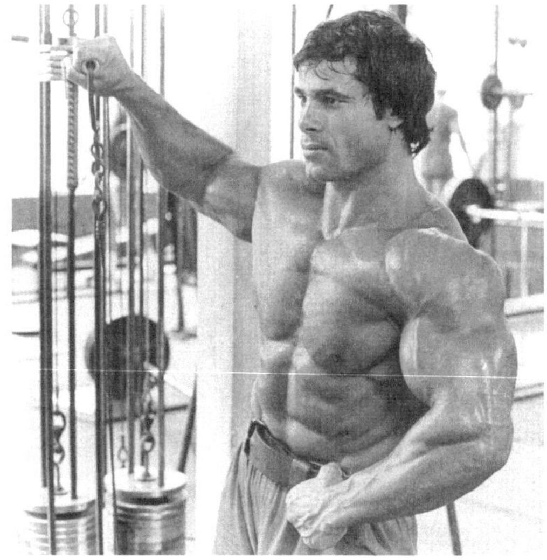

Sollten die hinteren Deltamuskeln zu schwach ausgebildet sein, können Sie sich beim Kabel-Seitheben etwas Vorbeugen, um neben dem seitlichen Kopf auch den hinteren Kopf zu beanspruchen.

Peter Cottrell

Seitheben einarmig am Kabelzug von unten

Zweck der Übung: Isolierung des seitlichen Deltamuskels.

1. Stehen Sie aufrecht und halten Sie einen Kabelzug von unten, den Arm nach unten weisend neben sich. Stützen Sie den anderen Arm auf die Hüfte.

2. Heben Sie den gestreckten Arm in einer gleichmäßigen Bewegung hoch, bis sich die Hand über Kopfhöhe befindet. Bringen Sie die Hand wieder auf Oberschenkelhöhe herab. Beenden Sie Ihre Wiederholungen, und führen Sie die Bewegung dann mit dem anderen Arm aus.

Diese Bewegung, die Sergio Oliva gern ausführte, verbessert die Definition der Schultermuskeln und trainiert den seitlichen und den hinteren Kopf des Deltoideus gemeinsam.

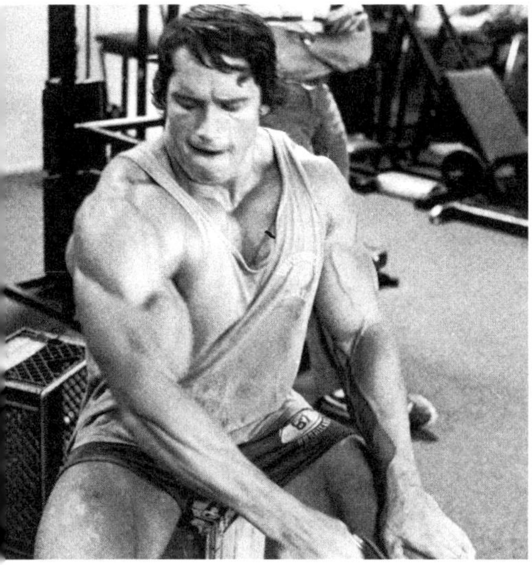

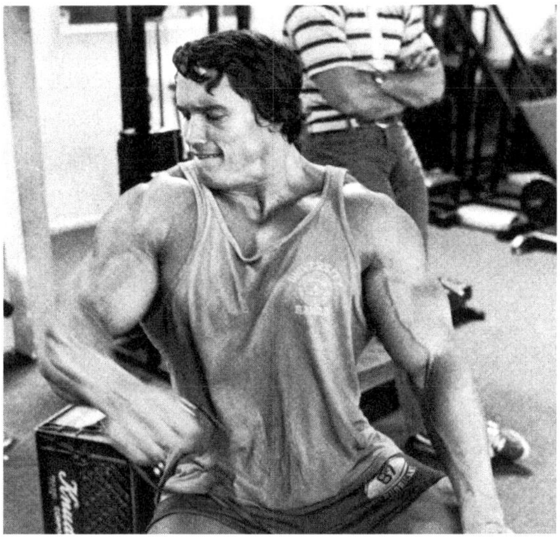

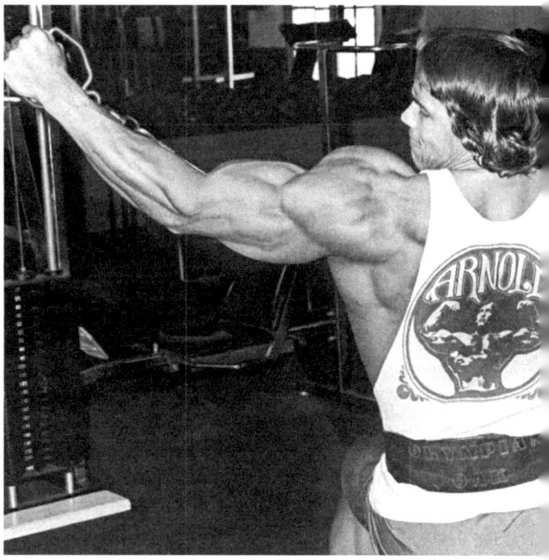

Seitheben einarmig am Kabelzug im Sitzen

Zweck der Übung: Entwicklung des hinteren Deltamuskels.

1. Setzen Sie sich auf einen Hocker oder eine niedrige Bank, fassen Sie den Griff eines Kabelzugs von unten, und halten Sie den Arm gestreckt quer vor dem Körper.

2. Ohne den Oberkörper zu bewegen, ziehen Sie den Arm schräg nach oben, bis er etwa in Schulterhöhe seitlich ausgestreckt ist.

3. Am oberen Punkt der Bewegung spannen Sie den hinteren Deltamuskel an, damit er maximal kontrahiert. Beenden Sie Ihre Wiederholungen und machen Sie die Übung dann mit dem anderen Arm.

Kurzhantel-Seitheben über Kopf mit Kehrgriff

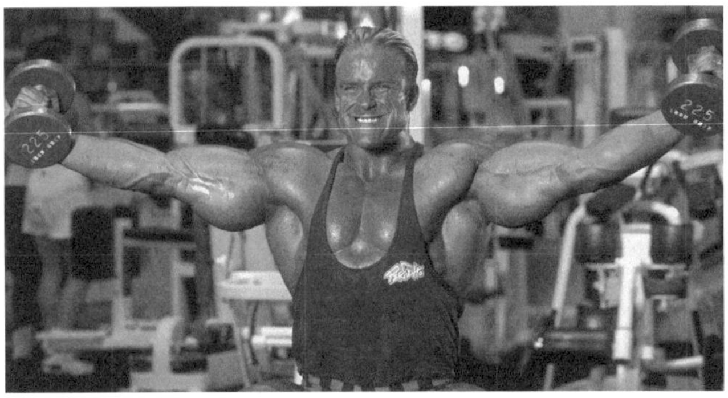

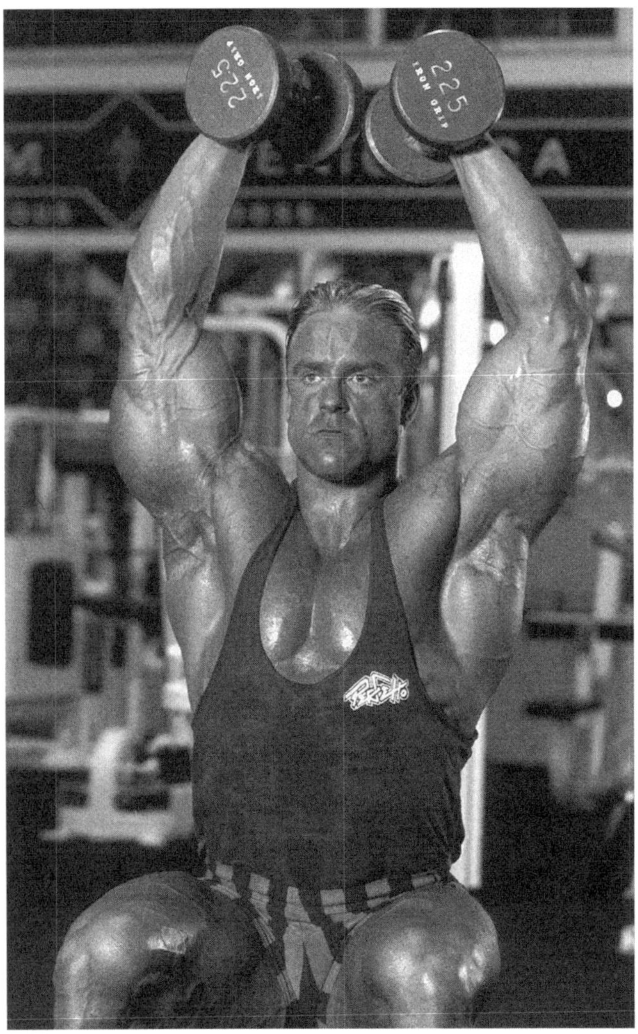

Aaron Maddron

Zweck der Übung: Entwicklung der vorderen Deltamuskeln.

1. Nehmen Sie eine Kurzhantel in jede Hand und strecken Sie die Arme seitlich aus, Handteller nach oben.

2. Heben Sie die Arme langsam und führen Sie sie über dem Kopf zusammen. Die Arme brauchen oben nicht ganz gestreckt zu sein. Halten Sie den Körper die ganze Zeit ruhig. Bringen Sie die Kurzhanteln langsam wieder in die Ausgangsstellung zurück.

Diese Übung ist bei britischen Bodybuildern beliebt und entwickelt auch die Trapezmuskeln.

Verschiedene Maschinen sind entwickelt worden, die die Bewegung der Deltamuskeln beim Armheben imitieren sollen, ohne jedoch dabei die Handgelenke, Ellbogen oder Oberarme nennenswert zu beanspruchen. Bei Verwendung solcher Maschinen, sei es einarmig oder beidarmig, sollten Sie sich darauf konzentrieren zu spüren, wie die Deltamuskeln den Arm seitlich heben, soweit es die Maschine erlaubt, und dann wieder kontrolliert senken und dabei dem Zug des Gewichtsstapels ständig Widerstand entgegensetzen.

Kurzhantel-Seitheben vorgebeugt im Sitzen

Zweck der Übung: Isolierte Belastung der hinteren Deltamuskeln.

1. Setzen Sie sich auf das Ende einer Bank, Knie geschlossen, und nehmen Sie eine Kurzhantel in jede Hand. Beugen Sie sich aus der Hüfte heraus vor und bringen Sie die Kurzhanteln hinter den Waden zusammen. Drehen Sie die Hände so, dass die Handteller einander zugewandt sind.

2. Ohne den Körper zu bewegen, heben Sie die Gewichte zu beiden Seiten hoch und drehen dabei die Handgelenke, sodass die Daumen nach oben, die kleinen Finger nach unten kommen. Richten Sie sich beim Heben nicht auf. Bringen Sie die Kurzhanteln mit leicht gebeugten Armen bis knapp über Kopfhöhe.

3. Lassen Sie dann, immer noch die Knie geschlossen haltend, die Gewichte langsam wieder hinter die Waden herab und setzen Sie dem Zug nach unten die ganze Zeit Widerstand entgegen. Bemühen Sie sich, bei dieser Übung nicht abzufälschen. Heben Sie die Hanteln gerade zur Seite. Beim Ausführen dieser Übung besteht die Neigung, die Gewichte hinter die Schultern wandern zu lassen.

Beim Seitheben in vorgebeugter Haltung wird besonders der hintere Kopf der Deltamuskeln zur Arbeit gezwungen. Im Sitzen ist die Bewegungsausführung exakter als im Stehen.

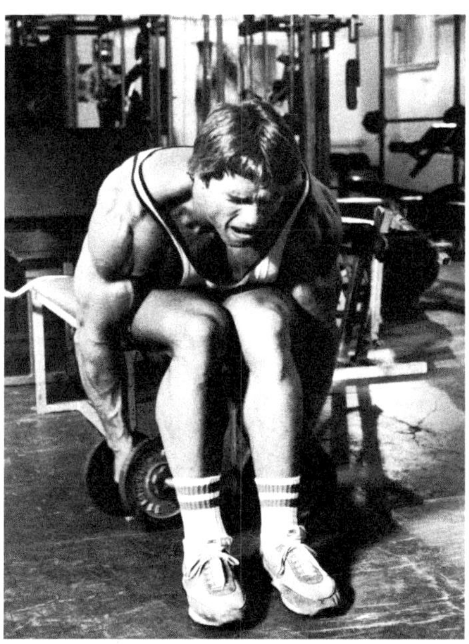

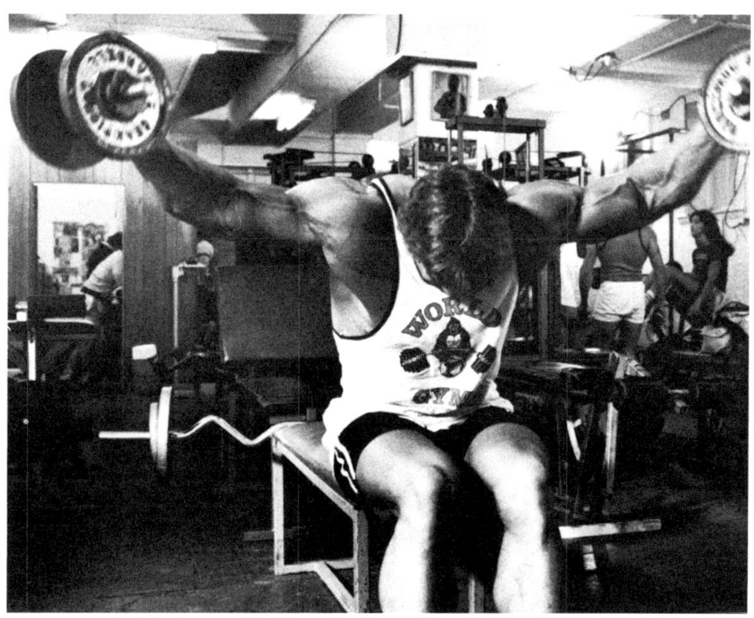

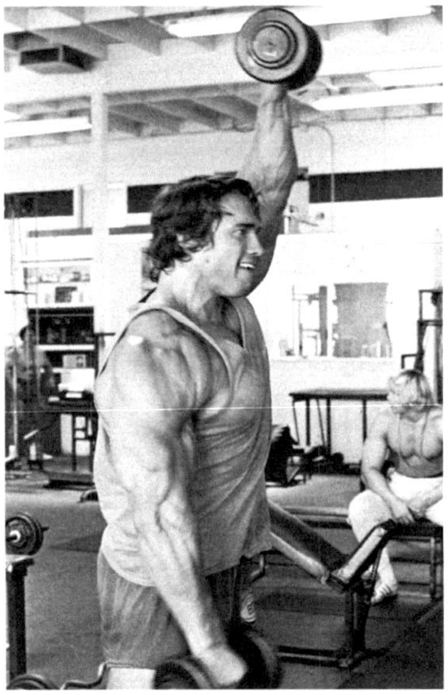

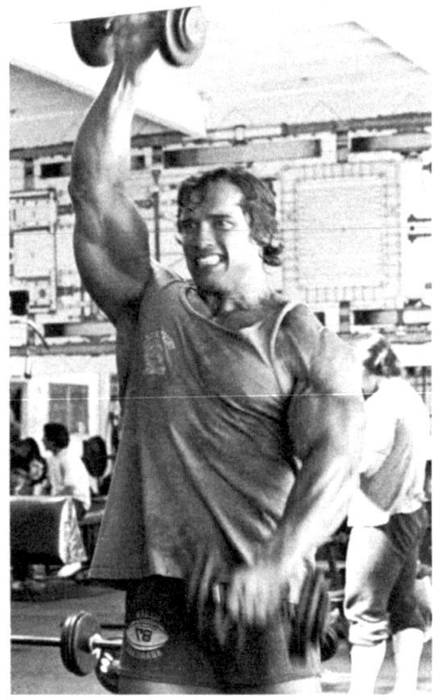

Kurzhantel-Frontheben

Zweck der Übung: Entwicklung der vorderen Deltamuskeln.

1. Stehen Sie aufrecht, nehmen Sie eine Kurzhantel in jede Hand und halten Sie sie knapp vor die Oberschenkel.

2. Heben Sie eines der Gewichte in weitem Bogen bis über Kopfhöhe.

3. Führen Sie das Gewicht kontrolliert wieder herab und heben Sie gleichzeitig das andere, sodass beide Arme in Bewegung sind und die Kurzhanteln sich vor Ihrem Gesicht aneinander vorbeibewegen. Zur direkten Belastung des vorderen Deltamuskels müssen die Kurzhanteln direkt vor dem Gesicht bewegt werden, nicht seitlich daran vorbei. Für die gleiche Bewegung mit einer Langhantel fassen Sie die Stange mit Obergriff, lassen sie in Armeslänge vor dem Körper herabhängen, heben sie mit gestreckten Armen und möglichst exakter Technik etwas über Kopfhöhe und führen sie dann kontrolliert wieder herab.

Diese Übung beansprucht den vorderen Kopf der Deltamuskeln über seine ganze Längenänderung und bewirkt zusätzlich Teilung zwischen Deltoideus und Pectoralis. Die Übung kann stehend oder sitzend ausgeführt werden.

Variante: Beim Frontheben im Sitzen wird die Bewegungsausführung exakter, weil Sie mit dem Körper nicht nachhelfen können, um sich das Heben zu erleichtern.

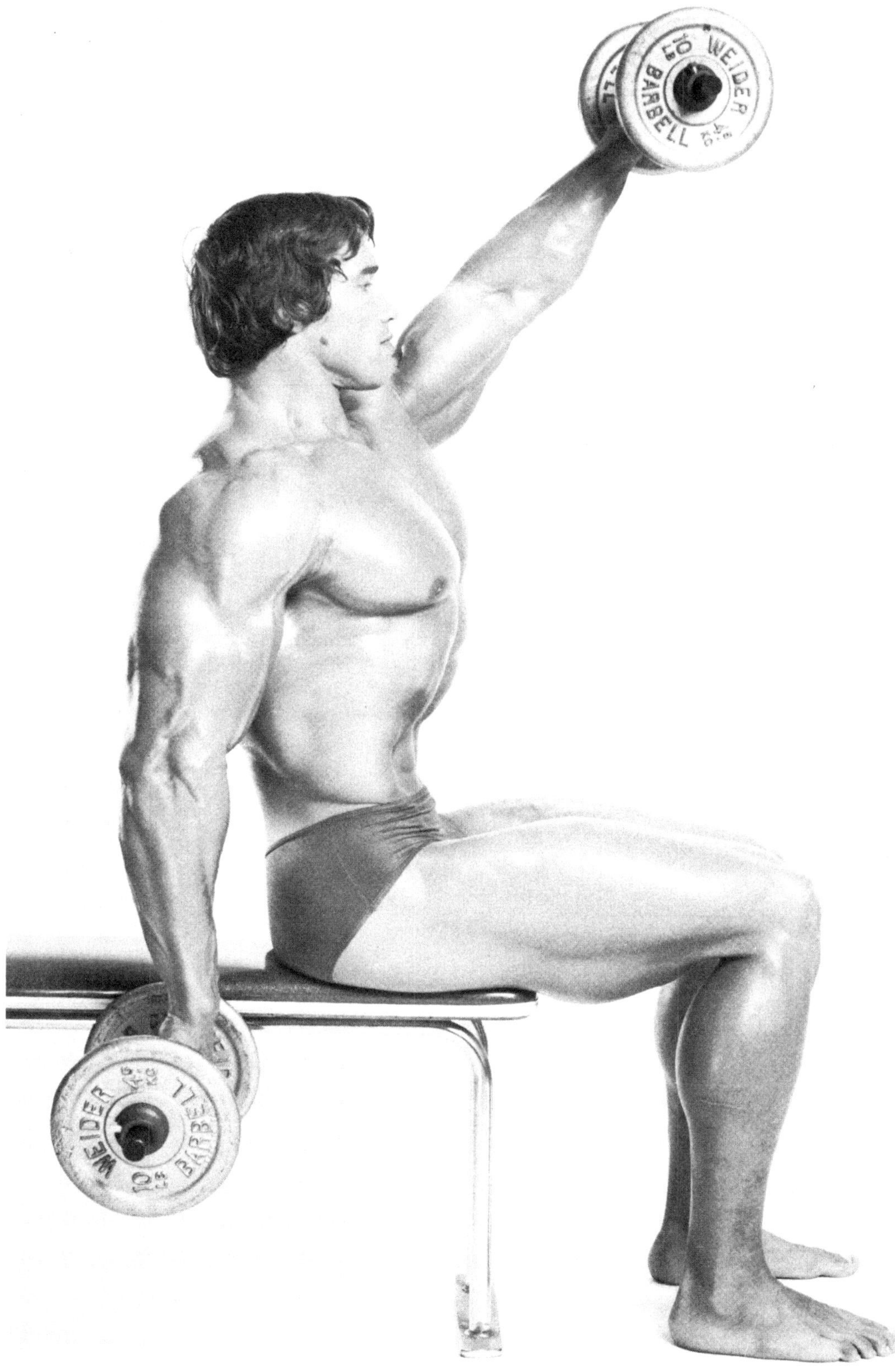

Kurzhantel-Frontheben im Sitzen

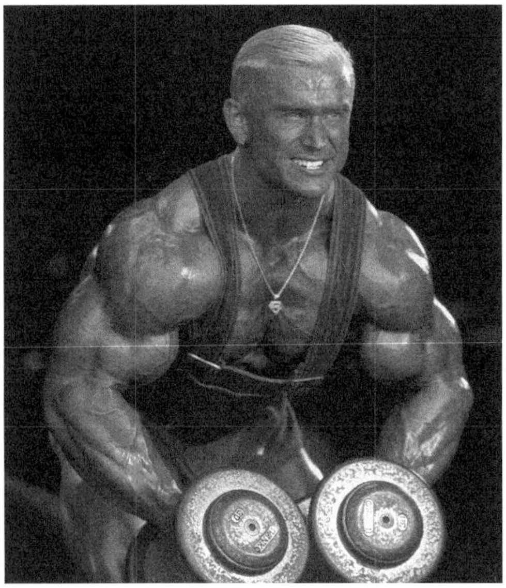
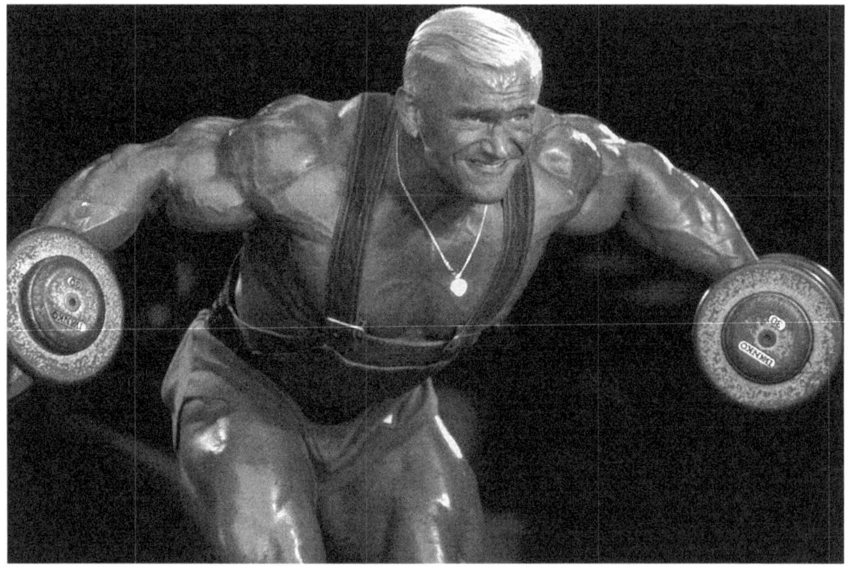

Lee Priest

Kurzhantel-Seitheben vorgebeugt im Stehen

Zweck der Übung: Entwicklung der hinteren Deltamuskeln.

1. Halten Sie im aufrechten Stand eine Kurzhantel in jeder Hand. Beugen Sie sich aus der Hüfte heraus um etwa 90° vor, und lassen Sie die Kurzhanteln in Armeslänge herabhängen, die Handteller einander zugewandt.

2. Ohne sich aufzurichten, heben Sie die Gewichte seitlich hoch und drehen dabei die Handgelenke, sodass der Daumen am Ende mehr nach unten, der kleine Finger mehr nach oben weist. (Lassen Sie die Arme nicht hinter die Schultern wandern.) Führen Sie die Gewichte wieder kontrolliert herab, sodass Sie dem Zug nach unten die ganze Zeit Widerstand entgegensetzen.

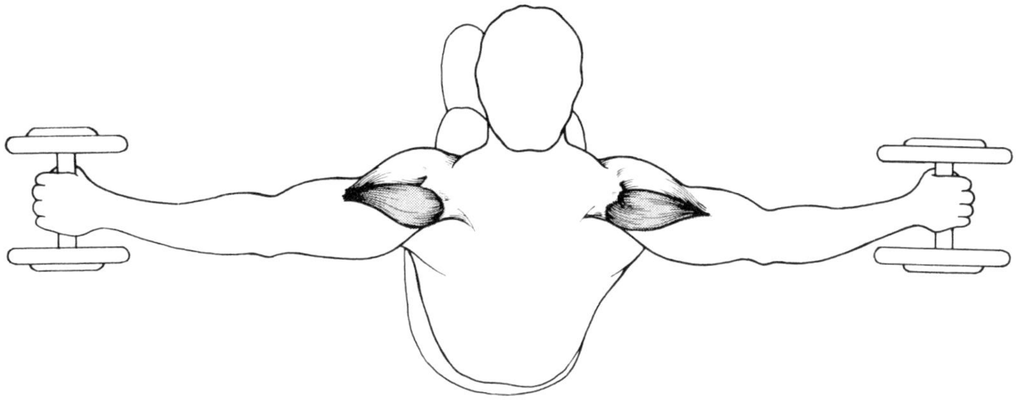

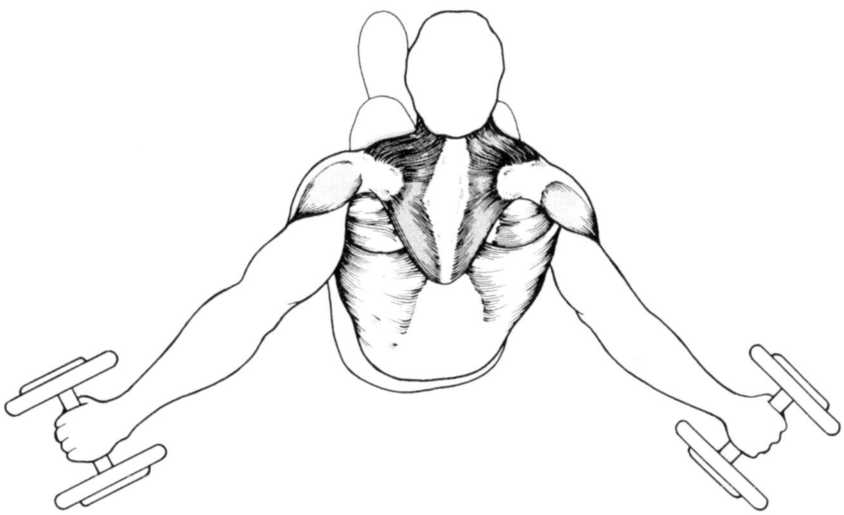

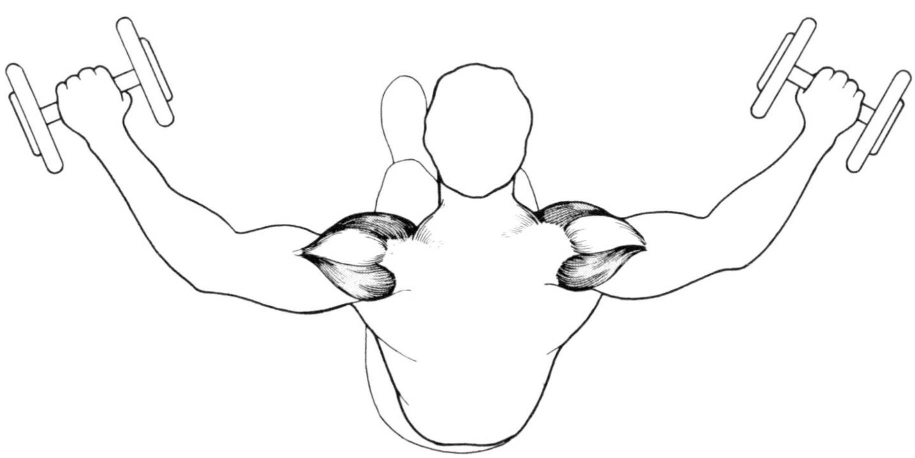

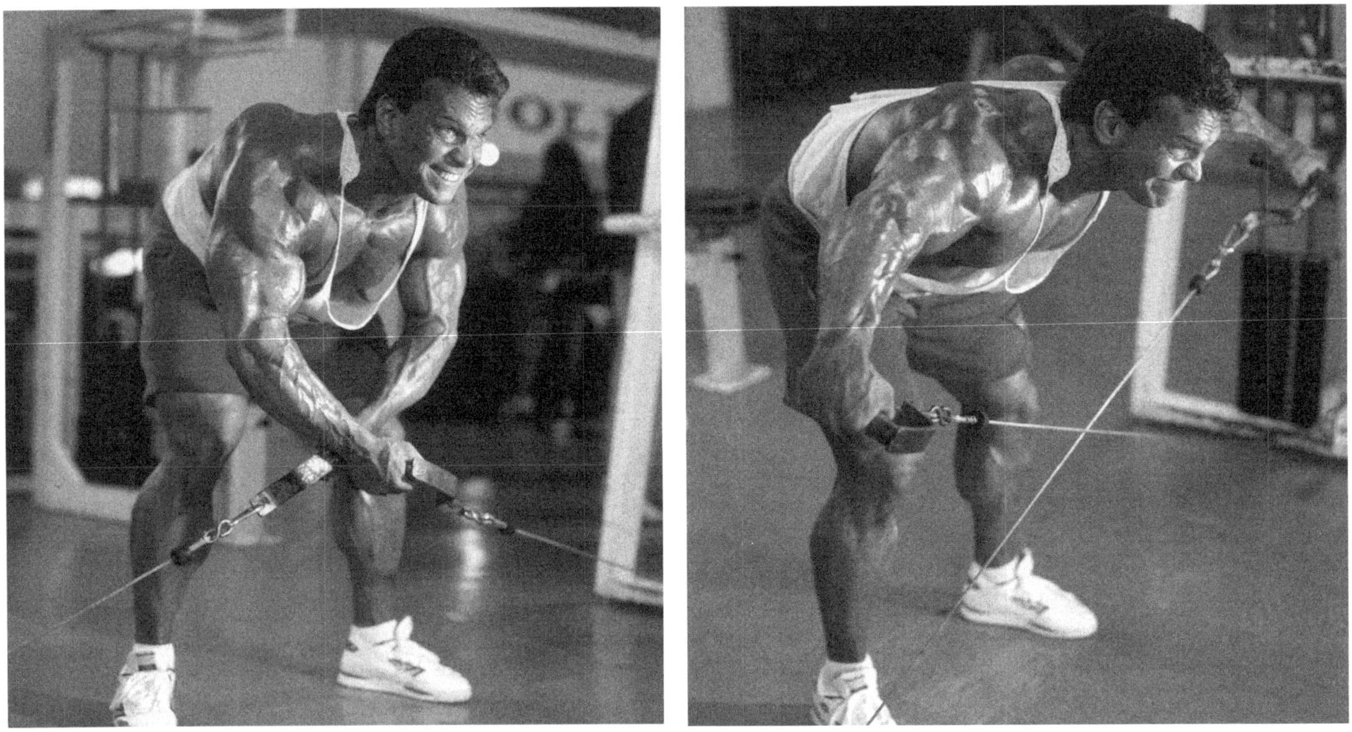

Rich Gaspari

Seitheben am Kabelzug in Vorbeuge

Zweck der Übung: Trainieren der hinteren Deltamuskeln.

1. Stellen Sie zwei Kabelzüge nach ganz unten. Fassen Sie mit jeder Hand einen Griff und halten die Arme gekreuzt vor dem Körper (die linke Hand hält das rechte Kabel, die rechte Hand das linke). Beugen Sie sich mit gestrecktem Rumpf ungefähr in die Horizontale vor.

2. Ziehen Sie die Griffe gleichmäßig am Körper vorbei nach außen, bis die Arme gestreckt sind, und drehen Sie dabei die Handgelenke etwas (Daumen nach unten), als würden Sie Wasser aus einer Kanne gießen. Strecken Sie die Arme möglichst weit aus und lassen Sie sie dann langsam wieder über Kreuz kommen, so weit es geht.

Beim Seitheben mit Kabelzug ist der Bewegungsumfang etwas größer als mit Kurzhanteln, und der Widerstand bleibt die ganze Bewegung hindurch konstant. Das ist Franco Columbus Lieblingsübung für die hinteren Deltamuskeln, die bei ihm wahrlich phantastisch ausgebildet sind.

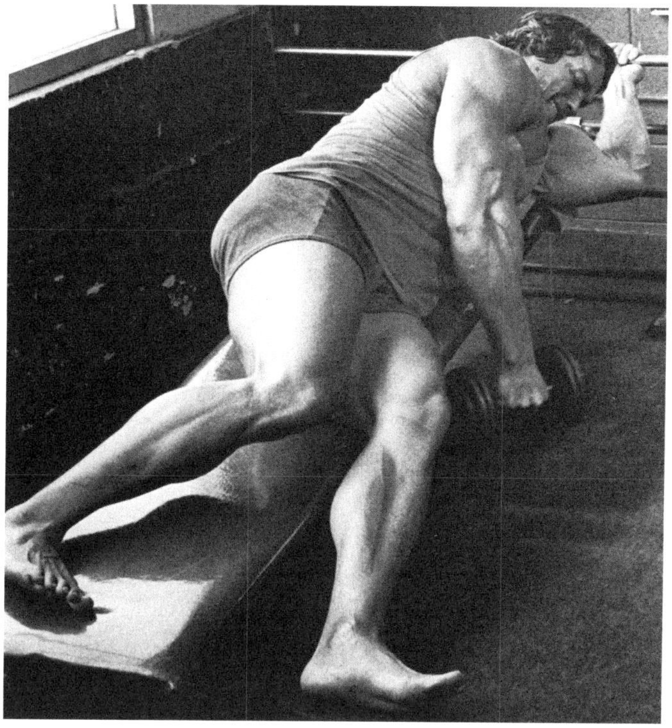

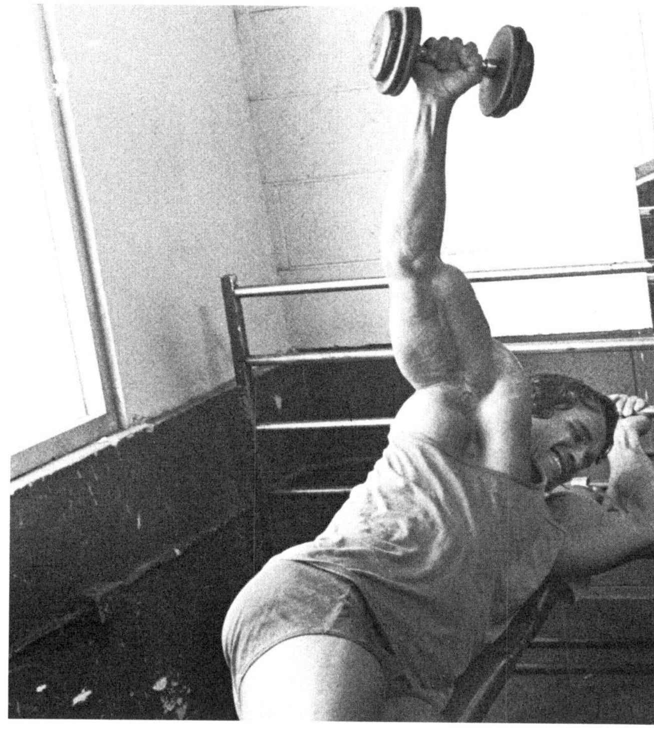

Seitheben liegend

Zweck der Übung: Einzelbeanspruchung jedes hinteren Deltamuskels.

1. Am besten legen Sie sich auf ein schräg gestelltes Bauchmuskelbrett. Sie können die Übung auch ohne Brett machen, doch ist der Bewegungsumfang dann eingeschränkt.

2. Legen Sie sich auf die Seite, Kopf angehoben. Eine Kurzhantel in einer Hand haltend, bringen Sie diese fast bis zum Boden herab.

3. Dann heben Sie sie ganz hoch bis über den Kopf. Vergessen Sie nicht, die Hand beim Heben etwas zu drehen, Daumen nach unten, damit der hintere Deltamuskel stärker kontrahiert. Nach Beendigung Ihrer Wiederholungen mit dem einen Arm legen Sie sich auf die andere Seite und machen eine entsprechende Anzahl mit dem anderen Arm.

Diese Übung wird von Serge Nubret empfohlen und wirkt Wunder für die hinteren wie für die seitlichen Deltamuskeln. Sie sollte nur mit leichten Gewichten und sehr korrekt ausgeführt werden.

TRAPEZIUSÜBUNGEN

Rudern aufrecht

Zweck der Übung: Entwicklung des Trapezius und der vorderen Deltamuskeln sowie Verbesserung der Teilung zwischen Deltoideus und Pectoralis.

1. Fassen Sie eine Langhantel mit Obergriff, die Hände ein paar Zentimeter auseinander. Stehen Sie aufrecht, und lassen Sie die Hantel in Armeslänge vor sich herabhängen.

2. Heben Sie sie dicht am Körper vertikal hoch, bis die Stange fast das Kinn berührt. Halten Sie den Rücken während der ganzen Bewegung gerade und fühlen Sie, wie die Trapezmuskeln kontrahieren. Der ganze Schultergürtel sollte sich heben, wenn Sie das Gewicht hochbringen. Von oben lassen Sie die Hantel kontrolliert wieder in die Ausgangsstellung herab.

Diese Übung sollten Sie sehr korrekt ausführen, also ohne abzufälschen oder das Gewicht mit Schwung hochzubringen. Halten Sie den Rücken gerade und fühlen Sie bewusst, wie die Trapezmuskeln arbeiten, ebenso die Bizepse und die vorderen Deltamuskeln. Sie können anstelle der Langhantel auch eine kurze Stange mit Kabel verwenden und als Variante Rudern aufrecht am Kabelzug machen. Der konstante Widerstand des Kabels erleichtert die korrekte Bewegungsausführung.

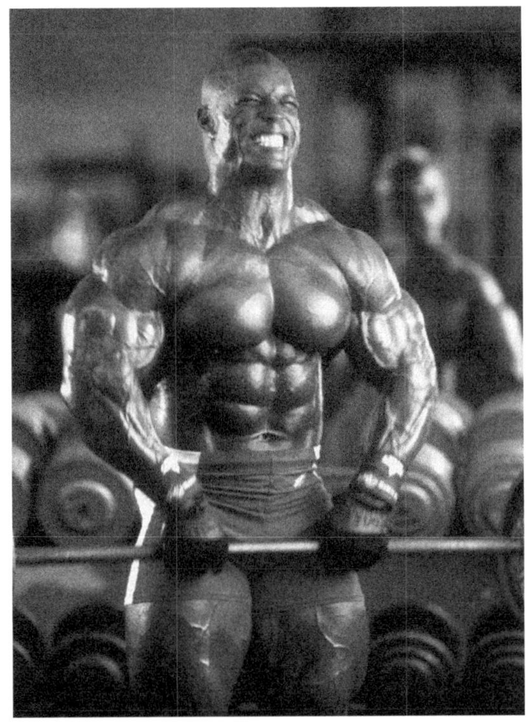

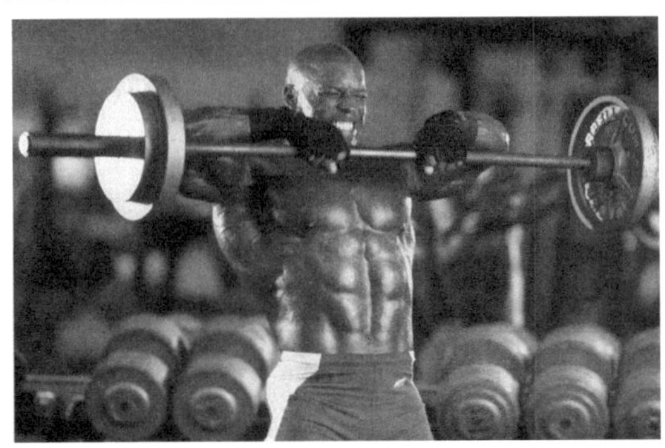

Shawn Ray

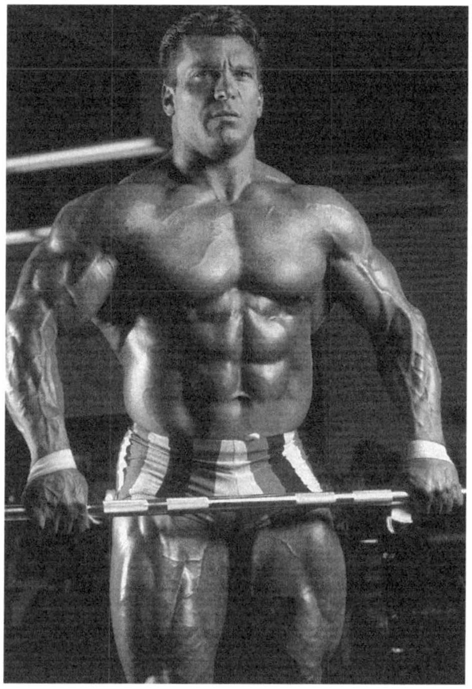

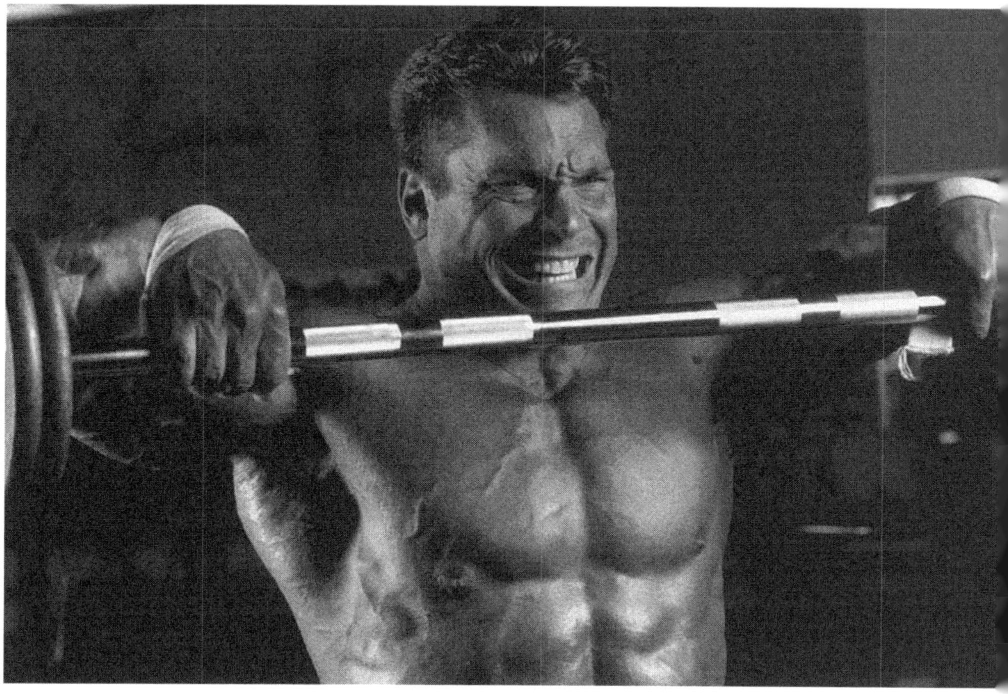

Rich Gaspari

Schweres Rudern aufrecht

Zweck der Übung: Eine abgefälschte Bewegung mit schwerem Gewicht zur Kräftigung des ganzen Schultergürtels und oberen Rückens.

1. Wählen Sie eine schwere Langhantel und fassen Sie sie im Obergriff, die Hände etwa 25 cm auseinander. Lassen Sie die Hantel in Armeslänge vor sich herabhängen.

2. Bringen Sie die Hantel vertikal bis unter das Kinn hoch, indem Sie mit Rückenbewegungen nachhelfen, mit den Beinen hochdrücken und sogar die Waden mithelfen lassen. Halten Sie die Ellbogen beim Heben nach außen gestellt und oberhalb der Stange. Lassen Sie die Hantel von oben wieder in die Ausgangsstellung herab. Bedenken Sie, dass dies eine Kraftbewegung ist, bei der das Abfälschen eine wichtige Rolle spielt. Das schwere Rudern aufrecht wird dadurch zu einer ganz anderen Übung als das normale Rudern aufrecht, das sehr korrekt ausgeführt werden muss.

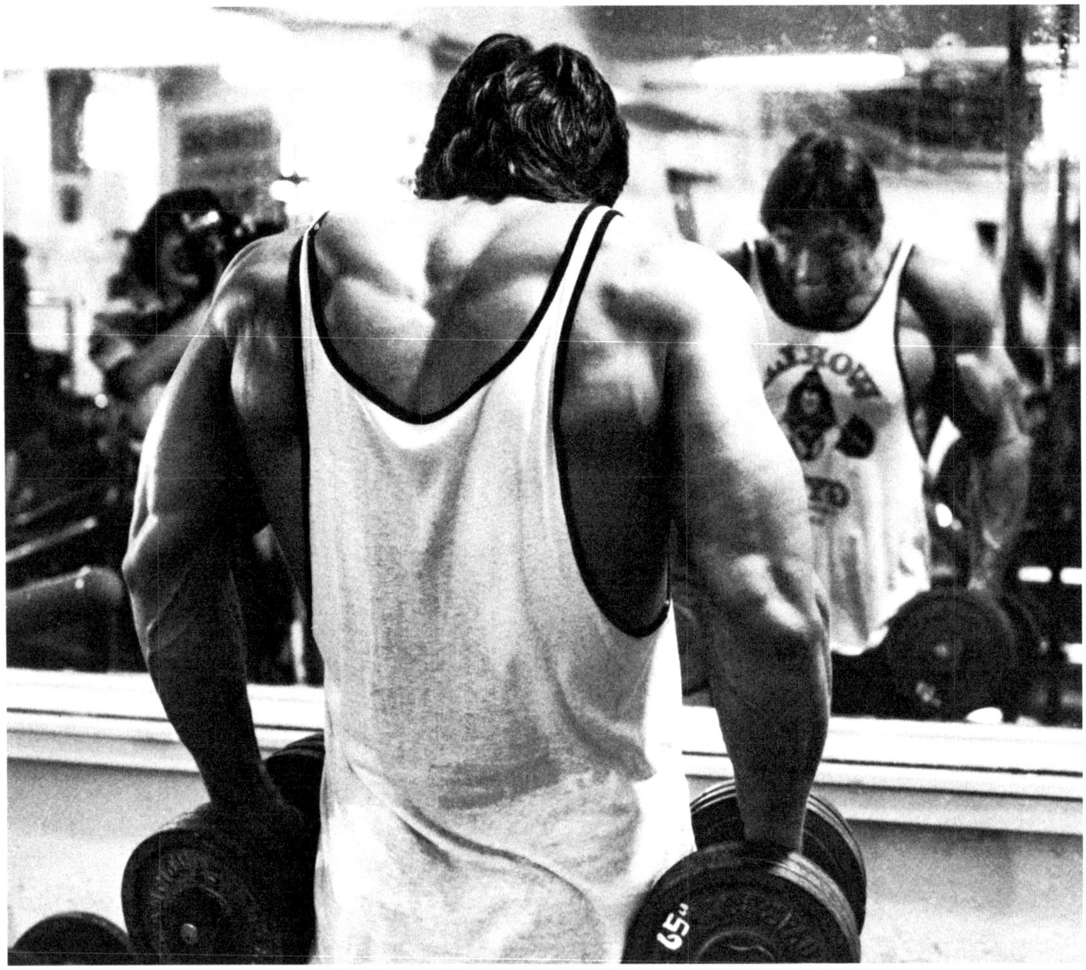

Schulterheben mit Kurzhanteln

Zweck der Übung: Entwicklung der Trapezmuskeln.

1. Stehen Sie aufrecht, die Arme seitlich am Körper, in jeder Hand eine schwere Kurzhantel.

2. Ziehen Sie die Schultern möglichst weit hoch, als wollten Sie sie an die Ohren bringen. Verharren Sie oben einen Moment, und kehren Sie dann in die Ausgangsposition zurück. Bemühen Sie sich, nur die Schultern zu bewegen, sonst nichts.

Diese Übung kann mit extrem schweren Gewichten ausgeführt werden, um die Trapezmuskeln zu verdicken, was für Rückenposen höchst vorteilhaft ist.

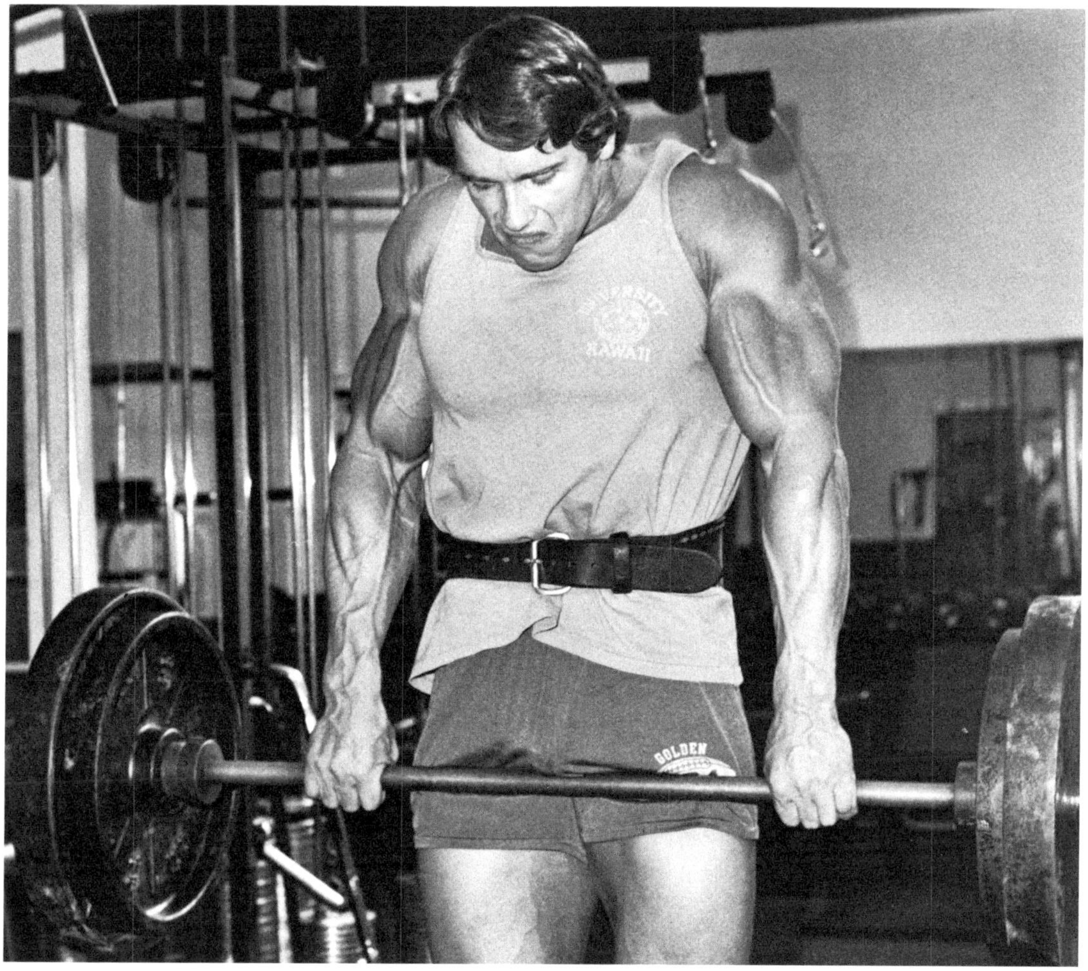

Schulterheben mit der Langhantel

Zweck der Übung: Entwicklung der Trapezmuskeln.

1. Stehen Sie aufrecht, fassen Sie eine Langhantel mit Obergriff und lassen Sie sie in Armeslänge herabhängen.

2. Ziehen Sie die Schultern möglichst weit hoch, als wollten Sie sie an die Ohren bringen. Halten Sie die obere Stellung einen Moment, und bringen Sie die Schultern dann wieder in die Ausgangsstellung.

Anstatt mit einer Langhantel, können Sie die Übung auch ausführen, indem Sie sich an den Griffen einer Universal-Drückerbank festhalten.

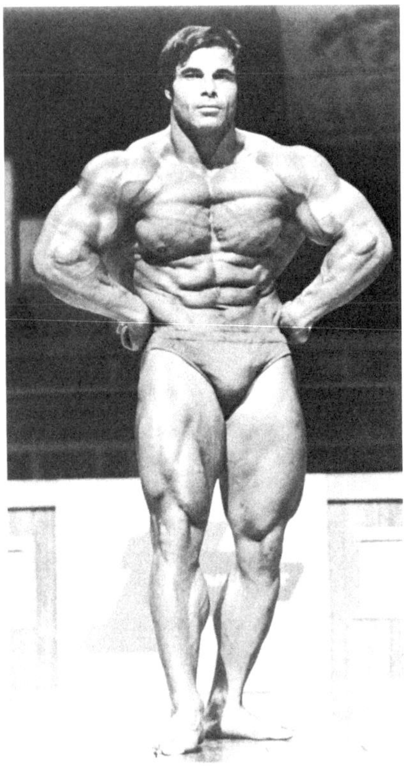

Franco Columbu

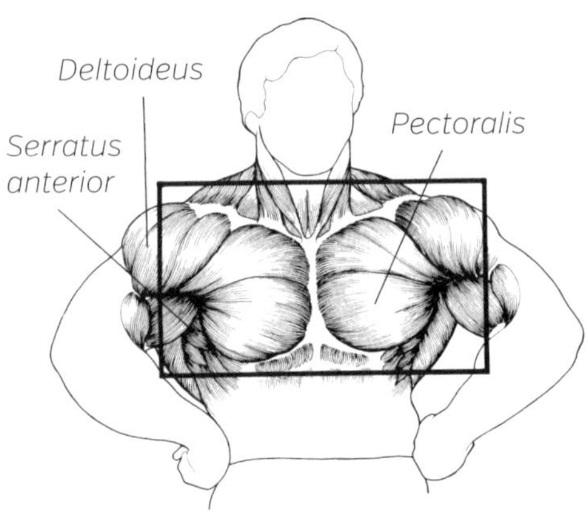

Kapitel 2

Brust

Die Muskeln der Brust

Der große Brustmuskel (Pectoralis major) besteht aus zwei Abschnitten, dem klavikularen (oberen) Teil und dem sternalen (unteren) Teil. Der obere Teil entspringt von der Klavikel (dem Schlüsselbein). Entlang der Mittellinie des Körpers entspringt der Brustmuskel vom Sternum (Brustbein) und mehreren Rippenknorpeln. Er setzt am Oberarmknochen (Humerus) an; die Insertionsstelle liegt unter dem Deltamuskel, etwas oberhalb dessen Ansatz am Humerus. Die Brustmuskeln breiten sich wie ein Fächer aus und bedecken den Brustkorb wie ein Plattenharnisch. In der Mitte des Brustkorbs und nach außen bis zur Schulter befestigt, ermöglicht dieser Muskel Bewegungen wie Bankdrücken mit weitem Griff, einen Baseball unter Schulterhöhe zu werfen, den Verschluss einer Flasche aufzudrehen, im Kraulstil zu schwimmen oder Dips an Parallelholmen auszuführen. Wegen seiner Anheftung am Humerus spielt er auch bei Bewegungen wie Klimmzügen eine große Rolle. In der Tat besteht zwischen Brust- und Rückenmuskeln eine auffallende Abhängigkeit. Die Brust erreicht ihren potentiellen Umfang nur dann, wenn auch die Latissimus-dorsi-Muskeln des oberen Rückens voll entwickelt sind.

Hauptfunktion: Zieht den Arm und die Schulter nach vorne vor den Körper.

Der **Subclavicus** (Musculus subclavicus = Unterschlüsselbeinmuskel) ist ein kleiner zylindrischer Muskel zwischen dem Schlüsselbein und der ersten Rippe.

Hauptfunktion: Zieht die Schulter nach vorn.

Der **Serratus anterior** oder Sägemuskel ist ein flächiger Muskel zwischen den Rippen und dem Schulterblatt.

Hauptfunktion: Dreht das Schulterblatt, hebt die Schulter und zieht das Schulterblatt nach vorn und nach unten.

Umfassende Brustentwicklung

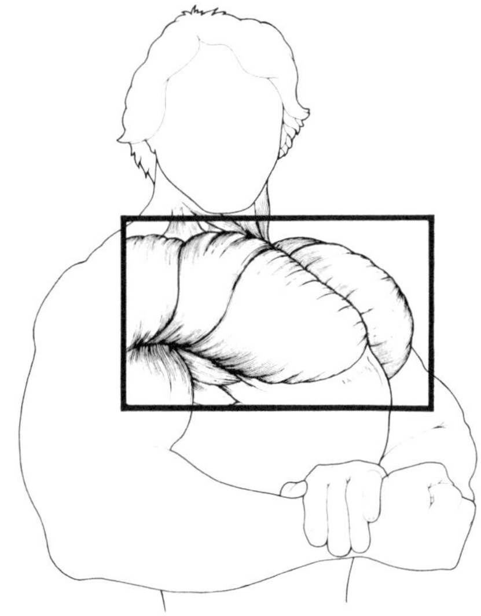

Eine mächtige, wohlgeformte Brust ist eines der wichtigsten Attribute des Bodybuilders. Dazu ist ein Training mit vielen verschiedenen Übungen nötig – zur Entwicklung der oberen und der unteren Brustmuskeln, der inneren und äußeren Partien, der Fortsätze zu den Deltamuskeln sowie zur Weitung des ganzen Brustkorbs, um die Brustmuskeln bestmöglich zur Geltung zu bringen!

Doch erstklassige Brustentwicklung ist schwieriger zu erreichen, als die meisten Bodybuilder denken. Ein mächtiger Brustkasten und große, dicke Brustmuskeln machen noch keine perfekte Brust aus. Besonders für all diejenigen, die an Wettkämpfen interessiert sind, gehören zu perfekter Brustentwicklung alle der folgenden Punkte:

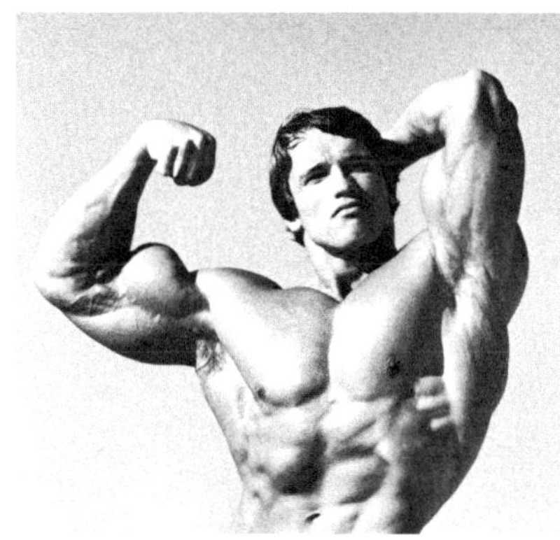

1. Ein großer Brustkorb.
2. Dicke Brustmuskeln.
3. Entwicklung der inneren, äußeren, oberen und unteren Brustmuskelpartien.
4. Sichtbare Streifen bei angespannten Brustmuskeln, zum Beispiel bei einer Most-muscular-Pose, mit Furchen, die sich von der Mitte des Brustkorbs bis ganz nach außen ziehen und von oben bis unten ausgeprägt sind.
5. Eine klare Teilung zwischen den oberen und den unteren Brustmuskeln.
6. Eine ausgeglichene Form, die Breite verleiht, erzielt durch verstärkte Entwicklung der oberen Brustmuskeln; der Pectoralis darf nicht hängend wirken.
7. Genügend Masse, damit die Brustmuskeln bei gehobenen Armen oder einer Doppelbizepspose von vorne nicht völlig verschwinden.

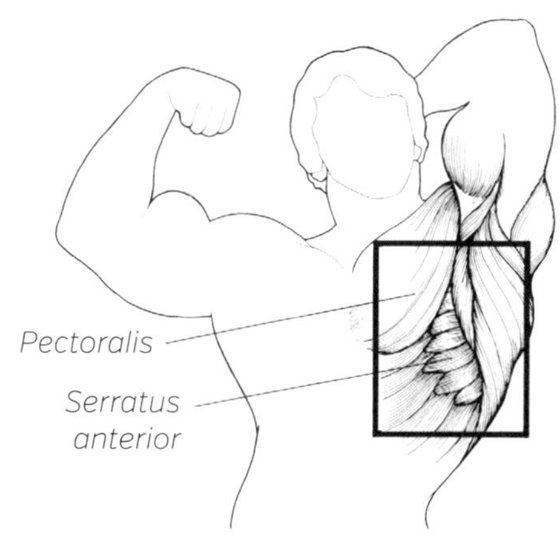

Das Brustprogramm in diesem Buch ist speziell dafür zusammengestellt worden, Ihnen zu der oben beschriebenen perfekten Brustentwicklung zu verhelfen.

Einige Bodybuilder sind in der besonders glücklichen Lage, die Veranlagung zu guter Brustentwicklung geerbt zu haben. Sergio Oliva pflegte nur Brustübungen einer Art zu machen, nämlich Bankdrücken, und hatte Brustmuskeln, die aufgingen wie Brotlaibe. Reg Park ist mit einem gewaltigen Brustkasten gesegnet, der seine Pectoralisentwicklung entsprechend eindrucksvoll hervorhebt. Auch John Grimek hatte einen wunderbaren Brustkorb, der ihn zu phantastischen Brustposen befähigte. Franco Columbu hat als ehemaliger Kraftdreikämpfer zwischen den oberen und unteren Brustmuskeln einen so erstaunlich tiefen Einschnitt bekommen, dass wir ihn manchmal scherzhaft als »Grand Canyon« bezeichneten.

Doch genetisch begünstigt oder nicht – wenn Sie ein Bodybuilder von Format werden wollen, müssen Sie Ihre Brust richtig entwickeln. Und das heißt eben, mit Geschick, Bemühen und Technik das auszugleichen, was Ihnen die Natur nicht auf einem silbernen Tablett gereicht hat.

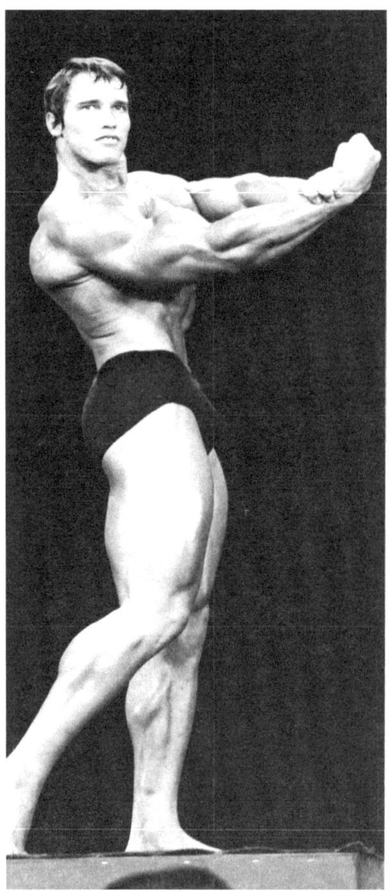

Eindrucksvolle Brustmuskeln unterstreichen in einer seitlichen Brustpose mit gestreckten Armen die Deltoideus- und Oberarmmuskulosität.

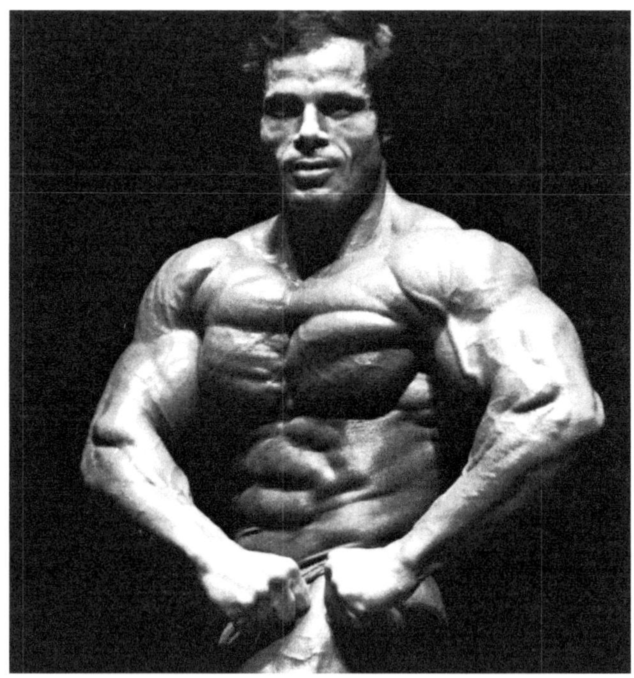

Bei Franco Columbus Brustposen sind alle Brustpartien deutlich abgezeichnet – die oberen und unteren Brustmuskeln, oben die Teilung zwischen Brust und Deltoideus, die inneren Brustmuskeln und die Verknüpfung zwischen Brust und Serratus.

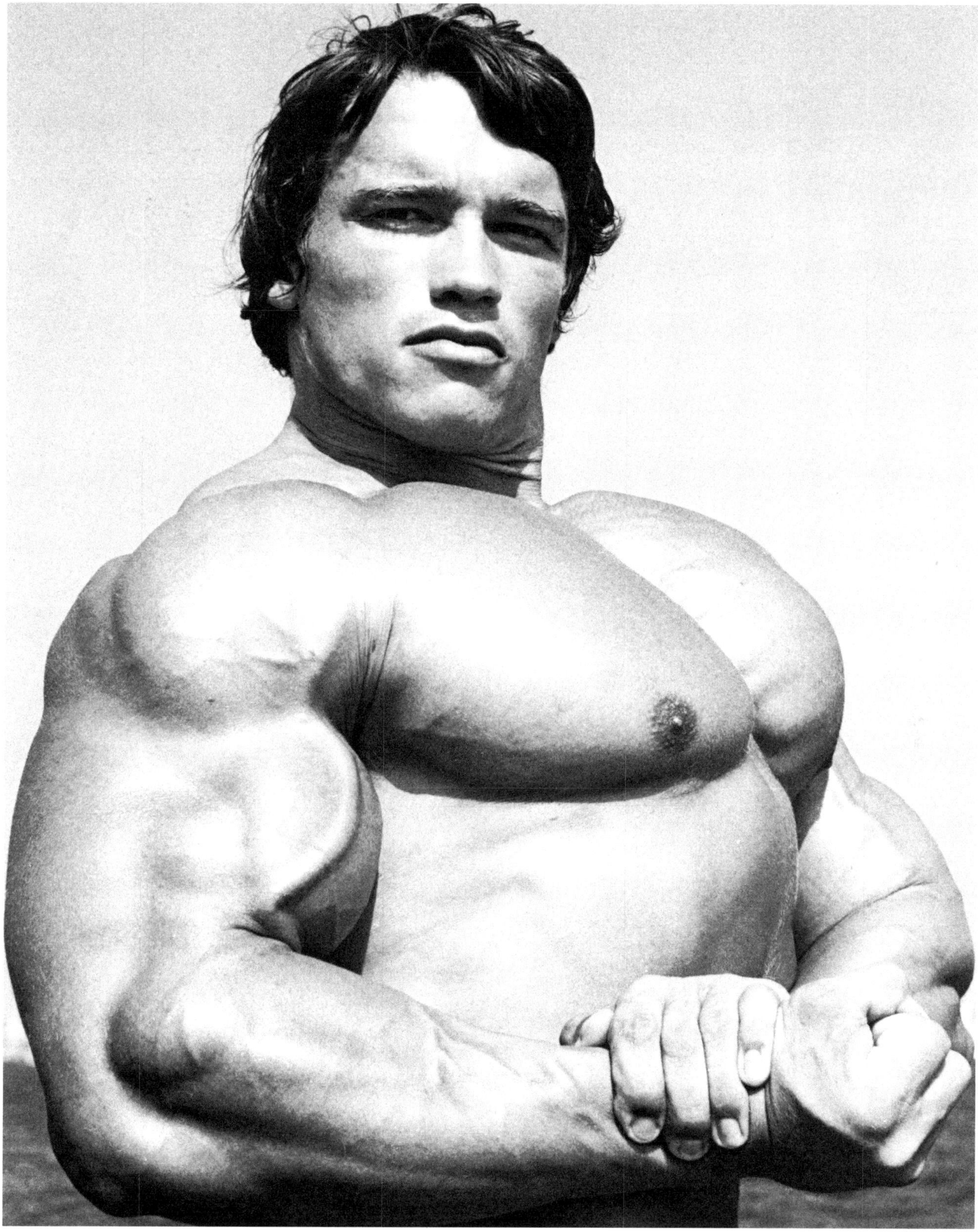

Das braucht man für eine gute Brustpose: einen großen Brustkorb unter starken, vollentwickelten Brustmuskeln.

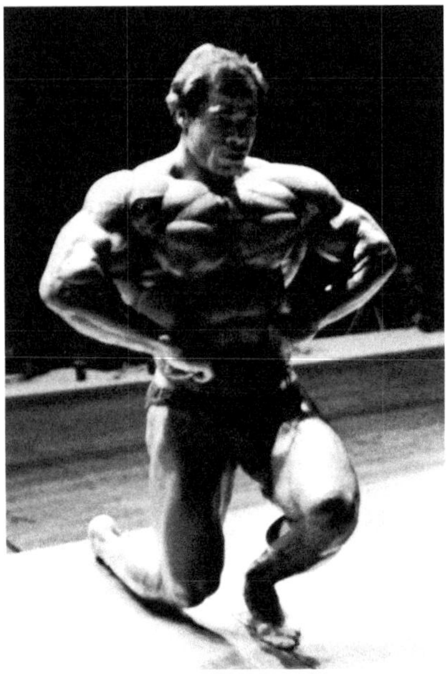

Von allen Bodybuildern hat Franco Columbu wohl die schärfste Teilung zwischen oberen und unteren Brustmuskeln erzielt.

Brusttraining

Für die Brust gibt es grundsätzlich zwei verschiedene Übungen: sogenannte Fliegende, bei denen die ausgebreiteten Arme über der Brust zusammengeführt werden wie bei einer Umarmung; und Drücken, bei dem das Gewicht unter starkem Einsatz der Brustmuskeln – bei gleichzeitiger Mitwirkung der vorderen Deltamuskeln und des Trizeps – von der Brust hochgedrückt wird. Das normale Bankdrücken wird mit einer Langhantel auf einer Flachbank ausgeführt und ist seit jeher eine Lieblingsübung der Bodybuilder sowie auch eine der drei Wettkampfdisziplinen des Kraftdreikampfs. Wird das Bankdrücken korrekt ausgeführt – mit dem richtigen Griff und größtmöglichem Bewegungsumfang –, so entwickelt sich die Gesamtmasse der Brustmuskulatur.

Führt man die Übung hingegen unter einem anderen Winkel aus, zum Beispiel auf einer Schrägbank, verlagert sich die Belastung von der Mitte der Brustmuskeln auf die oberen Partien und die vorderen Deltamuskeln. Ich habe daher von Anfang an viel Schrägbankdrücken in das Programm eingeplant, damit Sie nicht eines Tages feststellen müssen, dass sich Ihre oberen Brustmuskeln im Verhältnis zu den mittleren und unteren Partien zu schwach ausgebildet haben. Viel Schrägbankdrücken verstärkt auch den bei Most-muscular-Posen so eindrucksvollen Einschnitt zwischen den oberen und unteren Brustmuskeln.

Wie beim Training anderer Muskelgruppen gilt auch für Brustübungen: je größer der Bewegungsumfang, desto stärker die Muskelkontraktionen – und damit wird letztlich der größte Muskelzuwachs erzielt. Es ist deshalb sehr wichtig, die Brustmuskeln zu größtmöglicher Länge zu dehnen, besonders bei Fliegenden Bewegungen. Das Dehnen steigert die Flexibilität, und größere Flexibilität wiederum hat stärkere Muskelentwicklung zur Folge. Deshalb sind so viele Top-Bodybuilder, selbst die massigsten, so gelenkig, dass sie sich zu Brezeln verschlingen können.

Doch auch große Brustmuskeln wirken unbefriedigend, wenn sie an einem schmächtigen, unscheinbaren Brustkorb hängen. Deshalb muss ein Weg gefunden werden, den Brustkorb bestmöglich zu weiten, und das gelingt mit sehr korrekt ausgeführten Kurzhantel-Überzügen. Es sei jedoch darauf hingewiesen, dass Überzüge an Maschinen nicht die gleiche Wirkung haben. Wenn man in eine Maschine eingespannt ist, wird der Brustkorb nicht so gut geweitet, weil die Belastung hauptsächlich auf die Latissimusmuskeln einwirkt.

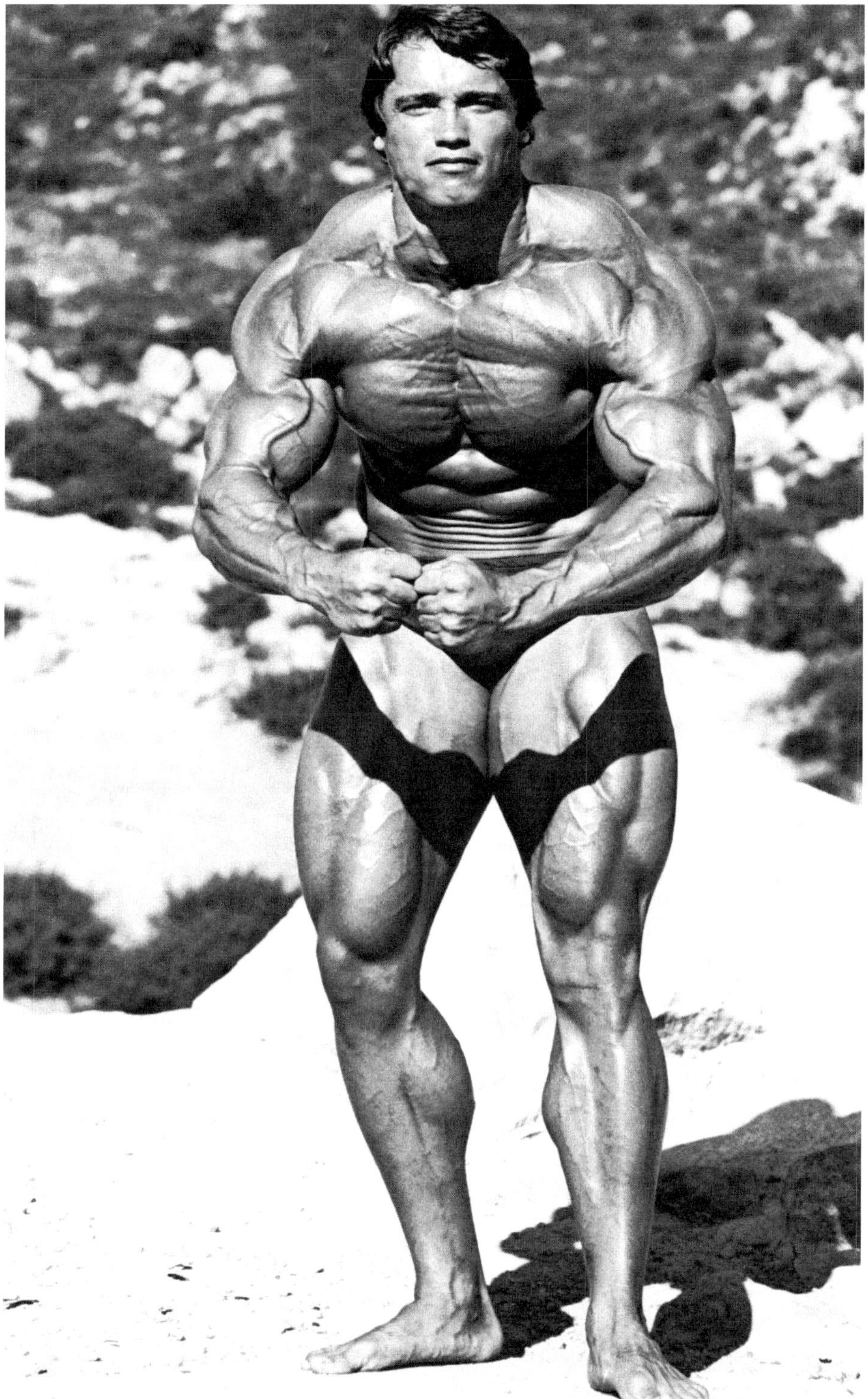

Die Brust bildet das Zentrum einer Most-muscular-Pose. Beachten Sie, wie die Streifen der Brustmuskeln alle anderen Elemente Zusammenhalten: Trapezius, vordere Deltamuskeln, Arme und Bauchmuskeln.

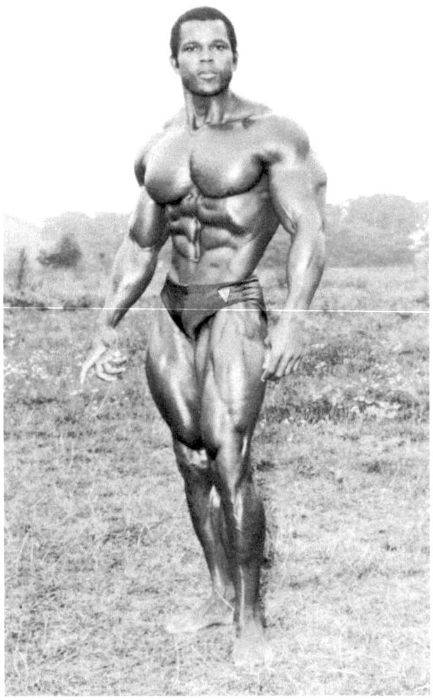

Serge Nubrets Brustmuskeln sind vollendet entwickelt, die oberen wie die unteren Partien, die inneren wie die äußeren. Diese Entwicklung verleiht ihm das begehrte breite Aussehen.

Sobald Sie Fortschritte in Ihrem Training erzielt haben, müssen Sie auf den Grundübungen aufbauen und den Details mehr Beachtung schenken. In dieser Phase empfehle ich viel Fliegende mit Kurzhanteln, Kabelzüge über Kreuz, Dips und andere Brustübungen, damit alle Partien beansprucht werden und der Pectoralis umfassend entwickelt wird.

Auch ist das Programm für Fortgeschrittene so geplant, dass Sie Brust- und Rückenbewegungen zu Supersätzen zusammenfassen, weil ich der Meinung bin, dass Brustmuskeln wie Latissimus im Verlauf des Widerstandstrainings möglichst viel gedehnt werden müssen. Deshalb sollten Sie nach einer Übung wie Bankdrücken sofort etwa mit Klimmzügen weitermachen, die die Brustmuskeln maximal dehnen. Diese Trainingsweise ist zudem sehr zeitsparend, weil Sie eine Muskelgruppe trainieren, während die andere sich erholt, sodass Sie wesentlich schneller arbeiten und mehr Kalorien verbrennen können.

Im Fortgeschrittenenprogramm müssen Sie sich auch mit den Serratusmuskeln befassen, die seitlich unterhalb der Brustmuskeln liegen. Der Serratus wird zusammen mit den Zwischenrippenmuskeln in einem Abschnitt für sich behandelt. Die Entwicklung dieser Muskeln zeigt den Kampfrichtern, dass Sie neben Masse auch ein hohes Maß an Qualität erreicht haben.

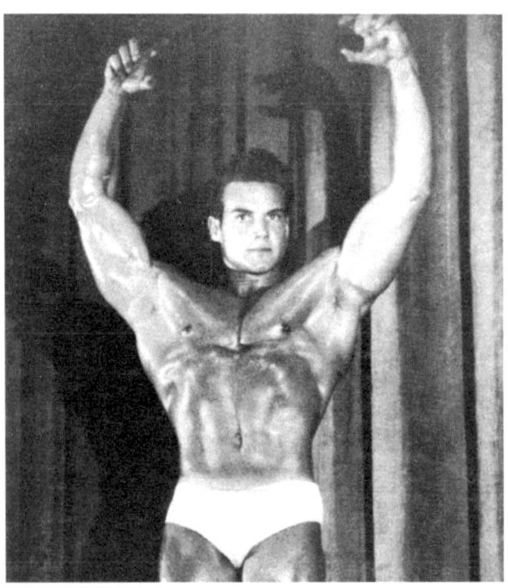

Bei richtiger Entwicklung verschwinden die Brustmuskeln nicht, wenn die Arme über den Kopf gehoben werden, wie Steve Reeves hier demonstriert.

Anfänger- und Fortgeschrittenenprogramm

Ich habe in der Anfangszeit meines Trainings das praktiziert, was ich heute predige: Ich fing mit den Grundübungen an: Bankdrücken auf einer Flachbank und auf der Schrägbank, Fliegende mit Kurzhanteln, Dips und Überzüge. Drei Jahre später machte ich noch immer ausschließlich diese fünf Grundübungen für die Brust.

Als ich nach etwa vier Jahren Training nach München zog, hatte ich gewaltige Brustmuskeln, aber mit gewissen Schwächen, die oberen Partien zum Beispiel. In München trainierte ich ganz anders.

Wir fingen mit Schrägbankdrücken an, ausgeführt im Stehen und mit dem Rücken gegen eine Bank gelehnt. Dazu mussten wir das Gewicht umsetzen, uns nach hinten gegen die Bank fallen lassen, den Satz ausführen und dann irgendwie wieder hochkommen, um das Gewicht abzusetzen. Erst wenn wir mit unseren Sätzen Schrägbankdrücken fertig waren, machten wir mit Bankdrücken und Fliegenden Bewegungen weiter. Diese Bevorzugung des Schrägbankdrückens zeigte Wirkung. Meine oberen Brustmuskeln waren nach einer Weile so gewachsen, dass ich bei einer seitlichen Brustpose ein Glas Wasser darauf abstellen konnte. Das war für mich eine wichtige Erfahrung, die mir verdeutlichte, wie sich durch Veränderung des Trainingsprogramms eine Schwäche beheben lässt.

Die obige Version des Schrägbankdrückens, bei der ich das Gewicht umsetzen und beim Zurückfallen geschickt handhaben musste, brachte mir noch einen weiteren Gewinn. Ich wurde außerordentlich kräftig und mit dieser Kraft stellte sich die zusätzliche Masse und Dichte ein, wie sie für schweres Krafttraining charakteristisch ist.

Durch die verstärkte Entwicklung meiner oberen Brustmuskeln gewann ich in Bezug auf Formung und Vollendung des Körpers zwei wichtige Erkenntnisse: 1. Es lohnt sich, schwachen Partien besondere Aufmerksamkeit zu schenken, besonders, sie gleich am Anfang zu trainieren, wenn man noch frisch und stark ist (Prioritätsprinzip). 2. Es beschleunigt die Entwicklung, wenn der Körper durch Veränderung des Programms gezwungen wird, in ungewohnter Art und Weise zu arbeiten (Schockprinzip).

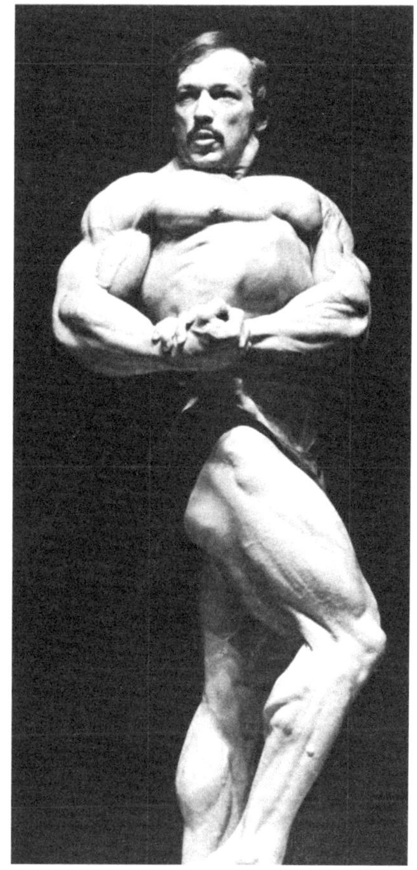

Wirklich massige Brustmuskeln gestatten einem Bodybuilder viele eindrucksvolle Posen. Casey Viator ist schon immer für seine massive, herkulische Brustentwicklung bekannt gewesen.

Mir fiel auch auf, wie sehr sich bestimmte Vorstellungen vom Training auf die Studio-Benutzer auswirken: In Österreich, wo die Bodybuilder als erstes am liebsten Curls machten, hatte jeder einen großartigen Bizeps. In München, wo wir alle das gleiche Brustprogramm ausführten, hatte jeder gute obere Brustmuskeln. In Reg Parks Studio hatte jeder phantastische Waden und Deltamuskeln wie Reg selbst, aber vergleichsweise schwächer entwickelte Brustmuskeln, weil Reg der Meinung ist, zu stark entwickelte Brustmuskeln würden sich störend auf den Eindruck breiter Schultern auswirken.

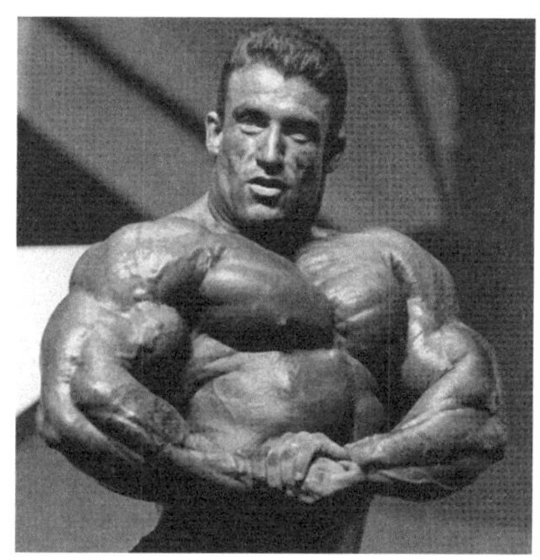

Dorian Yates' Brustentwicklung ist eine der besten überhaupt.

Damals erkannte ich auch, wie vorteilhaft das Dehnen der Brustmuskeln während des Trainings ist. Bei Fliegenden Bewegungen mit Kurzhanteln oder bei Kabelübungen dehnte ich die Brustmuskeln immer bis an ihre äußerste Grenze und schob dann häufig noch ein paar Rückenübungen ein, um für weitere Dehnung zu sorgen.

Bestimmte Übungen können je nach Körperbau mehr oder weniger effektiv sein. Bodybuilder wie Greg DeFerro mit gewaltigem, fassförmigem Brustkorb und kurzen Armen erreichen mit normalem Bankdrücken sehr wenig, es sei denn, sie führten es mit außergewöhnlich schwerem Gewicht aus. Wenn DeFerro die Hantel auf seine massive Brust herablässt und wieder hochdrückt, ist sein Bewegungsspielraum aufgrund seiner relativ kurzen Arme so klein, dass die Brustmuskeln nie das Training bekommen, das sie eigentlich brauchen. Männer seines Körpertyps müssen in der Regel mehr Schrägbankdrücken in ihr Training einplanen oder zum Drücken Kurzhanteln anstelle einer Langhantel verwenden, damit sie die Gewichte bis unter Brusthöhe herablassen können. Das heißt nicht, dass sie überhaupt kein Langhantel-Bankdrücken machen sollten, sondern nur, dass sie daneben auch Übungen mit größerem Bewegungsumfang einplanen müssen.

Ken Waller hat ungeheuer starke vordere Deltamuskeln. Beim Bankdrücken pumpen sich seine Deltamuskeln enorm auf, während die Brustmuskeln kaum zu arbeiten scheinen. Deshalb hat Ken stattdessen immer viel Schrägbankdrücken mit Kurzhanteln und viel Drücken auf der negativ geneigten Bank trainiert, Übungen, bei denen die vorderen Deltamuskeln nicht mit eingesetzt werden können.

Bei all den Dingen, die Ihre Erbanlagen sowie die Vor- und Nachteile der aus Ihrem Körperbau resultierenden Hebelverhältnisse betreffen, müssen Sie lernen, Ihr Training entsprechend anzupassen.

Wettkampfprogramm

Als ich zum ersten Mal in die Vereinigten Staaten kam, hatte ich bereits genügend Masse und konzentrierte mich deshalb mehr auf das Detailtraining. Ich entwickelte ein ausgefeiltes Programm mit zusätzlichen Übungen, darunter viele Isolationsbewegungen für alle wichtigen Brustmuskelpartien. Von Experten wie Vince Gironda erhielt ich eine Menge Anregungen, und so kam ich schließlich von lediglich massigen Brustmuskeln zu erstklassiger Brustentwicklung.

Bei jedem Wettkampf, an dem ich teilnahm, lernte ich etwas dazu. Im Laufe der Zeit machte ich mir sämtliche Trainingsprinzipien zu eigen, die in diesem Buch beschrieben sind – von erweiterten Sätzen bis zu Intensivwiederholungen und so weiter. Und ich lernte von Wettkämpfern wie Serge Nubret, Frank Zane und Franco Columbu, dass sehr viel Diäthalten nötig ist und vor allem stundenlanges Posen, um die Brustmuskulatur vollendet auszufeilen und ihr den letzten Schliff zu geben.

Ich habe immer gute Ergebnisse damit erzielt, das Brusttraining mit einem Dreifachsatz abzuschließen, zum Beispiel einem Satz Fliegende am Kabelzug, dann Dips, gefolgt von Kabelzügen über Kreuz. Das bewirkt zum einen, dass enorm viel Blut in die tätigen Muskeln gepumpt wird und verhindert zum anderen, dass man im Tempo nachlässt und sich die Sache leicht macht. Man ist gezwungen, sich am Ende bis zum äußersten zu fordern und erlangt so die nötige Härte, Definition und Leistungsbereitschaft für den Wettkampf.

Während der Wettkampfvorbereitung müssen noch feinere Details beachtet werden als sonst. Dinge, die man normalerweise kaum bemerken würde, werden plötzlich zu großen Schwächen. Ich habe zum Beispiel Bodybuilder gesehen, die bei seitlichen Brustposen zwar Streifen an den inneren Brustmuskeln hatten, aber nicht weit genug hinauf. Solche Details können bei gleichwertigen Gegnern ausschlaggebend sein. Als Maßnahme gegen die genannte Schwäche würde ich Supersätze aus Schrägbankdrücken (mit Langhantel oder Kurzhanteln) und Kabelzügen über Kreuz empfehlen.

Sergio Oliva pflegte seine Muskeln mit Dreiviertel-Bewegungen zu härterer und ungewohnter Arbeit zu zwingen. Beim Bankdrücken zum Beispiel drückte er das Gewicht von der Brust hoch, aber nicht bis zum oberen Endpunkt, damit die Trizepse bei dieser Übung nie ins Spiel kamen und die Brustmuskeln ständig stark belastet blieben. Bei mir selbst führte diese Trainingsmethode schon nach wenigen Monaten zu mehr Härte und Definition in den Brustmuskeln, woraus Sie ersehen können, dass relativ kleine Änderungen in der Trainingstechnik ganz erhebliche Veränderungen in der Körperform bewirken können.

Das Wettkampfprogramm für die Brust ist auf abwechselndes Ziehen und Drücken aufgebaut, wobei Bewegungen für Brust und Rücken zu Supersätzen oder Dreifachsätzen zusammengefasst werden. Die Kombination dieser Übungen pumpt den Oberkörper phantastisch auf, fordert die Brustmuskeln bis zum äußersten und verleiht ihnen die Größe, Form, Definition und Übergänge, wie sie für einen erfolgreichen Wettkampf nötig sind.

Supersätze wie Klimmzüge mit Zusatzgewicht plus Schrägbankdrücken, Flachbankdrücken plus Klimmzüge mit weitem Griff und Fliegende Bewegungen mit Kurzhanteln plus Langhantelrudern vorgebeugt halten Brust und Rücken gleichzeitig aufgepumpt und gestatten es Ihnen, Pectoralis und Latissimus abwechselnd zu beanspruchen, so dass die eine Muskelgruppe sich ausruhen kann, während die andere einen Satz ausführt. Und da Sie hier Muskeln mit entgegengesetzter Bewegungsrichtung trainieren, hilft jeder Satz für den Rücken beim Dehnen der Brustmuskeln, solange diese sich bis zum nächsten Satz für die Brust erholen.

Training zur Beseitigung schwacher Punkte

Wie bei anderen Muskelgruppen auch, werden Sie im Laufe der Zeit wahrscheinlich feststellen, dass sich manche Brustmuskelpartien besser und schneller entwickelt haben als andere. Um hier für Ausgewogenheit zu sorgen, müssen Sie Ihr Programm abändern und mehr Übungen für die in der Entwicklung zurückgebliebenen Partien einplanen.

Nachstehend eine Liste mit Übungen zur Verbesserung der einzelnen Brustpartien.

Zielbereich	Übungen
Obere Brustmuskeln	Schrägbankdrücken mit Langhantel, Kurzhanteln oder an der Smith-Maschine Fliegende auf der Schrägbank
Untere Brustmuskeln	Schrägbankdrücken auf der negativ geneigten Bank mit Langhantel, Kurzhanteln oder an Maschinen Dips Fliegende auf der negativ geneigten Bank Fliegende am Kabelzug
Innere Brustpartie	Kabelzüge über Kreuz Drücken oder Fliegende (Kontraktion am oberen Punkt einige Sekunden halten) Bankdrücken mit engem Griff
Äußere Brustpartie	Fliegende Bewegungen mit Kurzhanteln, auf maximale Dehnung und abgekürzte Aufwärtsbewegung achten Dips Schrägbankdrücken und Bankdrücken mit weitem Griff und Aufwärtsbewegung nur bis zum Dreiviertelpunkt Fliegende mit Kurzhanteln Kurzhantel-Bankdrücken mit Dehnung am unteren Punkt, Aufwärtsbewegung nur bis zum Dreiviertelpunkt und ohne Berührung der Kurzhanteln Langhantel-Schrägbankdrücken
Brustkorb	Überzüge mit Kurzhanteln und Langhantel

Bei einer Schwäche in der Brustentwicklung trainieren Sie die Brustmuskeln nach dem Prioritätsprinzip, führen also die Übung für die schwächere Partie am Anfang aus, wenn Sie noch frisch und stark sind. Ich hatte zu Beginn meiner Karriere immer das Gefühl, dass es mir im oberen Bereich der Brustmuskeln an Entwicklung fehlte. Deshalb setzte ich Schrägbankdrücken an den Anfang meines Brusttrainings, erst mit der Langhantel, dann mit Kurzhanteln, um diesen Bereich wirklich hart zu beanspruchen. Erst danach machte ich mit normalem Bankdrücken und dem Rest des Programms weiter.

Aber manchmal ist diese spezielle Trainingsweise zur Beseitigung von Schwächen nicht zweckmäßig. Bei Problemen im inneren Brustbereich zum Beispiel würde ich nicht empfehlen, das Training mit einer Übung wie Kabelzügen über Kreuz zu beginnen. In diesem Fall sollten Sie lieber versuchen, im Verlauf des übrigen Brusttrainings an der Schwäche zu arbeiten – Sie könnten beispielsweise alle drückenden Bewegungen bis zur vollen Armstreckung ausführen und die inneren Brustmuskeln besonders stark anspannen und kontrahieren. Am Ende Ihrer Trainingseinheit könnten Sie dann noch zusätzlich ein paar Kabelzüge über Kreuz machen oder andere Übungen, die speziell für die innere Brustpartie bestimmt sind.

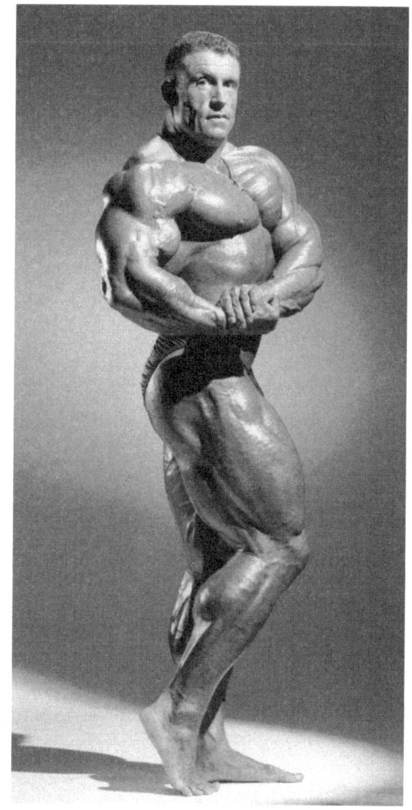

Dorian Yates hat eine großartige obere Brustentwicklung.

Die richtige Haltung zum Bankdrücken mit engem Griff: Wenn die Ellbogen am unteren Punkt der Bewegung seitlich ausgestellt sind …

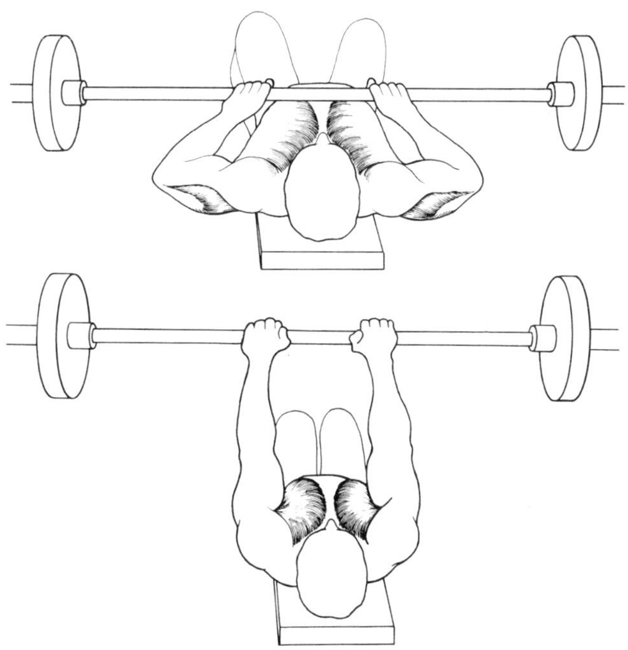

… können die Brustmuskeln am oberen Endpunkt voll kontrahieren; dies fördert die Entwicklung der inneren Brustpartien.

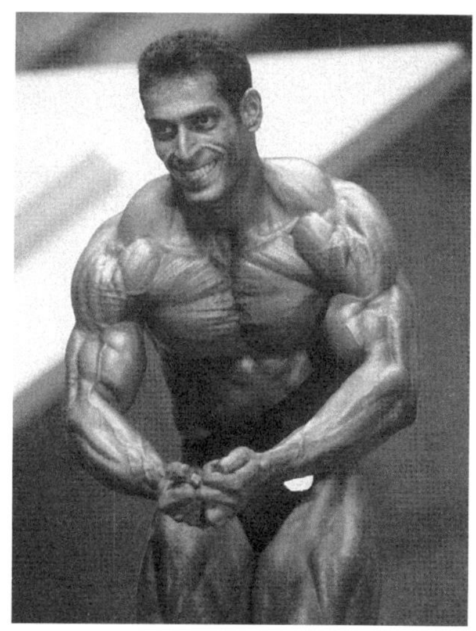

Bei Hamdullah Aykutlu kommt die Definition der inneren Brustmuskeln besonders gut zur Geltung.

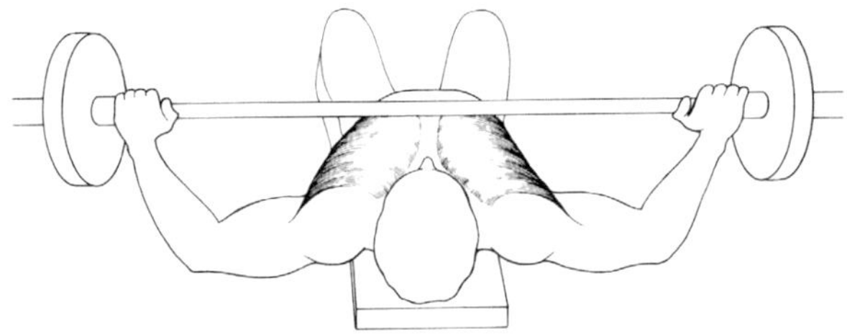

Hält man die Stange mit weitem Griff …

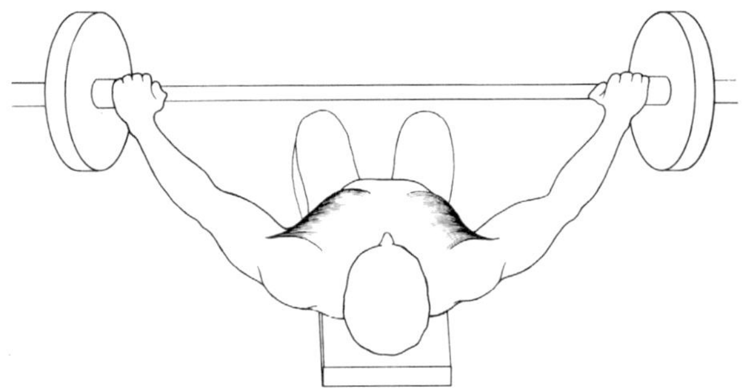

… werden die Brustmuskeln beim Herablassen des Gewichts stark gedehnt. Dies ist zur Entwicklung der äußeren Brustmuskeln sehr effektiv.

In gleicher Weise können auch die äußeren Brustmuskelpartien entwickelt werden. Sie können diesen Bereich im Laufe des Trainings stärker beanspruchen, indem Sie bei Fliegenden die Gewichte ein paar Zentimeter weiter herabführen und bei anderen Pectoralisübungen ebenfalls auf größtmögliche Dehnung achten. Sie brauchen keine speziellen Übungen für die äußeren Brustmuskeln an den Anfang Ihres Trainings zu setzen, wie es bei einer Schwäche im oberen, unteren oder mittleren Pectoralis angezeigt wäre. Als einzige Anpassung bei unbefriedigender Entwicklung im inneren oder äußeren Brustmuskelbereich würde ich empfehlen, beim Bankdrücken einen weiteren Griff zu wählen, um die äußeren Brustmuskelpartien stärker zu belasten, beziehungsweise einen engen Griff, um die inneren Partien intensiver zu beanspruchen.

Welche Brustmuskelpartie beim Drücken am stärksten belastet wird, hängt vom Winkel ab, unter dem die Übung ausgeführt wird. Ich fing zum Beispiel zur Entwicklung meiner oberen Brustmuskeln mit drei Sätzen Kurzhantel-Schrägbankdrücken bei einem Winkel von nur 15° an, erhöhte dann auf 25°, 35°, 50° und so weiter und machte je Einstellung drei Sätze. Am Ende eines solchen Trainings konnte ich spüren, dass ich den ganzen oberen Brustbereich wirklich ausgelastet hatte und dass keine Partie meiner Aufmerksamkeit entgangen war.

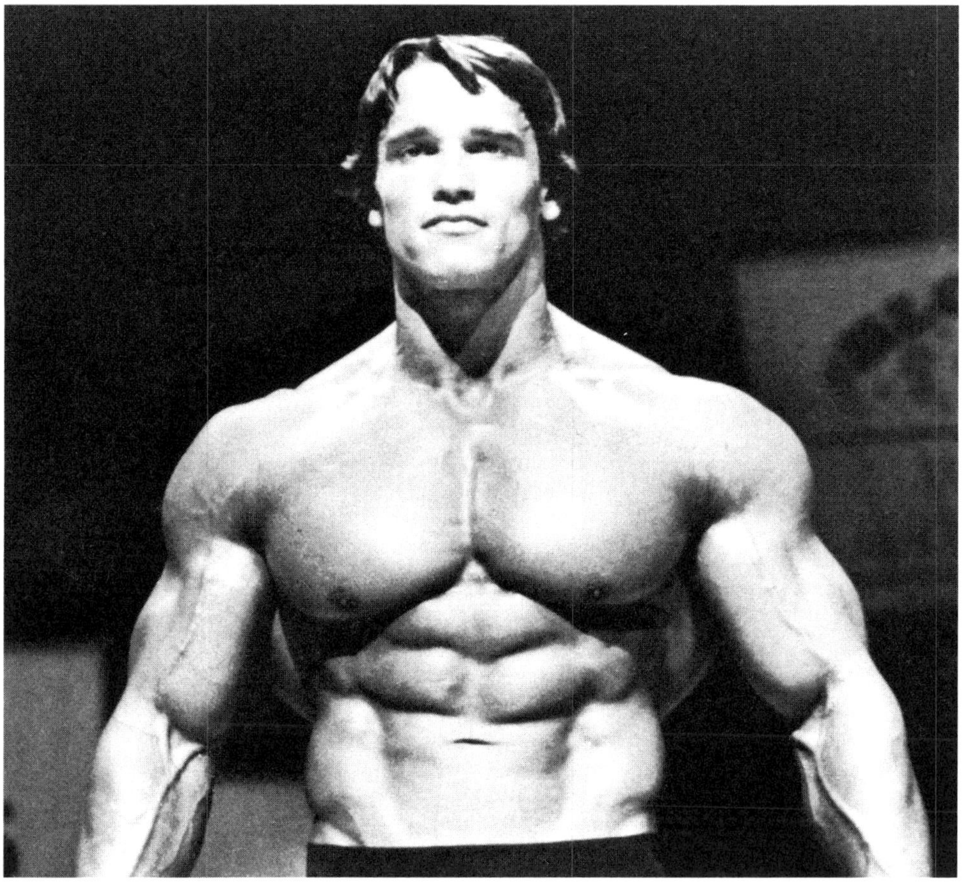

Bei guter Entwicklung der äußeren Partien wirken die Brustmuskeln von vorne betrachtet besonders voll. Obwohl ich hier entspannt stehe, berühren sich Bizeps und Pectoralis fast.

Bei Langhantelübungen kann man normalerweise mehr Gewicht als bei Kurzhantelübungen auflegen, sodass man maximalen Masse- und Kraftzuwachs erhält. Bei Kurzhantelübungen ist dagegen der Bewegungsumfang größer, und folglich werden Dehnung und Kontraktion gesteigert. Beim Training mit Kabelzügen sind viele verschiedene Arbeitswinkel möglich, die eine bessere Ausformung der Muskulatur gestatten. Ein Nachteil des Maschinentrainings für die Brust liegt darin, dass die Geräte nur ganz bestimmte Arbeitswinkel zulassen. Das kann allerdings dann vorteilhaft sein, wenn man einen Muskel zur Beseitigung einer Schwäche genau unter diesem Winkel trainieren möchte.

Fliegende mit Kurzhanteln eignen sich hervorragend zur Entwicklung der äußeren Brustmuskeln, verlangen aber eine bestimmte Technik, um bestmögliche Ergebnisse zu erzielen. Legen Sie sich auf eine Bank und lassen Sie die Kurzhanteln möglichst weit herab, fast bis zum

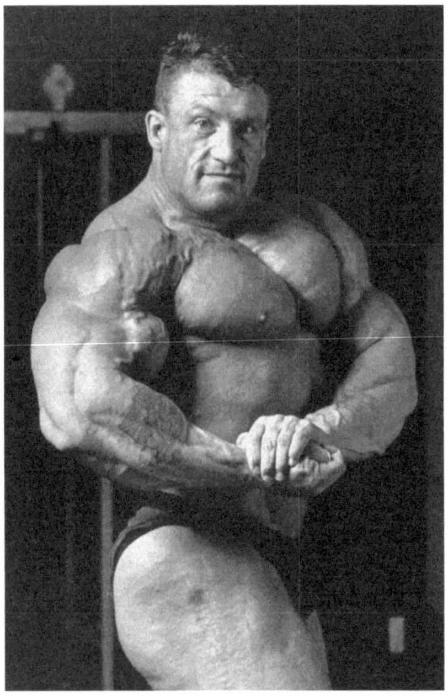

Dieses Bild von Dorian Yates zeigt wie wichtig ein gut entwickelter Brustkorb für seitliche Brustposen ist.

Boden. Beim Hochkommen führen Sie die Bewegung nach oben nur zu drei Vierteln aus. Dadurch kommen die äußeren Brustmuskelpartien maximal unter Belastung und werden die ganze Übung hindurch nicht entlastet. Fliegende mit Kurzhanteln können aber auch zur Entwicklung der inneren Brustmuskeln dienen, wenn man die Gewichte ganz nach oben führt, die Muskeln am oberen Punkt zusammenpresst und die Kurzhanteln sogar etwas über Kreuz bringt, damit die inneren Brustmuskeln voll kontrahieren. Die Entwicklung der inneren Brustmuskeln ergibt sich ganz allgemein durch Ausnutzung des oberen Bereichs der Brustübungen – beim Bankdrücken mit engerem Griff zum Beispiel, wenn die Hantel ganz hochgedrückt ist. Bei Kabelzügen über Kreuz kontrahieren die inneren Brustmuskeln stark, sobald die Arme über Kreuz kommen.

Übungen auf der negativ geneigten Bank trainieren die unteren Brustmuskeln. Neben Drücken, Fliegenden und Kabelbewegungen auf der nach unten geneigten Bank gehören hierzu auch Dips. Ich schätze Dips besonders deshalb, weil man durch Vorneigen des Rumpfs oder eine aufrechtere Haltung Einfluss darauf nehmen kann, wo die Belastung auf den Muskel einwirkt – sogar mitten im Satz. Wenn Ihre Brustmuskeln zu verschwinden scheinen, sobald Sie die Arme über den Kopf heben, empfehle ich als Abhilfe eine Serie Kurzhantel-Schrägbankdrücken bei verschiedenen Winkeln, beginnend fast horizontal, dann zunehmend steiler, bis Sie fast Schulterdrücken machen. Die Brustmuskeln werden dabei so umfassend entwickelt, dass sie auch bei gehobenen Armen oder einer Doppelbizepspose von vorne eindrucksvoll aussehen.

Es gibt Übungen, die man im normalen Training niemals ausführen würde, müsste man nicht an einer Schwäche arbeiten. Junge Bodybuilder möchte ich deshalb davor warnen, einfach alles nachzumachen, was sie bei einem Champion im Studio sehen. Dieser arbeitet vielleicht gerade an der Beseitigung einer Schwäche und macht dazu einarmige Kabelzüge über Kreuz unter einem bestimmten Winkel. Wenn Sie das dann als Standardübung betrachten und in Ihr normales Programm einplanen, verschwenden Sie womöglich viel Zeit und Energie und kommen allgemein langsamer voran.

Vergessen Sie nicht, dass Sie auch beim gezielten Training für schwache Punkte die übrigen Partien der betreffenden Muskelgruppe nicht völlig vernachlässigen dürfen. Sie können aber die Zahl der Übungen für starke Partien reduzieren, solange Sie zusätzliche Bewegungen zur

Kräftigung schwacher Stellen ausführen. Manche Experten behaupten, der Brustkorb lasse sich ab etwa Anfang der 20 nicht mehr vergrößern. Es ist sicher richtig, dass das Knorpelgewebe des Brustkorbs sich in jungen Jahren leichter dehnt, aber ich habe zu viele ältere Bodybuilder ihren Brustkorb vergrößern sehen, als dass ich glauben könnte, es sei später nicht mehr möglich. Es ist ganz einfach eine Frage der Zeit, des Bemühens und der Geduld – wie so vieles in der Disziplin des Bodybuildings.

Schließlich sollten Sie auch nicht vergessen, dass die Anwendung verschiedener Schockprinzipien zur Steigerung der Trainingsintensität die beste Methode ist, um die Entwicklung einer schwachen Körperpartie voranzutreiben. Chuck Sipes hat immer gern Bankdrücken nach der Stripping-Methode gemacht, also erweiterte Sätze durch Reduzierung des Gewichts. Er fing mit etwa 180 kg an, machte die ihm mögliche Wiederholungszahl und ließ dann von seinem Trainingspartner Scheiben von der Stange nehmen, um die Übung fortsetzen zu können und die Brustmuskeln maximal zu fordern. Sie können auch Techniken wie Intensivwiederholungen, progressive Intervalle, Dreiviertelbewegungen, unterbrochene Sätze anwenden oder irgendetwas anderes, das die nötige Entwicklung vorantreibt.

Ich selbst bevorzuge das Konzept »schwerer Tage« für maximale Brustentwicklung. Einmal in der Woche pflegte ich meine Brust mit besonders schwerem Gewicht zu trainieren: höchstens 5 oder 6 Wiederholungen, Fliegende mit 45 kg, Schrägbankdrücken mit 165 kg für 6 bis 8 Wiederholungen, superschweres Bankdrücken mit 205 kg für maximale Pectoralismasse und -dicke.

Krafttraining

Für maximalen Masse- und Kraftzuwachs der Brustmuskulatur empfehle ich folgendes Programm:

1. Beginnen Sie mit Bankdrücken. Machen Sie im ersten Satz 20 Wiederholungen, dann 10. Danach erhöhen Sie das Gewicht so, dass Ihnen augenblicklich nur 5, 3 und 1 Wiederholung gelingen.

2. Machen Sie nun mit einem Gewicht, mit dem Sie nur 1 oder 2 Wiederholungen schaffen, möglichst viele Sätze (mindestens 5).

3. Führen Sie den letzten Satz mit einem leichteren Gewicht aus, sodass Sie wieder eine hohe Wiederholungszahl erreichen.

4. Machen Sie als nächstes Schrägbankdrücken, und verfahren Sie in gleicher Weise. Setzen Sie fort mit Fliegenden mit Kurzhanteln nach dem gleichen Programm.

Posen und Anspannen der Muskeln

Besonders an »schweren Tagen« habe ich stets zusätzlich zum schweren Gewichtstraining viele Posingübungen ausgeführt und die Muskeln häufig angespannt. Viele seitliche Brustposen und Most-muscular-Posen in Verbindung mit intensivem Training sind meiner Erfahrung nach am besten geeignet, die Streifen in den Brustmuskeln herauszuarbeiten. Ich habe viele Bodybuilder gesehen, die diese Streifen mit künstlichen Mitteln hervorzubringen versuchten – durch Flüssigkeitsentzug mit Hilfe von Diuretika zum Beispiel aber diese wirken nie so gut wie die, die man durch hartes Training, Posen und Anspannen der Muskeln erhält.

Das Erlernen der richtigen Brustposen erfordert viel Übung. Bei einer seitlichen Brustpose, einer Doppelbizepspose von vorne, einer Most-muscular-Pose oder einer Latissimuspose von vorne wird die Brust jedes Mal anders dargestellt, und man muss jede einzelne dieser Posen lernen, um die gewünschte Wirkung damit zu erzielen. Bei einer Doppelbizepspose von vorne müssen die Schultern nach vorn gebracht werden, um diese geschwungene Linie des Pectoralis zwischen Brustbein und Deltoideus zu erhalten; bei einer seitlichen Brustpose bleibt die Schulter unten und die Brust wird gehoben, damit sie hoch und voll aussieht. Das Anspannen der Brustmuskeln während des Trainings ist die einzige Möglichkeit, maximale Definition im Pectoralis zu erzeugen – und stundenlanges Üben der Posen ist die einzige Methode, die nötige Kontrolle über den Körper zu erlangen, um ihn auf der Bühne zu präsentieren.

Die Serratusmuskeln

Die Serratus- oder Sägemuskeln ziehen sich parallel zu den Rippen unter den Latissimusmuskeln nach vorn, wo sie in die Brustmuskeln und Zwischenrippen einmünden und nach unten in die äußeren Ob-

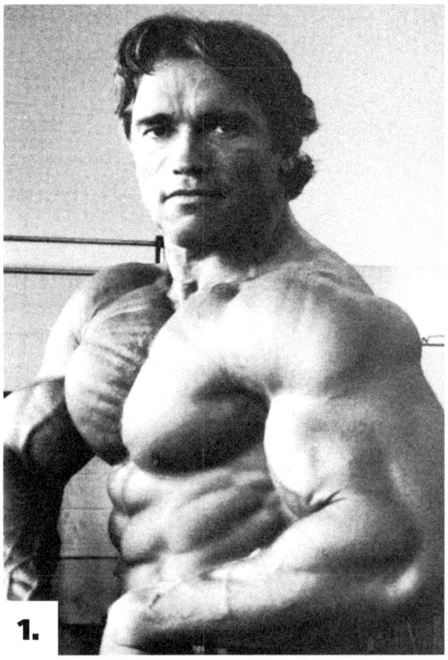
1.

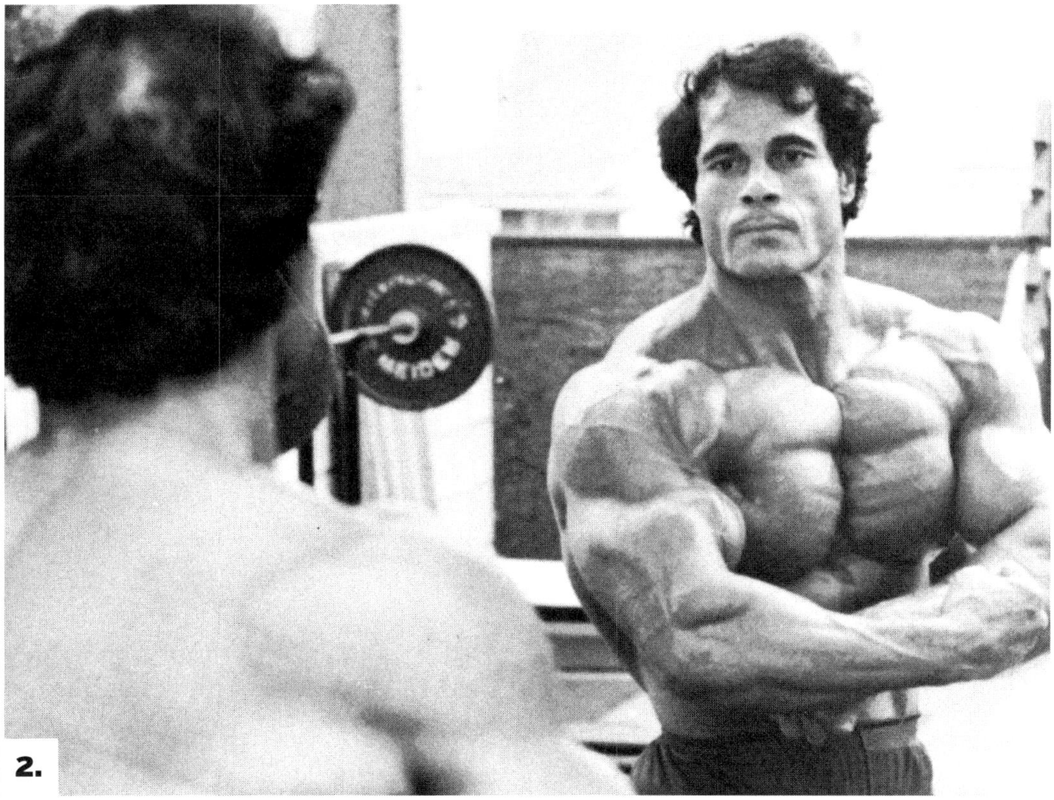
2.

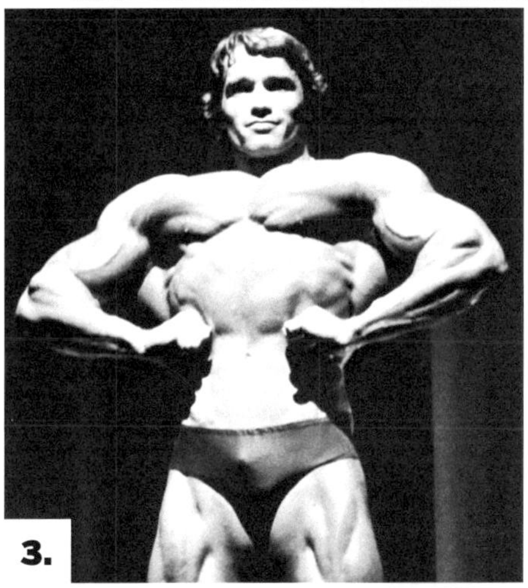
3.

1. *Neben ständigem Anspannen der Brustmuskeln müssen Sie auch üben, die Brust auf verschiedene Weise zu präsentieren. Ich zeige hier eine seitliche Brustpose.*
2. *Franco Columbu überprüft die Entwicklung seiner inneren Brustmuskeln.*
3. *Bei dieser Latissimuspose ist die Entwicklung der oberen und äußeren Brustmuskeln deutlich sichtbar.*
4. *Bei einer Most-muscular-Pose oder Krabbe sollte die Brust nahezu einem anatomischen Schaubild gleichen.*
5. *Die Doppelbizepspose von vorne ist eine der schwierigsten Bodybuilding-Posen. Jeder Makel fällt hier sofort auf, und es wirkt besonders störend, wenn die Brustmuskeln beim Heben der Arme praktisch verschwinden.*
6. *Sie brauchen nicht immer Posen einzunehmen – spannen Sie die Brustmuskeln einfach möglichst stark an, halten Sie die Kontraktion und sehen Sie, was passiert.*

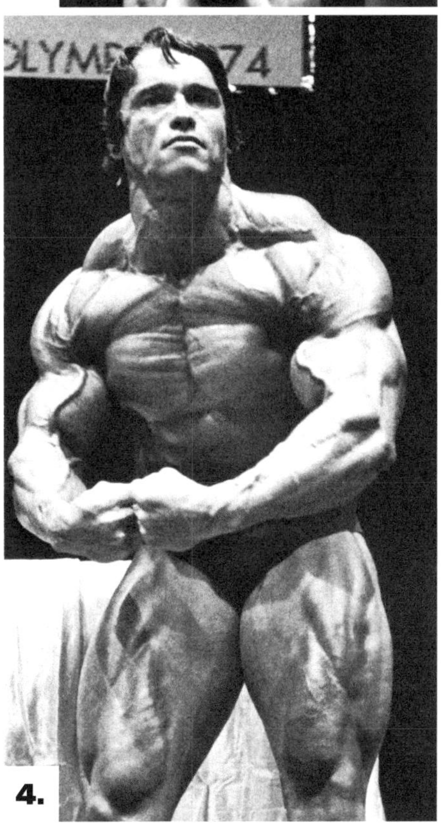
4.

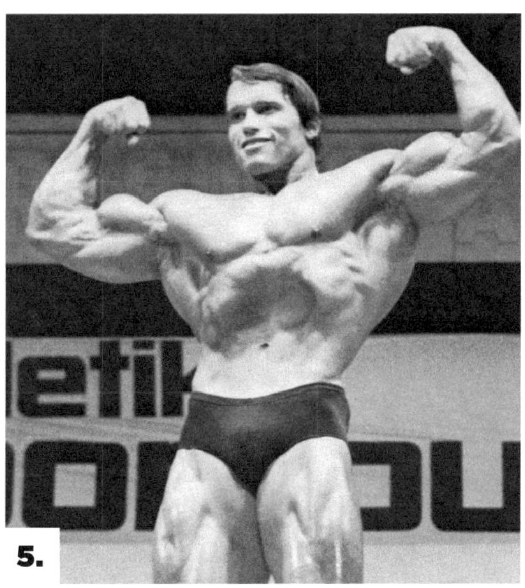
5.

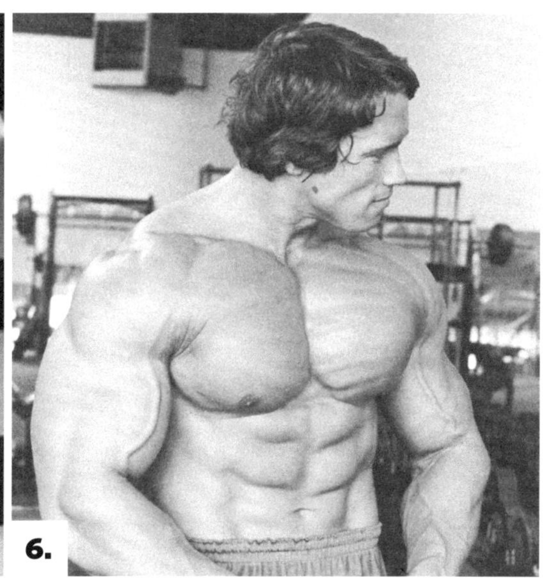
6.

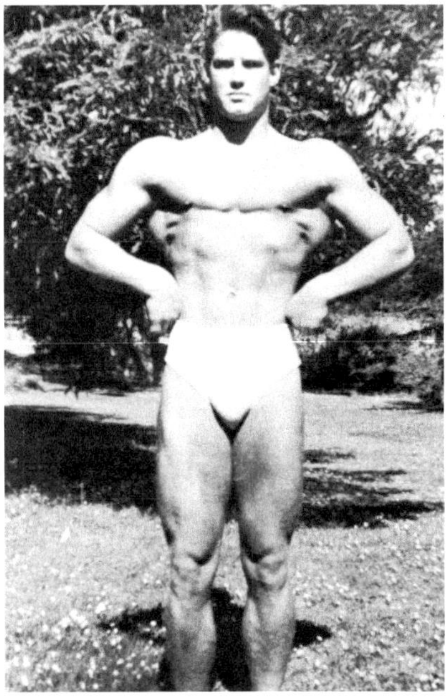

Steve Reeves mit 15 Jahren

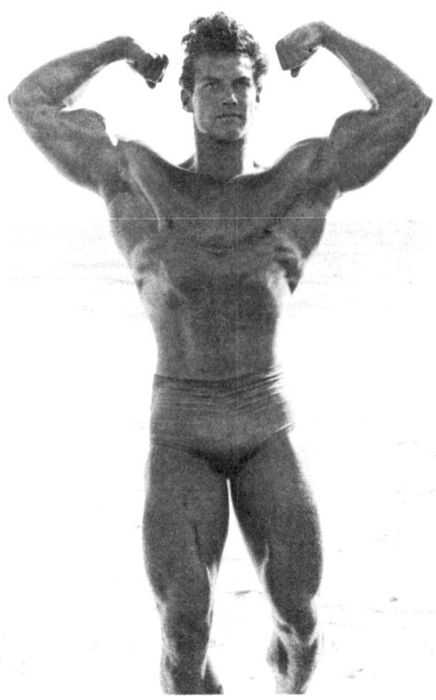

Steve Reeves im Alter von 23 Jahren, als Mr. Universum.

liquusmuskeln. Richtig entwickelt, sehen diese Muskeln wie »Finger« aus, jeder einzelne scharf ausgeprägt und von den anderen getrennt. Die Serratusmuskeln unterscheiden sich insofern von anderen Muskeln, als der Grad ihrer Entwicklung nicht mit dem Maßband gemessen wird, sondern mit dem Auge; es ist der optische Eindruck, der den Unterschied ausmacht.

Optimale Serratusentwicklung ist aus verschiedenen Gründen wichtig: Zum einen lässt sie keinen Zweifel daran, dass der betreffende Bodybuilder erstklassiges Detailtraining betrieben hat; zum anderen grenzt der Serratus den Latissimus von der Brust und den Obliquusmuskeln ab, sodass der Latissimus von vorne gesehen wesentlich größer wirkt. Gut ausgeprägte Serratusmuskulatur lässt den Körper auch symmetrischer und athletischer erscheinen.

Manche Männer besitzen eine natürliche Veranlagung für hervorragende Serratusentwicklung. Von Steve Reeves existiert ein Foto, das ihn nach nur einem Jahr Training als 15-Jährigen in einer Latissimuspose zeigt – und wie man sieht, ist der Serratus bereits mehrere Finger tief ausgeprägt. Als Reeves sich später den Mr.-Universum-Titel holte, war seine Serratusentwicklung in der Tat spektakulär.

Bill Pearl war es gelungen, imponierende Größe mit ästhetischen Qualitäten wie etwa scharf definierten Serratusmuskeln zu verbinden, was beweist, dass man in gleicher Weise Masse und Qualität erreichen kann, ohne im einen oder anderen Punkt Abstriche machen zu müssen. Pearl konnte dank seiner außergewöhnlichen Serratusentwicklung mit vielen verschiedenen Überkopf- und Frontposen aufwarten und wurde dadurch auf der Bühne zu einem noch stärkeren Gegner.

Doch auch ohne ererbte Veranlagung zu außergewöhnlicher Serratusentwicklung kann man hier zum Erfolg kommen, indem man sich bewusst um die Ausprägung dieser Muskeln bemüht. Frank Zane arbeitete sehr hart an seinem Serratus und begründete nicht zuletzt damit seinen Ruf als Inbegriff des vollendeten Bodybuilders und seine drei Mr.-Olympia-Siege. Wie Bill Pearl erkannte auch Zane, dass seine fabelhafte Serratusentwicklung ihm mehr effektvolle Posen gestattet, vor allem die ästhetischen Hand-über-Kopf-Posen. (Ich weiß noch, wie ich 1968 neben Zane auf der Bühne stand, gute 20 kg schwerer als er, und entdecken musste, dass seine Latissimuspose effektvoller war als meine, weil sein Serratus den Latissimus so hervorragend abgrenzte.

Sie dürfen mir glauben, dass ich den Serratus danach besonders hart trainierte!)

Reeves, Zane und Pearl waren für mich die Inspiration, den Serratus zu entwickeln. Ihre Posen – vor allem solche mit erhobenen Armen – demonstrieren mir haargenau, wie der Serratus aussehen sollte.

Serratustraining

Da der Serratus im Wesentlichen die Funktion hat, die Schulter nach vorne und nach unten zu ziehen, werden diese Muskeln immer bei Bewegungen wie Klimmzügen mittrainiert, beim Latziehen mit engem Griff am Rollenzug, bei verschiedenen Kurzhantel- und Langhantel-Überzügen sowie auch an der Nautilus-Überzugmaschine. (Kurzhantel-Überzüge führen bei meinem Körperbau zur Weitung des Brustkorbs; bei Männern mit anderen Proportionen wie Frank Zane und Bill Pearl wirken sie mehr auf den Serratus ein.) Es gibt jedoch zwei Übungen, die diesen Muskel gezielter trainieren und somit als Training gegen Schwächen in diesem Bereich dienen können: Seilzüge und einarmige Kabelzüge. Beide Bewegungen müssen möglichst exakt ausgeführt werden, um optimale Ergebnisse zu erhalten.

Im Brust- und Rückentraining haben Sie mit Klimmzügen und Überzügen auch schon etwas Serratustraining betrieben. Jetzt kommt es darauf an, den Serratus bewusst zu isolieren, sich darauf zu konzentrieren, dass diese Muskeln so lange beansprucht werden, bis sie brennen. Ein paar in das übrige Training eingeschobene Sätze genügen für den Serratus genauso wenig wie für die Bauchmuskeln, Waden oder Zwischenrippenmuskeln. Wer umfassende und erstklassige Körperentwicklung anstrebt, muss jeden Muskel mit maximaler Intensität trainieren.

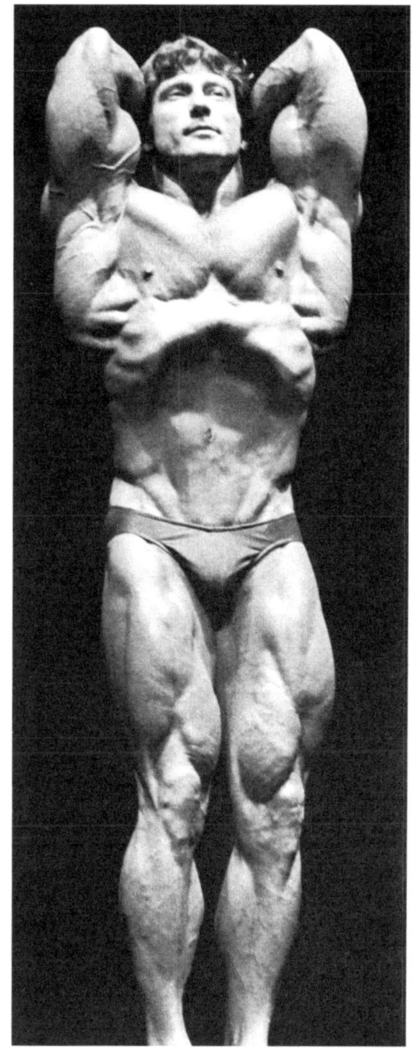

Überragende Serratusentwicklung und der eindrucksvoll eingezogene Bauch machen diese Hand-über-Kopf-Pose von Frank Zane zu einer seiner besten.

BRUSTÜBUNGEN

Langhantel-Flachbankdrücken

Zweck der Übung: Masse- und Kraftzuwachs der Brustmuskeln, der vorderen Deltamuskeln und des Trizeps.

1. Legen Sie sich auf eine Flachbank, die Füße für besseren Halt auf dem Boden. Wählen Sie einen mittelweiten Griff (d. h. der Handabstand sollte so groß sein, dass sich die Unterarme in der Vertikalen befinden, wenn die Stange die Brust berührt). Heben Sie die Hantel aus der Halterung und halten Sie sie in Armeslänge über sich.

2. Lassen Sie die Hantel langsam und kontrolliert herab, bis sie knapp unter dem Pectoralis die Brust berührt. Halten Sie die Ellbogen auswärts gestellt, damit die Brustmuskeln voll beansprucht werden. Die Hantel sollte am unteren Punkt zum Stillstand kommen, ehe sie wieder bis zur Streckung der Arme hochgedrückt wird. Wenn nicht ausdrücklich anders angegeben, führen Sie jede Wiederholung über den vollen Bewegungsumfang aus.

Das Bankdrücken ist eine fundamentale Oberkörperübung. Sie bewirkt nicht nur im Pectoralis Wachstum, Kraft und Muskeldichte, sondern auch im vorderen Deltoideus und im Trizeps.

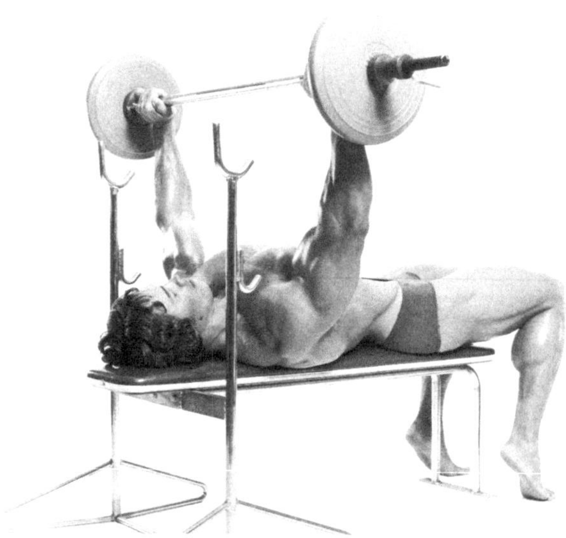

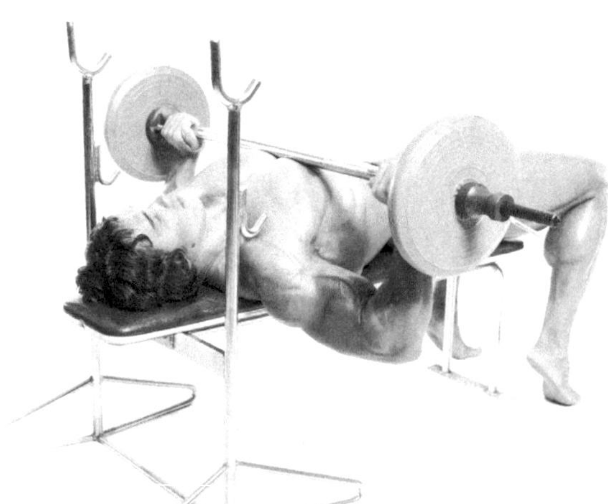

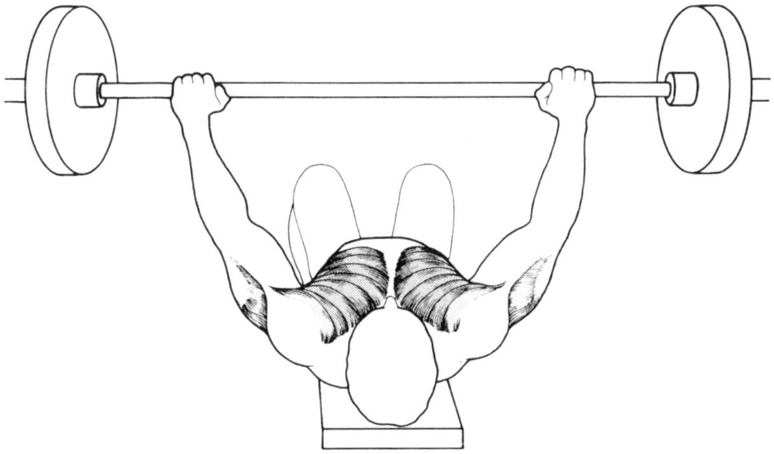

Die Ausgangsstellung zum klassischen Bankdrücken: Die Hände fassen die Stange etwas mehr als schulterbreit. Bei dieser Griffweite wird die Belastung so verteilt, dass die Brustmuskeln die Hauptarbeit leisten, mit minimaler Unterstützung der vorderen Deltamuskeln und des Trizeps.

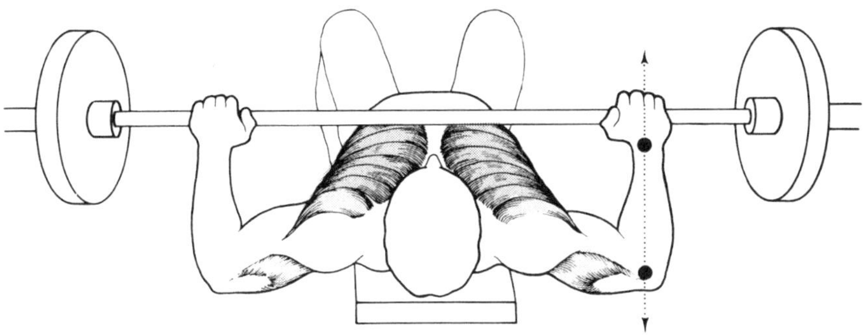

Beachten Sie die Stellung der Unterarme: Wenn die Stange die Brust berührt, befinden sich die Unterarme in der Vertikalen, also senkrecht zum Boden. Diese Handstellung bringt die beste Gesamtentwicklung, weil sie den ganzen Brustmuskel entwickelt von außen bis nach innen.

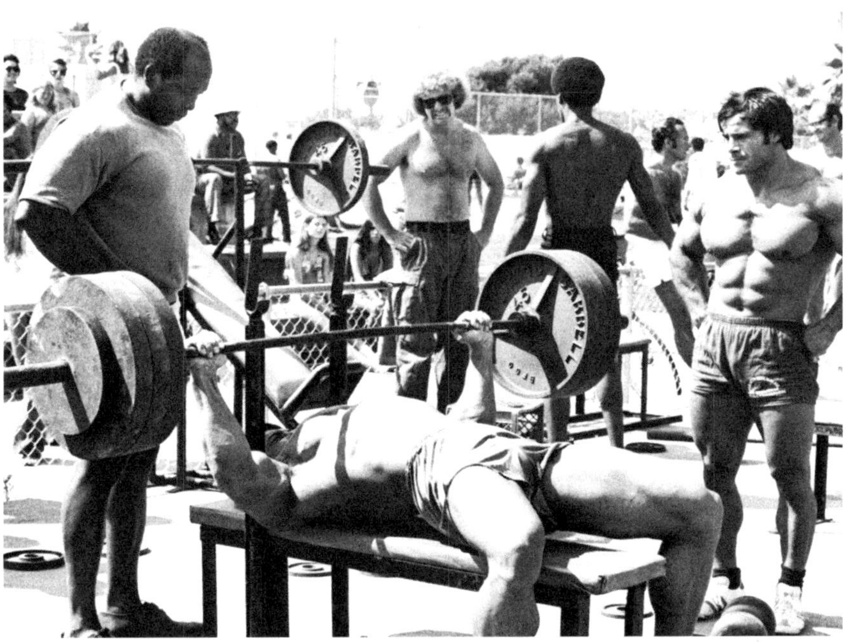

Ich habe mein schweres Brusttraining oft sonntags am Venice Beach gemacht. Die vielen Zuschauer spornten mich zu Wiederholungen mit über 200 kg an.

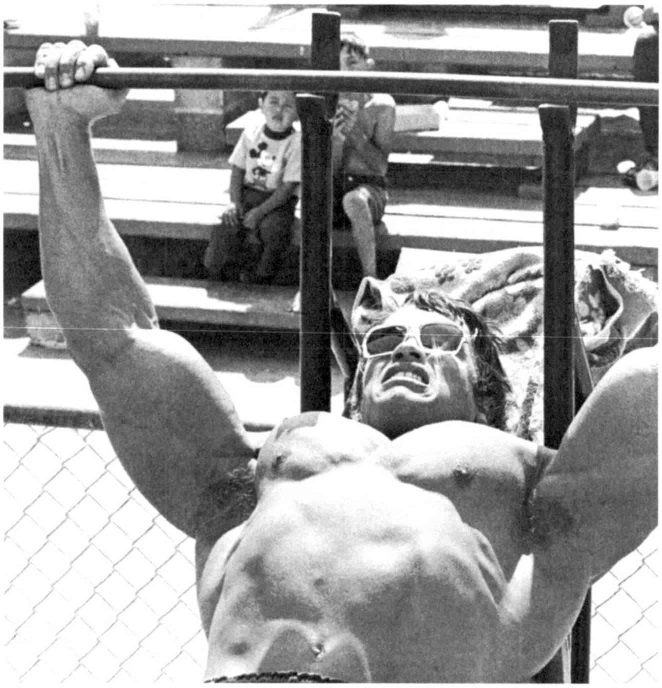

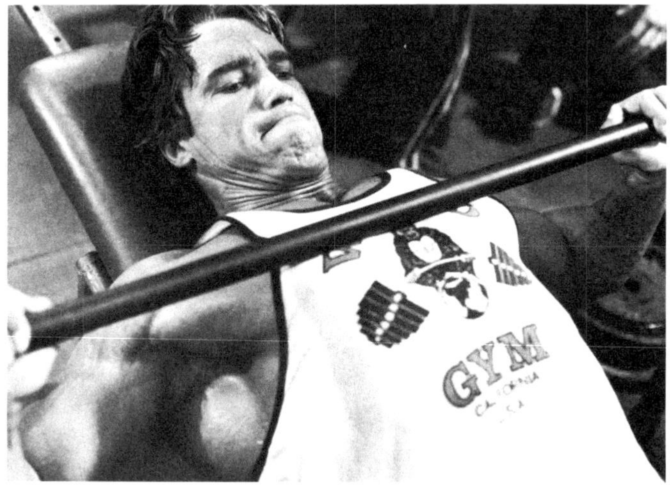

Langhantel-Schrägbankdrücken

Zweck der Übung: Masse- und Kraftzuwachs der oberen Brustmuskeln und der vorderen Deltamuskeln.

1. Legen Sie sich auf eine Schrägbank. Bringen Sie die Hände hoch, und fassen Sie die Stange mit mittelweitem Griff. Heben Sie die Hantel aus der Ablage, und halten Sie sie mit gestreckten Armen gerade hoch.

2. Lassen Sie das Gewicht auf die obere Brustpartie herab und drücken Sie es dann wieder in die Ausgangsstellung hoch. Besonders wichtig ist beim Drücken in Schräglage, dass man die richtige »Bahn« findet, weil das Gewicht leicht zu weit nach vorn wandert. Am besten lässt man sich von einem Trainingspartner beobachten, bis man sich an diese Bewegung gewöhnt hat.

Durch den veränderten Winkel werden die oberen Brustmuskeln stärker belastet, und die Deltamuskeln müssen härter arbeiten. Allerdings werden Sie feststellen, dass Sie in Schräglage nicht so viel Gewicht bewältigen können wie beim Drücken auf der Flachbank.

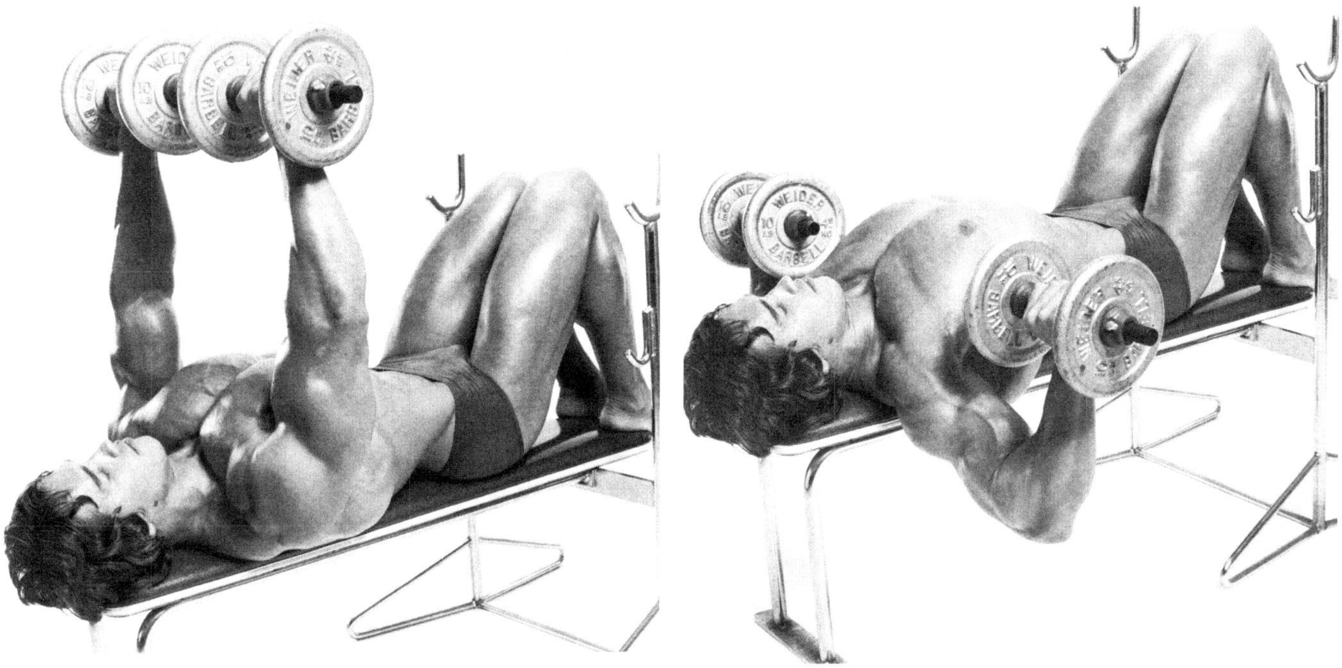

Kurzhantel-Bankdrücken

Zweck der Übung: Masse- und Kraftzuwachs der äußeren Brustmuskeln.

1. Legen Sie sich auf eine Flachbank, Knie gebeugt, Füße flach auf der Bank. Nehmen Sie eine Kurzhantel in jede Hand, und halten Sie sie gerade hoch. Drehen Sie die Kurzhanteln so, dass die Handteller nach vorn weisen.

2. Führen Sie die Gewichte gleichmäßig und kontrolliert in Richtung Brust herab. Kommen Sie möglichst weit herab, sodass Sie die Dehnung in den Brustmuskeln spüren. Drücken Sie die Gewichte dann wieder gerade hoch, bis die Arme gestreckt sind.

Bei Verwendung von Kurzhanteln anstelle der Langhantel können die Brustmuskeln über einen größeren Bewegungsumfang beansprucht werden, und da zwei einzelne Gewichte im Gleichgewicht gehalten und koordiniert werden müssen, sind die Muskeln gezwungen, mit neuem und unerwartetem Widerstand fertig zu werden.

Kurzhantel- Schrägbankdrücken

Zweck der Übung: Entwicklung der oberen Brustmuskeln.

1. Nehmen Sie eine Kurzhantel in jede Hand und legen Sie sich auf eine Schrägbank.

2. Setzen Sie die Kurzhanteln um und halten Sie sie auf Schulterhöhe, Handflächen nach vorn zeigend.

3. Drücken Sie die Hanteln gleichzeitig vertikal hoch, und lassen Sie sie dann wieder in die Ausgangsstellung herab. Als Variante können Sie mit einander zugewandten Handflächen beginnen und die Handgelenke bei der Aufwärtsbewegung drehen, sodass die Handflächen am oberen Punkt nach vorn weisen; bei der Abwärtsbewegung drehen Sie sie wieder in die Ausgangsstellung zurück. Den Winkel der Schrägbank, bei dem Sie arbeiten, können Sie von einer Trainingseinheit zur anderen verändern oder in der gleichen Trainingseinheit von Satz zu Satz. Im letzteren Fall beginnen Sie mit steil gestelltem Liegebrett und arbeiten sich zu immer flacheren Winkeln hinunter, anstatt den Winkel von Satz zu Satz zu vergrößern.

Sie können den Winkel der Schrägbank von nahezu horizontal bis nahezu vertikal verstellen; je aufrechter die Bank, desto stärker werden die oberen Brustmuskeln belastet.

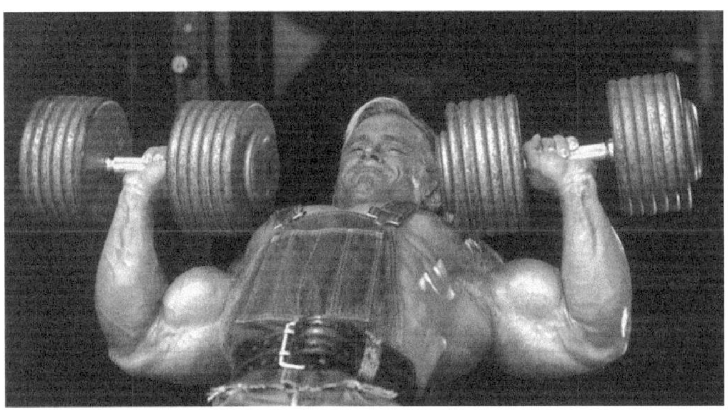

Lee Priest

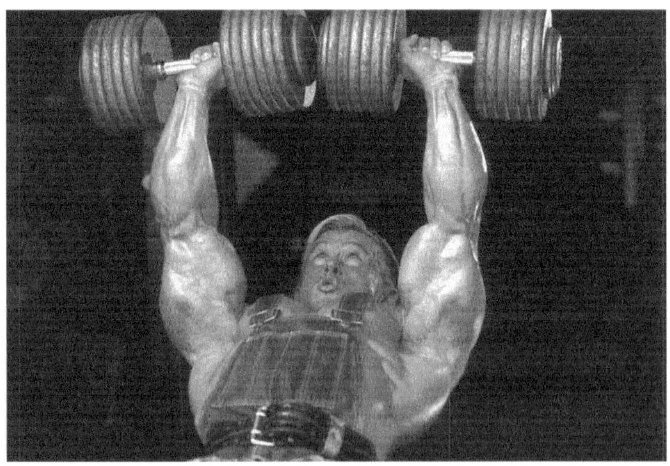

Kurzhanteldrücken auf negativ geneigter Bank

Zweck der Übung: Entwicklung der unteren Brustmuskeln.

1. Legen Sie sich auf eine nach unten geneigte Bank. Nehmen Sie eine Kurzhantel in jede Hand, und halten Sie sie in Schulterhöhe, Handflächen nach vorn weisend.

2. Drücken Sie die Kurzhanteln gleichzeitig vertikal hoch, und lassen Sie sie dann langsam wieder in die Ausgangsstellung zurück.

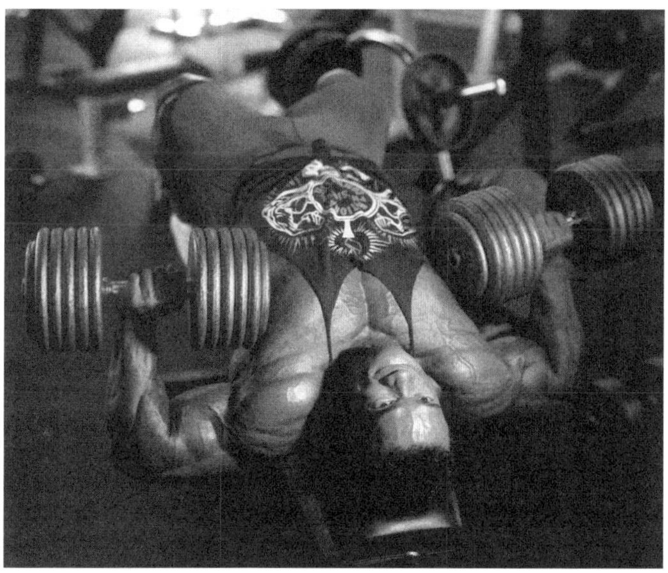

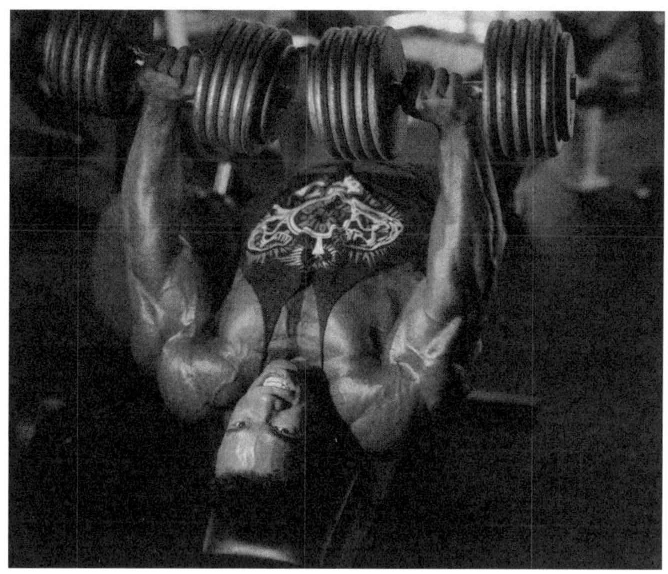

Kevin Levrone

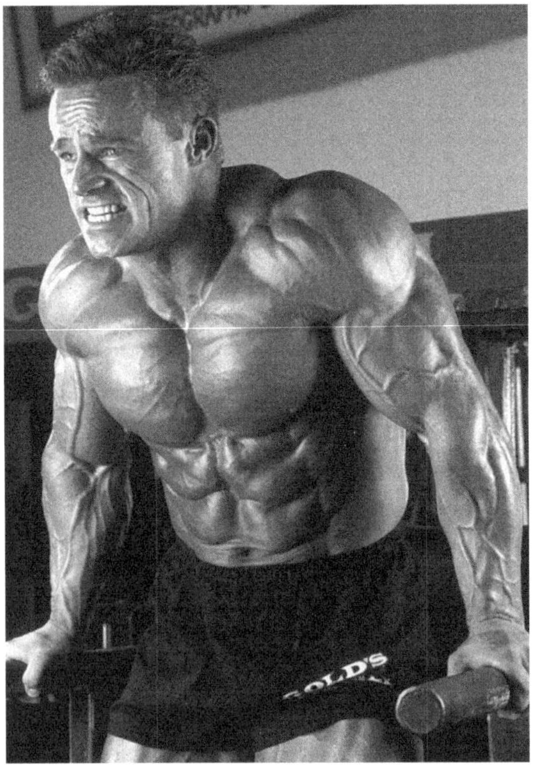

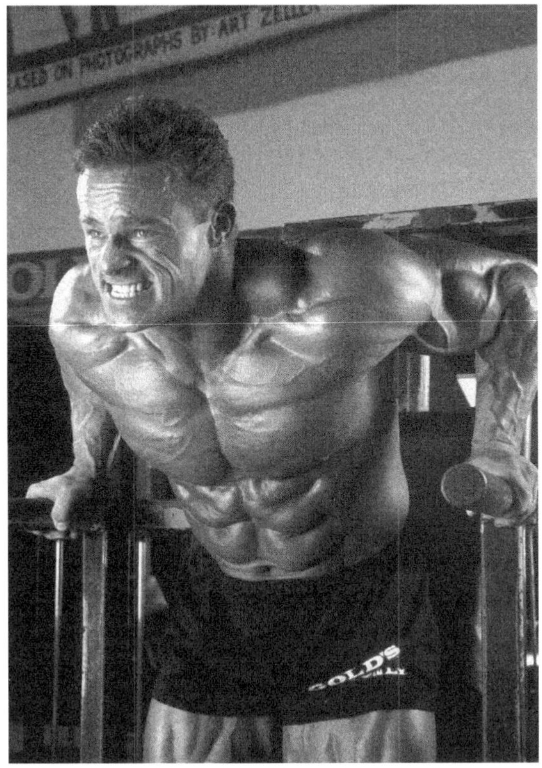

Dips an Parallelholmen

Zweck der Übung: Entwicklung der Brustmuskeln.

1. Stützen Sie sich mit gestreckten Armen auf die Holme.

2. Lassen Sie sich dann langsam möglichst weit herab. Drücken Sie sich von unten wieder in die Ausgangsstellung hoch, und spannen Sie oben die Brustmuskeln an. Je weiter Sie sich bei dieser Bewegung vorneigen, desto mehr kommen die Brustmuskeln ins Spiel. Versuchen Sie deshalb, die nach hinten gestreckten Füße übereinander zu legen und die Hüften zurück zu stoßen, damit sich der Schwerpunkt des Körpers nach vorn verlagert und die Brustmuskeln entsprechend stärker beansprucht werden.

Dips sind eine Brust- und Trizepsübung mit ähnlicher Wirkung auf den Körper wie Drücken auf der negativ geneigten Bank. Man beginnt die Übungen mit dem eigenen Körpergewicht, kann den Widerstand aber mit einer Kurzhantel zwischen den Füßen oder einem Gewicht an einem Dip-Gürtel progressiv steigern. Diese Übung gestattet einen sehr großen Bewegungsumfang.

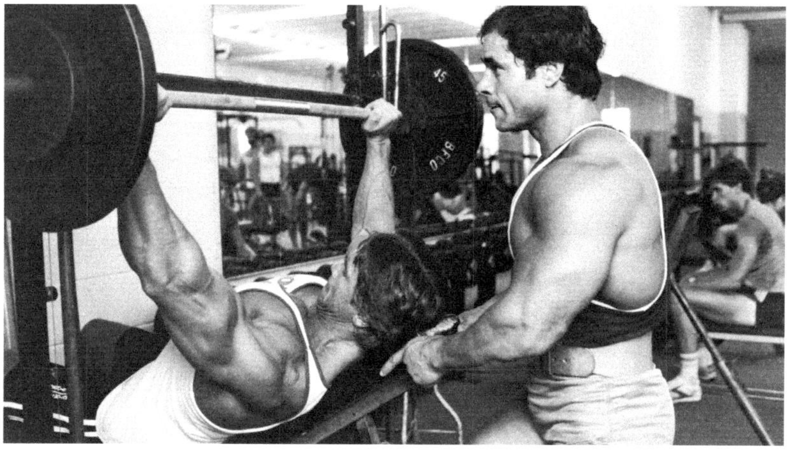

Maschinendrücken

Zweck der Übung: Isolierung der Brustmuskeln.

Maschinendrücken ist unter verschiedenen Winkeln möglich:

- **Flachbank-Maschinendrücken:** Die Bruststellung der normalen Universal-Maschine gestattet eine Bewegung wie beim Drücken auf der Flachbank.
- **Schrägbank-Maschinendrücken:** Mit einer Schrägbank und einer Smith-Maschine kann die drückende Bewegung unter ganz bestimmten Winkeln sehr exakt ausgeführt werden.
- **Maschinendrücken bei negativer Neigung:** Die normale Nautilus-Doppelbrustmaschine gestattet das Drücken bei negativer Winkeleinstellung.

Das Drücken an der Maschine hat u. a. den Vorteil, dass das Gewicht in einer vorgegebenen Bahn geführt wird, weshalb zum Ausbalancieren und Koordinieren keine Energie aufgewandt werden muss. Besonders nützlich ist dies bei Athleten mit einer Schulterverletzung oder anderen Beschwerden. Auch kann der Trainingspartner den Mechanismus an der Maschine nach unten drücken, um erschwerte Negativwiederholungen zu ermöglichen. Die vorgegebene Bewegungsführung begrenzt allerdings die Stimulierung der Muskeln und verlangsamt infolgedessen deren Entwicklung. Zu viel Maschinendrücken halte ich daher für nicht ratsam, sofern es nicht aus Gründen einer Verletzung nötig ist oder mit dem Ziel ausgeführt wird, die Muskeln mit einer vollkommen ungewohnten Übung zu schockieren.

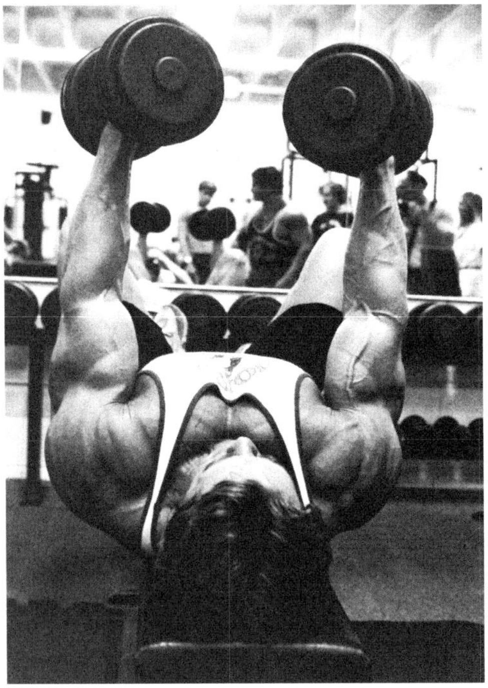

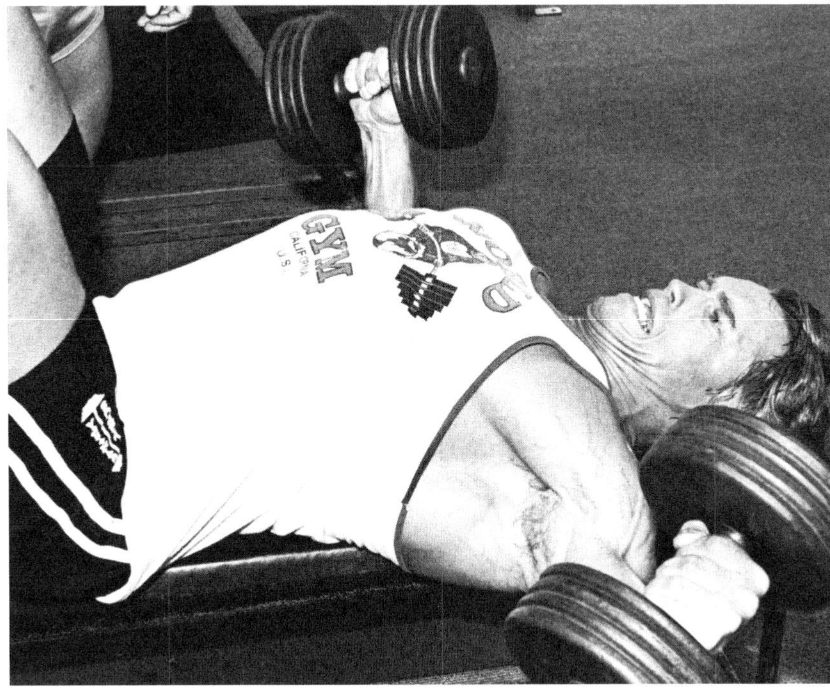

Fliegende mit Kurzhanteln

Zweck der Übung: Massezuwachs der Brustmuskeln.

1. Legen Sie sich auf eine Bank, und halten Sie zwei Kurzhanteln in Armeslänge von sich, Handflächen einander zugewandt.

2. Führen Sie die Gewichte seitlich in weitem Bogen herab, so weit es geht. Fühlen Sie, wie die Brustmuskeln maximal gedehnt werden. Die Handflächen sollten die ganze Bewegung hindurch einander zugewandt bleiben.

3. Lassen Sie die Kurzhanteln unterhalb der Bankhöhe ganz zum Stillstand kommen und führen Sie sie dann in weitem Bogen wieder hoch, als würden Sie jemanden umarmen. Es wäre falsch, die Kurzhanteln nach innen zu bewegen und hochzudrücken. Bringen Sie die Gewichte wieder in die Ausgangsstellung hoch und spannen Sie oben die Brustmuskeln an, um sie noch stärker zu beanspruchen.

Die Funktion der Brustmuskeln besteht im Wesentlichen darin, die Arme und Schultern nach innen vor den Körper zu ziehen, und genau das tun Sie bei diesen Bewegungen.

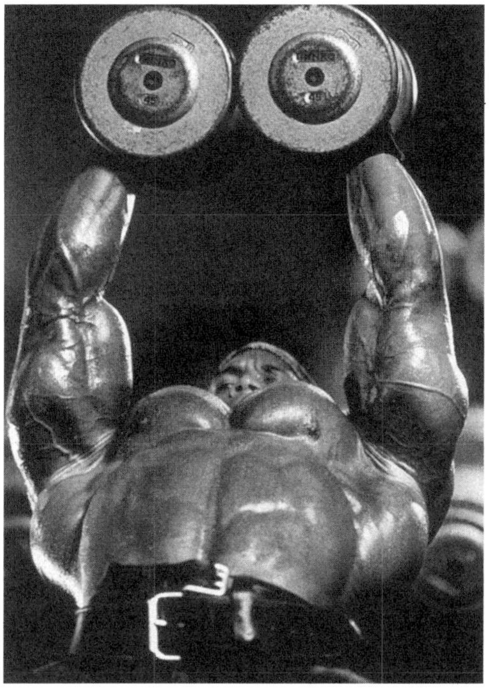

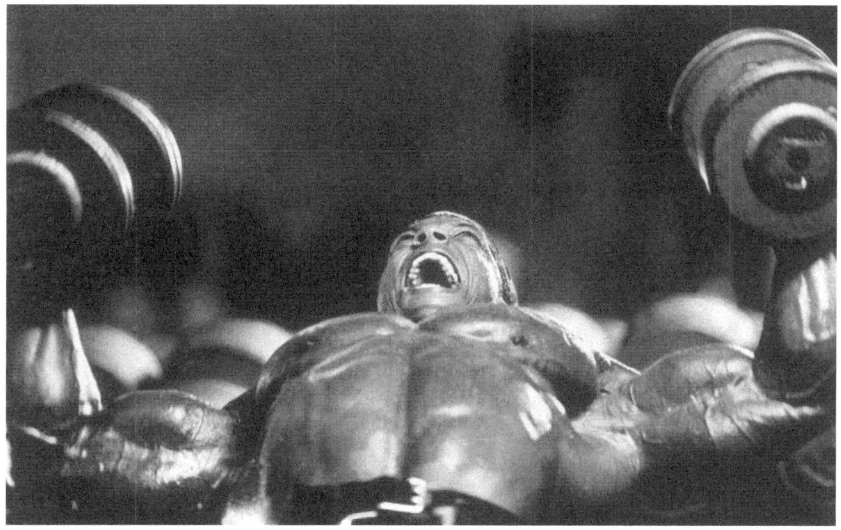

Shawn Ray

Fliegende mit Kurzhanteln auf der Schrägbank

Zweck der Übung: Massezuwachs der oberen Brustmuskeln.

1. Legen Sie sich auf die Bank, und halten Sie die Kurzhanteln vertikal über sich, Handflächen einander zugewandt.

2. Führen Sie die Gewichte in weitem Bogen seitlich herab, Handteller einander zugewandt und Ellbogen leicht gebeugt. Lassen Sie die Gewichte bis unter Bankhöhe herab, um die Brustmuskeln maximal zu dehnen. Kommen Sie in weitem Bogen wieder hoch, als würden Sie jemanden umarmen. Vermeiden Sie es, die Gewichte nach innen zu bringen und gerade hochzudrücken. Spannen Sie die Brustmuskeln am oberen Punkt der Bewegung an, damit sie voll kontrahieren.

Diese Übung wird wie auf der Flachbank ausgeführt, nur liegen Sie jetzt auf einer Schrägbank, Kopf höher als die Hüften.

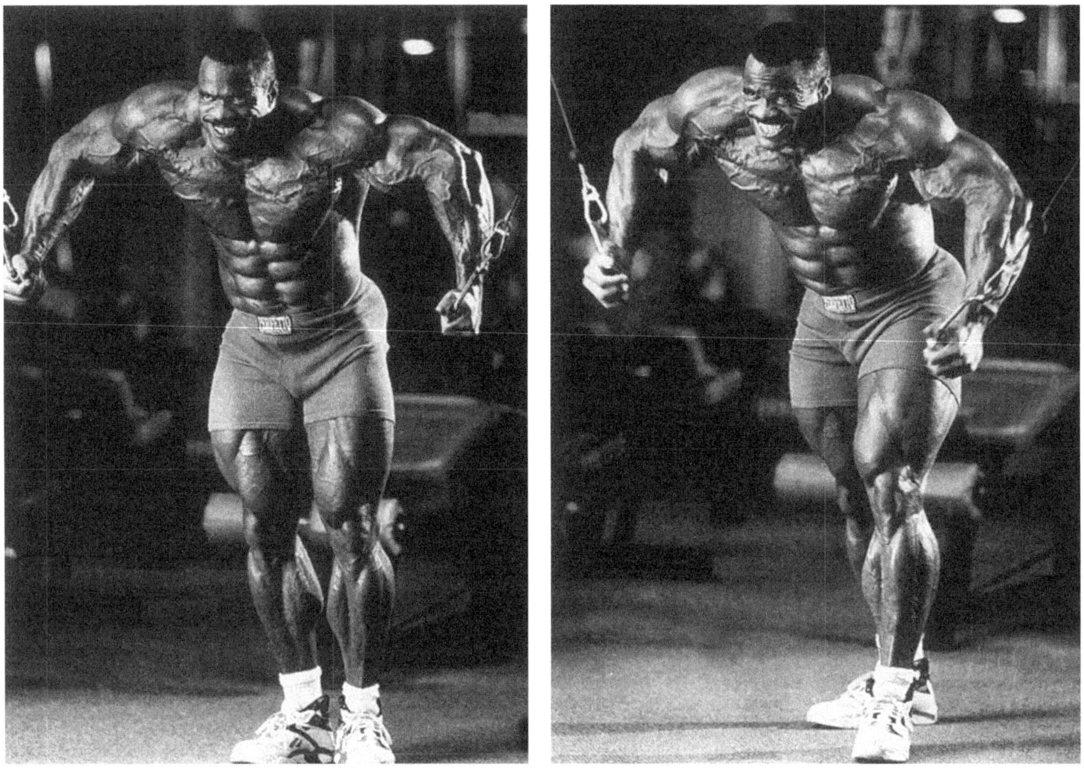

Paul Dillet

Fliegende mit Kabelzug im Stehen

Zweck der Übung: Entwicklung des inneren Bereichs der Brustmuskeln.

1. Zur Ausführung dieser Bewegung im Stehen fassen Sie die Griffe zweier Kabelzüge von oben, stellen sich etwas vor der gedachten Verbindungslinie zwischen die Zuggeräte und breiten die Arme nahezu gestreckt nach beiden Seiten aus.

2. Beugen Sie sich aus der Taille heraus etwas vor und bringen Sie die Hände in einer weiten, umarmenden Bewegung mit leicht gebeugten Ellbogen nach vorn. Fühlen Sie, wie die Brustmuskeln kontrahieren. Führen Sie die Hände nicht nur bis zur Mitte zusammen, sondern bringen Sie sie etwas über Kreuz, und spannen Sie die Muskeln möglichst stark an. Wechseln Sie bei jeder Wiederholung ab, welche Hand vor die andere kommt.

Fliegende, bei denen Kabel den Widerstand liefern, ist eine Spezialübung, die die Brustmuskeln in der Mitte beansprucht und die eindrucksvollen Querstreifen herausarbeitet; außerdem entwickelt die Übung auch die unteren Brustmuskeln.

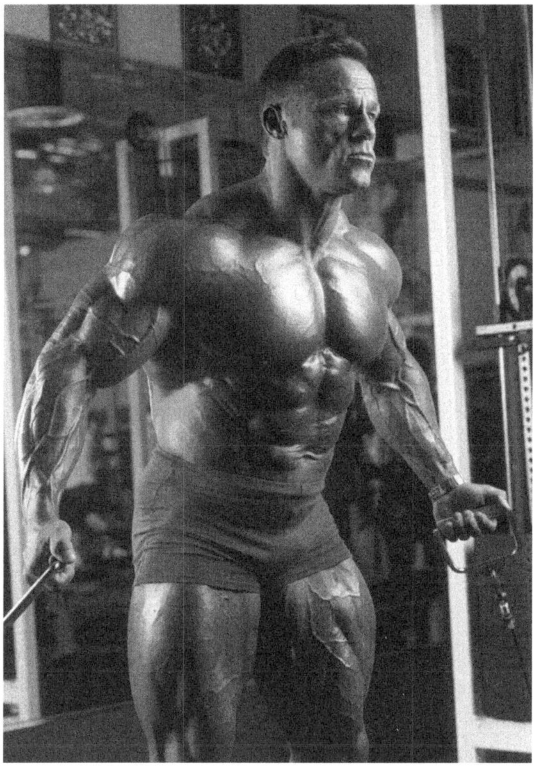
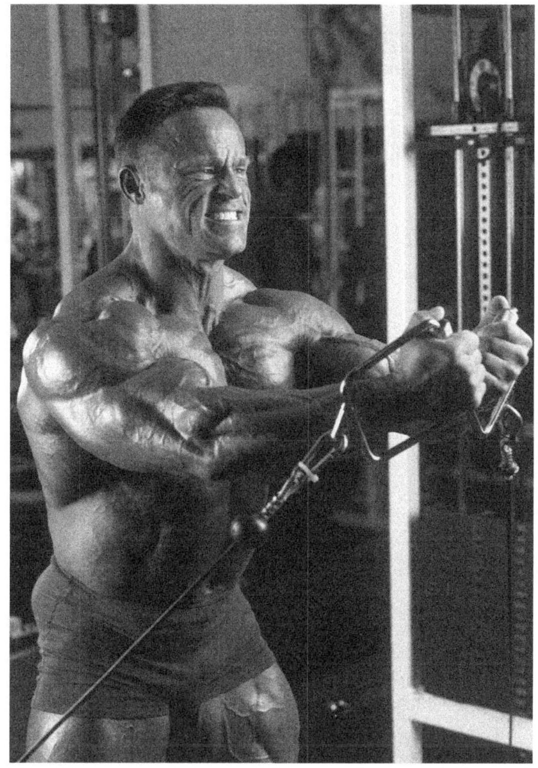

Peter Cottrell

Kabelzüge über Kreuz in Vorbeuge

Zweck der Übung: Trainieren der inneren Brustmuskeln im mittleren und unteren Bereich.

1. Unter Verwendung zweier Kabelzüge von oben fassen Sie mit jeder Hand einen Griff und beugen sich vor, Arme seitlich ausgestreckt.

2. Ziehen Sie die Hände gegeneinander, lassen Sie sie über Kreuz kommen, und ziehen Sie weiter, bis Sie spüren, dass die Brustmuskeln maximal kontrahiert sind. Verharren Sie einen Augenblick und spannen Sie die Brustmuskeln zusätzlich an. Dann lassen Sie die Arme von den Kabeln wieder in die Ausgangsstellung ziehen.

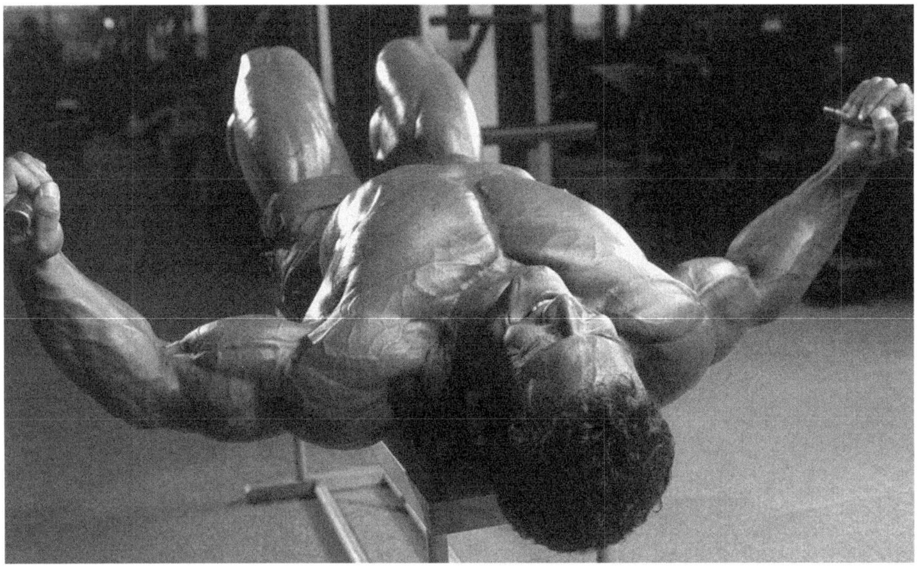

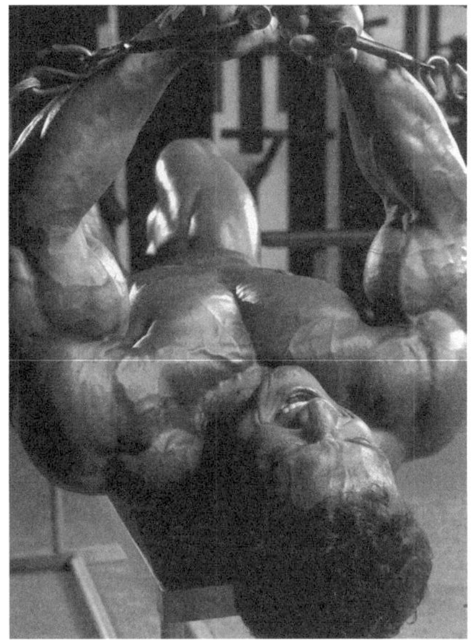

Lee Labrada

Kabelzüge über Kreuz auf der Flachbank

Zweck der Übung: Entwickeln und Definieren der inneren Brustmuskeln.

1. Legen Sie sich zwischen zwei Zuggeräte von unten auf eine Flachbank.

2. Fassen Sie mit jeder Hand einen Griff, und bringen Sie die Hände in Armeslänge vor sich zusammen, Handflächen einander zugewandt. Die Ellbogen leicht gebeugt haltend, bringen Sie die Hände seitlich in weitem Bogen nach unten, bis die Brustmuskeln ganz gedehnt sind.

3. Führen Sie die Arme im gleichen weiten Bogen in die Ausgangsstellung zurück, als würden Sie jemanden umarmen. Sie können die Bewegung am oberen Punkt in der Mitte beenden oder die Arme etwas über Kreuz bringen, damit die Brustmuskeln möglichst stark kontrahieren.

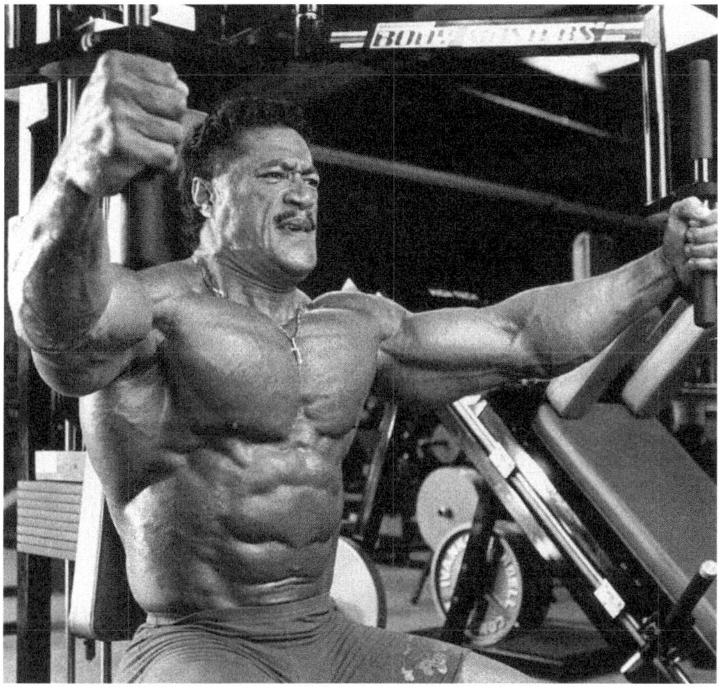

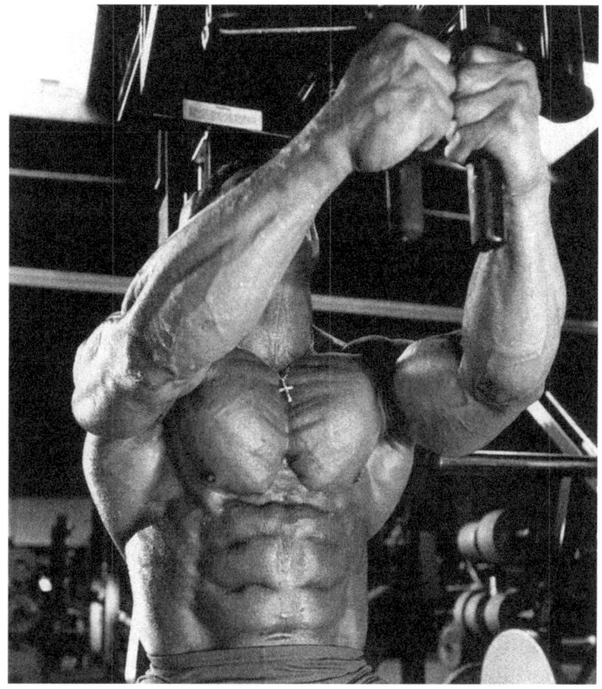

Sonny Schmidt

Fliegende an der Maschine

Zweck der Übung: Ausbildung der Definition und Streifung der Brustmuskeln.

In vielen Studios stehen diverse Brustmaschinen oder »Butterfly-Geräte«, die annähernd Fliegende gestatten. Beim Trainieren an diesen Maschinen sollten Sie darauf hinarbeiten, den Bewegungsspielraum bestmöglich auszunutzen, die Brustmuskeln also bei ausgebreiteten Armen maximal zu dehnen und sie bei kleinstem Armabstand zusätzlich isometrisch anzuspannen.

Maschinen für Fliegende sind nicht zum Aufbau von Masse geeignet, aber sehr nützlich, um die Definition zu verbessern.

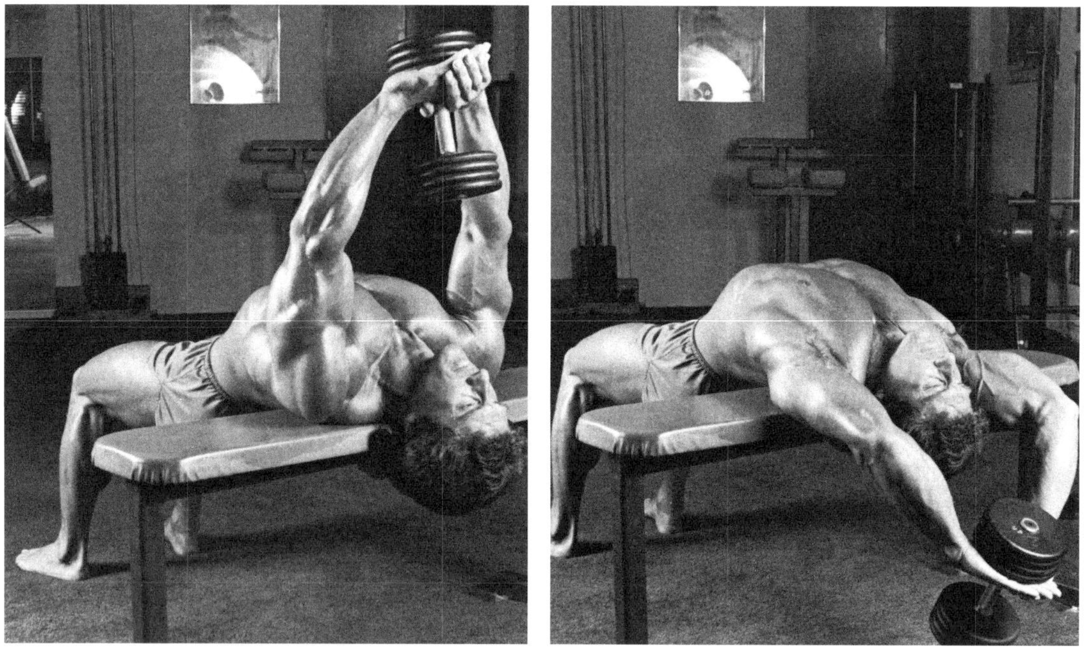

Überzüge mit gestreckten Armen

Zweck der Übung: Entwicklung der Brustmuskeln und Weitung des Brustkorbs.

1. Legen Sie eine Kurzhantel auf eine Trainingsbank, drehen Sie sich um, und legen Sie sich quer über die Bank, sodass nur die Schultern aufliegen, Füße flach auf dem Boden. Fassen Sie die Kurzhantel mit beiden Händen, und halten Sie sie vertikal über die Brust, beide Handflächen gegen die Innenseite der oberen Scheibe gedrückt.

2. Führen Sie das Gewicht mit gestreckten Armen langsam in einem großen Bogen hinter den Kopf herab und fühlen Sie, wie die Brust gedehnt wird. Senken Sie gleichzeitig die Hüften, um die Dehnung noch zu verstärken.

3. Nachdem Sie die Kurzhantel so weit wie möglich herabgelassen haben, bringen Sie sie im gleichen Bogen wieder in die Ausgangsstellung hoch. Heben Sie die Hüften beim Hochbringen des Gewichts nicht an. Halten Sie das Becken die ganze Bewegung hindurch unten, um für maximale Dehnung und damit für größtmögliche Weitung des Brustkorbs zu sorgen.

Das ist die beste Bewegung zur Weitung des Brustkorbs. Die Übung entwickelt auch die Brustmuskeln und baut die vorderen Sägemuskeln auf.

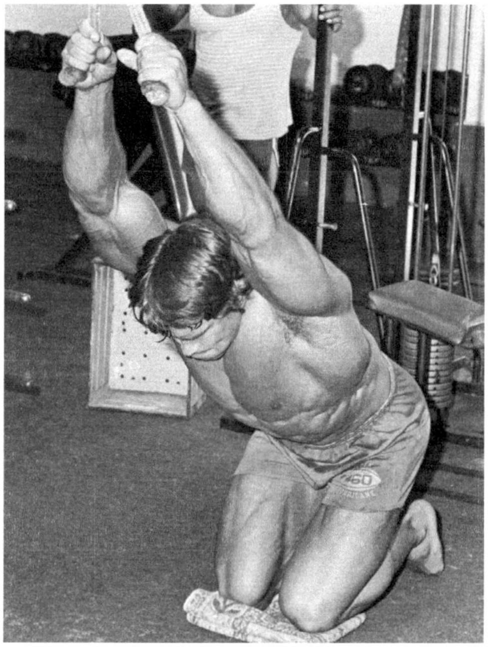

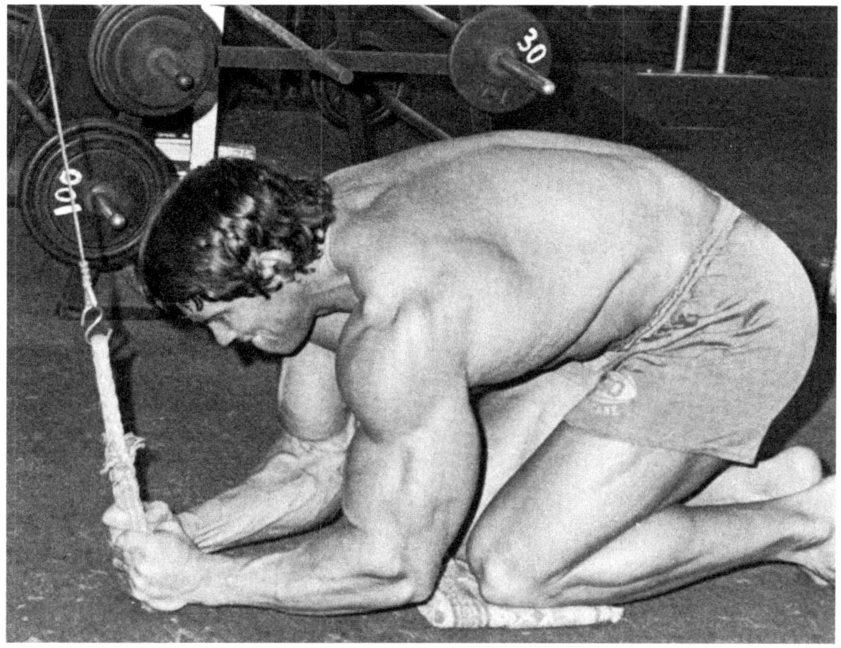

Seilzüge

Zweck der Übung: Entwicklung der Serratusmuskeln.

1. Knien Sie sich auf den Boden und fassen Sie die Enden eines an einem Kabelzug von oben befestigten Seils.

2. Die Arme gestreckt über sich haltend, ziehen Sie den Oberkörper mit den Latissimusmuskeln nach unten. Setzen Sie diese Bewegung fort, bis der Kopf fast die Oberschenkel berührt.

3. Ziehen Sie die Ellbogen auf den Boden herab. Kommen Sie aus der gebeugten Haltung wieder in die Ausgangsstellung hoch, bis die Arme gestreckt sind und Sie die Dehnung im Latissimus spüren. Sie müssen bei Seilzügen auf sehr exakte Bewegungsausführung achten, sollten nicht Maximalgewicht anstreben. Versuchen Sie zu erreichen, dass die Serratusmuskeln am Ende des Satzes wirklich brennen.

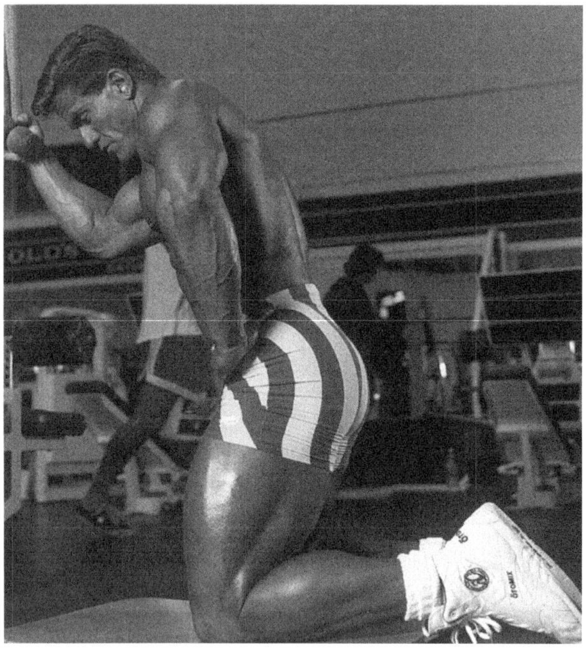

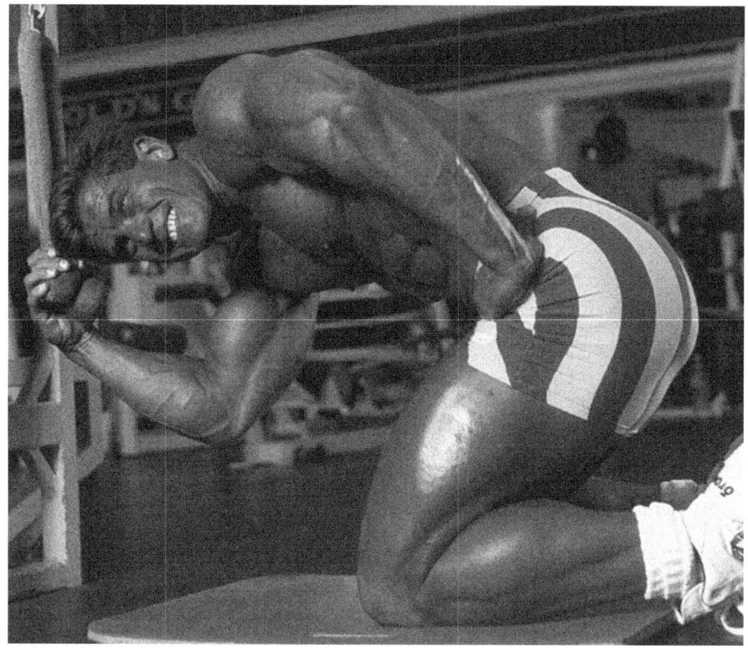

Lee Apperson

Einarmige Kabelzüge

Zweck der Übung: Beanspruchung des rechten bzw. linken Serratusmuskels.

1. Knien Sie sich auf den Boden und fassen Sie den Griff eines Kabelzugs von oben im Untergriff. Mit dem Latissimus ziehend, bringen Sie den Ellbogen zum Knie herab. »Pressen« Sie den Serratus und den Latissimus bewusst zusammen, sodass diese Muskeln voll kontrahieren.

2. Kommen Sie dann langsam wieder in die Ausgangsstellung zurück. Entscheidend ist bei dieser Übung absolut korrekte Ausführung. Führen Sie die Bewegung langsam und kontrolliert aus, und konzentrieren Sie sich darauf, die Kontraktion des Latissimus und des Serratus zu spüren. Wiederholen Sie die Übung mit dem anderen Arm.

Überzüge an der Maschine

Maschinen-Überzüge können zur Entwicklung des Serratus wie des Latissimus ausgeführt werden. Lernen Sie zu fühlen, wann die Serratusmuskeln am härtesten arbeiten und korrigieren Sie Ihre Körperhaltung und die Bewegung der Ellbogen, bis Sie spüren, dass diese Muskeln maximal kontrahieren.

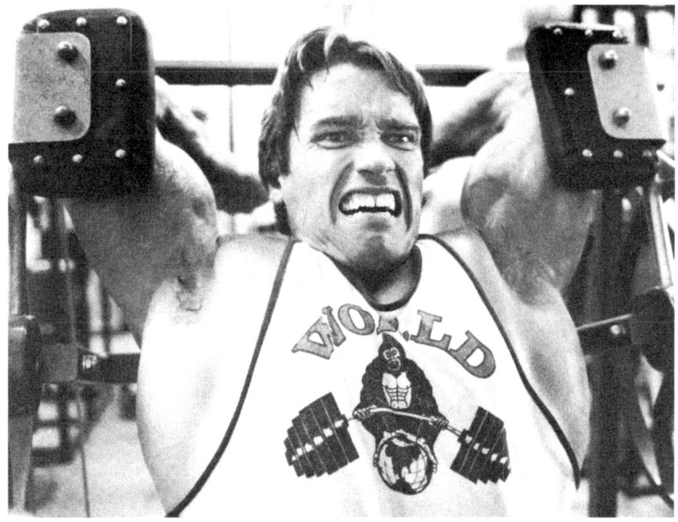

Klimmzüge mit engem Griff

Wenn Sie sich bei dieser Bewegung auf die Kontraktion der Serratusmuskeln konzentrieren, verhilft Ihnen diese Latissimusübung auch zu einem sehr guten Serratustraining.

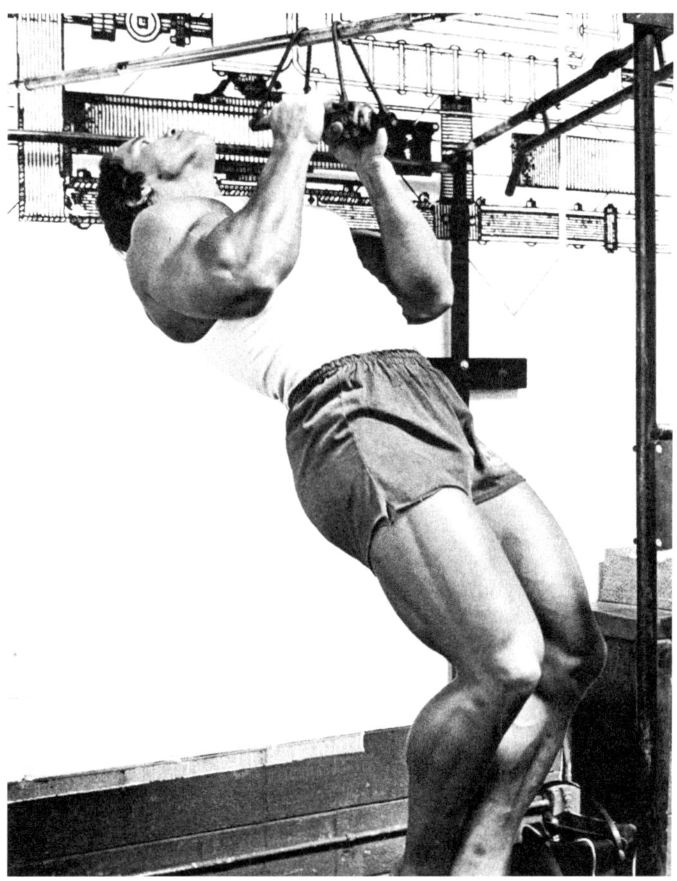

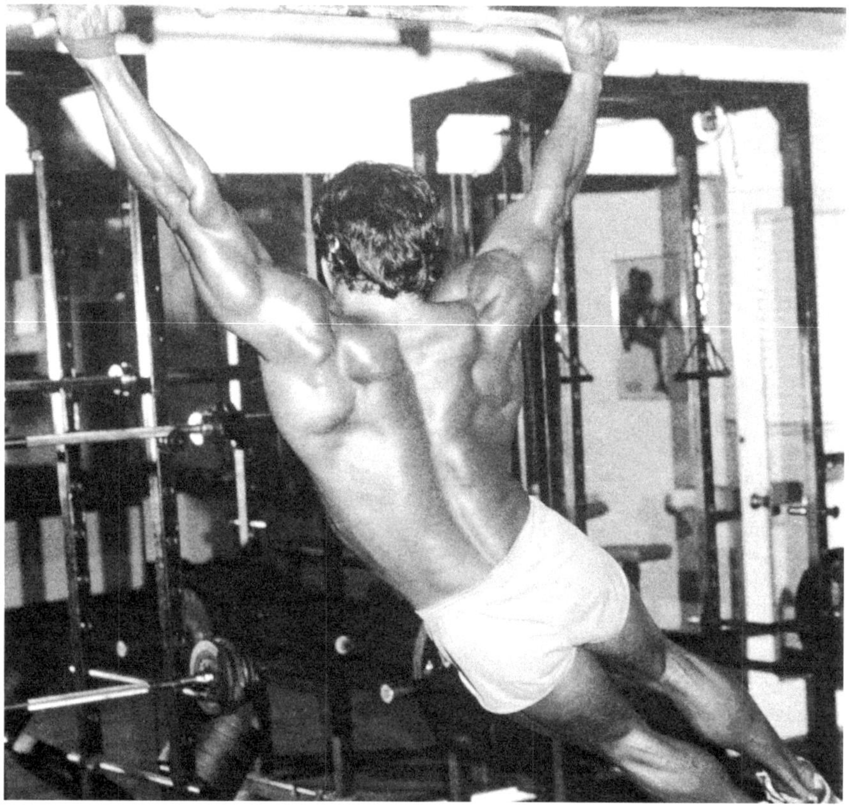

Serratuspressen hängend

Zweck der Übung: Isolierung und Entwicklung des Serratus.

1. Hängen Sie sich an eine Klimmzugstange, Handflächen nach vorn zeigend. [Der Gebrauch von Zughilfen entlastet die Hände und Handgelenke.]

2. Schwenken Sie die Beine langsam nach einer Seite und fühlen Sie, wie die Serratusmuskeln auf der einen Seite vollständig gedehnt und auf der anderen Seite maximal kontrahiert werden.

3. Kommen Sie langsam wieder in die Mitte zurück, und wiederholen Sie die Bewegung nach der anderen Seite. Konzentrieren Sie sich auf größtmögliche Dehnung, und versuchen Sie, die Bewegung nur mit dem Serratus auszuführen, um diese Muskeln möglichst gut zu isolieren. Diese Übung verlangt kontrollierte Ausführung und einwandfreie Technik. Schwingen Sie die Beine nicht wie ein Pendel hin und her, sondern bewegen Sie sie konzentriert, erst zur einen, dann zur anderen Seite.

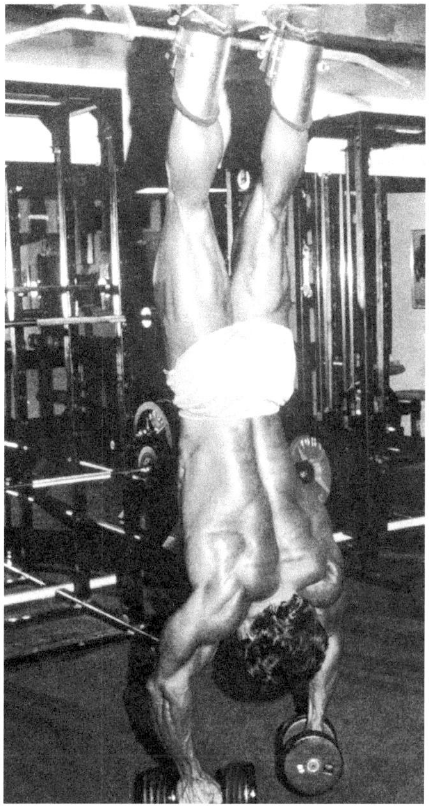

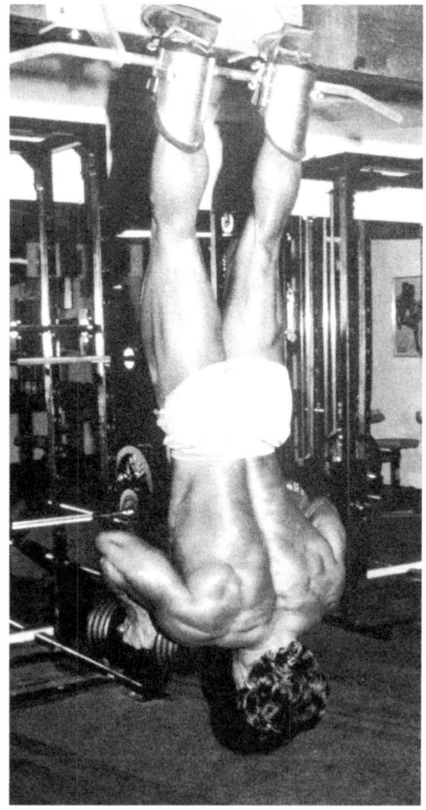

Kurzhantelrudern hängend

Zweck der Übung: Isolierung und Entwicklung des Serratus.

1. Hängen Sie sich mit Inversionsstiefeln an eine Klimmzugstange, Kopf nach unten. Nehmen Sie eine Kurzhantel in jede Hand und lassen Sie sie nach unten herabhängen. Fühlen Sie, wie die Serratusmuskeln maximal gedehnt werden.

2. Konzentrieren Sie sich auf möglichst isolierten Einsatz der Serratusmuskeln und heben Sie die Kurzhanteln vor dem Körper hoch. Die Ellbogen kommen beim Heben nach vorne, nicht seitlich nach außen. Am Punkt maximaler Serratuskontraktion verharren Sie einen Moment, bringen die Kurzhanteln dann langsam wieder in die Ausgangsstellung und fühlen erneut die Dehnung des Serratus. Achten Sie bei dieser Bewegung darauf, dass die Ellbogen und die Kurzhanteln möglichst dicht am Körper bleiben.

Kapitel 3

Rücken

Die Muskeln des Rückens

Trapezius, ein flächiger, dreieckiger Muskel beiderseits der Wirbelsäule, der sich vom Nacken nach außen zieht und von dort zwischen den Schulterblättern nach unten.
Hauptfunktion: Hebt den ganzen Schultergürtel.

Latissimus dorsi, großer, dreieckiger Muskel, der sich auf beiden Seiten von unterhalb der Schultern zum Kreuz herabzieht. Größter Muskel des Oberkörpers.
Hauptfunktion: Zieht die Schultern nach unten und nach hinten.

Erector spinae (Rückenstrecker), mehrere Muskeln im unteren Rückenbereich, die die Nervenkanäle schützen und helfen, die Wirbelsäule aufrecht zu halten. Die Rückenstrecker sind auch diejenigen Muskeln des Körpers, die sich nach schwerem Training am langsamsten erholen.
Hauptfunktion: Halten die Wirbelsäule aufrecht.

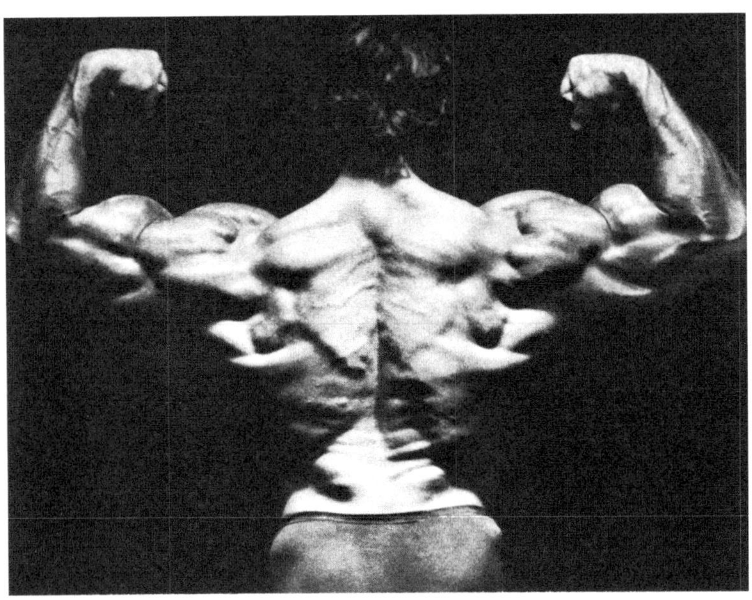

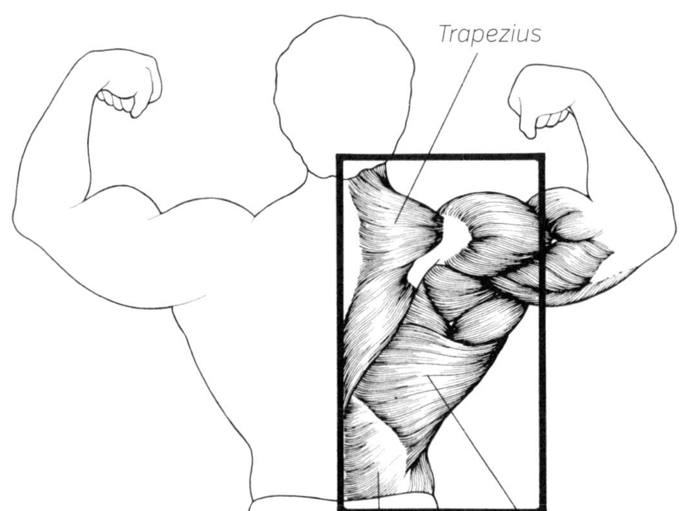

Rückentraining

Die Entwicklung eines breiten, dichten, massiven Rückens ist für den Bodybuilder von Format ein Muss. Starke Rückenmuskeln sind zum Heben und Tragen schwerer Lasten unentbehrlich, und ein muskulöser Rücken galt seit jeher als das Zeichen männlicher Körperkraft.

»Mein Rücken ist eine Waffe, die ich einsetze, um meine Gegner vernichtend zu schlagen«, sagt der zweifache Mr. Olympia Franco Columbu. »Ich lege die Daumen ans Kreuz und fange an, die Lats zu spreizen. Es kommt nicht alles auf einmal – ich spanne sie erst ein paarmal an und lasse sie dann nach und nach zu voller Breite wachsen. Jedes Mal, wenn die Zuschauer und die Kampfrichter denken, das sei alles, spanne ich mehr an und spreize sie noch weiter. Und genau dann, wenn allen vor Staunen ob einer solch unglaublichen Entwicklung die Luft wegbleibt, hebe ich die Arme zu einer kraftvollen Doppelbizepspose und zeige enorme Muskulosität, Masse und Teilung. Wenn ich das mache, können nur die allerbesten Bodybuilder neben mir stehen, ohne von der Schockwelle von der Bühne gefegt zu werden.«

Wenn ein Bodybuilding-Kampfrichter den Rücken eines Konkurrenten betrachtet, interessieren ihn vor allem drei Dinge: 1. die Masse und Muskulosität des oberen Rückens; 2. die Linienführung und Breite des Latissimus; und 3. die Definition und Entwicklung des unteren Rückens und des unteren Latissimus.

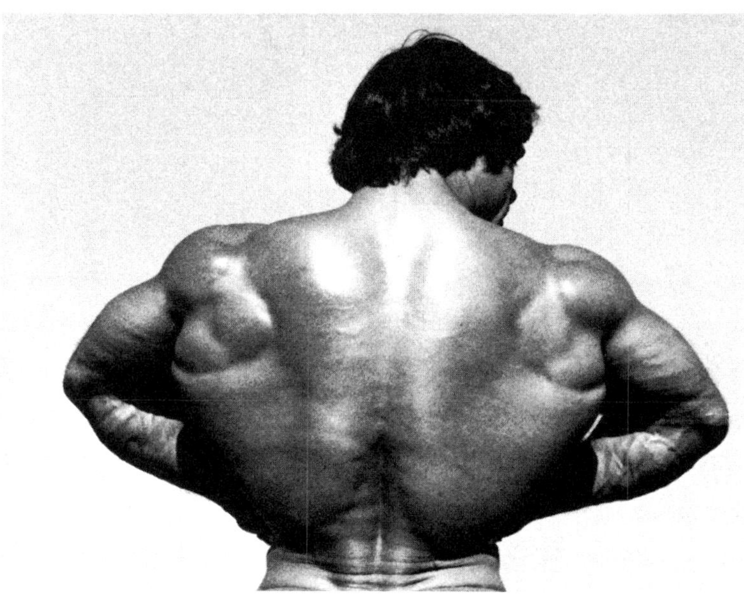

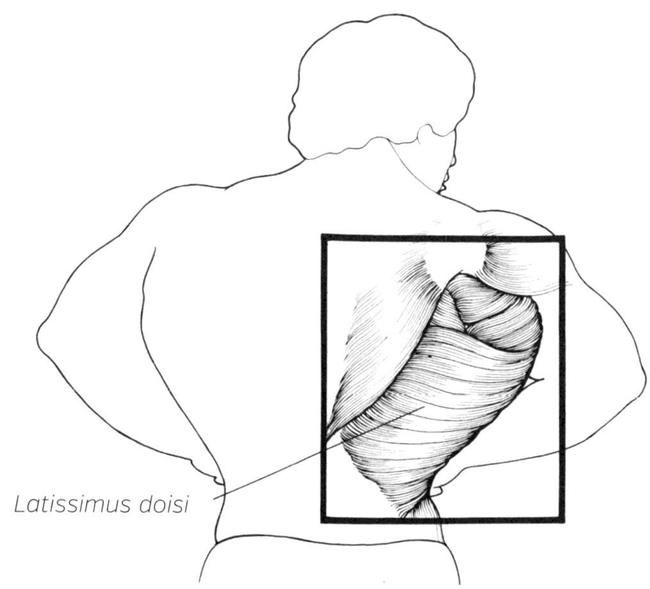

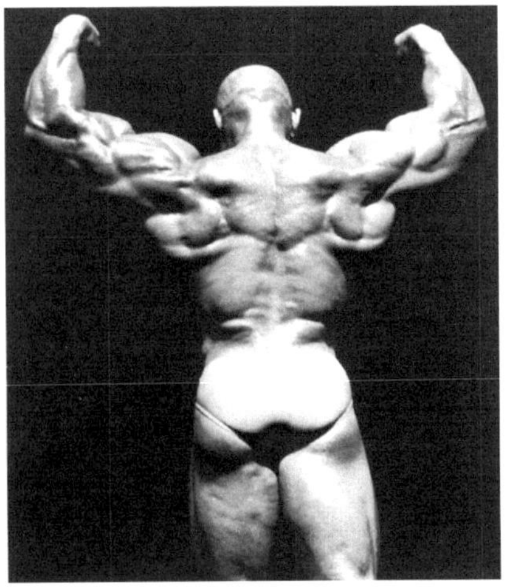

Sergio Oliva ist ein perfektes Beispiel für einen eindrucksvoll entwickelten oberen Rücken.

Der obere Rücken

Zur Entwicklung des oberen Rückens gehört mehr als die Rückenmuskeln selbst. Bei einer Doppelbizepspose von hinten dominieren zwar Trapezius und andere Muskeln des oberen und mittleren Rückens, aber bedeutsam für ihre Wirkung sind sämtliche Muskeln von einem Ellbogen bis zum anderen, einschließlich Bizeps und der hinteren Deltamuskeln.

Der zentrale Muskel des oberen Rückens ist der Trapezius, ein dreieckiger Muskel, der sich vom Nacken nach beiden Seiten zu den Schultern zieht und sich nach unten beiderseits der Wirbelsäule verjüngt, mit der Spitze auf halber Höhe des Rückens. An einem hervorragend entwickelten Rücken ist der Trapezius voll und massiv, bildet ein Gegengewicht zum Latissimus auf beiden Seiten und zeichnet sich bei Rückenposen deutlich von diesem ab. Zu den Übungen, die speziell die Trapezmuskeln trainieren, gehören all jene, bei denen die Schultern gehoben werden – vor allem Schulterheben und Rudern aufrecht, aber auch Rudern in bestimmten Stellungen sowie einige Varianten des Drückens; diese Übungen werden im Trapeziusprogramm beschrieben (siehe Seite 244).

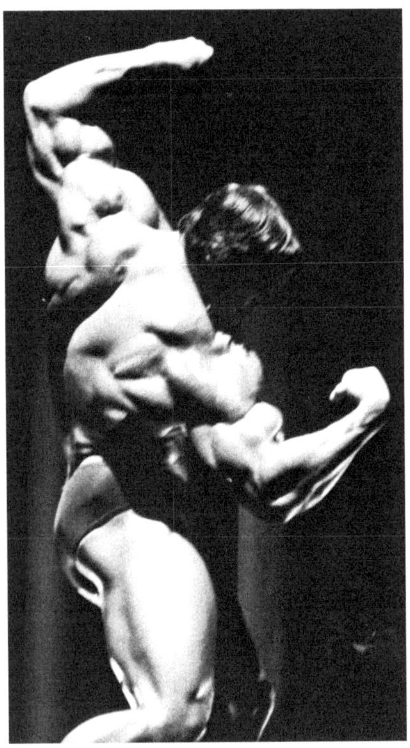

In einer seitlichen Rückenpose muss der obere Rücken dicht und muskulös sein, um mit der Entwicklung der Schultern, des Bizeps und des Trizeps sowie der Unterarme zu harmonieren.

Latissimus dorsi (Lats)

Der eindrucksvollste Bereich eines vollentwickelten Rückens ist die ausladende Linie des Latissimus. Es ist diese breite Muskelmasse, die der Welt verkündet, dass Sie tatsächlich Bodybuilder sind. Und es sind auch die Lats, die zuerst die Aufmerksamkeit der Kampfrichter auf sich lenken, selbst in entspannter Haltung in der ersten Runde. Die traditionelle V-Form des Bodybuilders – breite Schultern, die zu einer schmalen, straffen Taille übergeben – hängt von der richtigen Entwicklung des Latissimus ab. Ein Freund sagte mir einmal, er stelle sich seine Lats bei einer Latissimuspose auf der Bühne so breit vor, dass im Publikum der Eindruck entstehe, der Vorhang schließe sich!

Die Breite der Lats wird von allen Zugbewegungen von oben entwickelt, wie Latziehen am Rollenzug oder Klimmzügen. Wie sich die abwärts ziehende Bewegung genau auswirkt, hängt vom Arbeitswinkel ab, vom Abstand der Arme sowie davon, ob man vor oder hinter dem Körper nach unten zieht. Für umfassende Latissimusentwicklung habe ich daher im Rückenprogramm viele Bewegungen mit engem und mit

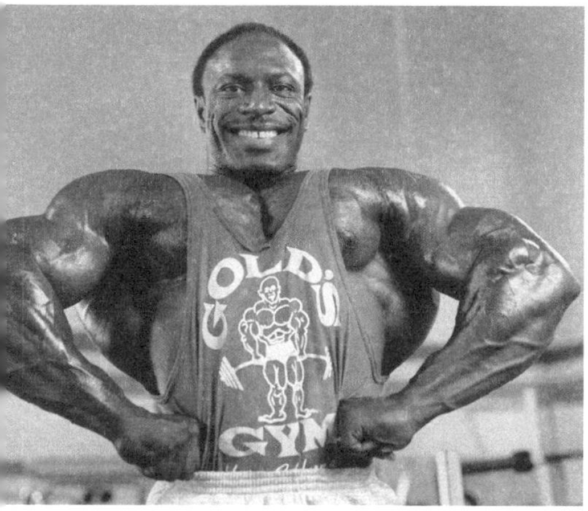

Lee Haney

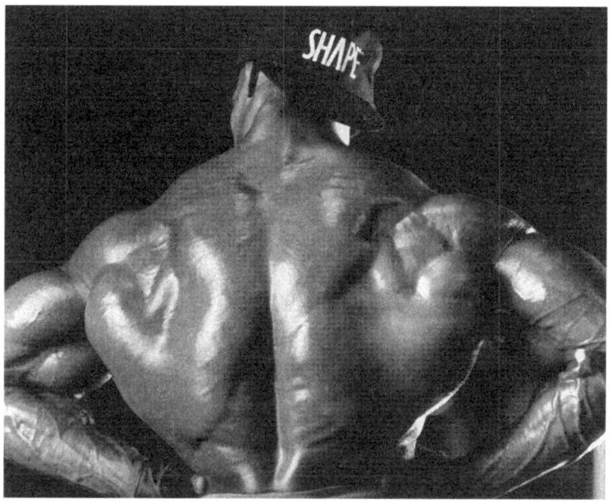

Ronnie Coleman

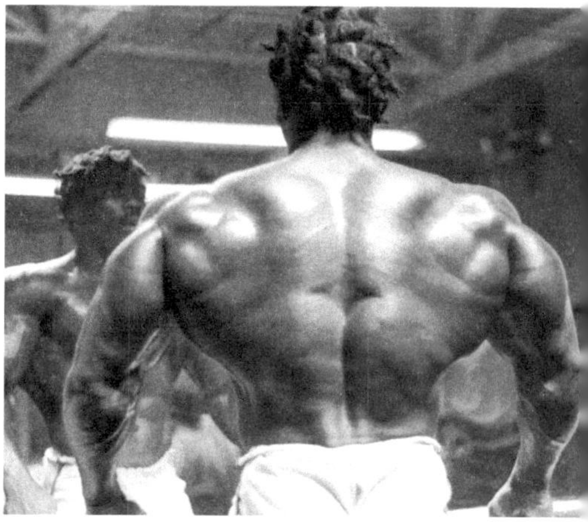

Robby Robinson

weitem Griff eingeplant sowie auch Klimmzüge und Latziehen nach vorn und in den Nacken.

Die Lats sind auch von vorne zu sehen, unterstreichen die Brust, indem sie den Rumpf verbreitern und bilden in ihren Konturen den Rahmen für die Brustmuskeln. Sie sind für viele Posen wichtig, einschließlich Doppelbizeps von vorne und von hinten sowie verschiedener gedrehter Posen.

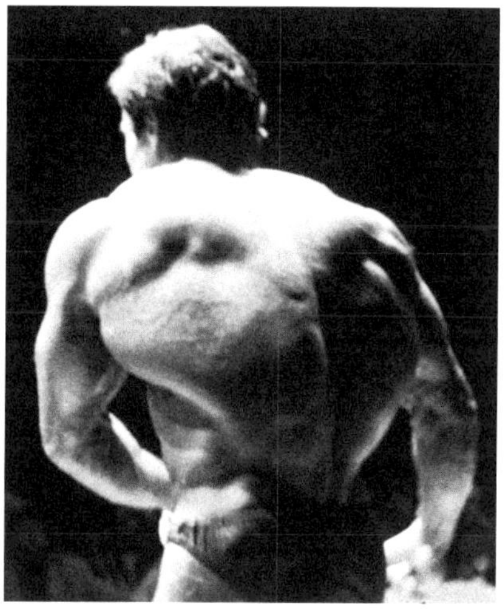

Franco Columbu

Die unteren Lats

Wenn man Franco Columbu und Frank Zane in einer gedrehten Rückenpose sieht, kann man von der Linienführung der unteren Lats, die sich bis zur Taille herabziehen, nur beeindruckt sein. Diese Linie verleiht dem Latissimus ein sehr ästhetisches Aussehen.

Zur Entwicklung der unteren Lats müssen die Rückenübungen mit sehr engem Griff ausgeführt werden, Klimmzüge und Latziehen am Rollenzug zum Beispiel, sowie auch einarmiges Rudern mit Kabelzug und Kurzhantel. Wichtig ist weiterhin, dass man die Muskeln zwischen den Sätzen dehnt, sich mit einer Hand irgendwo festhält und dann kräftig zieht, bis man den unteren Latissimus fast bis zur Hüfte herab spürt.

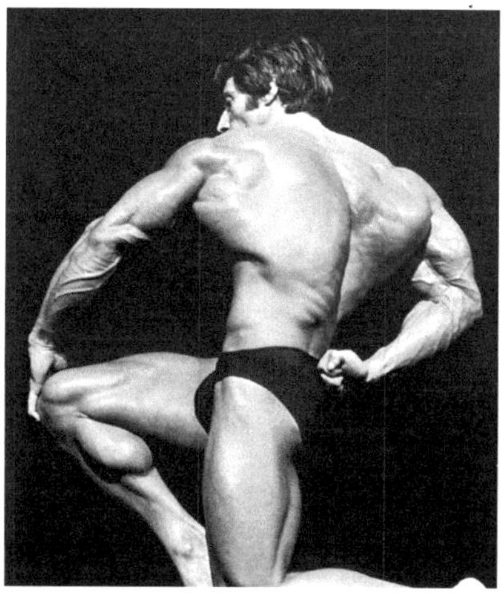

Frank Zane

Auch bei direkten Rückenposen sind gutentwickelte untere Lats hilfreich, weil sie durch ihren schrägen Verlauf eine Art Rahmen für gute Definition im unteren Rücken bilden.

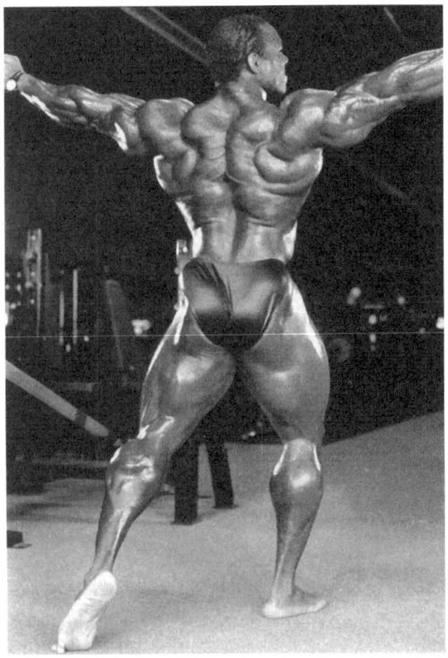

Flex Wheeler

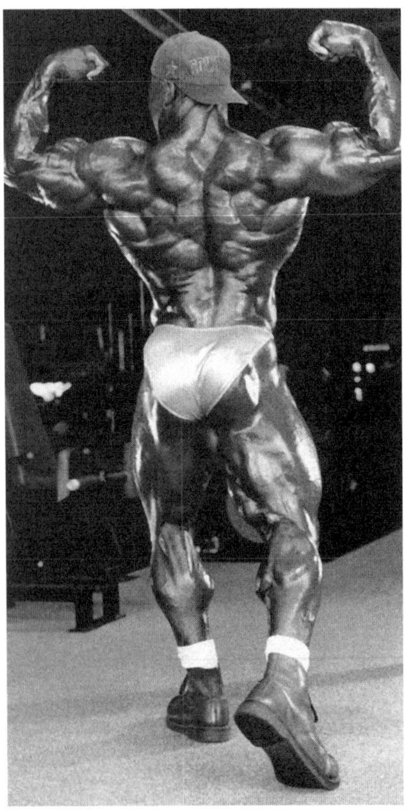

Chris Cormier

Muskeldichte in der Rückenmitte

Der Latissimus sollte nicht nur breit und geschwungen sein, sondern auch in der Rückenmitte kompakt und kraftvoll wirken. Viele Bodybuilder haben einen breiten Rücken mit ausladenden Lats, sehen aber in Rückenposen nicht optimal aus, weil ihnen in der Mitte des Rückens die kräftige, kompakte Muskulatur fehlt, die ein hervorragender Bodybuilder haben muss.

Wenn man sich Casey Viator ansieht, fällt zum Beispiel sofort auf, wie kraftvoll seine Rückenmuskulatur ausgebildet ist. Beim Mr. Olympia 1982 in London war Caseys Rücken sogar in entspannter Haltung von oben bis unten kompakt und hatte tiefe Einschnitte. Auch Roy Callender ist ein Bodybuilder, der seinen Rücken richtig trainiert und in der Mitte die nötige Muskeldichte erreicht hat.

Muskeldichte im Rücken wird hauptsächlich mit Ruderübungen erreicht – Langhantelrudern, Rudern an der Zugmaschine, Rudern an der einseitig belasteten Hantel und so weiter. Doch wenn Sie speziell die Rückenmitte entwickeln wollen, machen Sie Ruderübungen, die einen größeren Bewegungsumfang erlauben, damit die Muskeln in diesem Bereich voll kontrahieren können – Rudern an der Zugmaschine mit getrennten Kabeln oder mit weitem Griff, einarmiges Rudern oder Langhantelrudern mit weiterem Griff.

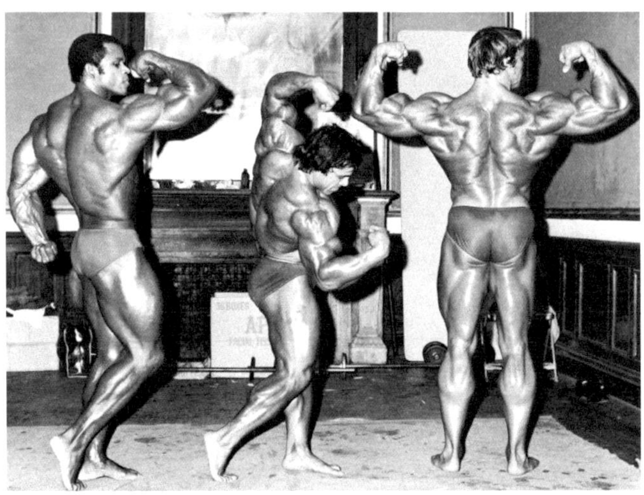

Der Rücken kann auf verschiedene Weise präsentiert werden, aber wie Sie sehen, ist umfassende Rückenentwicklung notwendig, damit jede Pose wirkt. Serge Nubret, Franco Columbu und ich haben alle einen kräftig entwickelten oberen und unteren Rücken, sehr breite Lats und gute Muskulosität.

Der untere Rücken

Viele Top-Bodybuilder haben einen hervorragenden oberen Rücken, aber keine entsprechende Entwicklung in der unteren Rückenpartie. Ein wirklich gutentwickelter unterer Rücken weist zu beiden Seiten der Wirbelsäule zwei dicke Muskelstränge auf. Ein Zeichen für jahrelanges Krafttraining wie schweres Kreuzheben, Rudern in Vorbeuge und andere Kraftübungen. Wenn man Boyer Coe auf der Bühne sieht, fällt sofort die gewaltige Linie seines Latissimus auf, aber wenn er neben einem Mann wie Danny Padilla steht, mit seinem kompakten und kraftvollen unteren Rücken, kann man sehen, dass Coe in diesem speziellen Bereich schwach ist.

Ein wirklich herkulischer Körper braucht diese kräftige, ausgeprägte Entwicklung im unteren Rücken. Sehen Sie sich Sergio Oliva, Casey Viator, Franco Columbu, Danny Padilla oder Ken Waller an, und Sie wissen, was prachtvoll entwickelte untere Rückenmuskeln sind. Frank Zane war früher einmal sehr schwach in diesem Bereich. Ich empfahl ihm als Abhilfe Rudern in Vorbeuge, beginnend mit relativ leichtem Gewicht und die Last mit zunehmender Muskelentwicklung steigernd. Zane ist ein so leidenschaftlicher Bodybuilder, dass sich seine untere Rückenmuskulatur schon nach relativ kurzer Zeit enorm verbesserte, und nach einem Jahr waren sogar Streifen quer über den unteren Rücken zu sehen.

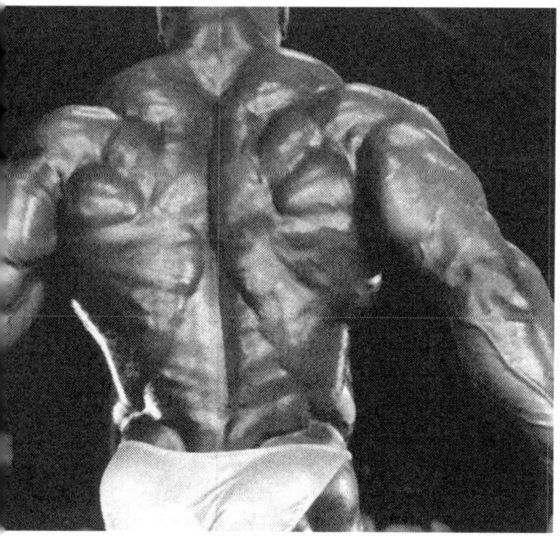
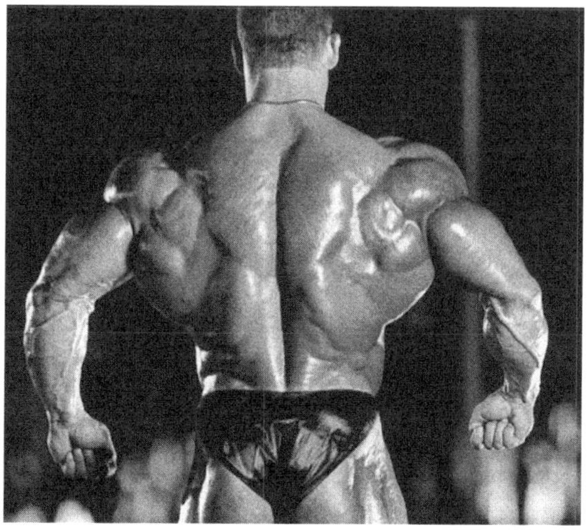
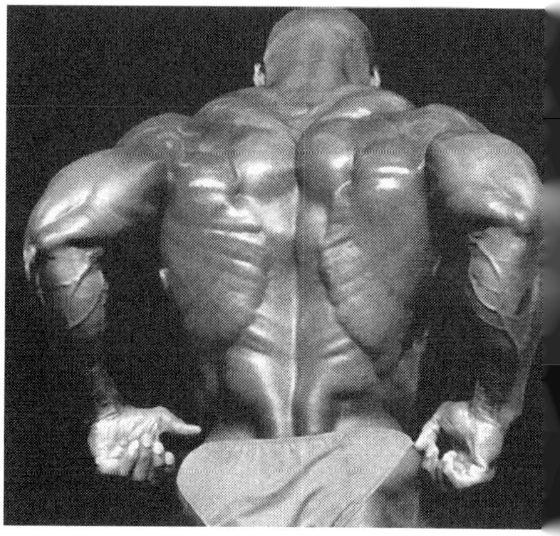

Die drei Top-Bodybuilder Chris Cormier, Dorian Yates und Flex Wheeler demonstrieren hier verschiedene Möglichkeiten die Muskularität des Rückens richtig zur Geltung zu bringen.

Da wir Männer dazu neigen, um die Taille herum leicht Fett anzusetzen, ist ein straffer und definierter unterer Rücken ein sichtbarer Beweis dafür, dass ein Bodybuilder hart gearbeitet hat, um in Form zu kommen. Wenn er eine Doppelbizepspose von hinten zeigt und die Kampfrichter einen scharf definierten, ausgeformten unteren Rücken sehen, wissen sie sofort, dass er nicht nur für den Latissimus ein enormes Trainingspensum bewältigt hat, sondern für den ganzen Rücken.

Ich habe von Anfang an Übungen für den unteren Rücken eingeplant, damit Bodybuilder, die mein Trainingsprogramm befolgen, nach vielleicht einem Jahr Training nicht mit einem schwachen unteren Rücken dastehen. Schwere Kraftübungen wie Kreuzheben sind ideal, weil sie die unteren Rückenmuskeln nicht nur entwickeln, sondern auch kräftigen, sodass man viele andere Übungen wie etwa Rudern in Vorbeuge machen kann, ohne dass der untere Rücken vor dem oberen den Dienst versagt.

Funktionen der Rückenmuskeln

Der Latissimus hat im Rahmen des Bodybuilding-Trainings zwei grundlegende Funktionen: Er zieht die Schulter nach hinten (eine Ruderbewegung), und er zieht die Schulter nach unten (Latziehen am Rollenzug oder Klimmzüge). Bei diesen Bewegungen wird häufig der Fehler gemacht, zu viel Bizeps und nicht genügend Rücken einzusetzen oder durch Wippen mit dem Rumpf die unteren Rückenmuskeln ins Spiel zu bringen, anstatt den Latissimus die Hauptarbeit leisten zu lassen. Beim Trainieren müssen Sie sich bemühen, diese Muskeln isoliert zu belasten, sodass nur sie an der Bewegung beteiligt sind.

Die unteren Rückenmuskeln arbeiten anders als die meisten übrigen Muskeln des Körpers. Sie sind Stabilisatoren, die dem Körper Halt geben; sie kontrahieren nicht ständig im Wechsel mit Erschlaffung und Dehnung über ihre ganze Länge wie etwa der Bizeps. Bei Übungen wie Hyperextensionen oder Kreuzheben mit gestreckten Beinen, bei denen der volle Bewegungsumfang ausgenutzt wird, werden die unteren Rückenmuskeln daher so stark belastet, dass es eine ganze Woche dauern kann, bis sie sich wieder vollständig erholt haben. Deshalb ist Krafttraining mit Maximalgewichten nur einmal wöchentlich notwendig. An den übrigen Tagen machen Sie Ihre normalen Trainingssätze mit submaximalem Gewicht.

Planung des Rückenprogramms

Wenn Sie ein umfassendes Trainingsprogramm für den Rücken erstellen wollen, müssen Sie die Funktion aller wichtigen Rückenmuskeln berücksichtigen, damit Sie Übungen für alle Partien einplanen und keine wichtigen Muskeln übersehen. Wenn Sie sich der Komplexität des Rückens nicht bewusst sind und nicht richtig erkennen, wie viele verschiedene Bewegungen für eine ausgeglichene Rückenentwicklung notwendig sind, werden Sie eines Tages erhebliche Schwächen in dieser Körperpartie haben.

Es ist zum Beispiel nicht zweckmäßig, fünf Sätze Klimmzüge nach vorne und fünf in den Nacken zu machen, dazu noch fünf Sätze Latziehen am Rollenzug mit engem Griff und fünf weitere mit weitem Griff. Das ist kein adäquates Rückentraining. Diese Übungen beanspruchen alle die abwärts ziehende Funktion des Rückens und bringen Latissimusbreite; aber ein komplettes Rückenprogramm muss auch für Muskeldichte sorgen, muss die unteren Lats trainieren sowie Kraft und Definition im unteren Rücken entwickeln.

Das Grundtrainingsprogramm beginnt mit einfachen Übungen wie Kreuzheben und Klimmzügen. Später kommen zum Kreuzheben noch andere Rückenübungen wie Hyperextensionen und Good Mornings hinzu. Ähnlich kann man Klimmzüge mit Latziehen abwärts ergänzen und anstelle zweihändiger Ruderübungen gelegentlich einarmiges Rudern ausführen und so weiter. Im Fortgeschrittenen- und Wettkampfprogramm habe ich noch mehr Rückenübungen eingeplant, so dass Sie als angehender Wettkämpfer für alle wichtigen Rückenpartien mehrere Bewegungen ausführen.

Training für schwache Punkte

Das häufigste Problem, das aktive Bodybuilder heutzutage haben, ist unvollständige Rückenentwicklung. Das mag zum einen ganz einfach daran liegen, dass sie den Rücken nie so eingehend betrachten wie den Körper von vorne und folglich nicht motiviert sind, den Rücken genauso fleißig zu trainieren wie die Brust oder die Arme. Ein anderer Grund ist jedoch mangelhafte Technik im Rückentraining. Dieses Training ist heikler und schwieriger, als die meisten Bodybuilder denken.

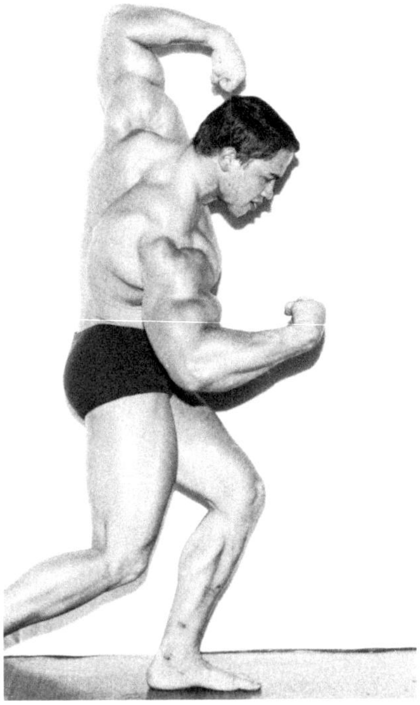

Welch ein Unterschied in drei Jahren! Im Alter von 18 merkte ich, dass ich mehr Muskeldichte im oberen Rücken brauchte …

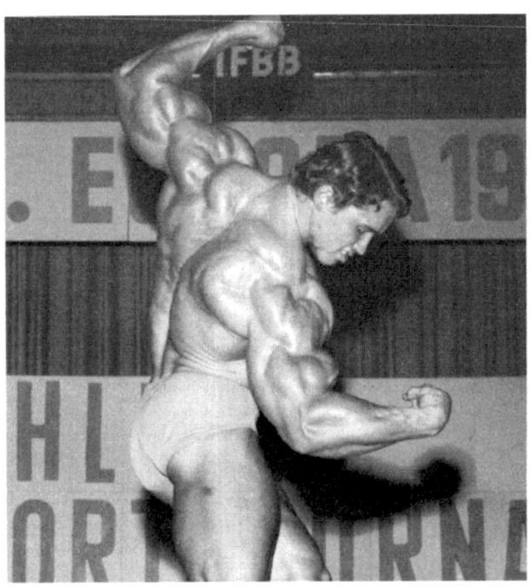

… mit 21 fahren war nach konzentriertem Training für diese Körperpartie aus einer Schwäche eine Stärke geworden.

Die Hauptfunktion des Latissimus und anderer Rückenmuskeln ist zum Beispiel die, den Schultergürtel nach unten und nach hinten zu ziehen. Viele Bodybuilder wissen nicht recht, welche Muskeln eigentlich beansprucht werden sollten. Wenn sie bei den Übungen zurückwippen und die unteren Rückenmuskeln oder die Schultern einsetzen, werden die Rückenmuskeln nie über den vollen Bewegungsumfang beansprucht.

Sie haben in Ihrer Jugend gelernt, dass Sie sich durch koordinierten Einsatz der Muskeln das Heben erleichtern können. Sie haben gelernt, beim Heben die Knie zu beugen, um die Rückenmuskeln zu entlasten und die Belastung so zu verteilen, dass benachbarte Muskeln mithelfen. Das ist genau das Gegenteil dessen, was Sie als Bodybuilder anstreben. Für effektives Rückentraining müssen Sie lernen, die verschiedenen Partien des Rückens zu isolieren und dann den einzelnen Partien die Arbeit zu erschweren, nicht zu erleichtern.

Ich habe Bodybuilder beobachtet, die beim Rudern in Vorbeuge so unmögliche Lasten aufgelegt hatten, dass es ihnen nur unter Einsatz jeder einzelnen Muskelfaser im Körper möglich war, die Hantel hochzubringen. Ein solches Abfälschen führt niemals zu einem erstklassigen Rücken. Beim Rudern im Sitzen legen viele Bodybuilder so viel Gewicht auf den Stapel, als ginge es nur darum, schwere Lasten zu heben, und wippen dann weit zurück, setzen den unteren Rücken zu stark ein, um die Bewegung zu Ende führen zu können.

Auch lassen viele Bodybuilder beim Latziehen abwärts oder bei Ruderübungen den Bizeps zu viel Zugarbeit leisten, was zu kräftiger Armentwicklung führt, aber für den unteren Rücken nicht viel bringt. Sie müssen sich darauf konzentrieren, die Arme nur als Verbindungsglied zwischen Rücken und Stange bzw. Griff einzusetzen, nicht als Hauptmittel zum Heben des Gewichts.

Doch auch das Beherrschen der absolut einwandfreien Technik ist im Rückentraining noch nicht alles. Der Rücken besteht aus einer Reihe komplexer und untereinander zusammenhängender Muskeln, die sich nicht unbedingt alle gleich schnell entwickeln. Wenn Sie als bereits weiter fortgeschrittener Bodybuilder sehen, welche Rückenpartien auf das Training schneller angesprochen haben als die anderen, müssen Sie Ihr Programm abändern und für die schwächer entwickelten Muskeln mehr Arbeit einplanen.

Entwicklung des äußeren Rückens

Die äußeren Partien der Rückenmuskulatur sprechen auf Rudern mit engem Griff an, weil Sie die Hantelstange oder die Kabelgriffe nicht weiter nach hinten führen können als bis vor den Rumpf, sodass der Bewegungsumfang eingeschränkt ist. Eine meiner Lieblingsübungen für den äußeren Rücken ist möglichst korrekt ausgeführtes T-Bar-Rudern.

Entwicklung der oberen Rückenmuskeln

Als Hauptübung zur Entwicklung des oberen Rückens empfehle ich schweres Langhantelrudern in Vorbeuge. Zusätzlich können Sie Rudern im Sitzen mit weitem Griff machen, wobei Sie anstelle von Griffen eine lange Stange verwenden. Wenn eine Seite des oberen Rückens stärker entwickelt ist als die andere, können Sie einarmiges Kurzhantelrudern versuchen, um jede Seite für sich zu trainieren.

Latissimusbreite

Der Latissimus ist sowohl für Frontposen wie auch für Rückenposen sehr wichtig. Franco Columbu hat wahrlich olympische Lats. Sie sehen in jeder Pose und unter jedem Blickwinkel gut aus. Die Linienführung und Breite des Latissimus wird durch Übungen akzentuiert, die diese Muskeln möglichst weit nach außen ziehen. Die wichtigsten Übungen dafür sind Klimmzüge mit weitem Griff und Latziehen am Rollenzug mit weitem Griff.

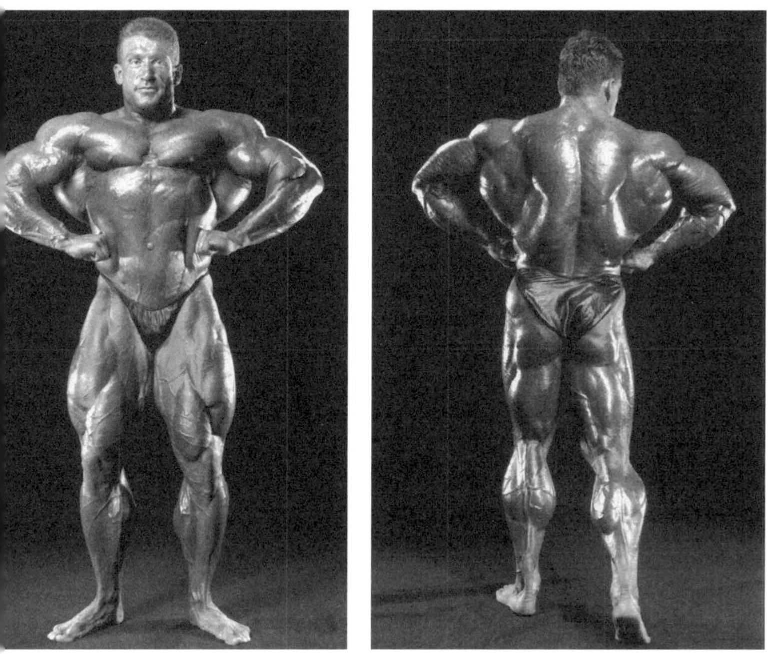

Dorian Yates

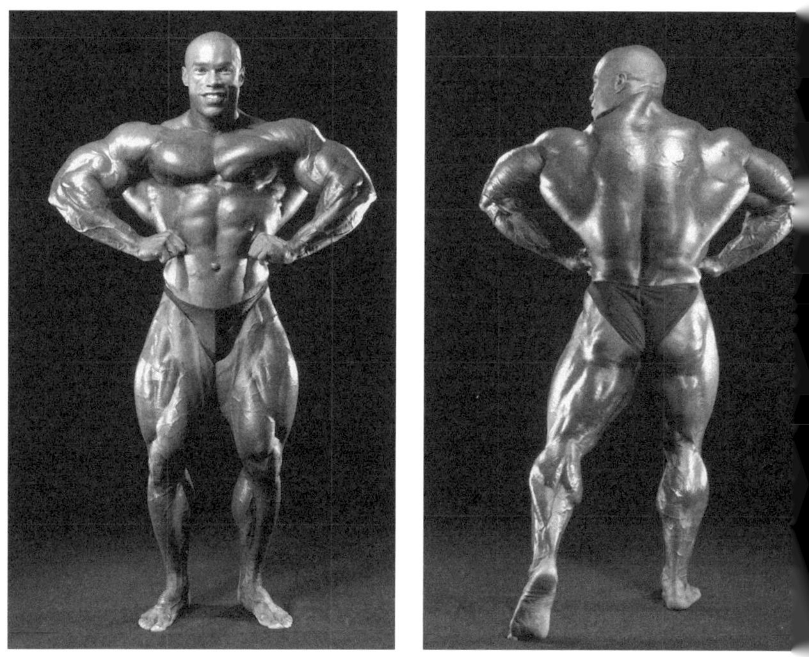

Kevin Levrone

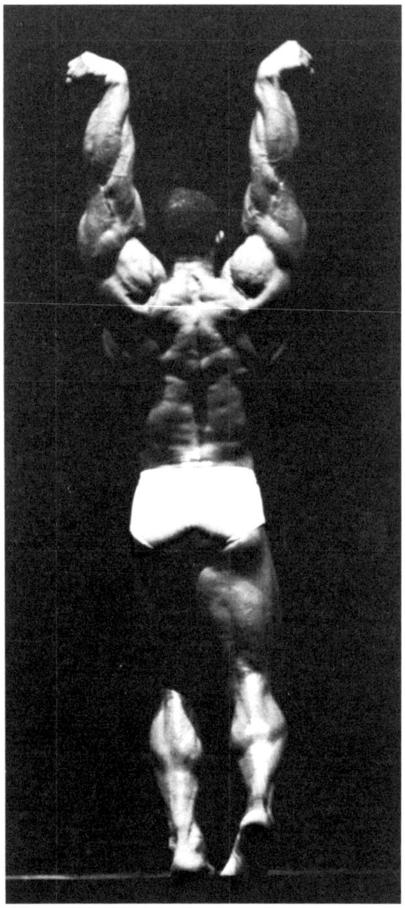

Sergio Oliva demonstriert perfekte Dichte im mittleren und unteren Rückenbereich.

Untere Latissimusentwicklung

Die Linienführung des Latissimus ist weniger effektvoll, wenn diese Muskeln nicht ganz bis zur Taille herabreichen. Übungen, die Ihnen helfen, die unteren Lats zu trainieren, sind zum Beispiel einarmiges Rudern mit Kabelzug und Bewegungen mit engem Griff wie Klimmzüge und Latziehen am Rollenzug.

Kompakte innere Rückenmuskeln

Die Mitte des Rückens wird am meisten beansprucht, wenn Sie den Bewegungsumfang größtmöglich weiten wollen. Rudern im Sitzen mit getrennten Griffen, um die Ellbogen weiter nach hinten führen zu können, belastet den mittleren Rücken stärker. Die gleiche Wirkung hat Rudern mit relativ weitem Griff oder T-Bar-Rudern an einer Maschine, die einen weiteren Griff erlaubt.

Entwicklung der unteren Rückenmuskeln

Viele Bodybuilder vergessen, dass der untere Rücken ein wesentliches Element ist, durch das Rückenposen erst wirklich effektvoll werden. Schweres Kreuzheben zwingt den unteren Rücken zu härtester Arbeit. Sie können aber auch Übungen wie Good Mornings und Hyperextensionen ausführen, um die untere Rückenmuskulatur isoliert zu trainieren und zu entwickeln.

Gesamtentwicklung des Rückens

Bedenken Sie, dass bei Ihren Rückenposen auch noch andere Muskelgruppen eine Rolle spielen, vor allem bei direkten Rückenposen wie Doppelbizeps oder Latissimus von hinten. Deshalb müssen Sie sich auch mit Muskeln wie den hinteren Deltamuskeln, dem Trapezius und sogar Bizeps und Trizeps beschäftigen. Es greift alles ineinander über, und Sie könnten von den Kampfrichtern eine schlechte Wertung für den Rücken bekommen, obwohl in Wirklichkeit irgendein anderer Aspekt Ihrer Entwicklung unbefriedigend war.

Dehnen und Anspannen der Muskeln

Ich halte es für äußerst nützlich, die Muskeln nach jedem Satz anzuspannen, sei es zu Posen oder in anderer Weise. Das gilt besonders für den Rücken. Nur durch häufiges Anspannen und Posen des Rückens gewinnen Sie die notwendige Kontrolle über die Muskeln, um den Rücken im Wettkampf effektvoll zu präsentieren. Auch regelmäßiges Dehnen der Latissimusmuskeln hilft, diese lange, geschwungene Linie bis zur Taille herab auszuprägen, die den Rücken der Champions so eindrucksvoll unterstreicht.

Bei Ruderübungen oder Überzügen spannen Sie den Rücken zwischen den Sätzen an oder führen Posen wie einen Doppelbizeps von hinten aus. Wenn Sie posen, während Ihr Trainingspartner seinen Satz ausführt, bleiben die Muskeln aufgepumpt, warm und bereit, um im nächsten Satz wieder hart zu arbeiten.

Bei Latissimusübungen wie Klimmzügen oder Latziehen am Rollenzug halten Sie sich zwischen den Sätzen irgendwo fest und ziehen kräftig, entweder mit einem Arm oder mit beiden gleichzeitig, um die Lats wirklich bis zu voller Länge zu dehnen. Auch alle Serratusübungen [beginnend auf S. 283] sind zur Latissimusdehnung geeignet. Das verlängert die Muskeln, verhilft Ihnen zu größerem Bewegungsumfang und besserer Kontraktion und entwickelt den unteren Bereich des Latissimus bis zur Taille hinunter.

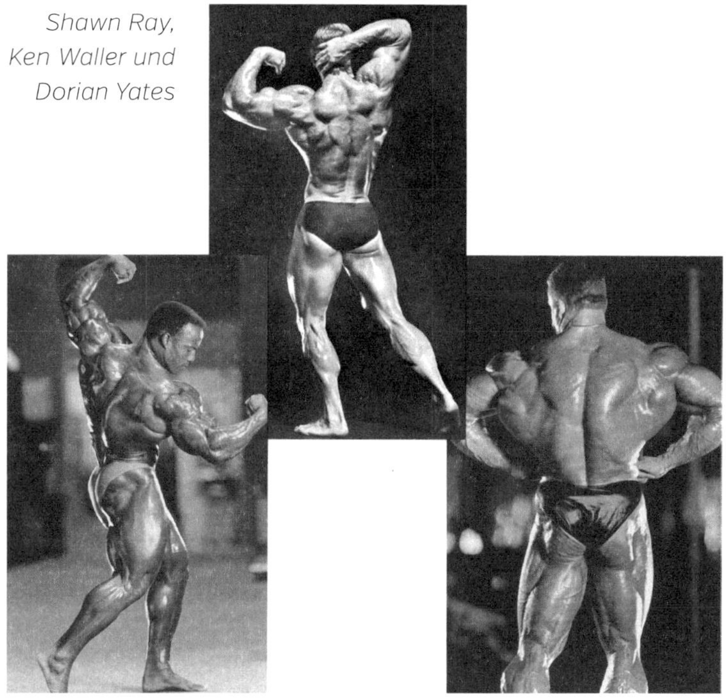

Shawn Ray, Ken Waller und Dorian Yates

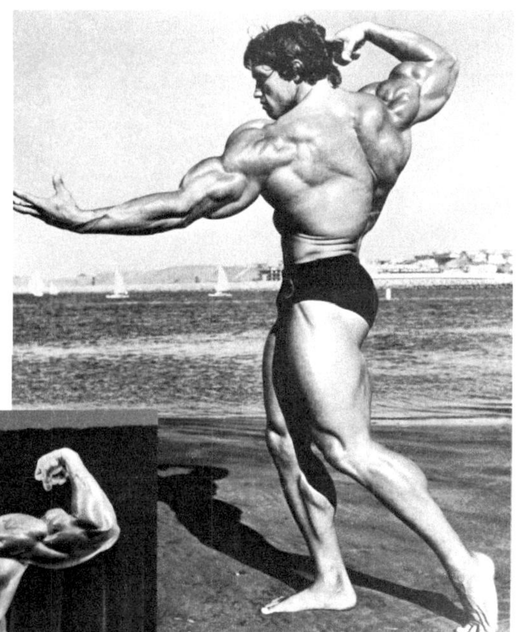

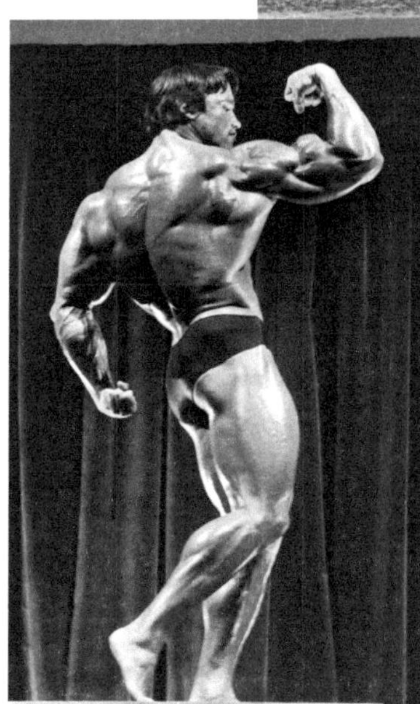

Diese Serie von Posen demonstriert, auf welch unterschiedliche Art das komplexe Muskelsystem des Rückens präsentiert werden kann und warum der ambitionierte Bodybuilder umfassende Rückenentwicklung erreichen muss, um Erfolg zu haben.

RÜCKENÜBUNGEN

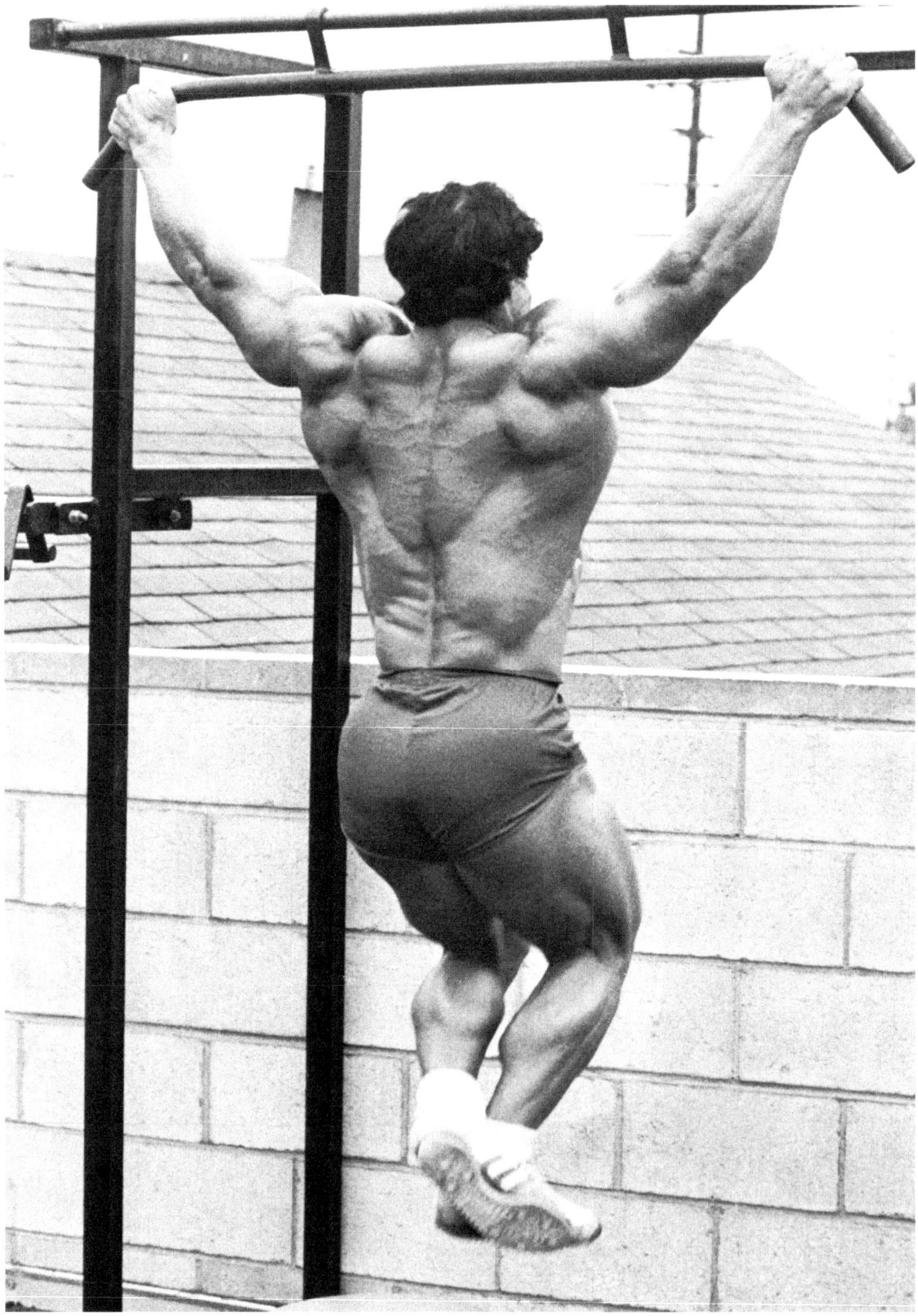

Franco Columbu

Klimmzüge in den Nacken mit weitem Griff

Zweck der Übung: Verbreiterung des oberen Rückens und Ausprägung der äußeren Latissimuskonturen.

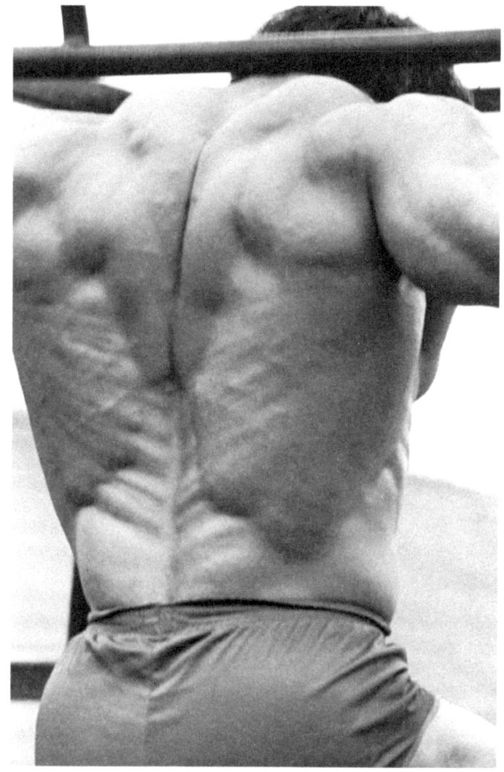

1. Fassen Sie die Klimmzugstange mit Obergriff, die Hände möglichst weit auseinander. Lassen Sie sich herabhängen, und ziehen Sie sich dann hoch, sodass der Nacken die Stange berührt. Diese Übung muss sehr korrekt ausgeführt werden; stoßen Sie also nicht mit den Beinen, um dem Rücken die Arbeit zu erleichtern.

2. Verharren Sie am oberen Punkt der Bewegung einen Moment, und lassen Sie sich dann langsam wieder in die Ausgangsstellung herab.

Klimmzüge mit weitem Griff verbreitern den Latissimus und entwickeln den ganzen Schultergürtel. Die Übung ist in erster Linie für die oberen und äußeren Partien der Lats bestimmt, zieht aber auch die Schulterblätter auseinander und erleichtert somit das Spreizen des Latissimus.

Da bei Klimmzügen das ganze Körpergewicht bewegt werden muss, wird mancher Anfänger vielleicht nicht in der Lage sein, die je Satz verlangte Wiederholungszahl zu erreichen. Am besten machen Sie es dann wie ich früher: Anstatt sich 5 Sätze von je 10 Wiederholungen vorzunehmen, machen Sie so viele Wiederholungen hintereinander, wie Sie können (vielleicht nur 3 oder 4) bis Sie insgesamt 50 ausgeführt haben. Je stärker Sie werden, desto weniger Sätze benötigen Sie, um auf 50 Wiederholungen zu kommen, und desto schneller sind Sie damit fertig.

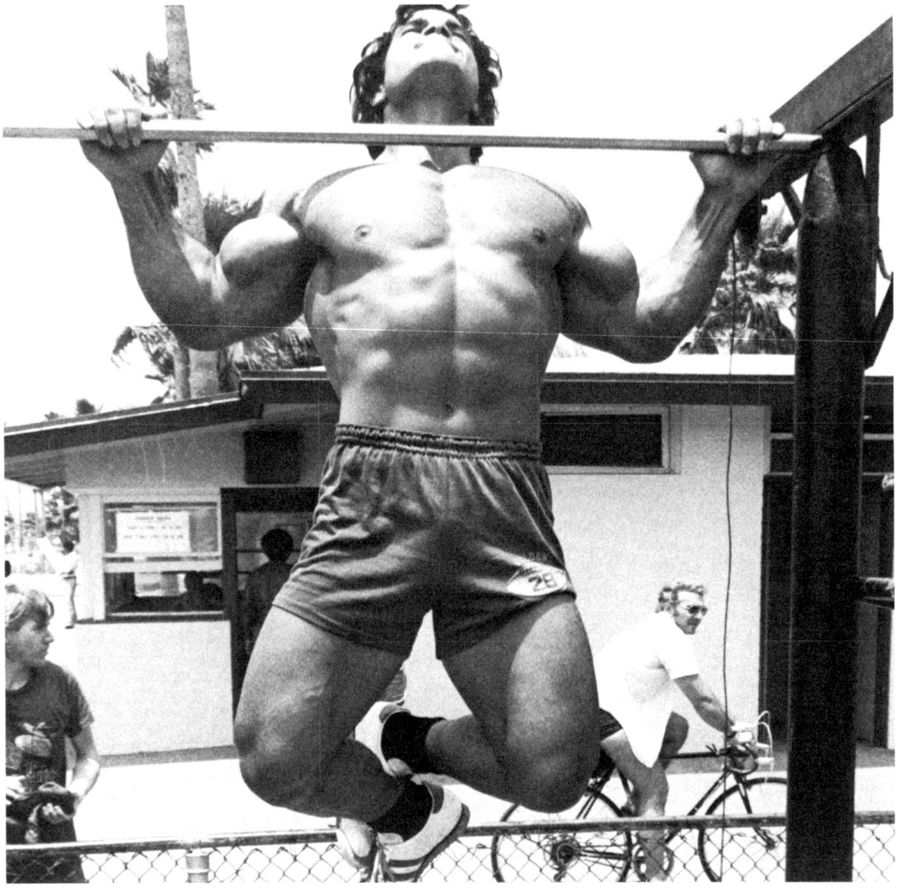

Klimmzüge nach vorn mit weitem Griff

Zweck der Übung: Verbreiterung des oberen Rückens und Ausprägung der äußeren Latissimuskonturen.

1. Fassen Sie die Klimmzugstange mit Obergriff, die Hände möglichst weit auseinander. Frei an der Stange hängend, ziehen Sie sich dann hoch und versuchen, mit der Brust an die Stange heranzukommen.

2. Verharren Sie am oberen Punkt der Bewegung einen Moment, und lassen Sie sich dann wieder in die Ausgangsstellung herab.

Bei Klimmzügen zur Brust anstatt in den Nacken wird der Bewegungsumfang etwas größer, und die Ausführung muss nicht ganz so exakt sein, sodass Sie etwas abfälschen können, um bei Ermüdung weitere Wiederholungen zu ermöglichen.

Klimmzüge mit engem Griff

Zweck der Übung: Verbreiterung des unteren Latissimus und Entwicklung des Serratus.

1. Fassen Sie die Klimmzugstange (oder einen Parallelgriff, wie man ihn in vielen Studios findet), die Hände von beiden Seiten an der Stange und dicht beieinander. Lassen Sie sich unter der Stange herabhängen.

2. Ziehen Sie sich dann hoch, Kopf etwas zurückgeneigt, bis die Brust die Hände berührt (oder fast berührt); lassen Sie sich anschließend wieder langsam herab, um die Lats zu voller Länge zu dehnen. Bemühen Sie sich um größtmöglichen Bewegungsumfang.

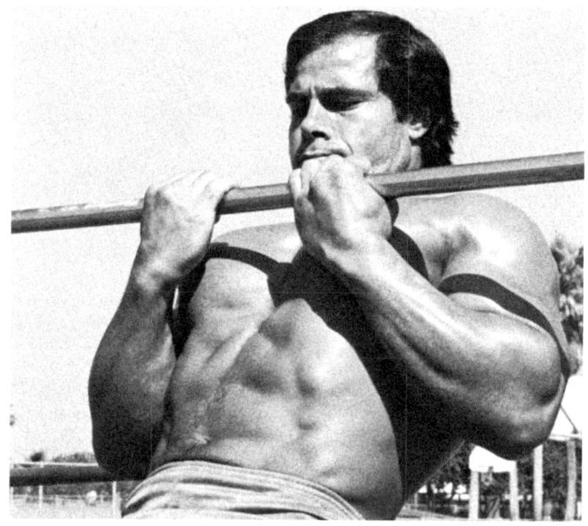

Diese Übung ist hervorragend geeignet, die Lats breiter und länger aussehen zu lassen. Sie entwickelt auch den Serratus anterior, die kleinen Muskelstränge seitlich unterhalb der Brustmuskeln, die bei Frontposen wie etwa einem Doppelbizeps oder anderen Posen mit erhobenen Armen so vorteilhaft wirken.

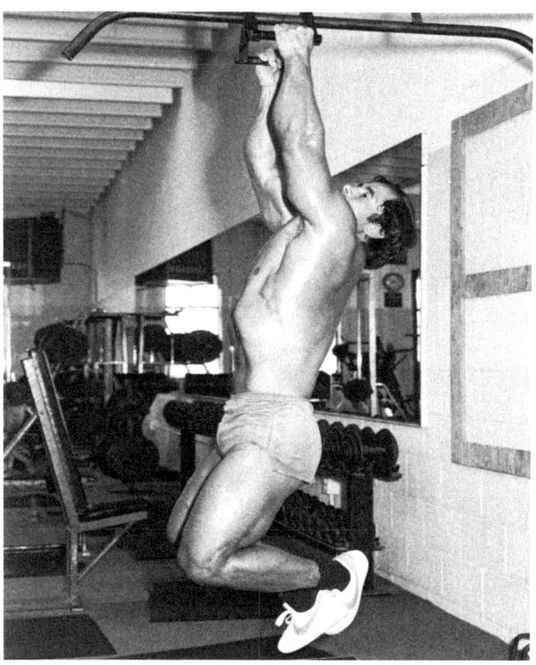

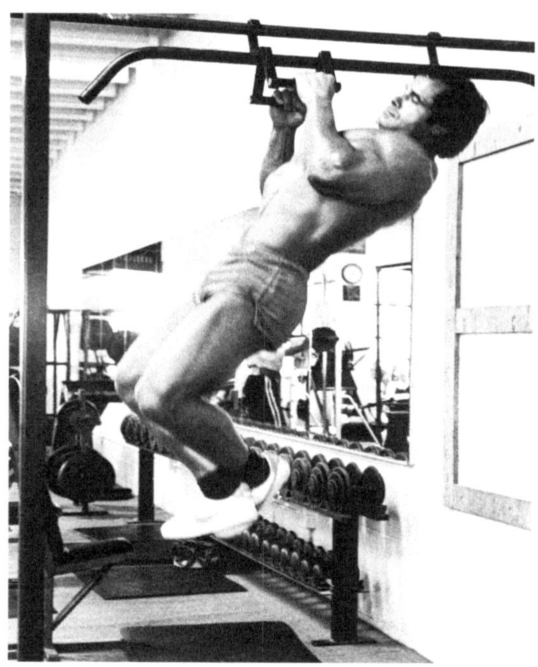

Latziehen an der Latmaschine

Zweck der Übung: Verbreiterung des oberen Latissimus.

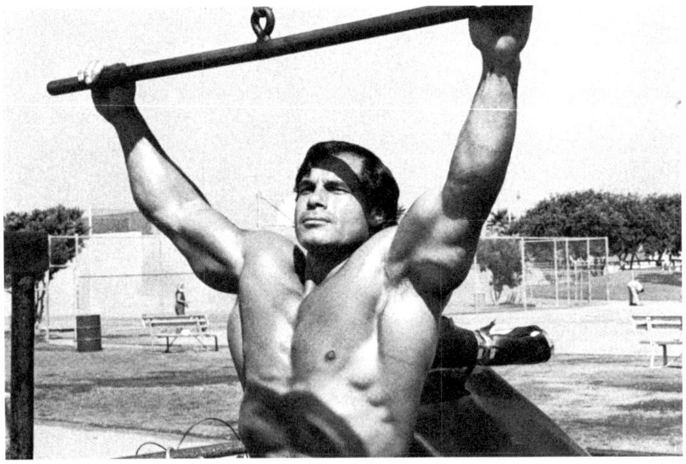

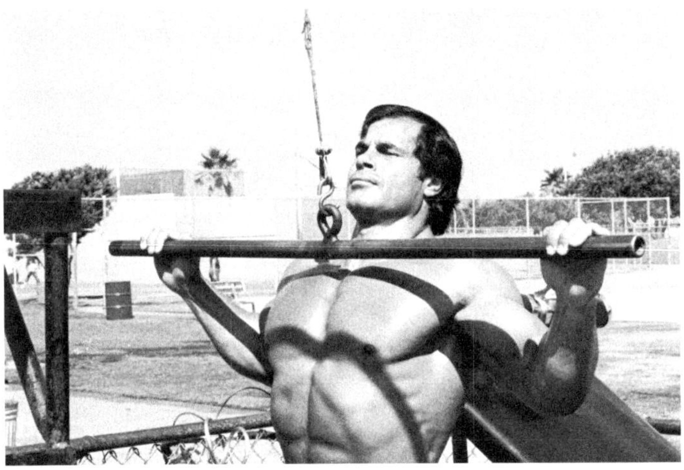

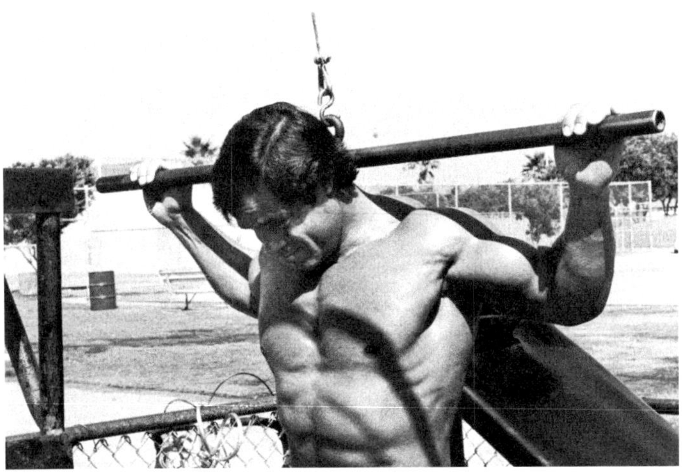

1. Fassen Sie eine lange Stange mit weitem Obergriff und setzen Sie sich auf den Sitz, die Knie unter der Stütze verankert.

2. Ziehen Sie die Stange gleichmäßig herab, bis sie den oberen Brustbereich berührt; lassen Sie dabei den oberen Rücken arbeiten, und wippen Sie nicht zurück, damit der untere Rücken nicht ins Spiel kommt. Bringen Sie die Arme wieder zur Streckung, und fühlen Sie, wie die Lats gedehnt werden.

Diese Übung gestattet Ihnen Klimmzüge mit weniger als Ihrem Körpergewicht, sodass Sie bei Bedarf viele zusätzliche Wiederholungen für den oberen Rücken ausführen können. Die Übung sollte aber Klimmzüge als Standardübung zur Verbreiterung des oberen Latissimus nicht verdrängen.

Als Variante können Sie Latziehen in den Nacken machen.

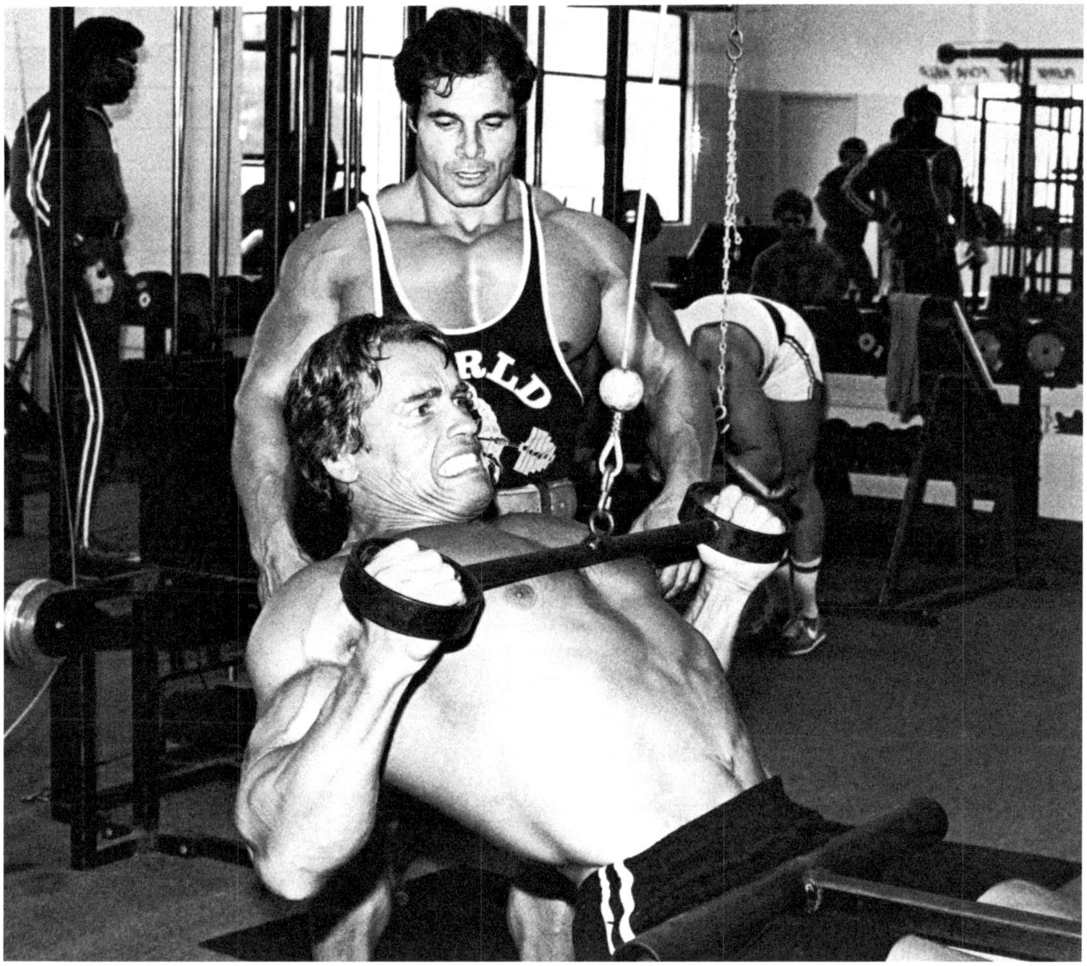

Latziehen mit engem oder mittelweitem Griff

Zweck der Übung: Verbreiterung des unteren Latissimus.

1. Fassen Sie die Griffe oder eine Stange mit engem oder mittelweitem Griff und ziehen Sie sie auf den oberen Brustbereich herab. Wippen Sie nicht zurück, sondern lassen Sie die Bewegung bewusst vom Latissimus ausführen.

2. Ziehen Sie die Schultern nach unten und hinten und strecken Sie die Brust vor. Lassen Sie die Griffe wieder hochkommen, bis die Lats ganz gedehnt sind.

Ein Zuggerät mit Kabelzug von oben und Gegengewicht erlaubt es Ihnen auch hier, die Klimmzugbewegung mit weniger als Körpergewicht auszuführen.

Langhantelrudern vorgebeugt

Zweck der Übung: Massezuwachs im oberen Rücken.

1. Fassen Sie die Hantel mit weitem Obergriff im Stehen, die Füße ein paar Zentimeter auseinander. Mit leicht gebeugten Knien beugen Sie sich vor, bis der Oberkörper etwa in der Horizontalen ist. Halten Sie den Rücken gerade und lassen Sie die Hantel in Armeslänge unter sich herabhängen, sodass sie fast das Schienbein berührt.

2. Heben Sie die Hantel hoch, bis die Stange die oberen Bauchmuskeln berührt. Achten Sie darauf hauptsächlich die Rückenmuskeln einzusetzen.

3. Senken Sie sie dann wieder kontrolliert in die Ausgangsstellung herab und beginnen Sie anschließend sofort mit der nächsten Wiederholung.

Diese Übung trägt auch zur Verbreiterung des oberen Rückens bei und fördert in geringerem Maße auch die Muskeldichte im unteren Rücken. Es ist wichtig, den Rücken arbeiten zu lassen, damit keine Bizepsübung daraus wird. Denken Sie sich die Arme und Hände als bewegliche Halterung, als Hilfsmittel zur Übertragung der Latissimuskontraktion auf die Hantel. Bringen Sie die Stange nicht zur Brust hoch, sondern nur bis zum Bauch, um den Einsatz der Arme gering zu halten. Sorgen Sie bei Ruderübungen immer dafür, dass der erste Satz relativ leicht ist, damit der Rücken gut aufgewärmt wird. Beim letzten Satz dürfen Sie ein bisschen mogeln, damit Sie ihn durchstehen, sollten dies aber auf ein Minimum beschränken.

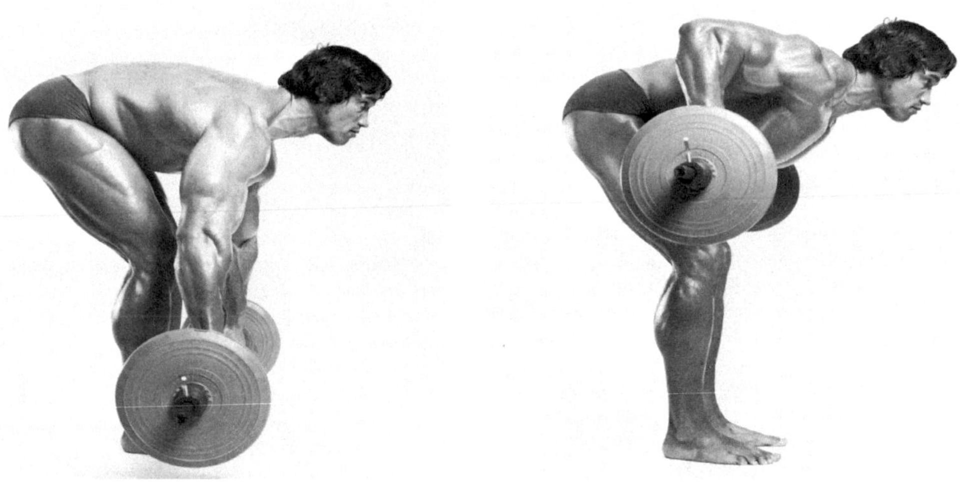

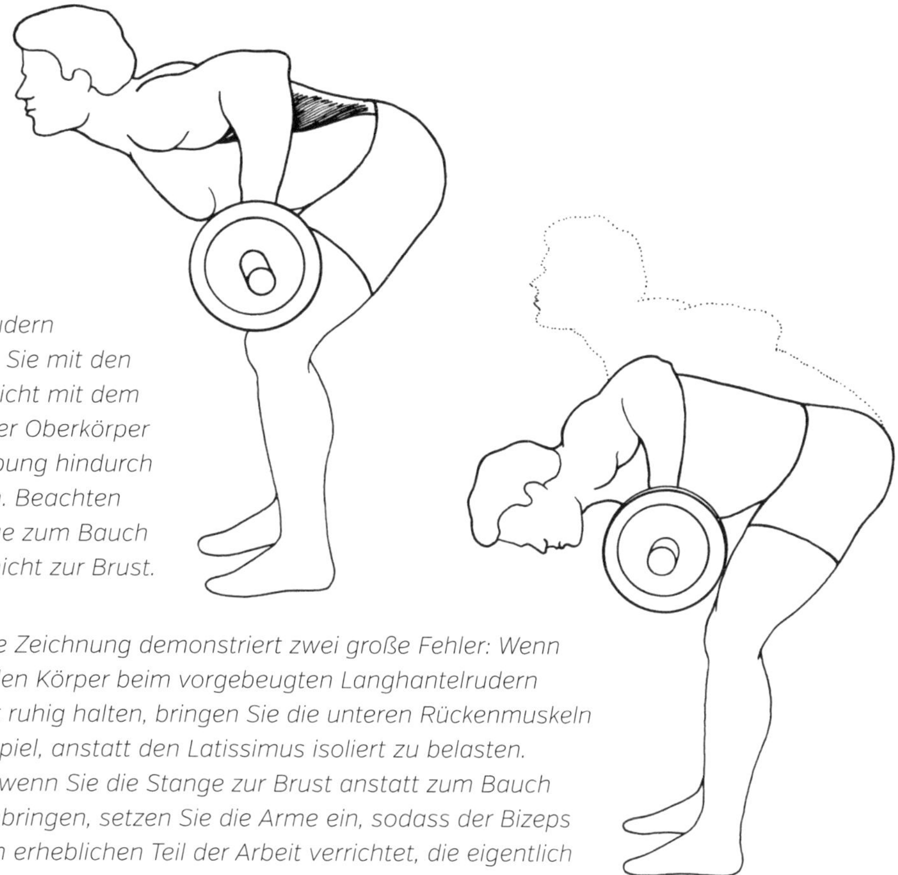

Beim Langhantelrudern vorgebeugt ziehen Sie mit den Lats, heben aber nicht mit dem unteren Rücken. Der Oberkörper bleibt die ganze Übung hindurch in der Horizontalen. Beachten Sie, dass die Stange zum Bauch hochgezogen ist, nicht zur Brust.

Diese Zeichnung demonstriert zwei große Fehler: Wenn Sie den Körper beim vorgebeugten Langhantelrudern nicht ruhig halten, bringen Sie die unteren Rückenmuskeln ins Spiel, anstatt den Latissimus isoliert zu belasten. Und wenn Sie die Stange zur Brust anstatt zum Bauch hochbringen, setzen Sie die Arme ein, sodass der Bizeps einen erheblichen Teil der Arbeit verrichtet, die eigentlich vom Latissimus getan werden sollte.

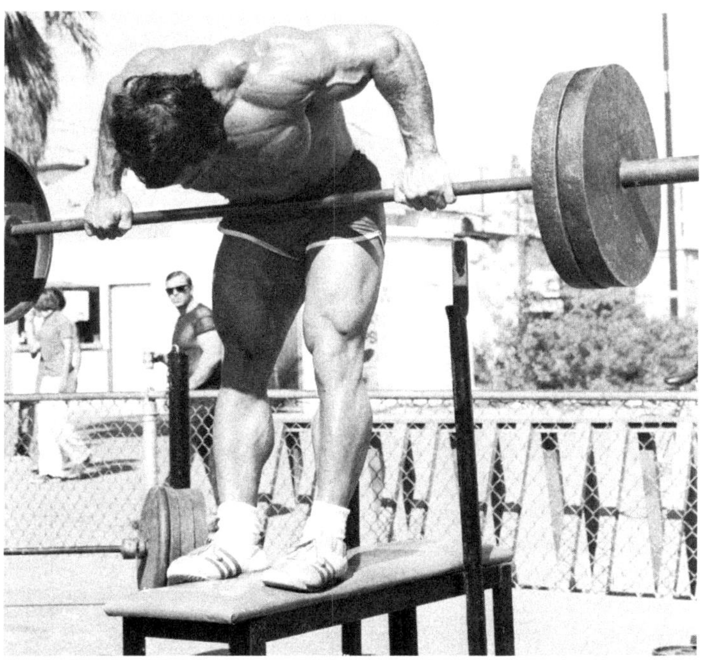

Wenn Sie zum Rudern eine olympische Hantel mit größeren Scheiben verwenden, müssen Sie sich auf einen Block oder eine Bank stellen, damit Sie die Hantel ganz herablassen können, ohne dass die Scheiben den Boden berühren. Mit zurückgenommenem Kopf, geradem Rücken und gebeugtem Knie nehmen Sie eine ähnliche Haltung ein wie ein olympischer Heber, der gerade im Begriff ist, eine schwere Hantel umzusetzen.

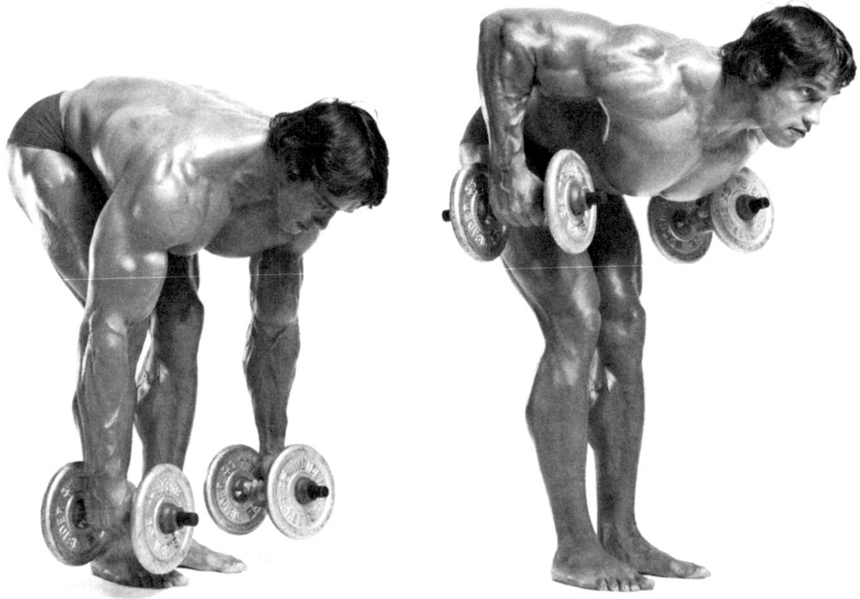

Kurzhantelrudern vorgebeugt

Zweck der Übung: Getrennte Beanspruchung der rechten und linken Seite des oberen Rückens.

1. Nehmen Sie eine Kurzhantel in jede Hand, beugen Sie die Knie leicht und neigen Sie sich aus der Hüfte heraus vor, Rücken gerade und Kopf zurückgenommen. Lassen Sie die Gewichte in Armeslänge unter den Schultern herabhängen.

2. Heben Sie die beiden Gewichte gleichzeitig möglichst weit hoch und halten Sie dabei den Oberkörper ruhig, damit der untere Rücken nicht mithilft. (Die Gewichte sollten neben dem Körper hochkommen, nicht zur Brust, damit der Bizeps möglichst wenig eingesetzt wird. Dann lassen Sie die Gewichte langsam wieder herab.)

Auch mit Kurzhanteln können Sie schwer arbeiten und den Rücken gut trainieren, doch ihre Bedeutung liegt vor allem darin, dass jede Seite des Körpers gezwungen wird, ihrem eigenen Leistungsvermögen entsprechend zu arbeiten; es besteht also nicht die Gefahr, dass die stärkere Seite der schwächeren aushilft. Für all diejenigen, denen es im oberen Rücken an Symmetrie fehlt, ist dies eine gute Übung, um Schwächen auszugleichen.

T-Bar-Rudern

Zweck der Übung: Muskelzuwachs im äußeren Rücken.

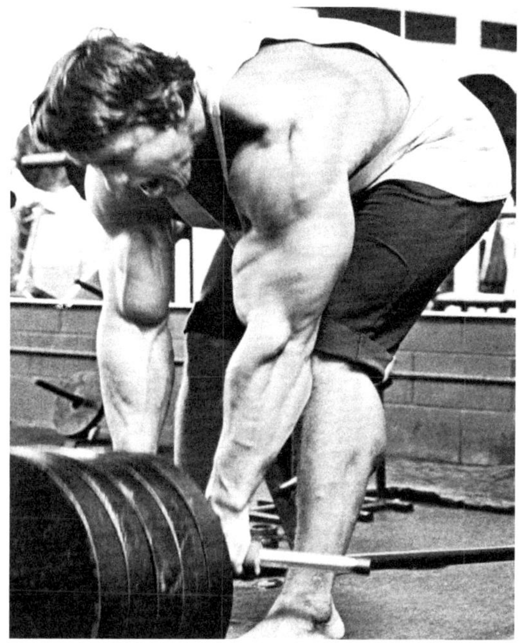

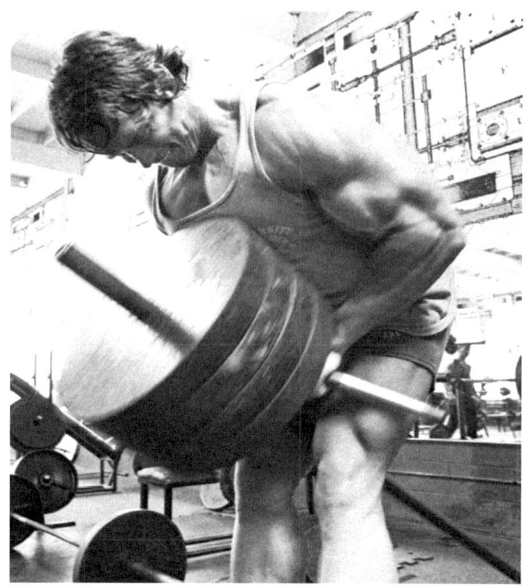

1. Durch den engen Griff trainiert diese Übung hauptsächlich den äußeren Latissimus, weil der Bewegungsumfang nicht ausreicht, um die inneren Rückenmuskeln voll zu beanspruchen. Dieser eingeschränkte Bewegungsumfang bedeutet aber auch, dass Sie einmal imstande sein werden, mehr Gewicht zu heben als beim Langhantelrudern, und deshalb ist diese Übung eine gute Kraftbewegung.

2. Auf einem Block stehend, die Füße eng beieinander, Knie leicht gebeugt, beugen Sie sich herab und fassen die Querstange einer einseitig belasteten Hantel im Obergriff. Strecken Sie die Beine etwas mehr, und bringen Sie die Hantel hoch, bis Ihr Oberkörper etwa um 45° geneigt ist. Ohne diesen Winkel zu verändern, bringen Sie das Gewicht nun bis zur Brust hoch.

3. Lassen Sie das Gewicht dann wieder auf Armeslänge herab, aber nicht bis zum Boden. Denken Sie daran, dass dies eine Übung für den oberen Rücken ist, vermeiden Sie es möglichst, den unteren Rücken oder die Beine zum Heben einzusetzen. Wenn Sie merken, dass Sie die Übung nicht ohne starkes Zurückwippen ausführen können, haben Sie ganz einfach zu viel Gewicht aufgelegt und sollten eine oder zwei Scheiben abnehmen. Eine gewisse Oberkörperbewegung ist allerdings unvermeidlich. Achten Sie jedoch darauf, dass der Rücken gerade bleibt oder sogar etwas durchgedrückt ist, denn bei gekrümmtem Rücken besteht Verletzungsgefahr.

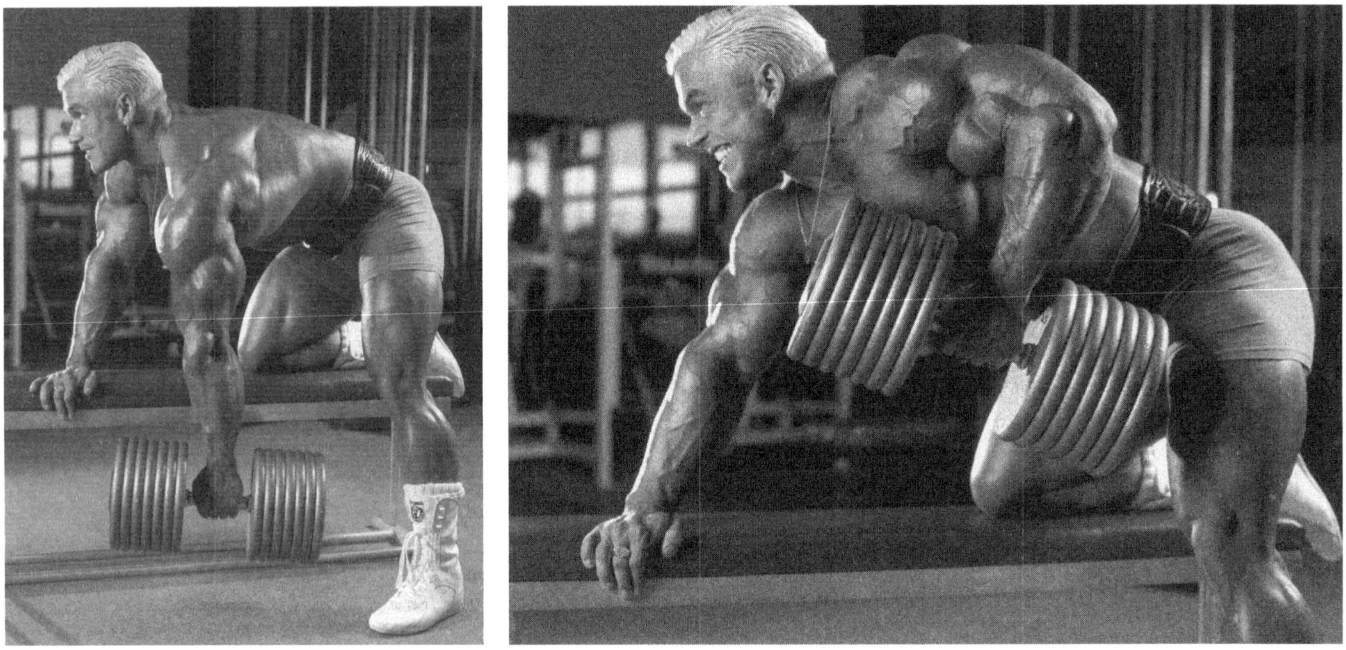

Lee Priest

Einarmiges Kurzhantelrudern

Zweck der Übung: Einzelbelastung jeder Seite des Rückens.

1. Nehmen Sie eine Kurzhantel in eine Hand und beugen Sie sich aus der Taille heraus vor, bis der Oberkörper fast in der Horizontalen ist. Stützen Sie sich mit der freien Hand auf einer Bank auf. Lassen Sie das Gewicht erst in Armeslänge herabhängen, sodass die Muskeln möglichst gut gedehnt werden. Drehen Sie die Hand mit der Handfläche zum Körper.

2. Halten Sie den Körper ruhig und heben Sie das Gewicht neben sich hoch. Konzentrieren Sie sich darauf, mit dem Rücken zu arbeiten, nicht mit dem Arm. Lassen Sie das Gewicht wieder kontrolliert herab. Beenden Sie Ihre Wiederholungen mit diesem Arm, und machen Sie die Übung dann mit dem anderen Arm.

Das einarmige Rudern mit einer Kurzhantel hat gegenüber dem Langhantelrudern zwei große Vorteile: Es isoliert die Latissimusmuskeln auf jeder Seite und Sie können das Gewicht höher heben, sodass die Muskeln besser kontrahieren. Wichtiger als schweres Gewicht ist bei dieser Übung größtmöglicher Bewegungsumfang, durch den der Rücken in der Mitte besser entwickelt und definiert wird.

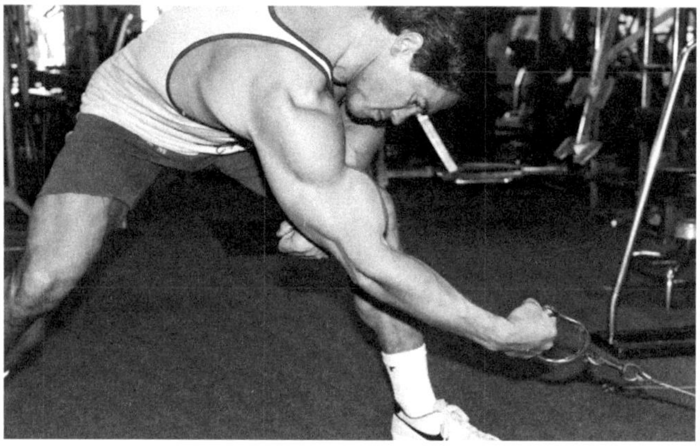

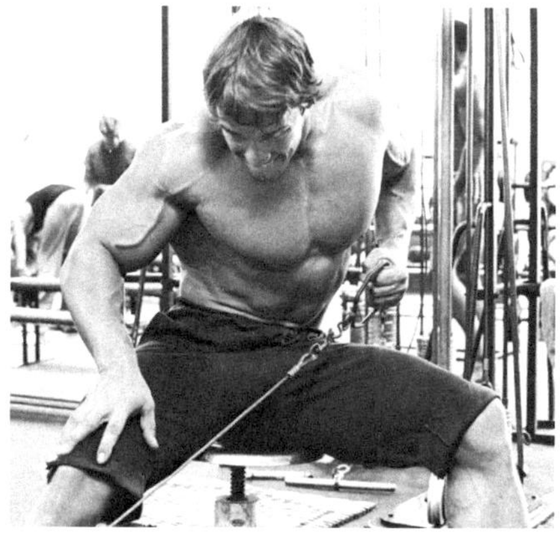

Einarmiges Rudern am Kabelzug

Zweck der Übung: Entwicklung des unteren Latissimus.

1. Fassen Sie mit einer Hand den Griff eines Kabelzugs von unten. Wenn Sie die Übung im Stehen ausführen, nehmen Sie einen sicheren Stand ein, indem Sie dem beanspruchten Arm das gegenüberliegende Bein vorstellen, das andere nach hinten. (Sie können die Übung auch im Sitzen ausführen.) Strecken Sie den Arm nach vorn aus, die Hand nach innen gedreht, Daumen tiefer als kleiner Finger, um größtmögliche Dehnung zu erhalten.

2. Ziehen Sie den Griff am Körper vorbei nach hinten, so weit es geht, und drehen Sie dabei die Hand nach außen, sodass der Daumen am Ende nach außen weist. Fühlen Sie, wie die Rückenmuskeln kontrahieren.

3. Lassen Sie den Arm wieder zur Streckung kommen und drehen Sie das Handgelenk in die Ausgangsstellung zurück. Beenden Sie Ihre Wiederholungen und machen Sie die Übung dann mit dem anderen Arm.

4. Der Schlüssel zum Erfolg ist bei einarmigem Rudern am Kabelzug größtmöglicher Bewegungsumfang. Bringen Sie den Ellbogen beim Ziehen am Kabel möglichst weit zurück – das ist wesentlich weiter, als es beim normalen Rudern an der Zugmaschine möglich ist. Auch wenn Sie in die Ausgangsstellung zurückgehen und das Gegengewicht wieder herablassen, sollten Sie dafür sorgen, dass Arm und Latissimus möglichst weit gestreckt werden.

Das ist eine besonders gute Bewegung, um den unteren Teil des Latissimus zur Taille herab zu entwickeln.

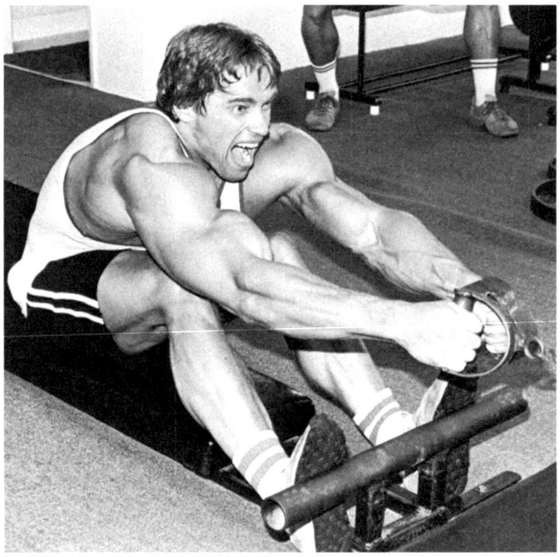

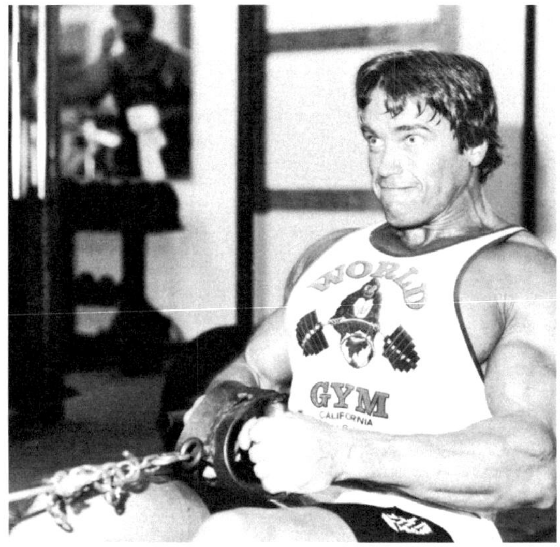

Rudern im Sitzen an der Zugmaschine

Zweck der Übung: Massezuwachs der Rückenmuskulatur und Entwicklung des unteren Latissimus.

1. Fassen Sie die Griffe und setzen Sie sich so, dass die Füße gegen die Querstange oder einen Holzblock gestemmt und die Knie leicht gebeugt sind. Strecken Sie die Arme aus, und beugen Sie sich etwas vor, sodass Sie fühlen, wie die Latissimusmuskeln gedehnt werden. Sie sollten weit genug vom Gewichtsstapel entfernt sitzen, damit Sie sich vorstrecken können, ohne dass das Gewicht den Boden berührt.

2. Von dieser Ausgangsstellung aus ziehen Sie die Griffe zum Körper heran, bis sie den Bauch berühren. Sie sollten spüren, dass die Rückenmuskeln die Hauptarbeit leisten. Beim Heranziehen der Griffe zum Körper sollte Ihr Rücken durchgedrückt, die Brust vorgestreckt sein.

3. Versuchen Sie, die Schulterblätter zur Berührung zu bringen. Wippen Sie nicht vor und zurück, damit die unteren Rückenmuskeln nicht eingesetzt werden. Wenn die Griffe den Bauch berühren, sollten Sie aufrecht sitzen, nicht nach hinten gelehnt. Lassen Sie die Griffe wieder nach vorn kommen, sodass der Latissimus erneut gestreckt wird. Halten Sie das Gewicht dabei ständig unter Kontrolle.

Diese Bewegung beansprucht auch die unteren Abschnitte des Latissimus.

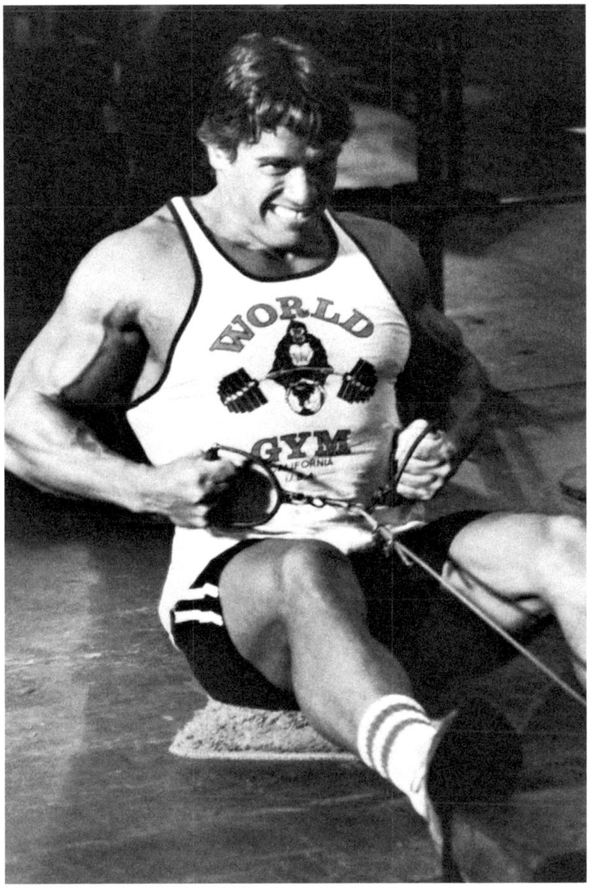

Rudern im Sitzen an der Zugmaschine

Bei der Verwendung getrennter Griffe, wie hier gezeigt, können Sie die Hände und Ellbogen weiter nach hinten bringen, sodass die Mitte des Rückens mehr beansprucht wird.

Rudern an der Maschine

Viele Studios sind mit diversen Spezialrudermaschinen ausgerüstet. Manche erzeugen die gleiche Wirkung wie Rudern im Sitzen, andere ermöglichen eine Ruderbewegung durch Zurückdrücken des Ellbogens, sodass der Bizeps nicht kontrahiert. Jede dieser Maschinen beansprucht den Rücken etwas anders, und alle sind nützliche Geräte zum gelegentlichen Gebrauch, um für Abwechslung zu sorgen und die Muskeln zu überraschen.

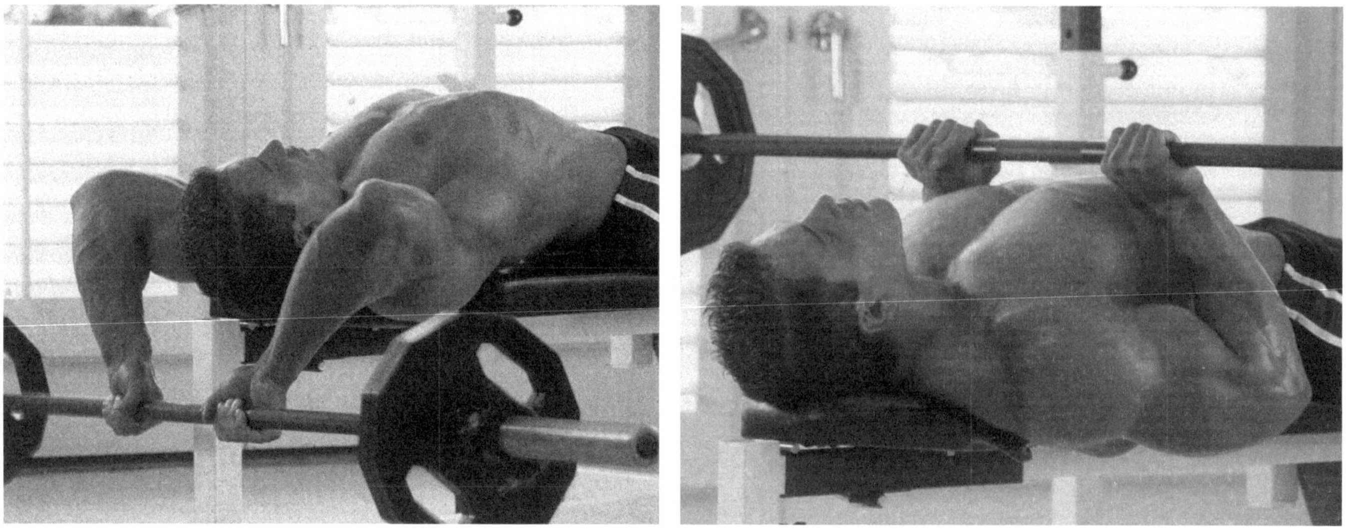

Mark Erpelding

Langhantelüberzüge mit gebeugten Armen

Zweck der Übung: Trainieren des unteren Latissimus und des Serratus.

1. Legen Sie sich rücklings auf eine Flachbank. Platzieren Sie eine Langhantel (oder eine SZ-Stange) hinter dem Kopf auf dem Boden. Greifen Sie nach hinten und fassen Sie die Stange.

2. Halten Sie die Ellbogen gebeugt, heben Sie die Hantel hoch und führen Sie sie dicht am Kopf vorbei zur Brust. Bringen Sie die Hantel langsam wieder in die Ausgangsstellung zurück, ohne sie auf dem Boden abzusetzen. Fühlen Sie, wie die Lats zu voller Länge gedehnt werden.

Die Übung dehnt auch die Brustmuskeln und fördert die Weitung des Brustkorbs.

Wenn ich bei dieser Bewegung ein schweres Gewicht verwende, bitte ich jemanden, sich auf meine Knie zu setzen, damit ich mehr Halt habe und meine ganze Kraft auf das Heben der Hantel konzentrieren kann.

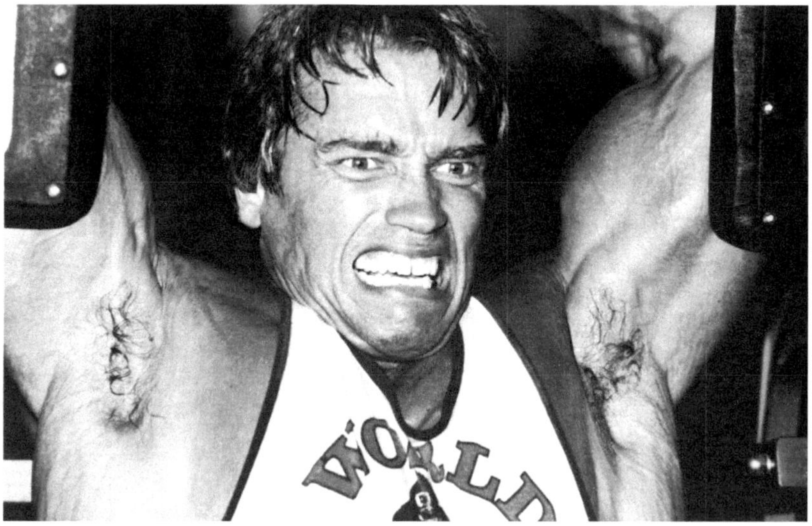

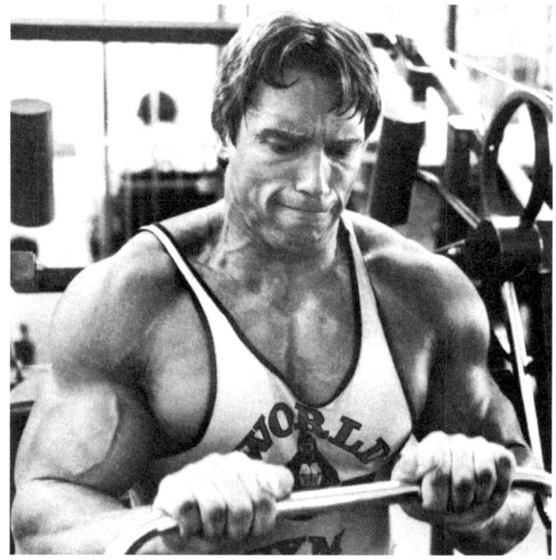

Überzüge an der Maschine

1. Fassen Sie die Stange über Ihrem Kopf.

2. Zwingen Sie die Stange durch Kontraktion der Lats nach unten. Am Ende der Bewegung sollte die Stange gegen Ihren Bauch drücken.

Der Überzug ist eigentlich eine kreisförmige Bewegung. Es ist mit freien Gewichten oft schwierig, die Muskeln über ihre größtmögliche Längenänderung zu beanspruchen (obwohl fortgeschrittene Bodybuilder dies rein durch Erfahrung lernen). Überzugmaschinen sind insofern nützlich, als sie es gestatten, gegen kreisenden Widerstand zu arbeiten. An manchen kann man auch jeden Arm für sich trainieren, sodass eine weitere Möglichkeit der Isolation besteht. Meines Erachtens gehören Überzugmaschinen sogar zu den nützlichsten Trainingsmaschinen, die man in einem Studio findet.

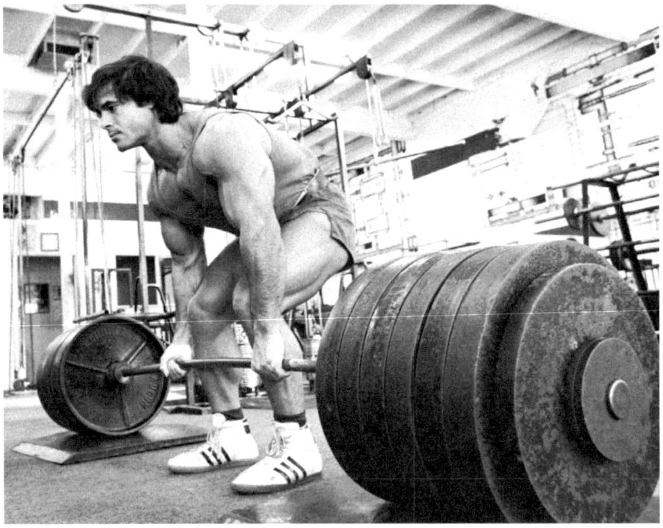

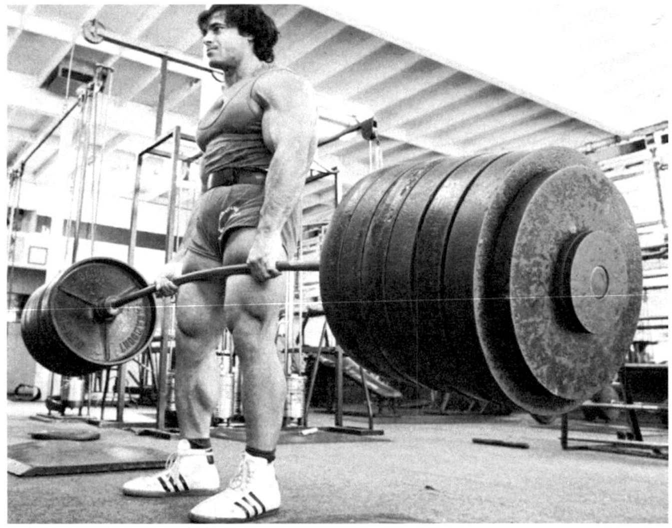

Kreuzheben

Zweck der Übung: Trainieren des unteren Rückens.

1. Legen Sie eine Langhantel vor sich auf den Boden. Beugen Sie die Knie, neigen Sie sich vor, und fassen Sie die Stange mit mittelweitem Wechselgriff: eine Hand im Obergriff, die andere im Untergriff. Halten Sie den Rücken zum Schutz vor Überlastung möglichst gerade. Bei gekrümmtem Rücken besteht Verletzungsgefahr.

2. Leiten Sie das Heben durch energischen Einsatz der Beine ein. Richten Sie sich auf, bis Sie gerade stehen und strecken Sie dann die Brust vor. Nehmen Sie die Schultern zurück, als müssten Sie strammstehen. Zum Herablassen des Gewichts beugen Sie die Knie, neigen sich aus der Hüfte heraus vor und lassen das Gewicht auf dem Boden aufkommen, bevor Sie die nächste Wiederholung einleiten.

Kreuzheben ist eine allgemeine Kraftübung, die mehr Muskeln beansprucht als irgendeine andere Übung Ihres Programms: die obere und untere Rückenmuskulatur, Trapezius, Gesäß und Beine. Ein starker unterer Rücken ist besonders wichtig bei Bewegungen wie Rudern in Vorbeuge oder T-Bar-Rudern, bei denen die untere Rückenpartie stark belastet wird.

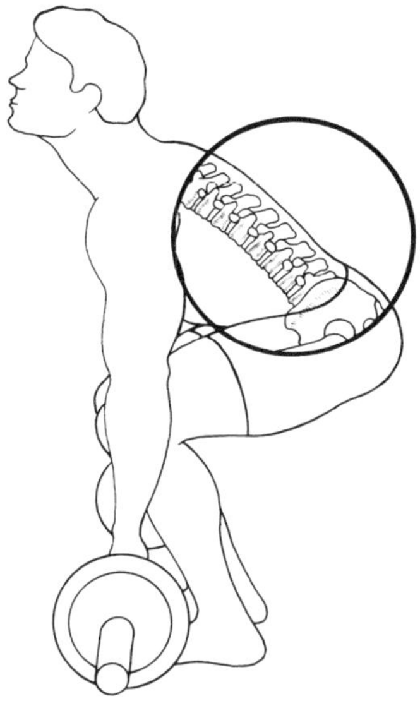

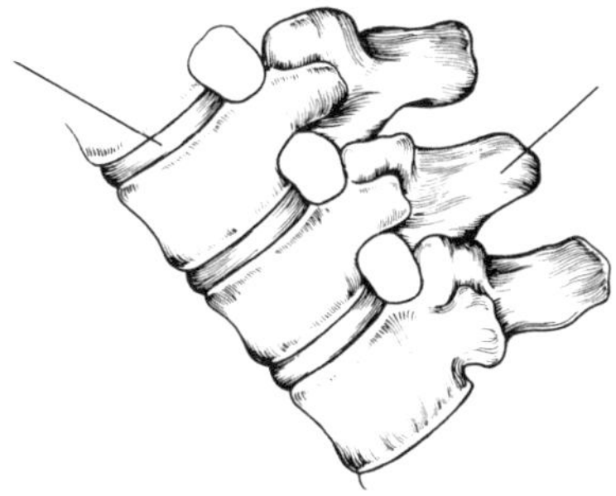

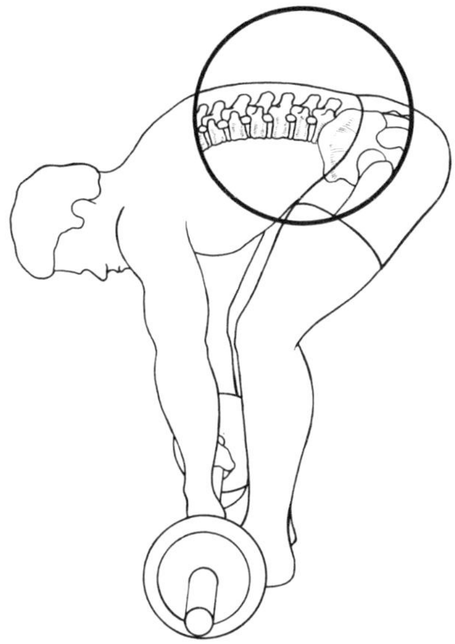

Kreuzheben mit gestrecktem und geradem Rücken, Kopf zurückgenommen, entlastet die Wirbelsäule und die unteren Rückenmuskeln. Die Wirbel sind gleichmäßig ausgerichtet, sodass auf die Zwischenwirbelscheiben kein ungleichmäßiger Druck ausgeübt wird. Dies ist von größter Bedeutung, um den unteren Rücken vor Schäden zu bewahren.

Beim Kreuzheben mit rundem Rücken und gesenktem Kopf werden die empfindlichen Zwischenwirbelscheiben und die unteren Rückenmuskeln ungleichmäßig belastet. Die Zwischenwirbelscheiben werden auf der einen Seite zusammengedrückt und auf der anderen Seite auseinandergezogen. Bei erhobenem Kopf und geradem Rücken ist die Belastung gleichmäßig verteilt, wodurch die Gefahr einer Verletzung geringer wird.

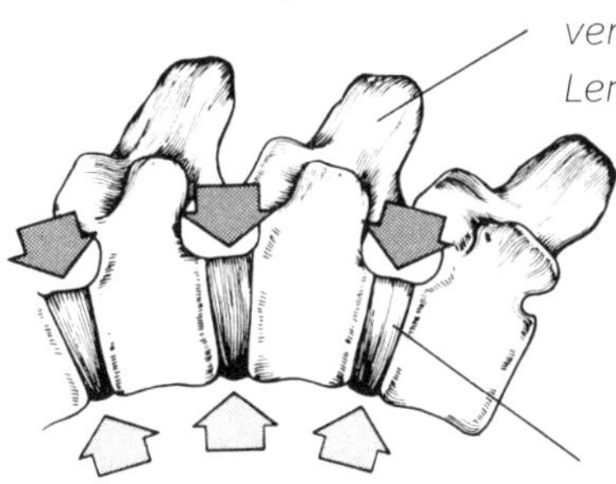

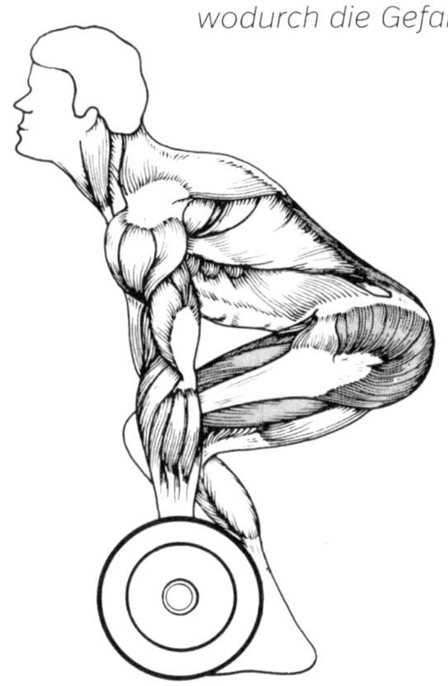

Wenn Sie beim Kreuzheben mit gehobenem Kopf und geradem Rücken beginnen, können die Gesäßmuskeln, die Beinmuskeln und der untere Rücken die Hantel mit maximaler Kraft hochbringen.

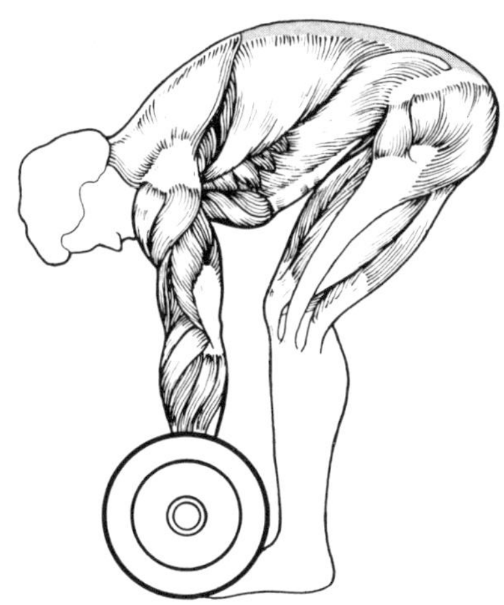

Bei vorgebeugtem Rücken zu Beginn des Kreuzhebens muss der untere Rücken die Hauptarbeit leisten, um die Hantel in Bewegung zu setzen. Das ist nicht nur gefährlich, sondern macht die Übung auch zu einer reinen Bewegung für den unteren Rücken, was nicht beabsichtigt ist.

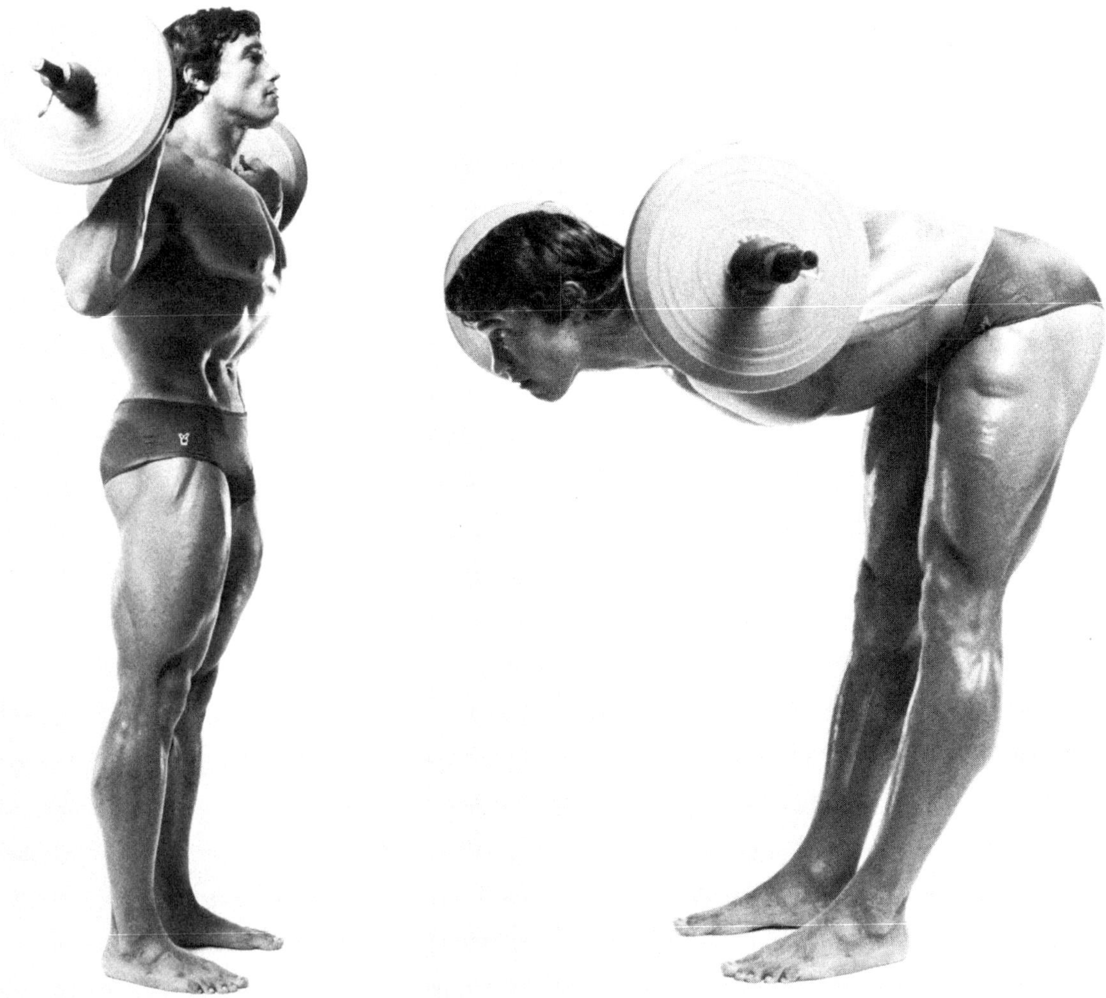

Good Mornings

Zweck der Übung: Isolierte Belastung des unteren Rückens.

1. Sie stehen, die Füße ein paar Zentimeter auseinander und halten eine Langhantel auf dem Rücken wie bei Kniebeugen.

2. Die Beine durchgedrückt und den Rücken gerade haltend, beugen Sie sich mit zurückgenommenem Kopf aus der Hüfte heraus vor, bis der Rumpf ungefähr in der Horizontalen ist. Verharren Sie so einen Moment, und kommen Sie dann wieder in die Ausgangsstellung hoch.

Good Mornings ähneln dem Kreuzheben mit gestreckten Beinen (siehe S. 430).

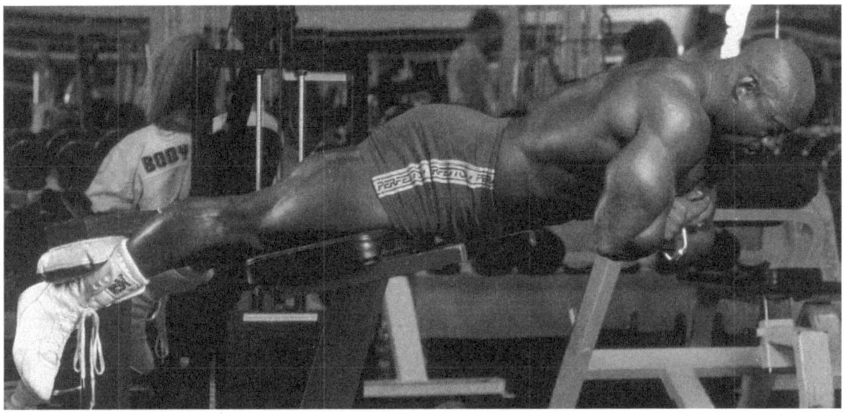

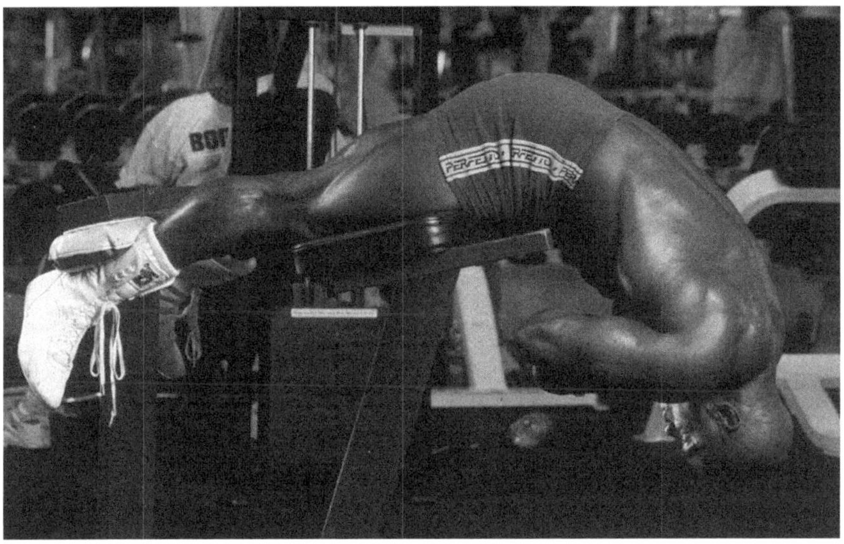

Flex Wheeler

Hyperextensionen

Zweck der Übung: Entwicklung der Rückenstrecker des unteren Rückens.

1. Legen Sie sich vornüber auf eine Hyperextensions-Bank, die Fersen hinten unter den Halterungen verankert. Verschränken Sie die Arme vor der Brust oder legen Sie die Hände an den Nacken, und beugen Sie sich möglichst weit nach unten. Fühlen Sie, wie die unteren Rückenmuskeln gedehnt werden.

2. Kommen Sie aus dieser Stellung wieder hoch, bis der Rumpf knapp über der Horizontalen ist, aber nicht höher, weil sonst anstelle der Rückenstrecker die Hüftbeuger zum Einsatz kommen.

Kapitel 4

Arme

Die Muskeln des Arms

Am Arm finden sich drei größere Muskelgruppen:

Der **Biceps brachii**, ein zweiköpfiger Muskel mit Ursprung unter dem Deltoideus und Ansatz unterhalb des Ellbogens.

Hauptfunktion: Hebt und beugt den Arm, dreht das Handgelenk nach unten (Pronation).

Der **Triceps brachii**, ein dreiköpfiger Muskel, arbeitet gegensätzlich zum Bizeps und ist ebenfalls unter dem Deltoideus und unterhalb des Ellbogens befestigt.

Hauptfunktion: Streckt den Arm und dreht das Handgelenk nach oben (Supination).

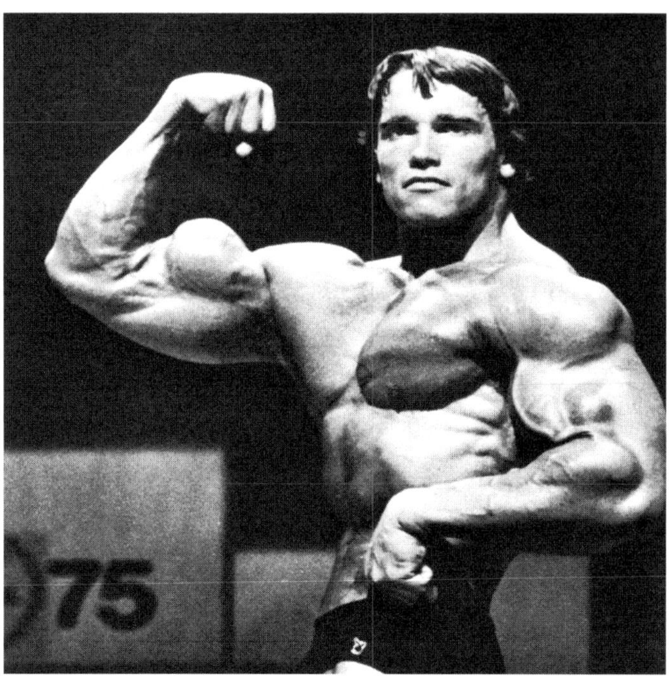

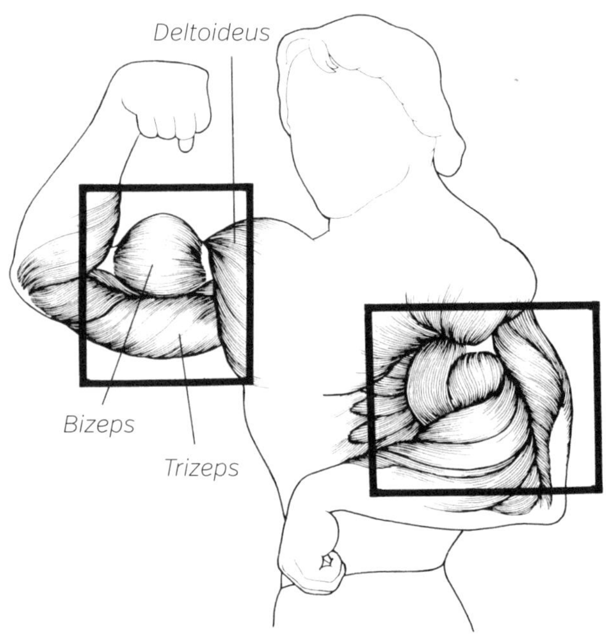

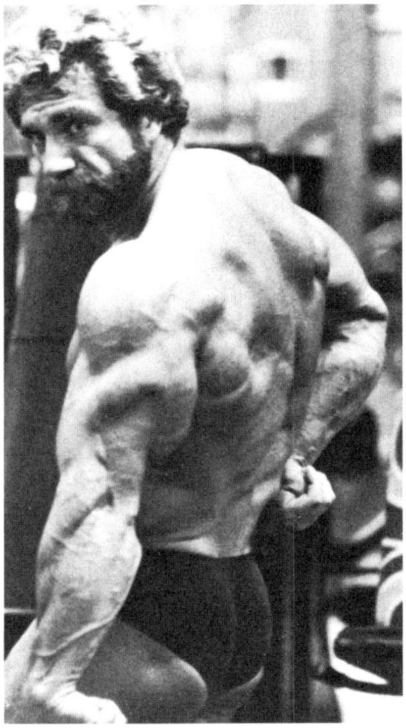

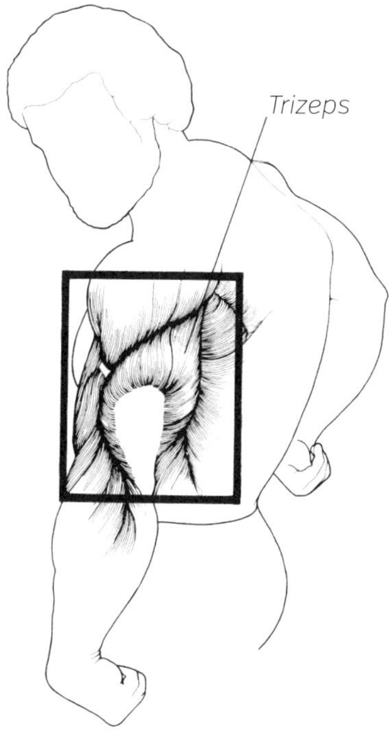

Die verschiedenen Muskeln an der Außen- und Innenseite des Unterarms kontrollieren die Bewegungen der Hand und des Handgelenks.

Hauptfunktion: Die Beugemuskeln (Flexoren) drehen den Handteller nach unten und nach vorn, die Streckmuskeln (Extensoren) beugen die Knöchel zurück und nach oben.

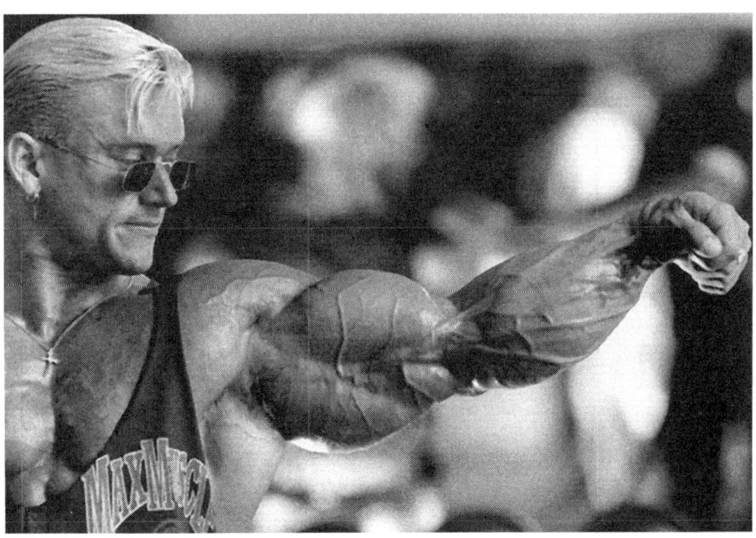

Lee Priest

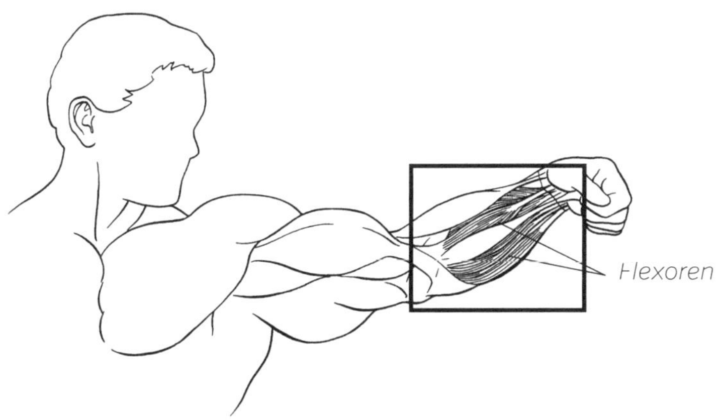

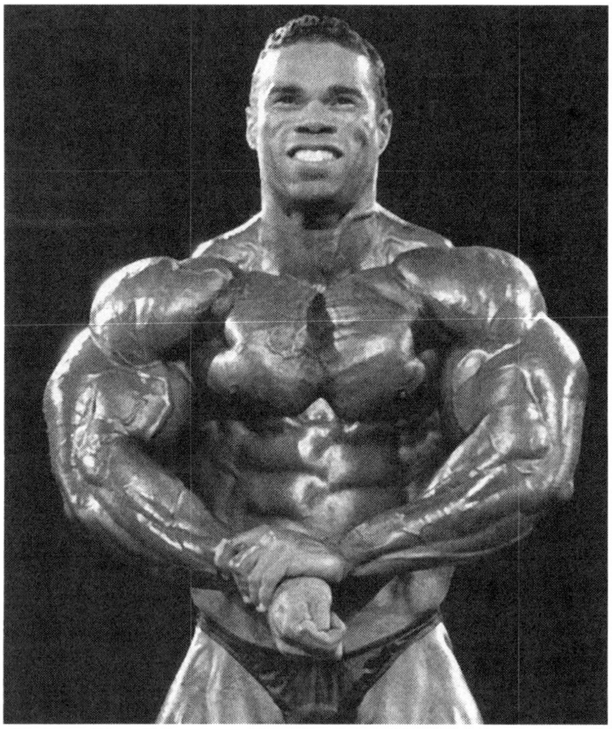

Kevin Levrone

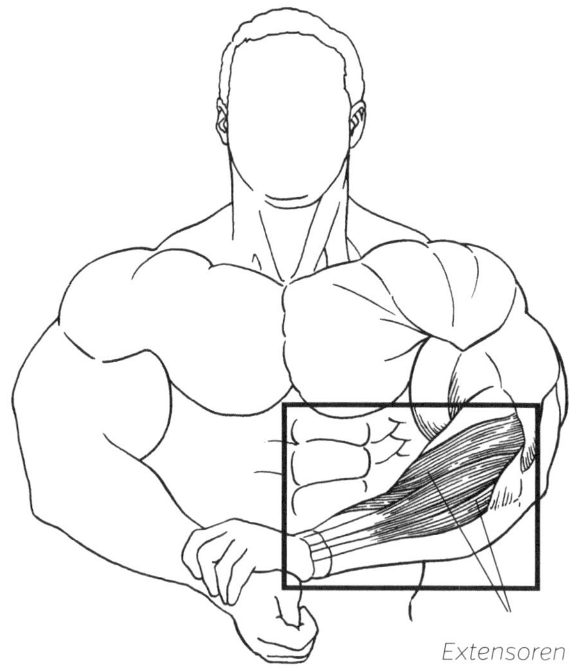

Extensoren

Armtraining

Bodybuilder haben schon immer neben Brust und Rücken massive, muskulöse Arme als die am meisten beeindruckenden Körperteile betrachtet, als Zeichen für außergewöhnliche Muskelgröße und Kraft. Zu der Zeit, als ich erstmals mein Training aufnahm, pflegte ich mir die Fotos von anderen Bodybuildern zu betrachten, wobei es immer mächtige Bizepse waren, die mir besonders imponierten. Phantastische Bizepsposen zeigte zum Beispiel Leroy Colbert. Bekannt für ihre riesige Armentwicklung waren auch Reg Park, Bill Pearl und Serge Nubret. Seite für Seite suchte ich die Zeitschriften nach Bildern von überragenden Armen ab und schwor mir, eines Tages auch solche zu haben.

Schließlich wurde ich für meinen gewaltigen, hohen Bizeps bekannt. Meine Arme hatten einen Umfang von mehr als 50 cm, als ich erst 19 Jahre alt war, und sie erreichten später aufgepumpt mit 56,5 cm ihre größte Stärke. Es gibt wenige Dinge auf einer Bodybuilding-Bühne, die so faszinierend sind wie ein echter Armumfang von 48 oder 50 cm.

Was das Trainieren der Arme betrifft, besteht gegenüber anderen Körperteilen ein großer Vorteil: Da Muskeln und starke Arme in unse-

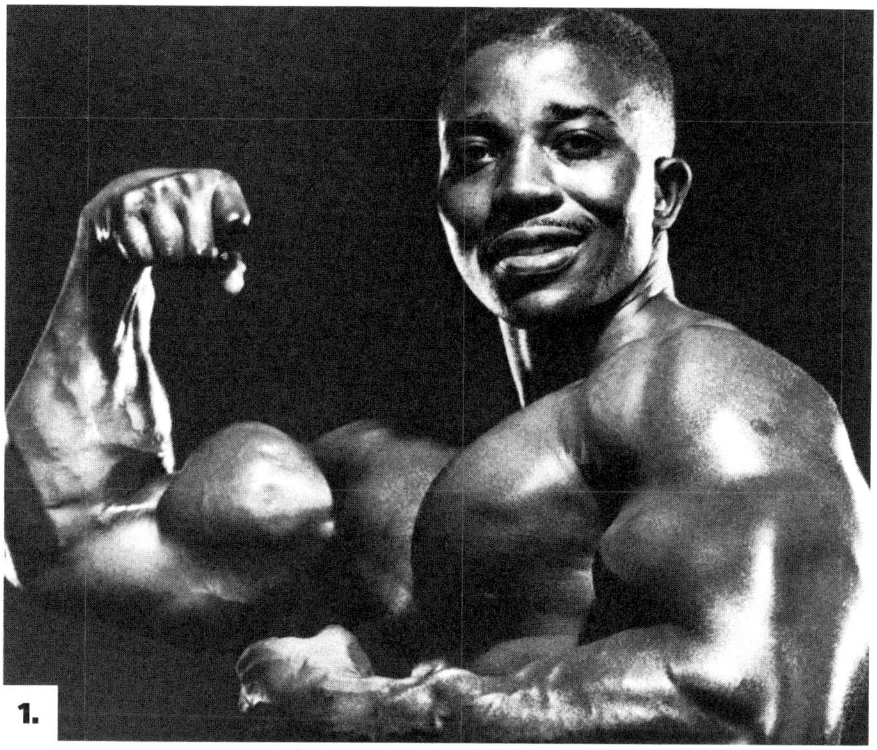
1.

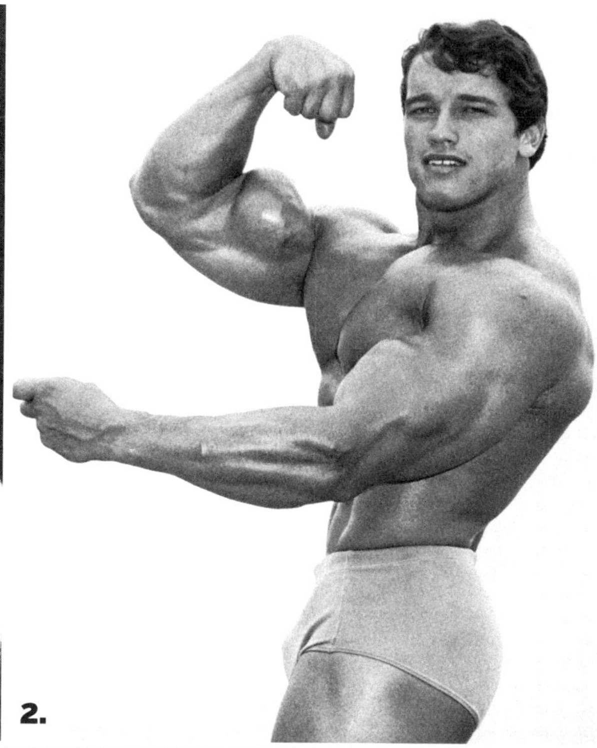
2.

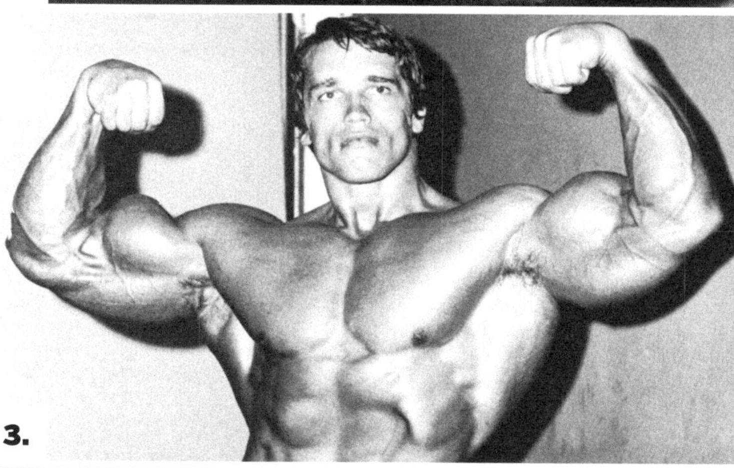
3.

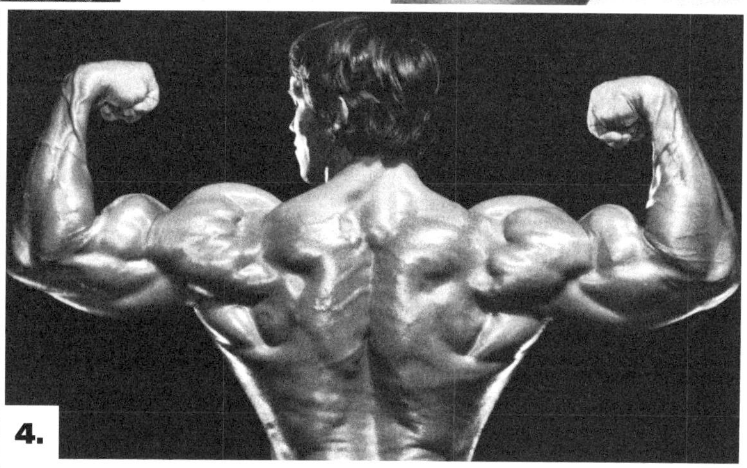
4.

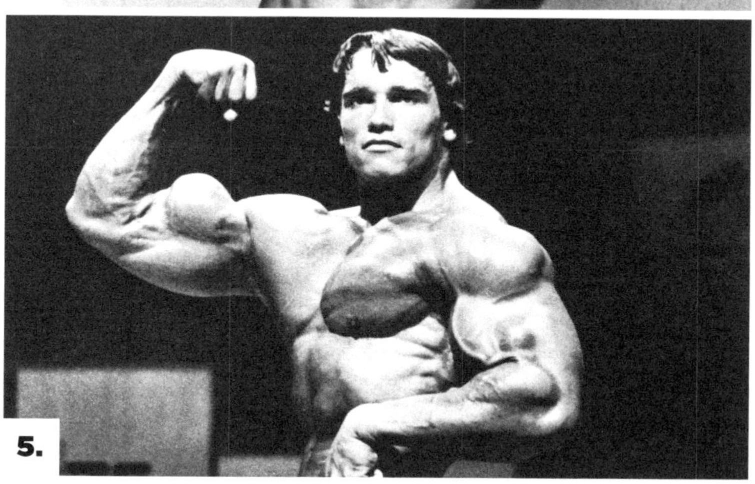
5.

1. *Leroy Colbert*
2. *Ich mit 19 Jahren*
3. *Doppelbizepspose von vorne*
4. *Doppelbizepspose von hinten*
5. *Zwei Aspekte des Bizeps: Am rechten Arm hervorragende Höhe und Form sowie scharfe Definition und Teilung; am linken liefert der Bizeps die Masse und Teilung, die dazu beitragen, den Arm gewaltig aussehen zu lassen.*

rer Vorstellung so eng miteinander verknüpft sind, fällt es uns nicht schwer, die richtige Einstellung zum Armtraining zu finden. Wenn Sie ein Sportstudio aufsuchen, in dem ernsthaft trainiert wird, werden Sie mit großer Wahrscheinlichkeit junge Bodybuilder sehen, die in ihrer Gesamtentwicklung Wettkampfformat andeutungsweise erreicht, in der Armentwicklung aber bereits große Fortschritte erzielt haben. Das liegt zum einen daran, dass Bodybuilder, besonders in der Anfangszeit, die Arme bewusst oder unbewusst nach dem Prioritätsprinzip trainieren. Sie trainieren die Arme zuerst, sehr konzentriert und mit viel Energie. Sie spannen sie ständig an, nehmen Posen ein, messen immer wieder den Umfang, um zu sehen, ob sie Fortschritte gemacht haben. Kein Wunder also, dass die Armmuskeln wachsen. Hätten sie die gleiche Einstellung zu anderen Körperpartien, würden wir zweifellos viele von ihnen nicht nur mit gewaltigen Armen, sondern auch mit 50-cm-Waden herumlaufen sehen!

Doch die Entwicklung erstklassiger Arme für Wettkämpfe ist mehr als nur eine Frage der Größe. Die Arme müssen auch in vielen verschiedenen Posen und unter verschiedenen Winkeln gut aussehen. Dazu müssen alle Partien der Armmuskeln, alle Konturen und Aspekte voll entwickelt und ausgeprägt werden. Das erfordert viel Überlegung und Planung. Man bekommt keine Arme vom Format eines Champions, indem man bei Curls mit einer schweren Langhantel herumhantiert und ein paar Wiederholungen für den Trizeps herausschindet. Für eine Doppelbizepspose von vorne brauchen Sie zum Beispiel einen Bizeps mit genügend Höhe, einen Trizeps, der den Arm unten eindrucksvoll abschließt, sowie eine deutliche Teilung zwischen Bizeps und Trizeps. Für die gleiche Pose von hinten benötigen Sie einen entwickelten Brachialis am Ellbogen, einen gutausgebildeten äußeren Bizepskopf und einen deutlich abgezeichneten Übergang zwischen Deltoideus und den Muskeln des Oberarms.

Neben Bizeps und Trizeps müssen Sie auch die Unterarme aufbauen und ausformen. Wenn Sie sich die Arme von Casey Viator, Frank Zane, Dave Draper, Bill Pearl, Larry Scott, Sergio Oliva oder Chuck Sipes ansehen, werden Sie bei allen feststellen, dass Bizeps, Trizeps und Unterarm in einem ausgeglichenen Verhältnis zueinander entwickelt sind.

Diese verschiedenen Aspekte der Entwicklung kommen nicht zufällig zustande. Sie verlangen gezielte Arbeit, und das setzt voraus, dass jede Muskelgruppe ihren Anteil am harten Training bekommt.

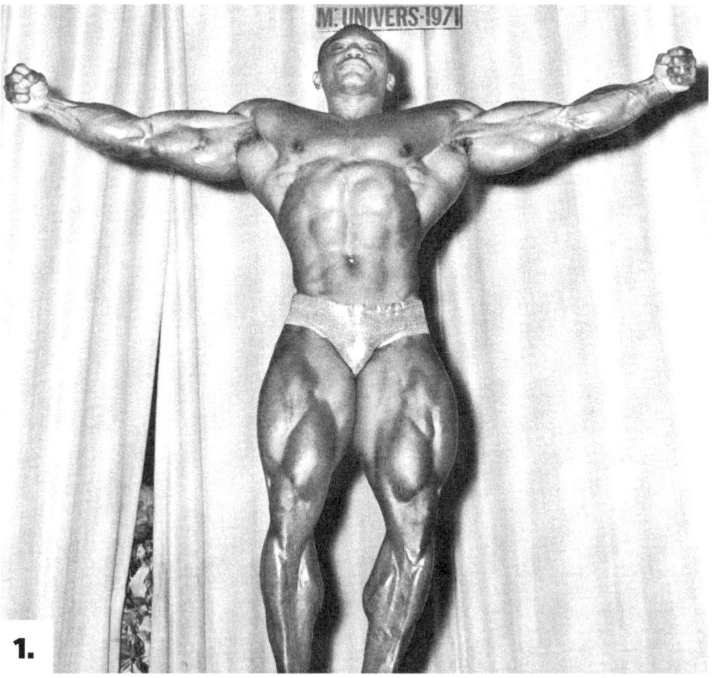

1.

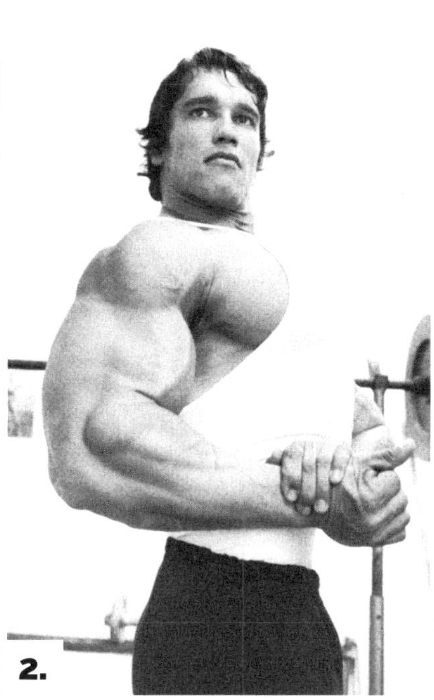

2.

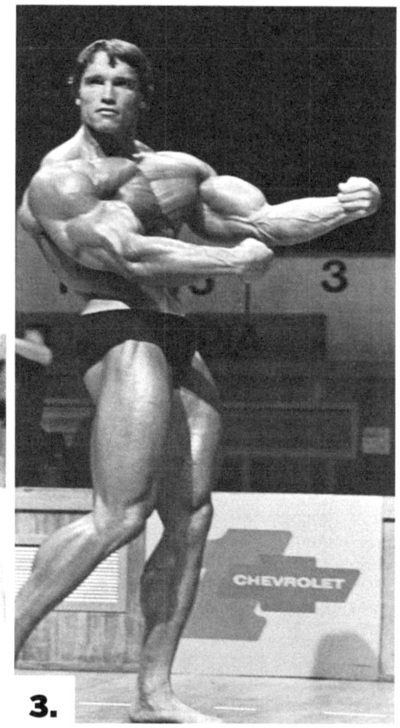

3.

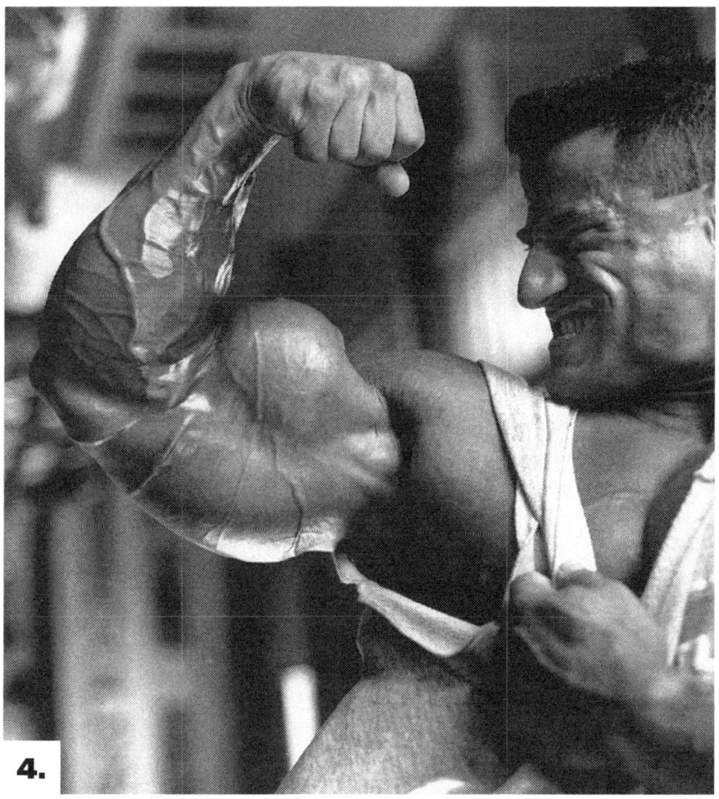

4.

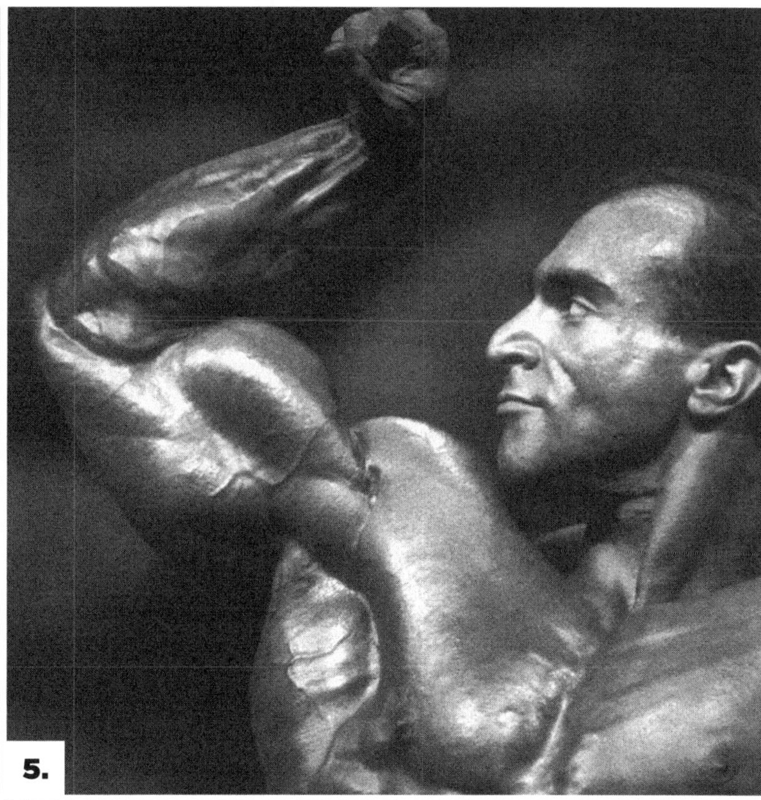

5.

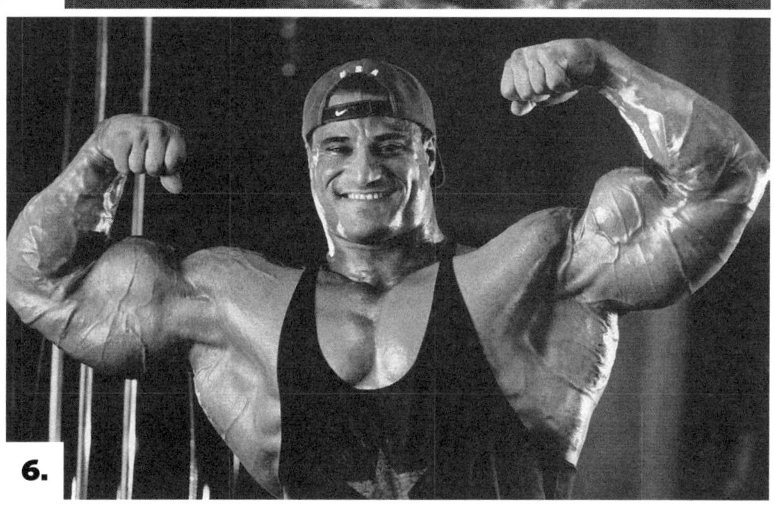

6.

1. *Sergio Oliva in einer Pose mit gestreckten Armen*
2. *Seitliche Brustpose*
3. *Eine weitere Pose mit gestreckten Armen*
4. *Großartige Armentwicklung bei Mike Matarazzo*
5. *Nasser El Sonbaty*
6. *Was vollkommene Armentwicklung angeht kann Mike Matarazzo gegen alle Gegner bestehen.*

Entwicklung perfekter Arme

Wenn wir an gut entwickelte Arme denken, schweben uns zwar meist gigantische Bizepspakete vor, aber die größere und komplexere Muskelgruppe ist in Wirklichkeit der Trizeps. Der Bizeps hat zwei Köpfe, der Trizeps drei. Die ideal proportionierte Oberarmmuskulatur wird gewöhnlich zu einem Drittel vom Bizeps und zu zwei Dritteln vom Trizeps gebildet.

Einige wenige Bodybuilder sind für die fast perfekte Entwicklung ihrer Armmuskeln bekannt geworden. Ricky Wayne gehörte dazu, ebenso Larry Scott, Serge Nubret und Freddy Ortiz. Heute würde ich noch Bertil Fox, Albert Beckles, Danny Padilla und Casey Viator in diese Gruppe einordnen. Sergio Oliva hatte sehr massive Arme, aber der Trizeps war etwas zu dominierend. Ich selbst hätte trotz eindrucksvoller Armentwicklung gerne einen größeren Trizeps gehabt.

Um perfekte Arme zu bekommen, muss man wissen, welche Muskeln trainiert werden müssen, welche Übungen dazu geeignet sind und welcher Trainingsaufwand jeweils erforderlich ist. Es gibt verschiedene Möglichkeiten, das Armtraining durchzuführen. Man kann den ganzen Arm in einer Trainingseinheit trainieren und dabei entweder das ganze Programm für eine Muskelgruppe absolvieren, ehe man zur nächsten übergeht. Oder aber Sätze für Bizeps und Trizeps im Wechsel ausführen, sodass der ganze Arm aufgepumpt wird. Man kann das Training aber auch so aufteilen, dass man an einem Tag den Bizeps trainiert, am nächsten den Trizeps und die Unterarme, wann immer es zeitlich passt.

Wie bei anderen Körperteilen erreichen Sie auch hier vollständige Entwicklung nur dann, wenn es Ihnen gelingt, die Arme so zu schocken, dass sie ungeachtet ihrer bereits erreichten Größe immer wieder auf den Trainingsreiz ansprechen. Ein mannigfaltiges Übungsprogramm voll Abwechslung und mit möglichst vielen Schockprinzipien wird Ihnen zu den erstklassigen Armen verhelfen, für die Sie trainieren.

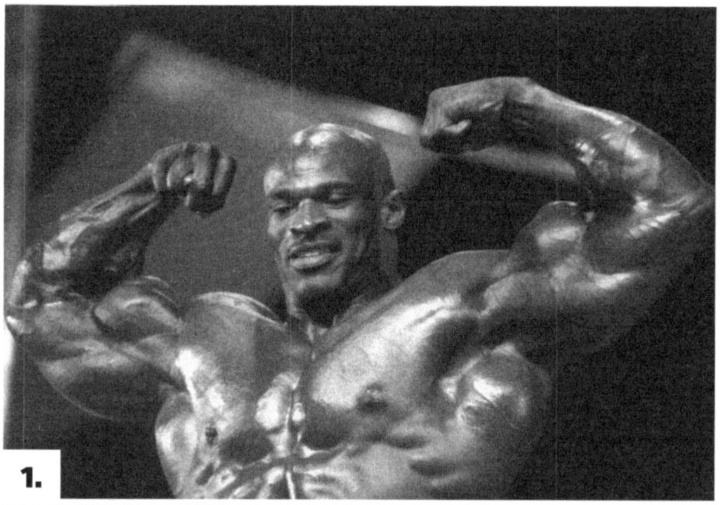
1.

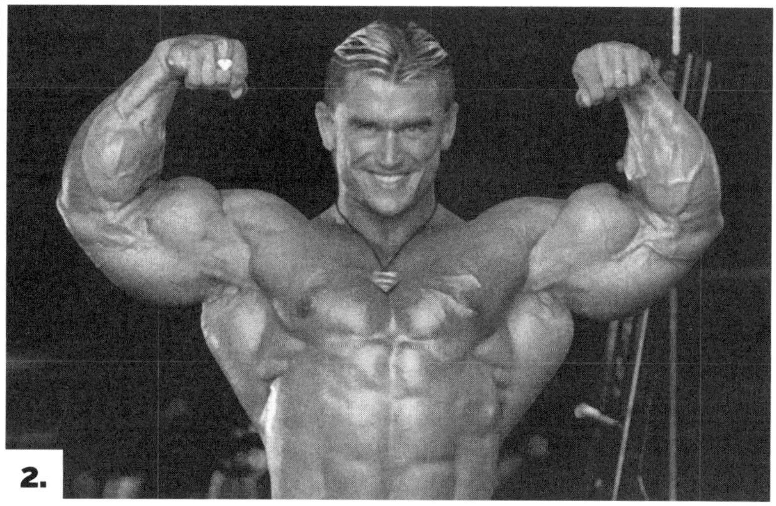
2.

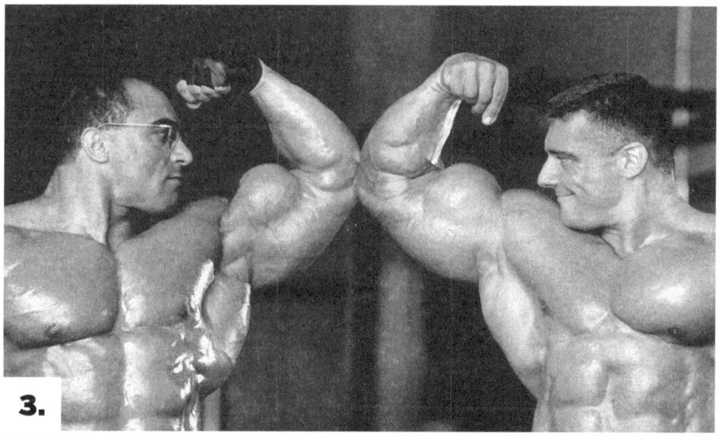
3.

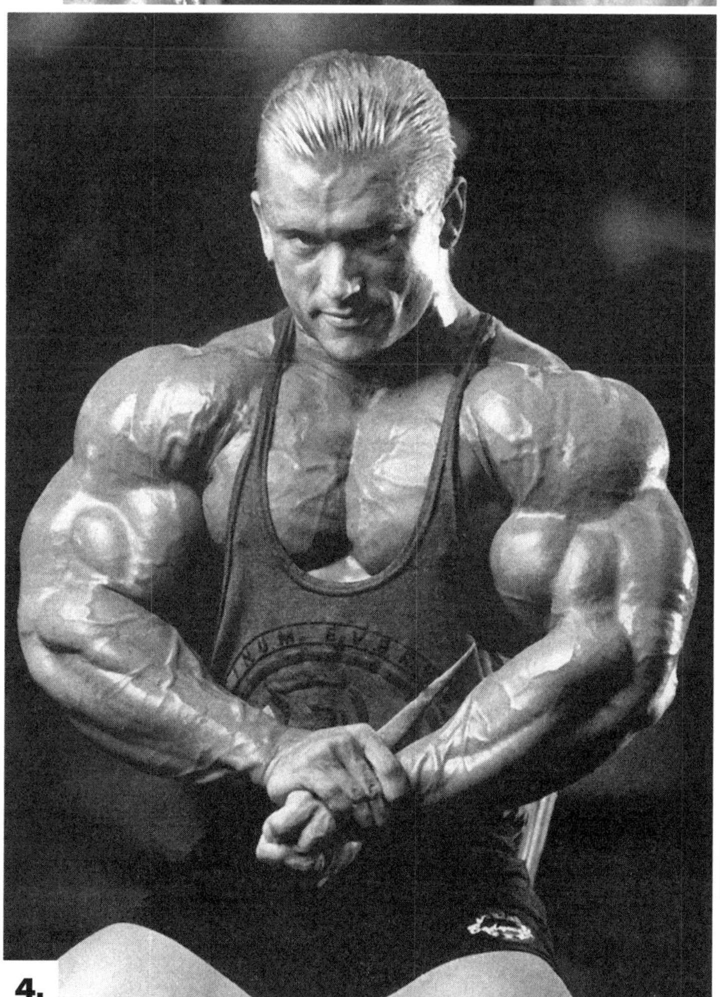
4.

1. *Ronnie Coleman*
2. *Lee Priest beweist, dass beeindruckende Muskularität – und gewaltige Armentwicklung – für Wettkämpfer aller Staturen möglich ist.*
3. *Nasser El Sonbaty und Jean-Pierre Fux verlassen sich nicht allein auf ihre unglaubliche Masse, wenn sie auf die Bühne gehen. Sie haben eine vollkommene Form, inklusive ausgewogener Unterarmproportionen, überragender Bizeps-, Trizeps-, Schulter- und Brustmuskulatur.*
4. *Lee Priest ist – in der Tradition von Danny Padilla und Franco Columbu – wie David, der Goliath besiegt. Und der Anblick seiner überragenden Armentwicklung zeigt warum.*
5. *Oben: Albert Beckles demonstriert eine Höhe im Bizeps, wie man sie im Bodybuilding bisher selten gesehen hat.*
   Unten: Paul Dillet zeigt hier wie wichtig Proportion für die Bühnenform ist. Für Bodybuilder reicht es nicht, einfach große Arme aufzubauen. Sie müssen groß in der richtigen Proportion zum Rest des Körpers sein.

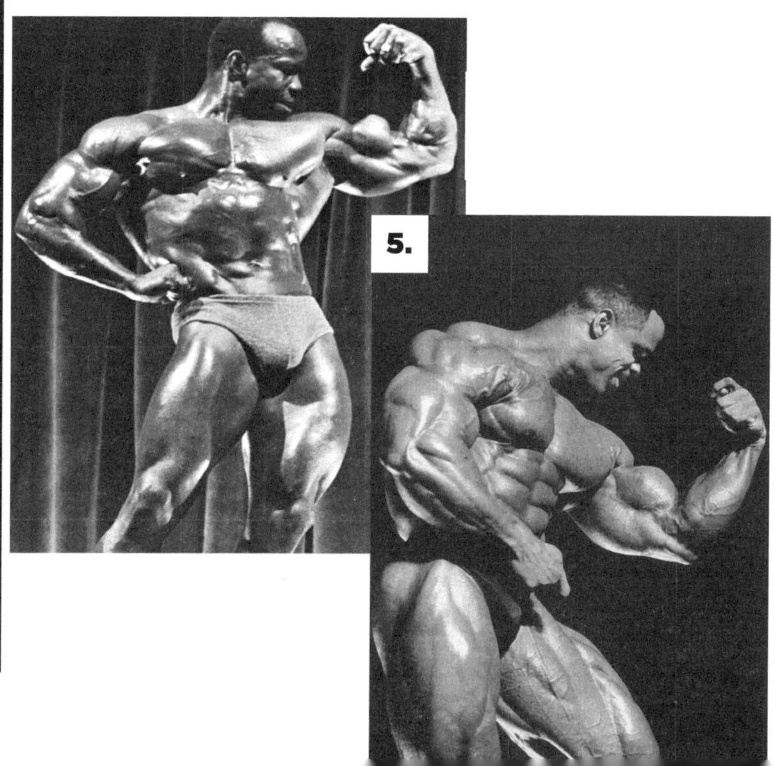
5.

BIZEPSTRAINING

Der Bizeps war schon immer eine meiner besten Muskelpartien. Diese Muskeln zu entwickeln war mir in jungen Jahren äußerst wichtig, weshalb ich sehr hart arbeitete und es nicht lange dauerte, bis sie sich aufblähten wie Ballons.

Doch so hart ich auch trainiert haben mag, mir ist heute klar, dass meine außergewöhnliche Bizepsentwicklung weitgehend auf Erbanlagen beruht. Mein Bizeps ist wie Tom Platz' Oberschenkel: Einmal durch hartes Training zur Entwicklung gebracht, gehörten sie durch ihr genetisches Potential zu den besten der Welt.

Mit harter Arbeit und der richtigen Trainingstechnik lässt sich jeder Muskel zu seinem vollen Potential entwickeln, aber dieses Potential ist individuell verschieden. Manche Bodybuilder haben einen längeren Bizeps, andere einen kürzeren, bei manchen ist er höher, bei anderen flacher, bei manchen wird er sehr dick, bei anderen nicht. An jedem dieser Aspekte der Entwicklung kann man arbeiten, kann durch intelligente Trainingsplanung Schwächen beseitigen, aber es ist zweifellos hilfreich, wenn man schon die Anlagen für hervorragende Form und Proportionen besitzt.

Es gibt ganz verschiedene Bizepsformen, die alle noch als erstklassig betrachtet werden können. Larry Scott hat einen langen Bizeps, der zugleich dick und voll ist. Mein eigener zeichnet sich durch extreme Höhe aus. Franco Columbu besitzt einen hohen, aber kurzen Bizeps. Sergio Olivas Bizeps ist lang, jedoch nicht sonderlich hoch. Bei Boyer Coe ist er hoch und lang, aber schmal. All diese Bodybuilder waren einmal Champions der Spitzenklasse, was beweist, dass keine ganz bestimmte Armform nötig ist, um Wettkämpfe zu gewinnen.

Knochenbau und Körperproportionen haben entscheidenden Einfluss darauf, wie der entwickelte Arm letztlich aussieht. Da Franco kurze Arme hat, fiel es ihm nicht schwer, den Bizeps so zu entwickeln, dass er in Relation zu seinem Körper massiv wirkte. Lou Ferrigno mit seinen sehr langen Armen braucht hingegen schon 56-cm-Bizepse, damit sie an seinem 118 kg schweren Körper nicht unproportioniert aussehen. Arme von 50 cm Umfang würden bei Lou unterentwickelt wirken, selbst wenn es die stärksten auf der ganzen Bühne wären.

Größe und entsprechende Kraft verschiedener anderer Muskeln können auch Einfluss darauf haben, wie man den Bizeps am besten trainiert und entwickelt. Wenn ich beispielsweise Franco Columbu und Ken Waller früher bei Langhantelcurls zusah, hatte ich immer den Eindruck, dass die vorderen Deltamuskeln, die bei beiden besonders stark entwickelt waren, den Bizepsen einen Großteil der Arbeit abnahmen. Es war daher nötig, dass sie sich um die Isolierung des Bizeps bemühten, weil diese Muskeln sonst nie das Training bekommen hätten, das sie brauchten. Eine ihrer Maßnahmen, dies zu erreichen, war die Verwendung des sogenannten Bizepscurlers, der bewirkt, dass die Ellbogen bei Curls ihre Stellung nicht verändern. Eine andere war viel Bizepstraining an der Scott-Bank, um die Armmuskeln noch mehr zu isolieren.

Sollten Sie ein ähnliches Problem haben und nicht über Spezialgeräte dieser Art verfügen, könnten Sie Ihre Curls einfach mit dem Rücken gegen die Wand gelehnt ausführen, um möglichst wenig abzufälschen.

Ich selbst hatte keine unverhältnismäßig stark entwickelten vorderen Deltamuskeln und erzielte folglich mit normalen Langhantelcurls sehr gute Ergebnisse. Ich brauchte keine besonderen Anstrengungen zu machen, um den Bizeps zu isolieren – und das war ganz gut so, weil ich in den ersten Jahren ohnehin nicht allzu viel über die Physiologie des Trainings wusste. Dessen ungeachtet können Sie nicht erwarten, phantastische Bizepse zu bekommen, wenn sie andere Muskeln beim Heben mithelfen lassen. Sie müssen auch die richtige Bahn finden und jeden Curl über den größtmöglichen Bewegungsumfang ausführen. Die Hände müssen bei Curls direkt zur Schulter hochkommen. Schon eine Abweichung von dieser Linie um 2–3 cm nach innen oder nach außen entlastet den Bizeps und bringt infolgedessen nicht das gleiche Ergebnis.

Ein anderer Fehler, den ich immer wieder sehe – und den auch Sergio Oliva zu machen pflegte – ist der, die Curlbewegung mit einem Handgelenkcurl einzuleiten, also das Handgelenk nach hinten zu beugen und dann kurz vor Einsatz des Bizeps wieder hochzubeugen. Das führt nur dazu, dass der Bizeps entlastet wird, weil an seiner Stelle Unterarmkraft eingesetzt wird, und das Ergebnis sind massive Unterarme und ein zweitklassiger Bizeps.

Eine einzige Curlbewegung reicht allerdings nicht aus, um den ganzen Bizeps zu trainieren. Der Bizeps hebt und beugt den Arm nicht nur,

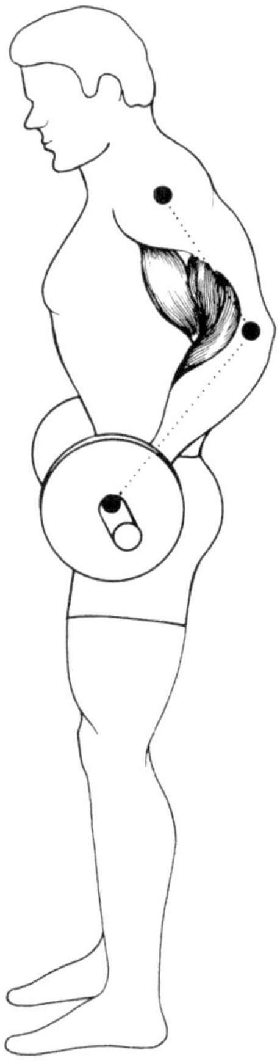

Das ist eine falsche Ausgangsstellung für Langhantelcurls. Die Arme sind angewinkelt und die Ellbogen zurückgenommen, was die vollständige Dehnung des Bizeps verhindert und den Bewegungsumfang drastisch einschränkt. Da bei dieser Technik die Arme nicht gestreckt weiden, wird der untere Bizeps nicht entwickelt.

sondern dreht auch das Handgelenk. Das Heben der Langhantel bringt Bizepsmasse, schränkt aber die Bewegungsmöglichkeiten des Handgelenks ein. Deshalb plane ich immer eine Serie Kurzhantelübungen ein, bei denen ich das Handgelenk beim Heben nach außen drehen kann, um eine bessere Bizepskontraktion zu erhalten. Das Training mit Kurzhanteln bringt mir auch eine bessere Brachialis-Entwicklung (am Ellbogen), und daraus ergibt sich bei einer Doppelbizepspose von hinten eine wesentlich schärfere Teilung zwischen Bizeps und Trizeps.

Auch die Bizepslänge ist wichtig. Viele Bodybuilder machen Curls mit Obergriff als Unterarmübung, aber meiner Erfahrung nach verlängert diese Übung auch den Bizeps. Der Bizeps sollte fast bis zum Ellbogen reichen und dann in einer dynamischen Linie steil abfallen.

Ich verändere bei Curls auch möglichst oft die Handstellung, um sämtliche Partien des Bizeps umfassend zu stimulieren. Der Langhantelcurl bindet die Hand, der Kurzhantelcurl erlaubt eine Drehung der Hand, der Curl mit Obergriff hebt die Hand bei nach unten weisender Handfläche, und wenn man eine Kurzhantel so hebt, dass der Daumen nach oben weist, eine Art Hammer-Curl, wird der Brachialis direkt beansprucht, und diese Übung ist ebenfalls für vollständige Bizepsentwicklung notwendig. Ich sorge in meinem Bizepstraining auch dadurch für Abwechslung, dass ich Geräte verschiedener Art verwende: Bizepscurler, gerade Stange, SZ-Stange, Scott-Bank, Flachbank, Langhanteln, Kurzhanteln, Kabelzüge und Maschinen.

Noch einmal, der größte Fehler, den ich im Bizepstraining beobachte, ist mangelnde Ausnutzung des Bewegungsumfangs. Es gibt wahrscheinlich keinen Körperteil, für den größtmöglicher Bewegungsumfang so wichtig ist wie für den Bizeps. Die Bewegungsausführung wird zum Beispiel eingeschränkt, wenn Sie die Ellbogen im Verlauf der Übung heben oder zu weit nach hinten halten, sodass der Bogen, den die Hände beschreiben, zu klein wird.

Manche Bodybuilder lassen die Hantel nicht gern bis zur vollen Streckung der Arme herab, weil sie dann nicht so viel Gewicht bewältigen können. Sie vergessen dabei aber, dass es der untere Abschnitt der Bewegung ist, der wirklich Masse im unteren Bizeps bringt und ihn aussehen lässt, als käme er direkt aus dem Unterarm – ein wichtiger Punkt bei Posen mit gestreckten Armen. Es ist auch dieser Teil des Muskels, der sich hochwölbt und für Höhe sorgt, wenn man den Bizeps anspannt.

Man sieht weiterhin Bodybuilder, die die Arme bei Curls zwar strecken, die Übung aber dadurch ruinieren, dass sie nicht von Anfang an eine reine Curlbewegung ausführen. Sie heben das Gewicht erst etwas mit den Schultern und dem Rücken, sodass die ersten Zentimeter der Bewegung vergeudet sind, weil der Bizeps nicht daran beteiligt ist.

Ein anderer Fehler ist der, das Gewicht ganz hochzubringen und es oben zu versäumen, den Muskel anzuspannen und zu kontrahieren. Wenn sich das Gewicht auf Kinnhöhe befindet, tragen die Knochen und Gelenke die Hauptlast. Damit der Muskel unaufhörlich arbeitet, müssen Sie ihn oben stark anspannen, sonst bleibt er weich. Er muss ständig unter Belastung gehalten werden. Wenn Sie im oberen Teil Ihrer Curlbewegung nachlässig werden, bekommen Sie nie den vollen, harten und kräftigen Bizeps, mit dem Sie die Kampfrichter beeindrucken können.

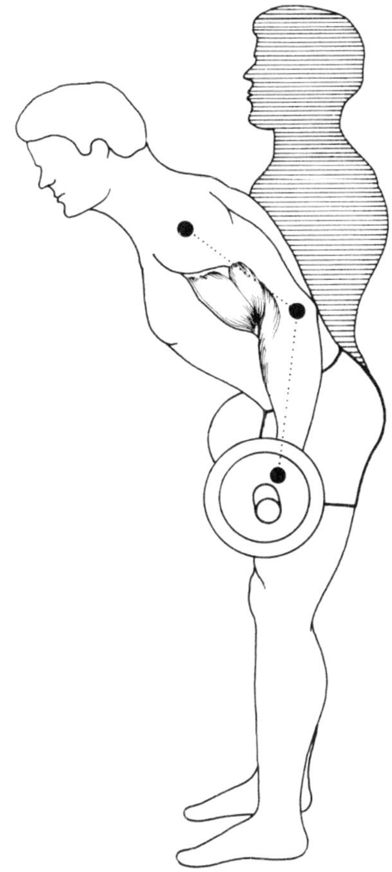

Das Anheben des Gewichts in vorgebeugter Haltung ist einer der häufigsten Fehler bei Langhantelcurls. Wenn Sie zu heben anfangen und sich gleichzeitig aufrichten, kommt der untere Rücken ins Spiel. Dies gibt der Bewegung einen zusätzlichen Impuls, sodass Sie das Gewicht mit Schwung hochbringen anstatt durch intensive Kontraktion des Bizeps; das hat zur Folge, dass der untere Bereich des Bizeps nicht richtig stimuliert wird. Die korrekte Ausführung dieser Übung ist auf Seite 356 beschrieben.

Abgefälschte Curls

Curls gehören zu den Bewegungen, bei denen »gemogelt« werden darf, um bestimmte Trainingswirkungen zu erzielen. Im Grunde ist ein Curl eine Drehbewegung, aber der Widerstand wirkt in der Vertikalen. Mit anderen Worten: Sie heben in einem Bogen, aber die Schwerkraft zieht das Gewicht immer gerade nach unten. Manchmal heben Sie mehr nach vorn, manchmal steiler aufwärts, aber der Widerstand ist immer nach oben und nach unten gerichtet. Sie heben also nicht laufend genau entgegengesetzt zum Zug des Gewichts. Dadurch wird die Übung in bestimmten Teilen der Bewegung weniger effektiv.

Die Konstrukteure von Curlmaschinen behaupten, ihre Geräte, die nicht geradlinig, sondern in einer Drehbewegung Widerstand erzeugen, seien für Curls besser geeignet als Langhanteln oder Kurzhanteln. Aber Sie benötigen gar keine komplizierte Maschine, um die Übung wirksamer zu machen. Sie können stattdessen einen Teil Ihrer Curls mit einem Gewicht ausführen, das für eine korrekte Bewegungsausführung zu schwer ist. Obwohl Sie dabei die Schultern und den Rücken beim Heben mithelfen lassen, wird auch der Bizeps an jedem Punkt der Bewegung maximal beansprucht.

Die Langhantel oder Kurzhantel ist bei vorgestreckten Armen schwerer zu heben als am Anfang des Curls, wenn die Arme noch mehr in Richtung Boden weisen. Bei abgefälschten Curls können Sie ein Gewicht verwenden, das sich im »leichten« Teil der Bewegung schwer anfühlt, und im »schwierigen« Teil, in dem der Widerstand zu groß ist, um ihn in korrekter Technik zu überwinden, fälschen Sie dann etwas ab.

Ich erinnere mich noch an Gastauftritte für Reg Park in Südafrika, bei denen ich fünf Wiederholungen abgefälschte Langhantelcurls mit 125 kg demonstrierte. Die Handhabung solcher Lasten trägt natürlich nicht dazu bei, den Bizeps optimal auszuformen oder ihm Höhe zu geben, aber es ist eine zuverlässige Methode, um für Muskelzuwachs zu sorgen. Abgefälschte Curls sollten jedoch nicht mehr als 25–30 Prozent Ihres Bizepsprogramms ausmachen. Sie benötigen auch genügend Bewegungen in korrekter Haltung, um den Muskel zu hoher Qualität auszuformen.

Anfängerprogramm

Der Langhantelcurl, in korrekter Haltung oder abgefälscht ausgeführt, ist die Grundübung zum Aufbau von Bizepsmasse. Der Langhantelcurl bleibt die ganze Zeit im Programm, vom Anfänger- bis zum Wettkampftraining. Das ist die einzige Möglichkeit, ein Höchstmaß an Muskelmasse aufzubauen und zu erhalten. Aber ich rate Ihnen auch, schon von Beginn an Kurzhantelcurls einzuplanen, weil Sie bei dieser Übung das Handgelenk drehen können, sodass die Muskeln besser kontrahieren und umfassender ausgeformt werden.

Fast von Anfang an empfehle ich außerdem einarmige Curls. Ich selbst halte mich bei dieser Übung mit der freien Hand irgendwo fest, lehne mich etwas zur Seite, um genügend Bewegungsfreiheit zu haben, und konzentriere mich dann voll auf den jeweils beanspruchten Bizeps, was nicht möglich ist, wenn man mit beiden Armen gleichzeitig arbeitet.

Fortgeschrittenenprogramm

Im Fortgeschrittenentraining bemühen Sie sich weiterhin um Massezuwachs, müssen aber zusätzlich an der Teilung und Ausformung des ganzen Bizeps arbeiten. Wenn es Ihrem Bizeps an Länge fehlt, fangen Sie an, ihn zu verlängern. Hat er keine Spitze, trainieren Sie auf Höhe. Ist er nicht dick genug, arbeiten Sie auf Dicke hin.

Kurzhantelcurls auf der Schrägbank sind die beste Übung, um die Form und Qualität des Bizeps zu entwickeln und ihn noch stärker zu dehnen. Hinzu kommt der Konzentrationscurl, der speziell auf Bizepshöhe abzielt.

Mit zunehmender Entwicklung werden Sie beginnen, Ihre Übungen zu Supersätzen zusammenzufassen und durch Verzicht auf die Erholungspause die Intensität zu steigern. Ich kombiniere gern Bizeps- und Trizepsübungen zu Supersätzen. Sie pumpen die Arme ungeheuer stark auf und vermitteln einem das Gefühl, geradezu gigantisch zu sein. Auch ermöglicht ein stark aufgepumpter Bizeps die Verwendung schwererer Gewichte bei Trizepsübungen, indem er eine Art Kissen schafft, das jede Trizepswiederholung federnd abfängt.

Verschiedene Muskeln in Supersätzen zu trainieren, ist ebenfalls eine wertvolle Vorbereitung auf Wettkämpfe, weil man im entscheidenden Augenblick imstande sein muss, den ganzen Körper gleichzeitig aufzupumpen. Wenn Sie das nicht gewöhnt sind, wird es Ihnen nicht gelingen, sich auf der Bühne optimal zu präsentieren.

Je näher Sie einem Wettkampf kommen, desto mehr müssen Sie bemüht sein, genügend zusätzliche Übungen auszuführen, um jeden Aspekt des Bizeps voll zu entwickeln. Neben massebildenden Langhantelcurls müssen Sie mehr Schrägbankcurls machen, um den unteren Teil des Muskels besser zu entwickeln. Ich habe mich darüber hinaus bei Kurzhantelcurls oft auf eine Flachbank gelegt, um den Bizeps noch weiter zu dehnen. Sie brauchen auch zusätzlich mehr Kabel- und Kurzhantelübungen, die es Ihnen erlauben, das Handgelenk zu drehen, um den Muskel noch besser auszuformen.

Wettkampfprogramm

Auf jeder Leistungsstufe müssen Sie etwas mehr tun, damit die Muskeln hinreichend überlastet und stärker gefordert werden. Besonders wichtig ist dies beim Trainieren der Arme vor Wettkämpfen. Die Intensität Ihres Trainings können Sie zum Beispiel dadurch gut steigern, dass Sie anstelle von Langhantelcurls abwechselnde Kurzhantelcurls ausführen. Diese Übung erlaubt es Ihnen, jeden Bizeps unabhängig vom anderen zu beanspruchen und sich voll auf den einen oder den anderen Arm zu konzentrieren. Die besondere Arbeitsweise bei dieser

Übung (der eine Arm hebt sich, während der andere sich senkt) ermöglicht eine wesentlich exaktere Bewegungsausführung bei minimalem Abfälschen. Sie können die Intensität auch dadurch steigern, dass Sie die Ellbogen feststellen und Curls an der Scott-Bank machen. Dabei sind Sie gezwungen, noch exakter zu arbeiten, während der untere Teil des Bizeps stärker beansprucht wird.

Das zeitintensive Training, das Sie während der Wettkampfvorbereitung benötigen, ist größer als je zuvor und schließt Dreifachsätze (drei Sätze hintereinander ohne Pause) ein. Das fällt am Anfang schwer, doch mit zunehmender Anpassung werden Sie merken, dass Sie sich bei diesem beschleunigten Programm hervorragend aufpumpen und in sehr kurzer Zeit ein enormes Pensum bewältigen.

Wichtig ist vor allem, dass Sie möglichst viele Techniken anwenden, die den Bizeps durch Schock zur Weiterentwicklung anreizen. Ich habe zum Beispiel immer gerne Langhantelcurls mit einem Partner gemacht: Ich führte einen Satz aus, reichte die Hantel sofort dem Partner, damit er seinen Satz absolvieren konnte, ließ mir das Gewicht augenblicklich wieder zurückgeben für meinen nächsten Satz und so weiter bis zur Erschöpfung.

Für umfassende Wettkampfentwicklung sorgte ich, indem ich in vielen verschiedenen Übungen viele Einzelsätze, Supersätze und Dreifachsätze ausführte. Am Vortag eines Wettkampfs den ganzen Tag lang jede Stunde einen Satz Bizeps: abgefälschte Wiederholungen, Teilwiederholungen, Intensivwiederholungen, Negativwiederholungen, Curls nach innen, Curls nach außen – nichts wurde ausgelassen, nichts dem Zufall überlassen. Ich attackierte den Bizeps vor Wettkämpfen mit erweiterten Sätzen, aber auch mit »21ern«, der Kombination aus Teilwiederholungen und ganzen Wiederholungen, und fasste verschiedene Bizepsübungen zu Supersätzen zusammen, kombinierte Bizeps mit Bizeps, Bizeps mit Trizeps oder Bizeps mit was auch immer.

Auch meine Vorstellungskraft setzte ich beim Bizepstraining ein. Ich stellte mir die Bizepse wie gewaltige Berge vor und sah mich mit diesen übermenschlichen Muskelmassen riesige Gewichte heben.

Ein solch intensives Training stellt sicher, dass Sie genügend Bizepsmasse aufbauen, dass der Bizeps länger, dicker und höher wird, und dass Sie ihn innen und außen entwickeln und eine klare Teilung zwischen Bizeps und Deltoideus sowie Bizeps und Trizeps erhalten. Alles Dinge, die für einen Körper von der Qualität eines Champions notwendig sind.

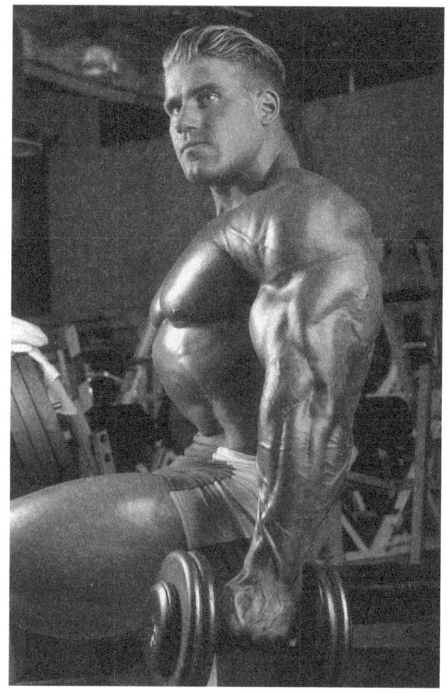

Jay Cutler

Training für schwache Punkte

Doch trotz Anwendung aller oben beschriebenen Techniken und anderen Bemühungen kann es sein, dass der Bizeps in bestimmten Partien noch immer schwächer entwickelt ist als in anderen.

Das beste Mittel gegen Schwächen im Bizeps sind in der Regel einarmige Kurzhantelübungen. Die Ausführung eines ganzen Satzes mit nur einem Arm gestattet höchste Konzentration und Intensität und stellt sicher, dass jeder Arm maximal beansprucht wird. Auf diese Weise wird verhindert, dass ein stärkerer Bizeps einen schwächeren unterstützt, was zu ungleichmäßiger Entwicklung führen kann. Auch sollte das Handgelenk während der Übung gedreht werden, um bestmögliche Bizepskontraktion zu erhalten.

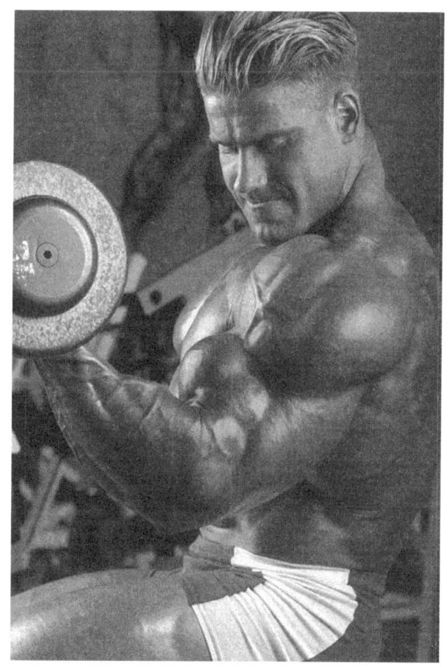

Einarmiger Kurzhantelcurl

Doch eine der Hauptursachen, weshalb viele Bodybuilder Schwächen in ihrer Bizepsentwicklung zeigen, ist meines Erachtens mangelhafte Ausführung der Übungen. Sie müssen die Technik beherrschen – d.h. die Ellbogen ruhig halten, das Gewicht nicht einfach herunterfallen lassen, sondern kontrolliert herabführen, möglichst viele Schockprinzipien anwenden –, dann werden Probleme mit dieser Muskelgruppe weitaus seltener auftreten.

Ich sehe zum Beispiel viele Bodybuilder, die ihre Unterarme gebrauchen, wenn sie Curls ausführen. Sie leiten die Bewegung mit einer Art Handgelenkcurl ein, durch den die Übung weniger effektiv wird. Oder sie machen einen Curl, und anstatt den Bizeps oben anzuspannen, um für Höhe zu sorgen, werfen sie die Hantel einfach gegen die Schulter, sodass der Bizeps entspannt ist und überhaupt nicht arbeitet.

Ich empfehle hingegen, das Prinzip der Höchstkontraktion anzuwenden – den Bizeps im oberen Bereich des Curls möglichst stark anzuspannen.

Aber manchmal ist die Entwicklung des Bizeps auch nur deshalb unbefriedigend, weil er nicht hart genug trainiert wird und der Bodybuil-

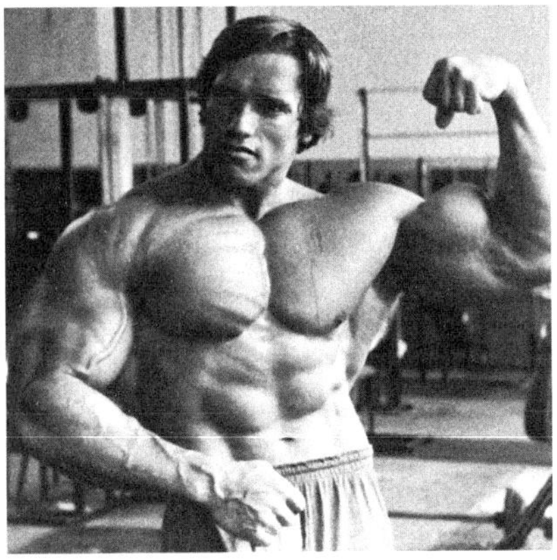

Diese Aufnahme zeigt meine Arme in ihrer massivsten Form, als ich 111 kg wog und vorwiegend Langhantelcurls und abgefälschte Curls mit sehr schweren Gewichten ausführte. Beachten Sie, wie mächtig der nicht angespannte Arm wirkt.

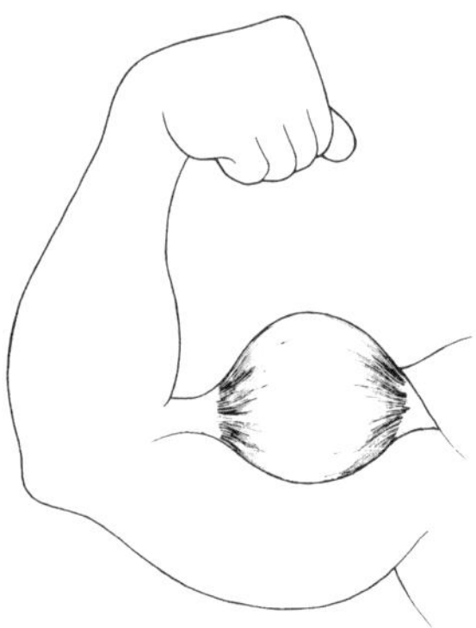

Das ist ein Bizeps mit hoher Spitze, aber kurzem Kopf. Der Muskel reicht nicht ganz bis zum Ellbogen, sodass eine Lücke bleibt.

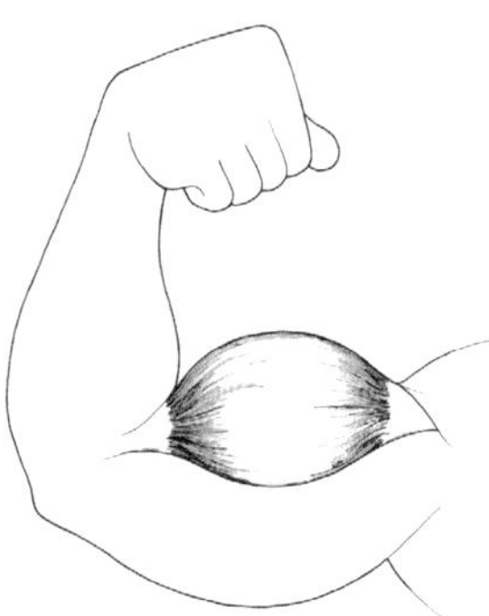

Dieser Bizeps hat einen langen Kopf, aber es fehlt ihm an Höhe.

der fünf Sätze für den Bizeps für vollkommen ausreichend hält und schließlich große, aber recht unförmige Muskelpakete dort besitzt, wo er eigentlich hervorragend ausgeformte Bizepse haben sollte.

Zur Behebung bestimmter Schwächen im Bizeps empfehle ich folgende Übungen:

Für Masse

- Schwere Langhantelcurls und abgefälschte Curls
- Muskelgröße wird durch das Heben schwerer Gewichte erzielt. Wenn Sie einen Curl mit 50 kg schaffen und sich durch entsprechendes Training auf 60 kg steigern, wird Ihr Bizeps größer. Probieren Sie meine Methode bildlicher Vorstellungen aus: stellen Sie sich vor, Ihr Bizeps wachse auf übermenschliche Größe an.

Für Länge und Dicke im unteren Bereich

- Curls, die sich auf das untere Drittel der Bewegung konzentrieren.
- Schrägbank- oder Flachbank-Curls, um den Bizeps maximal zu dehnen.
- Exakte Bewegungen wie Curls an der Scott-Bank oder mit Bizepscurler, damit die Ellbogen festgestellt sind und der Bizeps zu voller Länge gedehnt werden kann.
- Nach jedem Satz einer Curlübung mit Kurzhanteln das Handgelenk fünf- oder sechsmal um 180° drehen.

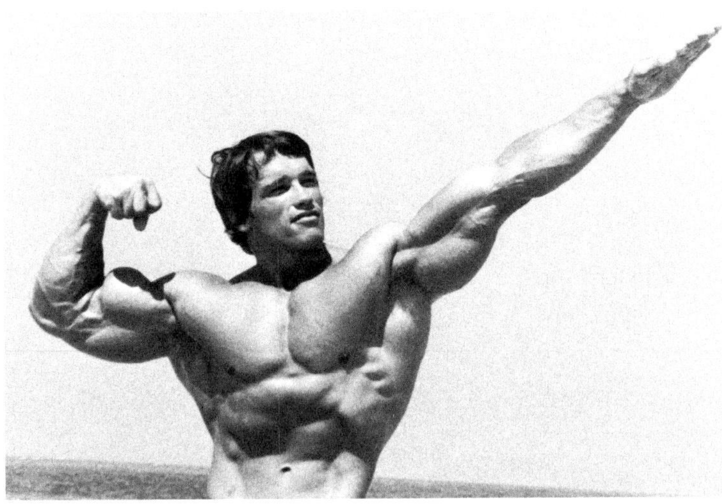

Je länger und dicker der Bizeps ist, desto besser sieht er bei gestrecktem Arm aus und desto höher ist er bei einer Bizepspose mit gebeugtem Arm.

JOHN GRIMEK

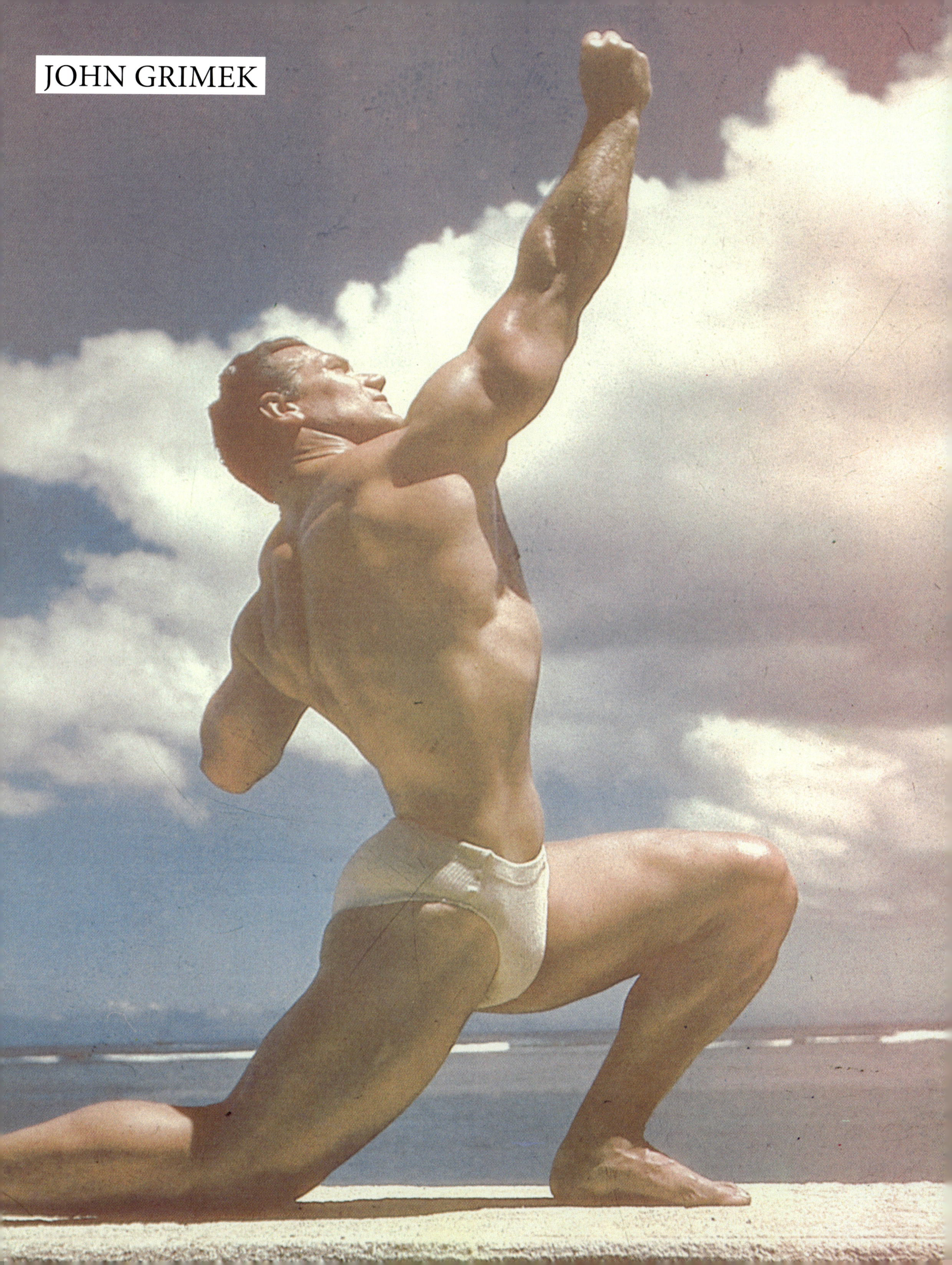

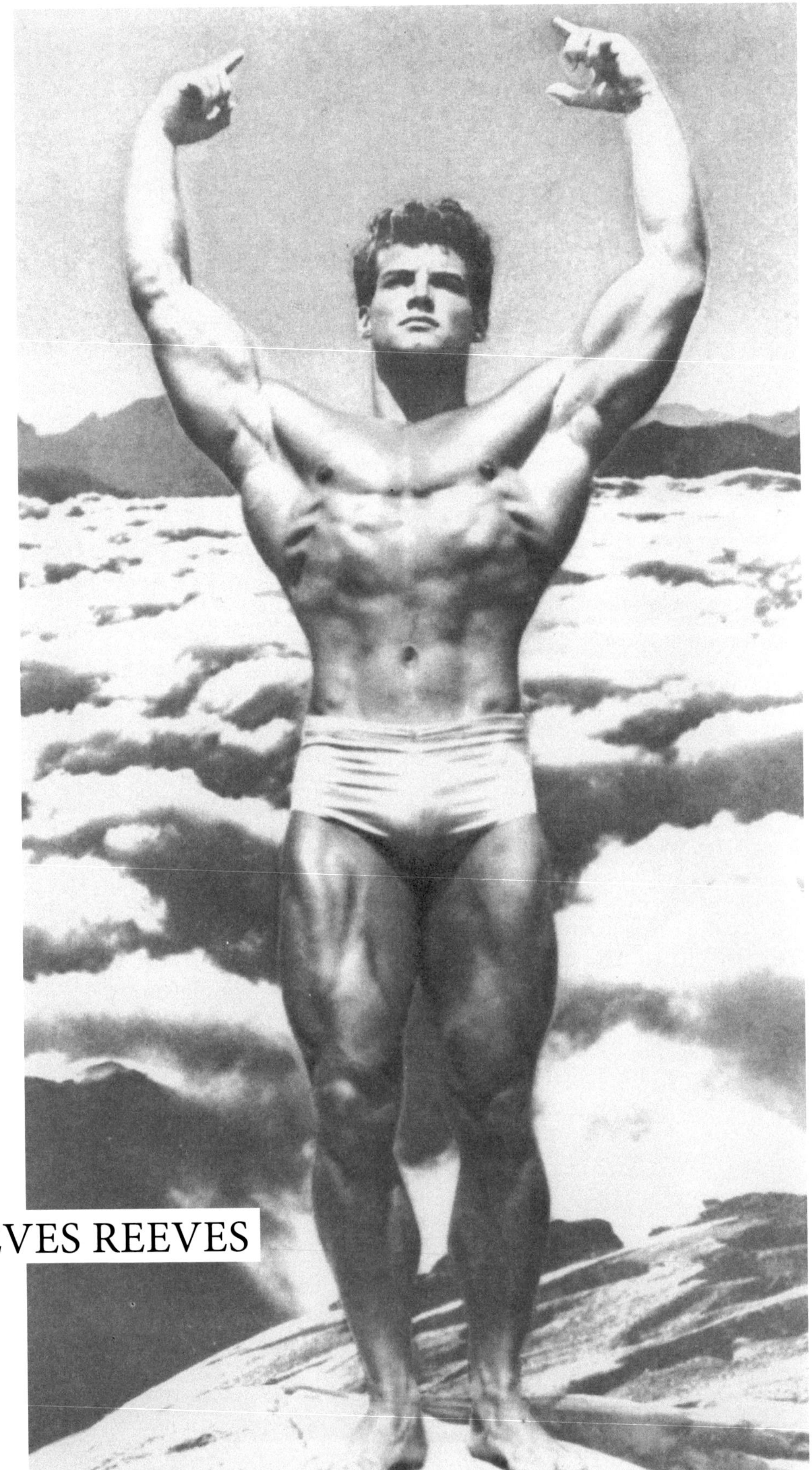

STEVES REEVES

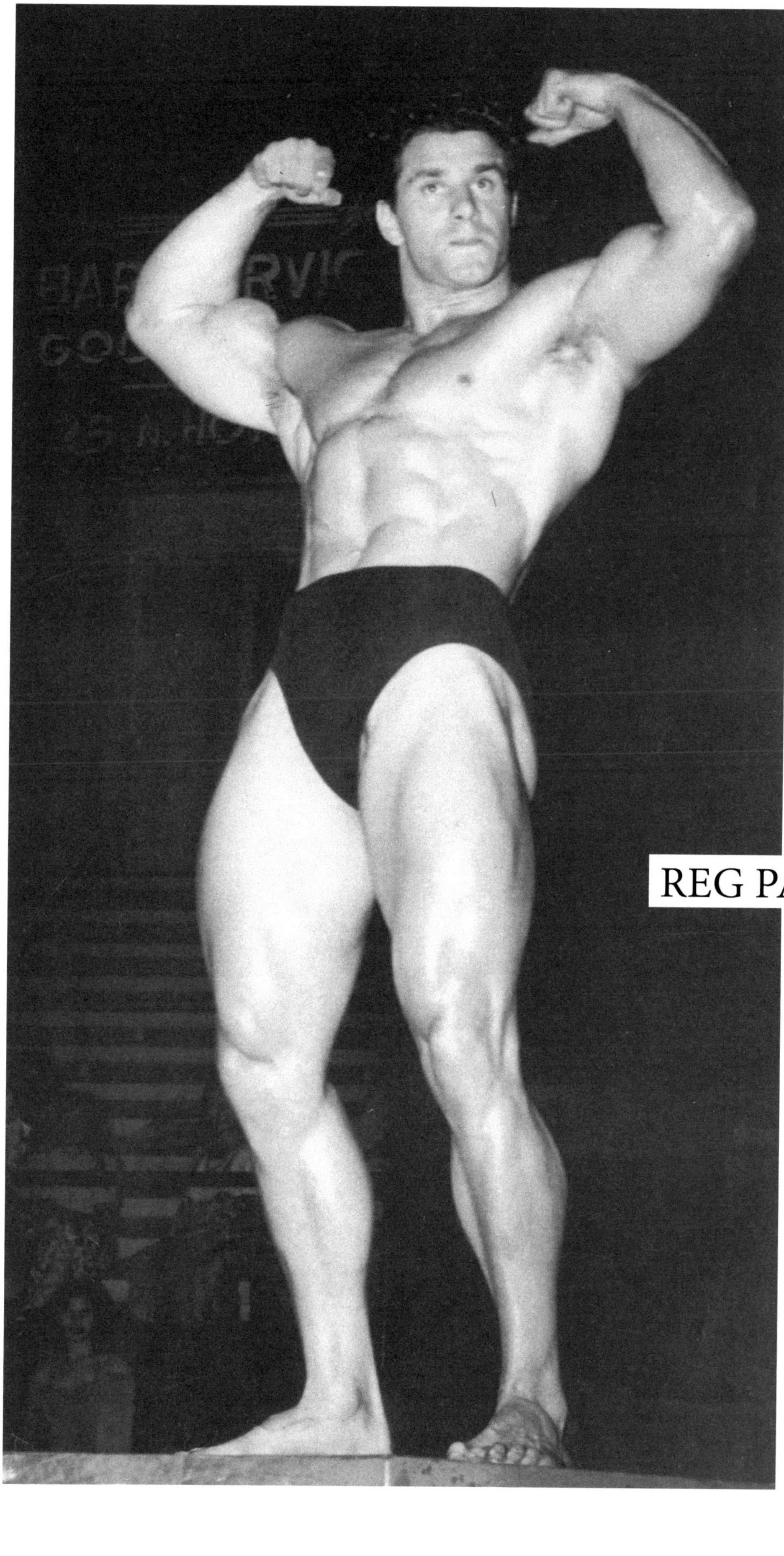

REG PARK

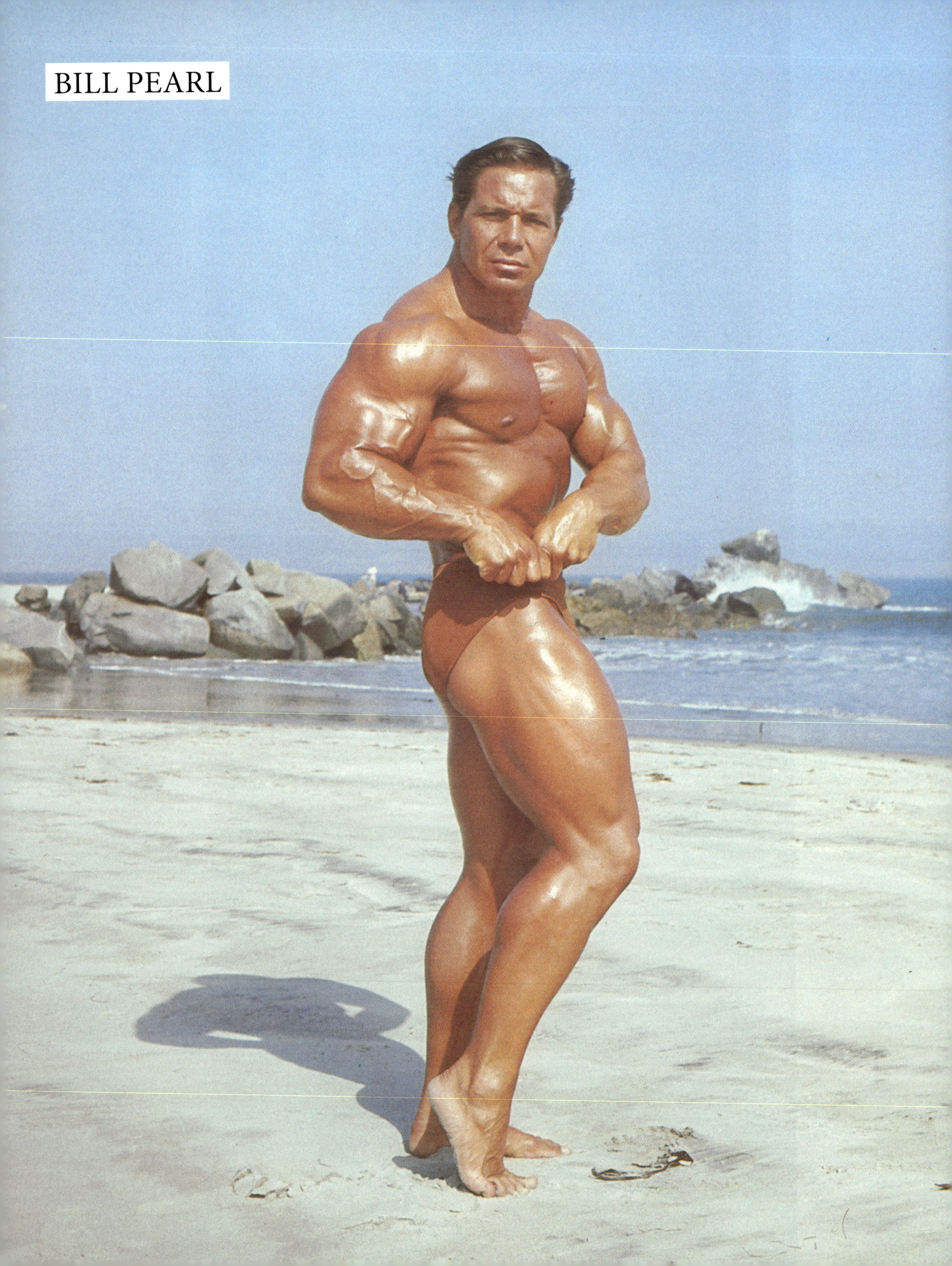

BILL PEARL

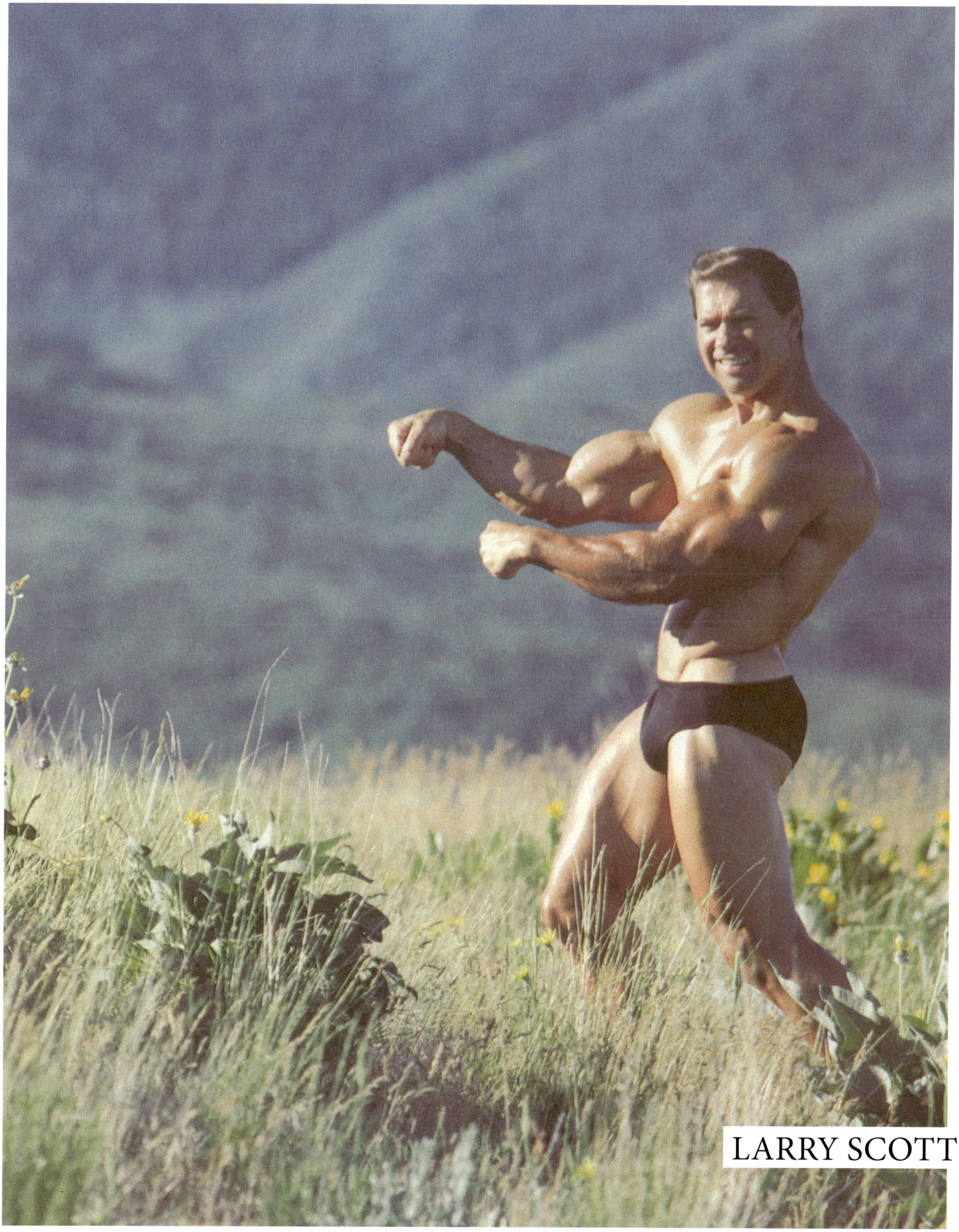
LARRY SCOTT

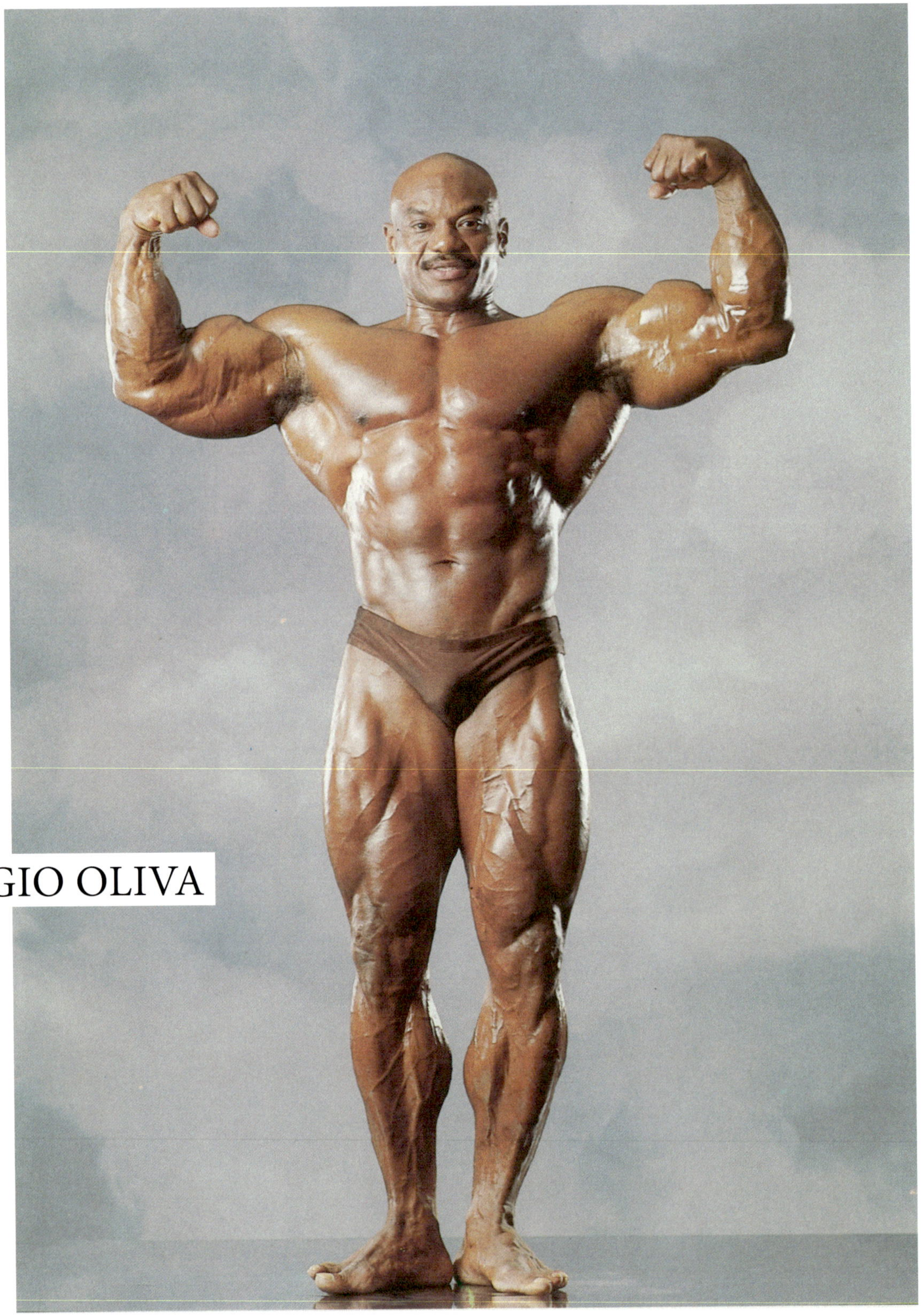

SERGIO OLIVA

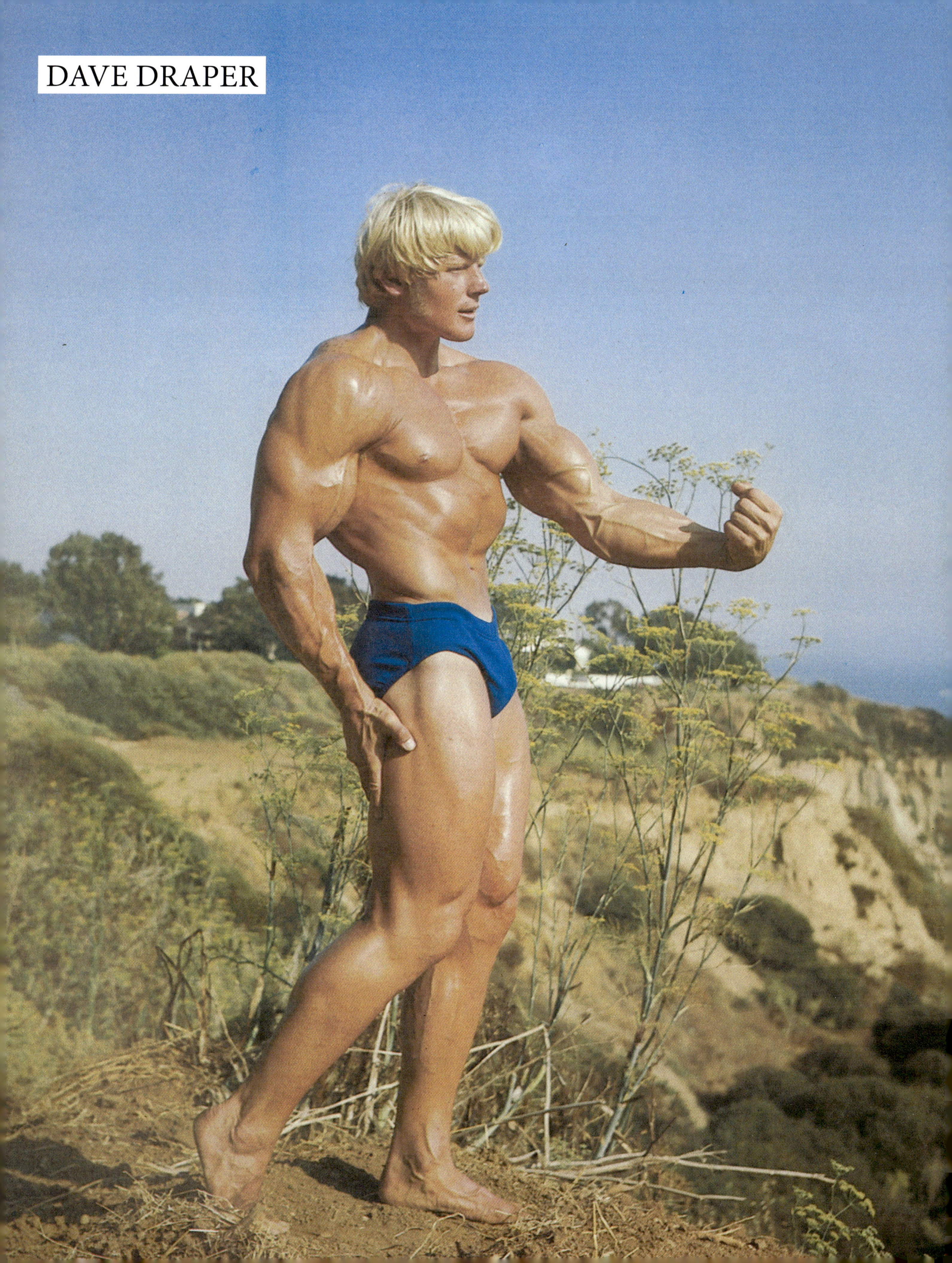

DAVE DRAPER

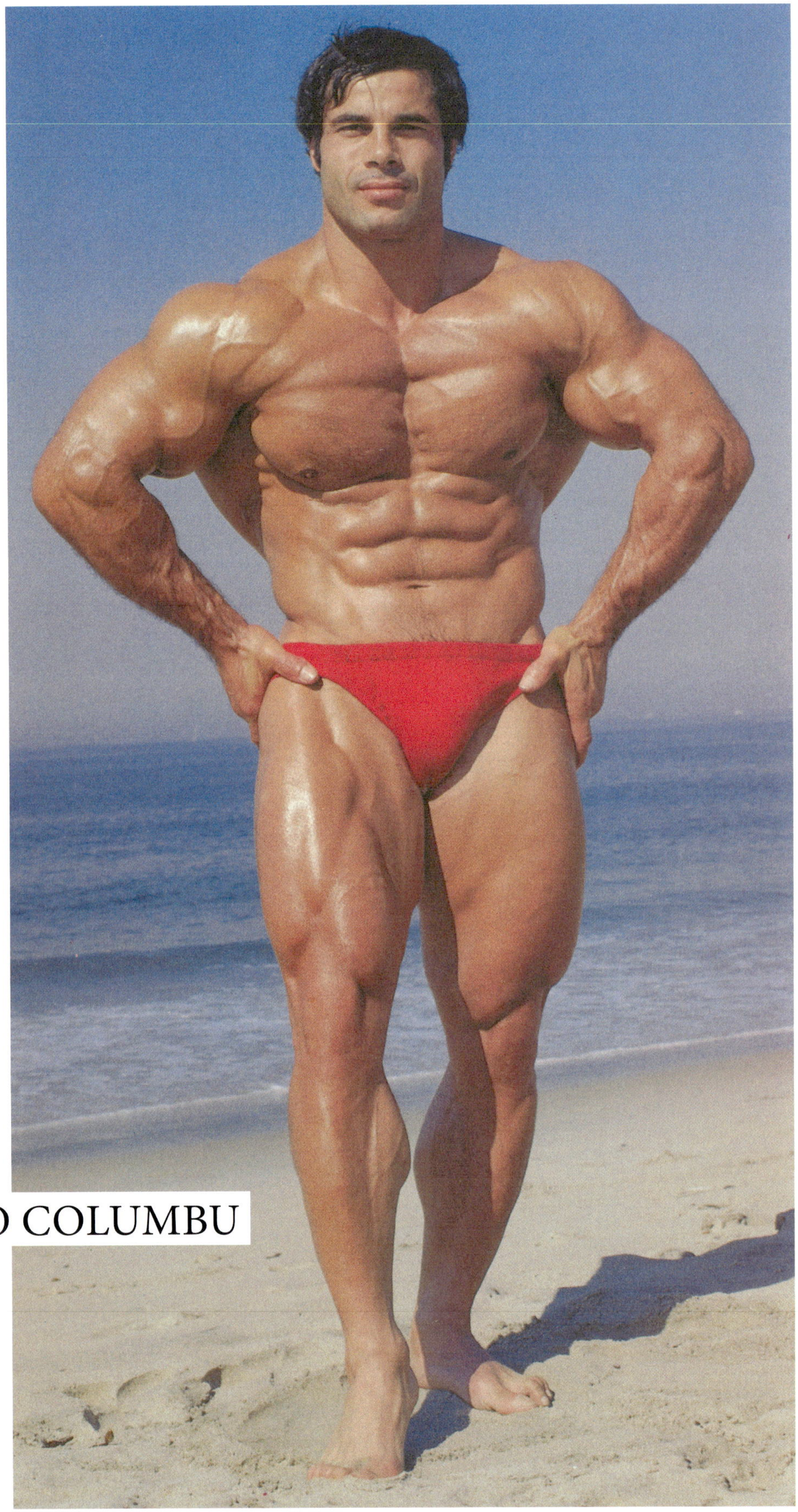

FRANCO COLUMBU

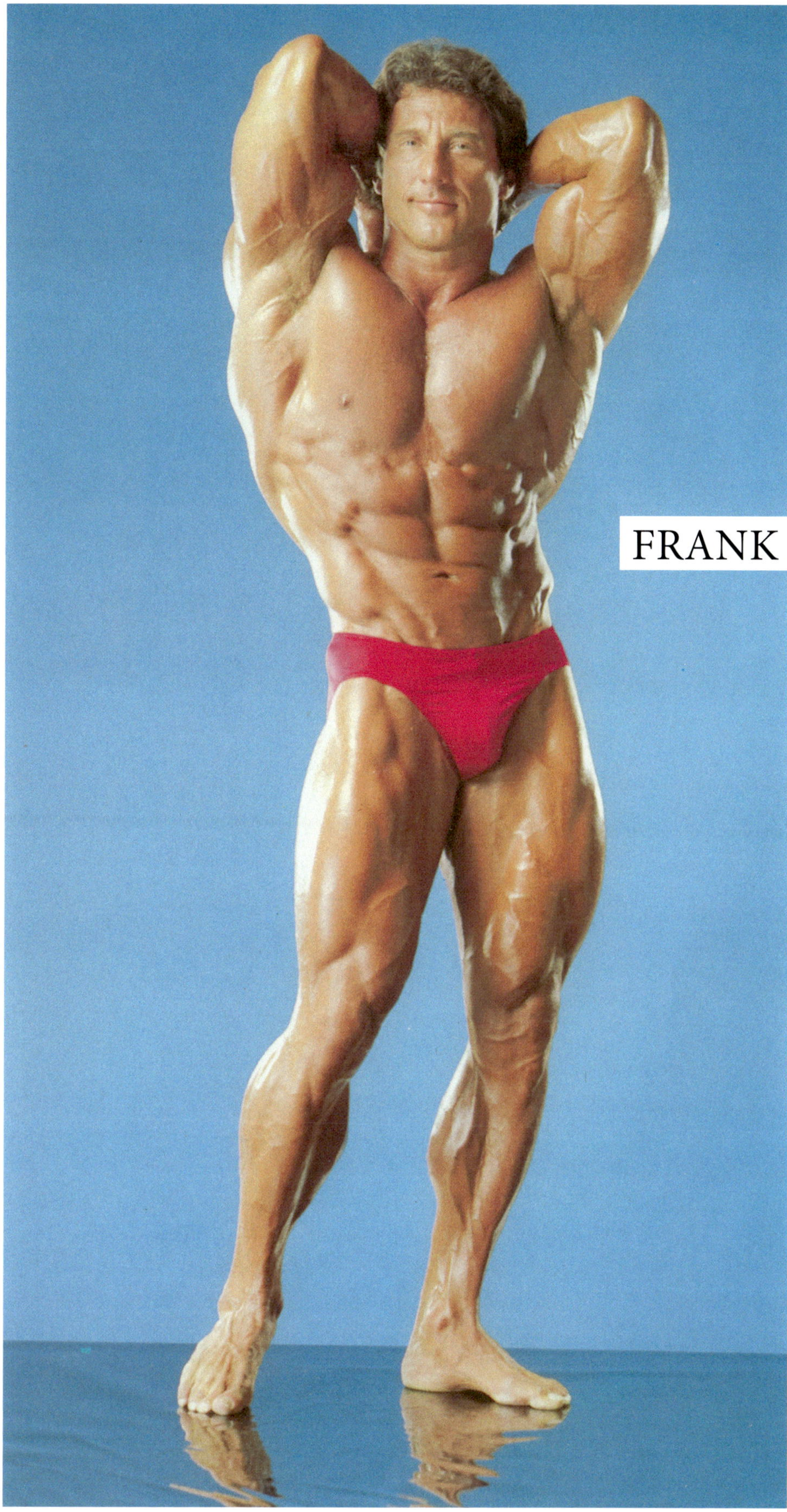

FRANK ZANE

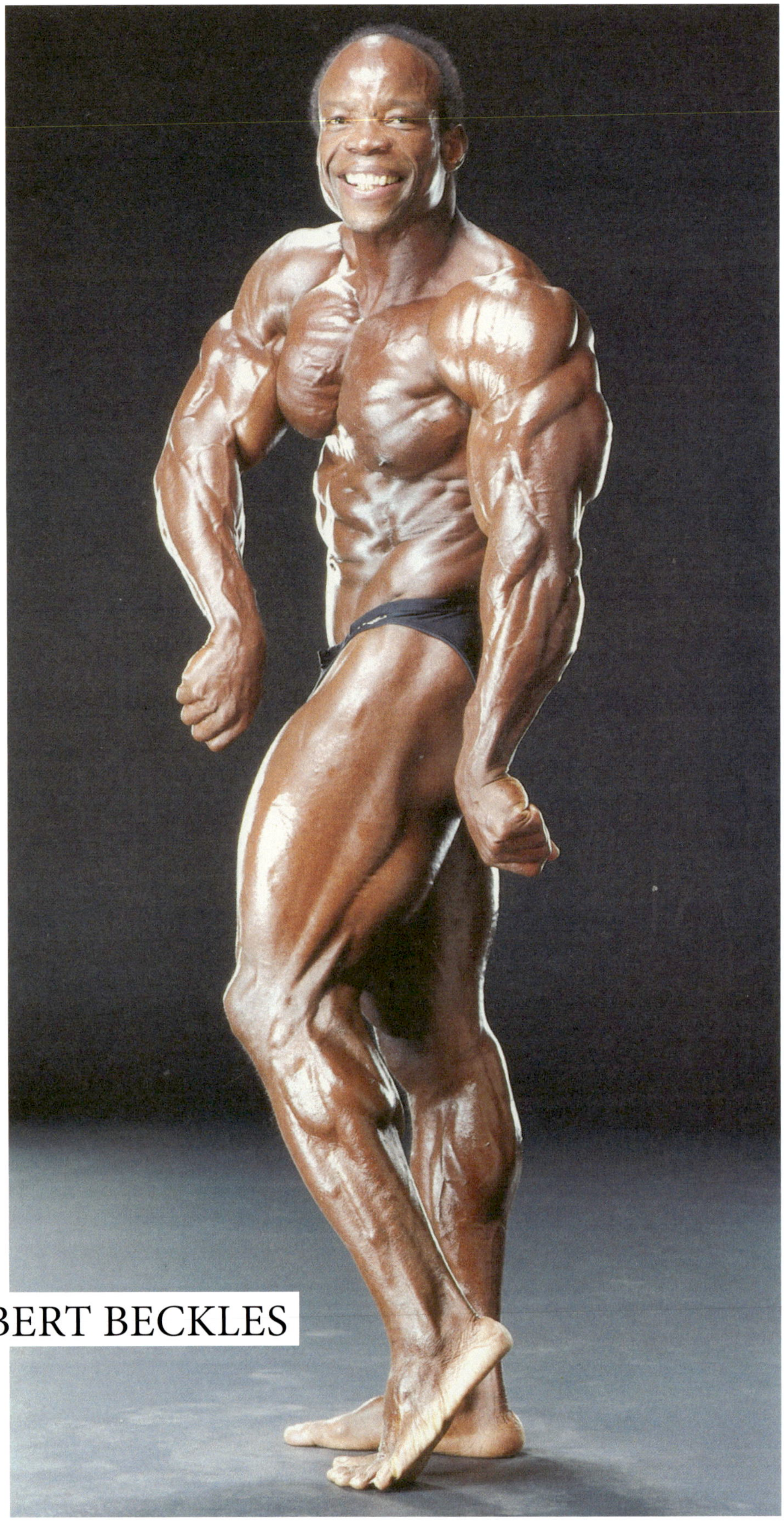

ALBERT BECKLES

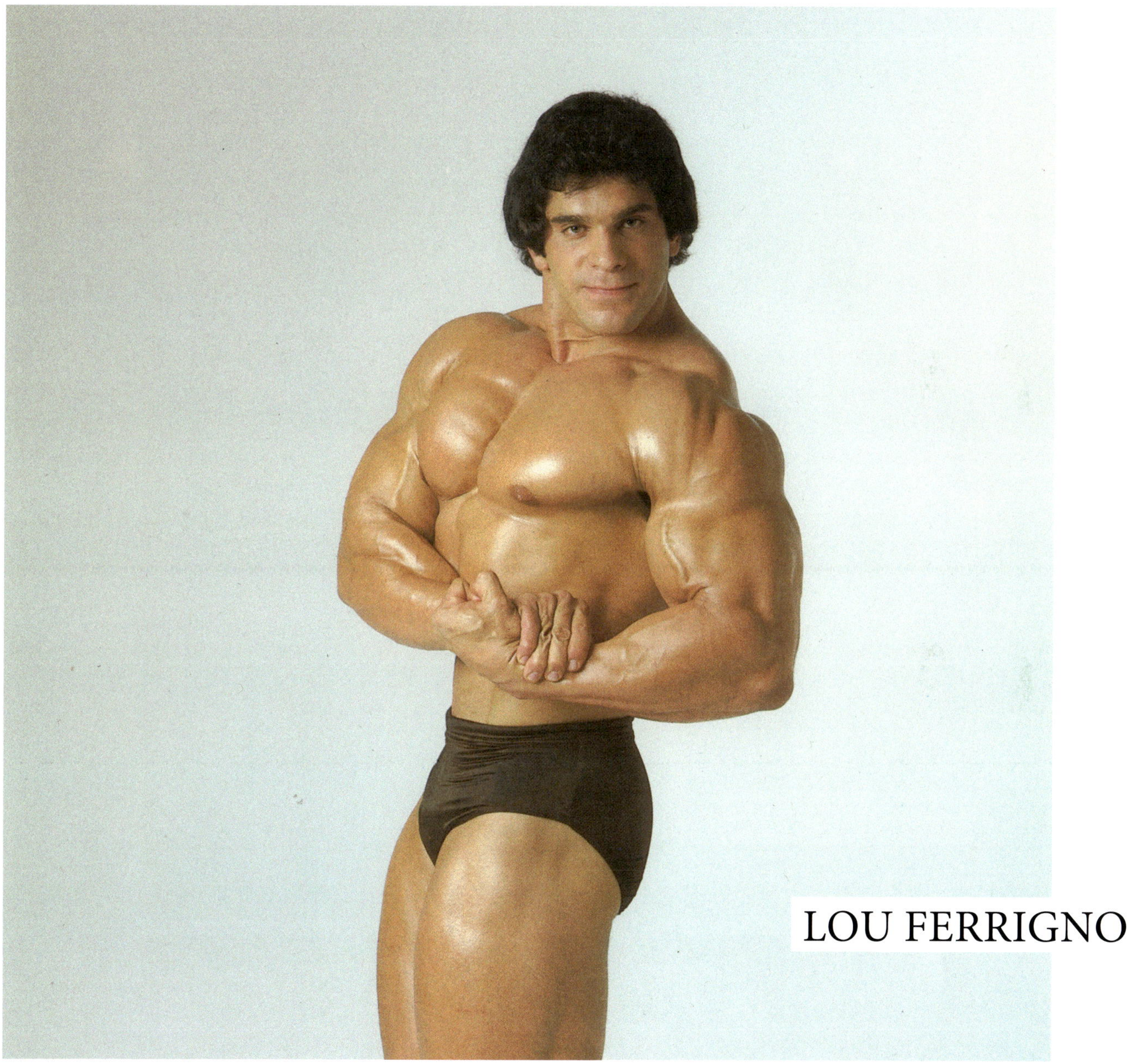
LOU FERRIGNO

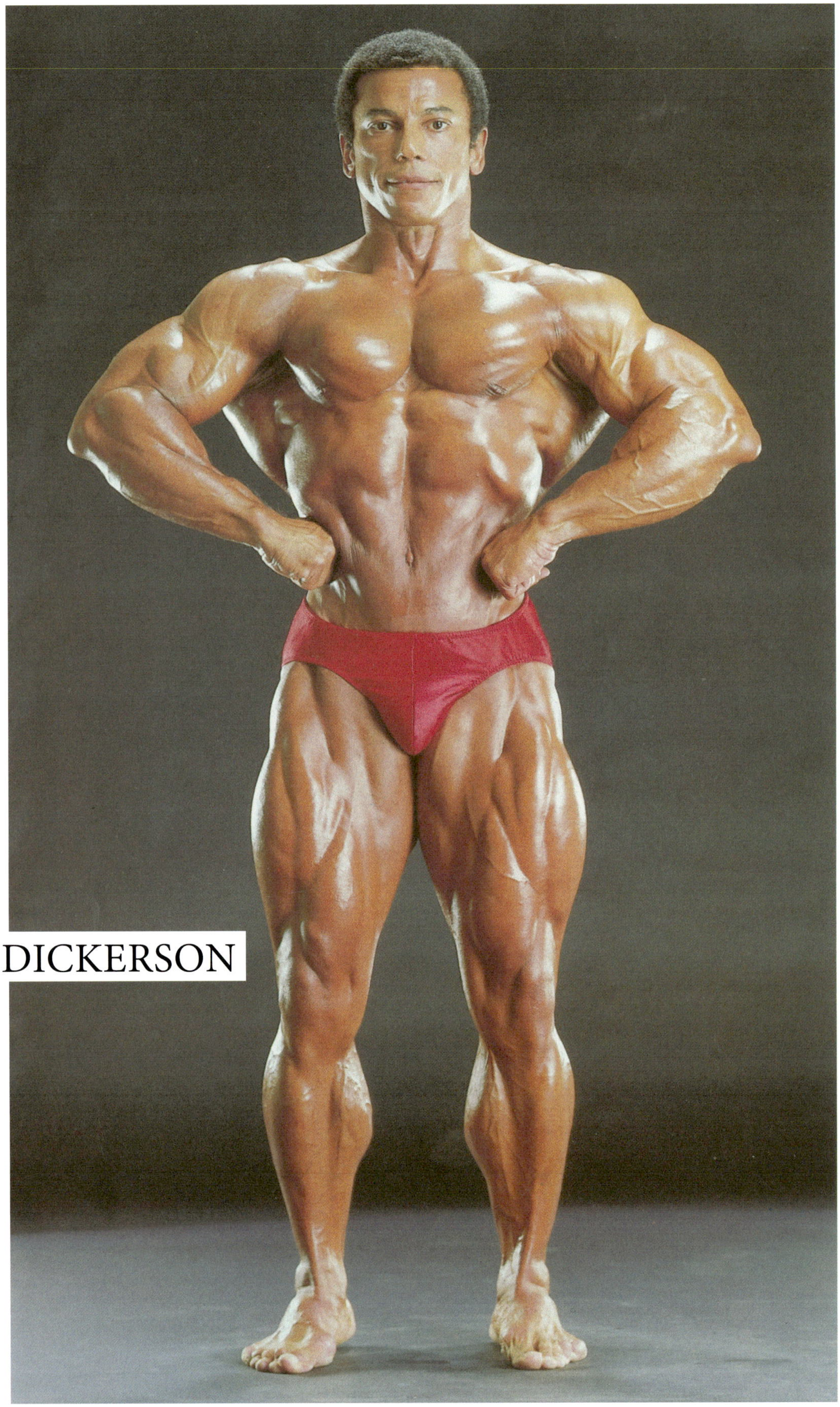

CHRIS DICKERSON

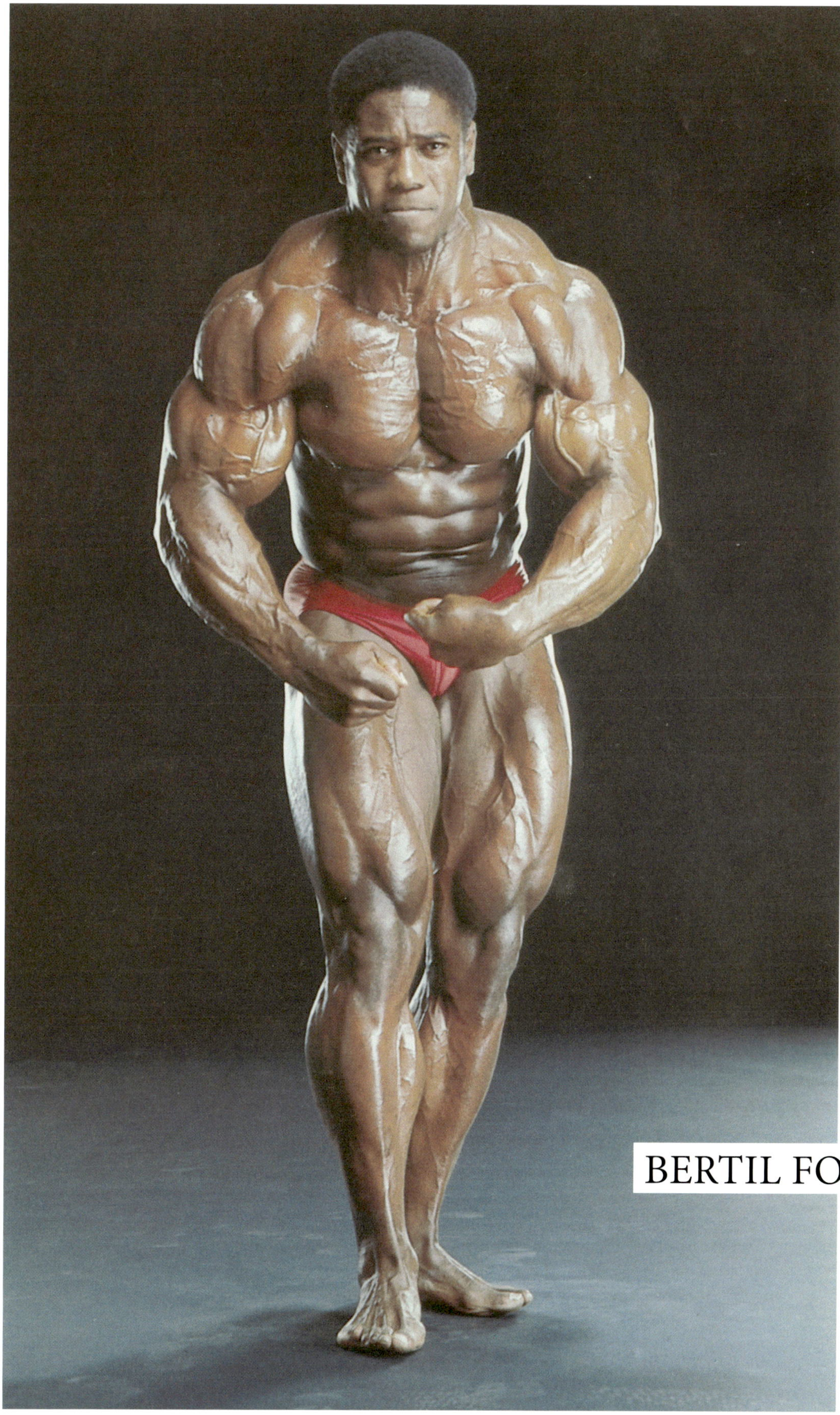
BERTIL FOX

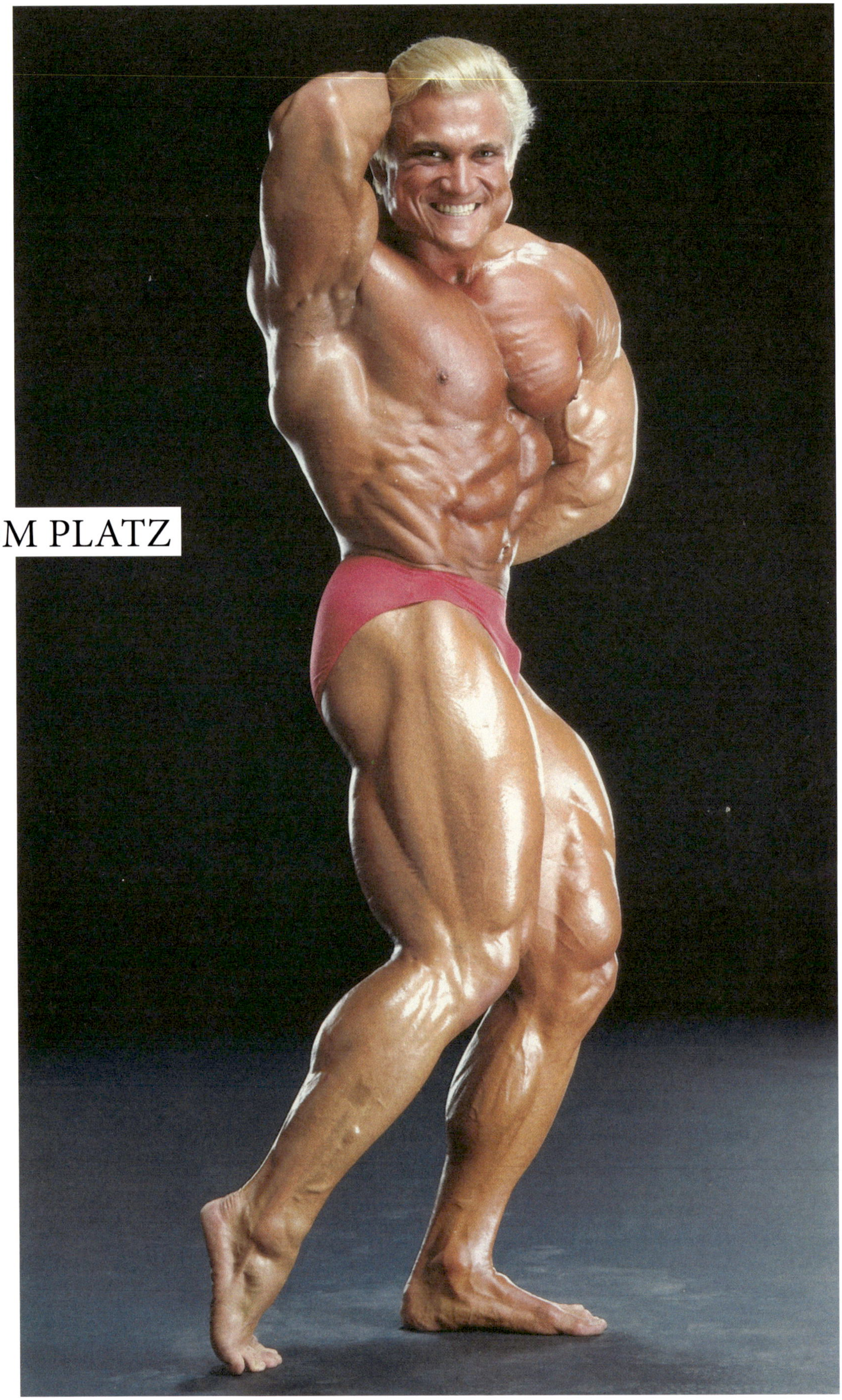

TOM PLATZ

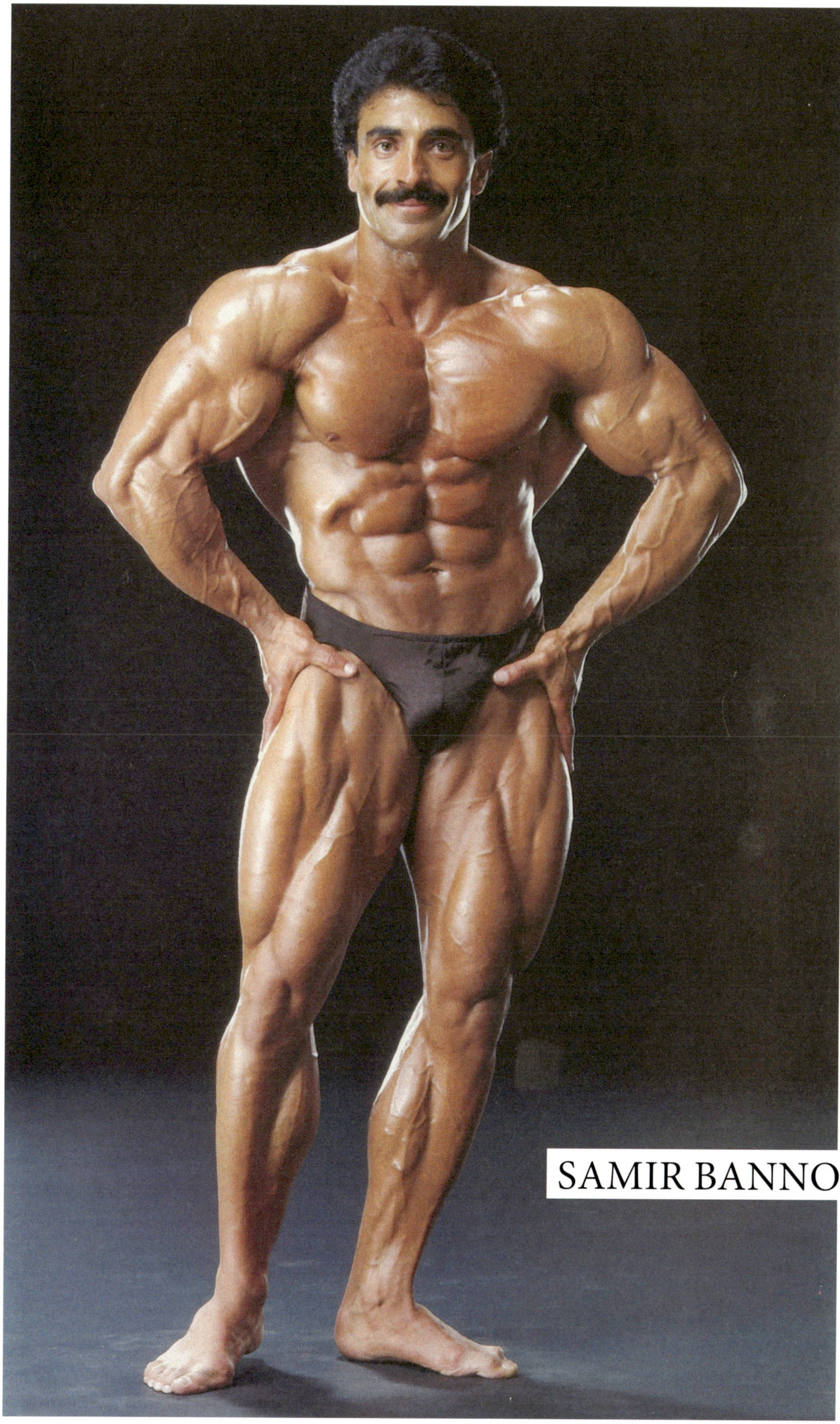

SAMIR BANNOUT

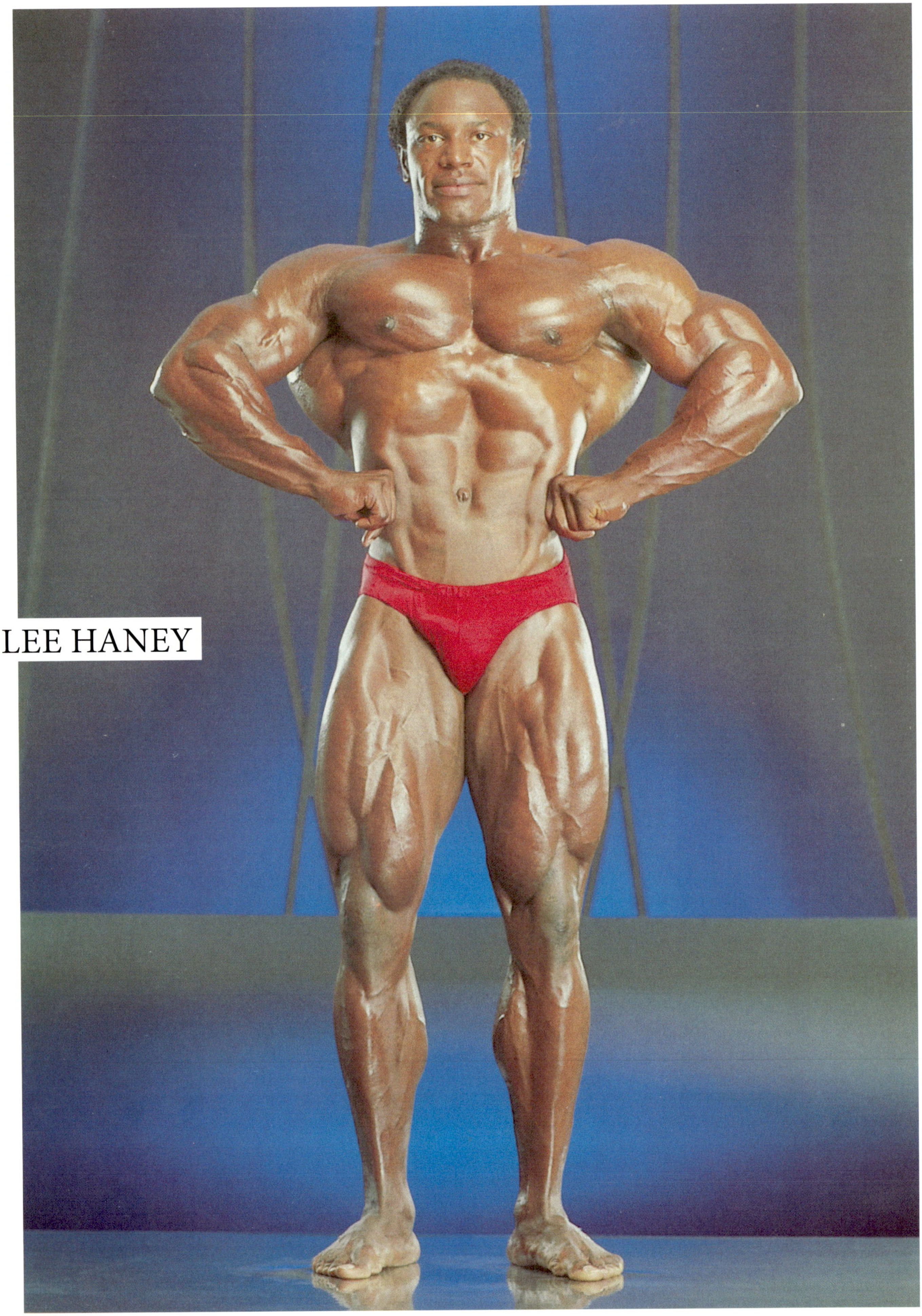

LEE HANEY

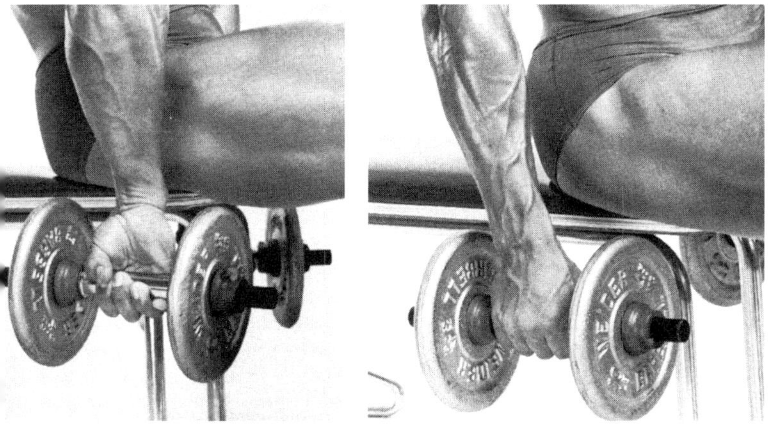

Viele Bodybuilder wissen nicht, dass der Bizeps nicht nur hebt und beugt, sondern auch das Handgelenk dreht. Deshalb habe ich eine Curlbewegung immer mit einer Drehung eingeleitet, wie auf den Bildern 1 und 2 gezeigt.

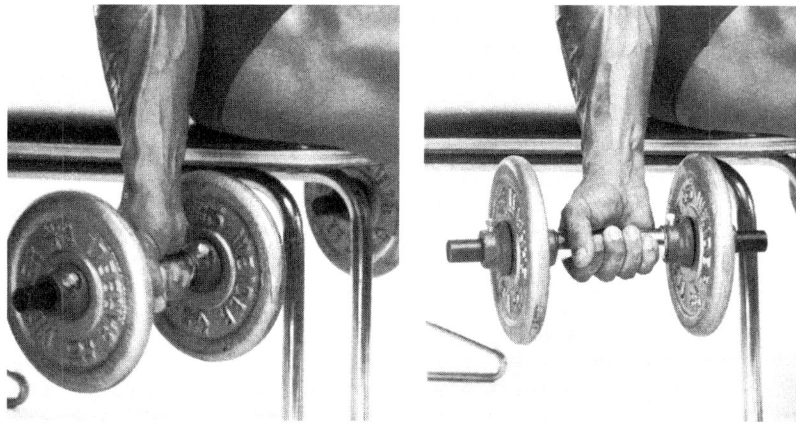

Die auf den Bildern 3 und 4 gezeigten Handstellungen sind vorteilhaft, wenn Sie sich bei Kurzhantelcurls auf den unteren Teil des Bizeps konzentrieren wollen.

Für Höhe

- Konzentrationscurls mit Kurzhanteln oder am Kabelzug.
- Kurzhantelbewegungen mit betonter Drehung des Handgelenks [Daumen nach außen] beim Heben des Gewichts. Konzentrieren Sie sich auf das obere Drittel der Bewegung.
- Das Prinzip der Höchstkontraktion anwenden. Den Bizeps im oberen Bereich der Bewegung möglichst stark anspannen und eine Serie von Kontraktionen im Wechsel mit Erschlaffung ausführen. Weitermachen, bis die Muskeln gut aufgepumpt sind.
- »Schmerzwiederholungen« einplanen: das Gewicht bis zum oberen Endpunkt heben und den Bizeps voll kontrahieren, dann das Gewicht ein Drittel des Wegs hochbringen und danach wieder ganz hoch zu einer vollen Kontraktion. Machen Sie von dieser Bewegung drei oder vier Wiederholungen und legen Sie das Gewicht dann ab, um den Bizeps isometrisch und zu Posen anzuspannen.

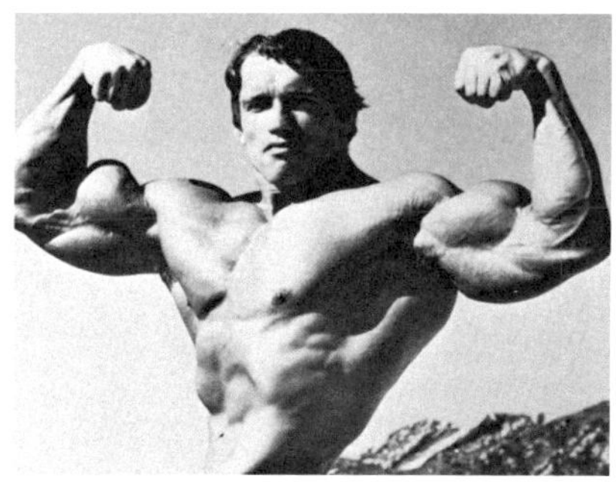

Dicke im Bizeps ist wichtig, aber Höhe ist ein Merkmal, das oft vernachlässigt wird. Ich habe immer hart an der Entwicklung der Spitze gearbeitet und glaube, dass mir die Höhe meines Bizeps oft zum Sieg verholfen hat.

Für den äußeren Bizepskopf

- Curls nach innen zur Körpermitte hin, wie etwa Langhantelcurls mit engem Griff oder Scott-Curls mit engem Griff.
- Konzentrationscurls, bei denen das Gewicht zur Brustmitte geführt wird.
- Kurzhanteln in »Hammerstellung« halten: Handflächen nach innen weisend anstatt nach oben. Sie werden spüren, dass der äußere Kopf des Bizeps bei dieser Haltung härter arbeiten muss.

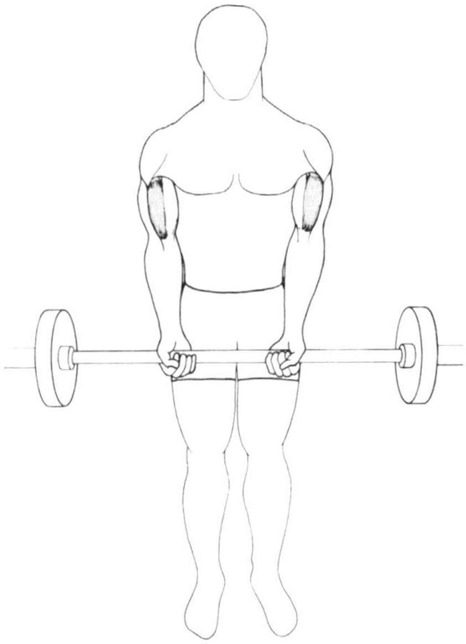

Durch Veränderung der Griffweite an der Stange können Sie Einfluss darauf nehmen, wie sich die Übung auf den Bizeps auswirkt. Diese Veränderung des Handabstands eignet sich hervorragend, um Schwächen im Bizeps zu beheben. Bei engem Griff, wie hier im Bild gezeigt, wird zum Beispiel der äußere Kopf des Bizeps stärker belastet.

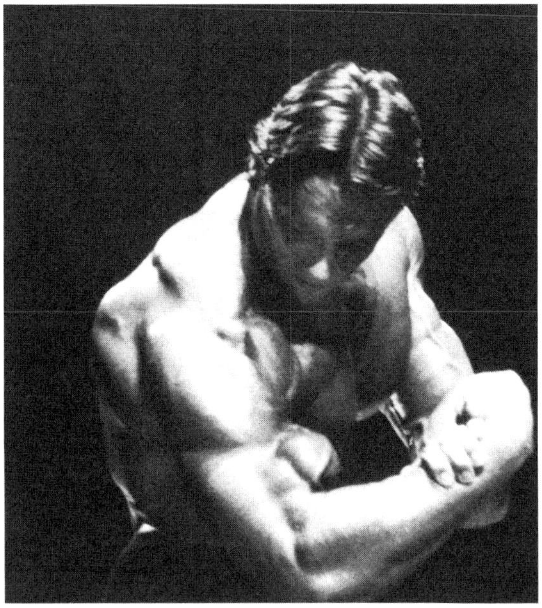

Gutentwickelte äußere Bizepsköpfe gestatten viele eindrucksvolle Posen. Eine meiner bevorzugten Bizepsposen ist zum Beispiel diejenige, bei der ich einfach den Arm anspanne und den Kampfrichtern den äußeren Bizeps zeige. Aber für eine solche Entwicklung müssen Sie speziell diejenigen Übungen ausführen, die ich in meinem Armtrainingsprogramm für diese Muskelpartie empfehle.

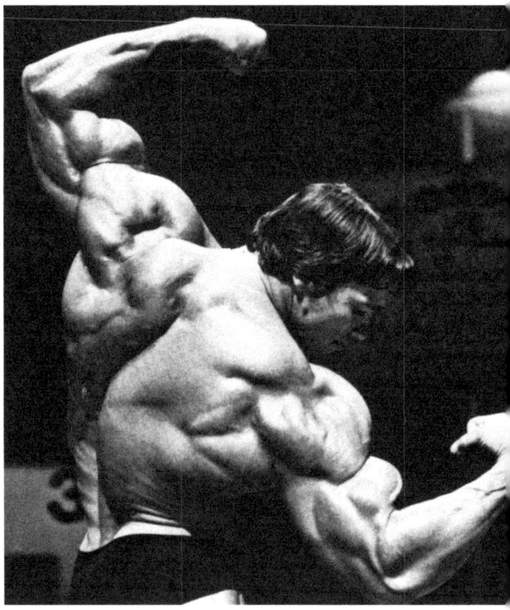

Für effektvolle Rückenposen wie diesen Dreiviertel-Rücken muss der äußere Bizepskopf und der Brachialis [am Ellbogen] gut entwickelt sein, um Bizeps und Trizeps voneinander abzugrenzen.

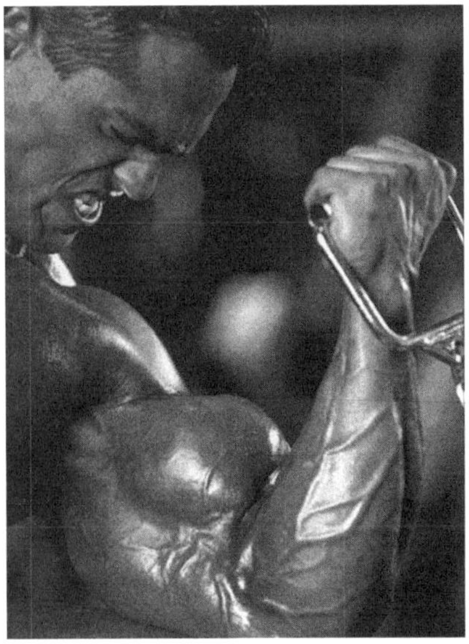

David Hughes

Für den inneren Bizepskopf

- Langhantelcurls an der Scott-Bank mit weitem Griff
- Kurzhantelcurls im Sitzen oder Stehen
- Kurzhantelcurls auf der Schrägbank
- Abwechselnde Kurzhantelcurls im Stehen, bei denen die Arme etwas auswärts gehalten werden, seitlich der Außenlinie des Bizeps. Wenn Sie den Arm nach außen gestellt herabführen und die Handgelenke ein wenig nach außen drehen, die Daumen also etwas nach unten bringen, spüren Sie die Übung stärker im inneren Bizepskopf.

Für Teilung und Definition

- Training mit hoher Satzzahl, Supersätzen und Dreifachsätzen. Bemühen Sie sich, möglichst viele verschiedene Bizepsübungen zu machen, besonders Kurzhantelbewegungen, die es gestatten, bei den verschiedensten Gelenkstellungen zu trainieren, und viele einarmige Bewegungen für größtmögliche Isolation.
- Curls mit Obergriff, um den kleinen »Höcker« auf dem Bizeps zu entwickeln, der bei einer Doppelbizepspose von hinten so gut aussieht. Denken Sie auch daran, die Ellbogen als Drehpunkt ruhig zu halten, und bewegen Sie die Handgelenke nicht.

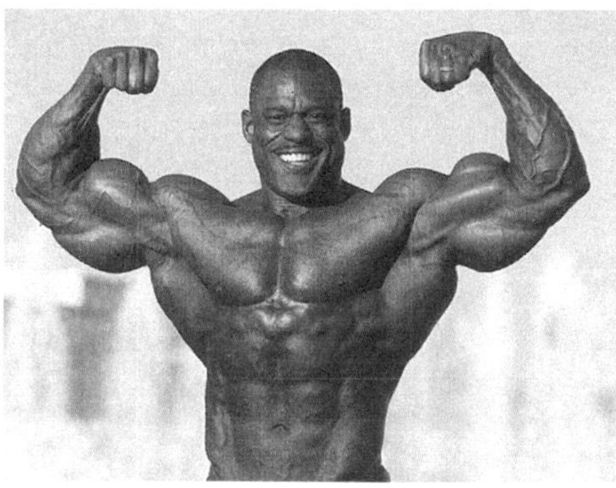

Vince Taylor

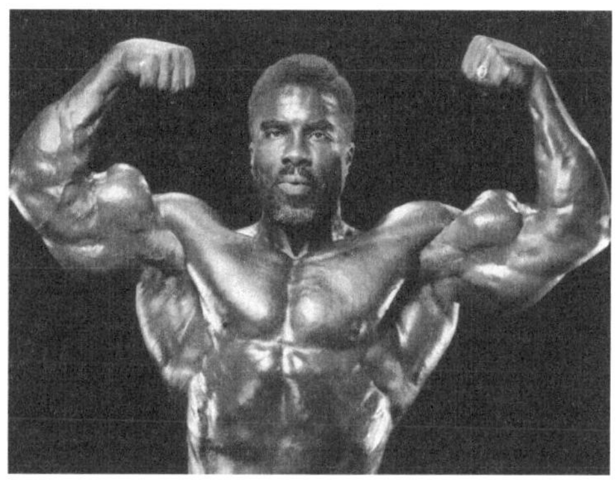

Robby Robinsons Arme gehören zu den besten Beispielen für Bizepsdefinition und Teilung. Robbys Muskeln zeichnen sich so deutlich ab wie auf einem anatomischen Schaubild.

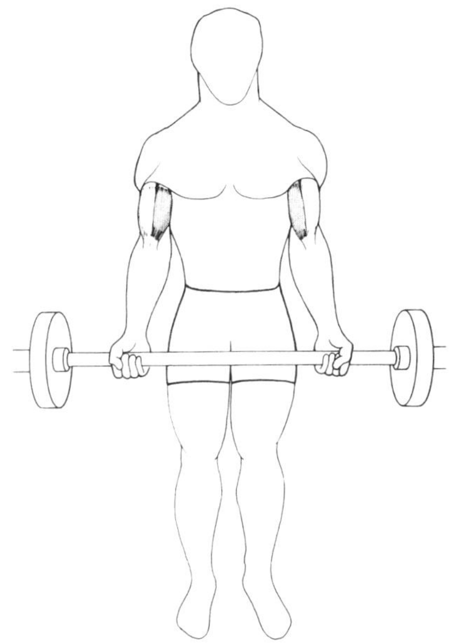

Wenn der innere Kopf des Bizeps Ihr schwacher Punkt ist, können Sie Langhantelcurls mit weitem Griff ausführen, um diese Muskelpartie stärker zu beanspruchen.

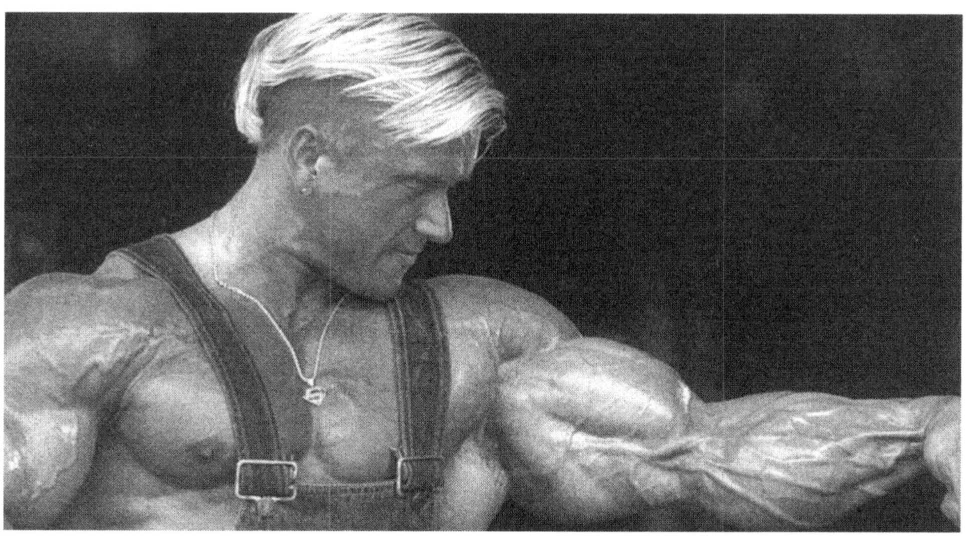

Lee Priest

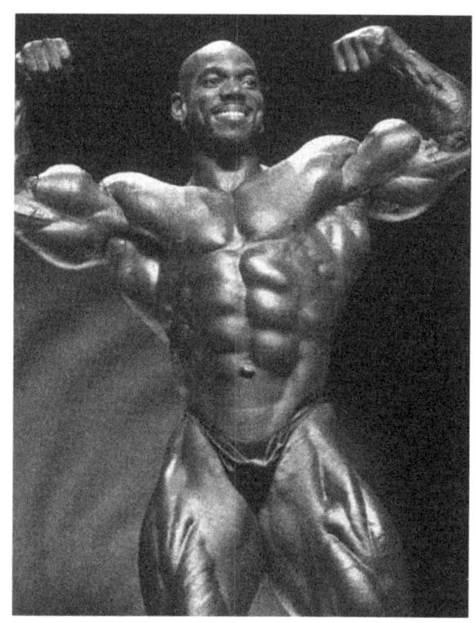

Flex Wheeler

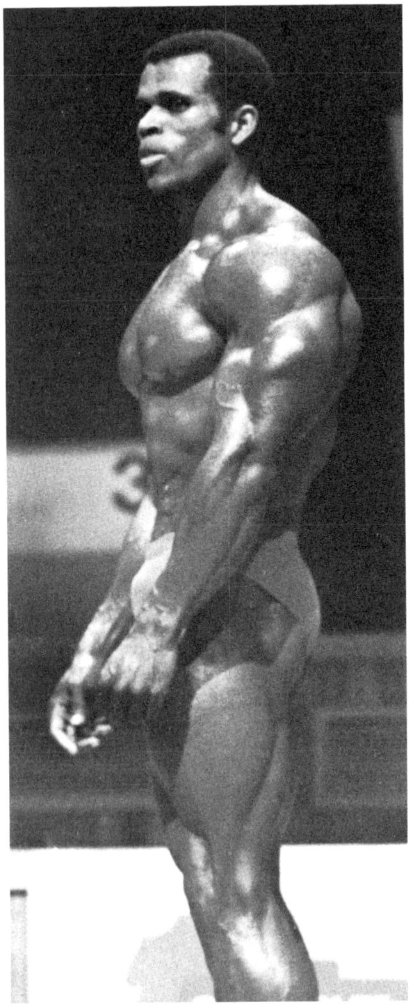

Serge Nubret hat einen vollen, kräftig ausgebildeten Trizeps, und deshalb sieht sein Arm auch in entspannter Haltung sehr massiv aus.

TRIZEPSTRAINING

Der Trizeps ist ein größerer Muskel als der Bizeps und benötigt deshalb mehr Training. Wie der Bizeps muss auch der Trizeps unter ganz verschiedenen Blickwinkeln gut aussehen. Doch im Gegensatz zum Bizeps sollte der Trizeps dafür sorgen, dass der Arm in entspannter Haltung ebenfalls kräftig, massiv und eindrucksvoll aussieht. Wenn jemand sagt, »Mann, der Bursche hat ja sagenhafte Arme«, dann können Sie sicher sein, dass dieser Effekt auf den Trizeps zurückzuführen ist. Diese Muskeln sind zu 90 Prozent der Zeit, die Sie auf der Bühne stehen, zu sehen, sei es in entspannter Haltung oder beim Posen.

Bill Pearl, Serge Nubret, Sergio Oliva, Albert Beckles, Freddy Ortiz, Casey Viator, Jusup Wilcosz und Frank Zane sind alle gute Beispiele für Bodybuilder mit hervorragendem Trizeps. Der Trizeps muss so entwickelt werden, dass er in einer seitlichen Trizepspose gut aussieht, einer Bizepspose von vorne oder von hinten, einer Pose mit erhobenen Armen oder mit nach vorn ausgestreckten Armen (eine Pose, für die Larry Scott, Dave Draper und ich bekannt waren und für die man überragende Trizepse braucht). Stellen Sie sich einmal eine Latissimuspose von hinten vor, und führen Sie sich vor Augen, wie effektvoll gute Trizepse unter diesem Blickwinkel aussehen können. Oder eine Most-muscular-Pose, bei der sich der Trizeps direkt am Ellbogen herauswölbt und bis hinauf zum hinteren Deltamuskel zu sehen ist. Oder eine Bauchpose mit den Händen hinter dem Rücken.

Einen schwachen Bizeps kann man bis zu einem gewissen Grad verbergen, aber ein schwacher Trizeps fällt bei fast jeder Pose auf. Die Kampfrichter sehen schon beim entspannten Stehen in der ersten Runde, ob man einen guten Trizeps hat oder nicht. Sergio Oliva brauchte zum Beispiel nur dazustehen und konnte mit seinem mächtigen und kraftvollen Trizeps die Kampfrichter beeindrucken, obwohl sein Bizeps nicht unbedingt außergewöhnlich war.

Doch wie bei anderen Muskelgruppen besteht ein großer Unterschied zwischen einem großen Trizeps und einem guten Trizeps. Jeder Teil dieses relativ komplexen Muskels muss voll entwickelt sein. Bei herabhängendem Arm sollte der Trizeps vom Ellbogen bis zum hinteren Deltoideus sichtbar sein. Bei angespanntem Arm müssen sich die einzelnen Köpfe scharf abzeichnen, jeder voll ausgeformt und deutlich ausgeprägt.

Anfänger- und Fortgeschrittenenprogramm

Im ersten Abschnitt des Trizepstrainings wird die Masse und Kraft dieses Muskels aufgebaut. Das geschieht mit den Grundübungen des Trizepsdrückens hinter Kopf bei allmählicher Steigerung des Gewichts, bis der Muskel anzusprechen beginnt. Verschiedene Varianten des Trizepsdrückens hinter Kopf sind dafür vorgesehen, bestimmte Partien des Trizeps gezielt zu entwickeln. Daneben gibt es aber auch verschiedene Techniken, mit denen Sie Ihr Trizepstraining optimieren können. Bedenken Sie, dass der Trizeps an jeder Bewegung beteiligt ist, bei der Sie den Arm gegen Widerstand strecken, ob Sie nun speziell Trizepstraining betreiben oder nicht.

In der Regel wird Muskelmasse und Kraft durch Anwendung der Abfälschungstechnik gesteigert, doch beim Trizeps ist ein Abfälschen nicht nötig. Dieser Muskel wird schon enorm beansprucht, wenn Sie Ihr anstrengendes Krafttraining mit Bankdrücken, Kurzhanteldrücken und Schulterdrücken ausführen.

Doch auch wenn der Trizeps bei vielen anderen Übungen mittrainiert wird, müssen sich vor allem Fortgeschrittene darum bemühen, den Muskel zu isolieren und die einzelnen Partien gezielt zu beanspruchen, um eine umfassende und vollständige Entwicklung sicherzustellen. Hierzu empfehle ich verschiedene Varianten des Trizepsdrückens hinter Kopf mit Langhanteln, Kurzhanteln und Kabelzügen, die alle einen anderen Bereich des Trizeps beanspruchen.

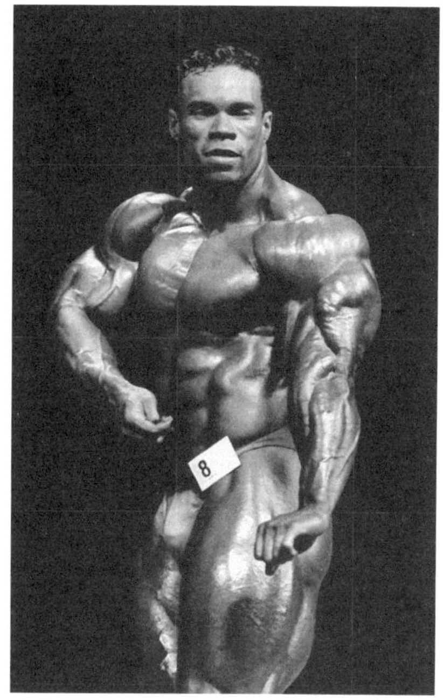

Ein gut entwickelter Trizeps sieht aus wie ein Hufeisen auf der Rückseite des Oberarms, hier demonstriert von Kevin Levrone und ...

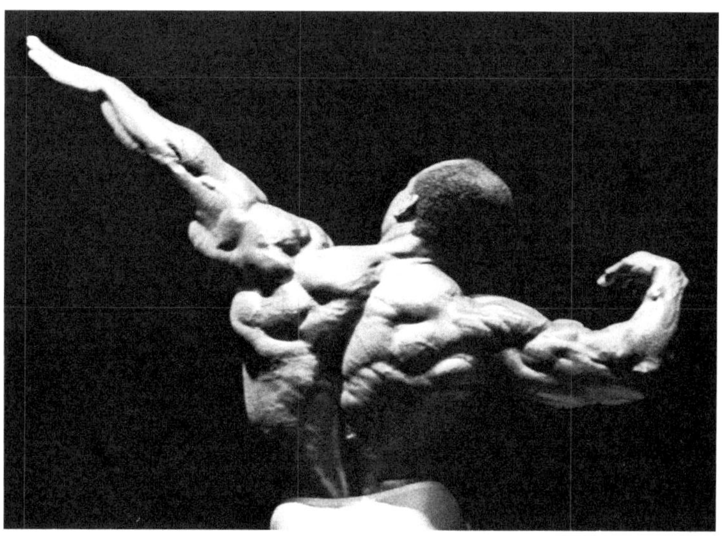

Die Masse des angespannten Trizeps und die hervorragende Form des Trizeps am gestreckten Arm harmonieren vollendet mit der überragenden Muskulosität von Albert Beckles' Rücken.

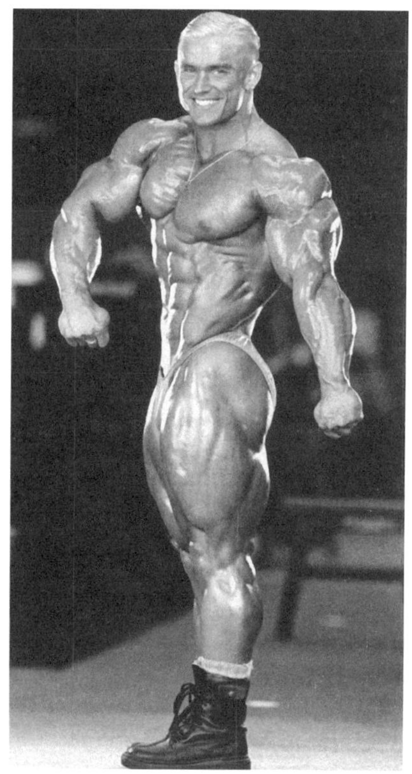

Lee Priest

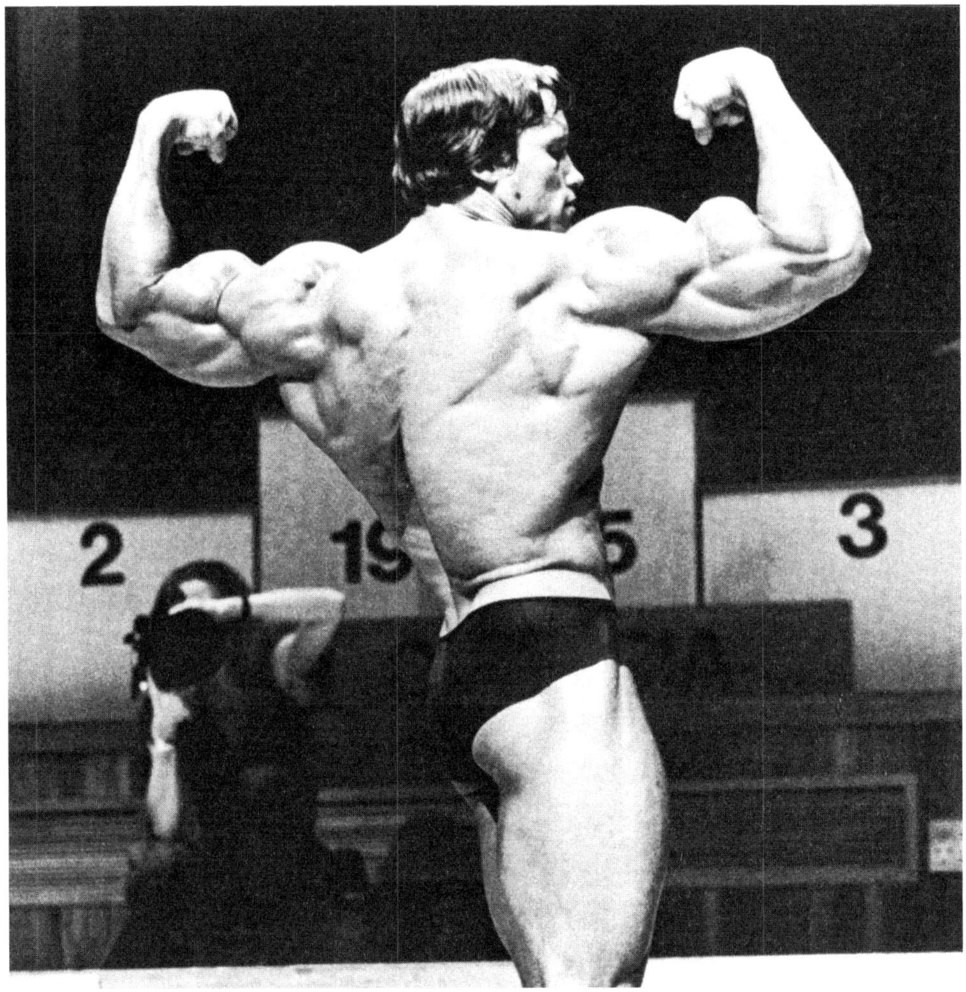

Der Trizeps ist bei Doppelbizepsposen von hinten genauso wichtig wie bei ausgesprochenen Trizepsposen. Hier können Sie die volle Rundung des Trizeps unter den Armen sehen sowie die Teilung zwischen Trizeps, Deltoideus, Bizeps und Unterarm.

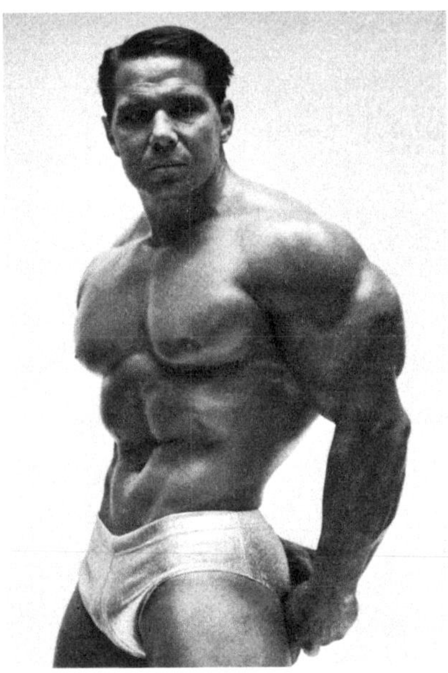

Bill Pearl ist der König dieser speziellen Trizepspose, die die Entwicklung des oberen Trizeps besonders gut zur Geltung bringt.

Die individuellen Proportionen und Formen des Knochengerüsts erleichtern es einigen Bodybuildern, gute Trizepse zu entwickeln. So gelingt es manchen beim Trizepsdrücken am Rollenzug ohne weiteres, den Trizeps isoliert zu beanspruchen, während andere aufgrund ihrer abweichenden Proportionen und Muskelansätze neben dem Trizeps auch noch die Brustmuskeln oder sogar den Latissimus einsetzen. Man kann dann oft beobachten, dass diese Bodybuilder nach dem Trizepsdrücken am Rollenzug mit aufgepumpter Brust dastehen. In solchen Fällen ist es äußerst wichtig zu lernen, wie man den Trizeps vollkommen isoliert. Dazu eignet sich einarmiges Trizepsdrücken mit einer Kurzhantel oder Trizepsdrücken mit der Langhantel.

Trizepsdrücken liegend trainiert den Muskel vom Ellbogen bis zum hinteren Deltamuskel und ist auch hervorragend geeignet, den Trizeps für Posen mit gestreckten Armen zu entwickeln.

Einarmiges Trizepsdrücken entwickelt den Trizeps so, dass er bei Bizepsposen gut aussieht, mit der Rundung des Trizeps als harmonisches Gegengewicht zur Höhe des Bizeps. Kurzhantel-Trizepsdrücken liegend beansprucht den äußeren Kopf des Trizeps wesentlich stärker und verleiht ihm die für vollständige Trizepsentwicklung notwendige Form und Masse.

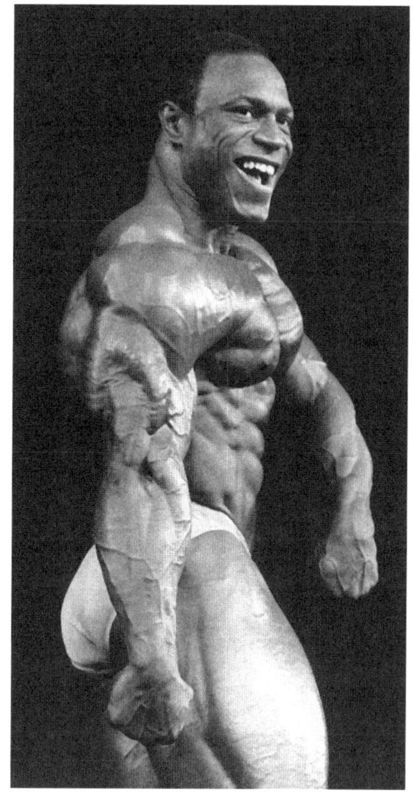

Lee Haney demonstriert hier ein Maximum an Trizepsmasse. Er muss seinen Arm nicht gegen den Lat drücken, um den Trizeps groß erscheinen zu lassen. Alles, was er tun muss, ist den Arm nach unten auszustrecken und anzuspannen.

Die Handstellung hat Einfluss darauf, wie sich eine Übung auf den Trizeps auswirkt. Wenn Sie die Hand so halten, dass der Daumen nach oben zeigt, Handflächen nach innen, trainieren Sie die Außenseite des Trizeps. Das ist zum Beispiel der Fall, wenn Sie beim Trizepsdrücken nach vorn keine Querstange nach unten drücken, sondern ein Seil umfassen, oder auch bei Kickbacks mit Kurzhanteln (Trizepsdrücken in Vorbeuge). Wenn Sie die Hand so halten wie beim Trizepsdrücken mit einer Langhantel oder an der Latmaschine, wird der innere Teil des Trizeps stärker beansprucht. Bei Drehung des Handgelenks, Daumen nach innen und unten (am einfachsten ist dies bei einarmigem Trizepsdrücken mit Kabelzug), wird die Innenseite des Muskels besonders stark belastet.

Im Fortgeschrittenentraining kommen auch Supersätze hinzu, bei denen der Muskel mit einer Übung nach der anderen beansprucht wird, um Größe, Kraft, Form und Ausdauer zu entwickeln. Sie müssen den oberen und den unteren, den inneren und den äußeren Trizeps trainieren.

Zusätzliche Übungen sind wichtig, aber nur dann wirkungsvoll, wenn Sie sie mit der nötigen Intensität betreiben, die die Muskeln weiterhin zum Wachsen anreizt, ganz gleich auf welcher Leistungsstufe.

Wettkampftraining

Wie der Trizeps wirklich aussehen sollte, können Sie eigentlich erst wissen, wenn Sie einen Top-Bodybuilder in Bestform in einer Trizepspose gesehen haben. Der Trizeps wölbt sich an der Armrückseite wie ein Hufeisen über dem Ellbogen, durchzogen von Streifen und Querstreifen, deutlich getrennt vom darüberliegenden Deltamuskel und dem auf der anderen Armseite befindlichen Bizeps.

Das Wettkampfprogramm, das Ihnen helfen wird, selbst eine ähnliche Entwicklung zu erreichen, enthält neben den schon bekannten einige neue Übungen sowie viele zeitintensive Supersätze für maximale Trainingsintensität.

Übungen wie Trizepsdrücken am Rollenzug, Trizepsdrücken in Vorbeuge, Trizepsdrücken mit engem Griff und Dips trainieren gewöhnlich den oberen Bereich des Trizeps. Der untere Teil des Muskels wird mit fast allen Trizepsübungen entwickelt, wenn man nur den unteren Teil der Bewegung ausführt. Dazu fassen Sie das Gewicht und beugen die Ellbogen, sodass der Trizeps möglichst gut gedehnt wird. Dann fangen Sie an, die Arme wieder zu strecken, beenden die Bewegung aber schon nach einem Drittel des normalen Bewegungsumfangs. Wenn Sie Ihre Wiederholungen auf diesen Teilbereich beschränken, wird der untere Trizeps hervorragend trainiert.

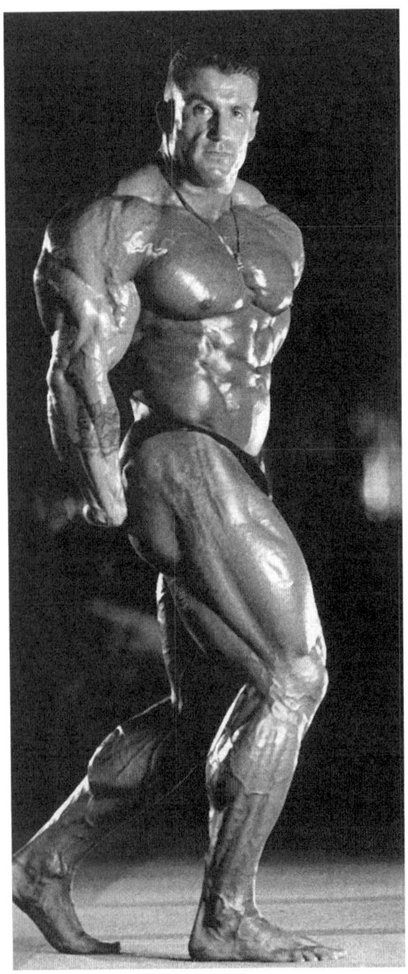

Dorian Yates

Beim oberen Trizeps geht man gerade umgekehrt vor. Für diesen Teil des Muskels bringen Sie die Arme bei jeder Trizepsübung bis zur vollen Streckung und halten die Kontraktion drei oder vier Sekunden, spannen den Muskel also isometrisch an. Wenn Sie nach Ihrem Satz, während Ihr Trainingspartner an der Reihe ist, den Muskel weiter kontrahieren und Posen ausführen, spricht der obere Trizeps noch besser an. Denken Sie auch daran, dass der Trizeps das Handgelenk in umgekehrter Richtung dreht wie der Bizeps. Ähnlich wie Sie bei Bizepsübungen das Handgelenk nach außen gedreht haben, sollten Sie ebenso ein paar Trizepsübungen machen, bei denen Sie das Handgelenk in die entgegengesetzte Richtung drehen. Die Kontraktion des Trizeps wird dadurch vervollständigt. Kurzhantel-Trizepsdrücken hinter Kopf und einarmiges Trizepsdrücken mit Kabelzug sind hierfür geeignete Übungen.

Training für schwache Punkte

Bei Schwierigkeiten mit dem Trizeps empfehle ich Ihnen, diesen Muskel nach dem Prioritätsprinzip zu trainieren, also am Anfang des Trainings, wenn Sie noch frisch sind. Ich habe das vor Jahren selbst getan, als mir bewusst wurde, dass sich mein Bizeps weitaus stärker entwickelt hatte als mein Trizeps. Ich begann daraufhin, mich auf die Trizepse zu konzentrieren, gebrauchte das Prioritätsprinzip, und die Muskeln sprachen so gut an, dass ich schon nach kurzer Zeit Arme und nicht bloß Bizepse von Mr.-Olympia-Format hatte.

Auch Supersätze aus Trizepsübungen, eine unmittelbar nach der anderen ausgeführt, erwiesen sich als geeignet, die Entwicklung des Trizeps voranzutreiben. Ich machte dabei erst ein paar Sätze, um den Bizeps als »Puffer« aufzupumpen, und danach den Trizeps richtig zu zerstören. Ich gönnte ihm auch nach dem Supersatz keine Erholung, sondern spannte ihn weiter isometrisch und zu Posen an. Sollte Ihr Trizeps ein besonders schwacher Punkt sein, würde ich Ihnen raten, Ihr Programm so abzuändern, dass Sie ihn hin und wieder allein trainieren. Sie können sich dann völlig auf die Armrückseite konzentrieren, um den Trizeps mit allen Mitteln zu schocken und umfassend zu stimulieren. Zur Beseitigung bestimmter Schwächen empfehle ich die nachstehenden Übungen.

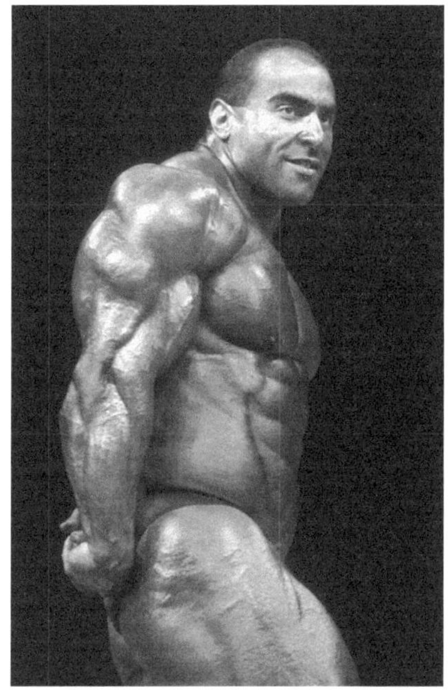

Nasser El Sonbaty

Für Masse

Jede Übung mit möglichst schwerem Gewicht ausführen:

- Bankdrücken mit engem Griff
- Dips mit Zusatzgewicht
- Dips an der Bank
- Trizepsdrücken im Stehen und im Sitzen über Kopf (auch das schwere Bankdrücken, das Sie im Brusttraining machen, bewirkt Muskelzuwachs im Trizeps)

Für den oberen Trizeps

- Trizepsdrücken am Rollenzug und einarmiges Trizepsdrücken mit Kabelzug (normaler und umgekehrter Griff)
- Trizepsdrücken vorgebeugt
- Dips

Führen Sie alle Trizepsübungen in einwandfreier Technik aus, damit die Muskeln voll angespannt werden. Achten Sie darauf, die Arme bei jeder Wiederholung zu strecken. Wenden Sie das Höchstkontraktionsprinzip an: die Kontraktion am obersten Punkt jeder Wiederholung einige Augenblicke halten.

Für den unteren Trizeps

- Dips mit Zusatzgewicht
- Dips an der Bank – Teilwiederholungen, bei denen Sie ganz herabgehen, aber nur drei Viertel des Wegs hochkommen (Arme nicht durchdrücken), damit der untere Trizeps die ganze Zeit angespannt bleibt (je mehr der Arm gebeugt ist, desto stärker wird der untere Trizeps belastet)

Für den äußeren Trizeps

Bewegungen, bei denen der Daumen nach oben weist:

- Trizepsdrücken mit einem Seil
- Kurzhantel-Trizepsdrücken hinter Kopf
- Dips
- Trizepsdrücken vorgebeugt
- Einarmiges Trizepsdrücken mit Kabelzug im Kehrgriff (Handflächen nach oben)
- Trizepsdrücken hinter Kopf mit einem Seil
- Trizepsdrücken liegend, bei dem die Kurzhantel quer über den Körper herabgeführt wird

Für den inneren Trizeps

Bewegungen, bei denen der Daumen nach innen weist:

- Trizepsdrücken mit Langhantel oder Kurzhantel
- Trizepsdrücken am Rollenzug mit einer Stange
- Einarmiges Trizepsdrücken am Kabelzug (Handflächen nach unten)
- Langhanteldrücken mit engem Griff

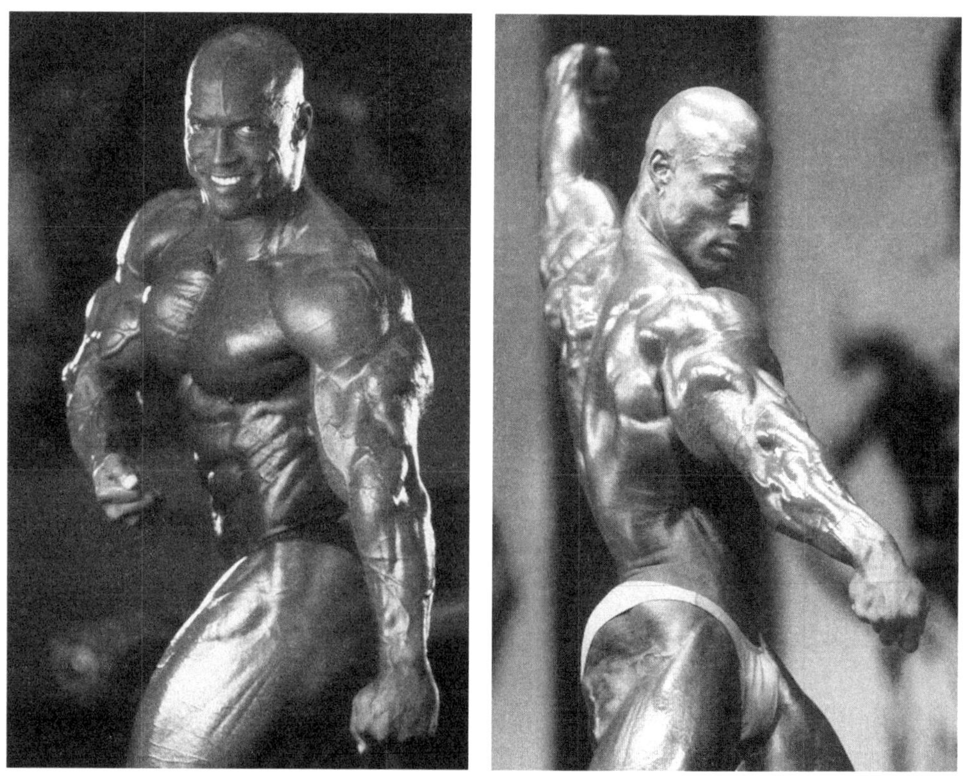

Shawn Ray demonstriert hier verschiedene, effektive Möglichkeiten seine grandiose Trizepsentwicklung zu zeigen.

UNTERARMTRAINING

Für wirklich erstklassige Körperentwicklung sind die Unterarme genauso wichtig wie alle anderen Körperteile. Die Unterarme werden fast bei allen Oberkörperübungen beansprucht, entweder beim Halten eines Trainingsgeräts oder sie sind beim Drücken und Ziehen beteiligt. Die Unterarme bekommen also viel Training nebenher, auch wenn keine speziellen Unterarmübungen ausgeführt werden. Jedes Mal, wenn man die Ellbogen oder Handgelenke beugt, wird die Unterarmmuskulatur belastet.

Gute Unterarmentwicklung ist notwendig, um einen Körper vom Niveau eines Champions aufzubauen, aber genauso wichtig ist Unterarmkraft. Mit starken Unterarmen kann man schwerere Gewichte bewältigen, und sie gestatten es auch, bei Übungen wie Klimmzügen oder Rudern an der Zugmaschine, bei denen die Hand und das Handgelenk gewöhnlich das »schwächste Glied« sind, härter zu trainieren und andere Muskeln stärker zu belasten.

Die potentielle Größe und Kraft der Unterarme ist von ihrem anlagebedingten Aufbau abhängig, genau wie dies auch bei anderen Muskeln der Fall ist. Manche Unterarmmuskeln sehen aus, als reichten sie bis zur Hand herab, fast ohne Sehne dazwischen. Das liegt daran, dass bei diesen Menschen der »Muskelbauch«, der den kontraktilen Teil der Muskel-Sehnen-Struktur bildet, besonders lang ist. Bei 5 cm mehr Länge im Unterarm kann also wesentlich mehr Muskelmasse aufgebaut werden. Casey Viator, Sergio Oliva und die Brüder Mentzer haben alle Unterarme dieser Art.

Viele Bodybuilder mit ähnlichen konstitutionellen Merkmalen halten ein spezielles Unterarmtraining für überflüssig, weil sie meinen, mit schweren Langhantelcurls adäquate Ergebnisse zu erzielen. Doch als ich mit Casey trainierte, sah ich ihn Handgelenkcurls mit einer 70 kg schweren Langhantel machen und Curls mit Obergriff mit 62 kg. Sergio machte endlose Sätze Scott-Curls mit Obergriff, um die äußeren Muskeln des Unterarms zu dieser enormen Entwicklung zu bringen. Dave Draper, Chuck Sipes und andere Bodybuilder mit hervorragenden Unterarmen haben ebenfalls viel Unterarmtraining gemacht. Die Unterarme müssen also trainiert werden, auch wenn sie von Natur aus schon gut gebaut sind.

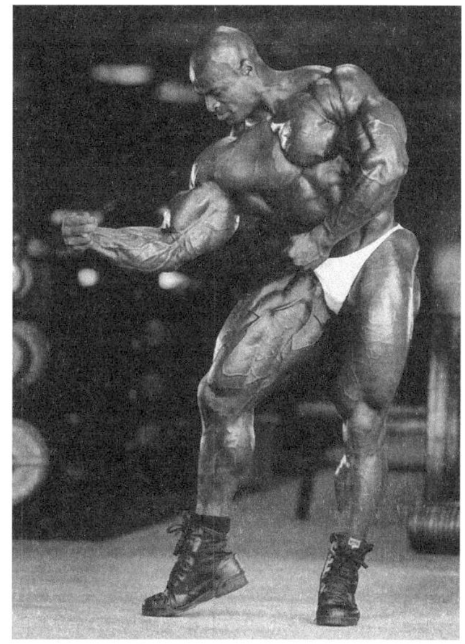

Ronnie Colemans Armentwicklung ist ein perfektes Beispiel dafür wie die Entwicklung des inneren Bizeps hilft, die notwendige Teilung zwischen Bizeps und Trizeps und zwischen Bizeps und Unterarm zu kreieren.

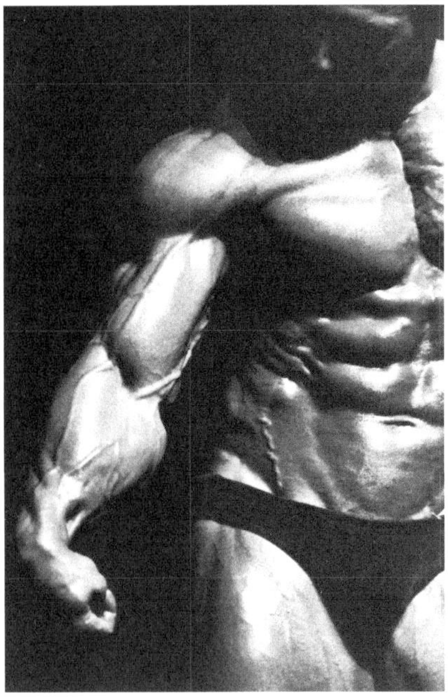

Casey Viator demonstriert eine klassische Unterarmpose.

Es gibt auch »hohe« Unterarme, und zwar ist der Muskelbauch dann relativ kurz und die Sehne lang, wodurch das Volumen der Muskelmasse begrenzt wird. Die meisten Bodybuilder, auch ich, liegen irgendwo dazwischen, haben weder den vollen Unterarm eines Sergio noch ungewöhnlich hohe Unterarme. Bei einem solchen Unterarm ist es möglich, die Muskeln im richtigen Verhältnis zum Oberarm aufzubauen, aber es ist sehr hartes Training dazu erforderlich.

Anfängerprogramm

Das Unterarmtraining sollte von Anfang an Bestandteil des normalen Trainings sein, doch werden diese Trainingsabschnitte etwas anders gestaltet als die für die übrigen Körperpartien. Da die Unterarme bei so vielen anderen Übungen mithelfen, kommt man zunächst einmal mit wenigen Unterarmübungen aus – Handgelenkcurls mit einer Langhantel im Untergriff und im Obergriff genügen. Ich empfehle für die Unterarme nicht so viele Sätze wie für Beine, Rücken oder andere Körperpartien – meiner Erfahrung nach bringen aber Sätze mit relativ hoher Wiederholungszahl die besten Ergebnisse.

Viele Bodybuilder machen beim Unterarmtraining den Fehler, nicht genügend Gewicht aufzulegen. Die Unterarme sind insofern vergleichbar mit den Waden, als sie an ständigen Einsatz und hohe Belastungen gewöhnt sind. Es ist deshalb nötig, mit möglichst schwe-

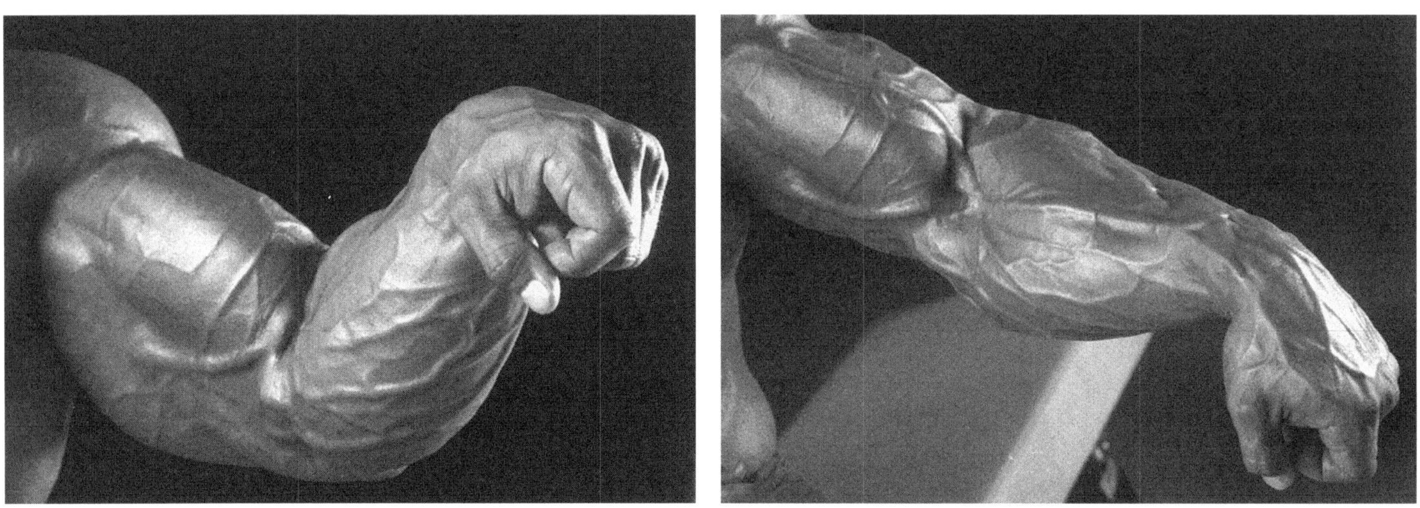

Diese Posen von Lee Labrada erfordern großartige Unterarmentwicklung, um Masse und Teilung des Unterarms auszubalancieren.

rem Gewicht zu trainieren, damit diese Muskeln wirklich zum Wachsen angereizt werden.

Auch korrekte Technik ist notwendig, um die Unterarme vollkommen isoliert zu beanspruchen und die Arbeit nicht vom Bizeps machen zu lassen. Das erreicht man, indem man die Unterarme fest auf eine Bank auflegt, die Ellbogen eng aneinander presst und zwischen die Oberschenkel einschließt.

Manch einer mag denken, es sei nicht so wichtig, sich von Anfang an auf die Unterarme zu konzentrieren, doch ich bin anderer Meinung. Kraft in den Unterarmen und Händen ist so entscheidend, um hart und schwer trainieren zu können, dass die Unterarme vom ersten Tag an entwickelt werden müssen. Und da die Unterarmmuskeln oft nur langsam wachsen, ist es umso besser, je früher man daran zu arbeiten anfängt.

Fortgeschrittenenprogramm

Im Trainingsprogramm für Fortgeschrittene habe ich zusätzlich einarmige Handcurls vorgesehen, damit jeder Unterarm für sich und mit höherer Intensität trainiert werden kann. Das Training ist so gestaltet, dass normale Handgelenkcurls und Handgelenkcurls mit Obergriff zu Supersätzen kombiniert werden, um den ganzen Unterarm aufzupumpen.

Auf dieser Leistungsstufe werden die Unterarme natürlich schon dadurch zu härterer Arbeit gezwungen, dass der Rest des Körpers einem wesentlich intensiveren Training ausgesetzt wird. Bis man dazu kommt, die Unterarme gezielt zu trainieren, sind sie von anderen Trainingssätzen meist schon so erschöpft, dass man sehr viel Konzentration und Begeisterung aufbringen muss, um diese ermüdeten, ausgepumpten Muskeln noch zusätzlich zu beanspruchen.

Bedenken Sie, dass Unterarmgröße mehr als bei fast allen anderen Körperteilen von genetischen Faktoren abhängt. Wenn Sie kurze Unterarmmuskeln haben, die es erschweren, den gewünschten Zuwachs zu erreichen, sollten Sie frühzeitig über zusätzliches Unterarmtraining nachdenken. Die Unterarmmuskeln wachsen langsam und deshalb brauchen Sie Zeit, um die angestrebten Veränderungen herbeizuführen.

Aber die Unterarme können sich auch erstaunlich schnell entwickeln, wenn man sich wirklich darum bemüht. Oft haben Bodybuilder hier nur deshalb Schwierigkeiten, weil sie die Unterarme nicht hart genug trainieren. Sie hängen das Unterarmtraining ans Ende Ihrer Trainingseinheit an und machen ein paar halbherzige Sätze. Glauben Sie mir, wenn Sie eine Muskelgruppe optimal entwickeln wollen, müssen Sie sich ernsthaft damit befassen. Das Unterarmtraining ist nicht weniger wichtig als das Training für Brust oder Rücken – jedenfalls nicht, wenn Sie es zum Champion bringen wollen.

Wettkampfprogramm

Wenn Sie anfangen, auf Wettkämpfe hinzuarbeiten, rate ich Ihnen, zusätzlich Scott-Curls mit Obergriff und Handgelenkcurls hinter dem Rücken in Ihr Unterarmprogramm aufzunehmen, damit jeder einzelne der 14 Unterarmmuskeln ausreichend beansprucht wird.

Verwenden Sie bei Curls mit Obergriff für die Außenseite des Unterarms keine SZ-Curlstange, sondern eine gerade Stange. Wenn Sie die Hantel von den Oberschenkeln im Bogen hochführen, beugen Sie die Handgelenke zurück, um die Außenseite der Unterarme voll zu beanspruchen. Viele Bodybuilder lehnen sich übrigens bei Curls mit Obergriff zurück, aber Sie sollten sich dabei etwas vorneigen. Die Arme werden dann besser isoliert, die Unterarme bleiben ständig unter Belastung, und die Bewegungsausführung wird wesentlich exakter.

Curls mit Obergriff bringen an manchen Curl-Maschinen und an der Scott-Bank ebenfalls gute Ergebnisse. Doch in welcher Variante Sie diese Übung auch ausführen, Sie sollten stets den ganzen Bewegungsumfang ausnutzen, vollständig bis oben und unten kommen und die Bewegung langsam und kontrolliert ausführen. Denken Sie daran, dass die Handgelenke und Unterarme bei schweren Langhantelcurls, abgefälschten Curls, beim Trizepsdrücken hinter Kopf und einer Reihe anderer Übungen während der verschiedenen Trainingsphasen beansprucht werden.

Ich empfehle Ihnen, das Unterarmtraining am Ende Ihrer Trainingseinheit auszuführen. Denn wenn Sie andere Oberkörperübungen machen wollen und die Handgelenke und Unterarme bereits müde sind, ist Ihre Fähigkeit zu intensivem Training erheblich eingeschränkt.

Eine gute Methode zur umfassenden Stimulierung der Unterarme ist folgende: Wenn Sie mit Ihren Handgelenkcurls fertig sind, also für weitere Wiederholungen zu müde sind, lassen Sie die Hantel in den Fingern hängen und beugen dann durch Öffnen und Schließen der Hände die Finger, um auch die letzten noch verfügbaren Muskelfasern zu aktivieren.

Unterarmposen

Es gibt zwei verschiedene Arten von Unterarmposen: direkte, mit denen Sie die Aufmerksamkeit bewusst auf diese Muskeln lenken, und indirekte, mit denen Sie hauptsächlich andere Körperpartien präsentieren, für deren Wirkung aber die Unterarme ebenfalls eine Rolle spielen. Bei vielen Posen achten die Leute nicht speziell auf die Entwicklung der Unterarme, doch wenn sie mangelhaft wäre, würden sie es garantiert merken.

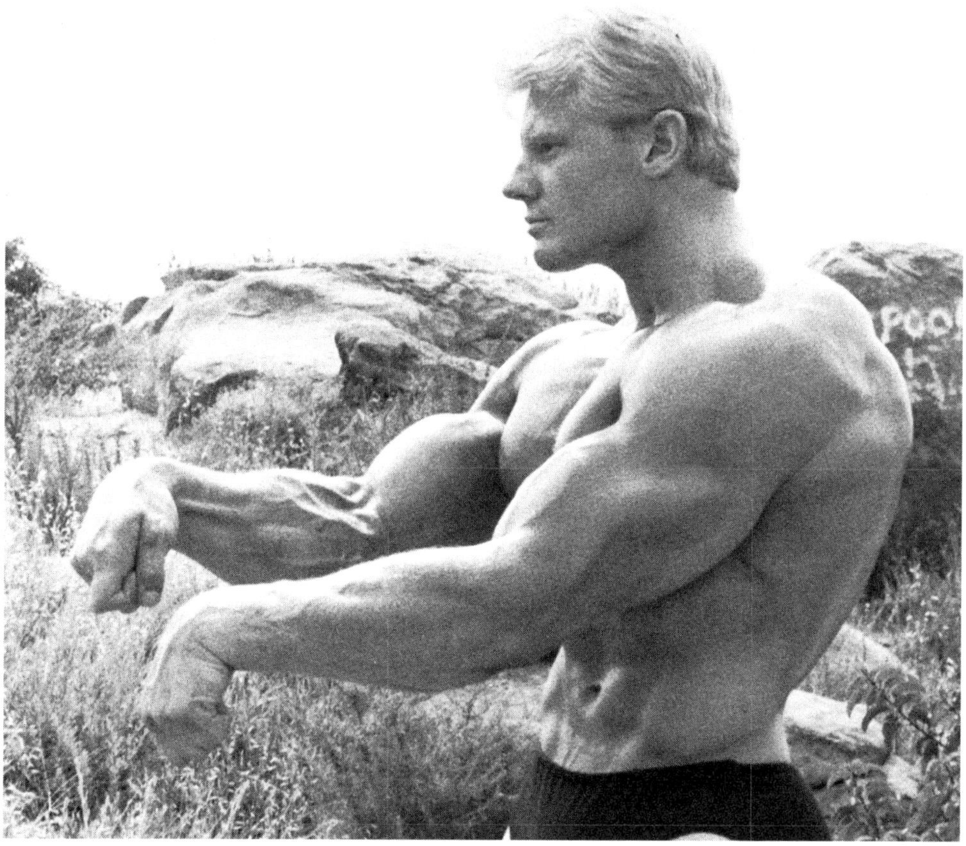

Eine deutliche Unterarmpose, gezeigt von Dave Draper.

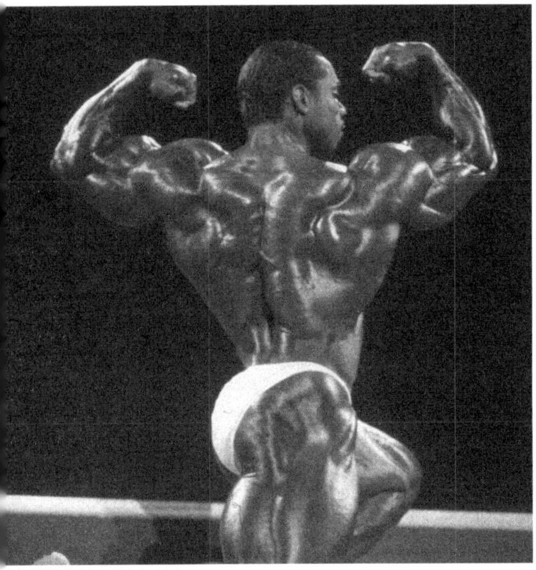

Flex Wheeler

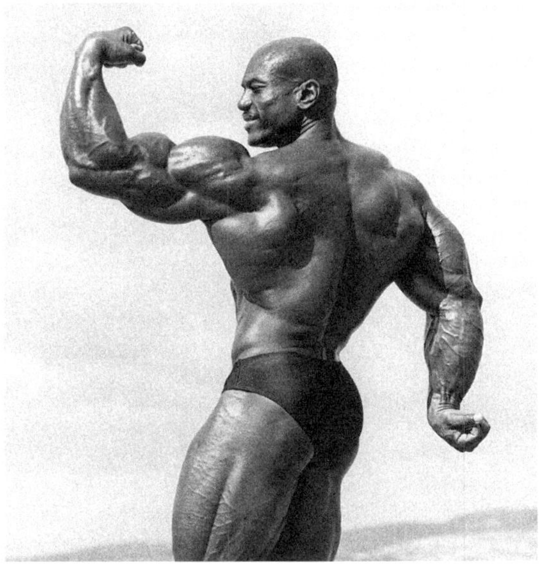

Sergio Oliva

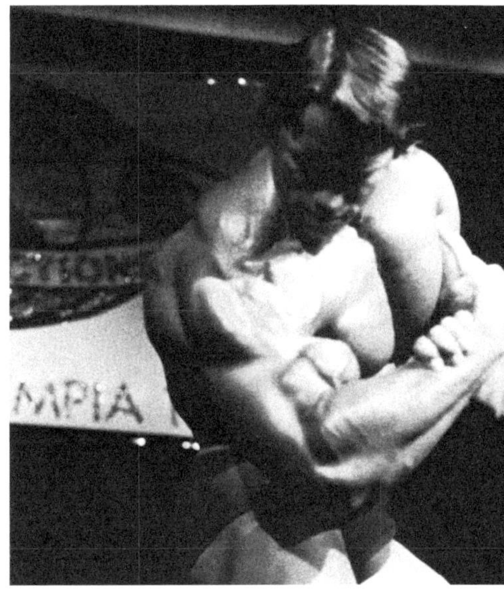

Hier präsentiere ich in einer Pose den Bizeps, doch sind auch gut entwickelte Unterarme notwendig, um die Pose zu vervollkommnen.

Da ein Drittel des Arms vom Unterarm gebildet wird, sieht der ganze Arm unproportioniert aus, wenn der Unterarm nicht richtig entwickelt ist. Bei einer Doppelbizepspose von vorne muss der Unterarm zum Beispiel genügend Masse haben, damit er in ausgewogenem Verhältnis zum Bizeps steht. In der gleichen Pose von hinten macht die Muskulosität des Unterarms einen Teil des Gesamteffekts aus. Eindrucksvolle Unterarme helfen in jeder Pose, von der seitlichen Brustpose bis zur Krabbe, und sind besonders wichtig bei gestreckten Armen, zum Beispiel in der klassischen Speerwerferpose, in der ein Arm gebeugt und der andere gestreckt ist. Bestimmte Posen sind überhaupt nur mit außergewöhnlicher Unterarmentwicklung effektvoll. Ich denke hier zum Beispiel an Sergios berühmte Pose, bei der er beide Arme hochstreckt, die Unterarme anspannt und seinen phantastischen Latissimus spreizt. Diese Pose wäre trotz Sergios gewaltigem Rücken bei weitem nicht so eindrucksvoll, wenn er nicht diese mächtigen und kraftvollen Unterarme hätte.

Manche Bodybuilder haben so gut entwickelte Unterarme, dass diese bei anderen Posen zum Blickpunkt werden. Einer davon ist Casey Viator. Er braucht auf der Bühne nur die Arme seitlich zu heben, und es ist unmöglich, diese gewaltigen Unterarme zu übersehen, die aus den massiven Oberarmen herausragen.

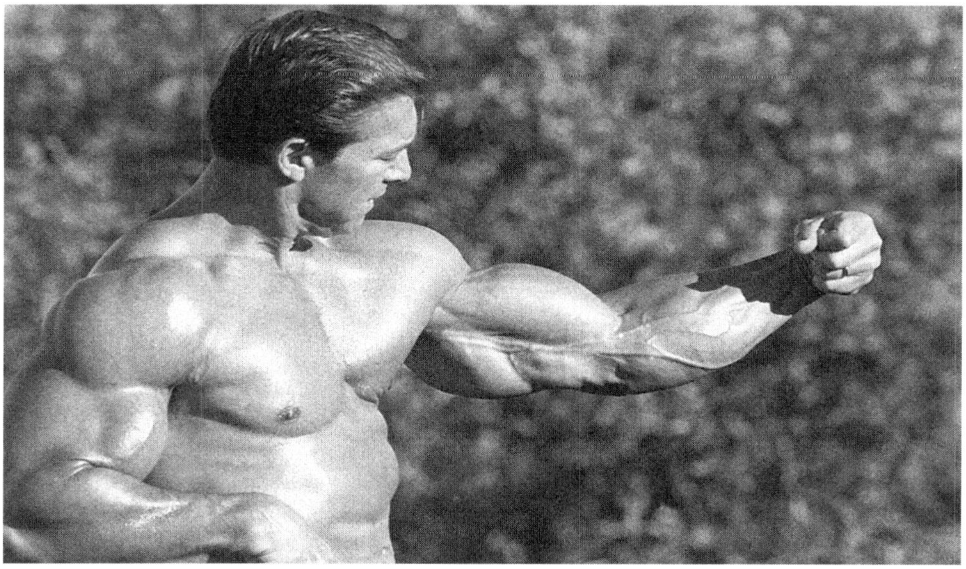

Larry Scott

Eine andere Pose, für die gute Unterarme unerlässlich sind, ist eine Lieblingspose von Dave Draper und mir, bei der beide Arme horizontal nach vorn gestreckt sind. Diese Pose wirkt nur, wenn sowohl Bizeps wie auch Unterarme voll entwickelt sind. Auch Larry Scott vermochte seine Unterarme hervorragend zur Geltung zu bringen. Als er 1965 den allerersten Mr.-Olympia-Wettkampf gewann, hatte er eine Muskeldichte und Muskulosität, wie sie nur sehr wenige Bodybuilder je erreicht hatten. Doch da er dem Detailtraining ebenfalls viel Zeit gewidmet hatte, entsprach seine Unterarmentwicklung dem Niveau des übrigen Körpers und machte viele seiner Posen umso beeindruckender.

Training für schwache Punkte

Viele Bodybuilder haben nur deshalb Schwächen in den Unterarmen, weil sie diese nicht von Anfang an trainiert haben. Eine andere Ursache für eine relative Unterarmschwäche, ganz abgesehen von der des Knochenbaus, liegt darin, dass die Übungen nicht richtig und nicht mit der nötigen Exaktheit ausgeführt werden. Je besser Sie die Unterarme isolieren und zwingen, die Bewegungen ohne Unterstützung der Oberarme zu vollenden, desto besser sprechen sie an. Das heißt also, dass Sie sich um äußerst korrekte Ausführung bemühen müssen.

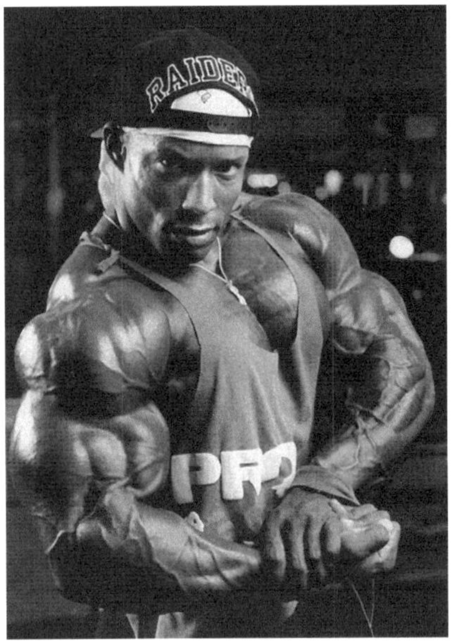

Shawn Ray

Wichtig ist auch, dass die Unterarmmuskeln über ihre größtmögliche Längenänderung beansprucht werden. Sie müssen das Gewicht möglichst weit herablassen, um maximale Dehnung zu erreichen, und dann wieder ganz hochbringen, damit die Muskeln voll kontrahieren. Dreiviertelbewegungen nützen nicht allzu viel, weil dieser Muskelbereich schon bei vielen anderen Übungen beansprucht wird.

Für eine drastische Steigerung der Unterarmentwicklung können Sie das Prioritätsprinzip in folgender Weise anwenden:

Trainieren Sie die Unterarme für sich, wenn Sie ausgeruht und stark sind, oder trainieren Sie sie an Beintagen, wenn die Arme sich erholen. Sie können sich auch eine Langhantel oder Kurzhanteln für zu Hause anschaffen und immer dann ein paar Sätze normale Handgelenkcurls oder Handgelenkcurls mit Obergriff machen, wenn Sie Lust dazu haben, vielleicht sogar stündlich.

Viele Bodybuilder vergessen, dass man das Schockprinzip anwenden kann, um die Entwicklung der Unterarme zu fördern, genau wie bei jedem anderen Körperteil. Jede Schockmethode, die bei Curls funktioniert, bringt auch bei Handgelenkcurls Ergebnisse: Intensivwieder-

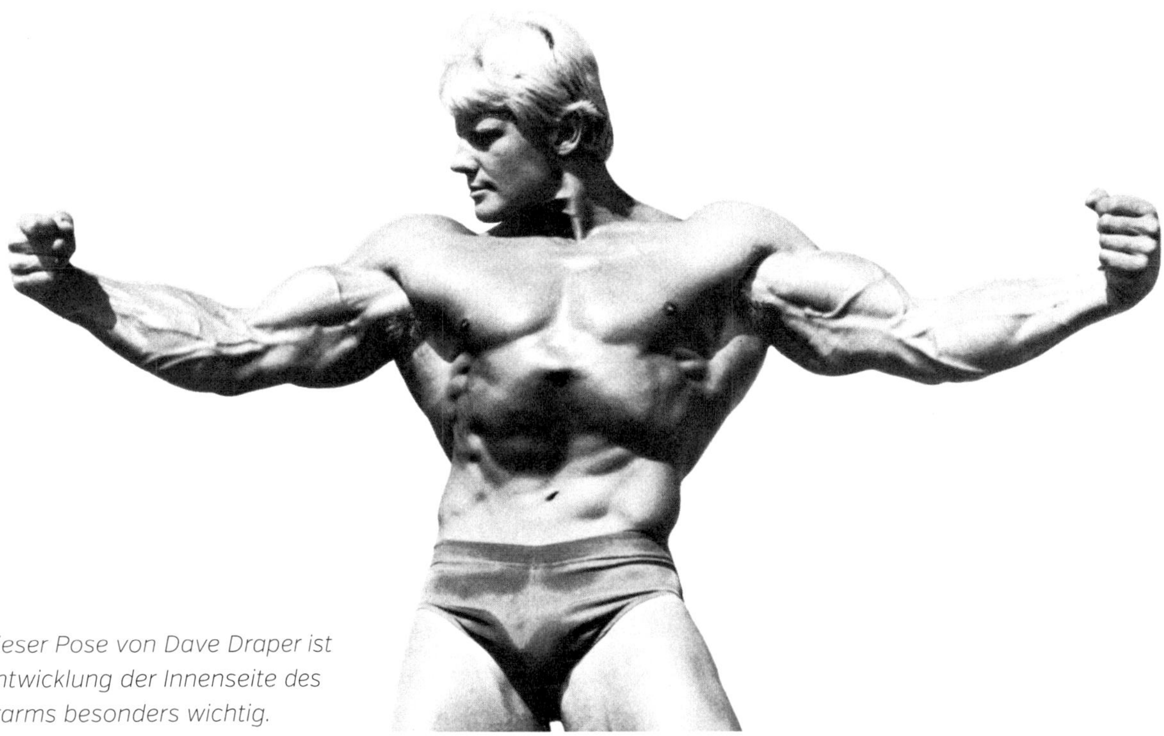

Bei dieser Pose von Dave Draper ist die Entwicklung der Innenseite des Unterarms besonders wichtig.

holungen, Supersätze, erweiterte Sätze durch Reduzierung des Gewichts, Teilwiederholungen und dergleichen.

Eine wichtige Technik zur verstärkten Entwicklung schlecht entwickelter Unterarme ist einarmiges Training. Unterarme, die eine Langhantel beim Curl gemeinsam hochzubringen gewohnt sind, werden oft zu beschleunigter Entwicklung angeregt, wenn sie ein Gewicht allein heben und unter Kontrolle halten müssen. Zwei der wichtigsten Übungen hierfür sind Kurzhantel-Handgelenkcurls mit normalem Griff und mit Obergriff. Auch bei einarmiger Kabelarbeit muss jeder Unterarm unabhängig vom anderen arbeiten und ist überdies gezwungen, Widerstand anderer Art zu überwinden. Für diese Art der Bewegung empfehle ich einarmige Kabelcurls mit Obergriff.

Es ist ebenfalls notwendig, die Unterarme möglichst oft zu Posen und in anderer Weise anzuspannen, nicht nur während des Unterarmtrainings, sondern auch zwischen den Sätzen für Oberarme, Brust, Rücken und Schultern. Im Wettkampf müssen die Unterarme bei jeder Pose angespannt werden, und so ist es nur vernünftig, sie zeitig daran zu gewöhnen. Die Anstrengung einer solchen Kontraktion beschleunigt auch ihre Entwicklung. Kurz zusammengefasst, empfehle ich gegen Unterarmschwächen folgende Übungen:

Außenseite der Unterarme

- Curls im Obergriff mit einer Langhantel, Kurzhanteln oder an der Scott-Bank
- Einarmige Kabelcurls mit Obergriff
- Hammercurls
- Handgelenkcurls mit Obergriff

Innenseite der Unterarme

- Einarmige Handgelenkcurls
- Langhantel-Handgelenkcurls
- Handgelenkcurls hinter dem Körper

Verlängerung der Unterarmmuskeln

- Handgelenkcurls: die Langhantel oder Kurzhanteln ganz in die Finger herabrollen lassen, dann die Hände öffnen und schließen, ohne das Handgelenk zu bewegen.
- Curls mit Obergriff bei nach unten gebeugten Handgelenken und ohne jede Curlbewegung der Handgelenke.

ARMÜBUNGEN

Langhantelcurls im Stehen

Zweck der Übung: Vergrößerung des ganzen Bizeps.

1. Stehen sie aufrecht mit einigen Zentimetern Fußabstand, und halten Sie die Stange im Untergriff, die Hände etwa schulterweit auseinander. Lassen Sie die Hantel in Armeslänge vor sich herabhängen.

2. Bringen Sie die Hantel durch Beugen der Unterarme in weitem Bogen hoch, so weit es geht, die Ellbogen unbewegt dicht am Körper. Erleichtern Sie sich das Heben nicht, indem Sie die Hantel gerade hochbringen, sondern achten Sie darauf, dass der Bogen weit und lang wird. Spannen Sie den Bizeps oben stark an.

3. Führen Sie das Gewicht dann im gleichen Bogen wieder herab, und setzen Sie der Abwärtsbewegung Widerstand entgegen, bis die Arme erneut ganz gestreckt sind. Eine geringfügige Körperbewegung ist bei dieser Übung akzeptabel, sollte sich aber auf ein Minimum beschränken, wenn nicht absichtlich abgefälschte Curls ausgeführt werden. Vorbeugen und Zurücklehnen schränken den Bewegungsumfang ein.

Das ist die elementarste und populärste aller Bizepsübungen.

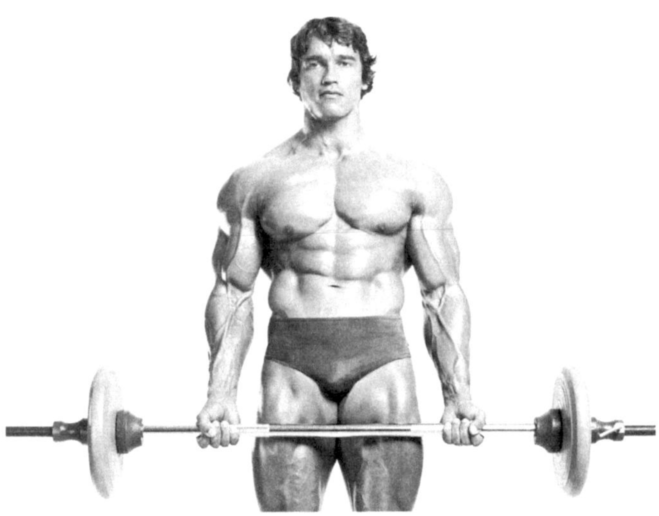

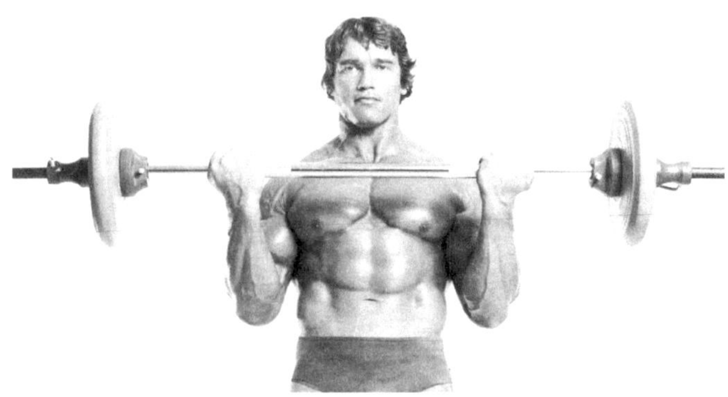

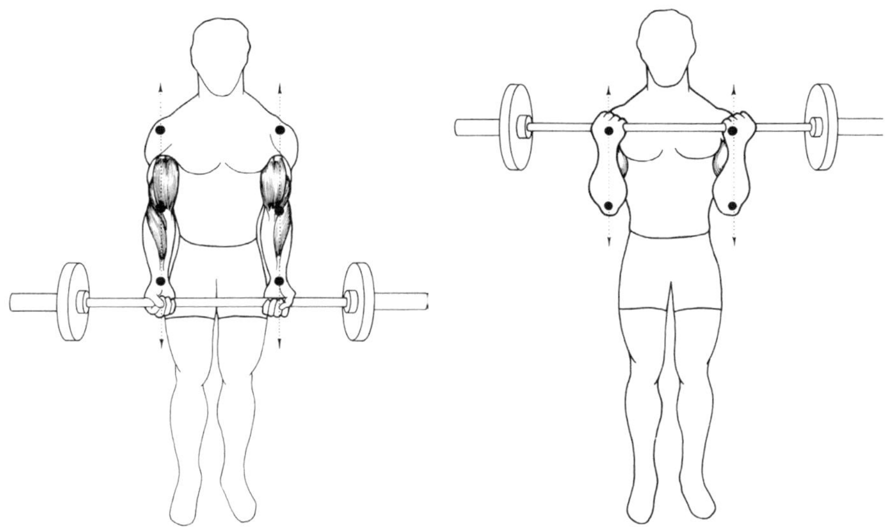

Für maximalen Massezuwachs und umfassende Beanspruchung des Bizeps machen Sie Langhantelcurls mit schulterweitem Handabstand. Beachten Sie, dass Schultern, Arme und Hände dabei eine gerade Linie bilden.

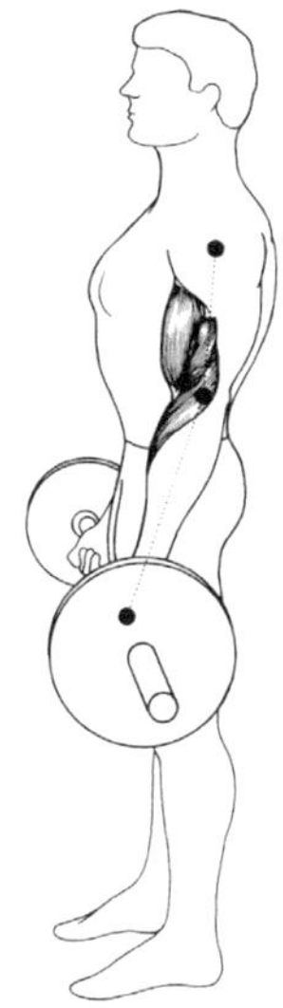

Die richtige Endstellung bei Langhantelcurls: Körper aufrecht, nicht vor- oder zurückgeneigt, die Arme als festen Drehpunkt seitlich am Körper. In dieser vorschriftsmäßigen Haltung ist der Bizeps gezwungen, die ganze Arbeit allein zu verrichten, ohne jede Unterstützung von Rücken oder Schultern. Beachten Sie auch, dass bei unbewegten Ellbogen die Unterarme am oberen Punkt der Bewegung noch schräg stehen, nicht vertikal. Der Bizeps leistet also noch Haltearbeit, anstatt sich auszuruhen, solange das Gewicht von den Knochen und Gelenken getragen wird. Die richtige Ausgangsstellung für Langhantelcurls: aufrechter Stand, Ellbogen seitlich am Körper, Arme ganz gestreckt, um den Bizeps zu dehnen.

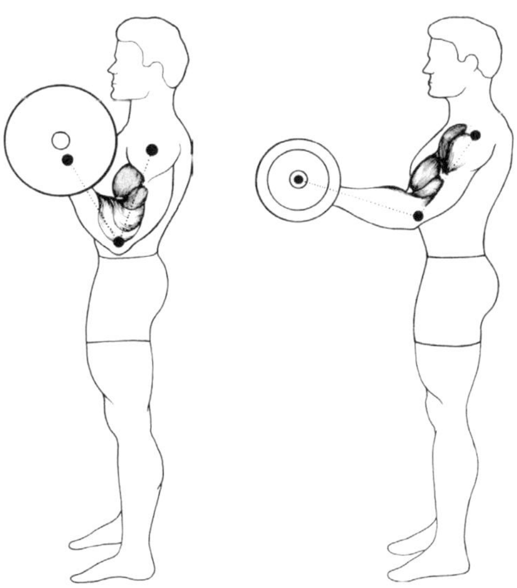

Beachten Sie, was geschieht, wenn Sie die Ellbogen heim Langhantelcurl nach vorn anheben. Anstatt den Bizeps zu isolieren und hart arbeiten zu lassen, bringen Sie den vorderen Deltamuskel ins Spiel, wodurch die Übung ihren Zweck verfehlt.

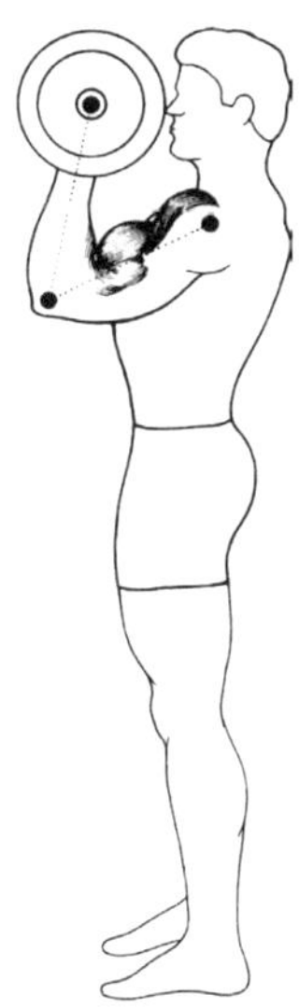

Ein anderes Problem, das sich ergibt, wenn Sie beim Langhantelcurl die Ellbogen heben, anstatt sie unbewegt seitlich am Körper zu halten: In der Endstellung der Bewegung befinden sich die Unterarme in der Vertikalen, sodass die Knochen das Gewicht der Hantel tragen und der Bizeps keinerlei Arbeit mehr leistet.

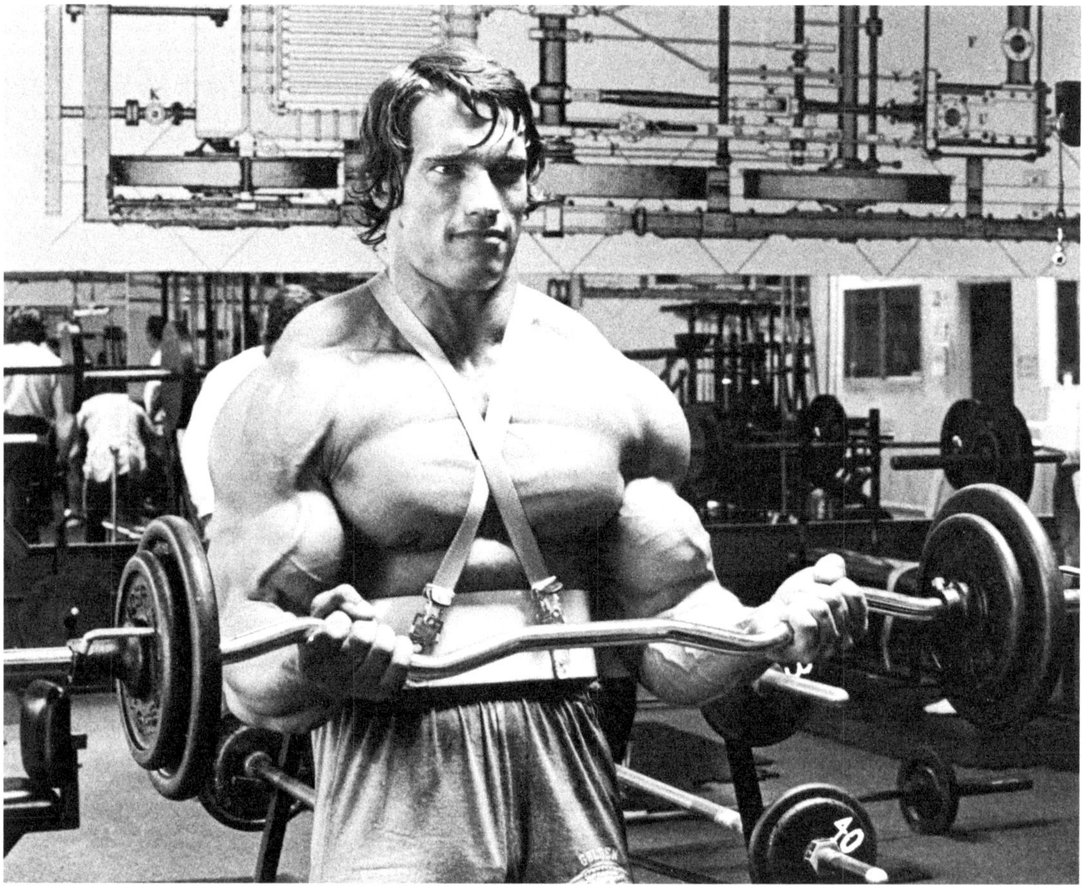

Curls mit Bizepscurler

Mit einem Bizepscurler wird der Curl zu einer sehr exakten Bewegung, die speziell den unteren Teil des Bizeps nahe am Unterarm entwickelt. Der Bizepscurler bewirkt im Prinzip das gleiche wie die Scott-Bank – keinerlei Ellbogenbewegung und vollkommene Isolierung des Bizeps.

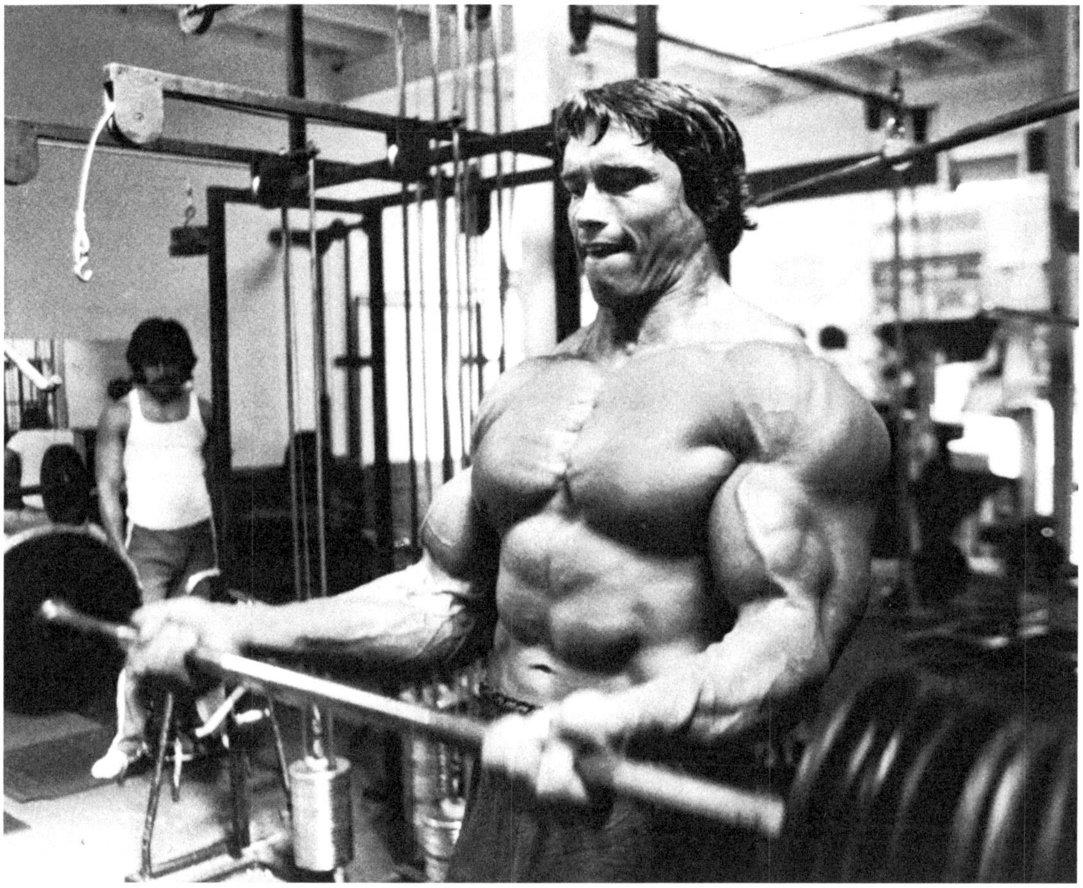

Abgefälschte Curls

Zweck der Übung: Starker Masse- und Kraftzuwachs im Bizeps.

1. Nehmen Sie die gleiche Haltung ein wie bei Langhantelcurls, doch legen Sie so viel Gewicht auf, dass es schwierig wird, mehr als ein paar Wiederholungen korrekt auszuführen.

2. Danach bringen Sie das Gewicht dann mit Schwung hoch, indem Sie zur Unterstützung der Arme den Rücken und die Schultern einsetzen. Der Trick besteht darin, den Bizeps möglichst hart arbeiten zu lassen und nur gerade so viel abzufälschen, dass der Satz fortgesetzt werden kann. Ich kombiniere gern normale Langhantelcurls mit abgefälschten Curls, und zwar mache ich zuerst einen normalen Satz Curls, und wenn die Arme für weitere korrekt ausgeführte Wiederholungen zu müde sind, lege ich mehr Gewicht auf und mache ein paar abgefälschte Curls, um den Bizeps wirklich zu fordern.

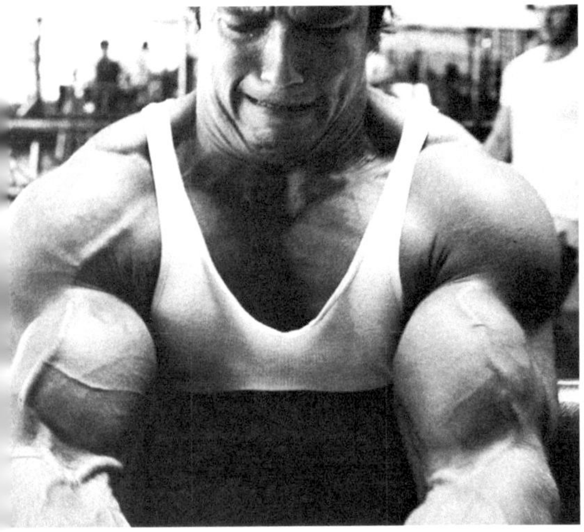
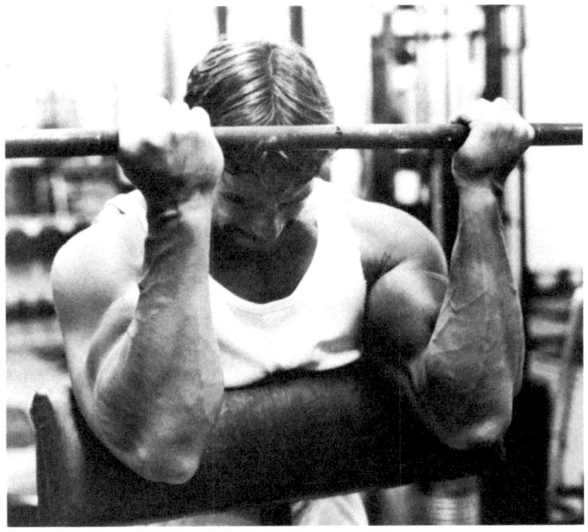
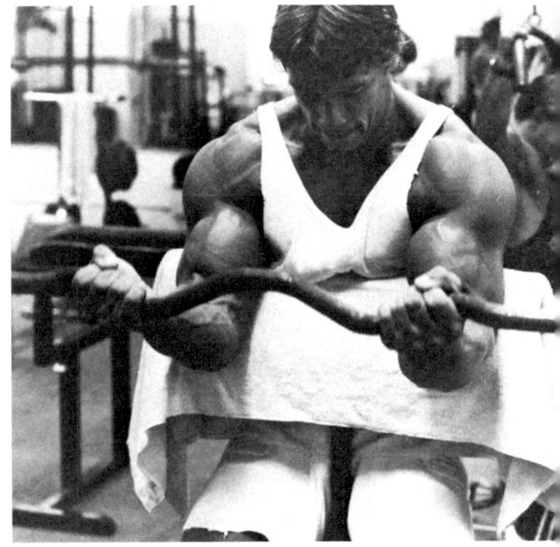

Für Curls an der Scott-Bank kann man auch eine SZ-Curlstange verwenden.

Scott-Curls

Zweck der Übung: Entwicklung des unteren Bereichs des Bizeps und Verlängerung des Bizepsmuskels.

1. Lehnen Sie sich mit der Brust gegen das Pult, und stützen Sie die gestreckten Arme vorne auf. In dieser Schrägstellung der Arme wird der untere Teil des Muskels stärker belastet. Fassen Sie eine Langhantel mit Untergriff.

2. Ohne den Oberkörper zu bewegen, bringen Sie die Hantel durch Beugen der Arme ganz hoch und lassen sie dann wieder bis zur vollen Streckung der Arme herab, wobei Sie dem Zug des Gewichts bis nach unten Widerstand entgegensetzen. Sie können für diese Bewegung eine SZ-Curlstange verwenden oder an der Scott-Bank auch einarmige Kurzhantelcurls machen. Lehnen Sie sich beim Heben der Hantel nicht zurück, und spannen Sie bewusst den Muskel im oberen Bereich der Bewegung, in dem die Bizepsmuskeln nur wenig belastet werden, besonders stark an.

Diese Übung ist besonders geeignet für all jene, die zwischen unterem Bizeps und Ellbogengelenk eine Lücke haben, denn sie zielt darauf hin, diesen Bereich auszufüllen und zu formen, und bewirkt einen allgemeinen Massezuwachs im Bizeps.

Scott-Curls erlauben eine noch exaktere Bewegungsausführung als normale Langhantelcurls.

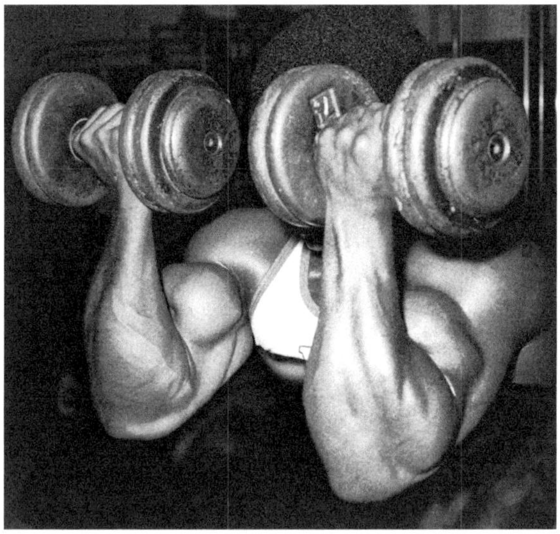

Bei engem Handabstand trainiert diese Übung den äußeren Bizepskopf …

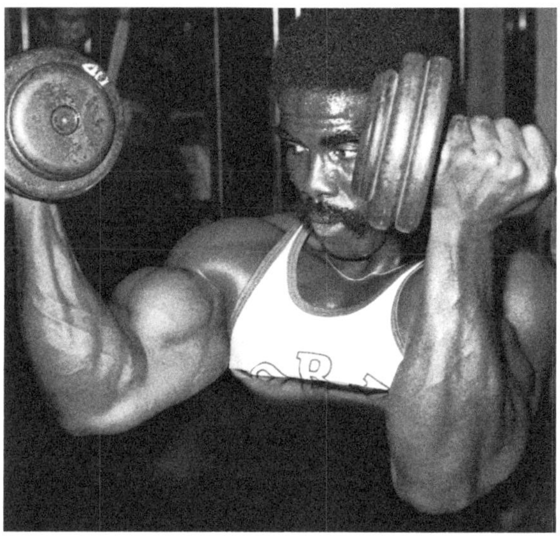

… und bei weitem Handabstand wird der innere Bizepskopf trainiert.

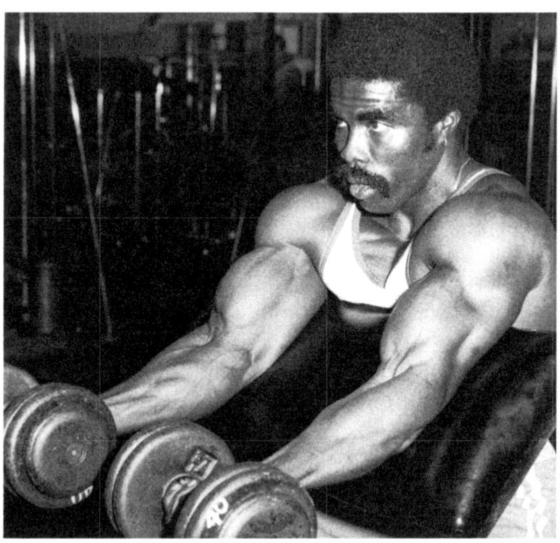

Bei Kurzhantelcurls an der Scott-Bank ist jeder Arm gezwungen, unabhängig vom anderen zu arbeiten. (Robby Robinson)

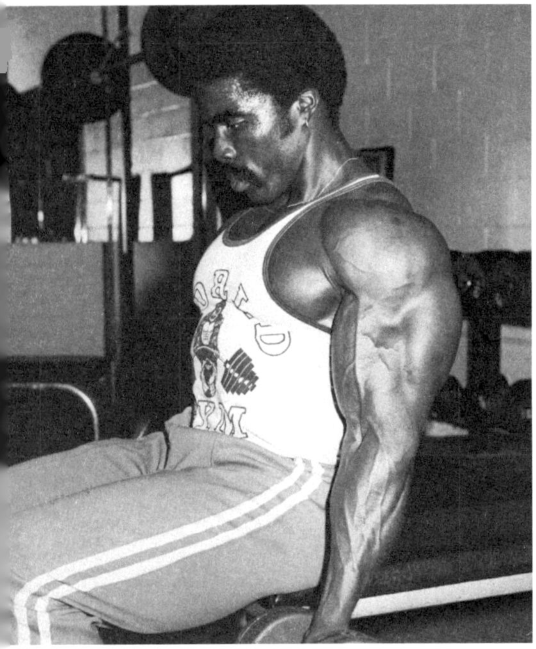

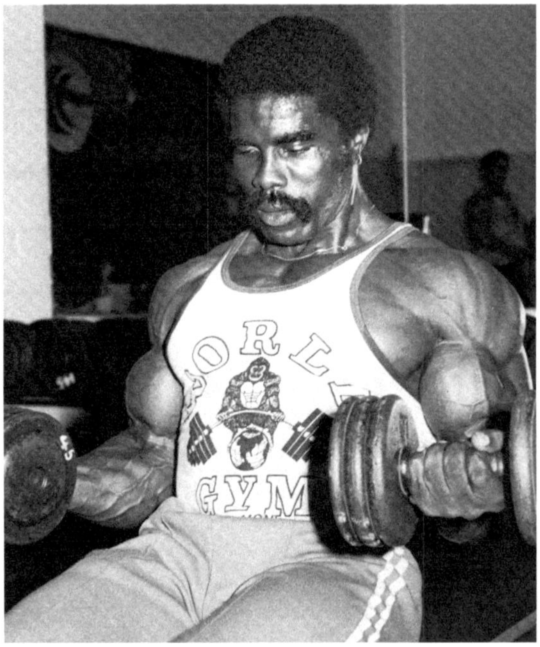

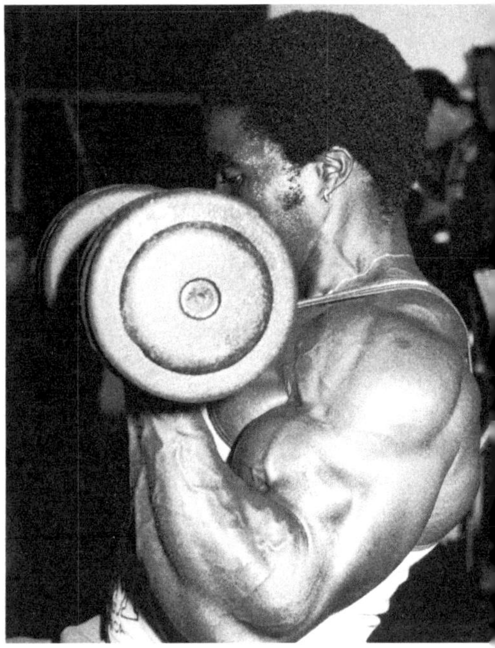

Dreiteilige Curls (»21er«)

Zweck der Übung: Entwicklung und Formung des ganzen Bizepsbereichs.

1. Nehmen Sie im Sitzen oder im Stehen eine Kurzhantel in jede Hand, und lassen Sie sie in Armlänge zu beiden Seiten des Körpers herabhängen.

2. Bringen Sie die Gewichte durch Beugen der Arme hoch, aber halten Sie auf halbem Weg, wenn die Unterarme etwa in der Horizontalen sind, inne, und lassen Sie sie wieder in die Ausgangsstellung herab. Führen Sie von dieser Bewegung 7 Wiederholungen aus, und machen Sie anschließend ohne Unterbrechung weiter.

3. Bringen Sie die Gewichte ganz hoch, aber stoppen Sie bei der Abwärtsbewegung auf halbem Wege und führen Sie von dieser Teilbewegung 7 Wiederholungen aus. Beenden Sie dann, trotz der nun einsetzenden Ermüdung, den Satz mit 7 vollständigen Kurzhantelcurls.

Diese Übung, eine Kombination aus abgekürzten und vollständigen Bewegungen, ist ein hervorragender Ausdauertest. Die Übung wird auch »21er« genannt, weil sie aus drei Sätzen von je 7 Wiederholungen besteht.

Ich mache diese Übung gern vor einem Spiegel, damit ich mich davon überzeugen kann, dass ich genau über den richtigen Bereich hebe.

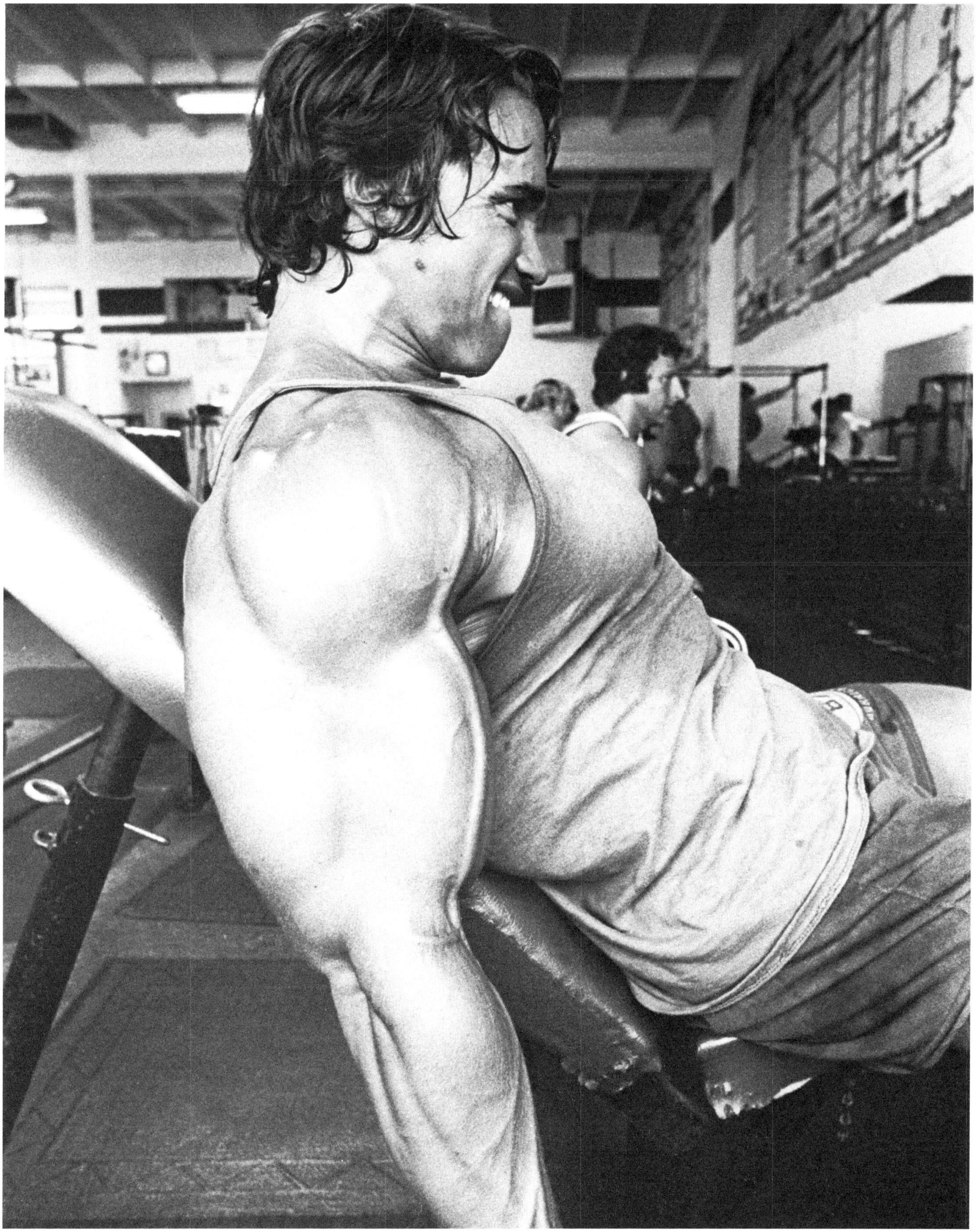

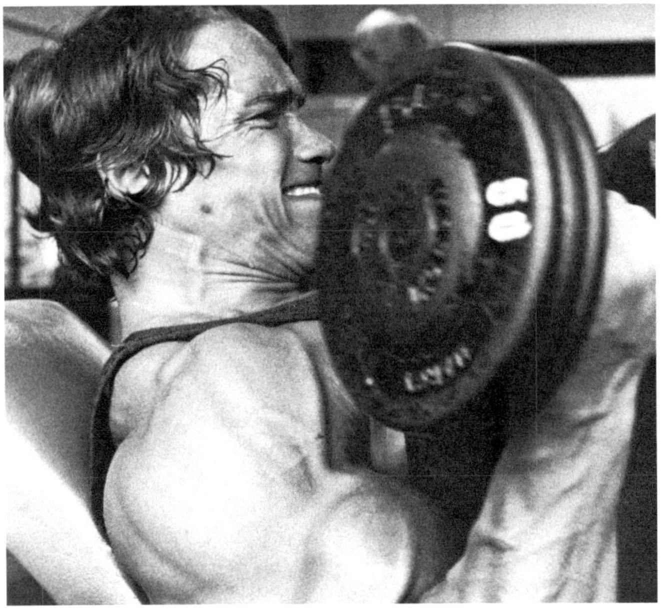

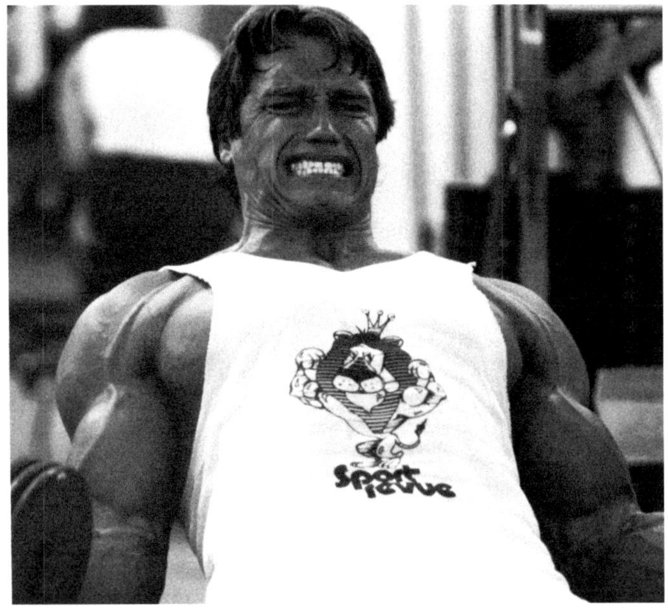

Kurzhantelcurls auf der Schrägbank

Zweck der Übung: Dehnung des Bizeps und umfassende Bizepsentwicklung.

1. Lehnen Sie sich auf einer Schrägbank zurück, und halten Sie eine Kurzhantel in jeder Hand.

2. Die Ellbogen während der ganzen Bewegung relativ weit vorn haltend, bringen Sie die Gewichte nach vorne hoch bis auf Schulterhöhe. Lassen Sie die Gewichte dann vollkommen kontrolliert wieder herab, und pausieren Sie am untersten Punkt, um zu verhindern, dass Sie die Gewichte bei der nächsten Wiederholung mit Schwung hochbringen.

3. Ich erhalte bei dieser Übung die besten Ergebnisse, wenn ich die Handgelenke während des Bewegungsablaufs nach innen und nach außen drehe. Ich halte die Handgelenke am unteren Punkt so, dass die Handteller einander zugewandt sind, und drehe die Gewichte dann beim Heben auswärts, sodass die Handteller erst nach oben kommen und danach nach außen weisen, bis der kleine Finger am obersten Punkt höher ist als der Daumen.

Diese Übung entwickelt Masse und Bizepshöhe zugleich. Wenn Sie die Bewegung nach vorn ausführen, ist es eine allgemeine Bizepsübung. Nach auswärts ausgeführt, wird es eine Spezialübung für den inneren Teil des Bizeps.

Kurzhantelcurls im Sitzen

Zweck der Übung: Entwicklung des Bizeps im Hinblick auf Masse, Form und Definition.

1. Setzen Sie sich auf das Ende einer Flachbank oder auf den Sitz einer Schrägbank mit aufrecht gestellter Lehne, und halten Sie in jeder Hand eine Kurzhantel, die Arme seitlich herabhängend, die Handteller dem Körper zugewandt. Die Ellbogen als feste Drehpunkte benutzend, bringen Sie die Gewichte nach vorne hoch und drehen beim Heben die Handteller nach vorne, sodass die Daumen nach außen kommen und die Handteller nach oben bzw. am Ende der Bewegung zum Körper weisen.

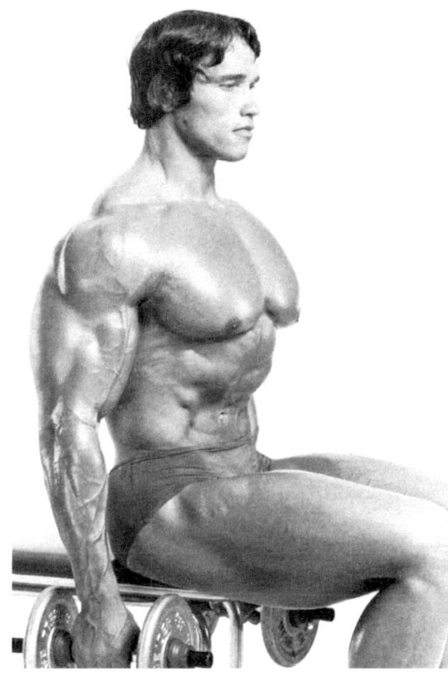

2. Heben Sie die Gewichte möglichst weit hoch, und spannen Sie den Bizeps dann zusätzlich an, damit er voll kontrahiert. Lassen Sie die Kurzhanteln anschließend langsam und kontrolliert im gleichen Bogen herab, bis Arme und Bizeps bestmöglich gedehnt sind. Das Drehen der Handgelenke beim Heben und Senken der Kurzhanteln kontrahiert den Bizeps stärker; es entwickelt zudem den inneren Bizeps und verbessert die Teilung zwischen Bizeps und Trizeps. Sie können diese Übung auch im Stehen ausführen und bewältigen dann etwas mehr Gewicht, aber die Bewegung wird nicht ganz so einwandfrei wie im Sitzen.

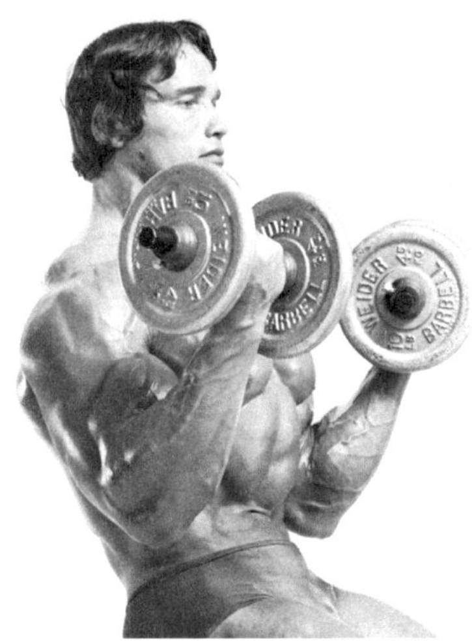

Führt man einen normalen Curl mit Kurzhanteln anstatt einer Langhantel aus, kann man nicht ganz so viel Gewicht bewältigen, aber die Arme sind in ihrem natürlichen Bewegungsumfang nicht eingeschränkt, und man erzielt eine stärkere Kontraktion. Wie bei Langhantelcurls dürfen Sie auch bei dieser Übung etwas abfälschen, aber möglichst wenig.

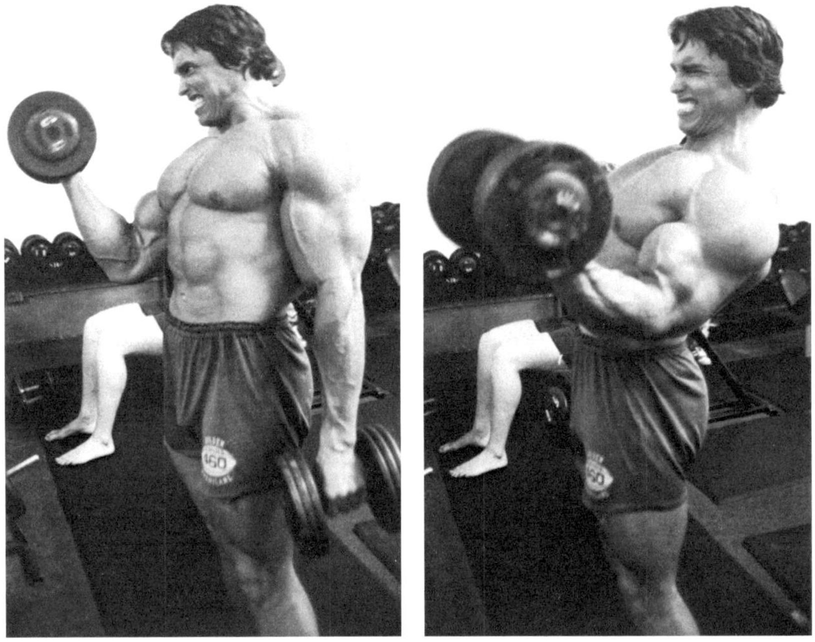

Abwechselnde Kurzhantelcurls

Zweck der Übung: Getrennte Beanspruchung des rechten und linken Bizeps.

1. Stehen Sie aufrecht, in jeder Hand eine Kurzhantel in Armlänge herabhängend. Bringen Sie ein Gewicht nach vorne hoch, ohne den Ellbogen von der Taille zu bewegen. Drehen Sie beim Hochkommen das Handgelenk leicht, Daumen nach außen, kleiner Finger nach oben, damit der Bizeps maximal kontrahiert.

2. Heben Sie das Gewicht möglichst weit hoch, und führen Sie es dann im gleichen Bogen kontrolliert wieder herab. Mit Beginn der Abwärtsbewegung bringen Sie das andere Gewicht hoch, sodass beide Kurzhanteln in Bewegung sind, und drehen bei der Aufwärtsbewegung das Handgelenk. Setzen Sie diese abwechselnden Curls fort, bis Sie mit beiden Armen die erforderlichen Wiederholungen gemacht haben. Achten Sie für größtmöglichen Bewegungsumfang auf maximale Streckung und Beugung des Arms.

Das ist eine Variante des Kurzhantelcurls, bei der Sie die Kurzhanteln abwechselnd hochbringen, erst den einen, dann den anderen Arm; diese zusätzliche Isolierung gestattet es Ihnen, Ihre Energie jeweils auf einen Arm zu konzentrieren und das Abfälschen auf ein Mindestmaß zu beschränken.

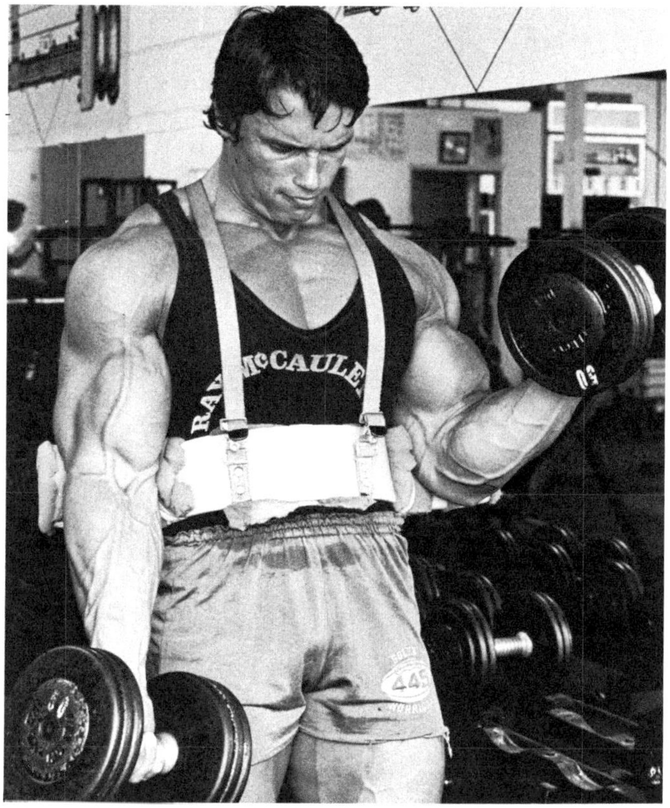

Mit dem Bizepscurler erhalten Sie die exakte Bewegungsausführung eines Scott-Curls, denn die Ellbogen werden fest in Position gehalten; das ist eine besonders gute Methode, um den unteren Teil des Bizeps zu trainieren.

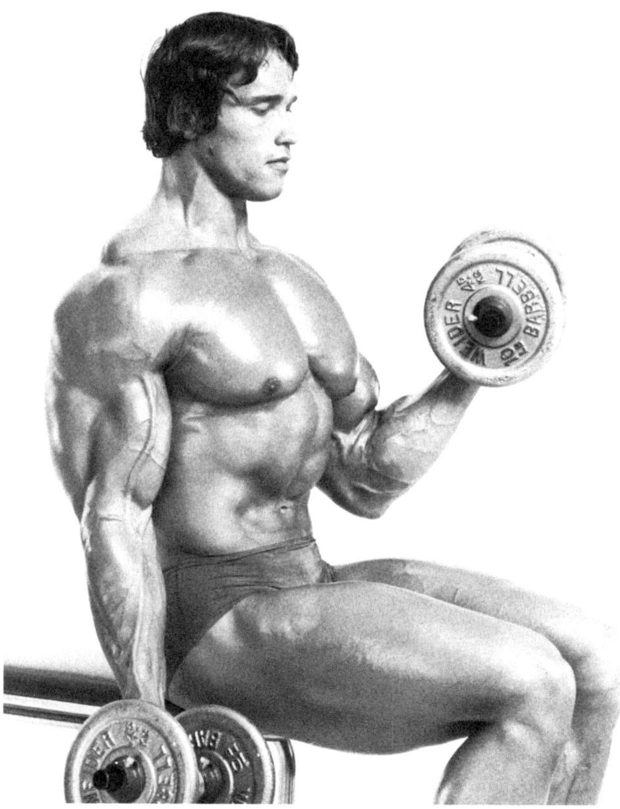

Abwechselnde Kurzhantelcurls können auch im Sitzen ausgeführt werden.

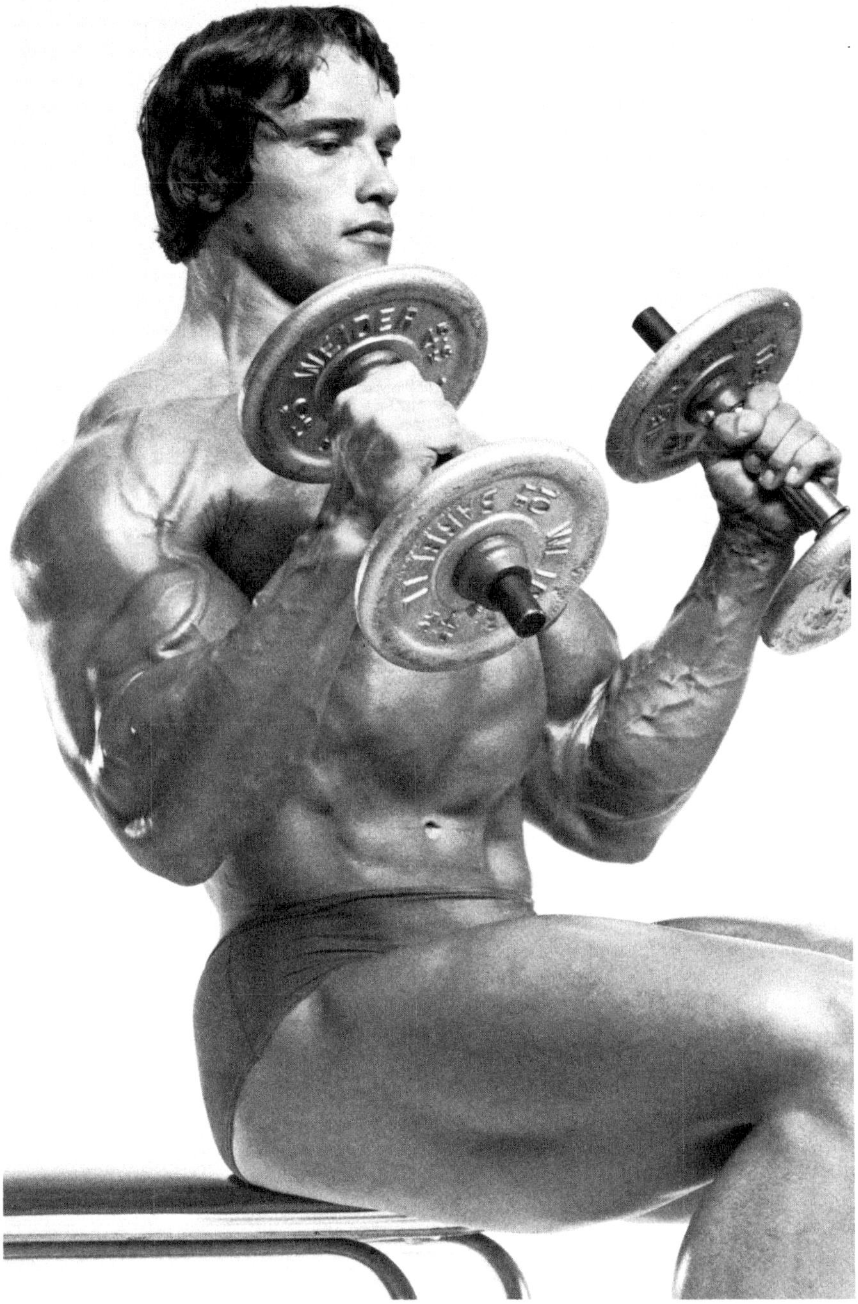

Hammercurls

Diese Übung wird genauso ausgeführt wie normale Kurzhantelcurls, nur weisen die Handteller von Anfang an und die ganze Bewegung hindurch nach innen. In dieser Haltung werden neben dem Bizeps auch die Unterarme trainiert.

Konzentrationscurls

Zweck der Übung: Maximale Höhe im Bizeps, speziell des äußeren Kopfs.

1. Beugen Sie sich aus dem Stand heraus etwas vor, und nehmen Sie in eine Hand eine Kurzhantel. Stützen Sie sich mit dem freien Arm auf Ihr Knie oder einen anderen festen Gegenstand, damit Sie das Gleichgewicht nicht verlieren.

2. Bringen Sie das Gewicht durch Beugen des Arms zum Deltoideus hoch, ohne den Oberarm oder den Ellbogen zu bewegen, und achten Sie darauf, dass Sie den Ellbogen nicht gegen den Oberschenkel lehnen. Drehen Sie beim Heben das Handgelenk, sodass der kleine Finger am Ende höher ist als der Daumen. Spannen Sie den Muskel am oberen Punkt des Curls voll an, und lassen Sie das Gewicht dann wieder kontrolliert, stets Widerstand leistend, herab bis zur vollen Streckung des Arms. Am oberen Punkt des Curls ist der Bizeps maximal angespannt, um das Gewicht zu halten. Heben Sie das Gewicht nicht zur Brust hoch, es muss zur Schulter geführt werden, damit der hohe äußere Bizepskopf beansprucht wird.

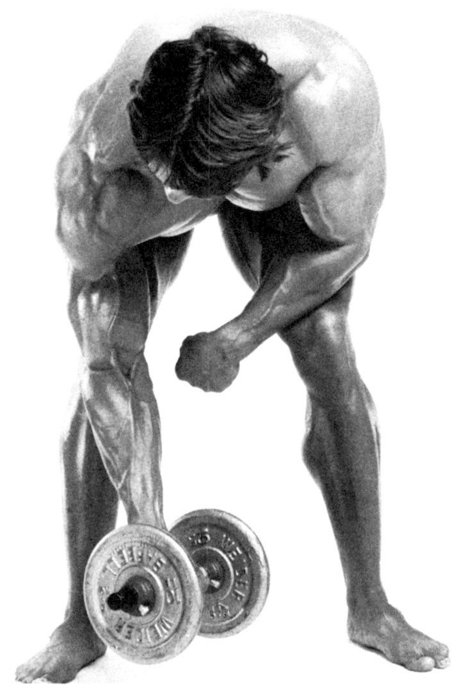

Ich mache diese Übung gern am Ende meines Bizepstrainings, weil sie eine der besten ist, um dem Muskel Höhe zu geben. Diese Bewegung muss sehr exakt ausgeführt werden, aber da sie auf Höhe, nicht auf Definition hinzielt, sollten Sie sie mit möglichst schwerem Gewicht ausführen. Die Bezeichnung »Konzentrationscurl« hat ihre Bedeutung: Sie müssen sich wirklich auf die Bizepskontraktion und auf einwandfreie Ausführung konzentrieren, damit die Übung das gewünschte Ergebnis bringt.

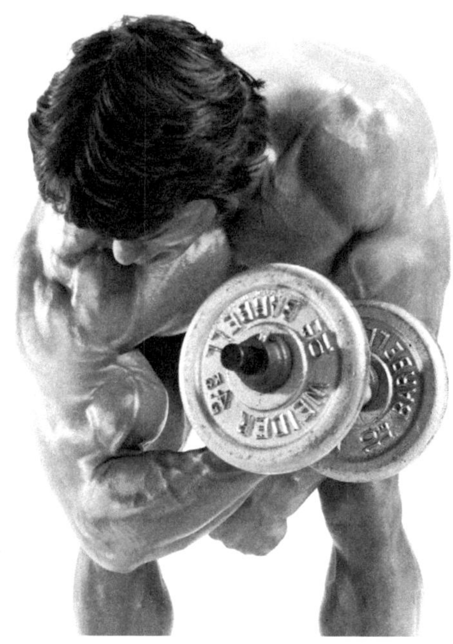

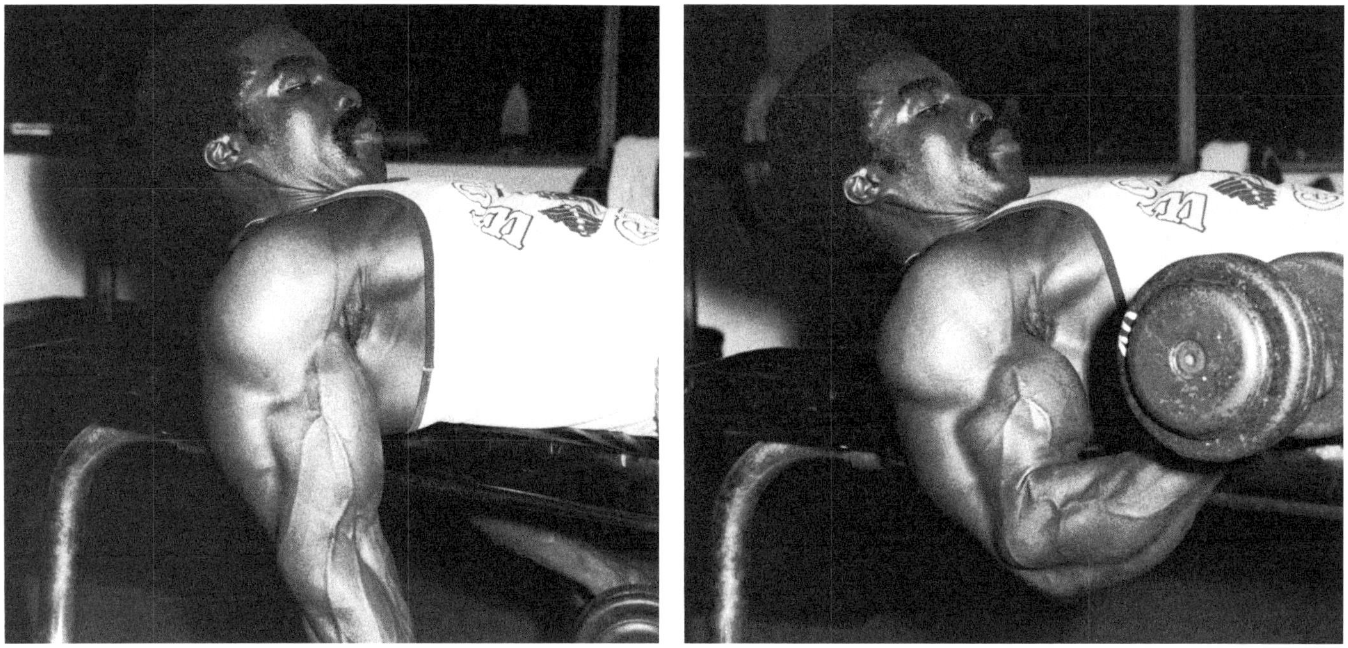

Kurzhantelcurls im Liegen

Zweck der Übung: Aufbau des ganzen Bizeps, speziell seiner Höhe.

1. Suchen Sie sich eine Trainingsbank, und stellen Sie sie, wenn nötig, auf Blöcke, damit sie höher über dem Boden steht. Legen Sie sich rücklings auf die Bank, in jeder Hand eine Kurzhantel, die Knie gebeugt und die Füße flach auf dem Boden. Lassen Sie die Kurzhanteln herabhängen (aber nicht den Boden berühren), und drehen Sie die Handteller nach vorn.

2. Halten Sie die Ellbogen ruhig, und bringen Sie die Gewichte durch Beugen des Arms in Richtung Schulter hoch. Führen Sie die Bewegung sehr exakt aus. Lassen Sie die Kurzhanteln dann wieder kontrolliert zum Boden herab, wobei Sie dem Zug des Gewichts ständig Widerstand leisten.

Diese Übung habe ich von Reg Park gelernt, und sie ist besonders wirkungsvoll, weil sie den Bizeps hervorragend dehnt und dazu beiträgt, den Muskel zu verlängern. Auch muss der Bizeps aufgrund des Arbeitswinkels voll kontrahieren, um die Erdanziehung zu kompensieren.

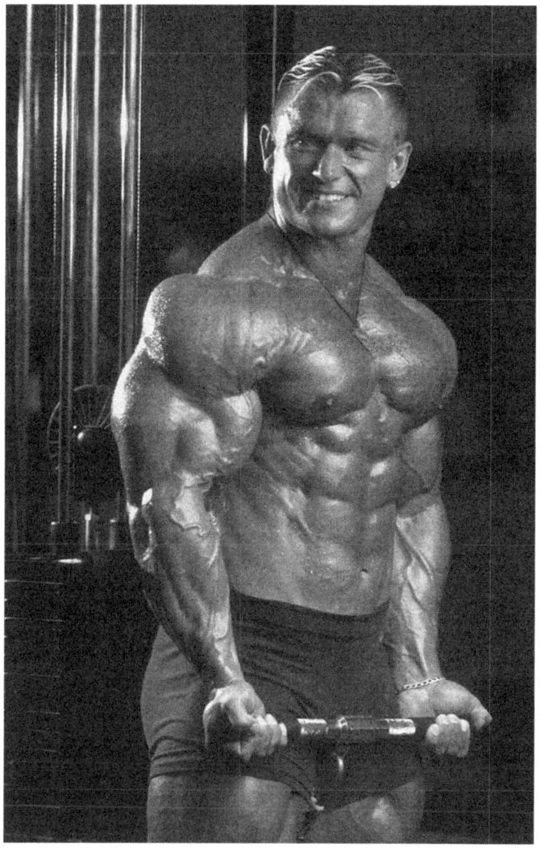

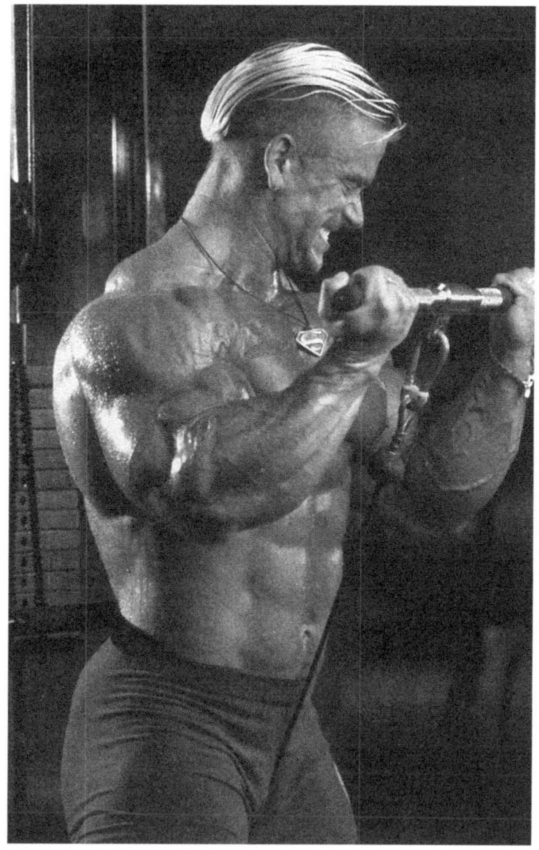

Lee Priest

Beidarmige Kabelcurls

Zweck der Übung: Entwicklung und Formung des Bizeps, speziell der Bizepshöhe.

1. Befestigen Sie an einem Kabelzug von unten eine Querstange. Fassen Sie die Stange mit Untergriff, die Hände etwa schulterweit auseinander. Die Ellbogen seitlich am Körper haltend, strecken Sie die Arme nach unten, bis der Bizeps maximal gedehnt ist.

2. Ohne die Ellbogen zu bewegen, bringen Sie die Stange durch Beugen der Arme hoch bis unter das Kinn. Spannen Sie den Bizeps oben möglichst stark an, und lassen Sie die Stange dann wieder langsam herab, bis die Arme ganz gestreckt sind und der Bizeps gedehnt ist. Das ist mehr eine formende als eine massebildende Übung, und deshalb kommt es darauf an, die Bewegung langsam, gleichmäßig und kontrolliert auszuführen.

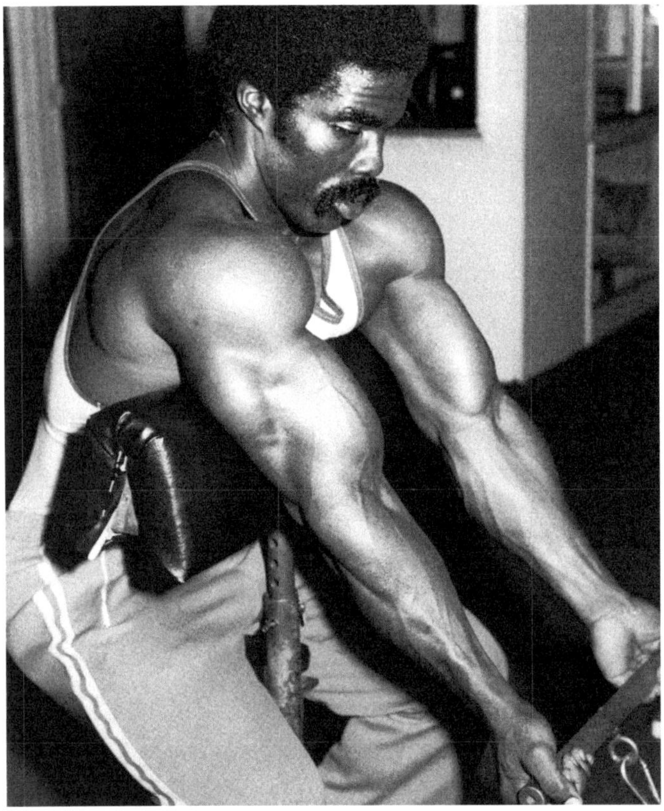

Kabelcurls an der Scott-Bank zeichnen sich durch exakte Bewegungsausführung und konstanten Widerstand des Kabelzugs aus.

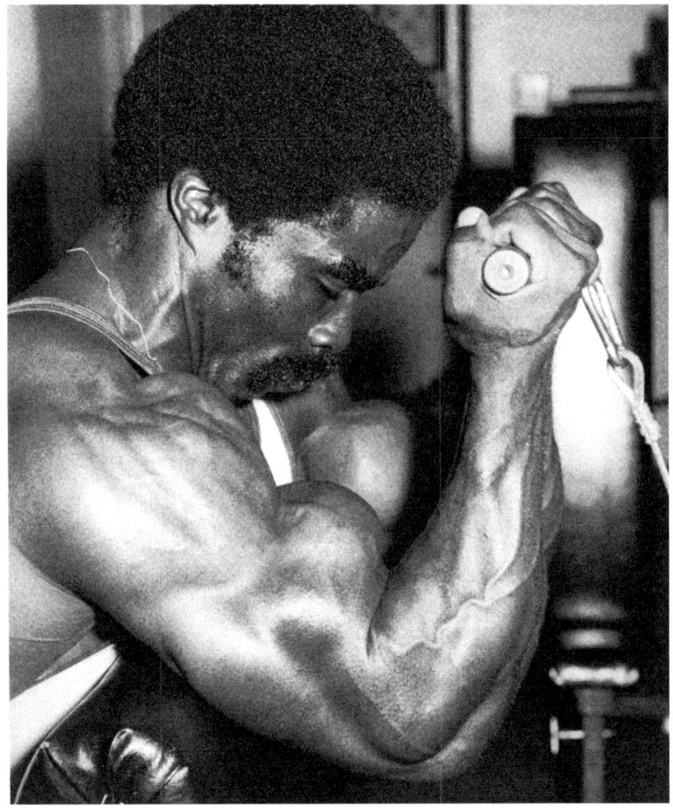

Bei Kabelcurls an der Scott-Bank muss der Bizeps auch oben Widerstand überwinden. (Mit Kurzhanteln oder Langhanteln ist der Widerstand im unteren Bereich am größten.) Mit Kabelzug ausgeführt, sorgt die Übung somit für Höhe im Bizeps.

Kabelcurls an der Scott-Bank

1. Zur Ausführung dieser Bewegung an einer Scott-Bank setzen Sie sich und legen die Arme über das Pult, damit Sie Halt haben.

2. Bringen Sie das Gewicht durch Beugen der Arme hoch und langsam wieder herab, dem Zug bis zum untersten Punkt Widerstand entgegensetzend.

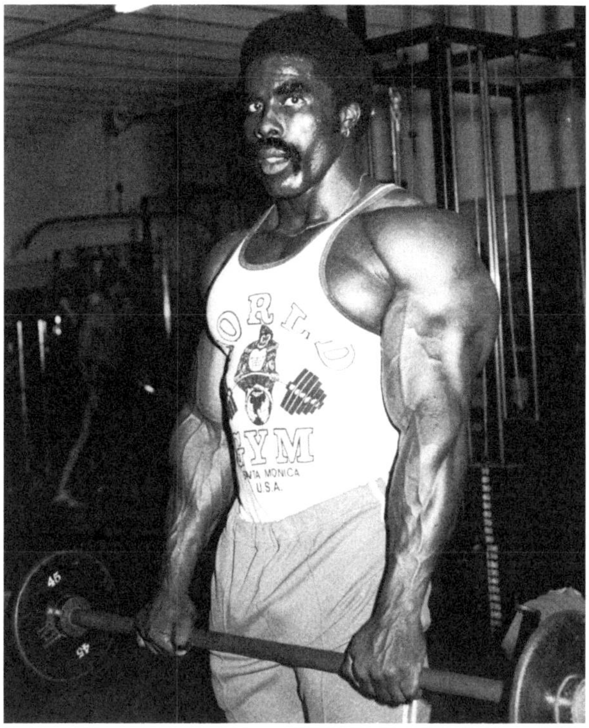

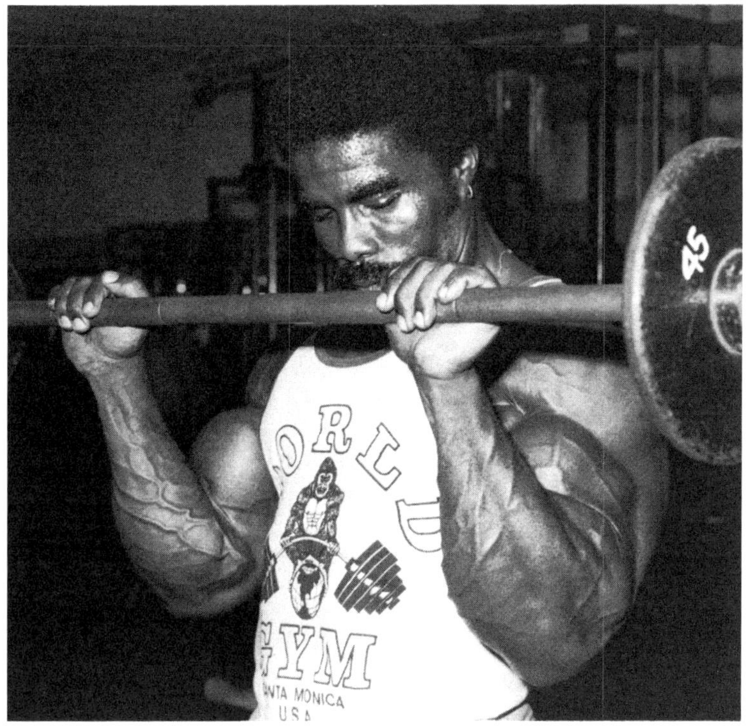

Curls mit Obergriff

Zweck der Übung: Entwicklung des äußeren Bizepskopfs.

1. Im Stehen, die Füße ein paar Zentimeter auseinander, fassen Sie eine Langhantel mit Obergriff und lassen sie in Armeslänge vor sich herabhängen.

2. Die Ellbogen ruhig haltend, heben Sie das Gewicht durch Beugen der Arme nach vorne hoch, etwa bis auf Kinnhöhe. Lassen Sie das Gewicht im gleichen Bogen wieder herab, dem Zug bis ganz nach unten Widerstand entgegensetzend. Wenn Sie die Stange im Obergriff halten, ist das Last-Kraft-Verhältnis für den Bizeps ungünstig, sodass Sie nicht so viel Gewicht bewältigen können. Im Obergriff wird die Außenseite des Unterarms sehr stark beansprucht. Curls mit Obergriff, die mehr für den Bizeps als für die Unterarme bestimmt sind, werden ohne jeden Handgelenkcurl eingeleitet. Die Handgelenke werden auch beim Hochbringen des Gewichts nicht bewegt. Beachten sie, dass der Daumen oben auf der Stange aufliegt. Dies unterstützt die Entwicklung des äußeren Brachialis.

Diese Übung eignet sich auch gut zur Entwicklung des Unterarms.

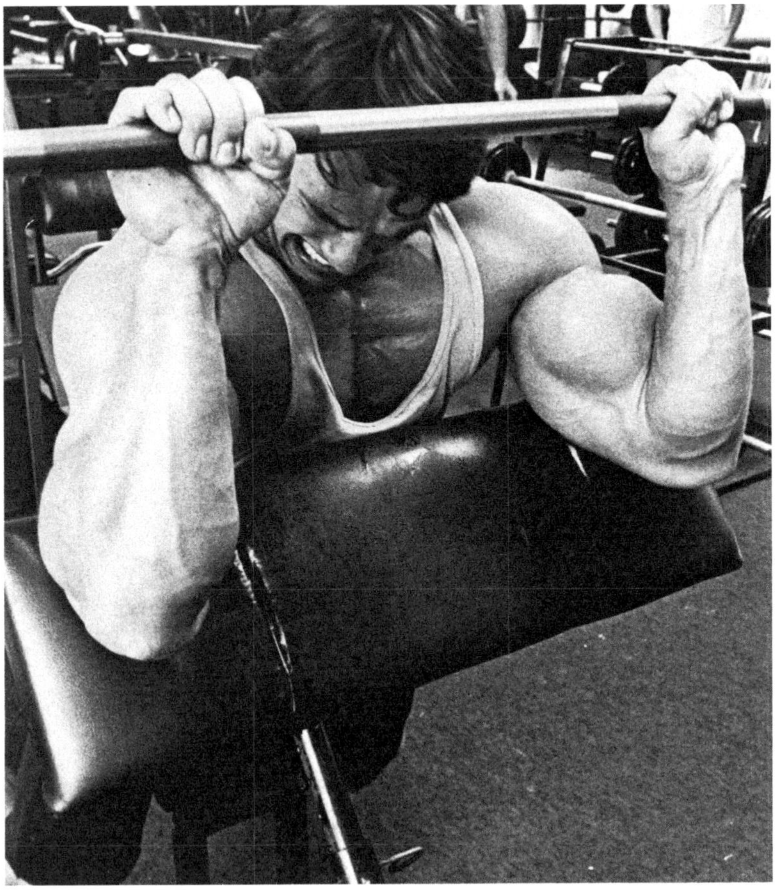

Scott-Curls mit Obergriff

Zweck der Übung: Entwicklung des äußeren Bizepskopfs und der Außenseite des Unterarms.

1. Fassen Sie eine Langhantel im Obergriff, die Hände etwa schulterweit auseinander. Lehnen Sie sich über eine Scott-Bank, und strecken Sie die Arme ganz aus. Lassen Sie die Arme herabhängen, und bringen Sie das Gewicht dann durch Beugen der Arme und gleichzeitiges Zurückbeugen der Handgelenke hoch; die Ellbogen bleiben fest aufgestützt.

2. Heben Sie das Gewicht möglichst weit hoch, und lassen Sie es dann kontrolliert und ständig Widerstand leistend wieder völlig herab. Halten Sie den Körper die ganze Bewegung hindurch ruhig, wippen Sie nicht vor und zurück.

An der Scott-Bank wird die Bewegungsausführung sehr exakt.

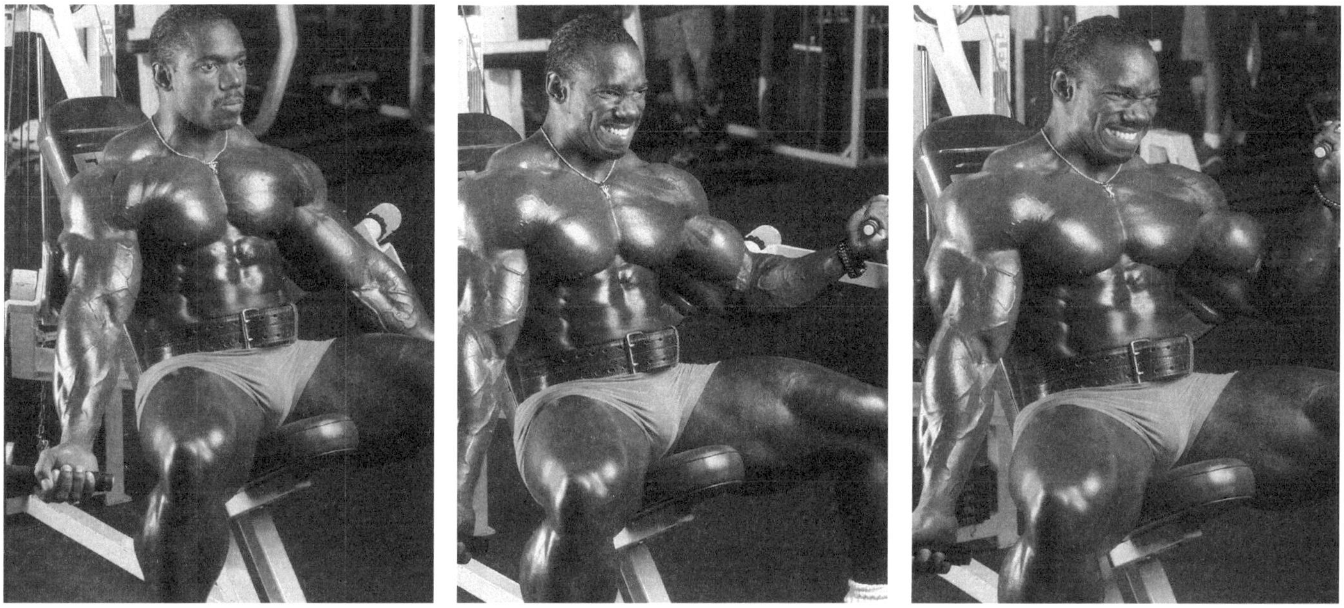

Flex Wheeler

Maschinen-Curls

Viele Sportgeräte-Firmen stellen Curlmaschinen her, die so gebaut sind, dass der Bizeps gegen drehenden Widerstand über seine volle Bewegungsweite beansprucht werden kann. Diese Maschinen haben zum einen den Vorzug, dass sie erschwerte Negativwiederholungen ermöglichen, bei denen Ihr Trainingspartner das Gewicht nach unten drückt, während Sie der Abwärtsbewegung Widerstand entgegensetzen. Zum anderen wird der Bewegungsumfang oft größer, sodass der Bizeps besser gedehnt wird und voll kontrahiert. Dennoch sind die Bewegungsmöglichkeiten an einer Maschine stark eingeschränkt, weshalb eine wirklich vollständige Entwicklung des Bizeps nicht möglich ist. Benutzen Sie Curlmaschinen also nicht anstelle von freien Gewichten, sondern zusätzlich zu diesen, um Ihr Training abwechslungsreicher zu gestalten.

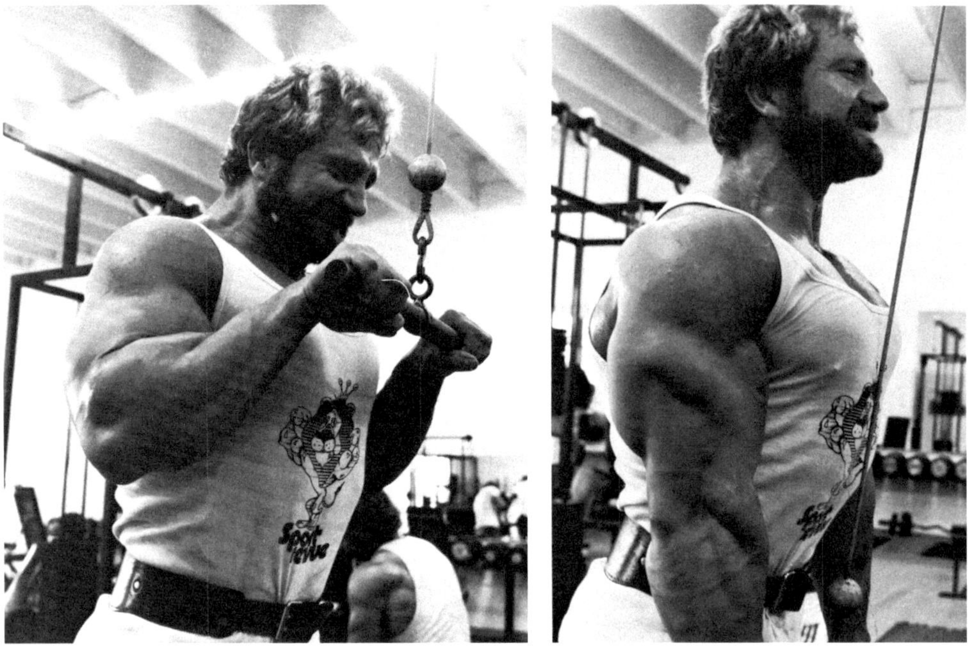

Jusup Wilkosz

Trizepsdrücken am Rollenzug (oder an der Latmaschine)

Zweck der Übung: Beanspruchung des Trizeps über seine volle Bewegungsweite.

1. Befestigen Sie an einem Kabelzug von oben eine kurze Querstange, stellen Sie sich nahe an die Stange, und fassen Sie sie mit Obergriff, die Hände etwa 25 cm auseinander. Ziehen Sie die Ellbogen an, und bringen Sie sie eng an den Körper, ohne sie zu bewegen. Halten Sie den Körper ruhig. Lehnen Sie sich nicht vor, um mit dem Körpergewicht nach unten zu pressen.

2. Drücken Sie die Stange herab, bis die Arme durchgestreckt sind und Sie spüren, dass der Trizeps voll kontrahiert ist. Lassen Sie die Stange dann wieder möglichst weit hochkommen, ohne die Ellbogen zu bewegen. Zur Abwechslung können Sie den Griff verändern, eine anders geformte Stange verwenden, den Abstand zwischen sich und der Stange variieren oder den Handabstand verändern. Sie können auch eine Dreiviertel-Bewegung ausführen, wobei Sie von ganz oben nur drei Viertel des Wegs herabkommen, um den unteren Trizeps gezielter zu beanspruchen.

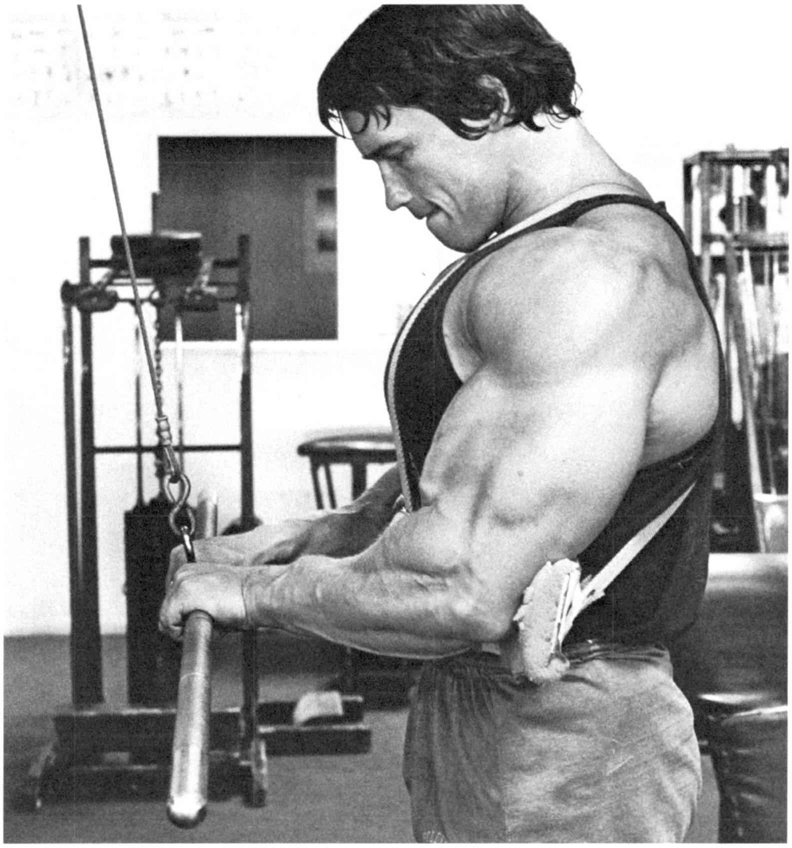

Trizepsdrücken mit Bizepscurler: Ich mache Trizepsdrücken oft mit einem Bizepscurler, damit die Ellbogen sich nicht bewegen und die Ausführung der Übung besonders exakt wird.

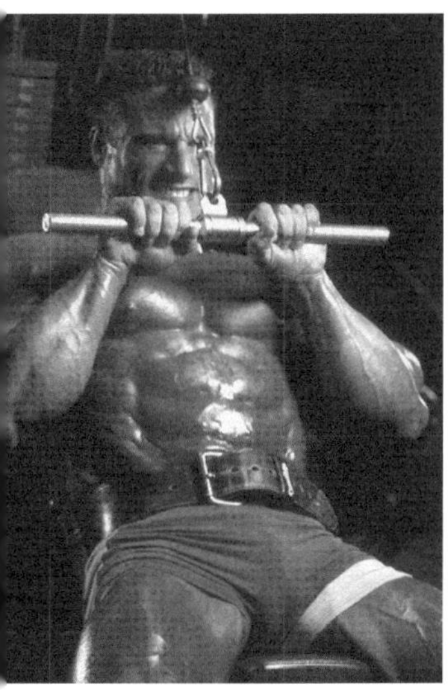

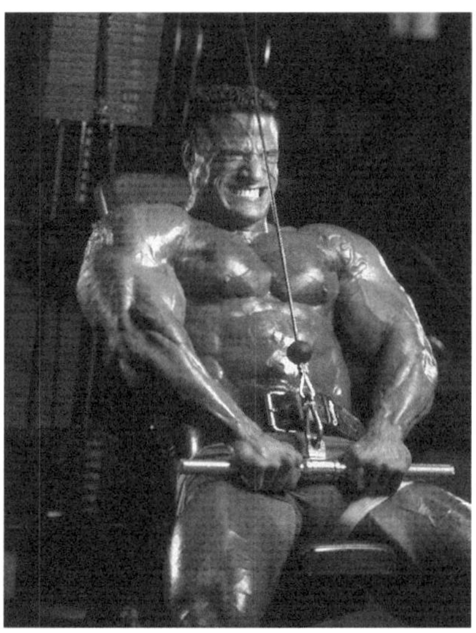

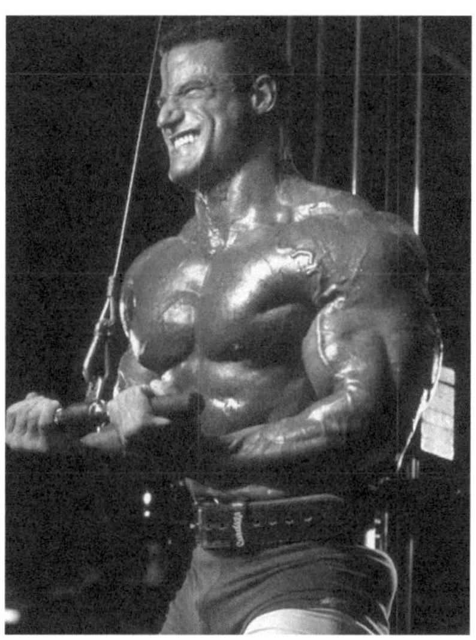

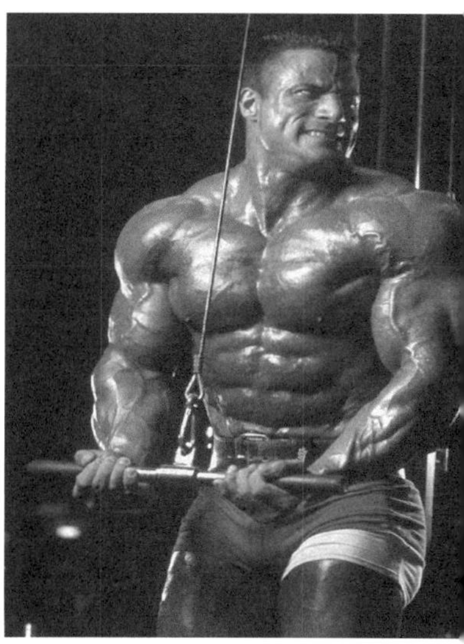

Mike Matarazzo

Beim Trizepsdrücken auf der Schrägbank ist der Trizeps gezwungen, unter ungewohntem Winkel zu arbeiten, und es ist kein Abfälschen möglich.

Trizepsdrücken mit normalem Griff beansprucht mehr den äußeren Trizeps. Mit Untergriff ausgeführt, kommt die Belastung mehr auf den inneren Trizeps, und auch das »Hufeisen« wird deutlicher ausgeprägt.

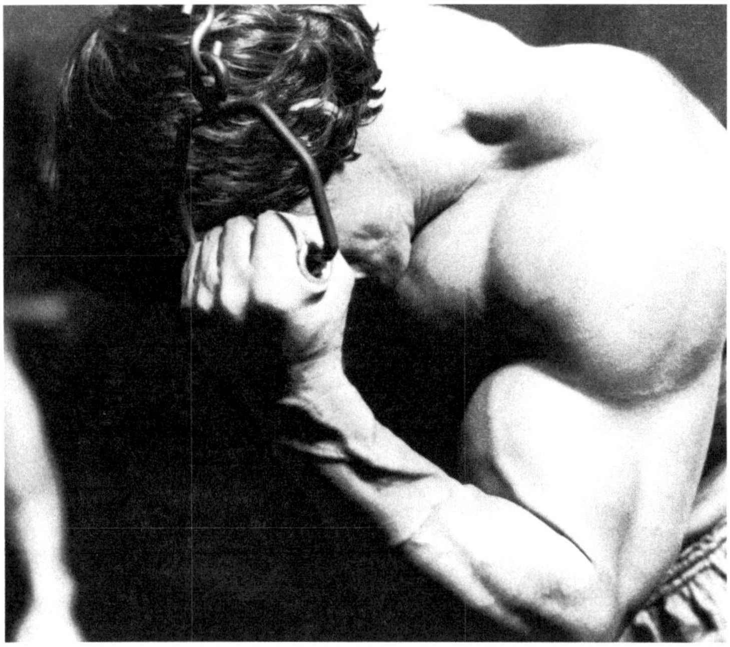

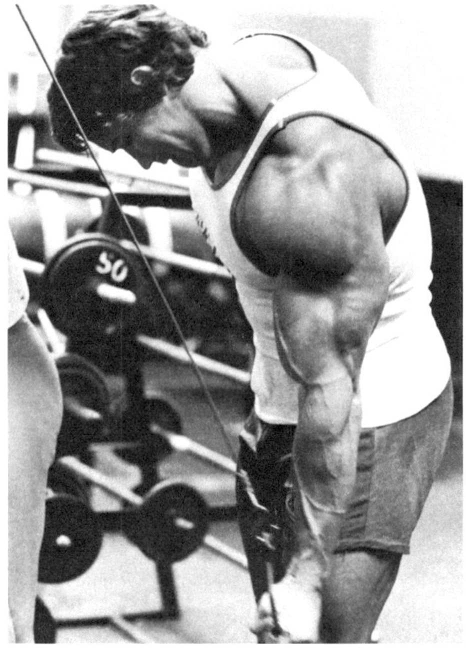

Einarmiges Trizepsdrücken am Kabelzug im Untergriff

Zweck der Übung: Isolierung des Trizeps und Entwicklung der Hufeisenform des Muskels.

1. Fassen Sie den Griff eines Kabelzugs von oben im Untergriff, Handflächen nach oben.

2. Ohne den Ellbogen zu bewegen, ziehen Sie das Kabel nach unten, bis der Arm ganz gestreckt ist. Spannen Sie den Trizeps in dieser Stellung an, um die Kontraktion zu verstärken.

3. Mit dem Ellbogen noch immer an der gleichen Stelle, lassen Sie die Hand hochkommen, bis der Unterarm den Bizeps berührt und Sie spüren, dass der Trizeps ganz gestreckt ist. Beenden Sie Ihre Wiederholungen, und machen Sie die Übung dann mit dem anderen Arm.

Diese Übung eignet sich besonders gut als Wettkampftraining oder zur Beseitigung von Schwächen, weil man mit einem Kabelzug jeden Arm für sich beanspruchen kann.

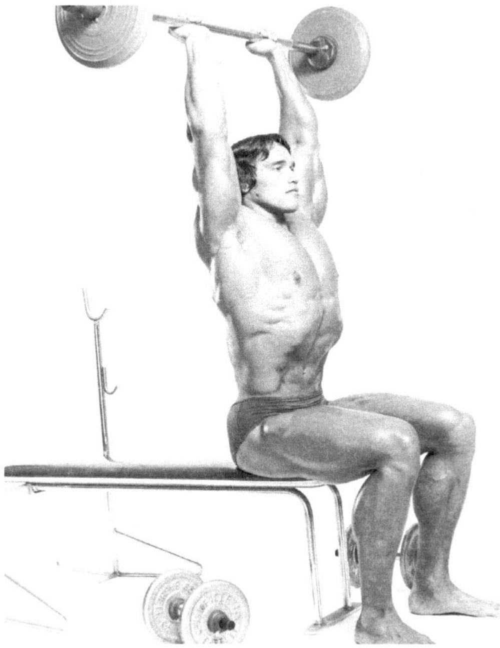

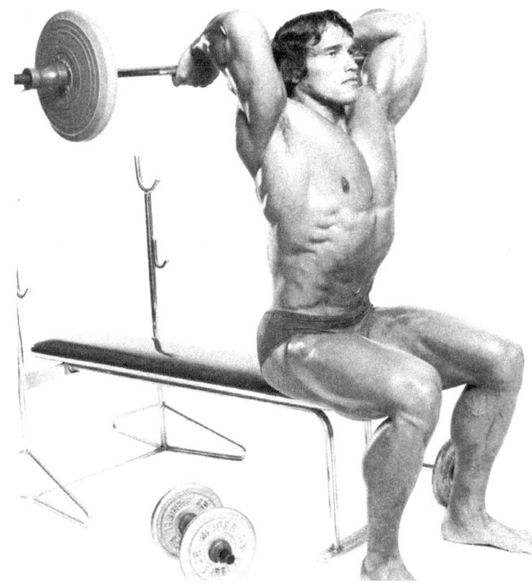

Trizepsdrücken sitzend

Zweck der Übung: Entwicklung des inneren und des hinteren Kopfs des Trizeps.

1. Fassen Sie eine Langhantel mit Obergriff, die Hände eng beieinander.

2. Setzen Sie sich auf eine Bank, und bringen Sie die Hantel mit gestreckten Armen über den Kopf.

3. Ohne die Ellbogen zu bewegen, die dicht am Kopf bleiben, lassen Sie das Gewicht im Bogen hinter dem Kopf herab, bis der Trizeps maximal gedehnt ist. Nur die Unterarme sollten sich bei dieser Übung bewegen. Aus der unteren Stellung heben Sie das Gewicht allein mit dem Trizeps wieder bis zur Streckung der Arme über den Kopf. Drücken Sie die Arme durch, und spannen Sie den Trizeps an. Sie können diese Übung auch mit einer SZ-Curlstange oder auf einer Schrägbank ausführen.

Diese Übung sorgt für zusätzliche Dehnung, um den inneren Trizeps gezielter zu beanspruchen.

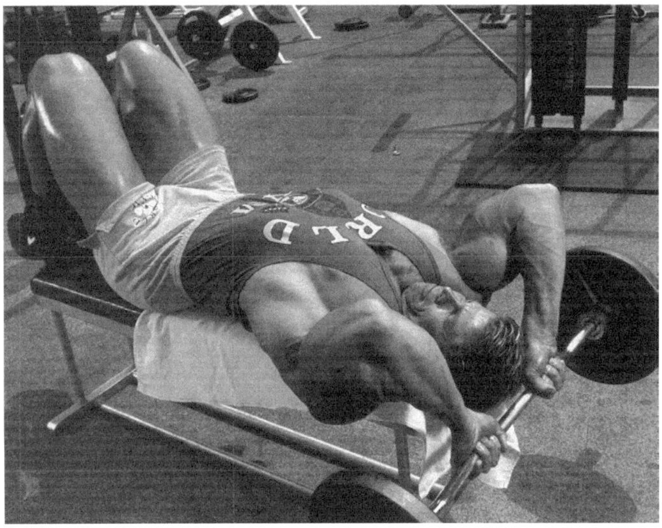

Roland Kickinger

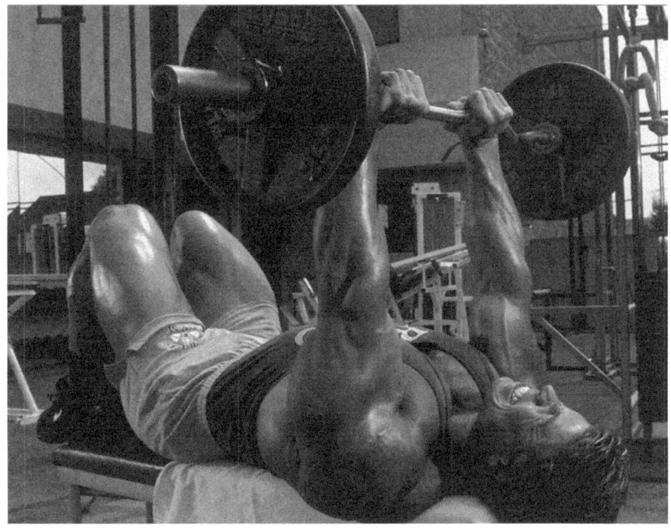

Auf diesem Bild sind die Arme in der Endposition senkrecht zum Körper. Für maximale Kontraktion sollten sie einen Winkel von 42 Grad haben.

Trizepsdrücken liegend

Zweck der Übung: Beanspruchung des Trizeps vom Ellbogen bis zum Latissimus.

1. Legen Sie sich der Länge nach auf eine Trainingsbank, sodass der Kopf über das Bankende hinausragt, Knie gebeugt und Füße flach auf der Bank. Halten Sie eine Langhantel (am besten eine SZ-Curlstange) im Obergriff, die Hände etwa 25 cm auseinander.

2. Drücken Sie das Gewicht bis zur Streckung der Arme hoch, aber nicht so weit, dass es sich genau über dem Gesicht befindet. Die Hantel sollte hinter dem Kopf bleiben, sodass der Trizeps Haltearbeit leistet. Ohne die Ellbogen zu bewegen, lassen Sie das Gewicht zur Stirn herab und drücken es dann wieder in die Ausgangsstellung hoch, also nicht bis in die Vertikale, damit der Trizeps angespannt bleibt. Halten Sie das Gewicht bei dieser Übung stets gut unter Kontrolle, damit Ihnen die Stange nicht gegen den Kopf schlägt. Wenn Sie keine weitere Wiederholung mehr schaffen, können Sie noch ein paar Wiederholungen Bankdrücken mit engem Griff anschließen, um den Trizeps maximal zu fordern.

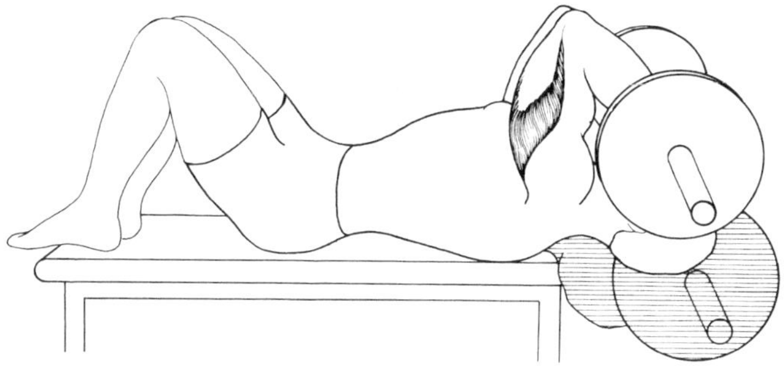

Wenn Sie beim Trizepsdrücken im Liegen den Kopf hochhalten, können Sie die Hantel nicht weit genug herablassen, um den Trizeps vollständig zu dehnen.

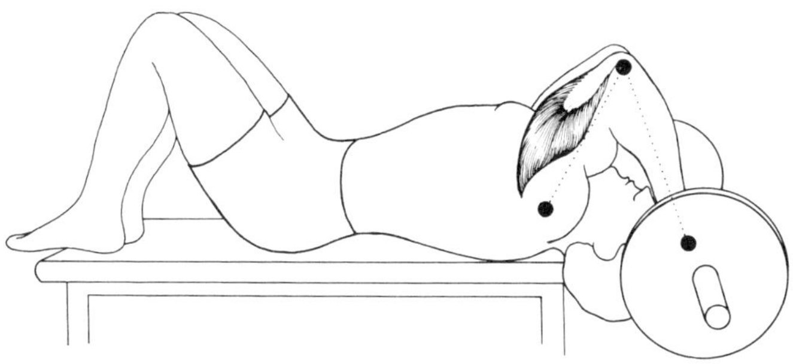

Wenn Sie den Kopf hinter dem Bankende etwas herabhängen lassen, haben Sie genügend Bewegungsspielraum, um die Hantel so weit herabzulassen, dass der Trizeps zu voller Länge gedehnt wird.

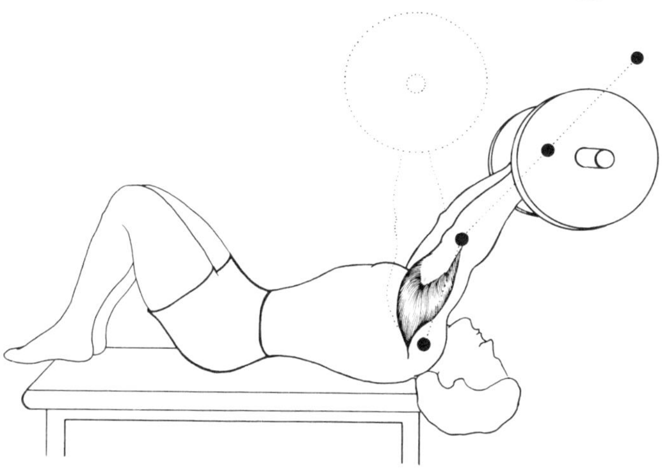

Beim Trizeps drücken im Liegen wird häufig der Fehler gemacht, das Gewicht bis in die Vertikale hochzubringen. In dieser Stellung arbeitet der Trizeps nicht, weil das Gewicht auf den Knochen und Gelenken ruht. Dieses Bild zeigt die richtige Haltung: die gestreckten Arme weisen schräg nach oben. Dieser Winkel stellt sicher, dass sich der Trizeps am oberen Punkt nicht ausruhen kann, sondern noch gegen die Schwerkraft ankämpfen muss, um das Gewicht zu halten.

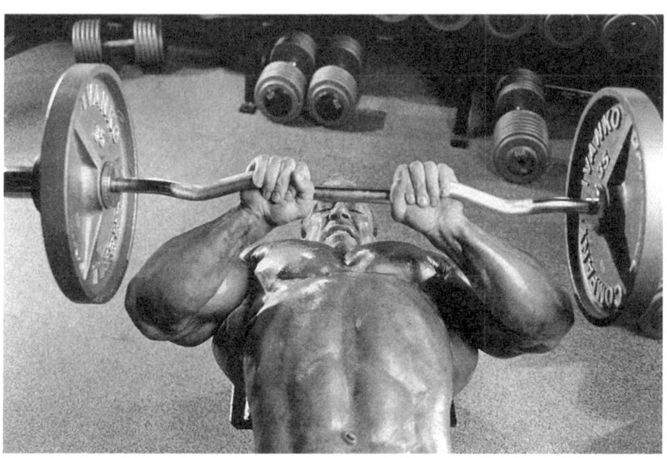

Bankdrücken mit engem Griff – Ausgangsstellung

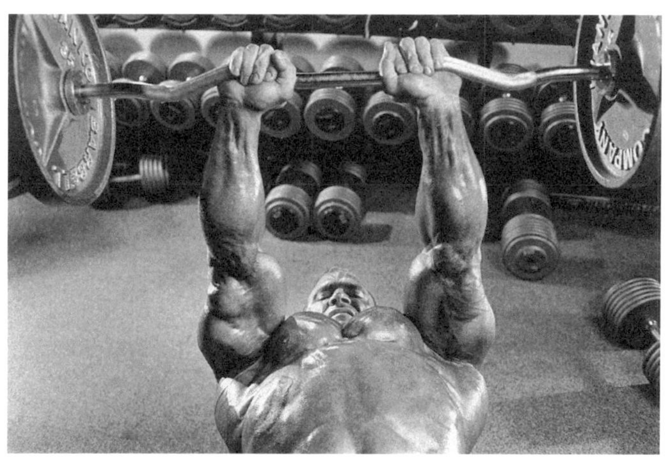

Bankdrücken mit engem Griff – Endstellung (Mike Francois)

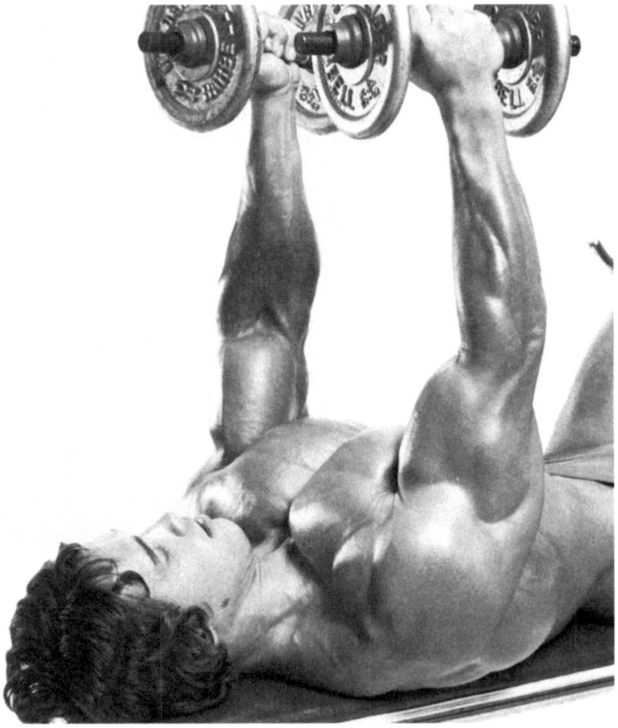

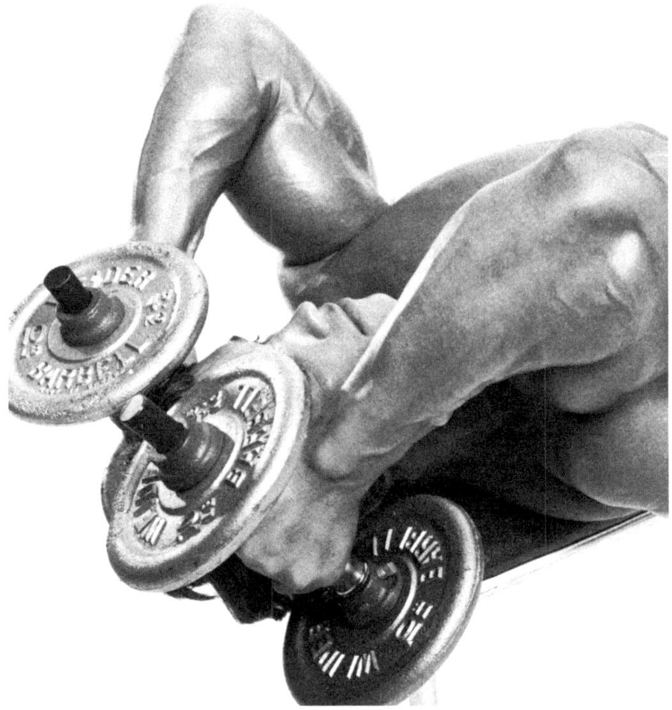

Kurzhantel-Trizepsdrücken liegend

Zweck der Übung: Trainieren des äußeren Trizeps.

1. Ohne die Ellbogen zu bewegen, lassen Sie die Kurzhanteln zu beiden Seiten des Kopfes herab, bis der Trizeps völlig gedehnt ist und die Gewichte die Schultern berühren.

2. Drücken Sie die Gewichte wieder hoch, aber bringen Sie die Arme zur Streckung, bevor sie in der Vertikalen sind, und spannen Sie den Trizeps oben an.

Legen Sie sich auf eine Bank, Kopf auf dem Bankende liegend, Knie gebeugt, Füße flach auf der Bank. Halten Sie zwei Kurzhanteln gerade hoch, Arme gestreckt, Handteller einander zugewandt.

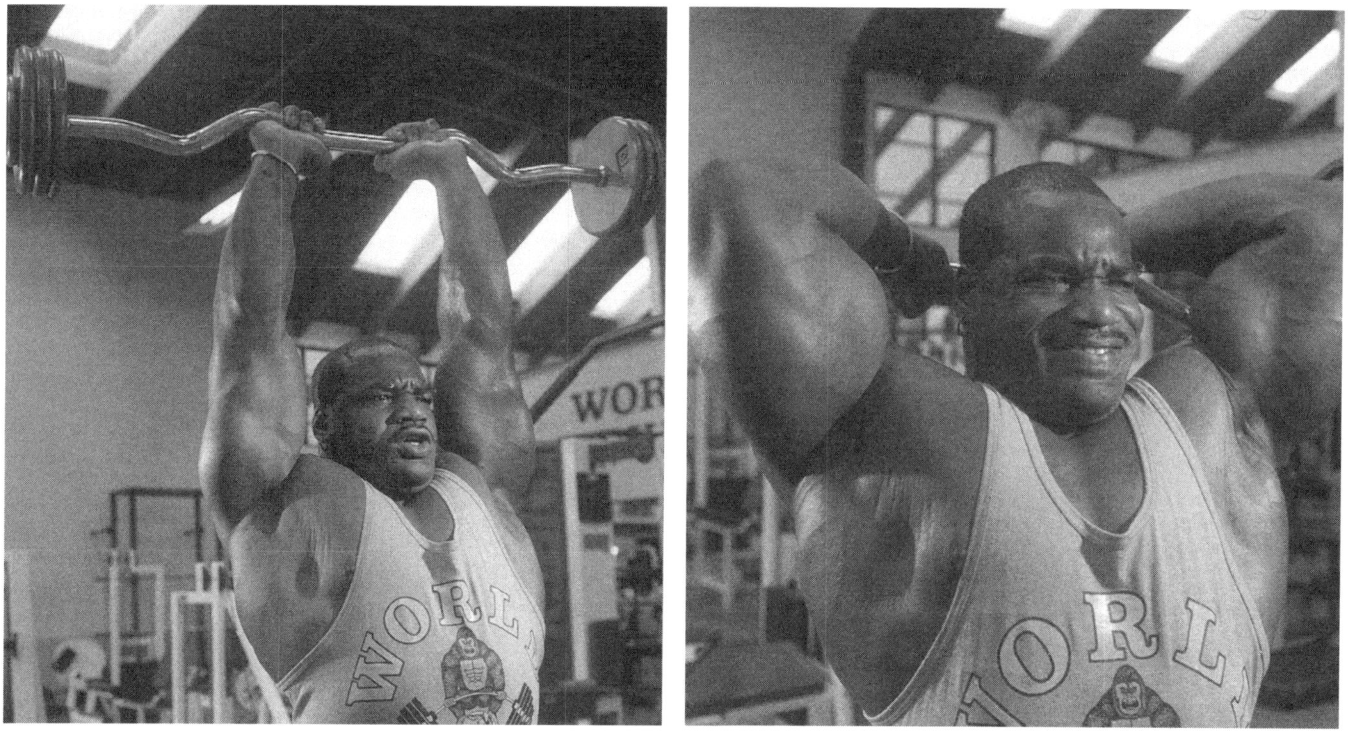

Chris Cormier

Trizepsdrücken stehend

Zweck der Übung: Ausbildung der Rundung des Trizeps.

1. Fassen Sie eine Hantel mit gerader oder SZ-Curlstange im Obergriff, Handabstand etwa 25 cm. Stehen Sie aufrecht, und halten Sie die Hantel gerade über den Kopf.

2. Die Ellbogen unbewegt dicht am Kopf haltend, lassen Sie das Gewicht möglichst weit hinter dem Kopf herab und drücken es dann wieder in halbkreisförmigem Bogen in die Ausgangsstellung hoch.

Diese Bewegung entwickelt den Trizeps so, dass er bei einer Doppelbizepspose voll wirkt und den Bizeps harmonisch ergänzt. Trizepsdrücken im Stehen statt im Sitzen beansprucht den Trizeps unter einem anderen Arbeitswinkel und erlaubt Ihnen eine abfälschende Bewegung, sodass Sie mehr Gewicht auflegen können. Die Übung kann auch mit einem Seil, das an einem Kabelzug von unten befestigt ist, ausgeführt werden, wobei der äußere Kopf des Trizeps stärker beansprucht wird.

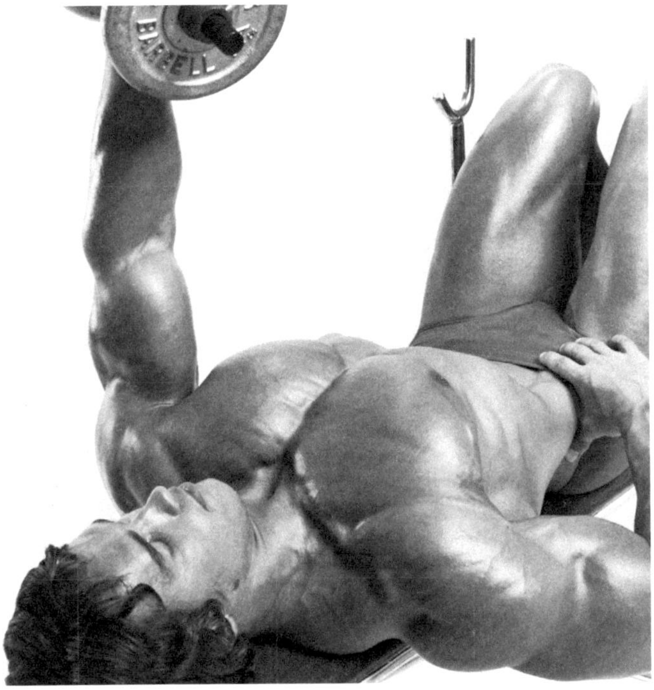

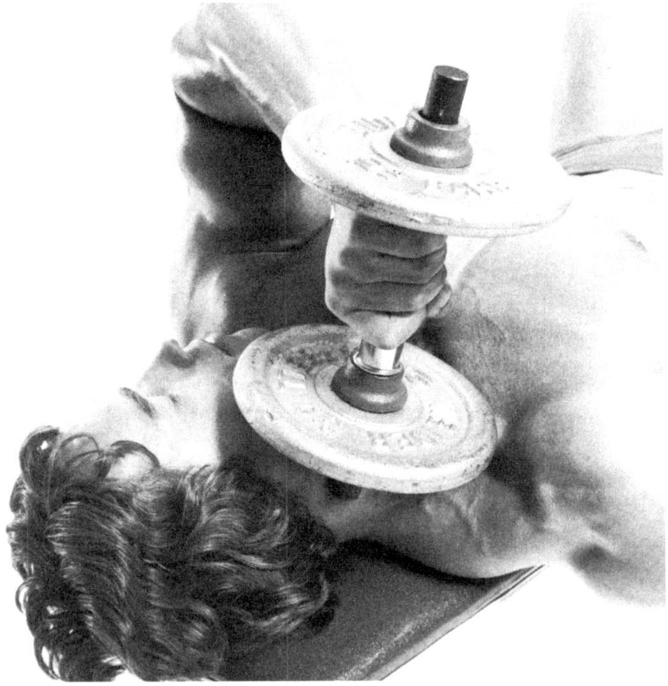

Einarmiges Trizepsdrücken liegend (optional)

Kurzhantel-Trizepsdrücken liegend kann auch einarmig ausgeführt werden, indem man die Kurzhantel quer über den Körper zur anderen Schulter führt. Wenn Sie Ihre Wiederholungen mit einem Arm gemacht haben, führen Sie die Übung mit dem anderen Arm aus. Unter diesem Arbeitswinkel wird der äußere Trizeps beansprucht.

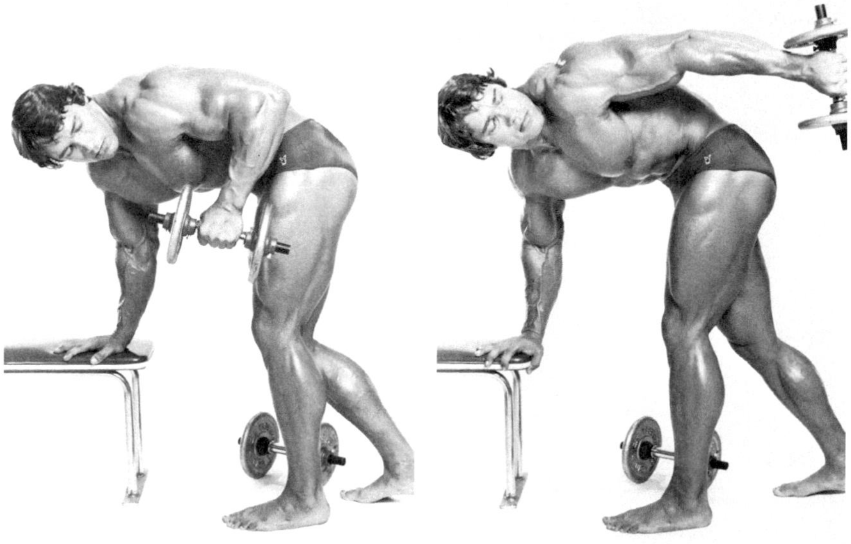

Kurzhantel-Kickbacks (Kurzhantel-Trizepsdrücken in Vorbeuge)

Zweck der Übung: Entwicklung des oberen Trizeps.

1. Im Stehen, Knie gebeugt und einen Fuß vor den anderen gestellt, bringen Sie eine Hand aufs vordere Knie oder auf eine niedrige Bank, um sich abzustützen. In die andere Hand nehmen Sie eine Kurzhantel, beugen den Arm, bringen den Ellbogen dicht am Körper nach hinten bis etwa auf Schulterhöhe und lassen die Kurzhantel gerade herabhängen.

2. Ohne den Ellbogen von der Stelle zu bewegen, drücken Sie das Gewicht nach hinten, bis der Unterarm etwa in der Horizontalen ist. Spannen Sie den Trizeps hier einen Moment zusätzlich an, und führen Sie die Hantel dann langsam in die Ausgangsstellung zurück.

3. Für zusätzliche Trizepsentwicklung drehen Sie die Hand beim Heben des Gewichts etwas, Daumen nach oben, und beim Zurückkommen drehen Sie sie wieder in die andere Richtung. Beenden Sie Ihren Satz, und machen Sie die Bewegung anschließend mit dem anderen Arm.

Achten Sie bei dieser Übung darauf, dass nur der Unterarm sich bewegt, nicht der Oberarm. Die Übung kann auch mit Kabelzug ausgeführt werden.

Trizepsdrücken an der Maschine

An verschiedenen Maschinen können Sie Trizepsdrücken hinter dem Kopf einarmig oder beidarmig machen, und viele bieten die Möglichkeit, den Trizeps bei konstantem Widerstand über seine volle Bewegungsweite zu beanspruchen. Verwenden Sie diese Maschinen, um in Ihrem Training für Abwechslung zu sorgen oder sich von Ihrem Trainingspartner bei Intensivwiederholungen oder erschwerten Negativwiederholungen helfen zu lassen, wenn Sie besonders schwer arbeiten möchten.

Einarmiges Trizepsdrücken

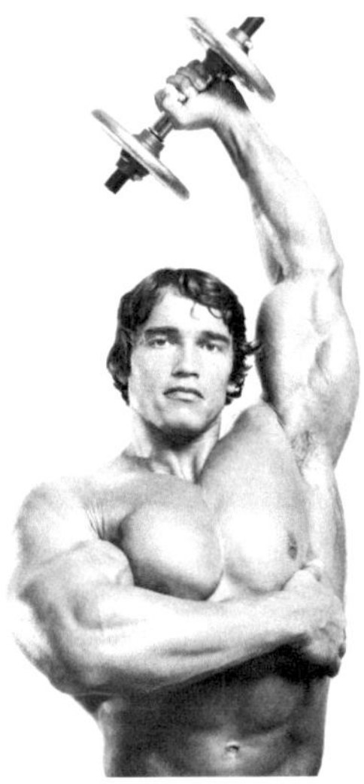

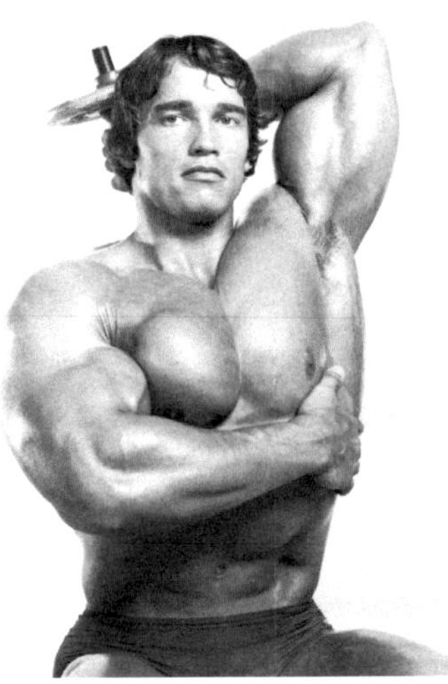

Zweck der Übung: Trainieren des ganzen Trizeps und Teilung der drei Trizepsköpfe.

1. Setzen Sie sich auf eine Bank, nehmen Sie eine Kurzhantel in eine Hand, und halten Sie sie mit gestrecktem Arm über dem Kopf.

2. Ohne den Ellbogen zu bewegen, der dicht am Kopf bleibt, bringen Sie die Hantel im Bogen hinter dem Kopf (nicht der Schulter) herab, so weit es geht. Fühlen Sie, wie der Trizeps zu voller Länge gedehnt wird, und drücken Sie das Gewicht dann wieder in die Ausgangsstellung hoch. Es ist äußerst wichtig, diese Übung so korrekt wie möglich auszuführen (vor dem Spiegel können Sie die Haltung besser überprüfen). Beenden Sie Ihren Satz, und machen Sie die Bewegung dann mit dem anderen Arm. Wechseln Sie ohne Pause von einem Arm zum anderen.

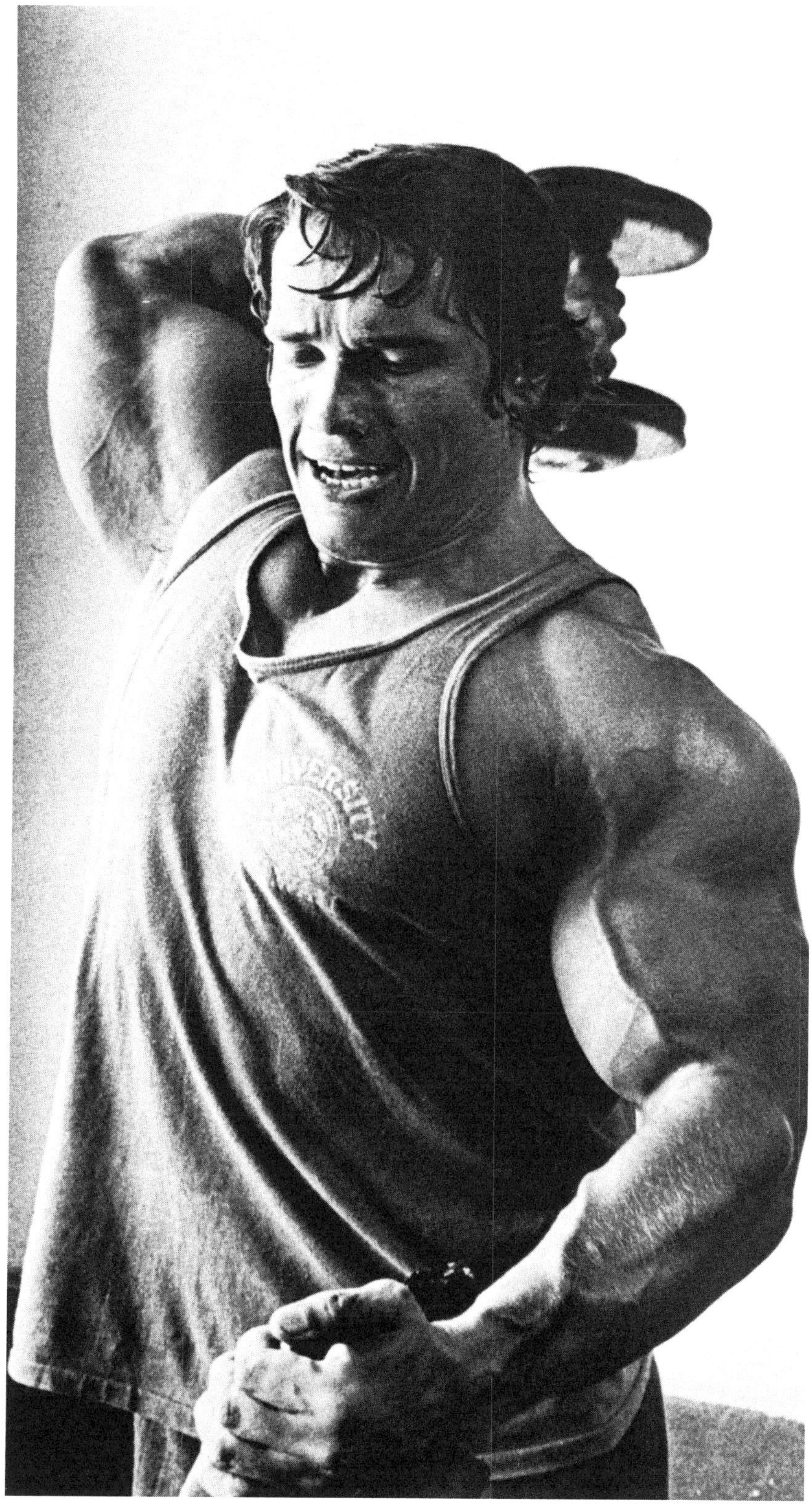

Einarmiges Trizepsdrücken kann auch im Stehen gemacht werden halten Sie sich mit der freien Hand irgendwo fest, damit Sie sicher stehen.

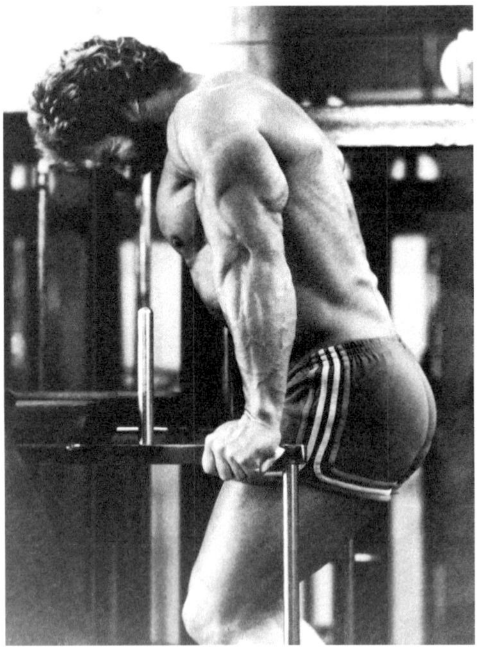

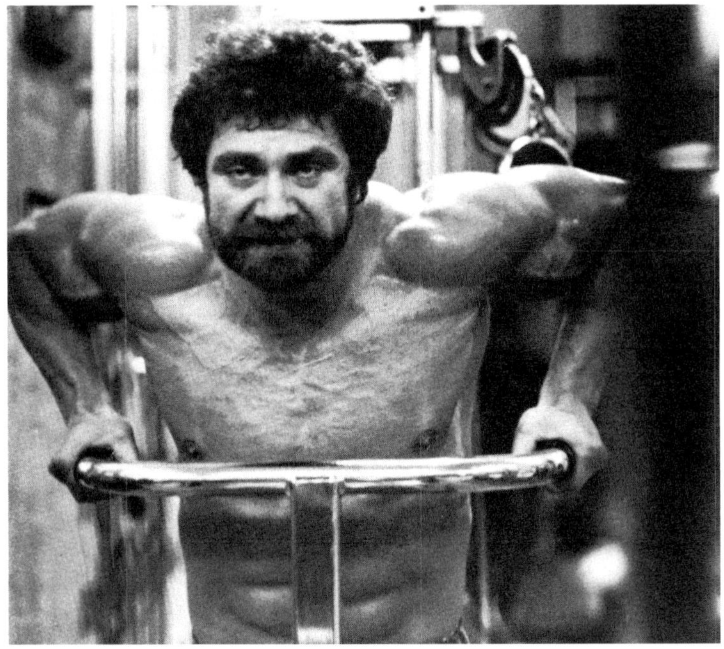

Jusup Wilkosz

Dips

Zweck der Übung: Massezuwachs im Trizeps, besonders im Ellbogenbereich.

1. Fassen Sie die Parallelholme, und drücken Sie sich bis zur Streckung der Arme hoch.

2. Bleiben Sie möglichst aufrecht, während Sie die Arme beugen und sich zwischen den Holmen herablassen. Je mehr Sie sich zurücklehnen, desto mehr wird der Trizeps beansprucht, je weiter Sie sich Vorbeugen, desto mehr werden die Brustmuskeln beansprucht.

3. Vom unteren Punkt der Bewegung drücken Sie sich wieder hoch, bis die Arme durchgedrückt sind, und spannen Sie den Trizeps dann noch zusätzlich an, um die Kontraktion zu verstärken. Erschweren können Sie die Übung dadurch, dass Sie sich ein Gewicht um die Taille hängen und nur etwa drei Viertel des Wegs hochkommen, anstatt sich bis zur Streckung der Arme hochzudrücken und den Trizeps oben zu entlasten.

Dips werden oft nur als Brustübung betrachtet, aber sie können auch so ausgeführt werden, dass sie den Trizeps stark beanspruchen.

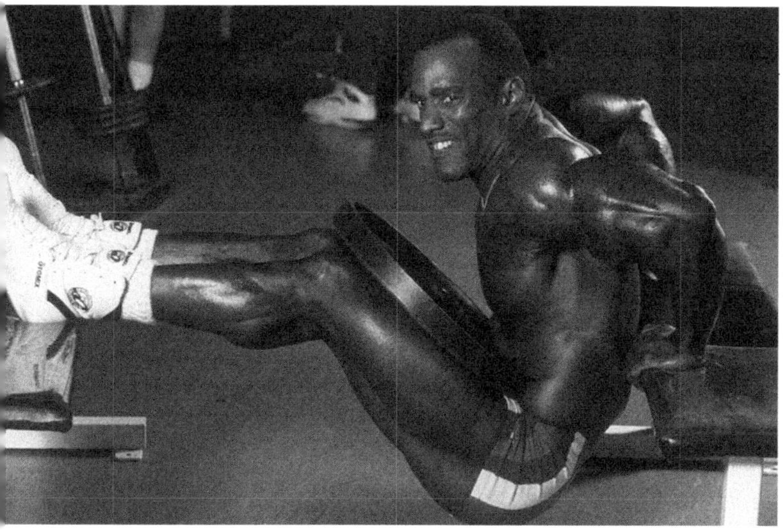

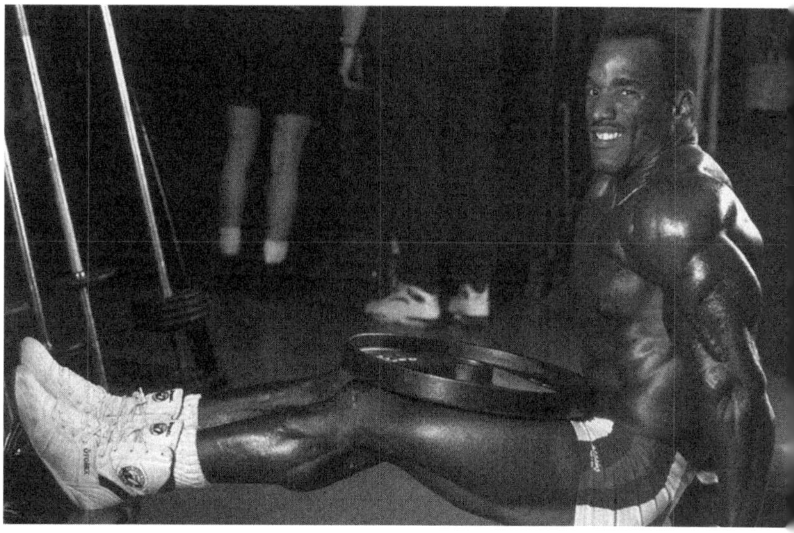

Darrem Charles

Dips an der Bank

Zweck der Übung: Massezuwachs im Trizeps, besonders im Ellbogenbereich.

1. Stellen Sie eine Bank oder eine Querstange hinter Ihren Rücken, und halten Sie sich am Bankrand fest, die Hände etwa schulterbreit auseinander. Legen Sie die Fersen auf eine Stange oder eine andere Bank, am besten eine höhere als diejenige, auf der Sie sich abstützen. Beugen Sie die Arme, und lassen Sie sich möglichst weit zum Boden herab.

2. Drücken Sie sich dann bis zur Streckung der Arme hoch, um den oberen Trizeps zu beanspruchen. Zum Trainieren des unteren Trizeps drücken Sie sich nicht ganz bis zur Streckung der Arme hoch. Wenn Ihnen Ihr Körpergewicht nicht genügt, lassen Sie sich von Ihrem Trainingspartner eine Langhantel oder eine Olympic-Scheibe auf den Schoß legen.

Diese Übung ist auch unter der Bezeichnung »Bank-Dips« oder »Trizepsdrücken mit aufgestützten Beinen« bekannt.

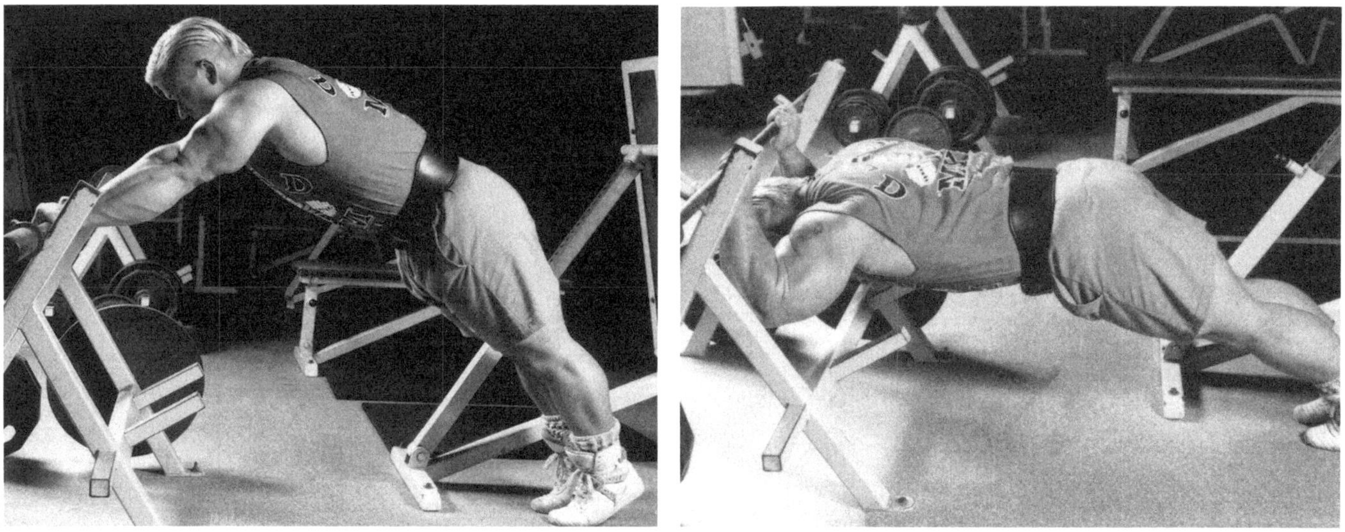

Lee Priest

Trizepsdrücken in Vorbeuge am Holm

Zweck der Übung: Maximale Dehnung und Entwicklung des Trizeps im unteren Bereich.

1. Fassen Sie eine ungefähr in Hüfthöhe montierte Querstange mit Obergriff, Hände etwa schulterweit auseinander. Drücken Sie die Arme durch, damit Sie sich dagegen lehnen können, und bringen Sie dann die Füße nach hinten, bis Sie sich in »halbdrückender« Stellung über der Stange befinden.

2. Beugen Sie die Arme, und bringen Sie den Körper so herab, dass der Kopf möglichst weit unter die Stange kommt. Wenn Sie spüren, dass der Trizeps maximal gedehnt ist, drücken Sie sich wieder in die Ausgangsstellung hoch, bis die Arme gestreckt sind.

Mit dieser Bewegung können Sie den Trizeps sicherer als mit jeder anderen Übung vollständig dehnen.

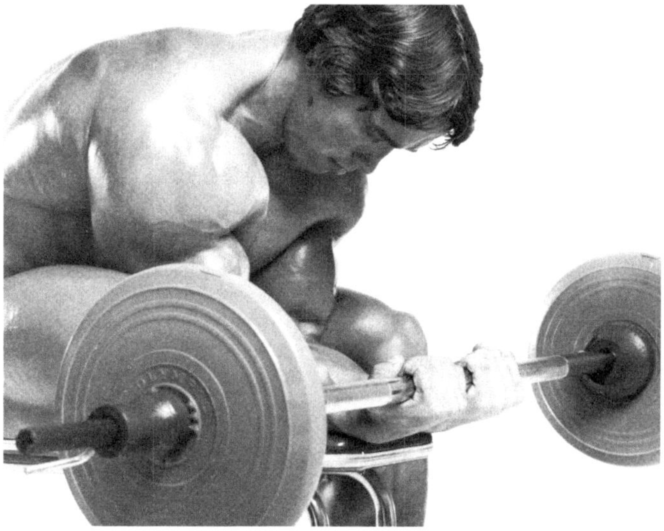

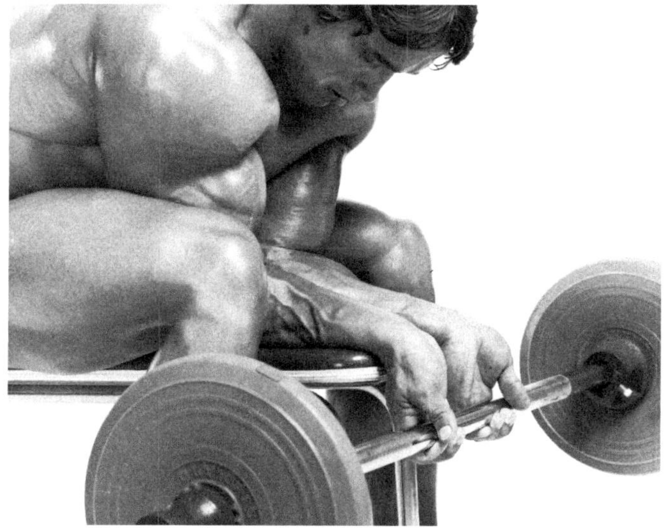

Handgelenkcurls mit Langhantel

Zweck der Übung: Entwicklung der Innenseite des Unterarms (Beugemuskeln).

1. Halten Sie eine Langhantel im Untergriff, die Hände eng beieinander. Setzen Sie sich rittlings auf eine Bank, und legen Sie die Unterarme so auf die Bank, dass die Handgelenke und Hände über das Ende hinausragen, Ellbogen und Handgelenke im gleichen Abstand zueinander. Bringen Sie die Oberschenkel an die Ellbogen, um ihnen Halt zu geben.

2. Beugen Sie die Handgelenke, und lassen Sie das Gewicht in Richtung Boden herab. Wenn Sie den untersten Punkt erreicht haben, öffnen Sie vorsichtig die Finger ein wenig und lassen die Stange aus den Handtellern herausrollen.

3. Rollen Sie das Gewicht dann wieder in die Hände zurück, spannen die Unterarme an und heben das Gewicht möglichst weit hoch, ohne die Unterarme von der Bank abzuheben. Wie die Waden brauchen die Unterarme sehr viel Stimulation, um zu wachsen, und deshalb sollten Sie sich bemühen, sie wirklich zum Brennen zu bringen.

Bei schweren Langhantelcurls arbeiten die Unterarme sehr hart, aber mit Handgelenkcurls können Sie diese Muskeln noch besser isolieren.

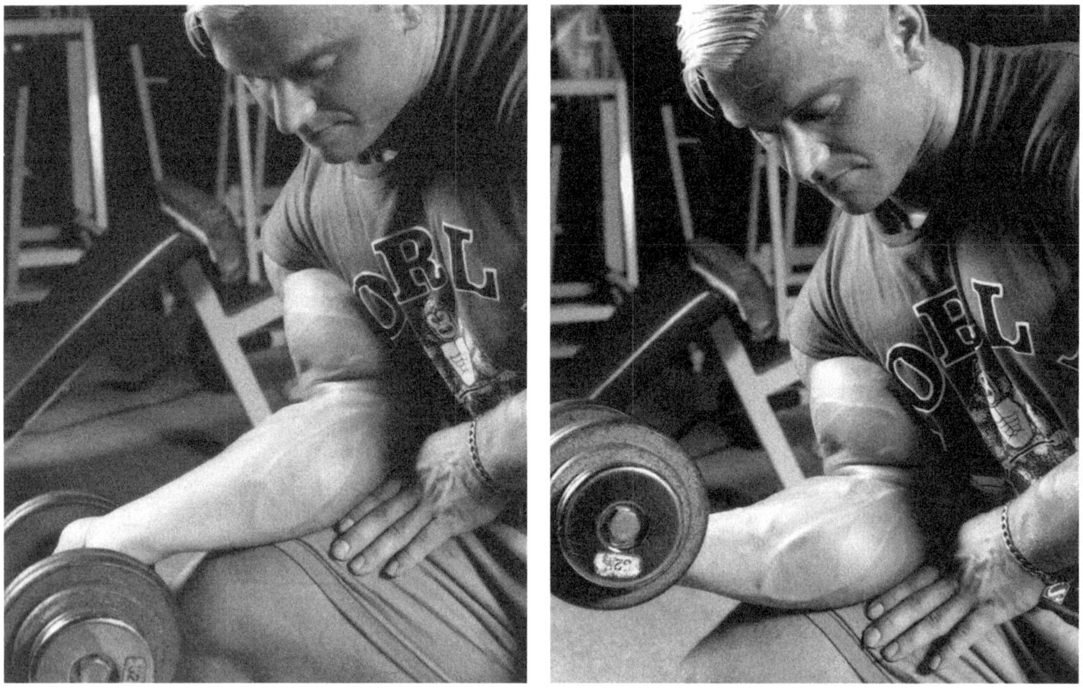

Handgelenkcurls einarmig mit Kurzhantel

Zweck der Übung: Isolierung und Entwicklung der Unterarme.

1. Nehmen Sie eine Kurzhantel in die Hand, und setzen Sie sich auf eine Bank. Neigen Sie sich vor, und legen Sie den Unterarm so auf den Oberschenkel, dass Handgelenk und Hantel nach vorn über das Knie hinausragen und Handteller sowie Innenseite des Unterarms nach oben weisen. Beugen Sie sich vor, und fassen Sie mit der freien Hand den Ellbogen des arbeitenden Arms, um ihm Halt zu geben. Beugen Sie das Handgelenk, und lassen Sie das Gewicht möglichst weit herab; öffnen Sie die Finger etwas, um die Kurzhantel aus dem Handteller heraus nach unten rollen zu lassen.

2. Schließen Sie die Hand wieder, und bringen Sie das Gewicht durch Beugen des Handgelenks, nicht mit dem Bizeps, möglichst weit hoch. Beenden Sie Ihre Wiederholungen, und machen Sie die Übung dann mit dem anderen Handgelenk. Wenn Sie sich mit dem Oberkörper etwas zur Seite neigen, können Sie die Innenseite des Unterarms entwickeln.

Diese Variante des Handgelenkcurls ermöglicht es Ihnen, jeden Unterarm für sich zu trainieren.

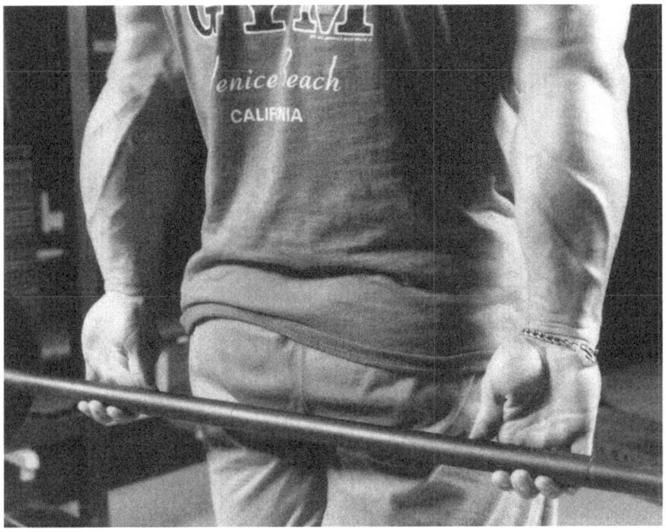

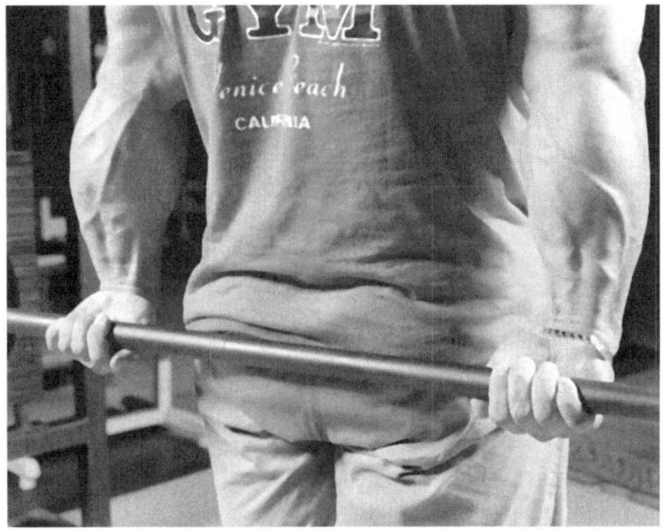

Handgelenkcurls hinter dem Körper

Zweck der Übung: Entwicklung der Beugemuskeln des Unterarms.

1. Stellen Sie sich mit dem Rücken vor eine Langhantelablage, und fassen Sie die Stange. Heben Sie die Hantel von der Ablage ab, und lassen Sie sie in Armeslänge hinter sich herabhängen, Hände etwa schulterweit auseinander und die Handteller nach hinten weisend.

2. Ohne die Arme zu bewegen, öffnen Sie die Finger und lassen die Stange aus den Handflächen herausrollen. Schließen Sie nun die Finger und rollen Sie die Stange wieder in die Hände zurück. Heben Sie die Hantel dann nach hinten möglichst weit hoch, und spannen Sie die Unterarme. Achten Sie darauf, dass sich bei dieser Übung nur die Handgelenke bewegen.

Das ist eine richtige Kraftübung für die Beugemuskeln des Unterarms, und Sie können größtmögliches Gewicht dazu verwenden.

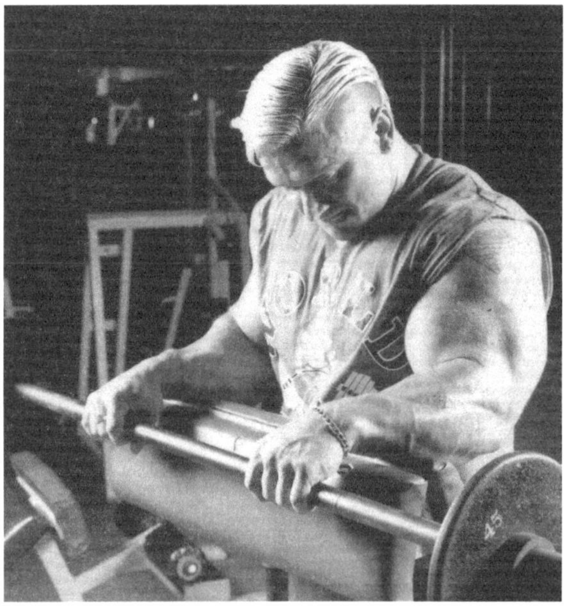

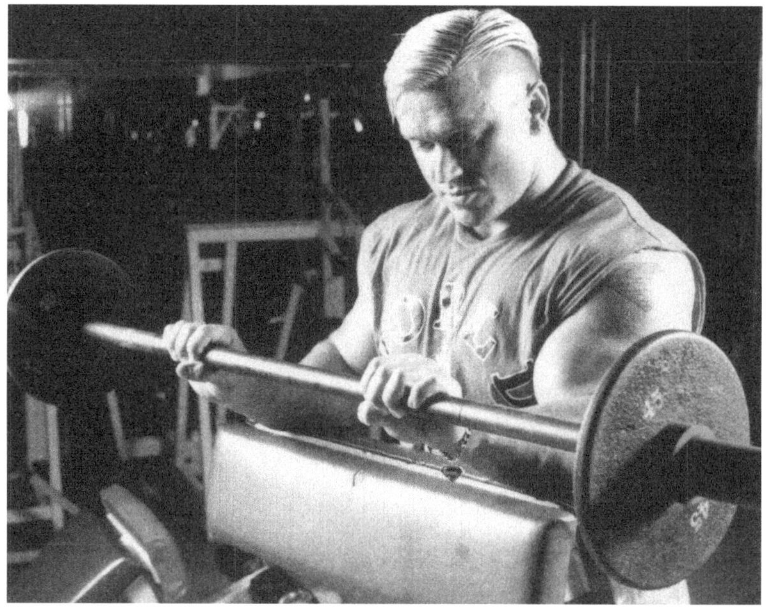

Langhantel-Handgelenkcurls mit Obergriff

Zweck der Übung: Entwicklung der Außenseite des Unterarms (Streckmuskeln).

1. Fassen Sie eine Langhantel mit Obergriff, Handabstand etwa 25 cm. Legen Sie die Unterarme so auf die Oberschenkel, dass sie horizontal liegen und die Handgelenke frei beweglich und nicht aufgestützt sind. Beugen Sie die Handgelenke nach vorn, und bringen Sie die Hantel möglichst weit herab.

2. Dann beugen Sie sie wieder hoch und heben die Hantel möglichst weit an.

Handgelenkcurls mit Obergriff können auch mit den Unterarmen auf einer Scott-Bank ausgeführt werden.

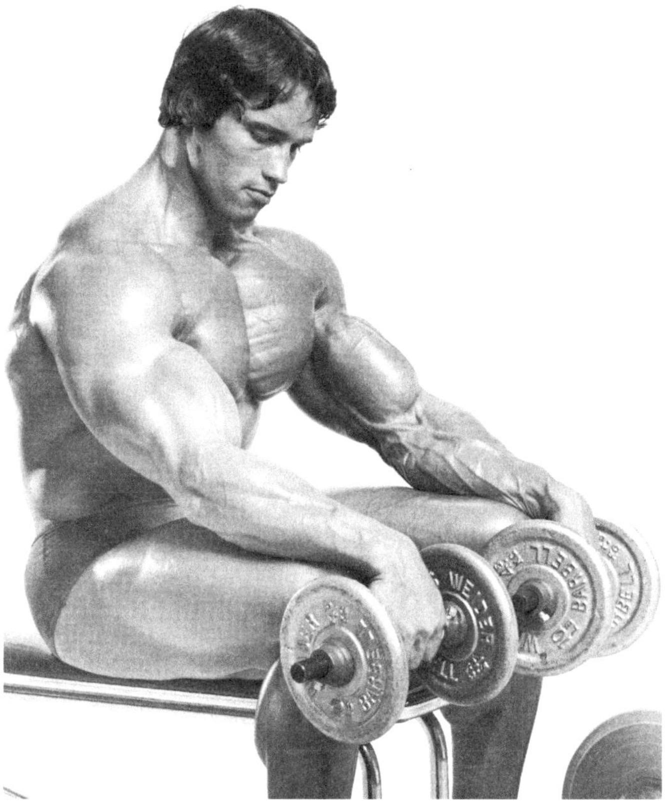

Ausgangsstellung

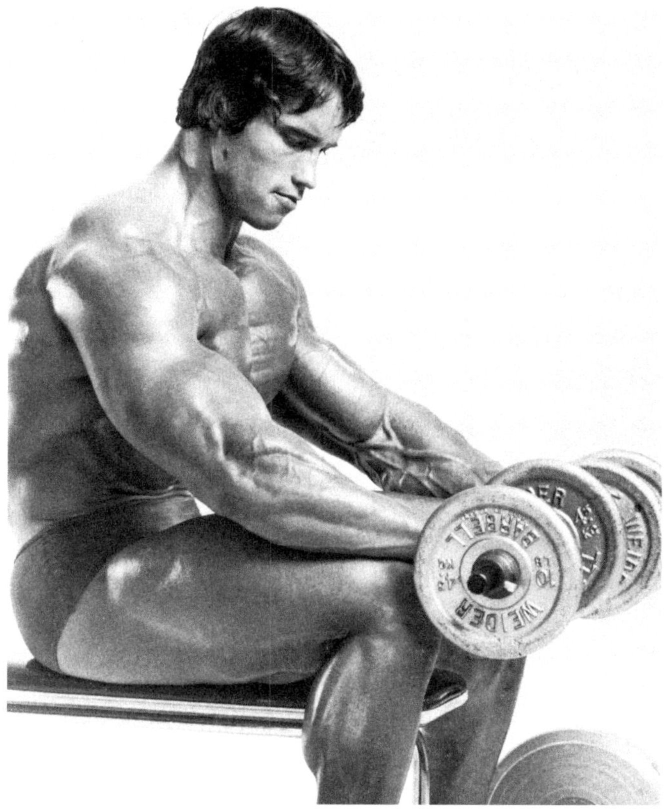

Endstellung

Kurzhantel-Handgelenkcurls mit Obergriff

Handgelenkcurls mit Obergriff trainieren die Streckmuskeln des Unterarms. Die Verwendung von Kurzhanteln stellt sicher, dass jede Seite des Körpers ihrer eigenen Leistungsfähigkeit entsprechend arbeitet und nicht von der anderen unterstützt wird.

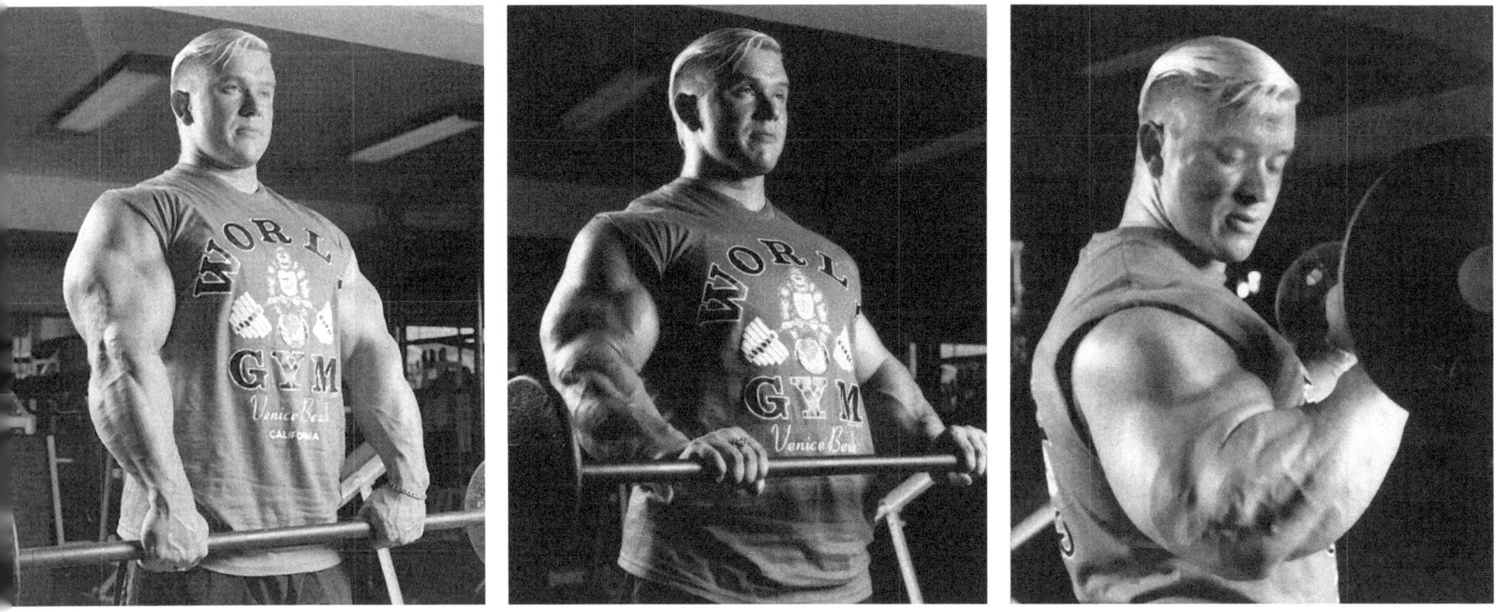

Langhantelcurls mit Obergriff

Zweck der Übung: Entwicklung des äußeren Bizepskopfs und der Streckmuskeln des Unterarms.

1. Fassen Sie eine Langhantel mit Obergriff, Handabstand etwa schulterweit. Lassen Sie die Hantel in Armeslänge vor sich herabhängen.

2. Die Ellbogen unbewegt neben dem Körper haltend, bringen Sie die Hantel durch Beugen des Arms hoch, leiten die Bewegung aber mit einem Beugen des Handgelenks ein.

3. Heben Sie die Stange fast bis auf Kinnhöhe, spannen Sie oben die Bizepse möglichst stark an, und lassen Sie das Gewicht dann langsam wieder in die Ausgangsstellung herab.

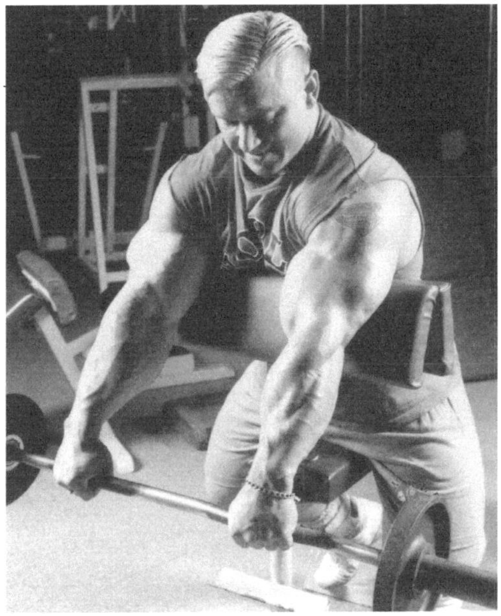

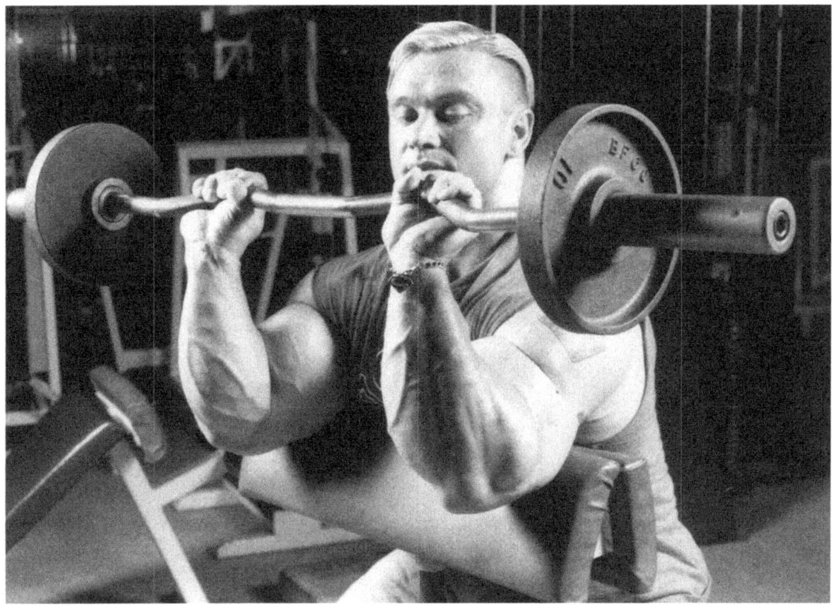

Langhantelcurls mit Obergriff an der Scott-Bank

Zweck der Übung: Isolierung und Entwicklung des äußeren Bizepskopfs und der Streckmuskeln des Unterarms.

1. Legen Sie die Arme über eine Scott-Bank. Fassen Sie eine Langhantel mit etwa schulterweitem Obergriff. Lassen Sie die Hantel bei gestreckten Armen herabhängen.

2. Leiten Sie das Heben mit einem Beugen des Handgelenks ein, und bringen Sie die Stange möglichst weit hoch in Richtung Kinn. Ihre Haltung an der Bank sollte so sein, dass die Unterarme am höchsten Punkt nicht ganz in der Vertikalen sind. Von oben lassen Sie das Gewicht langsam wieder in die Ausgangsstellung herab.

Wie bei jedem Scott-Curl kommt es bei dieser Übung auf exakte Ausführung an, weil sie mehr auf Formung hinzielt als auf Massezuwachs. Die Stabilisierung der Ellbogen an einer Scott-Bank bewirkt eine Isolierung der Unterarme und eine wesentlich exaktere Bewegungsausführung. Beachten Sie, dass ein an der Scott-Bank ausgeführter Langhantelcurl im Obergriff mit nach unten gebeugten Handgelenken eingeleitet wird, sodass der erste Teil der Bewegung eigentlich ein Handgelenkcurl mit Obergriff ist.

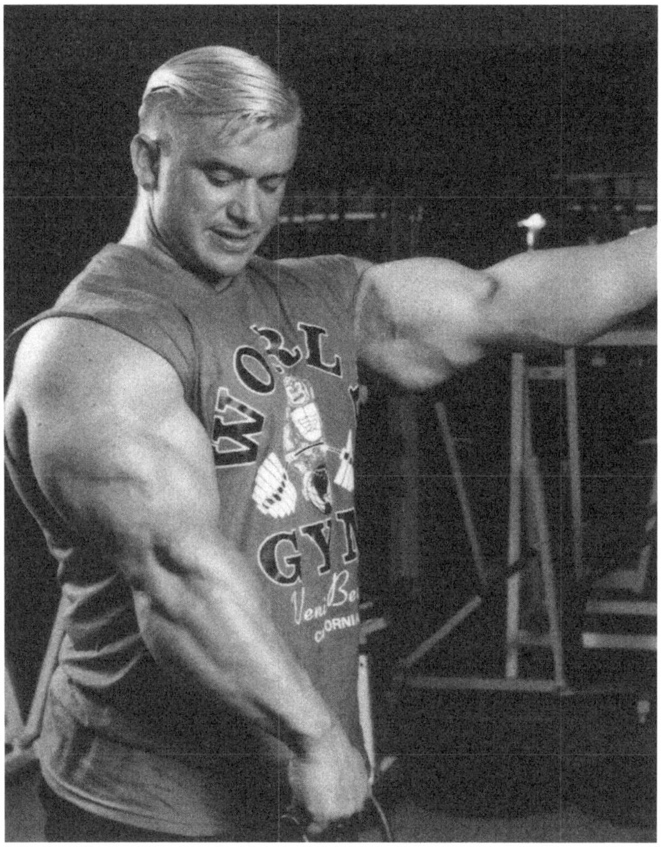

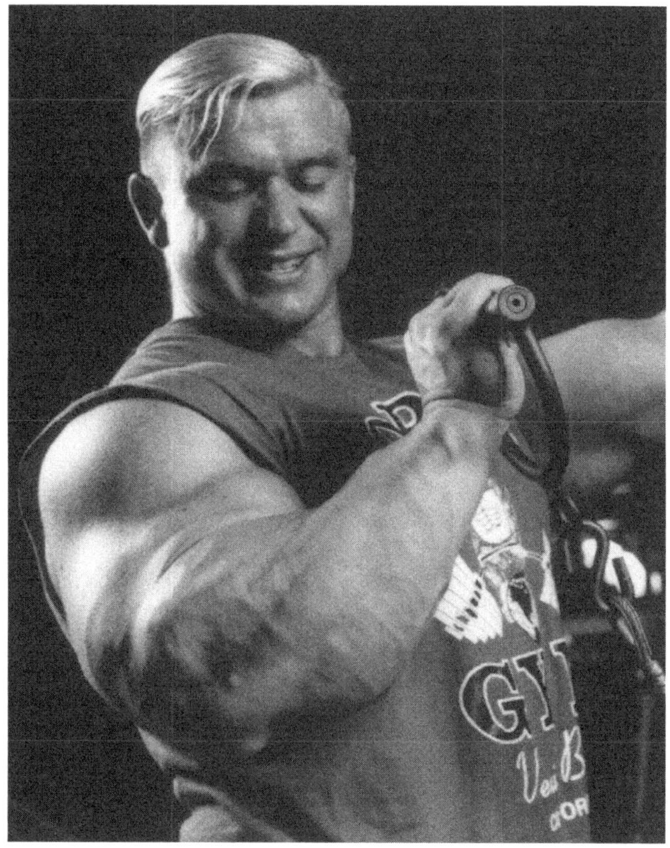

Curls mit Obergriff an einer Maschine

Zweck der Übung: Entwicklung der Streckmuskeln des Unterarms.

Diese Bewegung beansprucht die Unterarmmuskeln bis hinauf zu ihrem Ursprung am Ellbogen. Es wird dabei das Handgelenk gebeugt und der Unterarm gehoben. Maschinen haben zwar begrenzte Funktionen, aber mit ein bisschen Überlegung und Phantasie kann man auch ihre Möglichkeiten voll ausnutzen. Wenn Sie zum Beispiel an einer Curlmaschine mit umgekehrtem Griff arbeiten, können Sie sehr exakte Curls mit Obergriff ausführen.

1. Fassen Sie den Griff einer Curlmaschine mit Obergriff. Legen Sie die Ellbogen fest auf das Polster.

2. Bei voller Streckung beginnend, bringen Sie den Griff in Richtung Kopf hoch, so weit es geht. Lassen Sie das Gewicht dann langsam und kontrolliert wieder herab, bis die Arme ganz gestreckt sind.

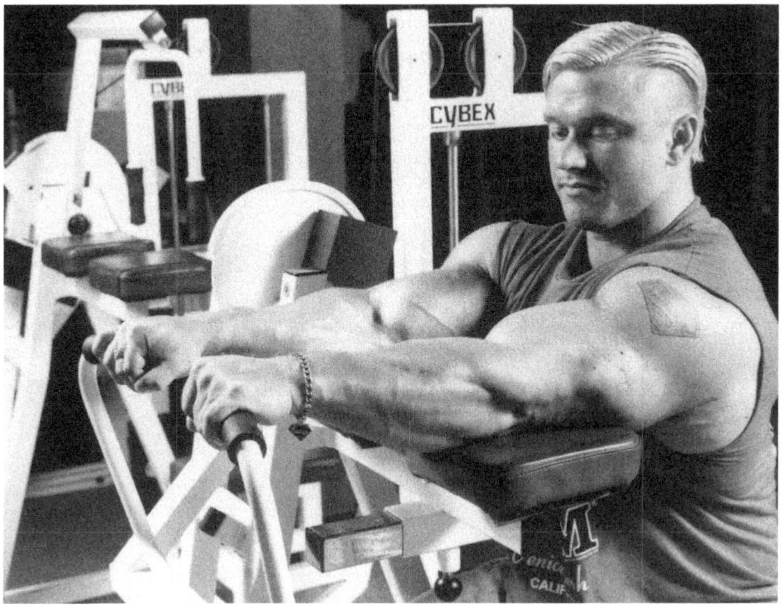

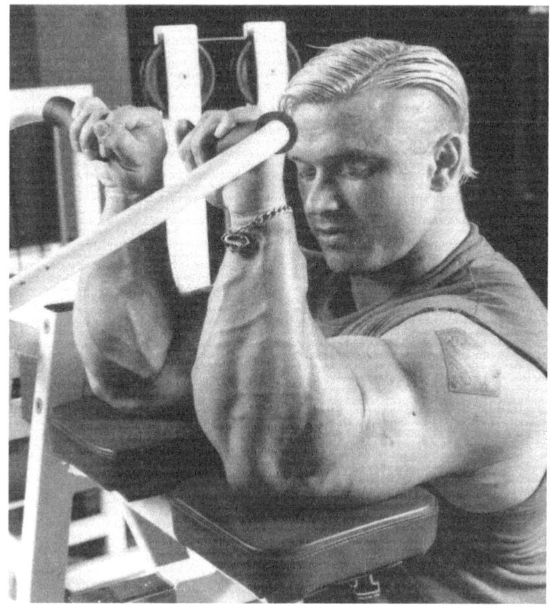

Einarmige Kabelcurls mit Obergriff

Zweck der Übung: Isolierung und Entwicklung der Streckmuskeln des Unterarms.

1. Fassen Sie den Griff eines Kabelzugs von unten, Handteller nach unten weisend.

2. Konzentrieren Sie sich darauf, den Ellbogen als festen Drehpunkt vollkommen ruhig zu halten, und beugen Sie den Arm, sodass der Handrücken zur Schulter hochkommt. Vom höchsten Punkt lassen Sie die Hand wieder herab, wobei Sie der Bewegung bis nach unten Widerstand entgegensetzen. Beenden Sie Ihren Satz mit einem Arm, und machen Sie die Übung dann mit dem anderen.

Bei einarmigen Curls am Kabelzug bleibt der Widerstand den gesamten Bewegungsablauf hindurch konstant, ist also nicht von der Position abhängig, wie bei der gleichen Bewegung mit Kurzhanteln. Dadurch wird diese Übung zu einem hervorragenden Spezialtraining zur Beseitigung von Schwächen in den Streckmuskeln der Unterarme, besonders wenn diese unterschiedlich stark entwickelt sind.

Kapitel 5

Oberschenkel

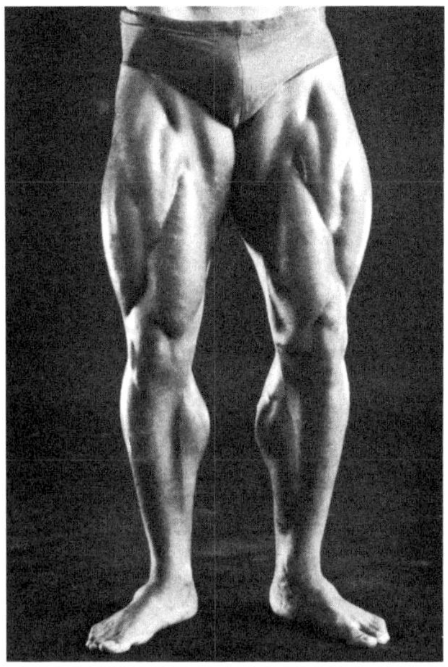

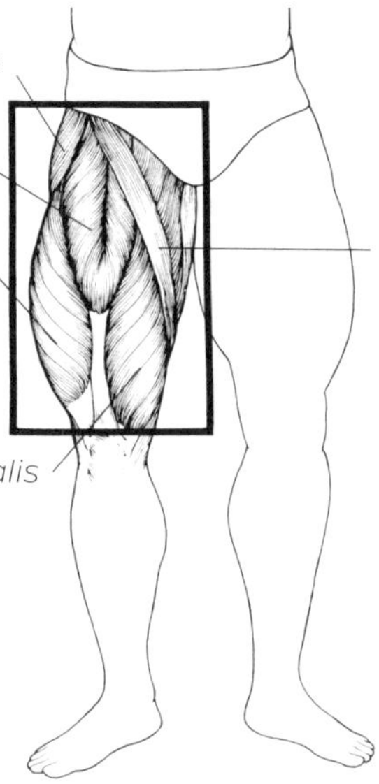

Die Muskeln des Oberschenkels

Der Quadrizeps umfasst die Muskeln auf der Vorderseite des Oberschenkels, die als Strecker des Beins wirken. Die vier Köpfe des Quadrizeps sind Rectus femoris, Vastus intermedius (diese beiden Muskeln zeichnen sich V-förmig in der Mitte des Oberschenkels ab), Vastus medialis an der Innenseite und Vastus lateralis an der Außenseite des Oberschenkels.

Hauptfunktion: Streckung des Beins.

Biceps femoris und zugehörige Muskeln – die Beugemuskeln an der Rückseite des Oberschenkels.

Hauptfunktion: Beugung des Beins.

Andere wichtige Muskeln des Oberschenkels sind Tensor fasciae latae, der sich von der Hüfte zur Oberschenkelaußenseite zieht, und Sartorius, der längste Muskel des Körpers, der sich diagonal über den vorderen Oberschenkel zieht.

Die Bedeutung des Oberschenkeltrainings

Die Muskeln des Oberschenkels sind die größten und kraftvollsten des ganzen Körpers. Es gibt im Sport selten Augenblicke, in denen nicht intensive Beinarbeit geleistet wird. Baseballspieler, Golfer, Diskuswerfer, Kugelstoßer und Boxer leiten ihre typischen Bewegungen alle mit kraftvollem Beineinsatz ein. Im Gewichtheben wird bei den meisten Kraftbewegungen wie Umsetzen, Umsetzen und Drücken und Kreuzheben viel Beinkraft eingesetzt, ebenso bei den Disziplinen des Olympischen Zweikampfs.

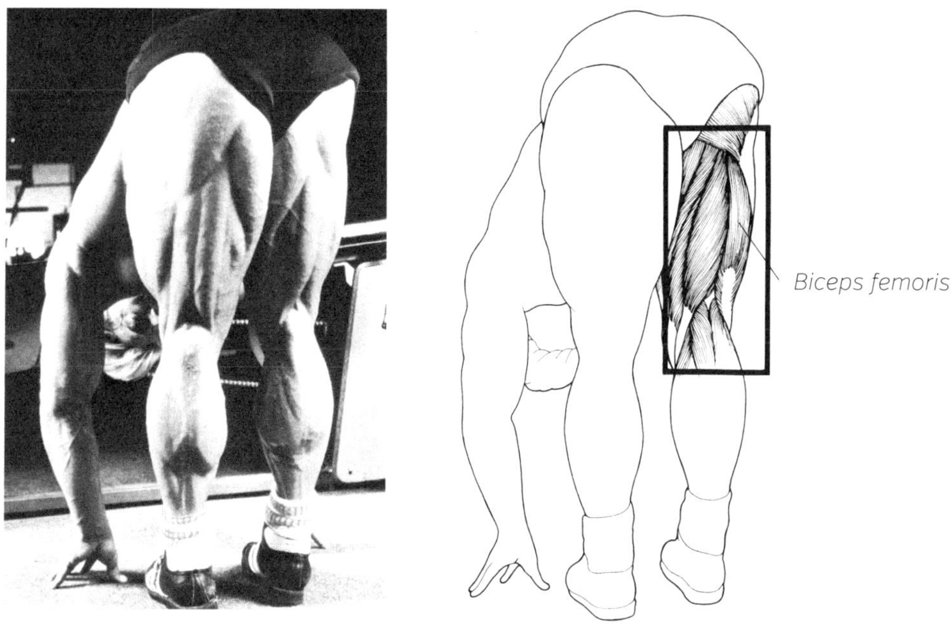

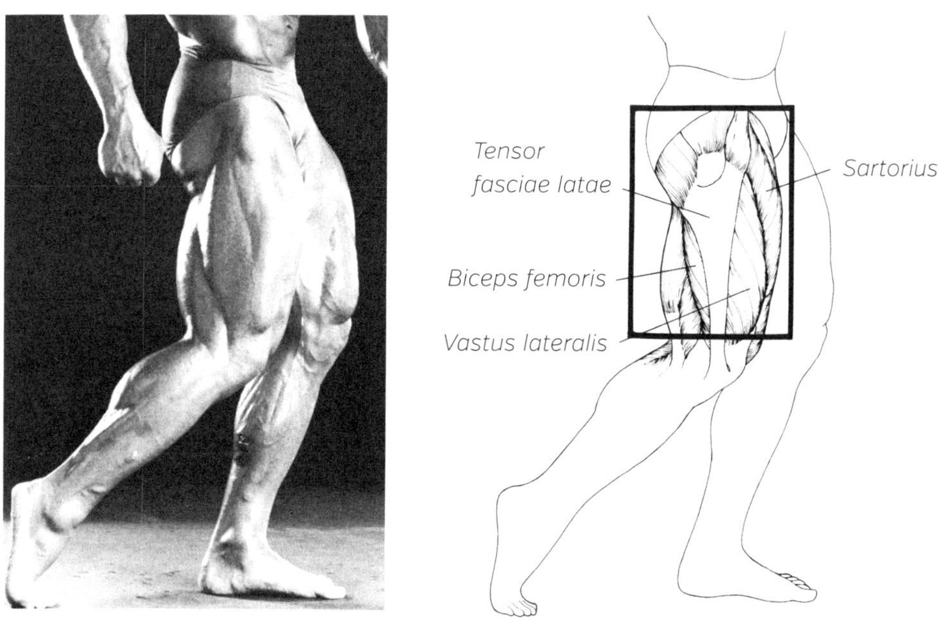

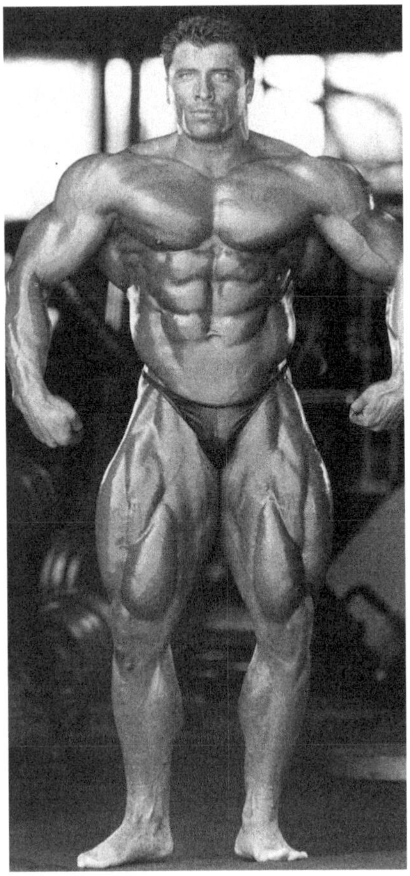

Milo Sarcevs Beinentwicklung ist das Ergebnis von viel hartem Training und dem Einsatz des Prioritätsprinzip.

Doch in keiner Sportart ist die Entwicklung der Oberschenkel so wichtig wie im Bodybuilding. Bei der Beurteilung des Körpers oberhalb der Taille können die Kampfrichter ihre Aufmerksamkeit auf Schultern, Brust, Arme, Rücken und Bauchmuskeln richten, doch wenn sie den Unterkörper betrachten, sind die Oberschenkel das auffallendste Element – Quadrizeps und Beinbizeps. Die Oberschenkel bilden die massivste Muskelgruppe des Körpers und machen anteilig fast die Hälfte der Muskulatur aus.

Können Sie sich einen Sergio Oliva mit schwachen Oberschenkeln vorstellen? Oder einen Casey Viator mit dünnen Beinen? Welchen Sinn hat es, die Arme auf 53 cm oder mehr aufzubauen, wenn man sie an einem Körper mit Oberschenkeln präsentiert, die kaum stärker sind?

Als ich als Teenager in Österreich Fußball spielte und Ski fuhr, wurden wir von den Trainern zu Übungen wie Hantelkniebeugen, Ausfallschritten und Wadenheben angehalten, um unsere Beine zu kräftigen. Durch dieses frühe Training entdeckte ich schließlich meine Liebe zum Bodybuilding. Damals hatten wir Glück, dass unsere Trainer wussten, wie wichtig Beinkraft ist und wie man sie erwirbt. Wenn ich mich heute irgendwo auf der Welt mit Trainern unterhalte, stimmen mir praktisch alle zu, dass Beinkraft die Grundlage sportlicher Leistungsfähigkeit bildet und dass man diese Kraft am besten durch Gewichtstraining erwerben kann.

Doch neben großer Kraft besitzen die Beine noch eine andere Fähigkeit: große Ausdauer. Die Beine sind dazu gebaut, Sie über lange Strecken zu tragen, ohne zu ermüden und unglaubliche Gewichte zu bewegen. Ein Mensch mit guter Kondition kann wochenlang unwegsames Gelände überwinden oder Läufe von 100 Meilen bewältigen. Keine andere Muskelgruppe des Körpers besitzt zugleich diese Fähigkeit zu großer Kraft und Ausdauer. Deshalb stellt das Beintraining im Bodybuilding so hohe Anforderungen. Es genügt nicht, die Beine mit schwerem Gewicht zu belasten. Vielmehr sind genügend Gewicht und genügend Trainingsumfang notwendig, um die Muskelfasern stark zu belasten und die Beinmuskeln bezüglich ihrer Ausdauerfähigkeit voll zu fordern. Fünf Sätze Langhantelcurls für den Bizeps können sehr anstrengend sein, doch fünf Sätze schwere Kniebeugen mit 180 oder 230 kg auf den Schultern sind mehr als ein Minimarathonlauf, mit dieser völligen Erschöpfung durch konzentrierte Anstrengung, die in acht oder neun Minuten hineingepresst wurde.

Wie viele junge Bodybuilder neigte auch ich dazu, meinen Oberkörper härter zu trainieren als die Oberschenkel. Zum Glück erkannte ich rechtzeitig, wie wichtig diese Muskelgruppe für einen Körper von Wettkampfniveau ist und fing deshalb an, mich mit geradezu übermenschlichen Kniebeugen und anderen Oberschenkelübungen zu quälen, um diese Muskelmasse aufzubauen.

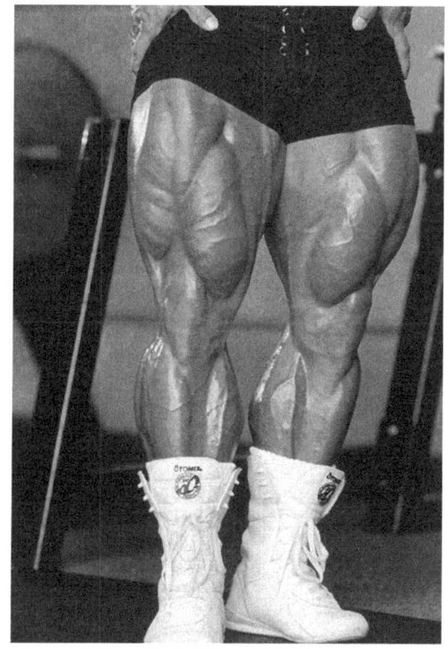

Hier bei Lee Priest sieht man ganz eindeutig, dass der Quadrizeps aus vier separaten Muskeln besteht.

Wenn junge Bodybuilder in der Regel das Oberschenkeltraining vernachlässigen, so war Tom Platz sicher eine Ausnahme. Tom hatte gerade das umgekehrte Problem. Er hatte sich so aufs Beintraining konzentriert, dass er schließlich mit Beinen von Mr.-Olympia-Format dastand, die seine Oberkörperentwicklung weit übertrafen. Inzwischen hat er in dem Bestreben um ausgeglichene Gesamtentwicklung große Fortschritte gemacht, doch seine unglaubliche Beinentwicklung hat neue Maßstäbe für Bodybuilder gesetzt.

Die Anforderungen des Beintrainings

Da das Oberschenkeltraining sehr anstrengend ist und so hohe Anforderungen stellt, haben viele Bodybuilder nur deshalb unbefriedigend entwickelte Beine, weil sie sie nicht mit größtem Einsatz trainieren. Sie betrachten enttäuscht ihre Beine im Spiegel, sind sich aber nicht darüber im klaren, welch konzentrierte Anstrengung notwendig ist, um diese gewaltigen Muskeln zum Wachsen anzuregen.

Ich habe jahrelang nur 5 Sätze Hantelkniebeugen gemacht, obwohl ich eigentlich 8 hätte machen sollen. Ich habe nicht genügend Kniebeugen mit dem Gewicht vorne eingeplant und, wie ich jetzt weiß, nicht genügend Gewicht beim Beinpressen aufgelegt.

Als ich mir meiner Fehler bewusst wurde und etwas dagegen unternahm, wurden meine Oberschenkel sehr kräftig und massiv. Ich akzeptierte die Tatsache, dass Beintraining einfach brutal sein muss, wenn es etwas bringen soll. Das kostet fast ebenso viel innere Überwindung wie körperliche Anstrengung. Es ist verständlich, dass man vor der 180 oder 230 kg schweren Kniebeugenhantel zurückschreckt (als Anfänger sogar schon vor 100 oder 130 kg). Es ist schwierig, sich dazu zu bringen, die Beinpresse schwer zu beladen und eine Wiederholung nach der anderen, einen Satz nach dem anderen herauszuschinden.

Vor ein paar Jahren trainierte im Freiluftstudio am Venice Beach ein schmächtiger junger Mann. Ich beobachtete, wie er endlose Sätze sehr schwerer Kniebeugen machte, konnte sehen, wie er sich quälte, sich eine Wiederholung nach der anderen abrang. Nach einer Weile wurden seine Oberschenkel merklich stärker, und schon bald waren sie auf gewaltige Größe angewachsen, zeigten Teilung und hervorragende Definition. Und nur eineinhalb Jahre später nahm Tony Pearson an der amerikanischen Bodybuilding-Meisterschaft 1978 teil und gewann sie.

Normale Trainingseinheiten sind hart genug, doch wenn die Oberschenkel ein schwacher Punkt in Ihrer Körperentwicklung sein sollten, müssen Sie bereit sein, sich noch mehr abzuverlangen. Sie müssen innere Hemmungen oder äußere Barrieren überwinden und die Oberschenkel wirklich bis zum Äußersten fordern, um sie umfassend zu entwickeln.

Vielen Bodybuildern fällt es schwer, im Beintraining bis zum völligen Versagen weiterzumachen. Es kann ja auch beängstigend sein, mit 180 kg im Nacken bis zur Erschöpfung zu trainieren. Deshalb ist ein Trainingspartner beim Beintraining besonders wichtig, der einen beobachtet. Wenn Sie bei Ihren Kniebeugen sich alle Wiederholungen abverlangt haben, zu denen Sie fähig sind, bleiben Sie noch einen Moment mit dem Gewicht stehen, und versuchen Sie dann, eine weitere zu machen. Zwingen Sie den Körper bis an seine Grenze. Aber sorgen Sie unbedingt dafür, dass jemand anwesend ist, der Sie dabei im Auge behält. Auch beim Beinpressen sollten Sie versuchen, sich in dieser Weise zu fordern.

Wenn Sie gigantische Oberschenkel aufbauen wollen, müssen Sie sich ständig diese Frage stellen: »Schaffe ich wirklich keine Wiederholung mehr?« Meiner Erfahrung nach ist gewöhnlich jeder fähig, noch eine weitere zu erzwingen, wenn er dazu herausgefordert wird.

Doch so wichtig hartes und schweres Training für die Entwicklung der Oberschenkel auch ist, Sie sollten nicht den Fehler begehen, bloße Anstrengung mit effektivem Krafteinsatz zu verwechseln. Wie bei jedem anderen Bodybuilding-Training müssen Sie zur Erzielung optimaler Ergebnisse die richtige Technik anwenden. Neben dem Bestreben um maximale Intensität bei allen Oberschenkelübungen sollten Sie sorgsam beachten, wie jede Bewegung auszuführen ist, und sich bemühen, die jeweilige Technik zu beherrschen. So können Sie verhindern, dass Ihre Anstrengungen umsonst gewesen sind, und Ihre Oberschenkelentwicklung wird nie nachhinken.

Die individuellen Körperproportionen können natürlich Modifikationen im Training gebieten. Für Bodybuilder mit kurzen Beinen wie Casey Viator, Mike Mentzer oder Franco Columbu sind Kniebeugen einfach und lohnend. Ihre Körperproportionen ergeben günstige Kraft-, Last- und Hebelverhältnisse, die es ihnen erleichtern, Kniebeugen korrekt auszuführen. Ein größerer Bodybuilder wie ich wird gewöhnlich feststellen, dass bei dieser Übung der untere Rücken wesentlich stärker beansprucht wird, als es bei einem kleineren Mann der Fall wäre. Aber ich hatte den unteren Rücken immer gut trainiert und war somit stark genug, um trotz meiner Proportionen sehr schweres Gewicht bei Kniebeugen auflegen zu können. Oft dachte ich sogar, Kniebeugen seien meine beste Übung für den unteren Rücken. Wenn Sie Proportionen wie ich haben, sind Kniebeugen mit dem Gewicht auf der Brust (eine Übung, bei der man den Rücken gerade halten muss) neben normalen Kniebeugen die beste Methode, das Beintraining optimal auszunutzen.

Ich fand übrigens durch Ausprobieren heraus, dass ich bei Kniebeugen wesentlich sicherer war, wenn ich mich dabei mit den Fersen auf eine flache Unterlage stellte. Sie können das selbst testen, um zu sehen, ob Sie dann besser im Gleichgewicht bleiben und mehr Gefühl für die Übung haben. Sie dürfen nur keine zu hohe Unterlage nehmen, weil Sie sonst zu sehr auf den Zehen stehen und leicht nach vorn fallen könnten.

Eine andere Variante, die sich als nützlich erweisen kann, sind Kniebeugen an einer Smith-Maschine, bei der die Stange eine feste Führung hat und man keine Angst zu haben braucht, dass das Gewicht von der Schulter rutscht.

Das beste Beispiel für Beinentwicklung gibt Tom Platz. Tom arbeitet nicht nur so hart wie irgendjemand sonst im Studio – erst wenn der Schmerz beginnt, meint er, wirklich etwas getan zu haben –, sondern führt auch alle Übungen in perfekter Haltung aus. Man sieht ständig Bodybuilder, die bei Kniebeugen das Hinterteil zu weit herausstrecken, sich zu sehr nach vorn beugen, die Beine zu weit spreizen, aber nicht Tom. Er zeichnet sich durch einwandfreie Haltung, intensivstes Training und äußerste Konzentration aus. Somit dürfte klar sein, dass seine phantastische Beinentwicklung nicht allein auf Gene zurückzuführen ist.

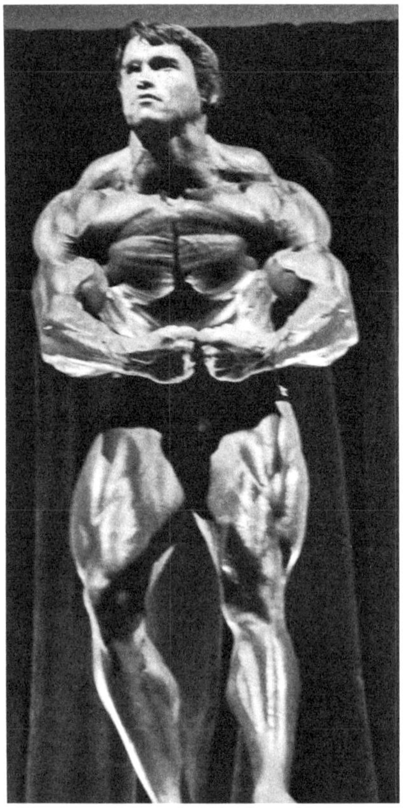

Die Oberschenkel bilden die größte und kräftigste Muskelgruppe des Körpers. Es gibt einige Übungen für Formung und Teilung, aber um Masse aufzubauen, führt kein Weg an schweren Kniebeugen vorbei.

Entwicklung des Quadrizeps

Für hervorragende Oberschenkel brauchen Sie Masse, Form und Teilung zwischen allen wichtigen Muskeln des Quadrizeps: Rectus femoris, Vastus intermedius, Vastus medialis und Vastus lateralis. Sie müssen die Gesamtmasse der Oberschenkel so entwickeln, dass sie im richtigen Verhältnis zum Oberkörper steht. Überragender Oberschenkelumfang kommt nur durch Heben schwerer Gewichte zustande, besonders bei Übungen wie Kniebeugen und Beinpressen.

Doch moderne Bodybuilder brauchen mehr als Masse, um Wettkämpfe zu gewinnen. Sie müssen Beine entwickeln, deren Qualität ihrer Quantität gleichkommt:

1. Volle Entwicklung und Form aller Muskeln des Quadrizeps: eine ausgeprägte und wohlgeformte Rundung der Oberschenkelaußenseite von der Hüfte bis zum Knie; Masse und Dicke im Bereich des Knies, wo der Quadrizeps ansetzt, sowie einen vollentwickelten und definierten Beinbizeps.

2. Klare und deutliche Definition im Oberschenkelbereich, mit Streifen und Querstreifen, die sich so scharf abzeichnen wie auf einem anatomischen Schaubild.

3. Volle, gerundete Oberschenkelkonturen in der Seitenansicht, beinahe so ausgeprägt wie zwei Klammern (), mit deutlicher Teilung zwischen dem vorderen Oberschenkel und dem Beinbizeps.

Die massebildende Grundübung für den Quadrizeps ist die Kniebeuge. Eine Übung, die Sie in jedem Trainingsprogramm finden werden, vom Anfänger- bis zum Wettkampfprogramm, und eine Übung, die jeder große Bodybuilder zu schätzen gelernt hat. Die Mechanik der Kniebeuge ist kompliziert. Wenn Sie sie einleiten, tragen die Oberschenkel die Hauptlast. Je weiter Sie herabkommen, desto mehr werden die hinteren Oberschenkelmuskeln belastet. Am unteren Punkt der Bewegung übernehmen die Gesäßmuskeln einen größeren Teil der Last. Doch wie ich schon ausführte, können Kniebeugen je nach den individuellen Proportionen mehr oder weniger effektiv sein. Manchmal sind noch Übungen wie Kniebeugen mit dem Gewicht auf der Brust notwendig, um den Quadrizeps gezielter zu beanspruchen und die unteren Rückenmuskeln weniger ins Spiel zu bringen.

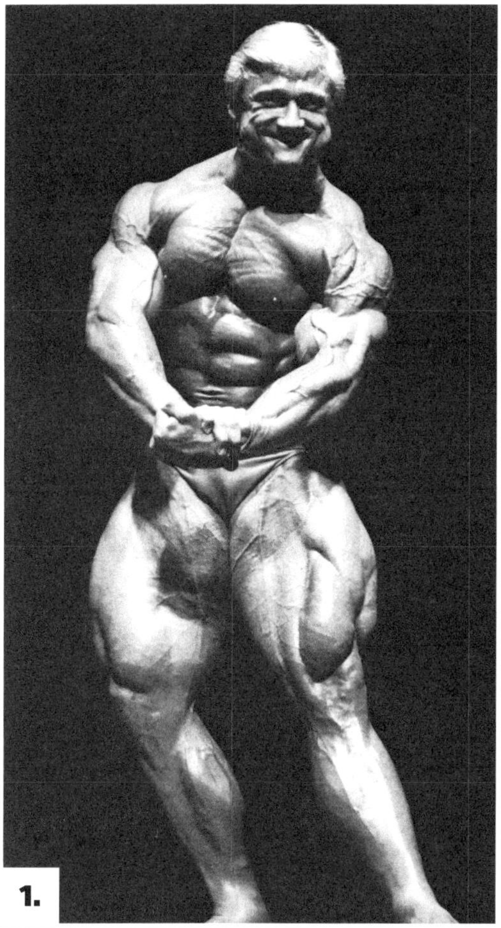

1.

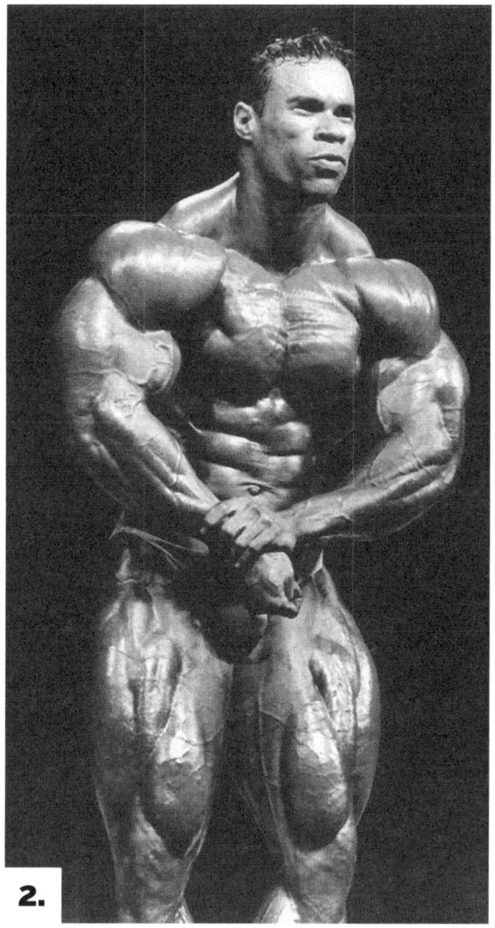

2.

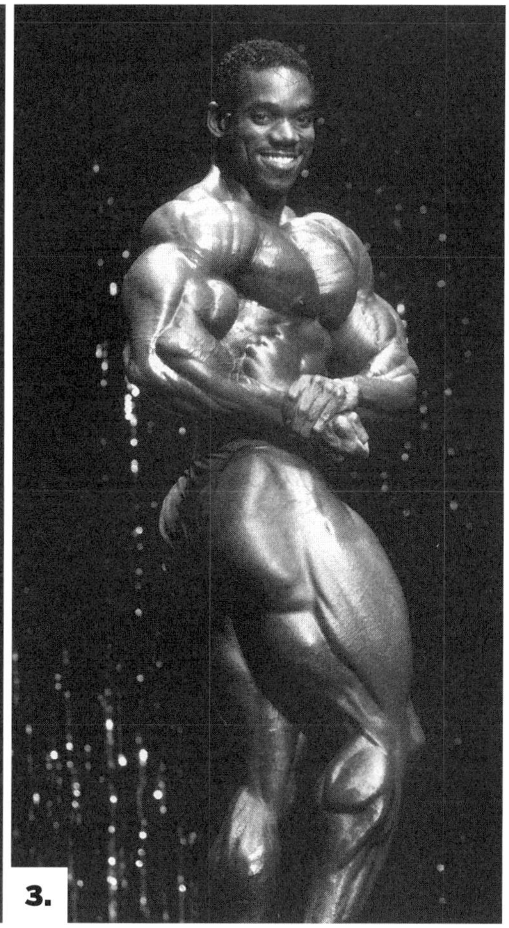

3.

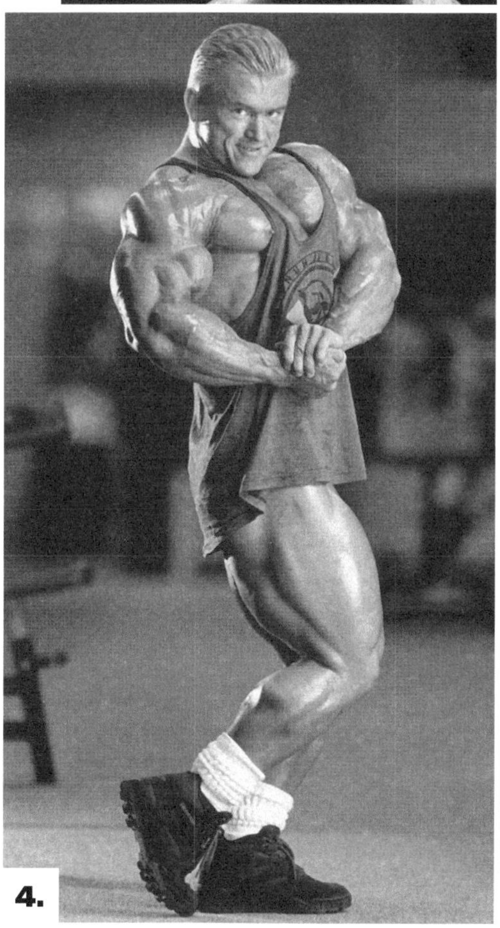

4.

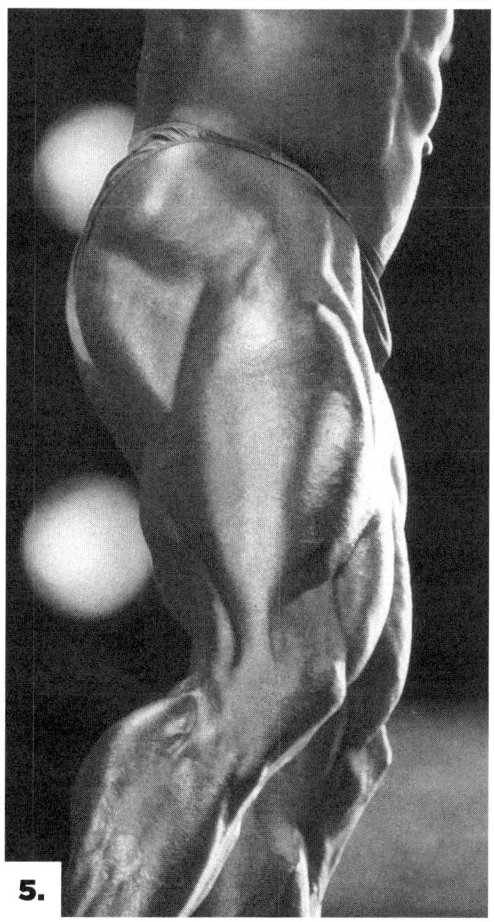

5.

1. Niemand hat im Quadrizeps mehr Masse und Dichte erreicht als Tom Platz, vor allem im unteren Bereich, wo die Oberschenkelmuskeln am Knie ansetzen.
2. Chris Dickerson hat den Mr.-Olympia-Titel nicht aufgrund seiner Masse erworben. Was Chris den Kampfrichtern zu bieten hatte, war Klasse, Qualität und außergewöhnliche Definition.
3. Bodybuilder versuchen einen Spalt zwischen Oberschenkel und Beinbizeps zu entwickeln. Bei Flex Wheelers Beinen ist das so ausgeprägt, dass es aussieht als wäre der Spalt mit einem Schwert hineingeschlagen.
4. Lee Priest ist großer Fan des legendären Tom Platz und tut sein Bestes diese Entwicklung des Oberschenkels zu erreichen.
5. Ein weiterer Bodybuilder, dessen Quadrizeps sowohl massig als auch detailliert ist: Flex Wheeler.

Schweres Beinpressen baut ebenfalls Oberschenkelmasse auf. Beinstrecken, das den Quadrizeps isoliert beansprucht, ist mehr eine formende und definierende Übung.

Gute Muskelteilung und Definition sind natürlich nur zu erreichen, wenn man Diät hält, damit genügend Körperfett abgebaut wird. Aber Diät allein genügt nicht – es ist ebenso wichtig, die einzelnen Oberschenkelpartien mit Übungen wie Beinstrecken, Ausfallschritten und Beincurls isoliert kräftig zu beanspruchen. Hackenschmidt-Kniebeugen im Programm tragen ebenfalls dazu bei, maximale Härte und Definition zu erlangen.

Der Beinbizeps

Obwohl es schon vor einigen Jahren Bodybuilder mit Oberschenkeln gab, die auf der Vorder- und Rückseite gut entwickelt waren, wurde dem Beinbizeps bei Wettkämpfen nicht allzu viel Gewicht beigemessen. Heute hat er dank Bodybuildern wie Tom Platz, Sergio Oliva und Robby Robinson, die hervorragend demonstrieren, wie entwicklungsfähig diese Muskelgruppe ist, größte Bedeutung erlangt.

Wie der Trizeps spielt auch der Beinbizeps in vielen verschiedenen Posen eine große Rolle. In einer seitlichen Brust- oder Trizepspose wird die geschwungene Linie des Beinbizeps deutlich. Bei Rückenposen ist ein unterentwickelter Beinbizeps auch durch kraftvolle und definierte Trapez-, Latissimus- und hintere Deltamuskeln nicht wettzumachen. In der Rückenansicht müssen sich nicht nur die Waden scharf abzeichnen, sondern auch die zwei Köpfe des Beinbizeps klar ausgeprägt sein, damit in Posen wie Doppelbizeps oder Latissimus von hinten ein Gegengewicht zur Muskulosität des Rückens, der Schultern und der Arme besteht. Immer häufiger sieht man im Beinbizeps Streifen und sogar Querstreifen, Merkmale, die es vor zehn oder 15 Jahren noch nicht gab. Es ist so wie im Autorennsport und bei fast allen anderen Sportarten – wenn jemand etwas Neues hat, stürzen sich alle darauf und versuchen, dasselbe zu erreichen. Somit wird der höchst muskulöse, gefurchte und vaskulöse Beinbizeps in Zukunft wohl nicht die Ausnahme, sondern die Regel sein.

Je stärker der Beinbizeps entwickelt ist, desto mehr kommen die Schenkel in der Mitte zusammen und berühren sich, auch wenn die Beine etwas gespreizt sind. Ein richtig entwickelter Beinbizeps hinterlässt in der Seitenansicht eine deutliche Linie, die den vorderen vom hinteren Oberschenkel abgrenzt und ein sicheres Zeichen dafür ist, dass der betreffende Bodybuilder wirklich erfolgreich ein spezielles Beintraining betrieben hat.

Die wichtigste Übung zur Entwicklung des Beinbizeps sind Beincurls. Sie können im Liegen ausgeführt werden (gewöhnlich mit beiden Beinen gleichzeitig) oder im Stehen (wobei jedes Bein für sich trainiert und folglich besser isoliert wird). Aber auch bei Kniebeugen und Ausfallschritten wird dieser Muskel gefordert, besonders in der unteren Hälfte der Bewegung. Zur vollständigen Dehnung des Beinbizeps empfehle ich Kreuzheben mit gestreckten Beinen und Good Mornings, Übungen, die im Anfängerprogramm als Krafttraining für den unteren Rücken enthalten sind, die aber auch die Entwicklung der Oberschenkelrückseite fördern.

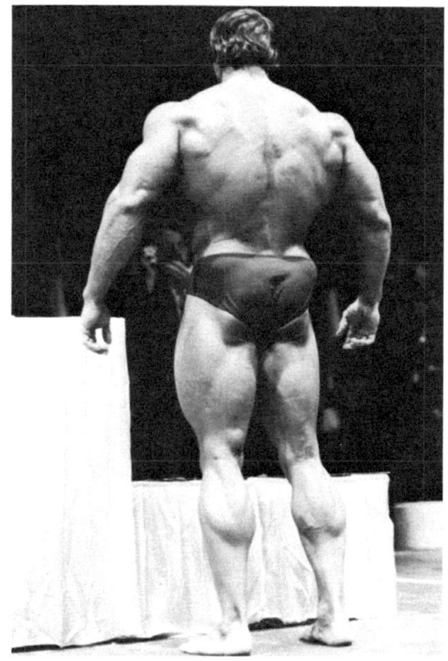

Obwohl ich hier beim Mr. Olympia 1974 entspannt stehe, spanne ich den Beinbizeps bewusst an. Ich war sehr froh, dass ich mich das ganze Jahr über bemüht hatte, diese Muskelgruppe besonders hart zu trainieren.

Vergessen Sie nicht, dass der Beinbizeps auf verschiedene Schockprinzipien wie erweiterte Sätze durch Gewichtsreduktion, Teilwiederholungen, Intensivwiederholungen und Supersätze hervorragend anspricht. Je stärker dieser wichtige Muskel durch Schocktraining angeregt wird, desto besser entwickelt er sich.

Anfänger- und Fortgeschrittenenprogramm

Im Anfängerprogramm habe ich nur Grundübungen für alle wichtigen Beinpartien vorgesehen: Kniebeugen, Ausfallschritte und Beincurls. Die beiden ersten Übungen lassen sich gut kombinieren, um die Masse und Kraft der Oberschenkel aufzubauen, und die letzte entwickelt gezielt die Oberschenkelrückseite.

Glauben Sie aber bitte nicht, diese Übungen seien lediglich für Anfänger bestimmt, nur weil sie im Anfängerprogramm enthalten sind. Sie sind auf jeder Leistungsstufe notwendig, um hervorragende Oberschenkel zu entwickeln und zu erhalten. Abgesehen von ausgesprochenem Spezialtraining zur Beseitigung von Schwächen, sind Sie immer auf diese Grundübungen angewiesen.

Im Fortgeschrittenentraining müssen Sie Kniebeugen verschiedener Art ausführen. Bei Frontkniebeugen sind Sie zum Beispiel gezwungen, den Rücken gerade zu halten, wodurch die Außenseite der Oberschenkel stärker beansprucht wird. Bei Hackenschmidt-Kniebeugen kommen Sie ganz herab, was die unteren Oberschenkelpartien stärker belastet und die Teilung zwischen Quadrizeps und Beinbizeps verbessert. Die unterschiedlichen Varianten der Kniebeuge trainieren das Bein unter verschiedenen Arbeitswinkeln. Übungen für den Beinbizeps, zum Beispiel Kreuzheben mit gestreckten Beinen, gestatten es, die Intensität der Belastung ständig zu steigern.

Da das Beintraining so hohe Anforderungen stellt, ist die Verbesserung der Kondition ein wichtiger Faktor. Am Anfang werden Sie schon die wenigen Beinübungen des Programms als schwierig genug empfinden. Doch wenn Sie nach einer Weile kräftiger und leistungsfähiger geworden sind, werden Sie auch den großen Anstrengungen des Fortgeschrittenen- und Wettkampftrainings gewachsen sein.

Wettkampfprogramm

Wenn Sie mit der Vorbereitung auf Wettkämpfe beginnen, müssen Sie sich mit noch einer Menge zusätzlicher Aspekte der Beinentwicklung befassen: Ausformung der Muskeln, mehr Streifen, Querstreifung, vollkommene Muskelteilung, Oberschenkelmasse im richtigen Verhältnis zum übrigen Körper. Um dies zu erreichen, müssen Sie sich im Beintraining noch mehr fordern, müssen jedes nur mögliche Schockprinzip anwenden, sodass die ohnehin schwierigen Trainingseinheiten fast unerträglich werden.

Supersätze für die Beine können zum Beispiel äußerst kraftraubend sein. Die Oberschenkel sind die größte Muskelgruppe des Körpers, und wenn Sie keine hervorragende Kondition haben, kann es sein, dass Sie am Anfang schon nach zwei oder drei Sätzen ohne Pause vollkommen erschöpft sind. Sie können Übungen für den gleichen Muskel zu Supersätzen kombinieren – Kniebeugen und Beinstrecken zum Beispiel – oder abwechselnd die Vorderseite und die Rückseite mit Ausfallschritten und Beincurls. Doch diese ganze Intensität dient einem Zweck: alles nur Mögliche zu tun, um sämtliche Oberschenkelpartien zu entwickeln.

Auf diesem Leistungsniveau dürfen Sie sich nichts vormachen; Sie müssen sich die Oberschenkel ansehen und genau bestimmen, wo Ihre Entwicklung lediglich adäquat ist, wo sie hervorragend oder ganz einfach unbefriedigend ist. Der Schlüssel zum Sieg liegt darin, Schwächen früh zu erkennen und möglichst zeitig etwas dagegen zu tun, anstatt zu warten, bis es vielleicht zu spät ist.

Das Wettkampfprogramm soll Sie lehren, Ihre Entwicklung unter Kontrolle zu bekommen. Sie müssen Ihren Körperbau besser kennen und genau wissen, welche Bewegungen geeignet sind, die verschiedenen Bereiche des Beins zu isolieren: den oberen oder den unteren Oberschenkel, die Innenseite oder die Außenseite, Ansatz, Ursprung oder Dicke des Beinbizeps. Sie müssen spüren, wo normale oder frontale Kniebeugen, Beinpressen und Hackenschmidt-Kniebeugen ihre Wirkung haben, und lernen, mehr von jenen Übungen in Ihr Programm einzuplanen, die Ihnen die besten Ergebnisse bringen. Wenn Sie das alles wissen, können Sie die umfassende Entwicklung erreichen, die zum Siegen nötig ist.

Bedenken Sie, dass alle in diesen Programmen aufgeführten Übungen wichtig sind. Auch bei Abänderung des Programms ist es nicht ratsam, auf die Grundübungen völlig zu verzichten. Kniebeugen mögen Masse aufbauen, und Beinstrecken mag Form und Definition bewirken, aber es ist die Kombination dieser beiden Bewegungen, neben allen anderen Übungen, die Ihnen vollständige Entwicklung hoher Qualität bringt.

Im Wettkampfprogramm geht es weniger darum, mehr oder andere Übungen auszuführen, als vielmehr darum, die »zeitliche Intensität« mit vielen Supersätzen zu steigern. So ist es im Wettkampf äußerst wichtig, dass die Oberschenkel erstklassig definiert und mit überragender Muskelteilung versehen sind, und meiner Erfahrung nach erreicht man das am besten mit vielen Supersätzen: Beinstrecken und Kniebeugen, Frontkniebeugen und Beincurls, Hackenschmidt-Kniebeugen und Beincurls. Diese Methoden sind am besten geeignet, die gewünschten Ergebnisse zu erzielen – auch wenn die Wissenschaftler sagen, ein lokaler Fettabbau durch gesteigerte Muskeltätigkeit sei nicht möglich.

Erweiterte Sätze durch Reduzierung des Gewichts würde ich im Beintraining nicht ständig anwenden, doch zur Wettkampfvorbereitung eignen sie sich ganz hervorragend. Als ich vor Jahren eine bessere Oberschenkeldefinition anstrebte, experimentierte ich auf einer gleitenden Hackenschmidt-Maschine. Ich legte ein Gewicht auf, mit dem mir gerade sechs Wiederholungen möglich waren, reduzierte es dann und führte sechs weitere aus. So machte ich schließlich fünf Sätze von insgesamt 30 Wiederholungen, die ein enormes Brennen im Quadrizeps hervorriefen. Die gleiche Methode brachte mir auch beim Beinstrecken hervorragende Ergebnisse.

Da die Beine zu sehr großer Ausdauerleistung fähig sind, ist die Fortsetzung des Satzes durch Reduzierung des Gewichts hilfreich, um alle erreichbaren Muskelfasern bis zur Erschöpfung zu beanspruchen. Einige Maschinen sind für ein Training dieser Art sehr geeignet, weil man zum einen nur den Stift umzustecken braucht, um das Gewicht zu reduzieren, und zum anderen die Beine bis zum völligen Muskelversagen belasten kann, ohne dabei Angst haben zu müssen, dass man am Ende das Gewicht nicht mehr unter Kontrolle hat. Genauso können Sie auch bei Kniebeugen das Gewicht vermindern, indem Sie Scheiben von der Hantel nehmen, aber diese Übung könnte die strapaziöseste werden, die Sie je gemacht haben.

Ich selbst erzielte meine größten Fortschritte im Oberschenkeltraining 1971, als ich neben reiner Masse tiefere Definition und Teilung am nötigsten hatte. Ich begann das Beintraining daher mit einem Supersatz, zuerst Beinstrecken, gefolgt von Kniebeugen. Ich strengte mich beim Beinstrecken sehr an und war folglich schon ziemlich entkräftet und müde, bevor ich zu den Kniebeugen kam. Meine Oberschenkel fühlten sich wie tot an, und ich musste feststellen, dass ich kaum 145 kg bewegen konnte. Doch ich bemühte mich weiter und war bald in der Lage, die Kniebeugen unmittelbar nach dem Beinstrecken auszuführen, und auf diesen neuen Schock sprachen meine Oberschenkel ganz phantastisch an. Ein anderer Supersatz, der mir gute Ergebnisse brachte, waren frontale Kniebeugen kombiniert mit Beincurls.

Zur Isolierung der Oberschenkelmuskeln habe ich immer auf Hackenschmidt-Kniebeugen vertraut, besonders im Wettkampftraining. Hackenschmidt-Kniebeugen bringen maximale Härte, Definition und Teilung. Die Vorzüge dieser Übung entdeckte ich durch Steve Reeves, der sie besonders nützlich fand, wenn er seine Beine in Wettkampfform bringen wollte.

Tom Platz hat seine spezielle Methode, um die Ausdauerfähigkeit der Beine zu erschöpfen und die Muskeln extrem zu belasten. Beim Beinstrecken macht er zum Beispiel erst die maximale Wiederholungszahl. Wenn er bereits zu ermüden beginnt und keine vollständigen Bewe-

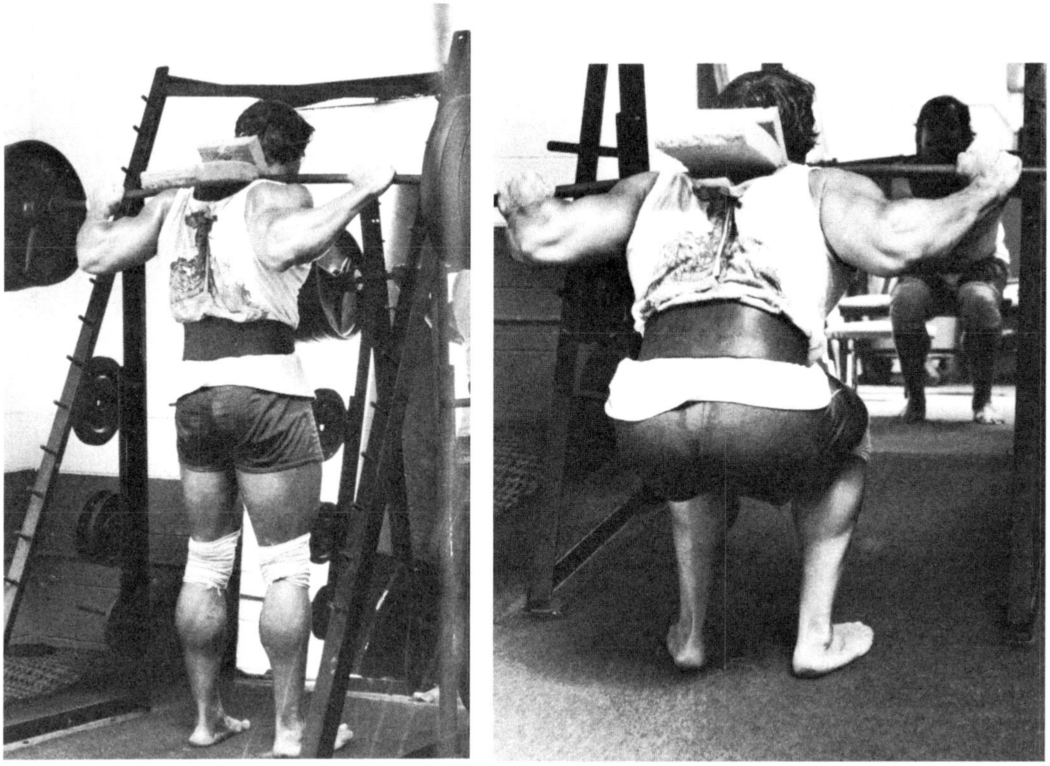

Um große Muskeln zu bekommen, müssen Sie mit schwerem Gewicht trainieren. Ich habe mich einmal eine Zeitlang auf Krafttraining konzentriert und Kniebeugen mit 227 kg für vier Wiederholungen gemacht, nur um meine Oberschenkel um einen Zoll zu vergrößern.

gungen mehr schafft, setzt er den Satz fort, indem er das Gewicht gerade so weit bewegt, wie es ihm noch möglich ist (dreiviertel, halbe, viertel Wiederholungen). Schließlich liegt er dann völlig verausgabt flach auf der Maschine, aber man sieht, dass er die Beine noch immer anspannt und das Gewicht noch um Zentimeter bewegt. Er hört erst auf, wenn sein Quadrizeps vollkommen versagt und er so erschöpft ist, dass er das Gewicht keinen Bruchteil eines Zentimeters mehr bewegen kann. Im Grunde sind das erweiterte Sätze in einer Variante, bei der Tom nicht das Gewicht reduziert, sondern den Bewegungsumfang.

Platz verlangt seinen Beinen mehr als andere ab, und deshalb erreicht er auch mehr. Er macht zum Beispiel bis zu 35 Kniebeugen mit 145 kg auf der Stange, weitere 25 Wiederholungen nach weniger als einer Minute Pause, mehrere Sätze Beinstrecken und Beincurls bis zur völligen Erschöpfung, Hackenschmidt-Kniebeugen und Beinpressen, brutale Wadenarbeit – und geht dann hinaus, um sein Beintraining mit 30 km Radfahren abzuschließen.

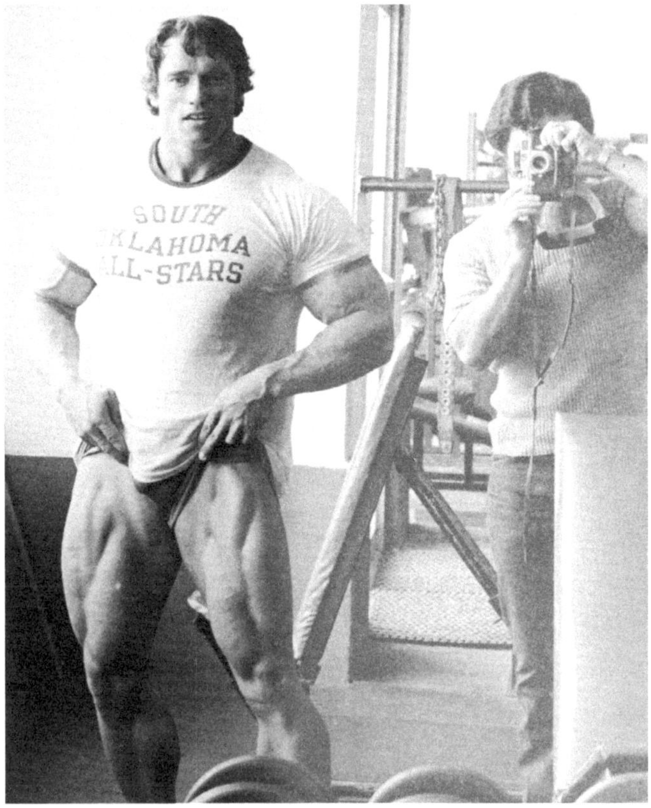

Ich habe dem Fotografen John Balik hier gerne den Gefallen getan, für seine Kamera zu posieren, aber eigentlich ist mir jeder Vorwand willkommen, um die Muskeln während des Trainings anzuspannen. Ich stelle mich mit Vorliebe nach jedem Satz vor den Spiegel, und spanne die trainierten Muskeln an. Möglichst starkes Anspannen bringt mir maximale Definition, besonders in den Oberschenkeln.

Das sind nur einige der Methoden, derer sich Champions zur Entwicklung ihrer Oberschenkel bedient haben. Erstklassige Oberschenkel zu entwickeln ist eine Frage harter Arbeit, guter Technik sowie der Nutzung aller Schockprinzipien, die für maximale Trainingsintensität sorgen sollen, zum Beispiel erschwerte Negativwiederholungen bei Beinstrecken, Beincurls, Hackenschmidt-Kniebeugen oder Maschinen-Kniebeugen, die alle an Trainingsmaschinen ausgeführt werden, sodass die Techniken gefahrlos ausgeführt werden können, oder unterbrochene Sätze bei einer Übung wie der Kniebeuge, wobei man acht, zehn oder mehr Sätze in das übrige Training einfügt; oder Vorermüdung des Quadrizeps mit Beinstrecken, unmittelbar gefolgt von Kniebeugen, auch wenn die Oberschenkel vor Schmerzen schon »schreien«.

Alle Bodybuilder benötigen natürlich Oberschenkelmasse. Mir selber fehlte es einst an Umfang, obwohl ich im übrigen bereits eine recht gute Entwicklung erreicht hatte. Um die nötige Masse aufzubauen, plante ich viel schwere Kniebeugen ein, vor allem halbe Kniebeugen. Bei halben Kniebeugen können Sie ungeheuer viel Gewicht auflegen, ohne dass eine wirkliche Verletzungsgefahr für die Knie besteht. Wenn Sie Masse aufbauen wollen, müssen Sie nach den Prinzipien des Kraft-

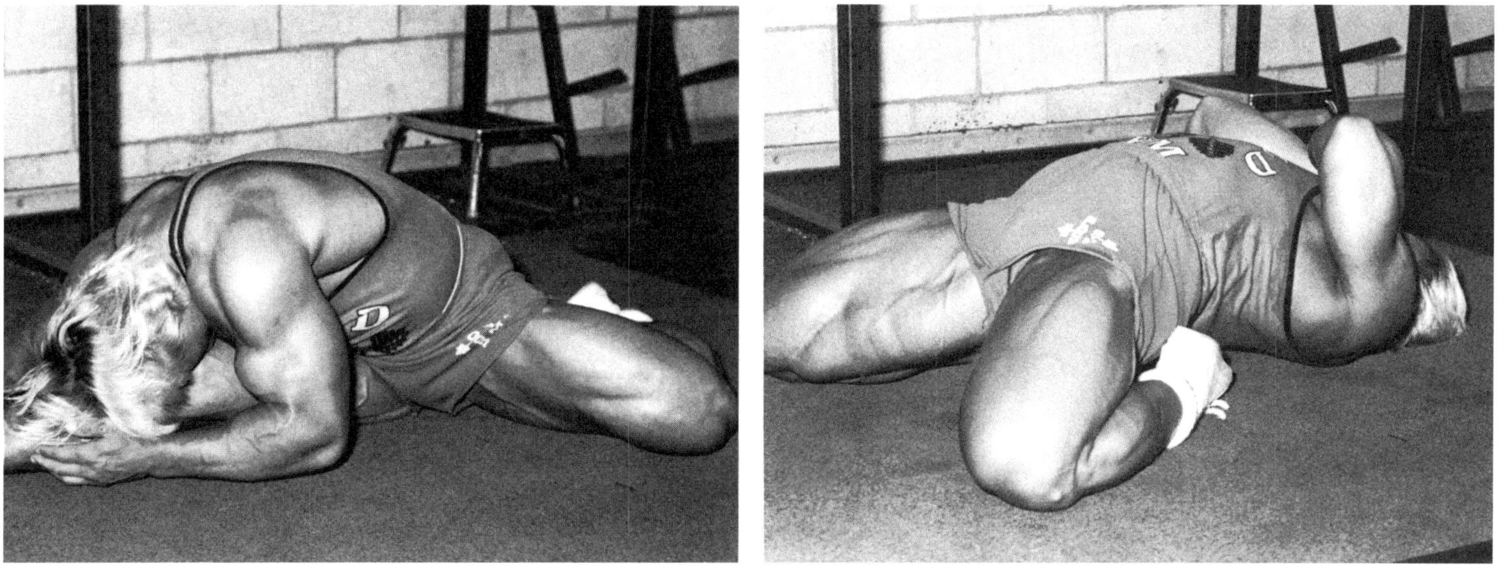

Steif? Sehen Sie sich einmal an, wie unglaublich gelenkig Tom Platz ist!

trainings Vorgehen: weniger Sätze und Wiederholungen, längere Ruhepausen, aber mehr Gewicht auflegen. Die wichtigsten Kraftübungen sind ganze, halbe und frontale Kniebeugen mit einer Langhantel oder an der Maschine. Auch Beinpressen können Sie als Kraftübung ausführen, wenn Sie sie mit sehr schwerem Gewicht ausführen.

Anspannen und Dehnen

Wenn Bodybuilder im Wettkampf vor Überanstrengung Krämpfe bekommen, treten sie gewöhnlich zuerst in den Beinmuskeln auf. Das sind gewaltige, starke Muskeln, und man muss sehr viel üben, bis man die nötige Ausdauer hat, um die Beine stundenlang zu Posen anzuspannen.

Harte Posing-Sitzungen und ständiges Anspannen der Muskeln während des Trainings verhelfen Ihnen zu maximaler Muskelteilung und zu den Querstreifen, die moderne Bodybuilder heutzutage erzielen. Doch je stärker diese großen Muskeln kontrahieren, desto mehr verkürzen sie sich, und deshalb ist es ebenso wichtig, sie durch Dehnen wieder zu verlängern. Praktisch alle Top-Bodybuilder machen zur Entwicklung ihrer phantastischen Beine viel Dehnübungen. Tom Platz nimmt sich vor seinem Beintraining 15 Minuten Zeit zum Dehnen. Und wenn er damit fertig ist, dehnt er die Muskeln erneut.

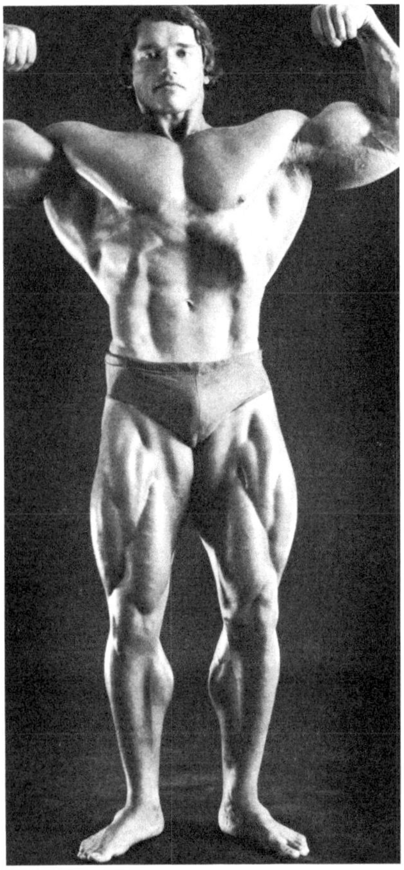

Bei meinen ersten Wettkämpfen galten meine Beine noch als schwacher Punkt, doch das änderte sich mit viel hartem Training, bei dem ich die Oberschenkel nach dem Prioritätsprinzip und dem Schockprinzip trainierte. Anfang der 70er-Jahre stellte meine Oberschenkelentwicklung dann kein Problem mehr dar.

Doch Sie können auch beim Trainieren selbst für Dehnung sorgen, indem Sie die richtigen Übungen aussuchen – zum Beispiel gleich nach Beincurls Kreuzheben mit gestreckten Beinen oder Good Mornings machen, um den Beinbizeps zu dehnen, oder bei Kniebeugen und Hackenschmidt-Kniebeugen bewusst ganz herabkommen und beim Beinpressen die Knie bis auf die Brust bringen.

Training für schwache Punkte

Da die Beinmuskeln so groß und komplex sind, wird praktisch jeder Bodybuilder irgendwann in seiner sportlichen Laufbahn ein paar Schwächen in dieser Muskelgruppe entdecken. Man muss dann analysieren, welcher Art das Problem ist, und wissen, welche Übungen geeignet sind, es zu beheben.

Ganz allgemein empfehle ich, die Beine nach dem Prioritätsprinzip zu trainieren. Das Beintraining ist so anstrengend, dass man es am besten durchführt, wenn man noch frisch und stark ist, um möglichst gute Resultate zu erhalten. Wichtig ist auch ein guter Trainingspartner, der einen anfeuert, bis an die Leistungsgrenze zu gehen, und einen im Auge behält, falls es nötig ist.

Für spezifische Problembereiche empfehle ich folgende Beinübungen:

Entwicklung des unteren Oberschenkels

Da der untere Bereich des Oberschenkels am härtesten arbeitet, wenn das Knie völlig gebeugt ist, empfehle ich folgende Übungen mit einer Dreiviertel-Bewegung, bei der Sie ganz herabgehen, aber nur drei Viertel des Wegs nach oben kommen. Kniebeugen, Hackenschmidt-Kniebeugen und Beinpressen. Beinstrecken, wobei Sie sich darauf konzentrieren, die Beine ganz zurückkommen zu lassen und den Quadrizeps so weit zu dehnen, dass der untere Bereich der Oberschenkelmuskeln maximal beansprucht wird.

Entwicklung des äußeren Oberschenkels

- Frontkniebeugen
- Hackenschmidt-Kniebeugen
- Alle Varianten der Kniebeuge und des Beinpressens, bei denen die Zehen gerade nach vorn weisen und die Füße geschlossen sind.

Entwicklung des inneren Oberschenkels

- Viele Ausfallschritte (eine sehr nützliche Übung für die Innenseite des Oberschenkels)
- Kreuzheben mit gestreckten Beinen
- Beincurls im Stehen oder Liegen (weil es der Beinbizeps ist, der in der Vorderansicht den Raum zwischen den Beinen ausfüllt)
- Alle Varianten der Kniebeuge oder einer drückenden Bewegung mit auswärts gerichteten Zehen und relativ weitem Fußabstand

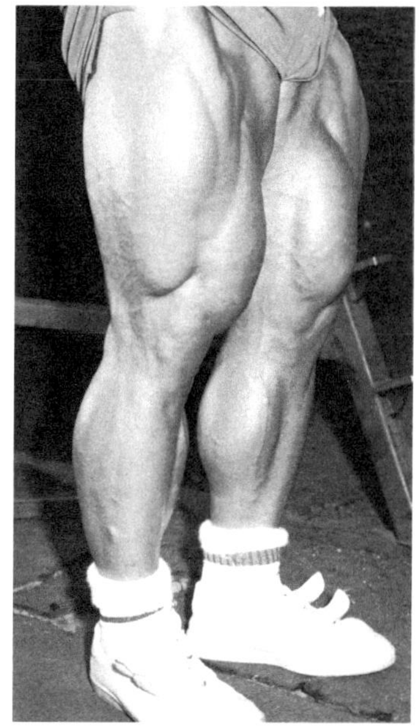

Vordere Oberschenkelwölbung

- Hackenschmidt-Kniebeugen mit den Fersen auf einer Unterlage, um den Quadrizeps noch besser zu isolieren.

Spalt zwischen Quadrizeps und Beinbizeps

- Hackenschmidt-Kniebeugen in spezieller Ausführung: ganz herabkommen und beim Hochkommen das Gesäß nach vorn bringen, von der Maschine weg, fast wie bei Sissy-Kniebeugen. Dieses Vorbringen des Beckens verändert die Gelenkstellung und somit den Arbeitswinkel der Beine und fördert die Ausbildung der begehrten Teilung zwischen der Vorderseite und der Rückseite des Oberschenkels.
- Die Entwicklung der Oberschenkel wird gefördert, wenn sich bei den verschiedenen Varianten der Kniebeuge und des Beinpressens die Fußstellung verändert.

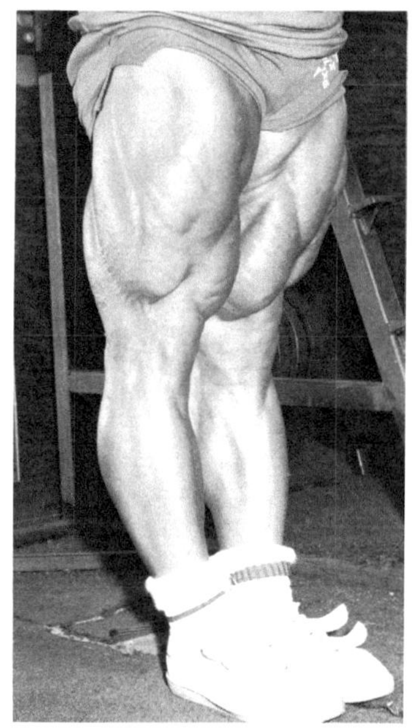

Für Gesamtentwicklung

- Normaler Fußabstand
- Zehen leicht auswärts gestellt

Für äußere Oberschenkelentwicklung (Vastus lateralis)

- Füße geschlossen
- Zehen geradeaus nach vorn

Für innere (Adduktoren) und vordere (Vastus medialis) Oberschenkelentwicklung

- Relativ weiter Fußabstand
- Zehen stark auswärts gestellt

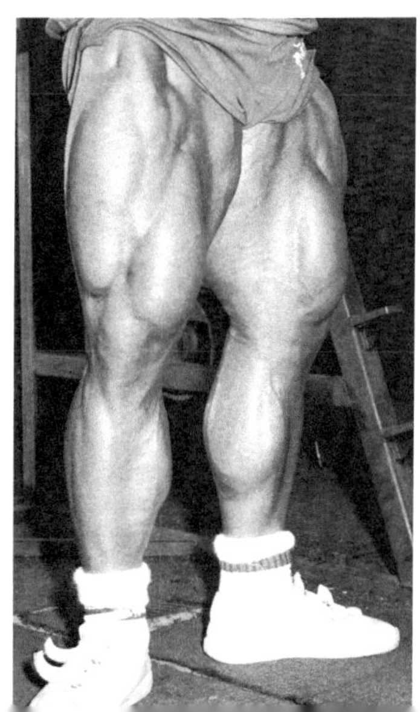

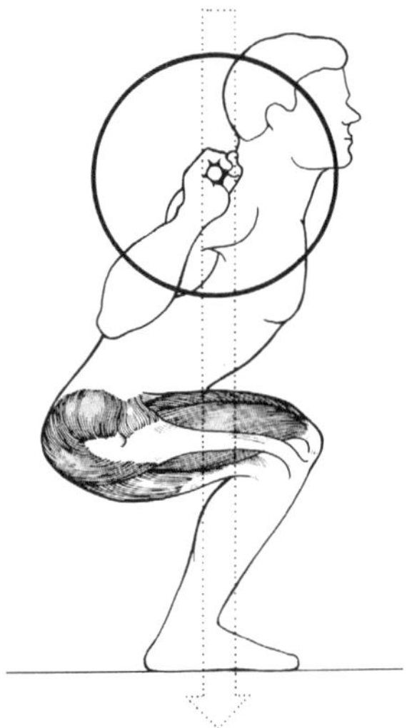

Die besten Ergebnisse erzielt man bei Kniebeugen, wenn die Stange direkt über den Füßen bleibt. Halten Sie den Kopf hoch und den Rücken gerade, wenn Sie in die Knie gehen. In dieser Haltung bleibt der untere Rücken aus dem Spiel, und die Belastung kommt auf die Beinmuskeln, wo sie hingehört.

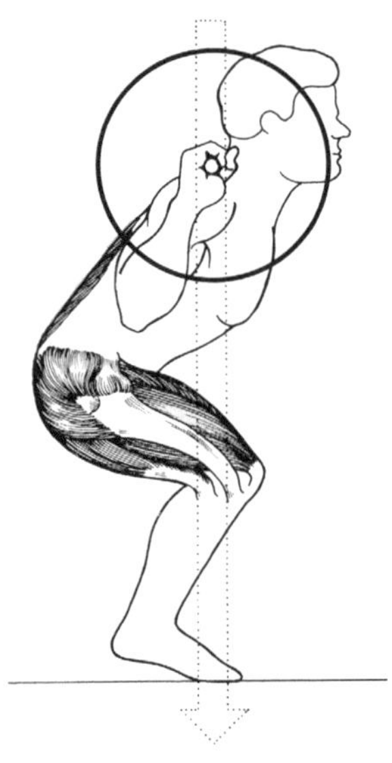

Bei vorgestrecktem Kopf, wie hier gezeigt, wird der untere Rücken stärker belastet, während die Beine, die eigentlich trainiert werden sollen, weniger beansprucht werden. Bodybuilder mit langen Beinen haben dieses Problem mehr als solche mit kurzen Beinen.

BEINÜBUNGEN

Kniebeugen

Zweck der Übung: Masse- und Kraftzuwachs der Beine, besonders der Oberschenkel.

1. Gehen Sie so unter die auf dem Squat Rack liegende Langhantel, dass die Stange hinter dem Nacken auf den Schultern aufliegt, fassen Sie die Stange, um sie im Gleichgewicht zu halten, heben Sie sie von der Ablage, indem Sie hochkommen, und machen Sie einen Schritt nach vorn. Sie können bei dieser Bewegung mit den Füßen flach auf dem Boden stehen oder für mehr Halt die Fersen etwas erhöht auf eine Unterlage stellen.

2. Den Kopf zurückgenommen und den Rücken gerade haltend, beugen Sie die Knie und kommen etwas tiefer herab, als bis die Oberschenkel in der Horizontalen sind. Von diesem Punkt drücken Sie sich in die Ausgangsstellung hoch.

Die ganze Kniebeuge ist eine der traditionellen masseaufbauenden Übungen für den ganzen Unterkörper. Es ist bei dieser Übung wichtig, besonders wenn Sie sie lernen, tiefer als bis in die Horizontale zu kommen, damit Sie über den ganzen Bewegungsumfang Kraft erwerben. Wenn Sie am Anfang nicht weit genug herabkommen, könnten Sie sich später, wenn Sie mit schwererem Gewicht arbeiten, eine Verletzung zuziehen. Die Fußstellung bestimmt, welche Oberschenkelpartie bei Kniebeugen am stärksten beansprucht wird: Bei größerem Fußabstand werden die inneren Oberschenkel, bei enger Fußstellung mehr die äußeren Partien belastet, bei auswärts gestellten Fußspitzen wird die Innenseite der Oberschenkel stärker beansprucht, bei einwärts gestellten Zehen die Außenseite. In der normalen Stellung ist der Fußabstand gewöhnlich schulterweit, und die Zehen weisen leicht nach außen.

Schwere Kniebeugen

Die individuelle Technik der Kniebeuge hängt in starkem Maße von den Körperproportionen ab. Ich bin aufgrund meiner Größe gezwungen, mich bei Kniebeugen relativ weit vorzubeugen, und infolgedessen kommt der untere Rücken bei dieser Übung stark zum Einsatz. Eigentlich sollte der Rücken bei dieser Übung möglichst gerade gehalten werden. Bodybuildern wie Franco Columbu und Tom Platz gelingt dies mühelos, mit Gesäß und Hantel beim Herabkommen ungefähr auf der gleichen Linie, während bei mir die Stange weit vorn liegt und das Gesäß stark nach hinten gestreckt ist. Ich plane deshalb immer viel frontale Kniebeugen in mein Programm ein, um sicherzustellen, das der Quadrizeps isoliert wird.

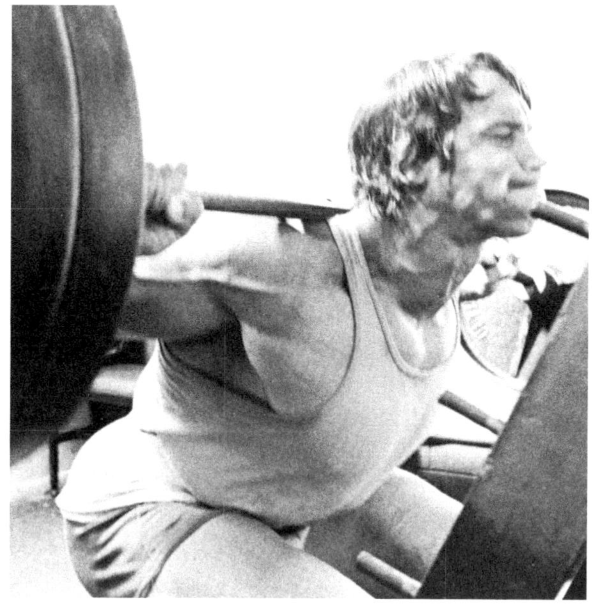

Halbe Kniebeugen

Zweck der Übung: Gesteigerter Masse- und Kraftzuwachs der Oberschenkel.

Diese Übung wird in gleicher Weise ausgeführt wie normale Kniebeugen, nur kommen Sie lediglich die Hälfte des Wegs herab, sodass Sie mehr Gewicht auflegen können.

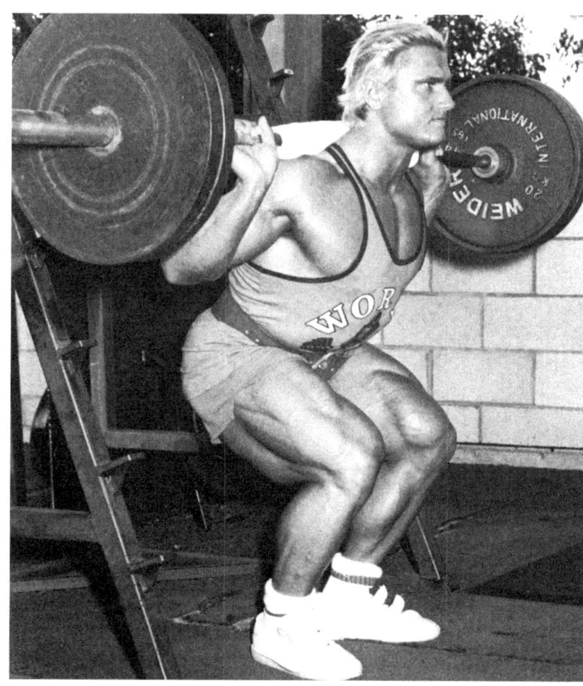

Tom Platz

Kniebeugen an der Maschine

Zweck der Übung: Entwicklung des Quadrizeps.

1. Bringen Sie die Schultern unter die Stange, und richten Sie sich in den Stand auf. Wählen Sie die Fußstellung entsprechend der gewünschten Wirkung der Übung [siehe Seite 418].

2. Beugen Sie die Knie, und gehen Sie in die Hocke, sodass die Oberschenkel weiter herabkommen als in die Horizontale, drücken Sie sich dann wieder in die Ausgangsstellung hoch.

3. Bei auswärts gestellten Fußspitzen wird besonders die Innenseite der Oberschenkel entwickelt. In dieser Stellung eine Langhantel im Gleichgewicht zu halten könnte schwierig sein, aber an der Maschine ist diese Fußstellung einfach. Stellen Sie die Zehen einwärts, um die Außenseite der Oberschenkel zu trainieren. Wenn Sie die Füße weiter vorstellen, wird der Quadrizeps besser isoliert, besonders der untere Teil im Kniebereich; auch der Rücken wird weniger belastet, weil Sie sich nicht vorzubeugen brauchen.

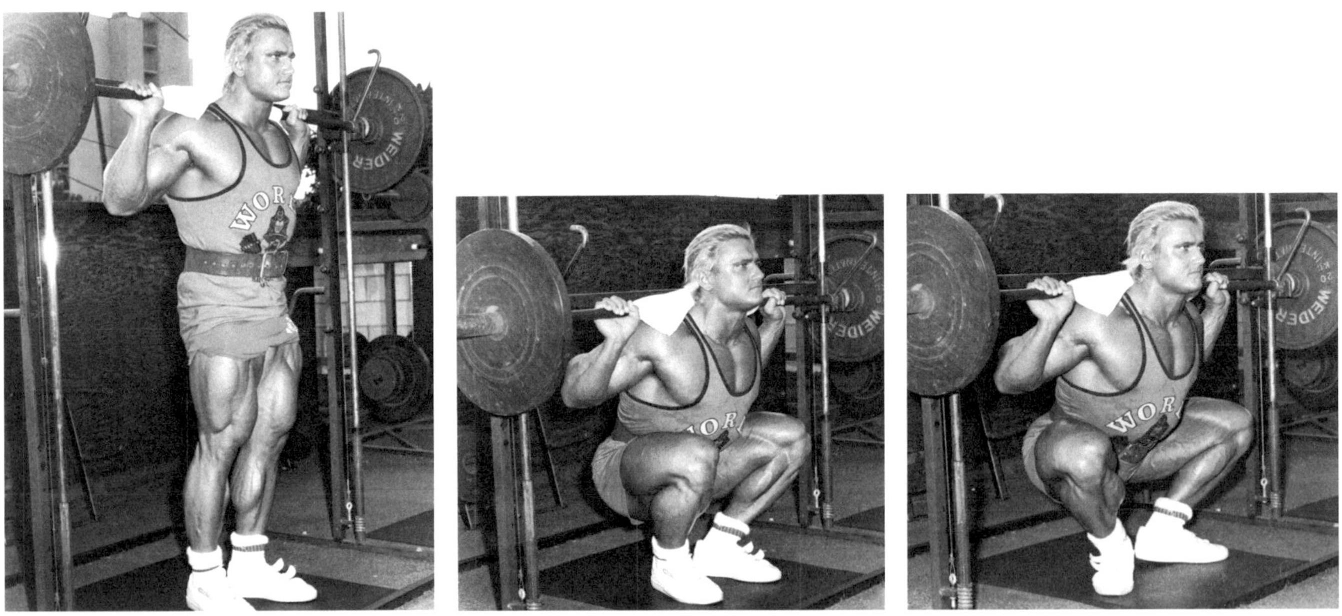

Zehen nach außen

Kniebeugen an der Maschine gestatten es, die Oberschenkel intensiv zu beanspruchen, während andere Körperpartien wie Knie und unterer Rücken entlastet werden. Es gibt verschiedene Maschinen, an denen eine der Kniebeuge ähnliche Bewegung möglich ist. Der Widerstand wird dabei ganz unterschiedlich erzeugt, zum Beispiel mit Hilfe von Gewichten, durch Reibung oder sogar durch Luftverdichtung. Ich persönlich habe Maschinen-Kniebeugen immer am liebsten an einer Smith-Maschine ausgeführt.

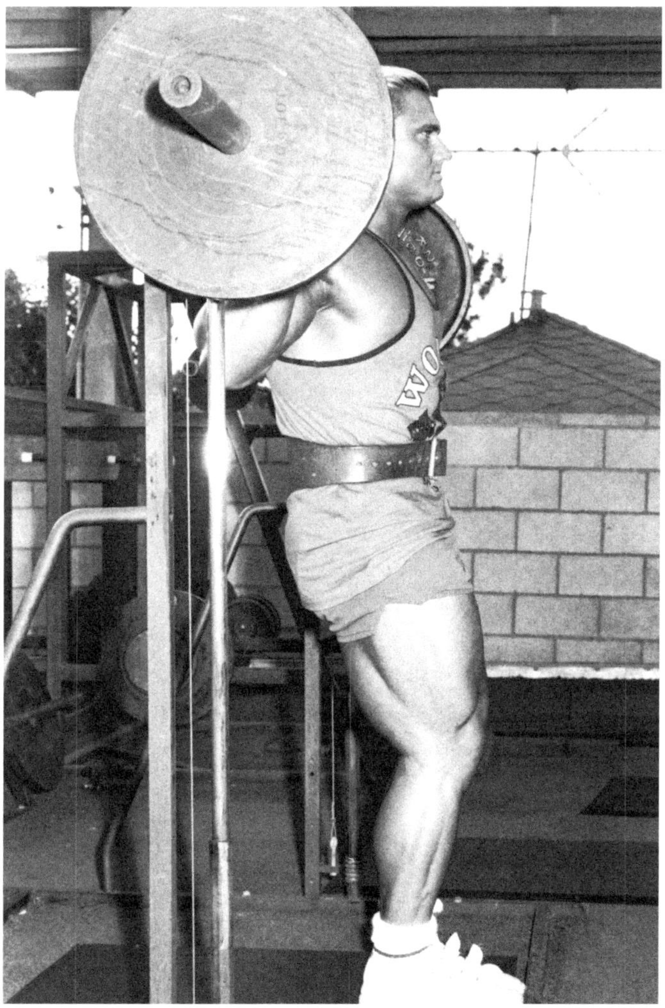

Füße gerade nach vorn

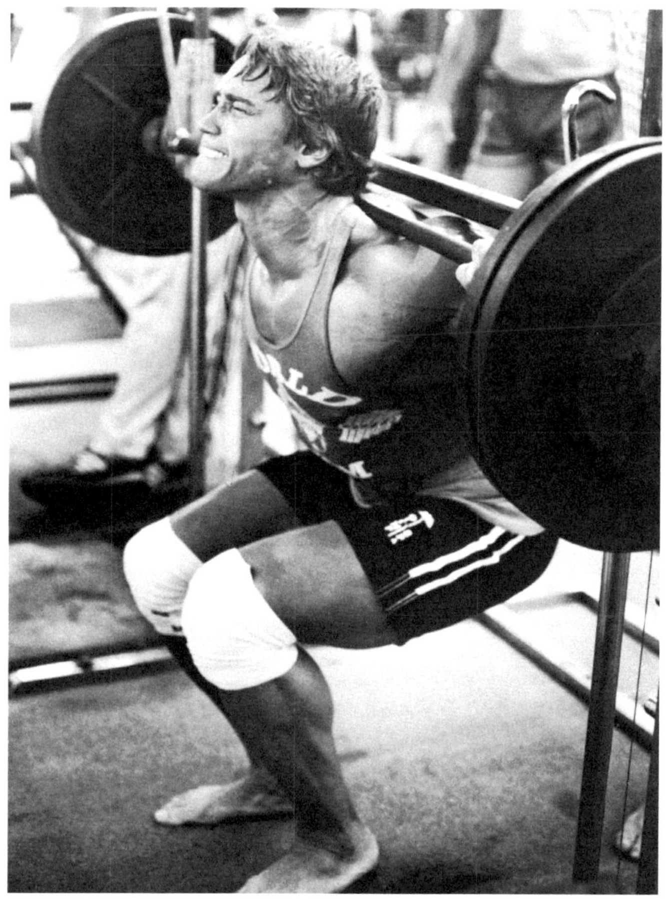

Kniebandagen erhöhen bei schweren Kniebeugen den hydrostatischen Druck im Gelenk und vermindern dadurch das Risiko von Gelenkverletzungen oder Bandschäden.

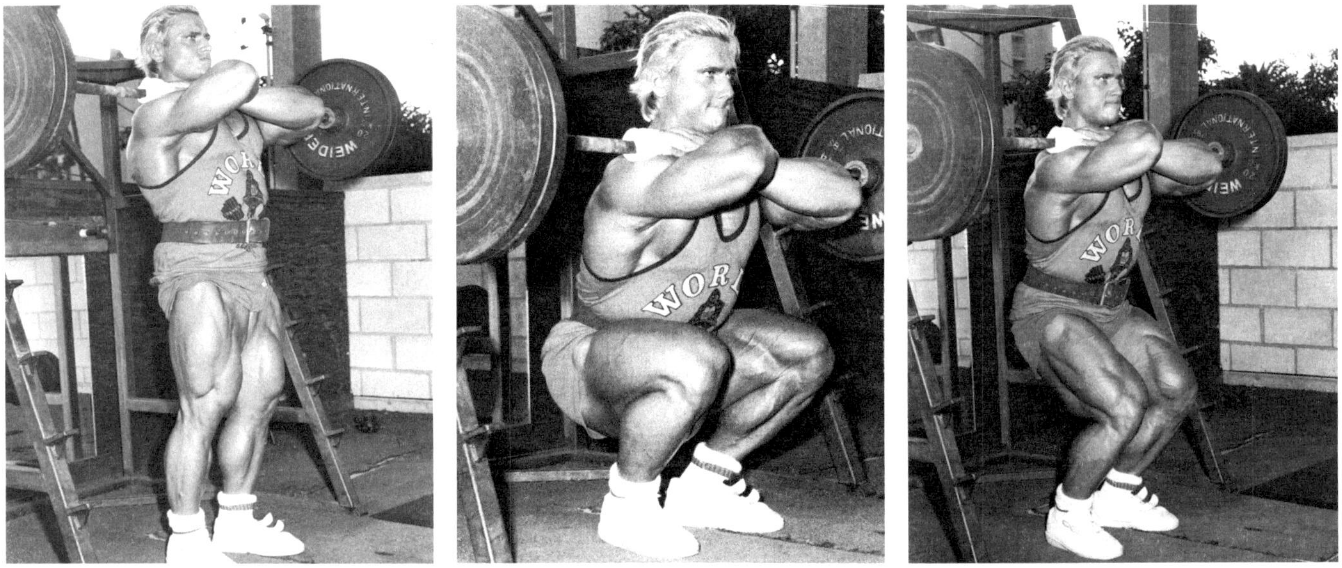

Halbe Kniebeugen mit dem Gewicht vor dem Körper werden genauso ausgeführt wie normale frontale Kniebeugen, nur kommen Sie lediglich die Hälfte des Wegs herab.

Frontkniebeugen

Zweck der Übung: Trainieren der Beine, besonders der Oberschenkel.

1. Stellen Sie sich vor das Squat Rack, bringen Sie die Arme unter der Stange hoch, kreuzen Sie mit hochgehaltenen Ellbogen die Arme, und fassen Sie die Stange so, dass Sie sie gut unter Kontrolle haben.

2. Heben Sie das Gewicht dann von der Ablage ab. Gehen Sie etwas zurück, und stellen Sie die Füße auseinander, damit Sie sicher stehen (mir fällt diese Übung leichter, wenn ich die Fersen etwas erhöht auf eine Unterlage stelle, um besser im Gleichgewicht zu bleiben).

3. Den Kopf hoch und den Rücken gerade haltend, gehen Sie in die Hocke herab, bis die Oberschenkel sich unterhalb der Horizontalen befinden. Drücken Sie sich dann wieder in die Ausgangsstellung hoch. Führen Sie diese Übung langsam und in korrekter Haltung aus, mit geradem Rücken. Wenn möglich, machen Sie alle Kniebeugen vor einem Spiegel, damit Sie sehen können, ob Sie den Rücken gerade halten.

Kniebeugen mit dem Gewicht auf der Brust entwickeln die Außenkonturen des Quadrizeps.

Sissy-Kniebeugen

Zweck der Übung: Isolierung des unteren Quadrizeps.

1. Stehen Sie aufrecht, die Füße ein paar Zentimeter auseinander, und halten Sie sich an einer Bank oder etwas anderem fest, um sicheren Stand zu haben.

2. Beugen Sie die Knie, stellen Sie sich auf die Zehen, und kommen Sie mit dem Körper so herab, dass sich Becken und Knie nach vorn bewegen, während Kopf und Schultern nach hinten geneigt werden.

3. Lassen Sie sich möglichst weit herab, bis das Gesäß praktisch die Fersen berührt. Dehnen Sie die Oberschenkel gut, und verharren Sie einen Moment, ehe Sie die Beine wieder strecken und in den Stand hochkommen. Spannen Sie die Muskeln am oberen Punkt der Bewegung stark an, um maximale Einschnitte und Entwicklung zu erzielen.

Diese Bewegung wird zwar als Kniebeuge bezeichnet, ist aber in ihrer Wirkung auf die Beine dem Beinstrecken sehr ähnlich. Sie werden die Belastung herab bis zum Ansatzpunkt des Quadrizeps am Knie spüren.

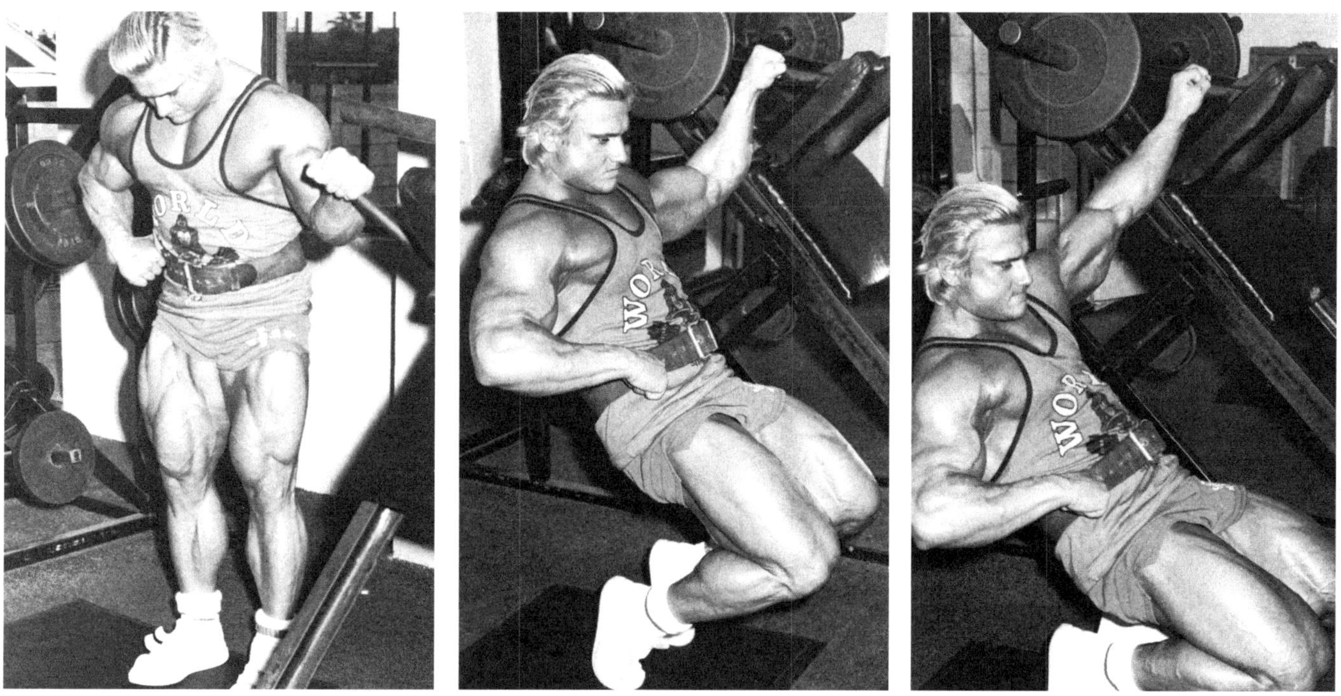

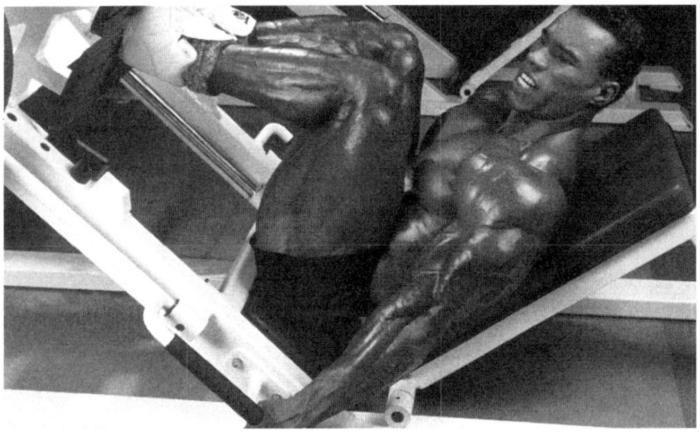

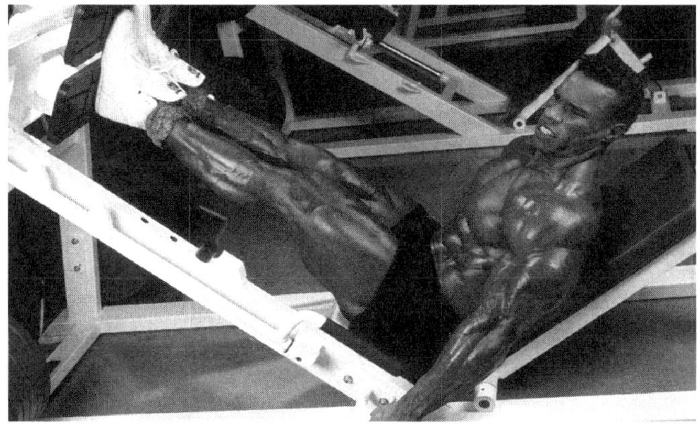

Kevin Levrone

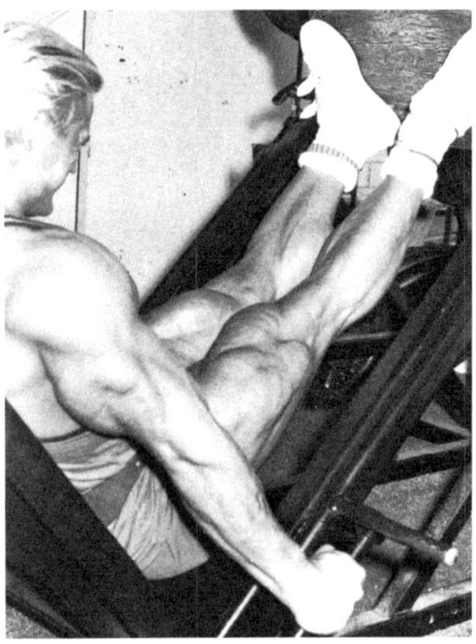

Schräges Beinpressen: Zehen auswärts. Wenn Sie die Oberschenkelinnenseite trainieren möchten, stellen Sie die Fußspitzen auswärts, um maximale Entwicklung der Adduktoren des Oberschenkels zu erhalten.

Beinpressen

Zweck der Übung: Massezuwachs der Oberschenkel.

1. Setzen Sie sich auf eine Beinpresse, und stemmen Sie die Beine gegen das Querstück.

2. Beugen Sie die Knie, und lassen Sie das Gewicht möglichst weit herab, sodass die Knie zur Schulter kommen. Drücken Sie das Gewicht wieder bis zur vollen Streckung der Beine hoch. Gewöhnen Sie sich gar nicht erst an, auf die Knie zu drücken, um den Beinen beim Hochpressen zu helfen; verschränken Sie auch nicht die Arme vor der Brust, weil der Bewegungsumfang sonst eingeschränkt wird.

Wenn Kniebeugen einen Nachteil haben, dann ist es der Druck, den sie auf den unteren Rücken ausüben. Beinpressen bietet die Möglichkeit, dies zu umgehen und die Beine mit sehr schwerem Gewicht zu trainieren.

Varianten: Es gibt noch verschiedene andere Maschinen zum Beinpressen. Bei manchen ist die Führungsbahn vertikal, bei anderen horizontal. Doch ungeachtet der Bauart der Maschine sollte die Übung ähnlich ausgeführt werden, und zwar so, dass die Knie möglichst nahe an die Schultern herankommen.

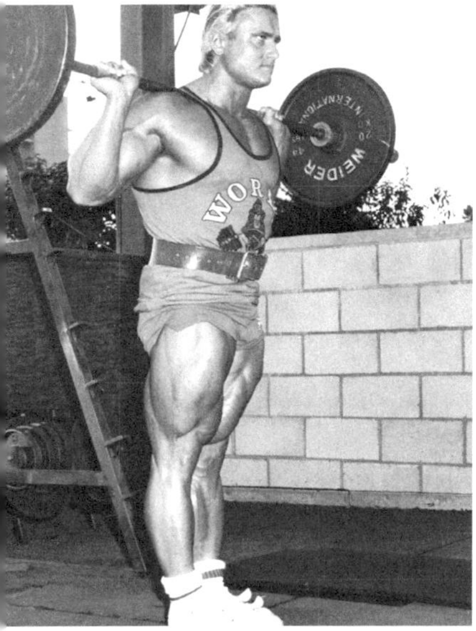

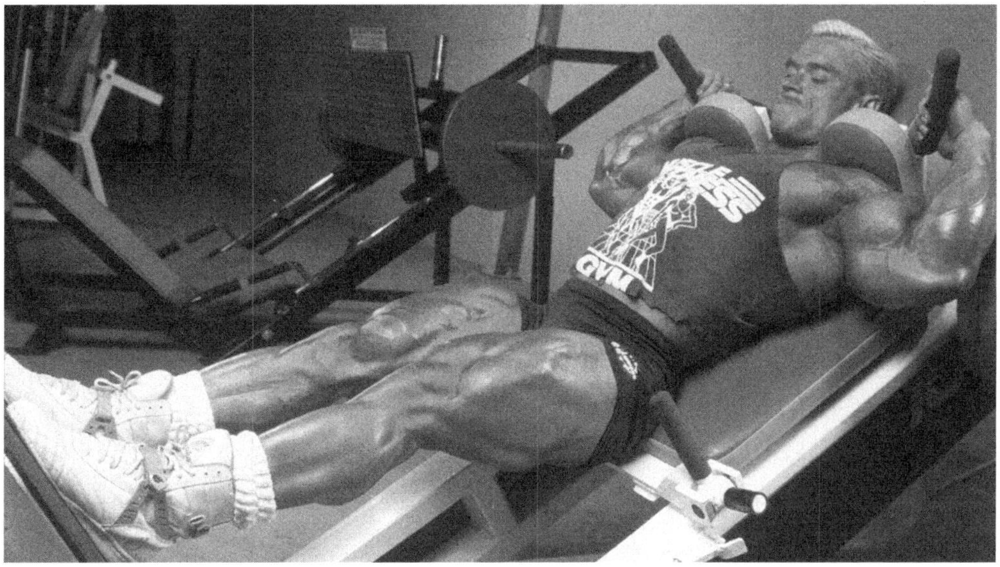

Lee Priest

Hackenschmidt-Kniebeugen

Zweck der Übung: Entwicklung der unteren Oberschenkelpartie.

1. Je nach Bauart der Maschine bringen Sie entweder die Schultern unter die gepolsterten Stangen oder halten sich an den Griffen fest. Die Füße sollten geschlossen sein, Fußspitzen leicht nach außen gestellt.

2. Drücken Sie mit den Beinen nach unten und bringen Sie den Mechanismus hoch, bis die Beine ganz gestreckt sind. Dadurch bleiben die Beine ständig angespannt. Beugen Sie die Knie, und gehen Sie völlig nach unten. Die Beine sollten am Ende einen viel spitzeren Winkel bilden als bei normalen Kniebeugen. Kommen Sie bei allen Wiederholungen ganz herab, um den unteren Bereich der Bewegung voll zu nutzen.

3. Bei einigen Ihrer letzten Wiederholungen gehen Sie normal herab, drücken jedoch beim Hochkommen den Rücken durch und bringen die Hüften vor, weg von der Maschine, ohne die Beine zu strecken. Das verstärkt die Teilung zwischen Beinbizeps und Quadrizeps, durch die die Oberschenkel bei einer seitlichen Brustpose so mächtig wirken.

Hackenschmidt-Kniebeugen sind eine gute Übung, um den unteren Bewegungsteil der Kniebeuge zu trainieren.

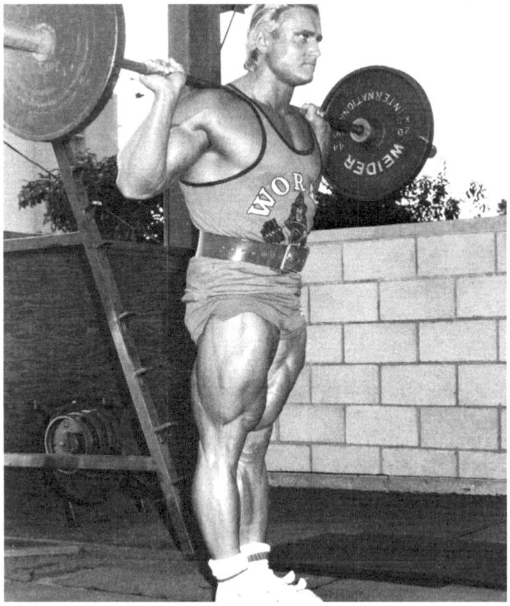

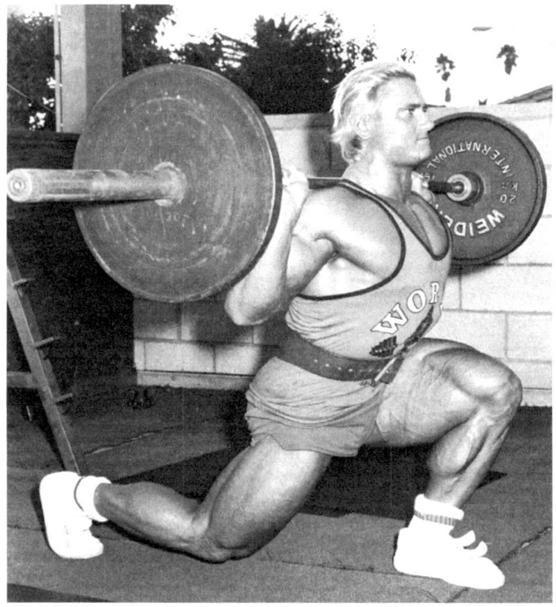

Ausfallschritte

Zweck der Übung: Entwicklung der Oberschenkelvorderseite.

1. Stehen Sie aufrecht, Füße geschlossen, und halten Sie eine Langhantel auf den Schultern.

2. Den Kopf hoch halten, Rücken gerade und Brust vorstrecken. Setzen Sie ein Bein vor, beugen die Knie und bringen das hintere Bein fast bis zum Boden herab. Der Schritt nach vorn sollte so lang sein, dass das hintere Bein nahezu gestreckt ist.

3. Drücken Sie sich mit einer kraftvollen und entschlossenen Bewegung wieder hoch, bringen Sie die Füße zusammen, und setzen Sie dann den anderen Fuß vor, um die Bewegung zu wiederholen. Sie können entweder alle Wiederholungen erst mit dem einen und dann mit dem anderen Bein ausführen oder den ganzen Satz hindurch mit dem rechten und linken Bein abwechseln.

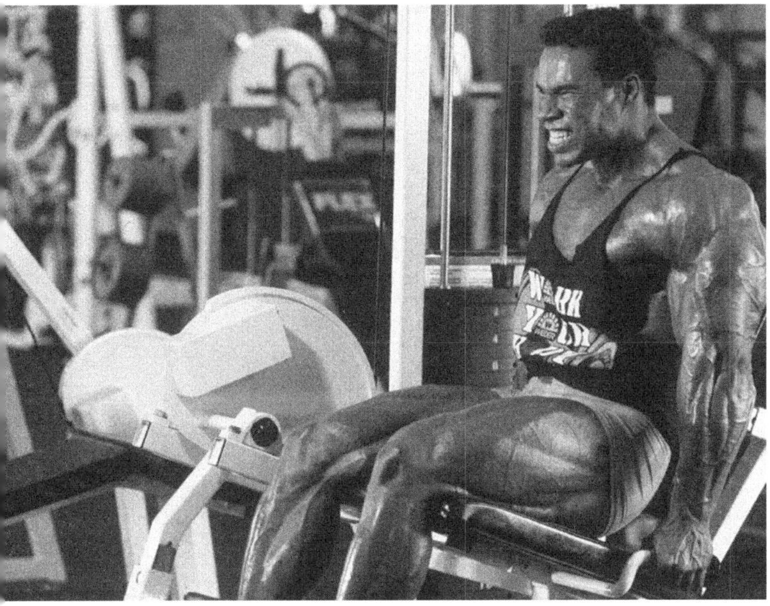

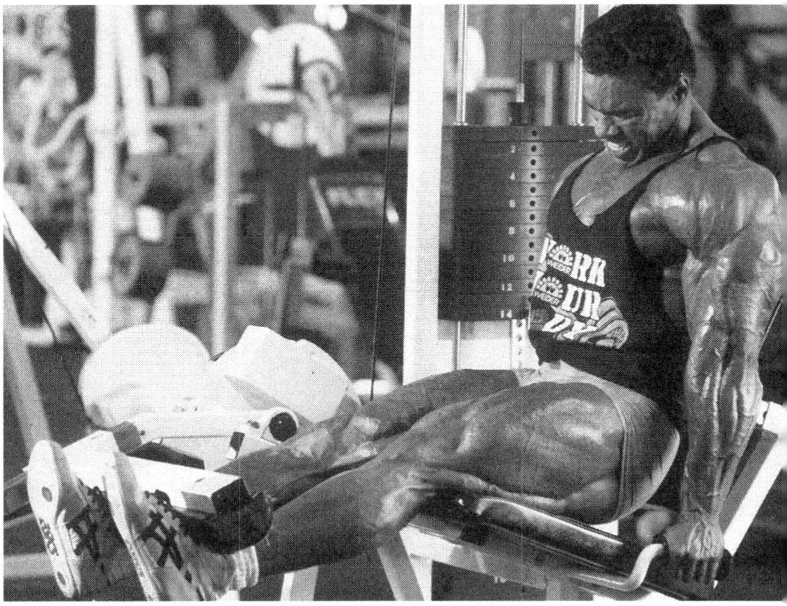

Beinstrecken

Zweck der Übung: Definieren und Formen des vorderen Oberschenkels.

1. Setzen Sie sich auf den Sitz einer Beinstreck-Maschine, und verankern Sie die Füße unter der gepolsterten Stange.

2. Strecken Sie die Beine ganz aus, und achten Sie darauf, dass Sie fest auf dem Sitz bleiben (Sie dürfen nicht abheben und das Gewicht durch Abfälschen hochbringen).

3. Strecken Sie die Beine möglichst weit vor, bis sie durchgedrückt sind, damit der Quadrizeps maximal kontrahiert, und lassen Sie das Gewicht dann wieder langsam herab, bis sich die Füße hinter den Knien befinden und die vorderen Oberschenkelmuskeln gut gedehnt sind. Um sicherzustellen, dass Sie die Beine immer genügend strecken, bitten Sie Ihren Trainingspartner, eine Hand gerade so hoch über die Füße zu halten, dass die Fußspitzen bei vollständiger Beinstreckung dagegen stoßen.

Beinstrecken ist hervorragend geeignet, die Definition der Oberschenkel stark auszuprägen, ohne gleichzeitig Masse zu verlieren, und fördert besonders die Entwicklung im Kniebereich.

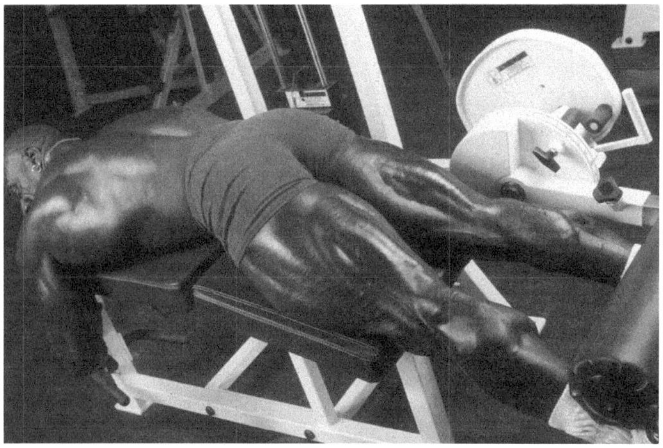

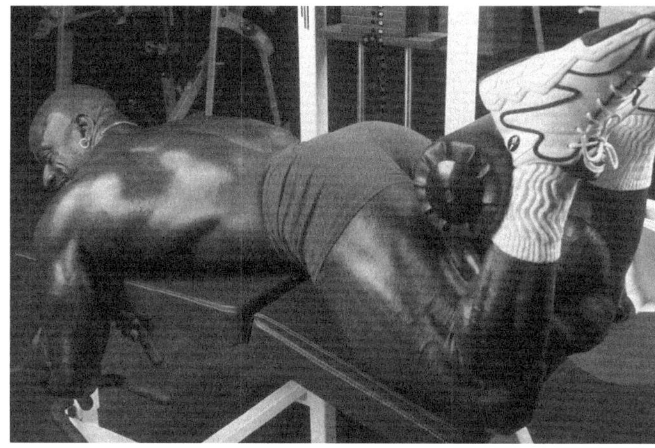

Willie Stallings

Beincurls

Zweck der Übung: Entwicklung des Beinbizeps (Oberschenkelrückseite).

1. Legen Sie sich bäuchlings auf eine Beincurl-Maschine und bringen Sie die Fersen unter den Hebelmechanismus. Die Beine sollten gestreckt sein.

2. Flach auf der Bank liegend, beugen Sie die Beine möglichst weit hoch, bis der Beinbizeps voll kontrahiert ist.

3. Lassen Sie das Gewicht dann wieder langsam in die Ausgangsstellung zurück. Halten Sie sich an den Griffen oder an der Bank selbst fest, damit der Körper nicht von der Bank abhebt. Diese Übung sollte sehr exakt und über den größtmöglichen Bewegungsumfang ausgeführt werden. Ich habe festgestellt, dass der untere Teil meines Körpers fester auf der Bank bleibt, wenn ich mich mit den Ellbogen aufstütze.

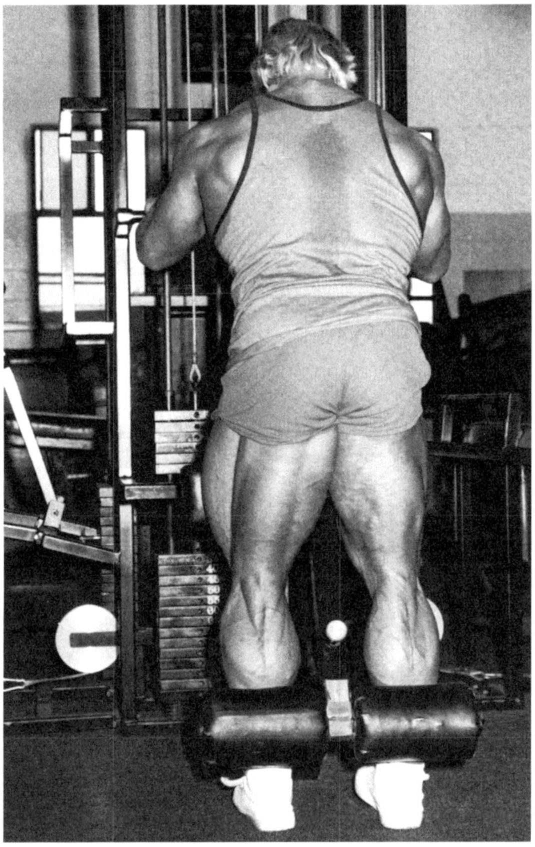

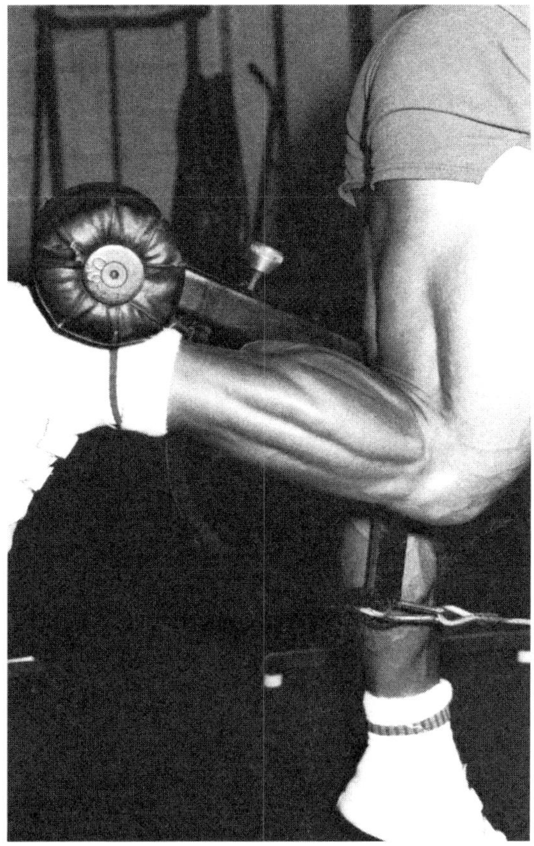

Beincurls stehend

Zweck der Übung: Entwicklung des Beinbizeps.

1. Stellen Sie sich vor die Maschine, und bringen Sie ein Bein unter den Hebelmechanismus.

2. Halten Sie sich fest, damit Sie sicher stehen, und beugen Sie das Bein möglichst weit hoch. Lassen Sie das Gewicht dann wieder in die Ausgangsstellung herab. Machen Sie Ihren Satz mit dem einen Bein, und wiederholen Sie die Übung dann mit dem anderen. Achten Sie auf langsame und korrekte Bewegungsausführung.

An einer Maschine für Beincurls im Stehen können Sie jedes Bein für sich trainieren und den Beinbizeps noch mehr isolieren.

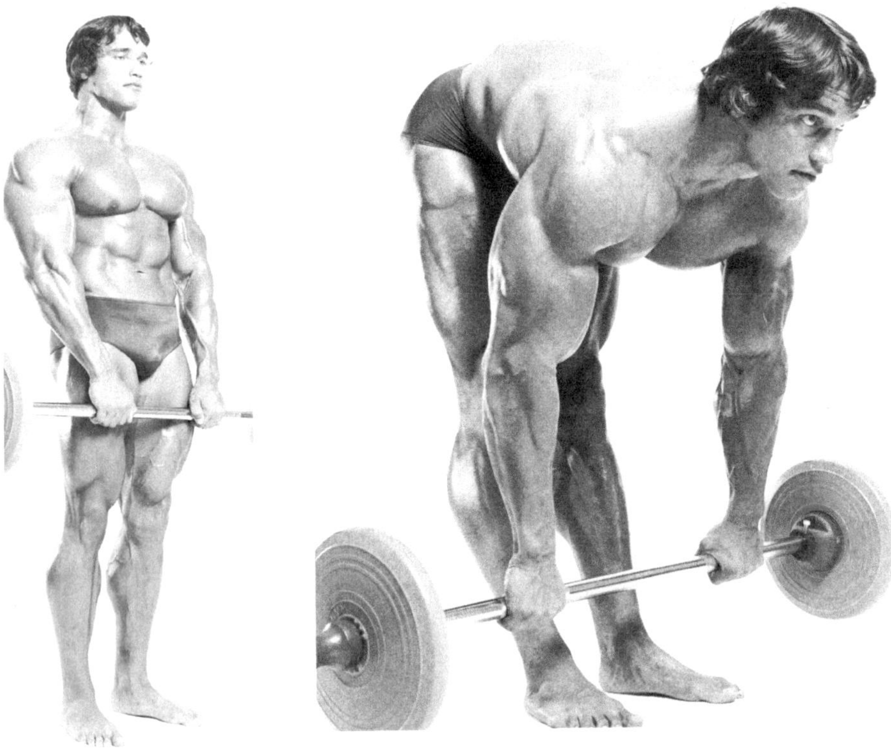

Kreuzheben mit gestreckten Beinen

Zweck der Übung: Trainieren des Beinbizeps.

1. Fassen Sie eine Langhantel wie zum Kreuzheben, und richten Sie sich in den Stand auf.

2. Lassen Sie die Beine durchgedrückt, und senken Sie den Rumpf mit geradem Rücken bis ungefähr in die Horizontale vor. Richten Sie sich wieder auf, ziehen Sie die Schultern zurück, und drücken Sie das Rückgrat durch, sodass die Rückenstrecker der unteren Rückenpartie voll kontrahieren.

Bei dieser Übung wird der Beinbizeps bestmöglich gedehnt.

Ohne die Unterstützung der Beine, die Ihnen beim normalen Kreuzheben helfen, werden Sie bei dieser Übung weniger Gewicht auflegen. Wenn Sie olympische Hanteln verwenden, stellen Sie sich auf einen Block oder eine Bank, damit Sie die Hantel ganz herabbringen können, ohne das die Endscheiben den Boden berühren.

Kapitel 6

Waden

Die Muskeln der Wade

Der Soleus ist der größere und tiefer gelegene der zwei Wadenmuskeln und entspringt vom Wadenbein und vom Schienbein.

Hauptfunktion: Beugt den Fuß.

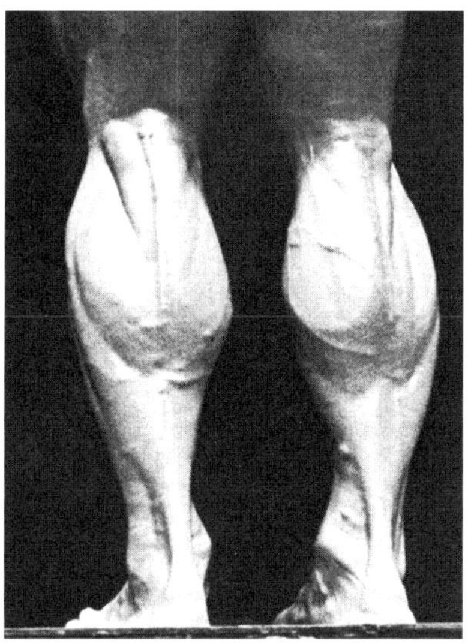

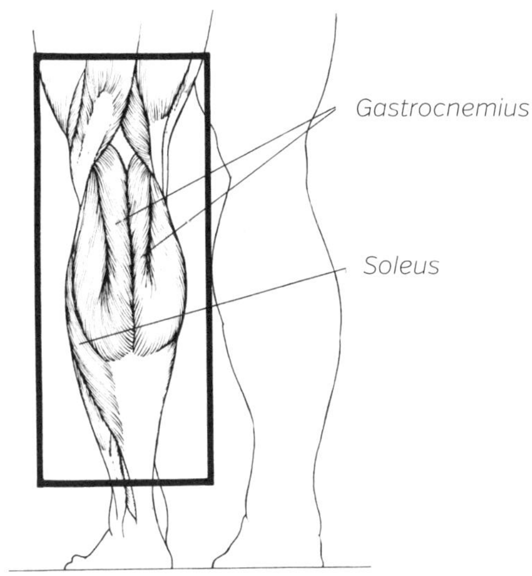

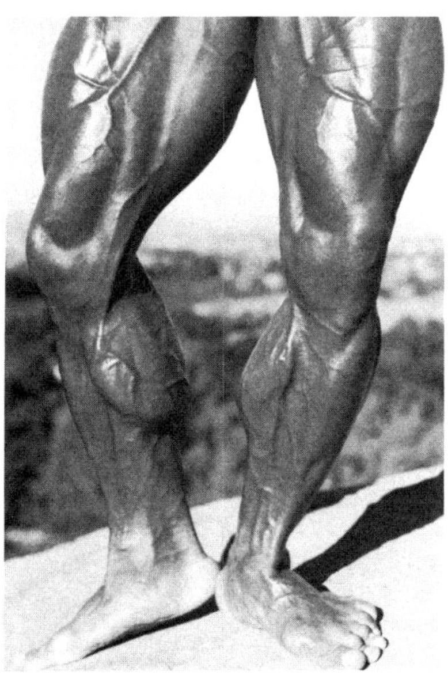

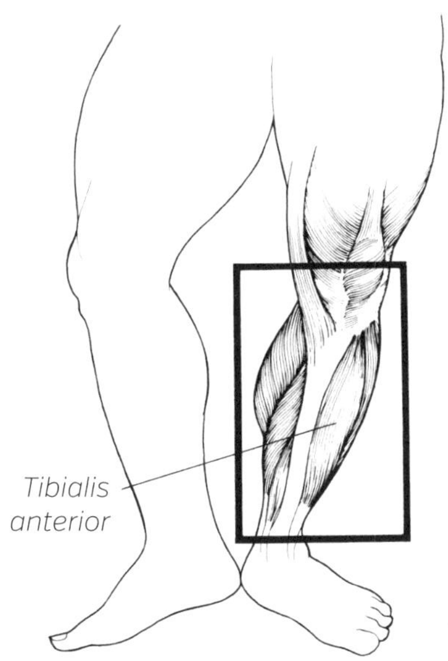

Der Gastrocnemius hat zwei Köpfe, von denen einer seitlich und der andere am unteren Femur entspringt. Die beiden Köpfe vereinen sich, überdecken den Soleus und gehen mit diesem in die Achillessehne über, die am Fersenbein ansetzt.

Hauptfunktion: Beugt den Fuß.

Der Tibialis anterior zieht sich an der Vorderseite des Unterschenkels am Schienbein entlang.

Hauptfunktion: Beugt den Fuß.

Wadentraining

Die Waden sind eine sehr ästhetische Körperpartie, ähnlich wie Deltoideus und Bauchmuskulatur. Ein Paar stramme Waden sehen am Strand oder auf dem Tennisplatz genauso gut aus wie auf der Bühne. Doch damit nicht genug: überragende Wadenentwicklung wurde auch historisch mit dem Idealbild des männlichen Körpers in Verbindung gebracht. Mächtige Deltamuskeln, waschbrettartig gerippte Bauchmuskeln und

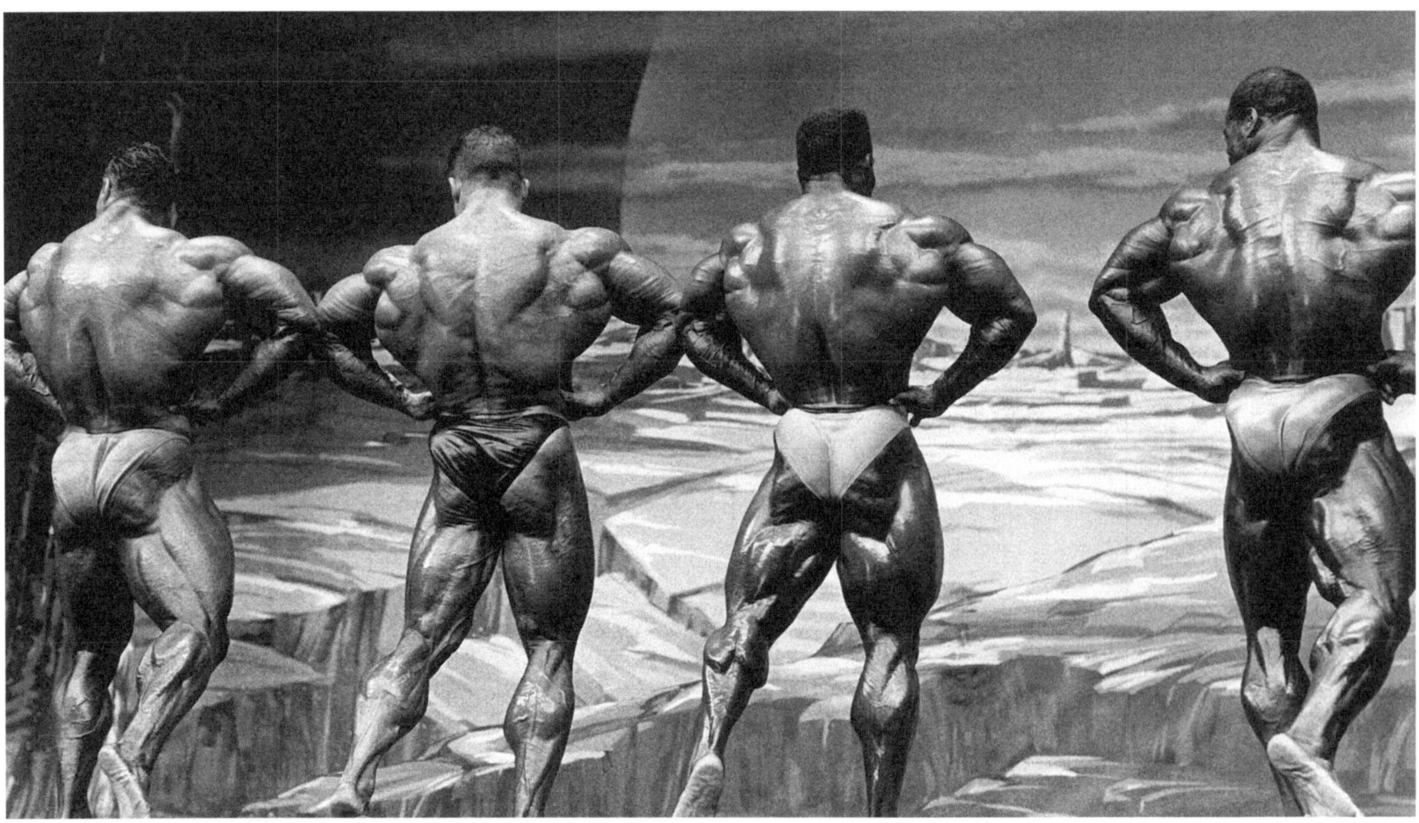

Kevin Levrone, Dorian Yates, Shawn Ray und Chris Cormier beim Mr. Olympia 1995. So hervorragend ihre Rücken, Schultern, Trapezmuskeln und Arme auch sind, der Effekt wäre dahin, wenn beim Anspannen der Waden nichts passierte.

kraftvolle Waden – das waren die Attribute, mit denen die griechischen Bildhauer Krieger und Athleten in ihren klassischen Statuen darstellten. Vorbildlich wäre eine Wadenentwicklung, die etwa der Entwicklung des Bizeps entspricht. Wenn Ihr Wadenumfang kleiner ist als Ihr Armumfang, müssen Sie Ihren Waden besondere Aufmerksamkeit schenken. (Eine Ausnahme ist hier Chris Dickerson, der einzige Bodybuilder, dessen Waden von Natur aus immer stärker waren als die Arme.)

Die Waden gelten als diejenige Muskelgruppe des Körpers, die am schwierigsten zu entwickeln ist. Doch Waden sprechen auf Training genauso an wie jeder andere Muskel. Man muss nur wissen, dass sie unter vielen verschiedenen Winkeln und mit extrem schwerem Gewicht trainiert werden müssen.

Überlegen Sie einmal, was geschieht, wenn Sie gehen oder laufen: Sie beugen den Fuß und das Fußgelenk erst in die eine, dann in die andere Richtung. Sie drücken sich ab, bleiben plötzlich stehen, drehen sich um, wechseln die Richtung, Sie steigen bergauf und schreiten bergab. Und bei all diesen verschiedenen Bewegungen tragen die Wadenmuskeln Ihr Körpergewicht, heben Sie in den Zehenspitzenstand, bringen Sie wieder auf die Fersen herab, drehen die Füße in verschiedene Richtungen.

Bevor ich mit Reg Park trainierte, hatte ich Schwierigkeiten, meine Waden so groß zu entwickeln, wie ich sie haben wollte. Ich legte beim Wadenheben 225 bis 275 kg auf, er hingegen 450! Er machte mich darauf aufmerksam, dass jede meiner Waden ohne weiteres imstande sei, meine 110 kg Körpergewicht zu tragen, sodass 225 kg Widerstand im Grunde ein »normales« Gewicht für sie seien. Mit dem Gewicht, das ich im Training benutzte, konnte ich meine Waden also kaum beeindrucken!

Die wichtigste Übung zum Aufbau von Wadenmasse ist Wadenheben im Stehen und hier ist besonders viel Gewicht wirklich entscheidend. Diese Übung, zusammen mit Wadenheben in Vorbeuge (ausgeführt in Vorbeuge mit Partner auf dem Rücken), trainiert sowohl den Gastrocnemius sowie auch den Soleus der Wade. Wadenheben im Sitzen isoliert den Soleus.

Viele Bodybuilder machen ihr Wadentraining so nebenher. Vor oder nach dem normalen Training schenken sie den Waden vielleicht zehn

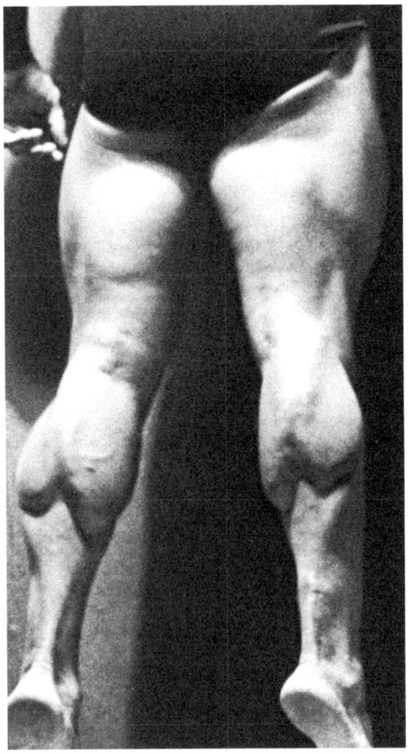
Reg Park

Minuten, weitaus weniger als jeder anderen Körperpartie. Und dann jammern sie, wenn ihre Waden nicht ansprechen.

Mein Standpunkt ist der, die Waden genau wie jeden anderen Körperteil zu behandeln. Da die Waden für ständige Arbeit und schnelle Erholung gebaut sind, trainiere ich sie sechsmal in der Woche 30-45 Minuten am Tag. Ich mache auch ganz verschiedene Übungen: nicht nur ein paar Sätze Wadenheben im Stehen oder Sitzen, sondern genügend Bewegungen, um alle Partien der Wadenmuskeln zu beanspruchen – oben und unten, innen und außen.

Die Waden sind robust, ausdauernd und an viel harte Arbeit gewöhnt, und deshalb bringt man sie am besten zum Wachsen, indem man sie ständig schockt, nach jedem nur möglichen Prinzip hochintensiven Trainings. Ich fing zum Beispiel beim vorgebeugten Wadenheben oft mit drei 100 kg schweren Bodybuildern auf dem Rücken an. Ich führte den Satz aus, bis ich keine Wiederholung mehr schaffte, und ließ dann einen herunterrutschen, um weitermachen zu können, bis die Waden vor Qualen »schrien«. Wenn ich den Satz dann mit lediglich meinem eigenen Körpergewicht beendete, hatte ich das Gefühl, als würden die Waden jeden Augenblick explodieren.

Eine andere Schockmethode stützt sich auf Teil-Wiederholungen. Ich habe bei etwa jedem vierten Wadentraining auch halbe und viertel Bewegungen mit äußerst schweren Gewichten gemacht, die die Waden extrem forderten. Übrigens können Sie zur Entwicklung der Waden praktisch alle Schockprinzipien anwenden, die in diesem Buch beschrieben sind: unterbrochene Sätze, progressive Intervalle, Intensivwiederholungen, »21er«, Supersätze, erweiterte Sätze durch Gewichtsreduktion und so weiter. Je mehr sie die Waden schocken, sie in unerwarteter Weise stimulieren, desto besser werden sie sich entwickeln.

Ein junger Bodybuilder kam einmal zu mir, als ich gerade Wadenheben im Stehen machte, und sagte mir, wie sehr er meine Wadenentwicklung bewundere. »Solche Waden können Sie auch haben«, erwiderte ich, »wenn Sie bereit sind, den Preis dafür zu zahlen.«

Er schaute etwas verdutzt drein und fragte, wie ich das meinte. »Solche Waden kosten Sie 500 Stunden«, entgegnete ich. »Für weniger sind sie nun einmal nicht zu haben.«

Wenn wir diese 500 Stunden analysieren, erhalten wir folgendes: 500 Stunden entsprechen 660 Einheiten Wadentraining von je 45 Minuten. 660 dividiert durch sechs Trainingseinheiten pro Woche ergibt 110 Wochen oder über zwei Jahre! Wenn Sie also nicht die Erbanlagen eines Chris Dickerson besitzen und nicht schon mit prachtvollen Waden geboren sind, brauchen Sie mindestens zwei Jahre brutalen Trainings, um sie aufzubauen.

Trotz dieser Anstrengung werden sich die Waden vielleicht nicht als Ihr bestes Körperteil erweisen. Wenn Bodybuilder aber die Fähigkeit besitzen, den Rest ihres Körpers zu entwickeln, möchte ich doch sehr bezweifeln, dass es viele unter ihnen geben mag, deren Waden nicht gut auf das Programm ansprechen, das ich hier verordne.

Dehnen der Waden

Soll ein Muskel vollkommen kontrahieren, muss er erst zu voller Länge gedehnt werden. Bei den Waden heißt das, erst ganz herabzukommen, wenn man vollständige Bewegungen macht, die Fersen also so weit wie möglich zu senken und beim Erheben in den Zehenspitzenstand sich völlig nach oben zu bewegen, um eine vollständige Kontraktion zu erhalten.

Tom Platz treibt das auf die Spitze: Wenn er Wadenheben im Sitzen macht, hat er einen Trainingspartner auf dem Ende der Maschine sitzen, um seine Fersen immer weiter nach unten zu zwingen und seine Waden bis zum äußersten zu dehnen (andere Bodybuilder sollten größte Vorsicht walten lassen, wenn sie das nachmachen wollen). Tom nutzt hier ein Prinzip, das ich vor Jahren für mich selbst entdeckt habe: Je größer der Bewegungsumfang und je vollständiger die Dehnung und Kontraktion des Muskels, desto besser entwickelt er sich. Beim Wadentraining ist das besonders wertvoll, weil unser normaler Gebrauch der Wade beim Gehen und Laufen hauptsächlich den mittleren Bewegungsbereich beansprucht.

Ich verwende beim Wadenheben im Stehen gern eine Unterlage, die gerade so hoch ist, dass meine Fersen am unteren Punkt der Bewegung den Boden berühren. So weiß ich immer, dass ich meine Fersen genügend gesenkt habe, um die Wadenmuskeln maximal zu dehnen.

Anfängerprogramm

In der Anfangszeit Ihres Wadentrainings werden Sie vermutlich nicht in der Lage sein, mit solchen Gewichten zu arbeiten, wie sie oben genannt worden sind. Der untrainierte Wadenmuskel ist in seiner »Kraftkurve« sehr ungleich. Die Waden haben zwar Ihr ganzes Leben lang Ihr Körpergewicht getragen, aber Sie fordern sie selten in den Grenzbereichen ihrer Bewegungsmöglichkeit zu vollständiger Kontraktion oder größtmöglicher Dehnung.

Deshalb werden Sie beim Wadenheben wahrscheinlich feststellen, dass Sie im mittleren Bewegungsbereich ungeheuer stark sind, in den äußeren Bereichen hingegen sehr schwach. Was Sie also in den ersten Monaten des Trainings anstreben müssen, ist eine Kräftigung der Waden bei voller Kontraktion und maximaler Dehnung, damit der Verlauf der Kraftkurve ausgeglichener wird. Anschließend können Sie dann Gewicht aufpacken und den Muskel über seine ganze Bewegungsweite entwickeln.

Dennoch werden Sie merken, dass der Muskel im mittleren Bereich aufgrund von Kraft/Last- und Hebelverhältnissen unverhältnismäßig stark ist. Deshalb empfehle ich von Anfang an nicht nur vollständige Wiederholungen, sondern auch Teilwiederholungen. Sie können dann ungeheuer viel Gewicht auflegen und den Muskel unter seinen stärksten Arbeitswinkeln voll belasten.

Um Ihnen zu einem vernünftigen Start zu verhelfen, habe ich das Wadentraining im Anfängerprogramm auf 5 Sätze Wadenheben im Stehen von je 15 Wiederholungen dreimal in der Woche begrenzt. Konzentrieren Sie sich zunächst auf diese Übung, und lernen Sie, sie richtig auszuführen:

1. Bemühen Sie sich um vollen Bewegungsumfang, vollständige Dehnung am unteren Punkt, dann in den Zehenspitzenstand für volle Kontraktion am oberen Punkt.

2. Stellen Sie sich auf eine Unterlage von ausreichender Höhe, damit Sie die Fersen ganz herablassen können.

3. Achten Sie auf korrekte Bewegungsausführung, Knie möglichst gerade, sodass Sie das Gewicht nur mit den Waden heben, nicht durch Drücken mit den Beinen.

4. Wählen Sie eine »normale« Fußstellung, d.h. Füße gerade nach vorn, damit die ganze Wade angemessen beansprucht wird.

5. Hetzen Sie nicht durchs Wadentraining, um es schnell zu erledigen und anschließend etwas anderes machen zu können, und hängen Sie auch nicht einfach ein paar Sätze für die Waden ans Ende Ihrer Trainingseinheit an. Trainieren Sie die Waden mit der gleichen Energie und Konzentration wie jede andere Körperpartie.

Fortgeschrittenen- und Wettkampfprogramm

Für das Fortgeschrittenen- und Wettkampftraining empfehle ich, die Waden sechsmal wöchentlich zu trainieren. Ich habe zwar von Theorien gehört, die besagen, diese Häufigkeit stelle »Übertraining« dar, aber wenn ich mir die Bodybuilder mit den besten Waden ansehe, dann sind das in der Regel diejenigen, die ihre Waden täglich trainieren.

Im Fortgeschrittenenprogramm habe ich neben dem massebildenden Wadenheben im Stehen auch vorgebeugtes Wadenheben und Wadenheben im Sitzen vorgesehen. Das Wadenheben im Sitzen dient der Entwicklung des Soleusmuskels, verlängert die Wade nach unten in Richtung Fußgelenk, und das vorgebeugte Wadenheben erlaubt exakte Wiederholungen gegen Widerstand, der sich auf die Hüften konzentriert anstatt auf dic Schultern.

Vorgebeugtes Wadenheben entwickelt die Waden so umfassend wie keine andere Wadenübung. Man fühlt sich nach dieser Übung auch anders, man spürt nicht nur, dass die Muskeln aufgepumpt sind, sondern meint, sie direkt bis zum Knochen ausgelastet zu haben. Ein anderer Punkt, den ich bei dieser Übung schätze, ist die maximale Dehnung, die die Muskeln in vorgebeugter Haltung erfahren, sodass sie über ihre größtmögliche Bewegungsweite beansprucht werden.

Im Wettkampfprogramm sind zwei neue Übungen zu lernen: Umgekehrtes Wadenheben, um den Tibialis anterior zu entwickeln, und Wadenheben auf einem Bein, um die Wadenmuskeln jedes Beins für sich trainieren zu können. Doch abgesehen von diesen Übungen, beginnen Sie nun auch mit der Ausformung der ganzen Wadenpartie, indem Sie die Fußstellung im Verlauf der Übungen verändern.

Wie ich bereits erwähnte, werden die meisten Waden, die einfach nicht wachsen wollen, nicht ausreichend trainiert oder mit zu wenig Gewicht belastet. Auf der Stufe des Wettkampftrainings enthält das Wadentraining etwa 12 bis 20 Sätze Wadenheben, und wenn Sie dieses Programm richtig ausführen, mit der nötigen Intensität und entsprechendem Gewicht, sind die Waden ganz einfach gezwungen, zu wachsen und sich zu entwickeln. Doch Sie können noch mehr tun, um dies zu forcieren, nämlich lernen, Ihr Programm zu variieren, um die Waden immer wieder zu überraschen und neu zu stimulieren.

Ich fing Ende der sechziger, Anfang der siebziger Jahre an, mein Wadentraining ständig umzustellen. Ich kam zum Beispiel an einem Tag ins Studio und machte 5 Sätze vorgebeugtes Wadenheben mit je 10 Wiederholungen, 5 Sätze Wadenheben stehend mit 10 Wiederholungen, 5 Sätze Wadenheben sitzend mit 10 Wiederholungen, 5 Sätze Wadenheben an der Beinpresse mit 10 Wiederholungen, Wadenheben auf einem Bein, um meine schwächere linke Wade voranzubringen [die kalt nur 49,5 cm maß, die andere hingegen 51 cm]. Am nächsten Tag fing ich dann vielleicht mit Wadenheben im Sitzen an und machte erst danach Wadenheben stehend oder vorgebeugtes Wadenheben – immer mit der Absicht, die Waden möglichst oft zu zwingen, in ungewohnter oder unerwarteter Weise zu arbeiten. Zuweilen führte ich auch 20 Wiederholungen anstelle von 10 aus oder machte von einer Übung mehr als 5 Sätze. Insgesamt vielleicht 40 Wadensätze am Tag, mit nur 10 Sätzen vollständiger Bewegungen und dem Rest als Teil Wiederholungen verschiedener Übungen.

Außerdem wandte ich jedes nur mögliche Schockprinzip an, von erweiterten Sätzen bis zu Intensivwiederholungen. Ich dehnte die Muskeln auch immer nach jeder Übung, ließ sie nicht zur Ruhe kommen und zwang sie, über ihre größtmögliche Bewegungsweite zu arbeiten.

Wadenheben mit 450 kg erscheint Ihnen vielleicht wie ein unerreichbares Ziel, wenn Sie gerade erst 200 kg bewältigen. Aber wie die meisten anderen Ziele wird auch dieses Schritt für Schritt erreicht. Streben Sie eine Belastungssteigerung von 20 bis 25 kg im Monat an. Bei einer solchen Steigerungsrate haben Ihre Sehnen und Bänder Zeit, sich anzupassen und zusammen mit den Muskeln gestärkt zu werden.

Eine andere gute Idee ist die, am Ende des Wadentrainings ein um 20 oder 40 kg schwereres Gewicht als das normalerweise problemlos bewältigte aufzulegen und damit lediglich drei oder vier Wiederholungen zu versuchen. Damit erreicht man, dass andere Körperpartien wie Rücken, Beine und Achillessehne an eine solche Last gewöhnt werden, aber auch geistig wird man auf schwereres Gewicht vorbereitet, sodass man nicht davor zurückschreckt, es erneut zu erhöhen.

Wenn die Waden im Hinblick auf bestimmte Anforderungen im Wettkampf trainiert werden, ist es manchmal vorteilhaft, mit etwas weniger Gewicht zu arbeiten. Ein leichteres Training, vielleicht mit ein paar Sätzen mehr und dem besonderen Bemühen um maximalen Bewegungsumfang, kann helfen, die Waden optimal auszubilden und ihnen den letzten Schliff zu geben. Ken Waller, der vermutlich die mächtigsten Waden der Welt hat, macht Wadenheben im Stehen gern mit schwerem Gewicht, ist aber der Meinung, beim Wadenheben im Sitzen mit leichterem Gewicht (135 kg) eine wesentlich bessere Entwicklung zu erreichen. So baut man zwar keine Wadenmasse auf, aber es zeigt, wie man auf diesem Leistungsniveau lernen kann, das Training individuell bestmöglich zu gestalten.

Im Fortgeschrittenentraining werden die Waden unter jedem denkbaren Winkel beansprucht: Zehen einwärts, Zehen auswärts sowie in normaler Fußstellung, es werden Bewegungen im Stehen und im Sitzen ausgeführt, um Soleus und Gastrocnemius zu entwickeln, und auch der Tibialis anterior an der Vorderseite des Unterschenkels darf nicht vernachlässigt werden.

Verschaffen Sie Ihrem Körper jeden nur möglichen Vorteil, indem Sie sorgsam auf Technik achten und Schuhe tragen, die Ihnen guten Halt geben. Und verschaffen Sie Ihrem Geist jeden nur möglichen Vorteil, indem Sie lernen, sich anzuspornen und zu motivieren, vielleicht mit einem Foto an der Wadenmaschine, das ein paar großartige Waden zeigt.

Eine andere Trainingstechnik, die ich im Wadentraining gern anwandte, waren Supersätze. Ich fing zum Beispiel mit Wadenheben im Sitzen an und ging dann sofort zur Beinpresse, um einen weiteren Satz Wadenheben auszuführen (beides Bewegungen, die den unteren Bereich der Waden beanspruchen). Zuweilen machte ich auch unterbrochene Sätze, etwa einen Satz Klimmzüge und dann einen Satz Wadenheben im Stehen. Nach ein paar weiteren Übungen fügte ich dann erneut einen Satz für die Waden ein. So hatte ich gegen Ende des Trainings schon ungefähr acht Sätze für die Waden hinter mir, und der Rest des

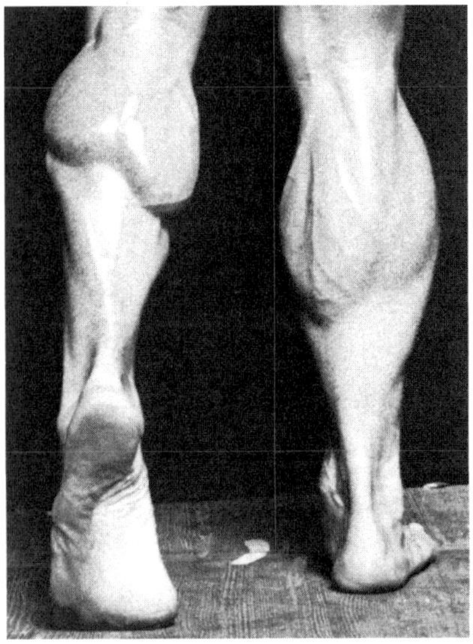

Ken Wallers Waden sind besser als die vieler anderer Top-Bodybuilder, weil seine untere Wadenpartie so gut entwickelt ist. Der Soleus, der unter dem stärker definierten Gastrocnemius liegt, ist bis zum Fußgelenk herab voll und ausgeprägt.

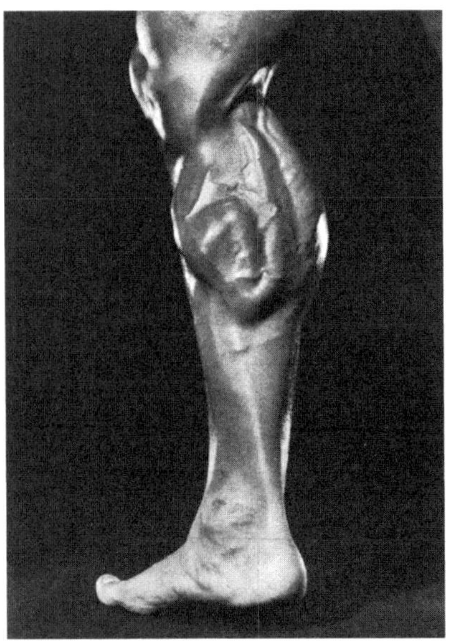

Waden wie die meinen haben ihren Preis: mindestens 500 Stunden intensives, konzentriertes und zuweilen schmerzhaftes Wadentraining.

Trainings fiel mir bedeutend leichter. Diese Methode ist sehr empfehlenswert, wenn Sie merken, dass Ihnen das Wadentraining langweilig wird und Sie es nicht mehr mit dem nötigen Einsatz betreiben.

Training für schwache Punkte

Es könnte sein, dass Ihre Waden zwar wachsen, aber nicht die richtigen Proportionen haben, weil bestimmte Partien in der Entwicklung zurückgeblieben sind. Dieses Problem wird im Wadentraining genauso gelöst, wie bei allen anderen Körperteilen, indem Sie bestimmte Übungen auswählen, die für Ausgewogenheit sorgen sollen:

Untere Wadenpartie

- Mehr Sätze Wadenheben im Sitzen, um den Soleusmuskel im unteren Wadenbereich zu entwickeln – die V-Form, in welcher der Muskel sich zur Achillessehne herabzieht.
- Beim Wadenheben im Stehen die Knie leicht beugen, damit die untere Wadenpartie in die Bewegung einbezogen wird. Das funktioniert besonders gut, wenn Sie Teilwiederholungen im untersten Bereich der Bewegung ausführen, sodass die Fersen fast den Boden berühren.
- Wadenheben an der Beinpresse
- Vorgebeugtes Wadenheben mit bis zu drei Bodybuildern auf dem Rücken

Obere Wadenpartie

- Wadenheben im Stehen mit besonderer Betonung des oberen Teils der Bewegung, vor allem, wenn Sie die Kontraktion im Zehenspitzenstand halten

Innenseite der Waden

- Vor jeder Wadenübung einige Sätze mit auswärts gestellten Füßen ausführen

Außenseite der Waden

- Wadenheben mit einwärts gestellten Füßen

Eine Wade zu klein

- Für die kleinere Wade zwei zusätzliche Sätze Wadenheben auf einem Bein machen. Die beiden Sätze könnten einbeiniges Wa-

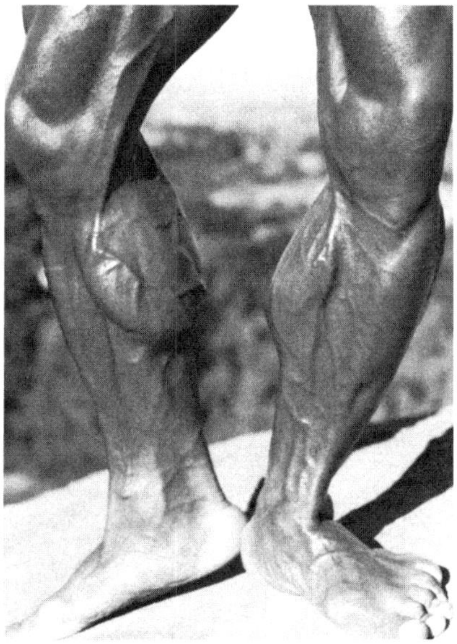

Chris Dickersons Waden sind so erstaunlich, dass sie sogar von vorne mächtig aussehen.

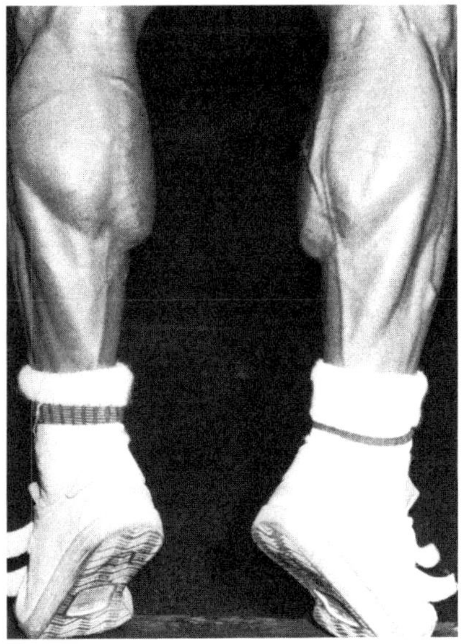

Wenn die Zehen nach außen weisen, werden die Wadenmuskeln auf der Innenseite stärker entwickelt.

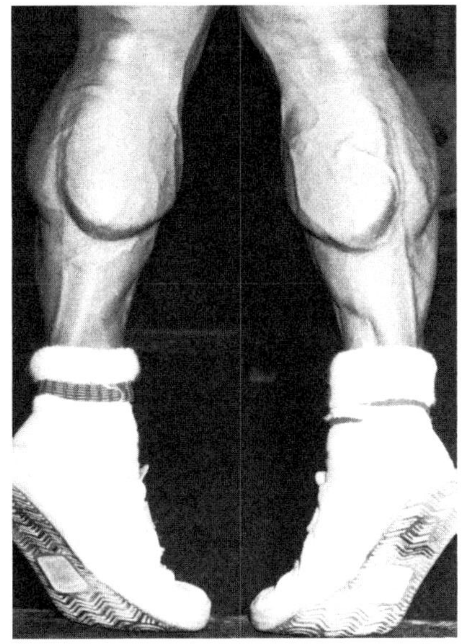

Die Zehen weiden einwärts gestellt, wenn besonders die Außenseite der Wadenmuskeln beansprucht werden soll.

denheben im Stehen sein, wobei Sie eine Kurzhantel in der Hand halten, und zur Entwicklung der unteren Wadenpartie Wadenheben im Sitzen in einbeiniger Ausführung.
- Im Grunde kann jede Wadenübung an eine einbeinige Bewegung angepasst werden. Sie müssen nur darauf achten, dass Sie genügend Gewicht verwenden, um den Muskel, der entwickelt werden soll, wirklich zu stimulieren.

Vorderseite des Unterschenkels

- Die Entwicklung des Tibialis anterior führt zur Ausbildung eines Spalts, durch den die Waden von vorne besonders breit wirken.
- Umgekehrtes Wadenheben kann die Waden einen ganzen Zoll stärker aussehen lassen. Es trennt die Außenseite von der Innenseite ab und gibt den Waden ein breites Aussehen, wie es mit Wadenmasse allein nicht zu erzielen ist. Deshalb muss diesem Muskel die gleiche Aufmerksamkeit geschenkt werden wie den anderen – fünf Sätze intensives Training und viel Dehnen.

Wenn Bodybuilder nichts gegen ihre schwachen Waden tun, sieht man das nicht selten daran, dass sie im Studio lange Hosen tragen, um nicht daran denken zu müssen. Bei mir war das früher nicht anders, doch nachdem ich meinen Fehler eingesehen hatte, machte ich im Wadentraining ganz phantastische Fortschritte.

Als ich noch jung war und schnell Masse aufbaute, 105 kg wog und später sogar rund 110 kg erreichte, war ich ungeheuer stolz auf meinen breiten Rücken und meine kraftvollen Arme. Kein Wunder also, dass ich am liebsten mit einem ärmellosen Trikot oder mit entblößter Brust trainierte. Das Spiegelbild meiner Muskeln spornte mich an, noch härter zu arbeiten und immer mehr Masse und Klasse zu erwerben. Eines Tages jedoch fiel mir auf, dass ich die Waden nicht mit dem gleichen Interesse behandelte wie die anderen Muskeln, und ich nahm mir vor, etwas dagegen zu unternehmen.

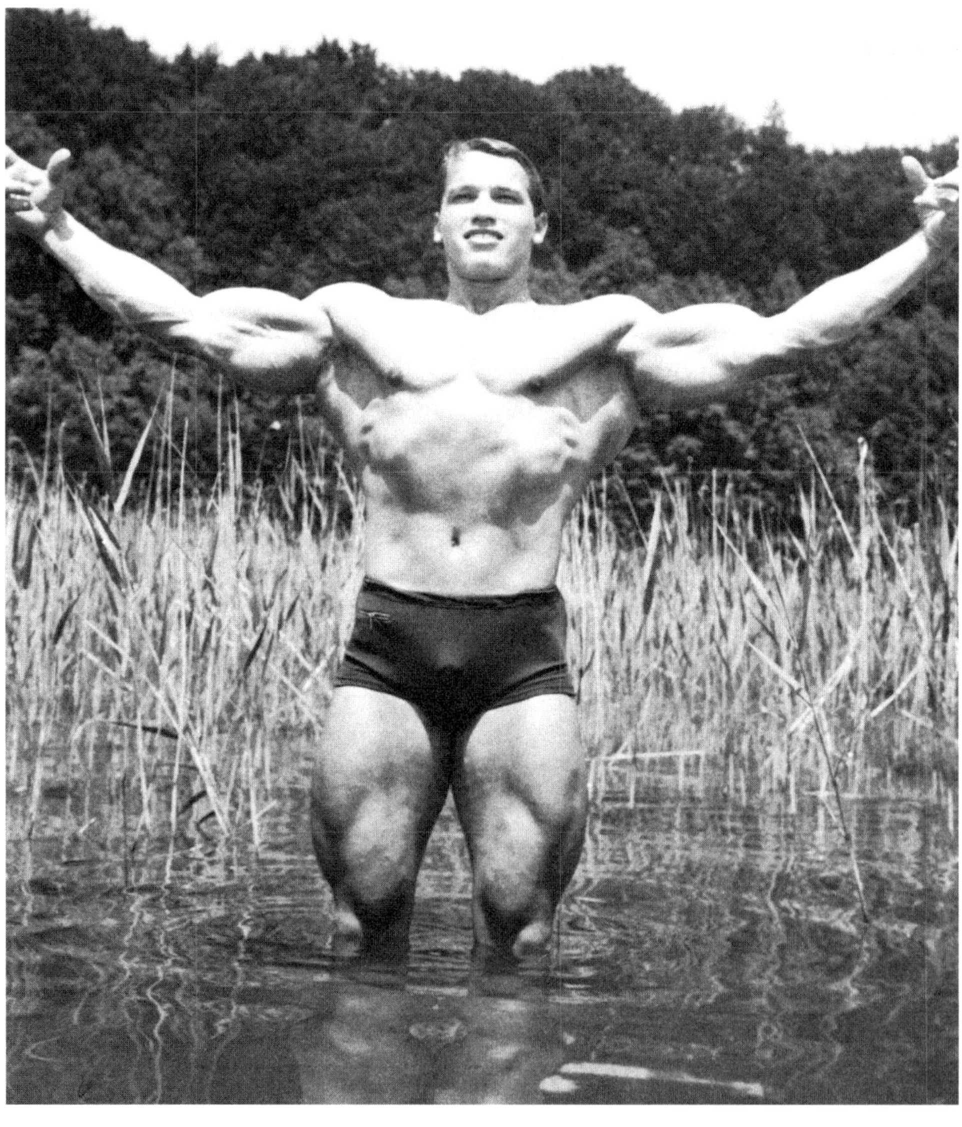

Meine Waden waren am Anfang ein wirklich schwacher Punkt, und deshalb stellte ich mich beim Posen am liebsten ins Wasser!

Als erstes schnitt ich die Beine von meiner Trainingshose ab. Nun sah ich die Waden, und sie waren auch den Blicken anderer ausgesetzt. Wenn sie unterentwickelt waren – und das waren sie –, ließ sich das nicht mehr verbergen. Die einzige Möglichkeit, diese Situation zu ändern, bestand darin, die Waden so intensiv zu trainieren, dass sie sich einmal wie mächtige Steine an der Beinrückseite wölbten.

Zuerst war mir die ganze Sache äußerst peinlich. Die anderen Bodybuilder im Studio konnten meine Schwäche nun sehen und sparten nicht mit spitzen Bemerkungen. Aber mein Plan machte sich schließlich bezahlt.

Nicht mehr in der Lage, die Waden zu ignorieren, war ich fest entschlossen, sie zu einem meiner besten Körperpartien zu entwickeln. Psychologisch war das eine sehr brutale Methode, aber sie funktionierte, und das war es, worauf es mir im Grunde ankam. Schon nach einem Jahr hatten sich meine Waden zu enormer Größe ausgebildet, und die Bemerkungen, die ich im Studio zu hören bekam, drückten nicht mehr Kritik, sondern Anerkennung aus.

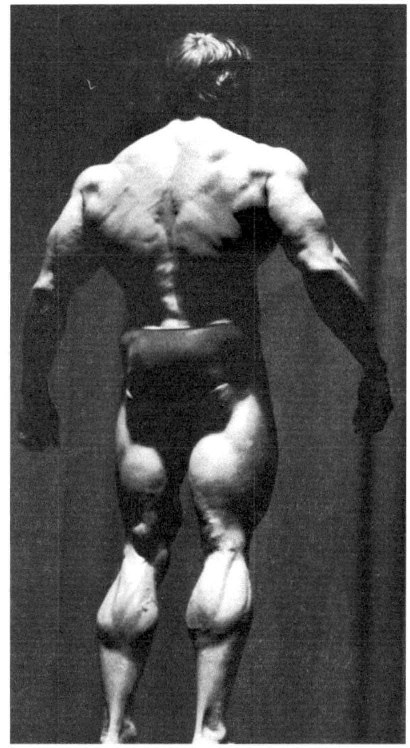

Diese Aufnahme zeigt ganz hervorragend, welche Fortschritte man erzielen kann, wenn man das Prioritätsprinzip anwendet und das Training auf schwache Punkte abstimmt. Als ich zwei Jahre nach meinen großen Anstrengungen um Wadenentwicklung bei einem Wettkampf die Bühne betrat und dem Publikum den Rücken zukehrte, lösten meine gewaltigen Waden schon einen Beifallssturm aus, bevor ich sie überhaupt angespannt hatte.

Wenn Waden Ihr Problem sind, trainieren Sie sie am besten nach dem Prioritätsprinzip, um sie wirklich zu fordern.

Setzen Sie die Wadenübungen an den Anfang Ihrer Trainingseinheit, wenn Sie psychisch und physisch am stärksten sind. Zusätzlich können Sie auch außerhalb des Studios an den Waden arbeiten.

Bemühen Sie sich zum Beispiel beim Gehen, jeweils bis auf die Fußspitzen hochzukommen, damit die Waden über einen größeren Bewegungsumfang beansprucht werden. Wenn Sie sich am Strand aufhalten, machen Sie dasselbe im Sand. Drücken Sie die Zehen bei jedem Schritt fest in den Sand, und Sie werden feststellen, dass die Waden nach einer halben Stunde phantastisch brennen.

Wadenposen

In jeder Pose, die Sie auf der Bühne einnehmen, müssen Sie die Waden anspannen. Bodybuilder lernen in der Regel, vom Boden aufwärts zu posieren: Füße platzieren, Waden und Oberschenkel anspannen und dann den Oberkörper. Aber die meisten Bodybuilder nehmen sich

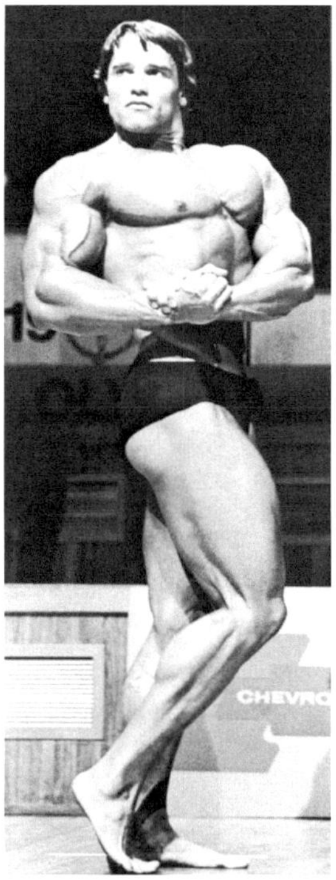

Sogar in Seitenposen spielt die Wadenentwicklung eine wichtige Rolle. Wenn Sie zum Beispiel eine seitliche Brustpose einnehmen und sich auf den Oberkörper konzentrieren, achtet ein guter Kampfrichter auch auf die Waden.

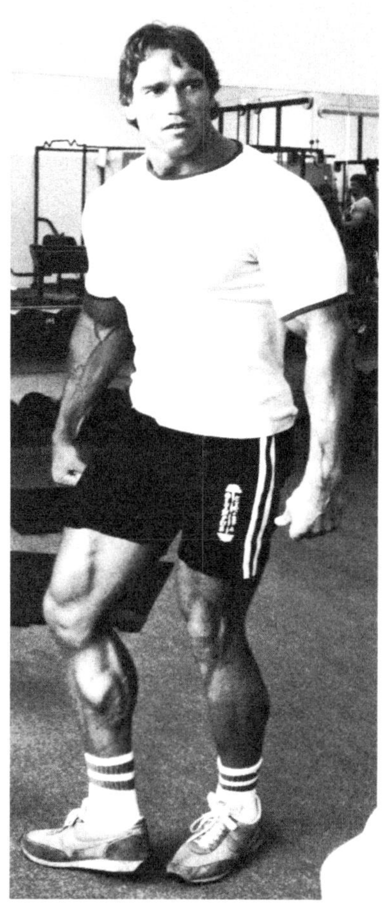

In der ersten Runde des Wettkampfs, während Sie »entspannt« stehen, können Sie sich eindrucksvoller präsentieren, wenn es Ihnen gelingt, die Waden angespannt zu halten. Das will aber geübt sein, weil Ihnen sonst die Ausdauer fehlt, länger als ein paar Minuten so dazustehen. Ich habe viele Bodybuilder Krämpfe bekommen sehen, weil sie es versäumt hatten, an diesem Aspekt hart genug zu arbeiten.

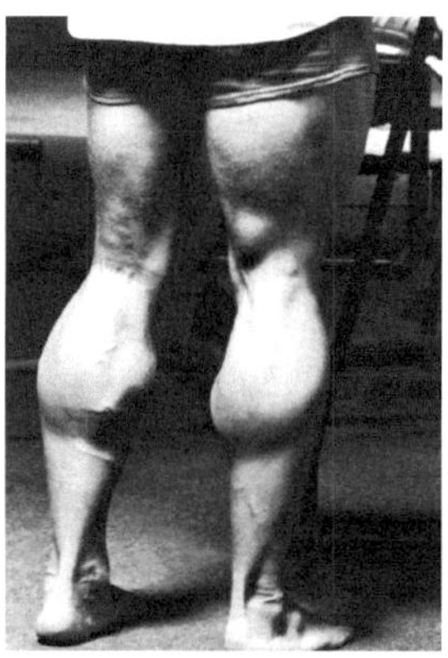

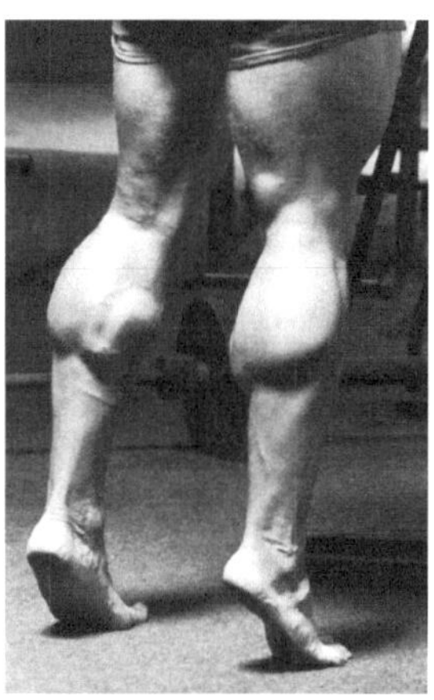

nicht die Zeit, die Waden für sich allein anzuspannen und sie in Posen zu präsentieren. Diese Fähigkeit ist sehr nützlich, wenn Sie in der ersten Runde entspannt stehen und die Waden herauspressen wollen, um die Kampfrichter zu beeindrucken.

Um das zu lernen, empfehle ich Ihnen, die Waden nach jedem Satz Wadentraining zu posen und auf andere Weise anzuspannen; Sie stellen dabei die Verbindung zwischen Geist und Muskel her und gewinnen absolute Kontrolle über das Aussehen der Wade.

Bedenken Sie, dass Sie in der Lage sein sollten, die Wadenmuskeln in verschiedenen Posen zu präsentieren, sowohl im festen Stand mit den Füßen flach auf dem Boden wie auch im Zehenspitzenstand, weshalb Sie das Anspannen üben sollten, um die dafür nötige Kontrolle über die Muskeln zu gewinnen. Während Sie an eine Maschine oder an die Wand gelehnt dastehen, stellen Sie sich möglichst hoch auf die Zehenspitzen, damit die Wadenmuskeln maximal kontrahieren.

WADENÜBUNGEN

Wadenheben stehend

Zweck der Übung: Entwicklung der Gesamtmasse der Waden.

1. Stellen Sie sich mit den Zehen auf den Tritt einer aufrechten Wadenmaschine, die Fersen frei in der Luft. Bringen Sie die Schultern unter die gepolsterten Teile und strecken Sie die Beine, sodass das Gewicht von der Unterlage abhebt.

2. Lassen Sie die Fersen möglichst weit zum Boden herab. Halten Sie die Knie die ganze Bewegung hindurch leicht gebeugt, damit der obere wie der untere Bereich der Waden beansprucht wird, und fühlen Sie, wie die Wadenmuskeln maximal gedehnt werden. Ich verwende gern eine Fußstütze, die so hoch ist, dass ich beim Herablassen der Fersen eine volle Dehnung erhalte, aber auch niedrig genug, um in der unteren Stellung mit den Fersen auf den Boden zu kommen, damit ich immer weiß, dass ich weit genug herabgekommen bin.

3. Erheben Sie sich vom unteren Punkt der Bewegung wieder möglichst hoch in den Zehenspitzenstand. Das Gewicht sollte ausreichend schwer sein, um die Waden zu trainieren, aber nicht so schwer, dass Sie bei der Mehrzahl der Wiederholungen nicht völlig hochkommen können. Wenn Sie für vollständige Wiederholungen zu müde sind, beenden Sie den Satz mit einer Serie Teilbewegungen, um die Intensität der Übung zu steigern.

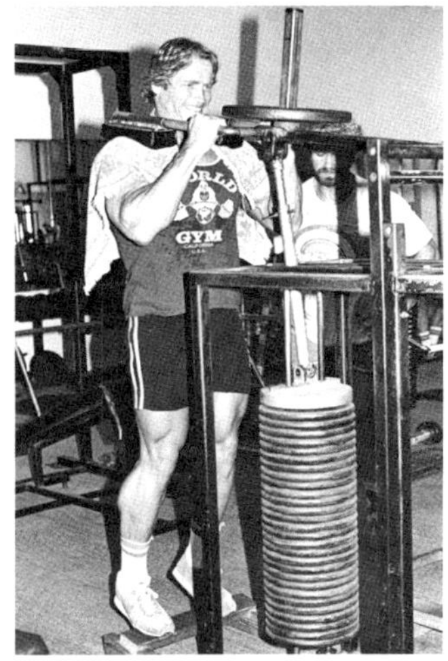

Die normale Fußstellung, Zehen gerade nach vorn, ist für die Gesamtentwicklung der Waden am besten.

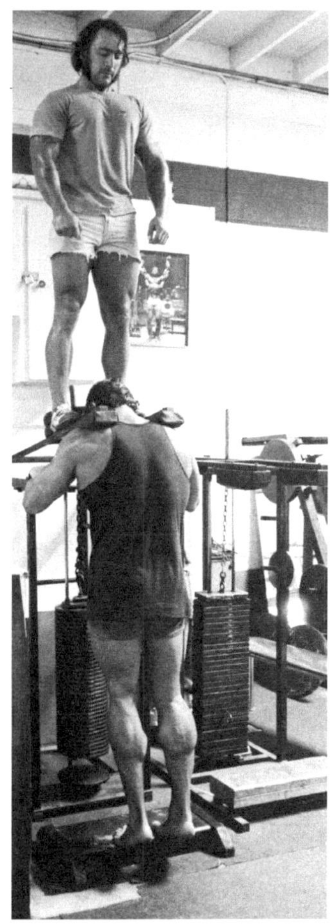

Wenn Sie auf eine Wadenmaschine nicht genügend Gewicht auflegen können, bitten Sie jemanden, sich auf die Maschine zu stellen oder zu setzen, um mit seinem Körpergewicht für mehr Widerstand zu sorgen.

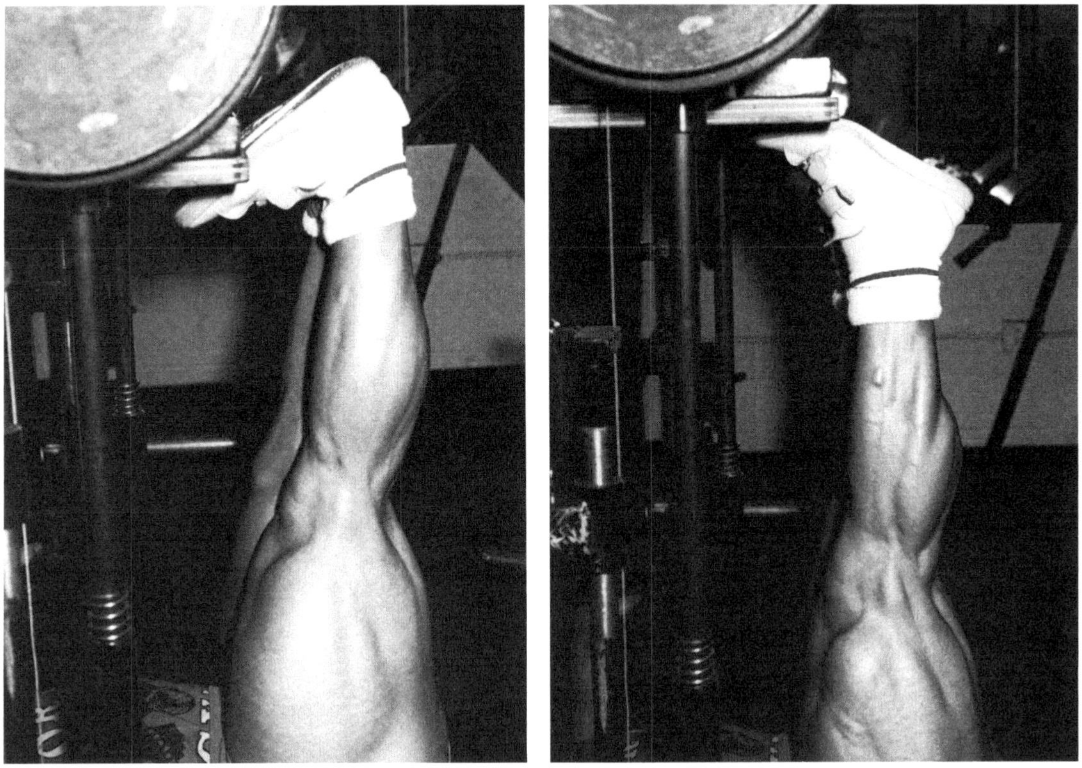

Wadenheben an der Beinpresse

Zweck der Übung: Entwicklung der Waden, besonders der unteren Partie.

1. Nehmen Sie bei einer der verschiedenen Maschinen zum Beinpressen (ich bevorzuge zum Wadenheben die vertikale Ausführung) eine Stellung wie beim Beinpressen ein, drücken aber nur mit den Fußspitzen gegen das Fußteil, sodass Sie die Fersen nicht abstützen.

2. Strecken Sie die Beine, und pressen Sie das Gewicht hoch, bis die Knie fast durchgedrückt sind. Die Knie leicht gebeugt haltend, drücken Sie die Fersen weiter nach oben, lassen aber die Zehen in Richtung Körper herabkommen, bis Sie spüren, dass die Wadenmuskeln maximal gedehnt sind.

3. Wenn keine zusätzliche Dehnung möglich ist, drücken Sie das Gewicht mit den Zehen wieder so weit hoch, bis die Wadenmuskeln voll kontrahiert sind. Beim Wadenheben an einer Maschine können Sie nicht abfälschen. In Rückenlage gegen das Gewicht drückend, können Sie die Waden vollkommen isolieren und wirklich intensiv trainieren.

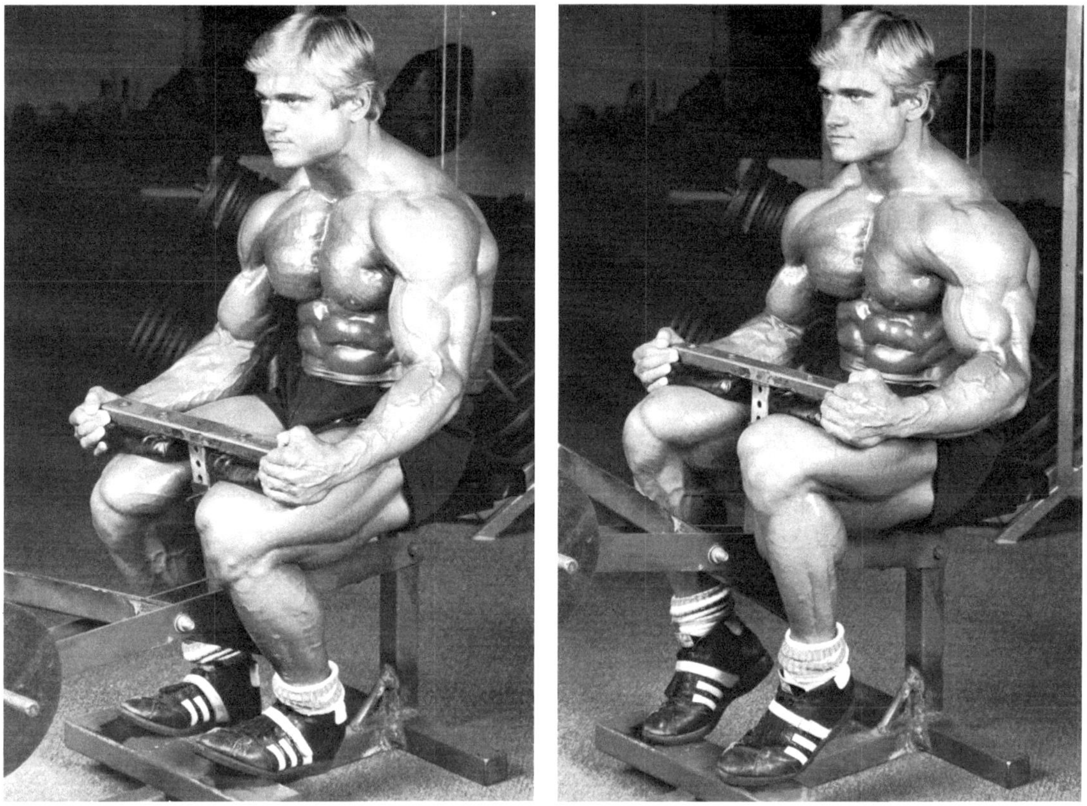

Tom Platz

Wadenheben sitzend

Zweck der Übung: Entwicklung der unteren und äußeren Wadenpartien.

1. Setzen Sie sich auf die Maschine, stellen Sie die Fußspitzen auf das untere Querstück, die Knie unter der Querstange verankert. Bringen Sie die Fersen langsam nach unten, so weit es geht.

2. Drücken Sie sie dann mit den Zehen wieder hoch, bis die Waden voll kontrahiert sind. Wippen Sie nicht vor und zurück, sondern bemühen Sie sich, die Waden in einer gleichmäßigen, rhythmischen Bewegung arbeiten zu lassen.

Vorgebeugtes Wadenheben

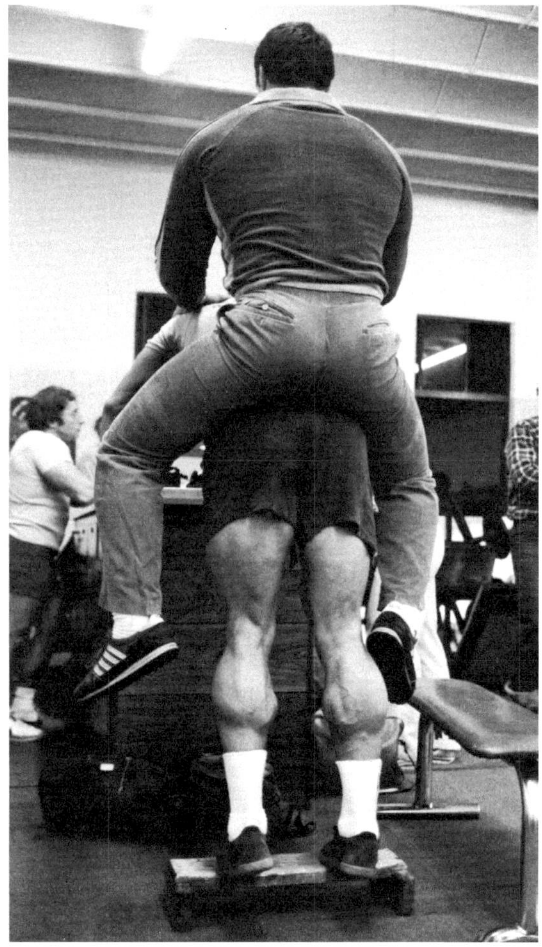

Zweck der Übung: Verdickung der Waden an der Rückseite.

1. Stellen Sie sich mit den Zehen auf einen Block, beugen Sie sich aus der Hüfte heraus vor, und stützen Sie sich auf einem Tisch oder einer Bank ab. Ihre Zehen sollten sich direkt unter den Hüften befinden.

2. Bitten Sie einen Trainingspartner, sich auf Ihren Rücken zu setzen, und zwar ziemlich weit hinten, damit der untere Rücken nicht zu sehr belastet wird.

3. Die Zehen leicht einwärts gestellt, um die äußere Partie des Muskels stärker zu stimulieren, lassen Sie die Fersen möglichst weit herab und kommen dann wieder in den Zehenspitzenstand hoch, bis die Waden voll kontrahiert sind. Wenn Sie bei dieser Übung abfälschen, wird Ihr Trainingspartner herumgeschaukelt, weshalb Sie ihn bitten sollten, Sie gegebenenfalls darauf aufmerksam zu machen.

Vorgebeugtes Wadenheben ist eine meiner Lieblingsübungen; sie hat zur Folge, dass die Waden in der Seitenansicht sehr groß wirken.

Sie können beim vorgebeugten Wadenheben eine Variante der Stripping-Methode anwenden. Ich selbst habe oft mit drei Männern auf dem Rücken begonnen. Wenn ich müde wurde, führte ich ein paar Sätze mit nur zwei Männern aus und zum Schluss mit nur einem. Und ob die Waden da brennen!

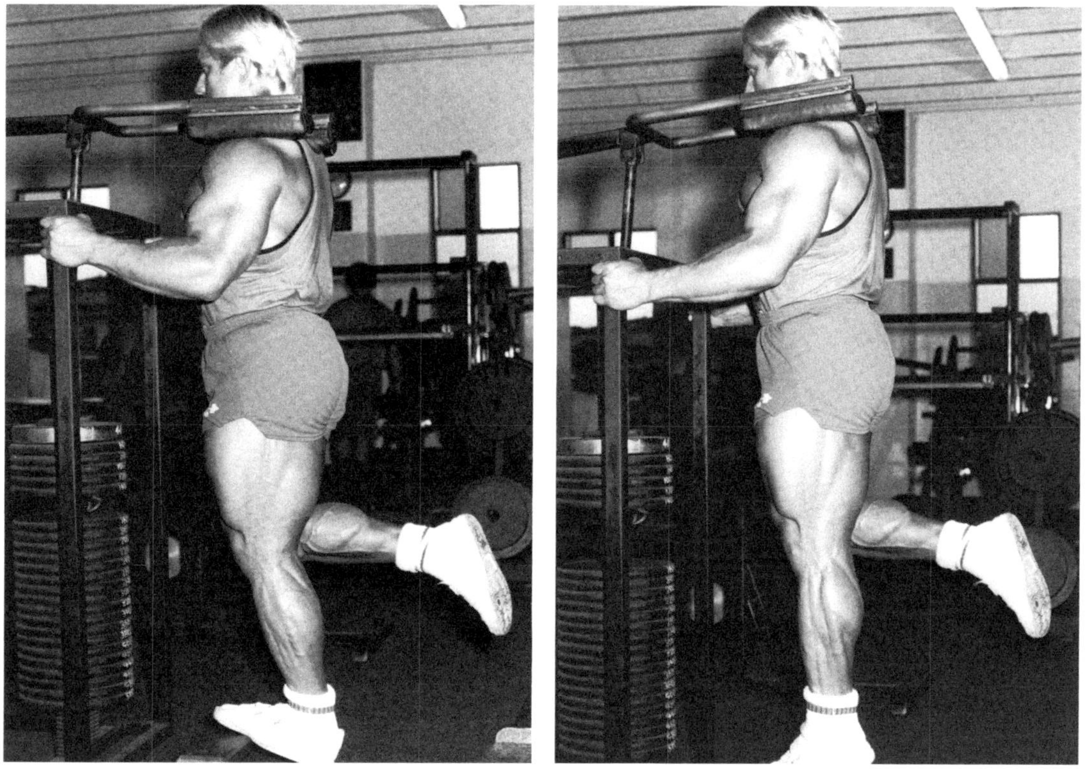

Wadenheben auf einem Bein

Zweck der Übung: Trainieren der Wadenmuskeln eines jeden Beins für sich.

1. Stellen Sie sich mit einem Bein auf einem Block auf die Zehen, und halten Sie das andere Bein nach hinten gebeugt in der Luft. Bringen Sie die Ferse so weit es geht herab.

2. Kommen Sie dann wieder auf die Zehenspitzen hoch. Beenden Sie Ihren Satz, und machen Sie anschließend die Übung mit dem anderen Bein. Sollte eine Ihrer Waden kleiner oder schwächer sein als die andere, führen Sie für diese ein paar Sätze mehr aus, um die nötige Symmetrie zu erlangen. Einbeiniges Wadenheben ist auch an einer Beinpresse möglich.

Wadenheben auf einem Bein ist besonders wichtig wenn eine Wade größer ist als die andere und die kleinere verstärkt entwickelt werden muss.

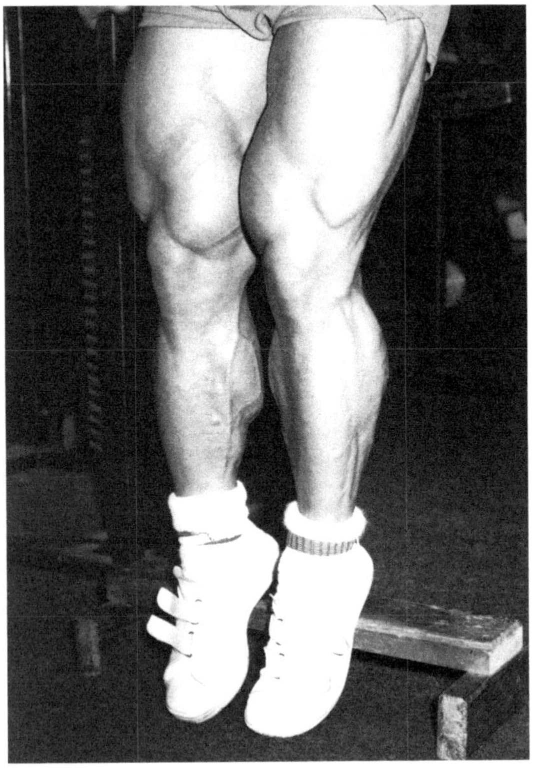

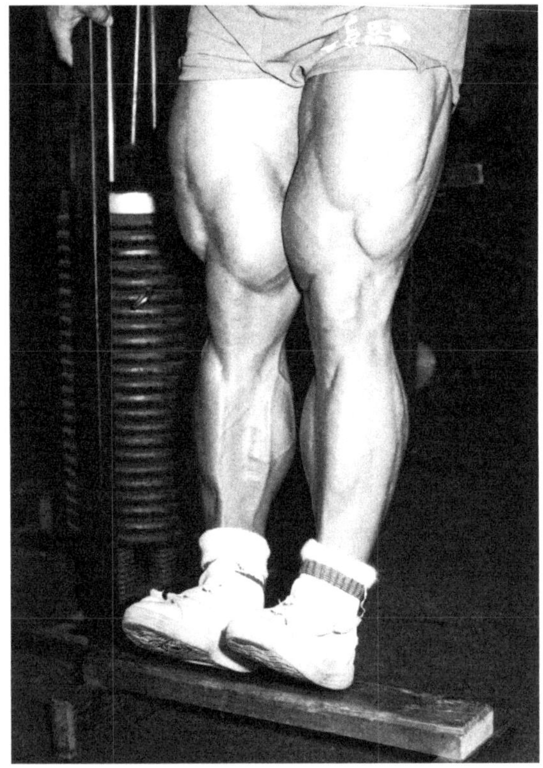

Umgekehrtes Wadenheben

Zweck der Übung: Entwicklung der Vorderseite des Unterschenkels.

Viele Bodybuilder mit guten Waden vergessen, die Muskeln an der Vorderseite des Unterschenkels zu entwickeln, vor allem den Tibialis anterior, der die innere Wade von der äußeren abgrenzt und das Bein wesentlich stärker aussehen lässt.

1. Stellen Sie sich mit den Fersen auf einen Block, bewegen Sie die Zehen möglichst weit nach unten.

2. Ziehen Sie sie dann wieder hoch, und fühlen Sie, wie die vorderen Muskeln des Unterschenkels voll kontrahieren. Machen Sie 20 oder 30 Wiederholungen mit Ihrem eigenen Körpergewicht. Als Variante können Sie die Zehen unter ein leichtes Gewicht bringen, um für zusätzlichen Widerstand zu sorgen.

Kapitel 7

Bauch

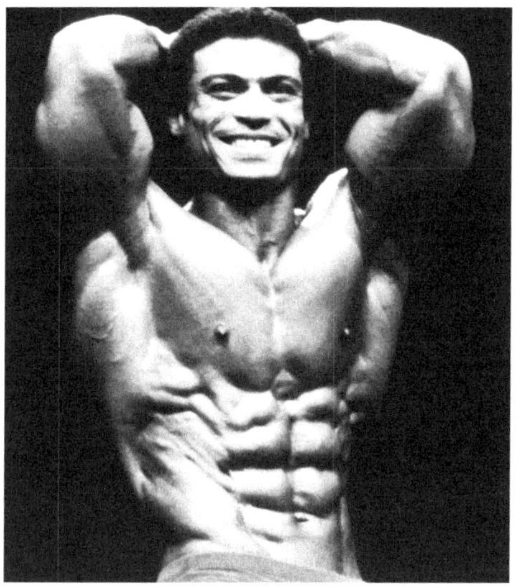

Mohamed Makkawy

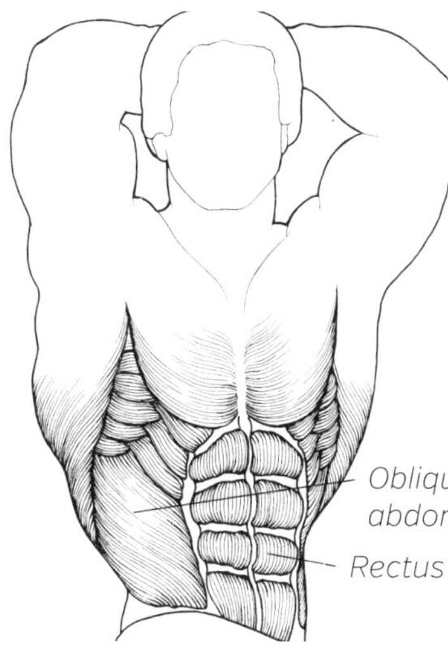

Die Muskeln des Bauchs

Rectus abdominis, der lange gerade Bauchmuskel entlang der Bauchmitte. Er entspringt am Schambein und setzt am Knorpel der 5., 6. und 7. Rippe an.

Hauptfunktion: Vorneigen des Rumpfs, Senken des Brustkorbs und Heben des Beckens.

Obliquus externus abdominis, die äußeren schrägen Bauchmuskeln oder Obliquusmuskeln auf beiden Seiten des Rumpfs, die an den unteren acht Rippen entspringen und seitlich am Becken ansetzen.

Hauptfunktion: Vorbeugen und Drehen des Rumpfs.

Die **Zwischenrippenmuskeln**, zwei dünne Schichten aus Muskel- und Sehnenfasern, die den Raum zwischen den Rippen einnehmen.

Hauptfunktion: Heben und Senken der Rippen.

Trainieren der Bauchmuskeln

Die Bauchmuskeln haben eine relativ einfache Funktion. Sie ziehen den Oberkörper (Brustkorb) und den Unterkörper (Becken) zueinander und geben den inneren Organen Halt.

Starke Bauchmuskeln sind in fast allen Sportarten zur Verbesserung der sportlichen Leistung entscheidend. Im Bodybuilding spielen sie eine äußerst wichtige Rolle dafür, wie der Körper auf den Betrachter wirkt. Die Bauchmuskeln bilden das visuelle Zentrum des Körpers. Legt man ein X über den Körper, dessen Endpunkte von den Schultern und den Füßen gebildet werden, so liegt der Schnittpunkt der beiden Linien im Bereich des Bauchs, und deshalb ist diese Körperpartie ein natürlicher Anziehungspunkt für die Augen.

Da Männer am Bauch unverhältnismäßig viele Fettzellen haben, sind gut definierte Bauchmuskeln ein Zeichen für Topform: hart, stark, kein Gramm Fett zu viel.

Mit breiten Schultern und ausladendem Latissimus, der sich zu einer straffen, schmalen Taille verjüngt, wird ein Bodybuilder im Wettkampf in aller Regel Punkte gewinnen. Eine schmale Taille betont sowohl den Brustkorb wie auch die Oberschenkel, sodass sie mächtiger, eindrucksvoller und ästhetischer wirken.

Diese traditionelle V-Form des Rumpfs ist für erstklassige Körperentwicklung auf Wettkampfniveau so wichtig wie reine Masse. Ich habe oft Bodybuilder gesehen, die im Wettkampf mit ein paar Pfund Übergewicht antraten, um mächtiger zu wirken, doch das zusätzliche Gewicht um die Taille herum ruinierte für meine Begriffe den optischen Effekt. Pierre Vandensteen, der mit einem Kampfgewicht von nur etwa 70 kg antrat, wirkte zum Beispiel auf der Bühne wie 15 kg stärker (und konnte so bedeutend massivere Gegner schlagen), weil seine schmale, gutentwickelte Taille die Oberschenkel und den Oberkörper vergleichsweise massiv erscheinen ließ. Danny Padilla mag sich den Ruf als »Gigantenkiller« erworben haben, doch der erste Bodybuilder, der diesen Beinamen wirklich verdiente, war Pierre, weil er angesehene Gegner besiegte.

Hätte ich eine schmale, harte Taille mit definierter Bauchmuskulatur gehabt, als ich 1968 als Wettkämpfer in die Vereinigten Staaten kam,

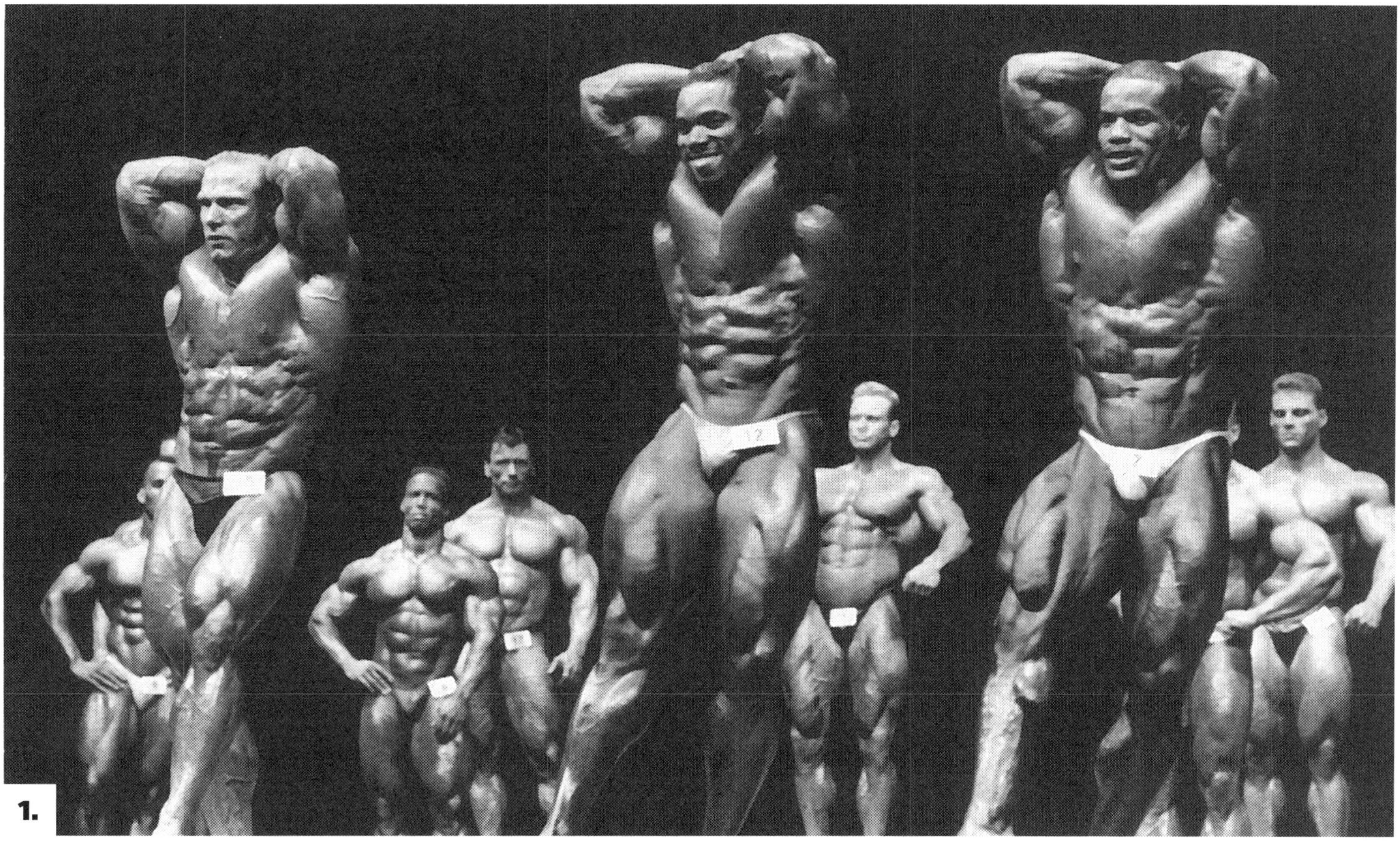

1.

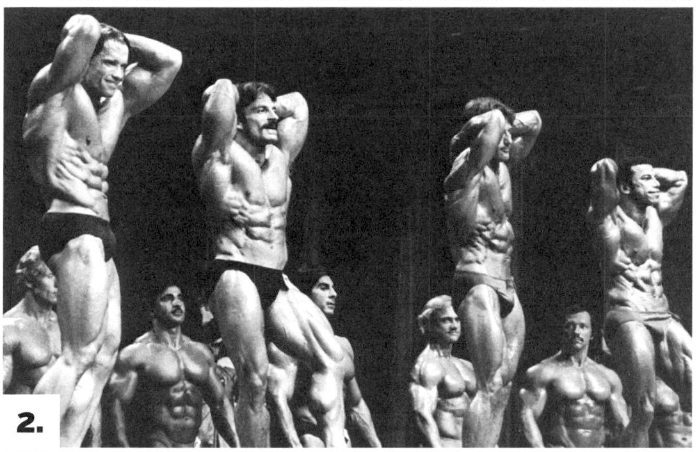

2.

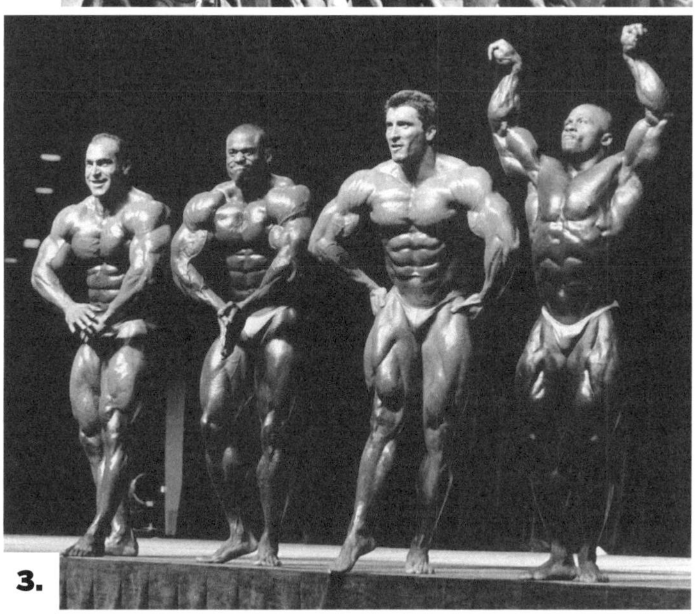

3.

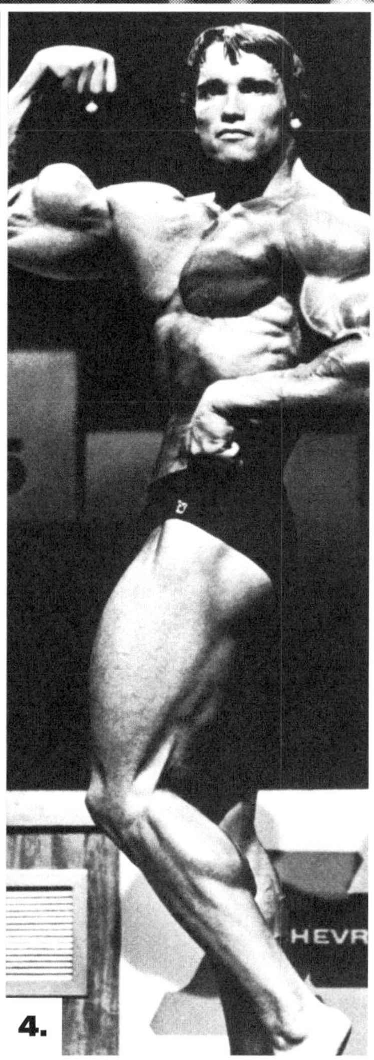

4.

1. *Mike Francois, Flex Wheeler und Chris Cormier demonstrieren die Pflichtpose der IFBB für den Bauch: Hände hinter dem Kopf, Bauchmuskeln angespannt, ein Bein vorgestellt.*

2. *Das Finalstechen bei der Mr.-Olympia-Wahl 1980 demonstrierte sehr deutlich, dass Top-Bodybuilder heute hervorragende Bauchmuskulatur brauchen, um konkurrenzfähig zu sein. Für mich als dem größten Mann war es äußerst wichtig, Bauchmuskeln zu präsentieren, die es mit denen eines Mike Mentzer, Frank Zane und Chris Dickerson aufnehmen konnten.*

3. *Nasser El Sonbaty, Vince Taylor, Milos Sarcev und John Sherman*

4. *Gutdefinierte Bauchmuskeln sind wichtig, doch ebenso wichtig ist eine schmale Taille, durch die Posen wie diese gedrehte Bizepspose wesentlich eindrucksvoller wirken.*

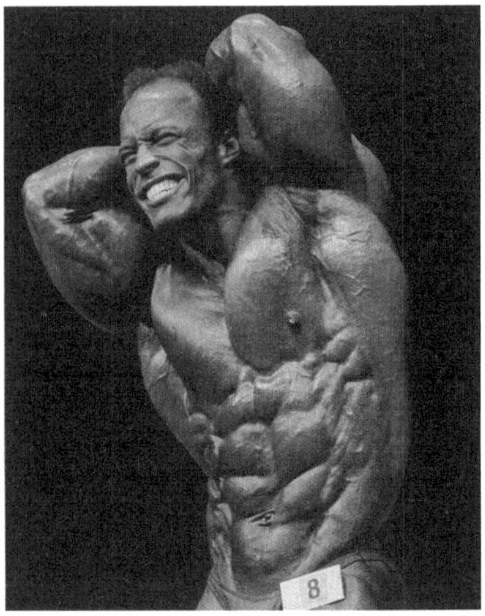

Shawn Ray

wäre ich vielleicht nicht Zweiter hinter Frank Zane geworden. Ähnlich hätte sich Frank beim Mr. Olympia 1982 in London wahrscheinlich nicht mit dem zweiten Platz hinter Chris Dickerson begnügen müssen, wenn er in einer Form wie 1979 angetreten wäre, als er sich gegen Mike Mentzer um diesen Titel durchsetzte. Frank war sogar schwerer als sonst – er wog über 90 kg –, aber es fehlten ihm die waschbrettartigen Bauchmuskeln, durch die er in seiner Bestform so beeindruckt hatte. Mangelhaft entwickelte Bauchmuskeln oder die Unfähigkeit, sie richtig zu präsentieren, können im Wettkampf teuer zu stehen kommen.

Wie man die Bauchmuskeln am besten trainiert, hängt weitgehend vom individuellen Körperbautypus ab. Wenn man sie mit schwerem Gewicht trainiert, werden sie größer und dicker. Das Problem ist, dass viele Bodybuilder die Bauchmuskeln größenmäßig überentwickeln, sodass sie sich vorwölben und den Eindruck eines dicken Bauchs entstehen lassen. Ektomorphe Bodybuilder, die Mühe haben, Muskelmasse aufzubauen, können sich schweres Gewicht beim Bauchtraining eher leisten, aber früher oder später kommen auch sie an einen Punkt, an dem ein weiterer Zuwachs in der Bauchmuskulatur nachteilig wäre.

In einem Kampf gleichwertiger Gegner ist die Ausbildung der Bauchmuskulatur oft ausschlaggebend für Sieg oder Niederlage. Wenn Mohamed Makkawy eine Pose wie einen Doppelbizeps von vorne zeigt, holt er sich mit der Präsentation seiner phantastischen Bauchentwicklung zusätzliche Punkte. Eine Methode, mit der er 1982 den schwedischen und den belgischen Grand Prix gewann und dabei bedeutend größere und massivere Konkurrenten bezwang. Wenn man sich alte Fotos von Eugene Sandow ansieht [siehe S. 24], dem ersten wirklich wegen seines Körperbaus international bekannten Star, kann man erkennen, dass er Bauchmuskeln wie ein Waschbrett hatte.

Früher waren es immer die kleineren Bodybuilder, die sich am meisten um ihre Bauchmuskeln kümmern mussten. Von größeren Männern wie Reg Park oder Bill Pearl erwartete man massive Brustkörbe, Arme, Rücken und Oberschenkel. Aber sie wurden von den Kampfrichtern selten zu irgendwelchen speziellen Bauchposen aufgefordert, obwohl sie für Bodybuilder ihrer Größe ganz phantastische Bauchmuskeln hatten. Park und Pearl waren sogar die ersten großen Männer mit überragender Bauchmuskulatur. Heute gewinnt natürlich niemand mehr einen

Mr. Olympia oder irgendeinen anderen großen Profiwettkampf, wenn er keine guten Bauchmuskeln vorzuweisen hat.

Das größte Ziel im Bauchmuskeltraining sollte Definition sein. Überschüssiges Körperfett setzt sich beim männlichen Bodybuilder gewöhnlich um die Taille herum an: am Bauch, an den Seiten und am unteren Rücken. Gute Bauchmuskeldefinition verlangt daher eine Kombination aus strenger Diät, vielen Wiederholungen und Sätzen verschiedener Bauchübungen.

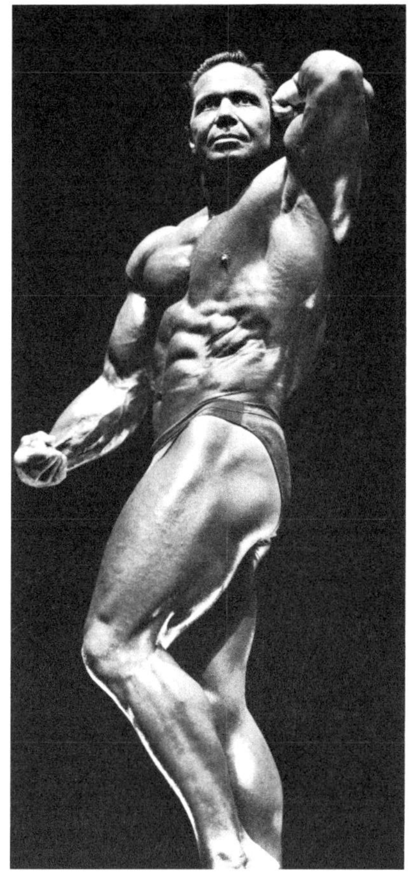

Als Bill Pearl Anfang der fünfziger Jahre seine ersten Wettkämpfe gewann, wurden außergewöhnlich entwickelte Bauchmuskeln noch nicht für unbedingt notwendig gehalten. Doch später, als er seine Weltmeistertitel holte, hatte Pearl trotz größeren Körpergewichts phantastische Bauchmuskeln.

Lokaler Fettabbau

Viele Bodybuilder (auch ich) waren seit jeher der Meinung, viel Bauchtraining sei nicht nur der Straffung und Entwicklung der Bauchmuskeln zuträglich, sondern steigere auch den Fettabbau in dieser Partie. Doch Physiologen und andere Fachleute versichern mir immer wieder, ein lokal begrenzter Fettabbau durch intensive Beanspruchung angrenzender Muskeln sei nicht möglich. Wenn der Körper zur Energiegewinnung auf Fett zurückgreifen muss, so die Theorie, entnimmt er es in anteiligen Mengen von allen Körperpartien, wo es gespeichert ist. Demnach würden viele Situps und viel Beinheben im Bauchbereich nicht mehr Fett beseitigen als jede andere Körperübung mit entsprechendem Kalorienverbrauch.

Doch gegen diese Theorie muss ich Einwände erheben. Ich weiß zwar nicht genau, was beim Bauchtraining physiologisch vor sich geht, aber ich weiß aus eigener Erfahrung und aus der vieler anderer Bodybuilder, dass intensives Bauchtraining irgendetwas in dieser Körperpartie bewirkt, wodurch sie Fett verliert, härter und besser definiert wird. Es mag kein lokaler Fettabbau sein, aber es kommt einem solchen so gleich, dass ein Bodybuilder, der bemüht ist, für einen Wettkampf in Bestform zu kommen, meines Erachtens einen großen Fehler beginge, würde er die Bauchmuskeln nicht maximal beanspruchen.

Kalorienverbrauch und Definition

Allein am Kalorienverbrauch sportlicher Betätigungen gemessen, scheint Bauchtraining keine sonderlich gute Methode zu sein, um Fett loszuwerden. Die Höhe des Kalorienverbrauchs ist der geleisteten Ar-

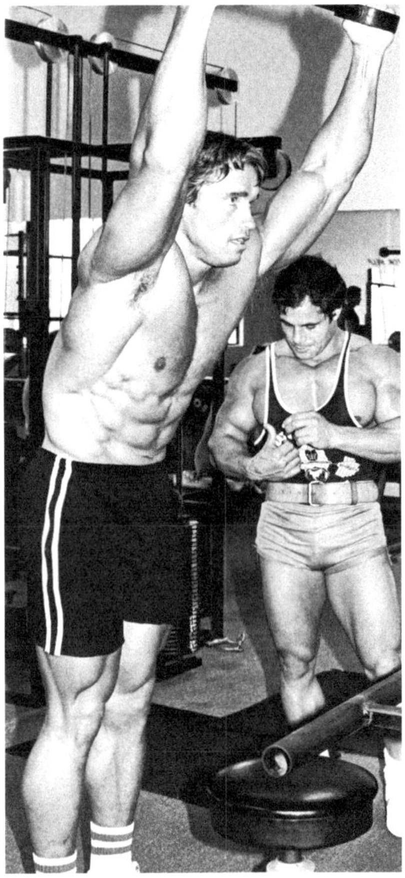

Diese Aufnahme wurde eine Woche vor der Mr.-Olympia-Wahl 1980 gemacht. Sie zeigt, wie profiliert und definiert meine Bauchmuskeln waren.

beit proportional. Wenn Sie zum Beispiel laufen, bewegen Sie mit jedem Schritt Ihr ganzes Körpergewicht, und das ist eine Menge Arbeit. Wenn Sie Situps oder Beinheben machen, heben Sie wesentlich weniger als Ihr Körpergewicht und verrichten demnach vergleichsweise weniger Arbeit. Bei einem Lauf von 5 km werden mehr Kalorien verbraucht als bei fast jedem Bauchtraining, weil für die insgesamt geleistete Arbeit – die Bewegung des Körpergewichts über eine lange Strecke hinweg – sehr viel Energie nötig ist.

Aber auch hier besteht eine Diskrepanz zwischen Theorie und der Erfahrung der meisten Top-Bodybuilder. Ich war manchmal wochenlang unterwegs, ohne die Möglichkeit zu haben, in einem Sportstudio zu trainieren, nutzte dann aber jede Gelegenheit, um mein Lauftraining zu absolvieren. Doch wenn ich wieder nach Hause kam, schienen meine Bauchmuskeln dahingeschwunden und wenig ausgeprägt, trotz des hohen Kalorienverbrauchs beim Laufen. Zuweilen kam ich auch weder viel zum Laufen noch viel zum Trainieren, aber wenn ich nach solchen Perioden einen anstrengenden Aerobic-Kurs mitmachte, kombiniert mit bis zu einer halben Stunde Bauchtraining, waren meine Bauchmuskeln plötzlich wieder so hart und definiert wie ein Waschbrett.

Diät und aerobes Training reduzieren Fett in der Mittelpartie, doch was dann an Bauchmuskeln zum Vorschein kommt, ist nicht sehr entwickelt, gut ausgebildet oder definiert. Dazu sind verschiedene Übungen notwendig, viele verschiedenartige Bewegungen, die die Bauchmuskulatur und zugehörige Muskeln zwingen, in möglichst unterschiedlicher Weise zu kontrahieren. Wie bei jeder anderen Muskelgruppe ist es die Vielfalt an Bewegungen, die eine maximale Anzahl an Muskelfasern aktiviert und die beste Form und Definition hervorbringt.

Es gibt ungeheuer viele Bauchübungen. In jedem Aerobic-Kurs, an dem ich teilnahm, zeigte mir der Übungsleiter ein paar neue Varianten des Bauchtrainings. Viele dieser Abwandlungen haben nahezu die gleiche Wirkung auf die Bauchmuskeln, aber wenn man viele verschiedene Bauchübungen kennt, wird das Bauchtraining wesentlich interessanter. Sie hier alle zu beschreiben wäre nicht angebracht, aber ich habe für jeden in Frage kommenden Muskel einige meiner Lieblingsübungen eingeplant.

Am Anfang ist eine allgemeine Kräftigung der Bauchmuskulatur am wichtigsten. Danach müssen Sie diese Kraft steigern und damit beginnen, den angrenzenden Muskeln mehr Aufmerksamkeit zu schenken. Das Programm für den Wettkampf ist schließlich optimale Definition und höchste Qualität, auf volle Entwicklung aller relevanten Muskeln der Bauchpartie ausgerichtet.

Wenn man sich einmal vor Augen führt, wie verschiedenartig der Bauch beim Posen präsentiert werden kann, wird noch verständlicher, wie notwendig umfassende Bauchentwicklung sein kann. Manche Posen heben die oberen oder die unteren geraden Bauchmuskeln hervor, andere die Obliquusmuskeln, die Interkostalmuskeln und die Serratusmuskeln. Die Bauchmuskeln sind in einer Most-muscular-Pose zu sehen, in Posen mit eingezogenem Bauch, der Pflichtpose für den Bauch mit den Händen hinter dem Kopf, in gedrehten Posen und vielen anderen.

Anfängerprogramm

Viele Bodybuilder, die gerade erst anfangen, trainieren eifrig Brust und Arme und schenken den Bauchmuskeln keine Beachtung. Später, wenn sie Wettkämpfe ins Auge fassen, müssen sie dann extreme Bauchprogramme bewältigen, um in diesem Bereich nachzuziehen. Ich empfehle daher, die Bauchmuskeln gleich von Anfang an zu trainieren, genau wie alle anderen Körperpartien. Sie entwickeln sich dann zusammen mit dem Rest des Körpers, und man ist nie gezwungen »nachzuarbeiten«.

Die Bauchmuskeln sollten jeden Tag trainiert werden. Im Anfängerprogramm empfehle ich 5 Sätze Situps im täglichen Wechsel mit 5 Sätzen Beinheben. Beide Übungen trainieren die Bauchmuskeln als Ganzes, aber Situps beanspruchen mehr die oberen Partien, während beim Beinheben die unteren Partien stärker belastet werden.

Ich rate Anfängern, unverzüglich mit der Arbeit an der »Hohlform« des Bauchs zu beginnen – einfach ausatmen, den Bauch möglichst stark einziehen und dann versuchen, die Stellung 15 bis 20 Sekunden zu halten.

Eine andere Möglichkeit, die Bauchmuskulatur zu straffen und zu kräftigen, besteht darin, den Bauch im Laufe des Tages hin und wieder einzuziehen und die Bauchmuskeln anzuspannen. Sie lernen dabei auch, diese wichtige Körperpartie unter Kontrolle zu bekommen. Sie sollten von Anfang an darauf achten, ob Ihre Bauchmuskulatur voraussichtlich ein schwacher Punkt Ihrer Körperentwicklung werden wird, damit Sie im Fortgeschrittenentraining entsprechende Gegenmaßnahmen ergreifen können.

Fortgeschrittenenprogramm

Nach einer ersten Entwicklung Ihrer Bauchmuskulatur können Sie beginnen, die verschiedenen Partien, die zu einer straffen und definierten Taille beitragen, zu isolieren und gezielt zu trainieren. Dies erfordert mehr Sätze und verschiedene andere Übungen, wie Beinheben mit gebeugten Knien, Rumpfdrehen in Vorbeuge und Bauchpressen. Diese Übungen beanspruchen nicht nur umfassender die geraden Bauchmuskeln, sondern trainieren auch die angrenzenden Obliquus- und Zwischenrippenmuskeln.

Wenn man sich überlegt, auf welch unterschiedliche Weise der Rumpf gebeugt und gedreht werden kann, wird deutlich, dass beim Bauchtraining Bewegungen in vielen verschiedenen Winkeln nötig sind, um die Muskulatur wirklich umfassend zu beanspruchen. Beim Rumpfdrehen in aufrechter Haltung werden die Obliquusmuskeln zum Beispiel unter einem anderen Winkel belastet als beim Rumpfdrehen in Vorbeuge. Sie können aber auch die schon bekannten Situps mit einer Rumpfdrehung ausführen, um die geraden und die schrägen Bauchmuskeln gleichzeitig zu beanspruchen. Beim Beinheben bewirkt eine zusätzliche Rumpfdrehung, dass neben den unteren Bauchmuskeln auch die Obliquus- und Zwischenrippenmuskeln trainiert werden. Ebenso können die Grundbewegungen durch Variieren noch besser ausgenutzt werden: Situps auf dem Bauchbrett oder Roman Chair; Beinheben auf dem Bauchbrett, an der Vertikalbank oder hängend; Bauchpressen in verschiedenen Varianten, damit die oberen und die unteren Bauchmuskeln gleichzeitig stark kontrahieren.

Auf Stufe II empfehle ich zu Beginn der Trainingseinheit Roman-Chair-Situps zum Aufwärmen. Für die Obliquusmuskeln sind neben Bewegungen mit Rumpfdrehung auch Übungen wie Seitbeugen und Beinheben seitlich eingeplant. Da im Taillenbereich ebenfalls nichts vernachlässigt werden darf, müssen Sie auch den unteren Rücken trainieren. Zur Entwicklung dieser Muskeln habe ich Hyperextensionen und Kreuzheben mit gestreckten Beinen vorgesehen.

Sie finden speziell im Alternativprogramm für Fortgeschrittene auch eine Reihe von Übungen, die im Bodybuilding keine Tradition haben. Ich meine, man sollte alles nutzen, was etwas bringt, und nach dieser Devise habe ich zur Vorbereitung auf den Mr. Olympia 1980 für die Bauchmuskeln eine Serie von Bauchübungen gemacht, die ich im Aerobic-Kurs gelernt hatte. Dinge wie Beinrückspreizen kniend, Beinheben nach hinten und Beinscheren liegend nach der Seite. Diese ungewohnten Übungen waren für die Muskeln ein Schock und zwangen sie, sich entsprechend schneller zu entwickeln.

Wettkampfprogramm

Während der Vorbereitung auf einen Wettkampf sollten Sie sich nicht mehr um Masse- und Kraftzuwachs bemühen, sondern darauf hinarbeiten, die ganze Bauchpartie auszuformen und zu definieren. Zur Intensivierung des Trainings beginnen Sie mit zehn Minuten Roman-Chair-Situps. Diese Übung zu Beginn des Trainings hat mir selbst immer gute Ergebnisse gebracht, aber auch Franco Columbu, Zabo Koszewski, Ken Waller, Tom Platz und vielen anderen. Sie verhilft Ihnen dazu, sich gut aufzuwärmen und ist überdies eine Übung, die die Bauchmuskeln ständig unter Spannung hält, sodass sie die ganze Zeit arbeiten. Hinzu kommt, dass diese zusätzlichen zehn Minuten Baucharbeit den Kalorienverbrauch steigern.

Im Wettkampfprogramm habe ich noch mehr Übungen als im Fortgeschrittenentraining vorgesehen, die ohne Pause hintereinander wie im Aerobic-Kurs ausgeführt werden. Das Ziel des Wettkampftrainings ist, Qualität unter allen Aspekten zu erreichen, und jede dieser Übungen soll eine bestimmte Partie der Taille entwickeln und ausprägen. Für eine Bauchmuskulatur, die die Kampfrichter wirklich beeindruckt, müssen Sie Übungen für die oberen und die unteren Bauchmuskeln machen, für die Obliquusmuskeln, die Zwischenrippenmuskeln, den unteren Rücken und jede einzelne Partie, die die Kampfrichter unter die Lupe nehmen. Sie sollten diesen Muskeln alles abverlangen, sie unablässig zur Arbeit zwingen. Halten Sie nicht eine Sekunde inne, und Sie werden die Ergebnisse bekommen, die Sie brauchen.

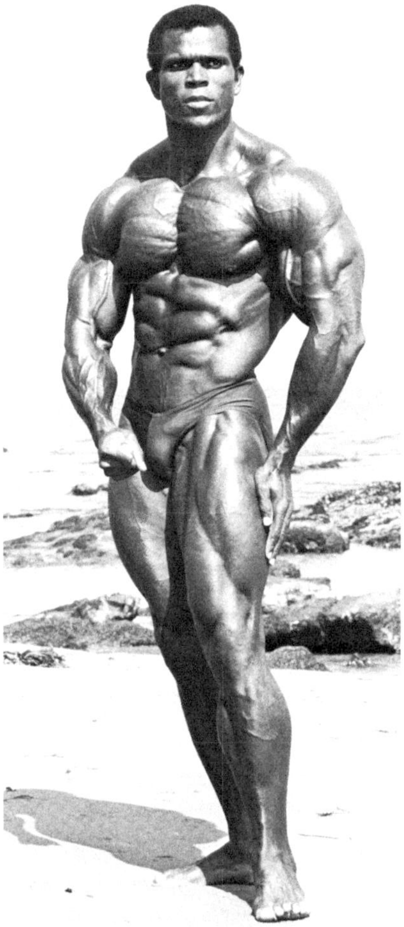

Serge Nubret

Training für schwache Punkte

Die Bauchmuskulatur kann Schwächen aufweisen wie jede andere Körperpartie. Um sie zu überwinden, habe ich für alle relevanten Partien Übungen im Bauchtrainingsprogramm vorgesehen. Die meisten Bauchübungen trainieren zwar mehrere Teile des Rumpfs gleichzeitig, aber es gibt für jeden Abschnitt bestimmte Übungen, die für ihn jeweils am besten sind:

Obere Bauchmuskeln: Die oberen Bauchmuskeln zeigen selten eine Schwäche, doch sollten sie tatsächlich ein Problembereich sein, bemühen Sie sich, zusätzlich zu Ihrem normalen Programm Situp-Varianten auszuführen, zum Beispiel Situps auf dem Bauchbrett, die Klappmesserübung (Situps mit angehobenen Knien), Situps auf dem Boden und Roman-Chair-Situps.

Untere Bauchmuskeln: In diesem Bereich sind Schwächen häufiger, und für Abhilfe sorgen hier verschiedene Varianten des Beinhebens, zum Beispiel Beinheben mit gestreckten Beinen und mit gebeugten

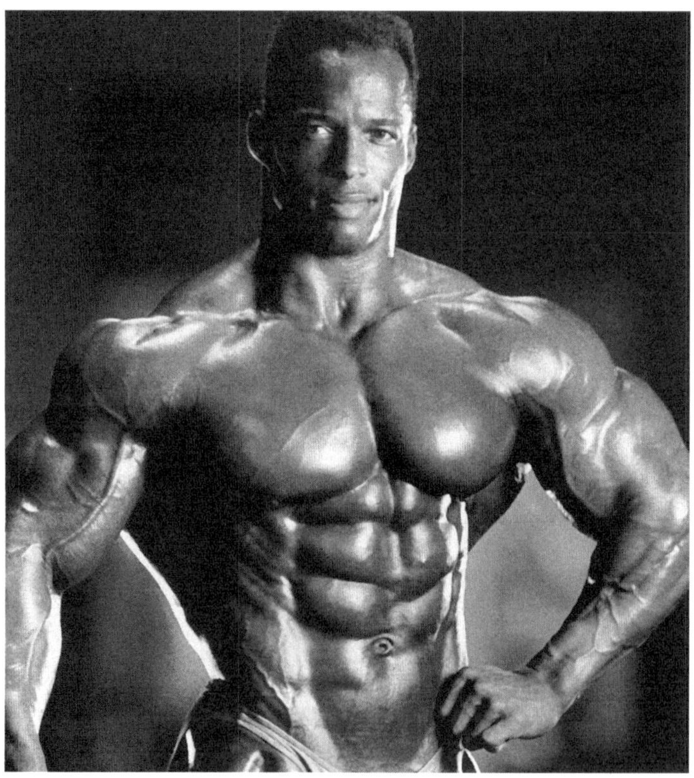

Shawn Ray

Knien, Beinheben auf dem Bauchbrett, Beinheben hängend, Beinheben an der Vertikalbank und abwechselndes Beinheben. Ich benutze auch gern die Nautilus-Bauchmaschine für die unteren Bauchmuskeln oder mache Beinanhocken im Sitzen oder auf dem Boden.

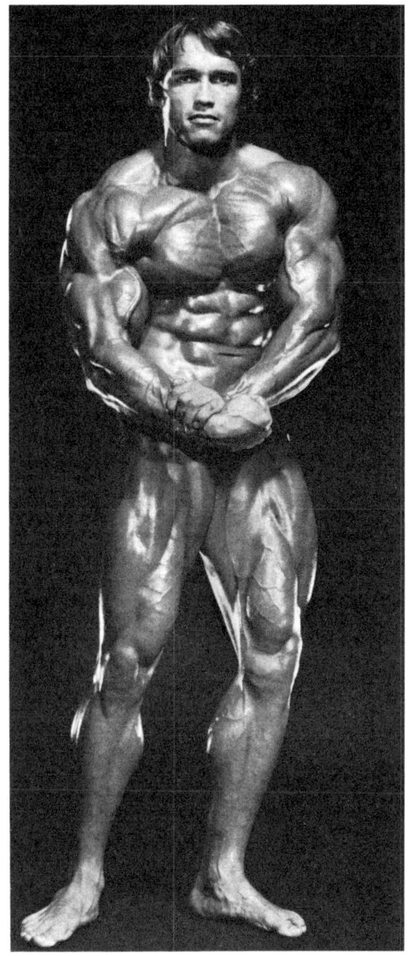

Obliquus- und Zwischenrippenmuskeln: Die Hauptübungen für die Obliquusmuskeln sind Rumpfdrehen aufrecht, Rumpfdrehen vorgebeugt und Seitbeugen, doch Sie können auch die Obliquus- und Zwischenrippenmuskeln gemeinsam beanspruchen, wenn Sie Situps und Beinheben mit einer Rumpfdrehung ausführen – dreiteilige Roman-Chair-Situps zum Beispiel, Situps gedreht, die Klappmesserübung gedreht oder abwechselndes Knieheben gedreht.

Unterer Rücken: Hier empfehle ich Hyperextensionen, Good Mornings und Kreuzheben mit gestreckten Beinen, doch schweres Kreuzheben entwickelt gleichfalls die untere Rückenpartie. Rumpfdrehen trainiert sowohl die Obliquusmuskeln wie auch den unteren Rücken, und Bewegungen wie Rückspreizen kniend und Beinheben nach hinten straffen die untere Rückenmuskulatur ebenfalls.

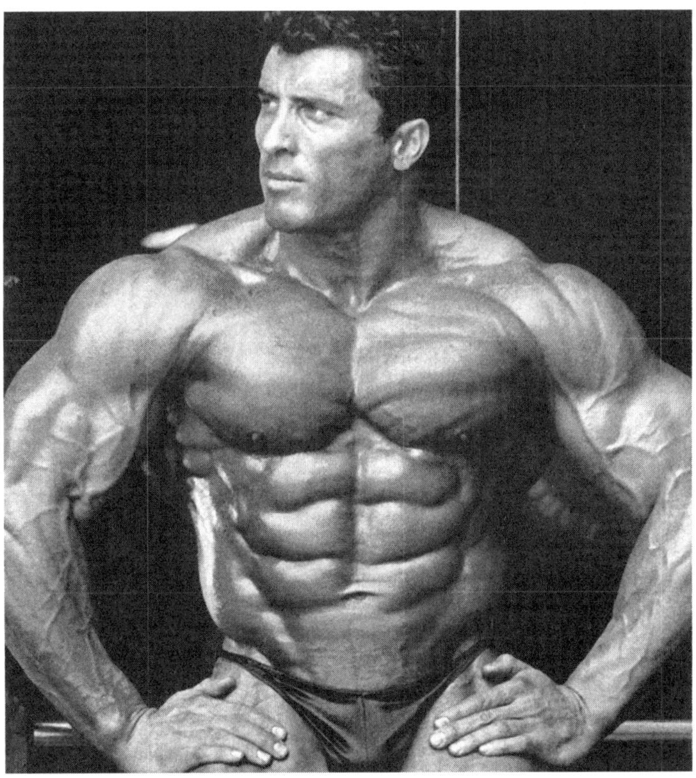

Milos Sarcev

BAUCHÜBUNGEN

Roman-Chair-Situps

Zweck der Übung: Für die oberen Bauchmuskeln.

1. Setzen Sie sich auf die Roman-Chair-Bank, verankern Sie die Füße unter der Halterung, und falten Sie die Hände vor sich. Ziehen Sie den Bauch ein, und lassen Sie sich bis zu einem Winkel von etwa 70° herab, nicht aber bis 90°, wo Ihr Rumpf in der Horizontalen wäre.

2. Kommen Sie wieder hoch und möglichst weit vor; spannen Sie die Bauchmuskeln bewusst an, und »pressen« Sie sie zusammen, um die Kontraktion zu verstärken.

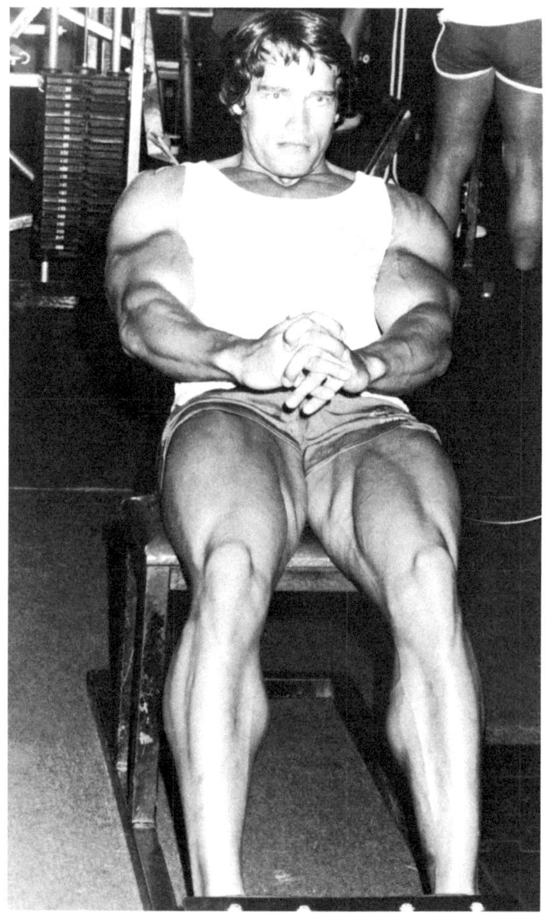

Ich stelle den vorderen Teil der Roman-Chair-Bank gern auf eine Unterlage, weil die Übung bei geneigter Bank wesentlich anstrengender wird. Sie können auch bei steiler Bankeinstellung beginnen und dann nach zehn Minuten zu einer flacheren Einstellung wechseln, um die Übung trotz Ermüdung noch fortzusetzen.

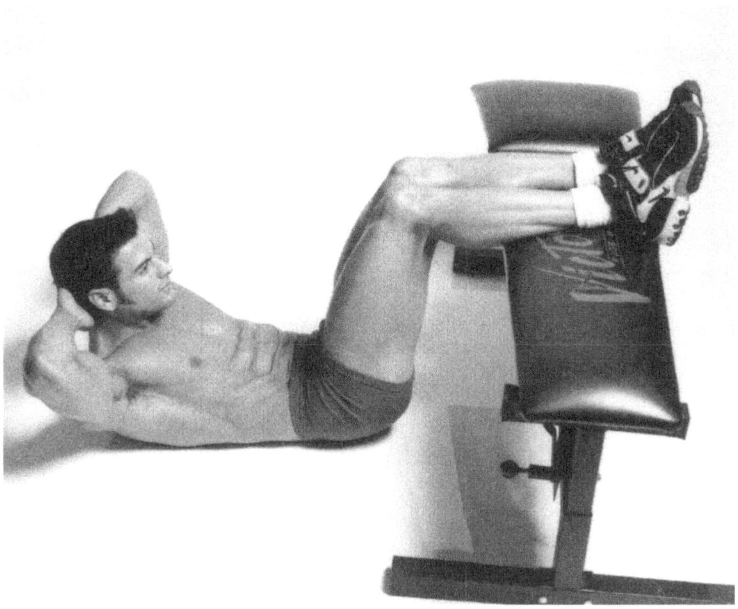

Crunches

Ziel der Übung: Für die oberen Bauchmuskeln.

1. Legen Sie sich mit dem Rücken auf den Boden und platzieren die Beine auf einer Bank vor Ihnen. Sie können die Hände hinter den Kopf oder vor den Körper nehmen, ja nachdem was Ihnen lieber ist.

2. Spannen Sie die Bauchmuskeln an, heben Sie die Brust und bewegen Sie sie Richtung Knie, indem Sie sich mit rundem Rücken zur Körpermitte hin aufrollen. Versuchen Sie nicht den gesamten Rücken vom Boden anzuheben, sondern konzentrieren Sie sich darauf, den Brustkorb Richtung Hüfte einzurollen.

3. Bleiben Sie kurz in dieser Position, spannen die Bauchmuskeln noch einmal an und bringen die Schultern langsam wieder zum Boden zurück.

Achten Sie unbedingt darauf, diese Übung langsam und kontrolliert auszuführen.

Sie können neue Muskelreize setzen, indem Sie den Winkel Ihrer Beine verändern. Platzieren die Füße zum Beispiel auf den Boden oder gegen eine Wand.

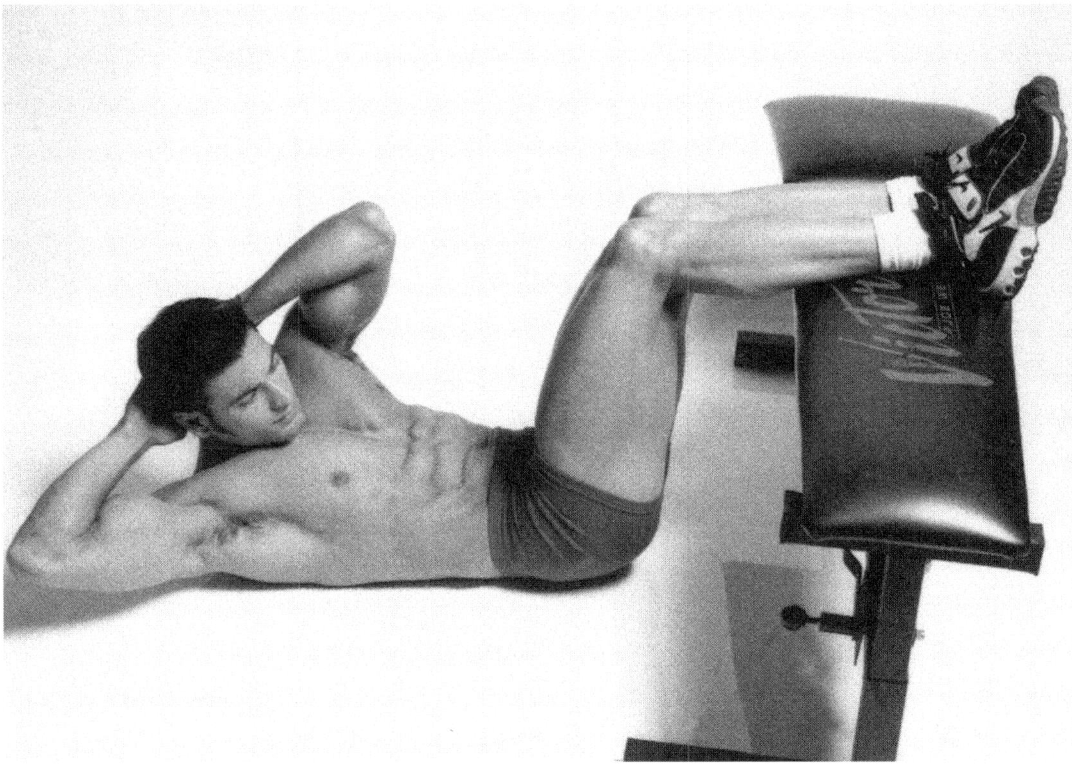

T. J. Hoban

Crunches gedreht

Ziel der Übung: Für die oberen Bauch- und Obliquusmuskeln.

1. Legen Sie sich mit dem Rücken auf den Boden und platzieren die Beine auf einer Bank vor Ihnen. Sie können die Hände hinter den Kopf.
2. Spannen Sie die Bauchmuskeln an, heben Sie die Brust und drehen Sie Ihren Brustkorb so ein, dass sich Ihr linker Ellenbogen Richtung rechten Knie bewegt.
3. Bleiben Sie kurz in dieser Position, spannen die Bauchmuskeln noch einmal an und bringen die Schultern langsam wieder zum Boden zurück.
4. Wiederholen Sie die Bewegung auf der anderen Seite.

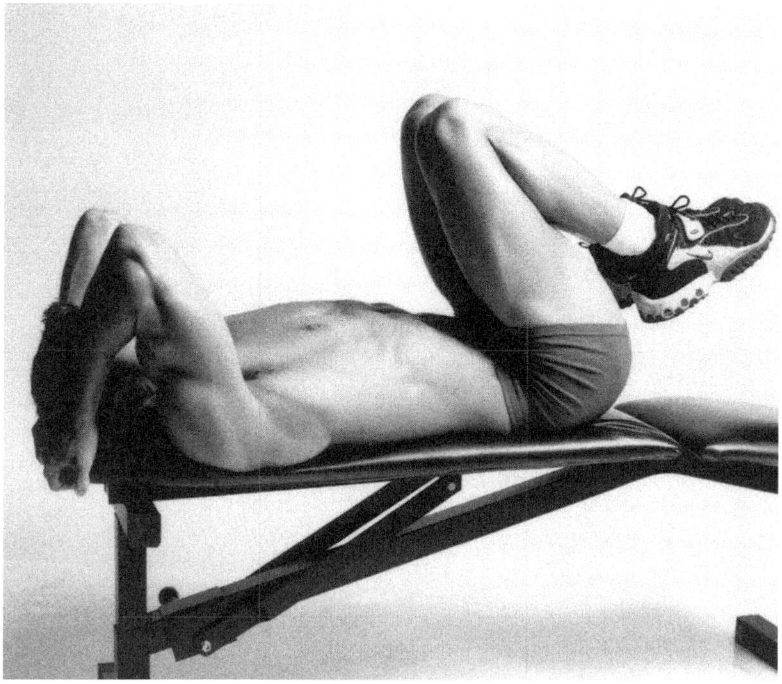

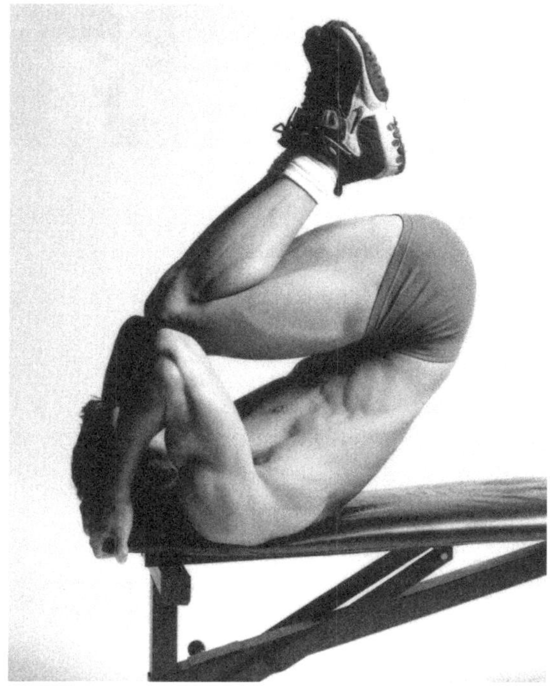

Reverse Crunches

Ziel der Übung: Für die unteren Bauchmuskeln.

1. Legen Sie sich mit dem Rücken auf eine Flachbank und halten Sie sich mit den Händen hinter Ihrem Kopf am Bankende oder an der Stange fest.

2. Beugen Sie die Knie und ziehen Sie sie so weit es geht Richtung Gesicht ohne mit dem Becken vom Boden abzuheben.

3. Bringen Sie Ihre Knie aus dieser Startposition so nah wie möglich an Ihr Gesicht heran, indem Sie Ihren Rücken runden und mit dem Gesäß von der Bank abheben.

4. Halten Sie die Position einen Moment, spannen Sie die Bauchmuskeln noch mehr an und senken Sie die Knie langsam wieder ab bis Ihr Gesäß die Bank erreicht. Führen Sie die Übung unbedingt langsam und kontrolliert aus.

Diese Übung machen Sie am besten auf einer Bank mit einer Stange zum Festhalten an einem Ende.

Reverse Crunches hängend

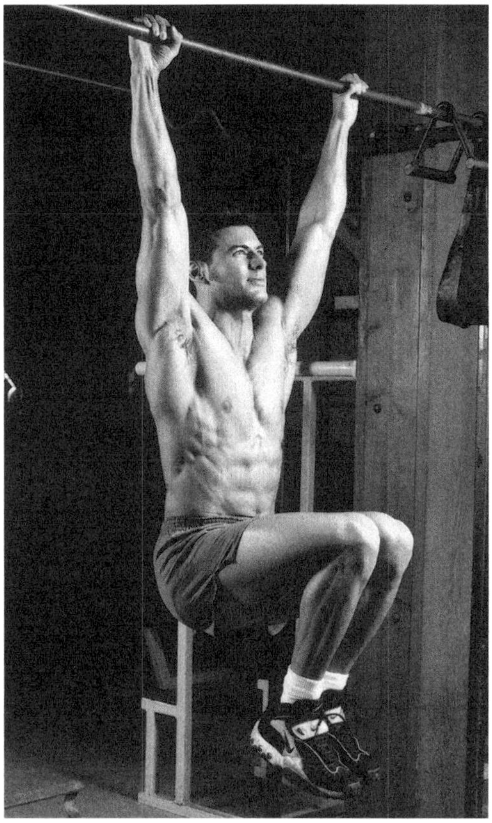

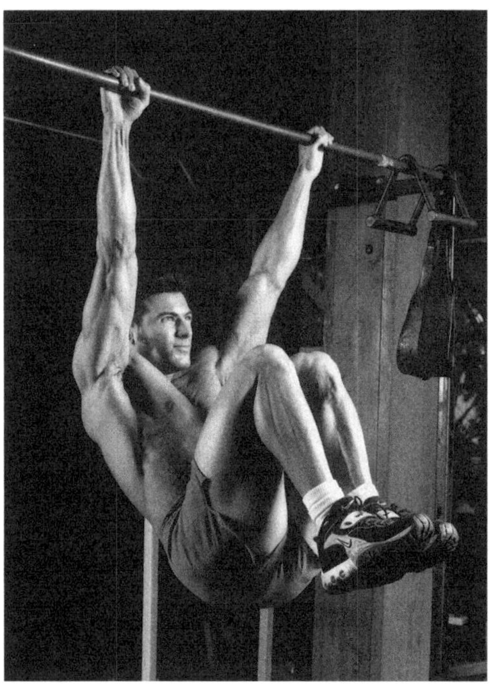

Ziel der Übung: Für die unteren Bauchmuskeln.

1. Fassen Sie eine Klimmzugstange mit Obergriff, und lassen Sie sich mit gestreckten Armen herabhängen. Bringen Sie Ihre Knie auf Höhe des Bauches. Das ist Ihre Startposition.

2. Bringen Sie Ihre Knie von hier aus so hoch Sie können Richtung Kopf, indem Sie den Rücken rund machen und sich aufrollen.

3. Halten Sie die Position einen Moment, spannen Sie die Bauchmuskeln noch mehr an und senken Sie die Knie langsam wieder bis zur Startposition ab. Bringen Sie Ihre Knie jedoch nicht tiefer als die Startposition.

Diese Übung ist eine Variante von Reverse Crunches. Anstatt auf einer Bank zu liegen, hängen Sie hier an einer Stange.

Viele Bodybuilder schaffen aufgrund Ihrer Masse nicht, diese Übung auszuführen. Eine Alternative wäre es, Reverse Crunches auf einer Schrägbank auszuführen. Dabei haben Sie mehr Widerstand als bei Reverse Crunches auf einer Flachbank und Sie können die Schwierigkeit der Übung variieren je nachdem in welchem Winkel Sie die Schrägbank einstellen.

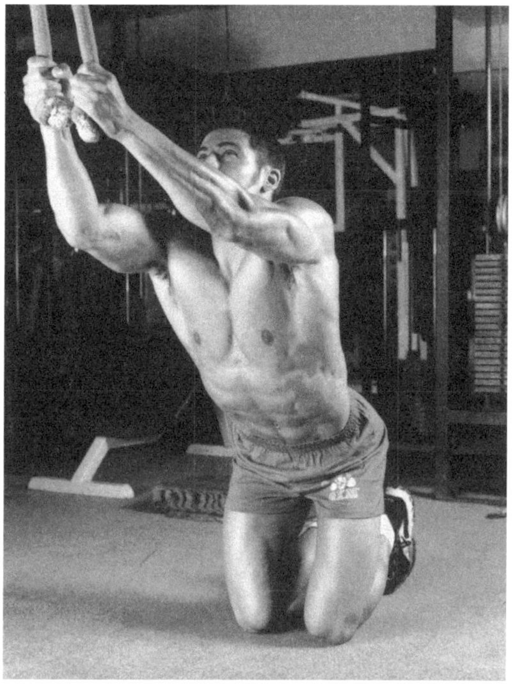
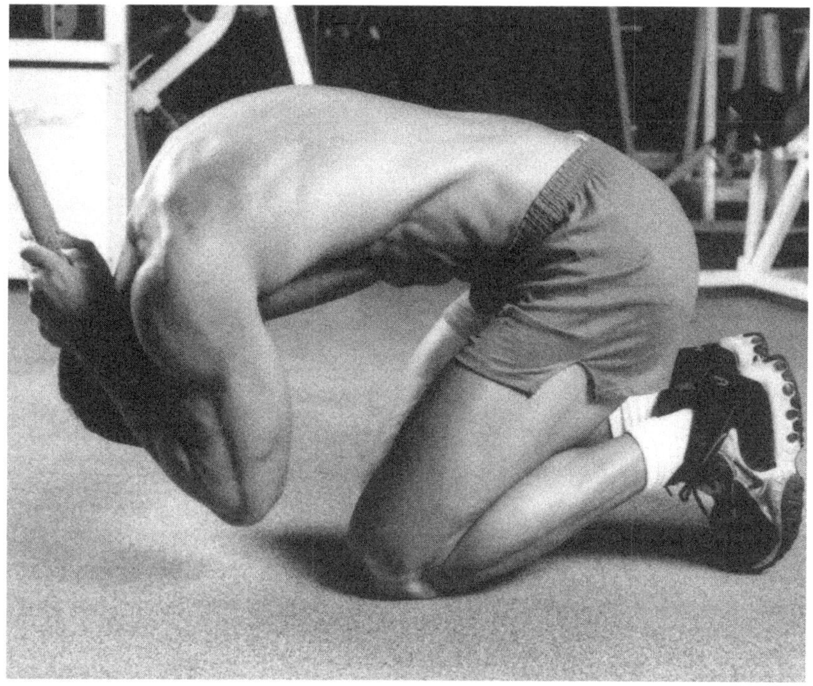

Crunches am Kabelzug

Ziel der Übung: Für die oberen und unteren Bauchmuskeln.

1. Befestigen Sie ein Tau am Kabelzug. Die Kabelrolle muss sich am oberen Ende des Zugturms befinden.

2. Knien Sie sich mit dem Gesicht zum Kabelzug und greifen Sie das Tau mit beiden Händen vor der Stirn. Beugen Sie sich nach vorne und rollen Sie sich ein. Fühlen Sie wie sich die Bauchmuskeln kontrahieren.

3. Halten Sie die Position einen Moment und kommen Sie dann langsam wieder hoch. Stellen Sie sicher, dass Sie die Bewegung aus den Bauchmuskeln ausführen und nicht aus den Armen.

Diese Übung hat man früher häufiger gesehen als heute, aber sie ist immer noch effektiv.

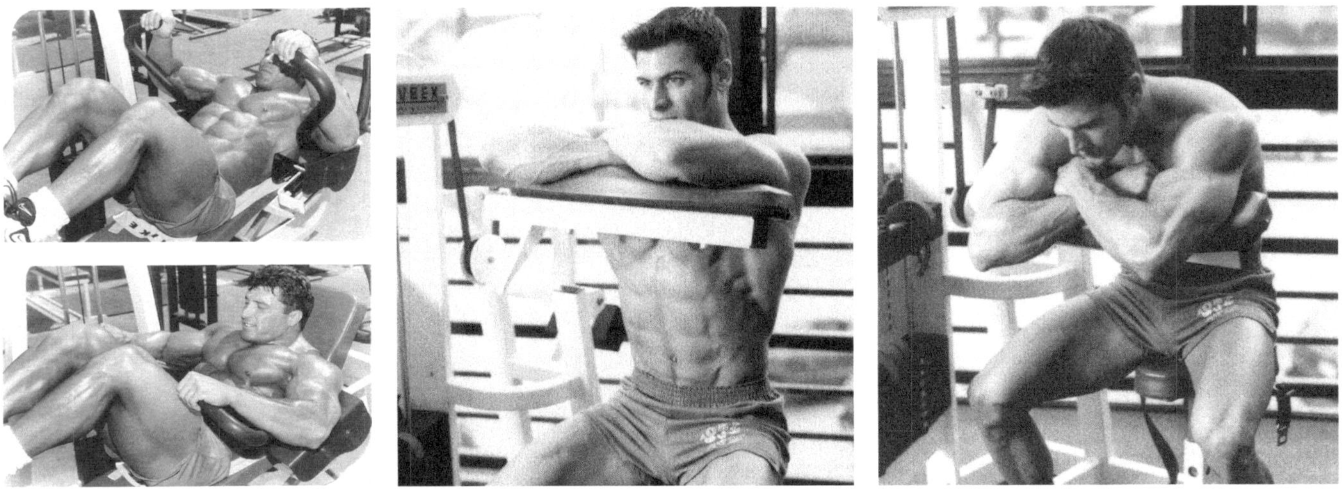

Milos Sarcev

Crunches an der Maschine

Zweck der Übung: Für die oberen und unteren Bauchmuskeln.

1. Stellen Sie die Höhe des Sitzes auf Ihre Körperproportionen ein und wählen Sie ein Gewicht, mit dem Ihnen 8 bis 10 Wiederholungen möglich sind. Bei Verwendung von Gewichten als Widerstand führen Sie weniger Wiederholungen aus als bei Situps mit Ihrem eigenen Körpergewicht. Da dies eine zusammenpressende Bewegung ist, ist dies die einzige Bauchübung, die mit Gewichtswiderstand ausgeführt werden kann. Eine vollständige Bewegung würde den Bauch zu stark vergrößern.

2. Setzen Sie sich auf die Maschine, verankern Sie die Füße hinter der Halterung, und fassen Sie die über den Schultern befindlichen Griffe.

3. Beugen Sie den Oberkörper nach vorn herab, spannen Sie die Bauchmuskeln an, und ziehen Sie gleichzeitig die Knie hoch. Pressen Sie Ober- und Unterkörper zusammen, sodass die Ellbogen möglichst nah an die Knie herankommen. Halten Sie diese Stellung einen Moment, und lassen Sie den Gewichtsstapel dann kontrolliert wieder in die Ausgangsstellung zurück.

Die meisten Bodybuilder finden, dass Maschinen für das Bauchmuskeltraining eher unnötig sind. Wie auch immer, wenn Sie sich während der Übung auf die Kontraktion der Muskeln konzentrieren, kann auch Bauchmuskeltraining an Maschinen sehr sinnvoll sein.

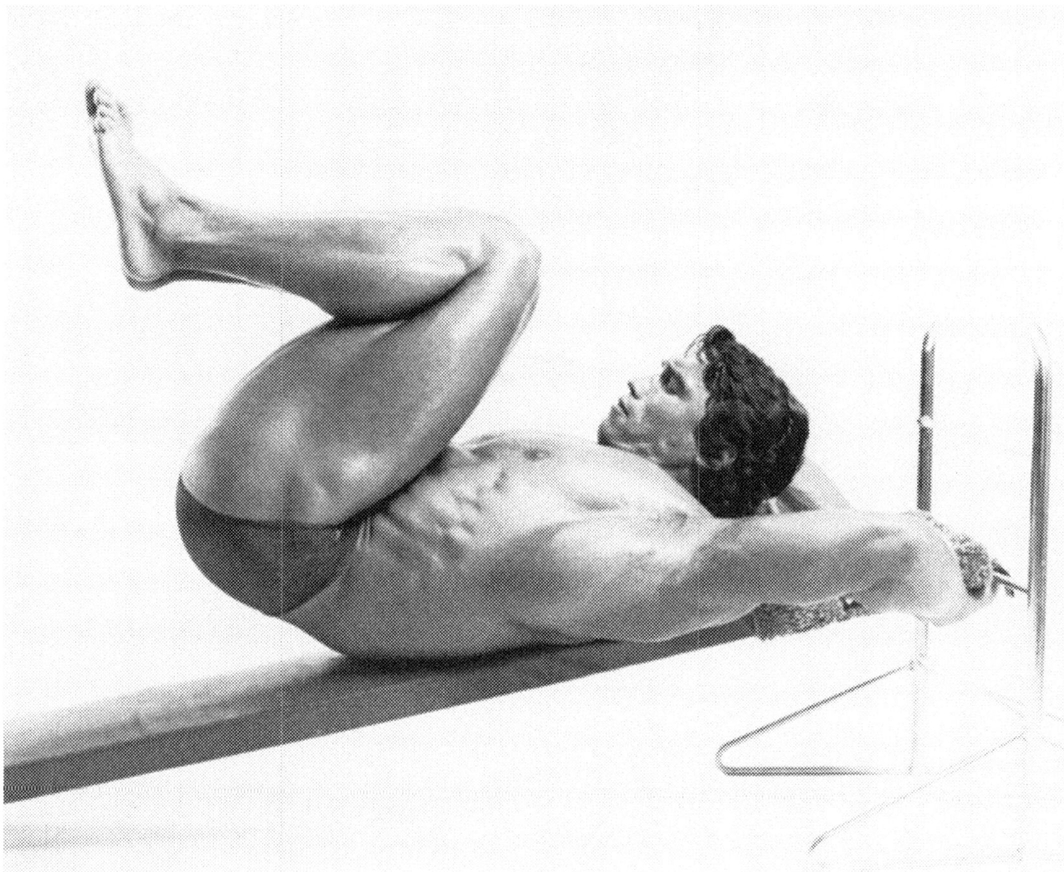

Beinheben mit gebeugten Knien auf dem Schrägbrett

Zweck der Übung: Für die unteren Bauchmuskeln.

1. Legen Sie sich rücklings auf ein Schrägbrett, Kopf höher als die Füße. Greifen Sie nach hinten, und halten Sie sich oben an der Bank oder an einem anderen Gegenstand fest.

2. Heben Sie die Beine mit gebeugten Knien möglichst weit hoch, und führen Sie sie wieder langsam bis zu dem Punkt herab, an dem sie das Brett gerade berühren. Atmen Sie beim Heben der Beine aus und beim Senken ein. Mit gebeugten Knien ist die Übung etwas einfacher als mit gestreckten Beinen, und der Bewegungsumfang wird größer.

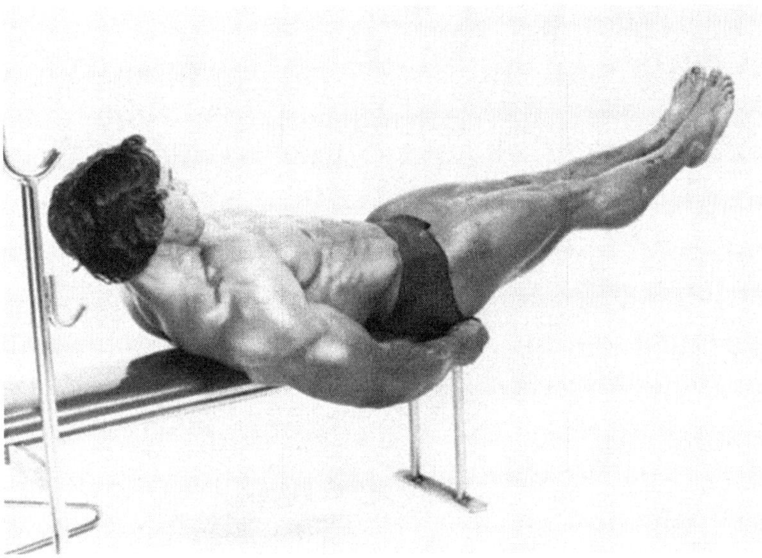

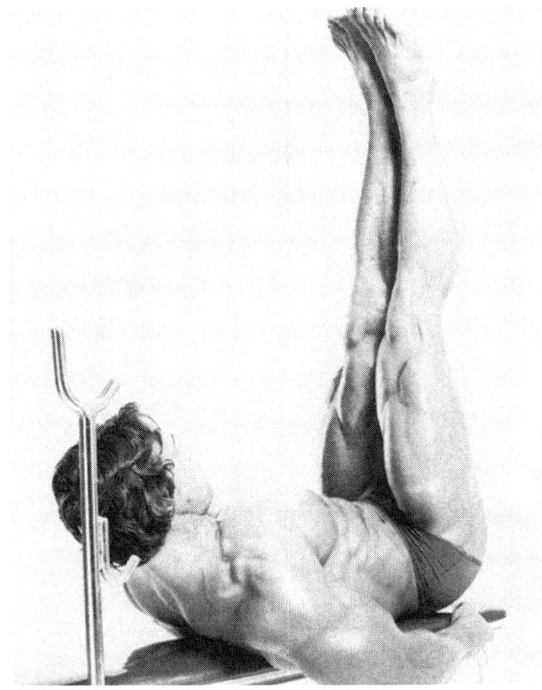

Beinheben auf der Flachbank

Zweck der Übung: Für die unteren Bauchmuskeln.

1. Setzen Sie sich auf das Ende einer Flachbank, und legen Sie sich mit gestreckten Beinen zurück, die Hände unter dem Gesäß, damit Sie Halt haben.

2. Heben Sie die gestreckten Beine möglichst weit hoch, und lassen Sie sie dann langsam herab, bis sie sich unter Bankhöhe befinden.

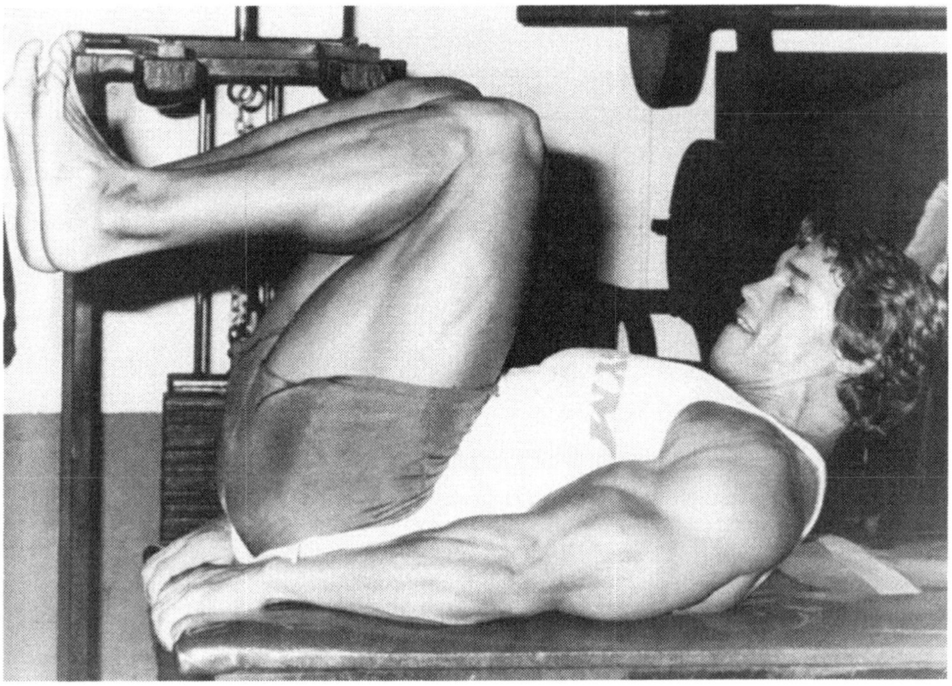

Beinheben mit gebeugten Knien auf der Flachbank

Zweck der Übung: Für die unteren Bauchmuskeln.

1. Beginnen Sie in der gleichen Stellung wie in der vorhergehenden Übung. Beugen Sie die Knie, und heben Sie sie möglichst weit hoch gegen die Brust.

2. Dann strecken Sie die Beine wieder und bringen sie in die Ausgangsstellung zurück.

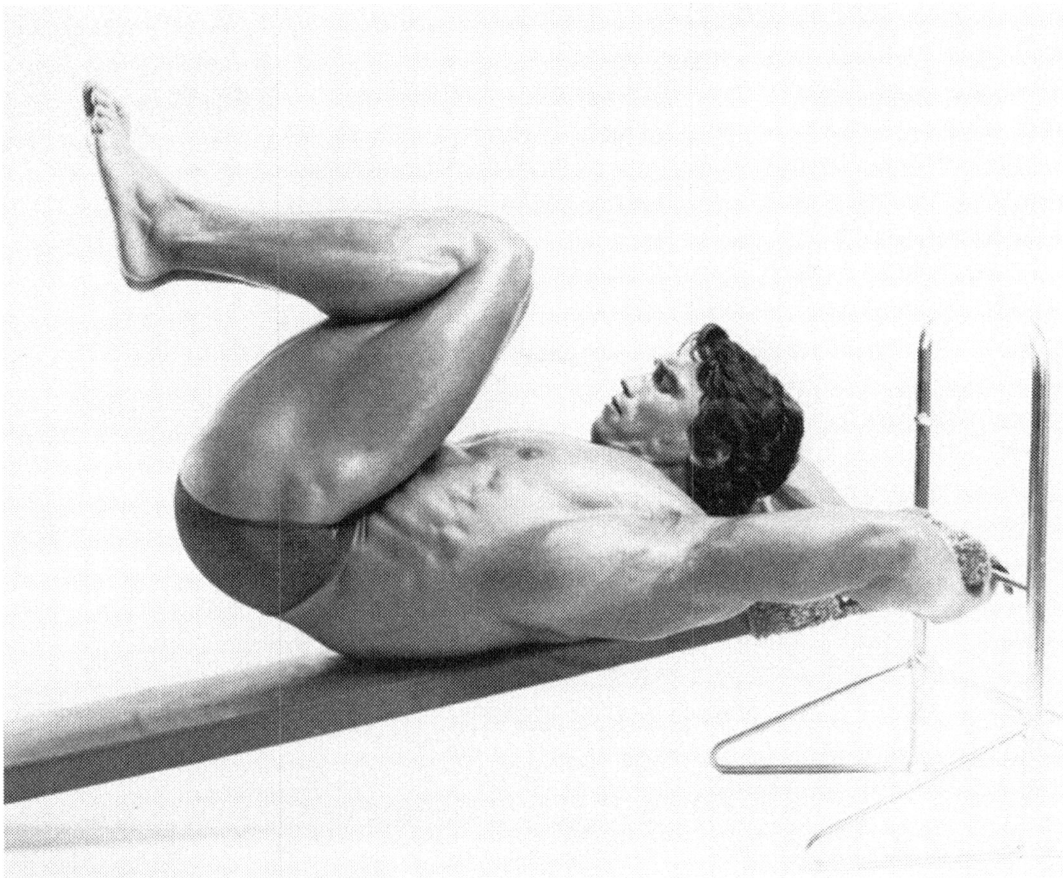

Beinheben mit gebeugten Knien auf der Schrägbank

Zweck der Übung: Für die unteren Bauchmuskeln.

1. Legen Sie sich rücklings auf ein Schrägbrett, Kopf höher als die Füße. Greifen Sie nach hinten, und halten Sie sich am oberen Bankende oder einem anderen Gegenstand fest. Beugen Sie die Knie, und heben Sie sie möglichst weit hoch gegen die Brust.

2. Dann strecken Sie die Beine wieder und bringen sie in die Ausgangsstellung zurück.

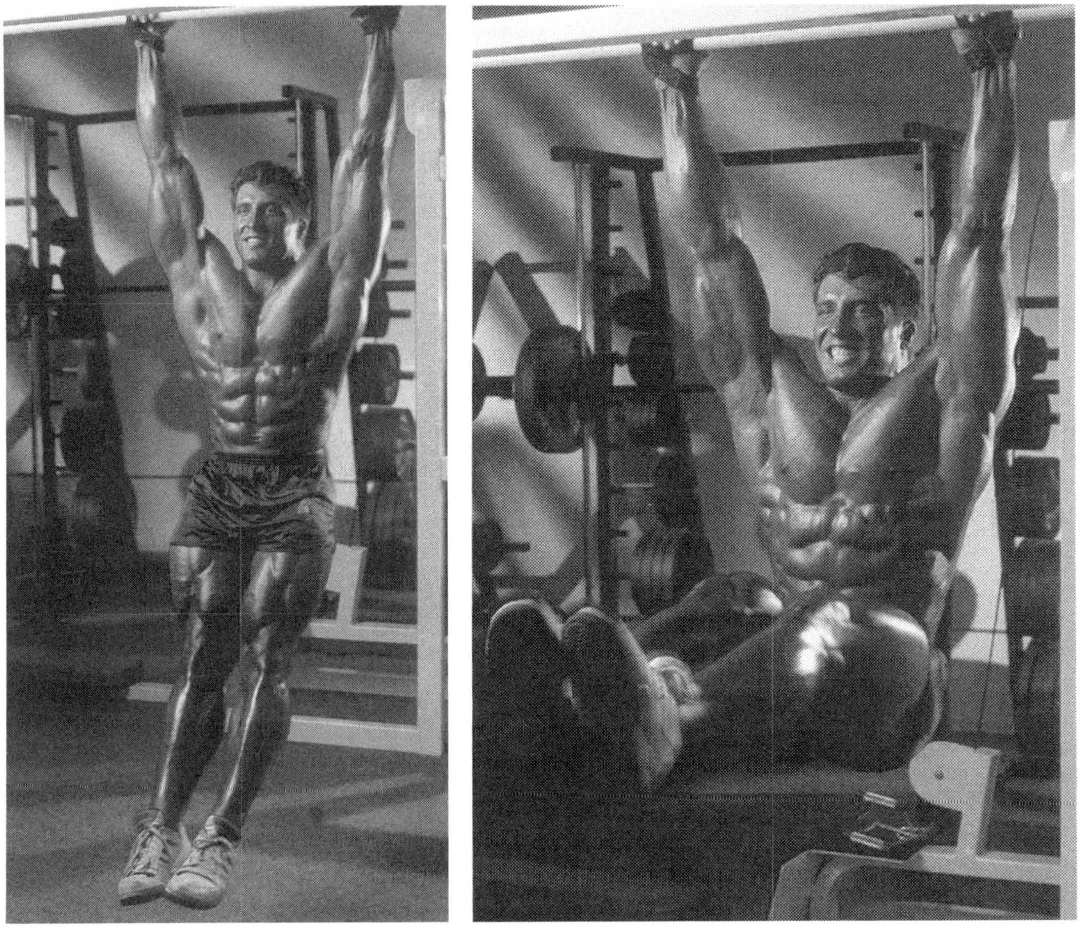

Milos Sarcev

Beinheben hängend

Zweck der Übung: Für die unteren Bauchmuskeln.

1. Fassen Sie eine Klimmzugstange mit Obergriff, und lassen Sie sich mit gestreckten Armen herabhängen.

2. Die Beine möglichst gerade haltend, heben Sie sie möglichst weit nach vorne hoch und lassen sie dann wieder herab, aber nicht auf dem Boden aufkommen. [Da das Festhalten an der Stange kein wirklicher Bestandteil der Übung ist, empfehle ich die Verwendung von Zughilfen, damit die Finger und Hände nicht ermüden.]

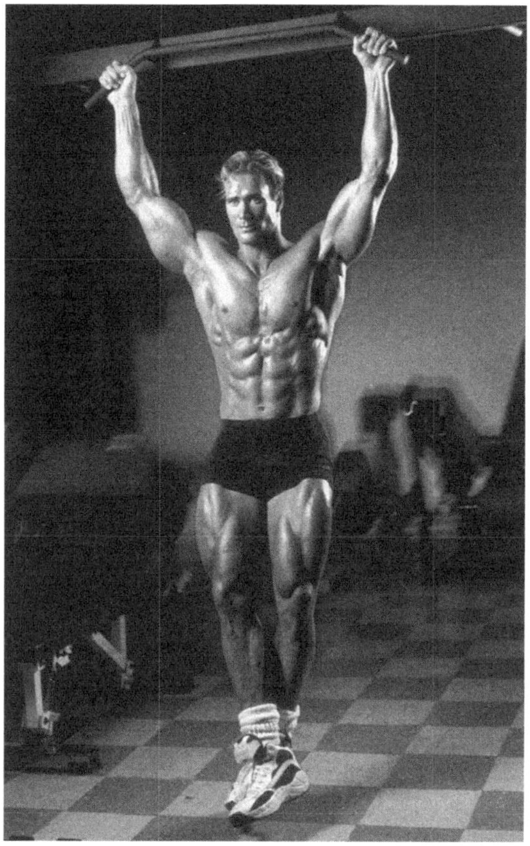
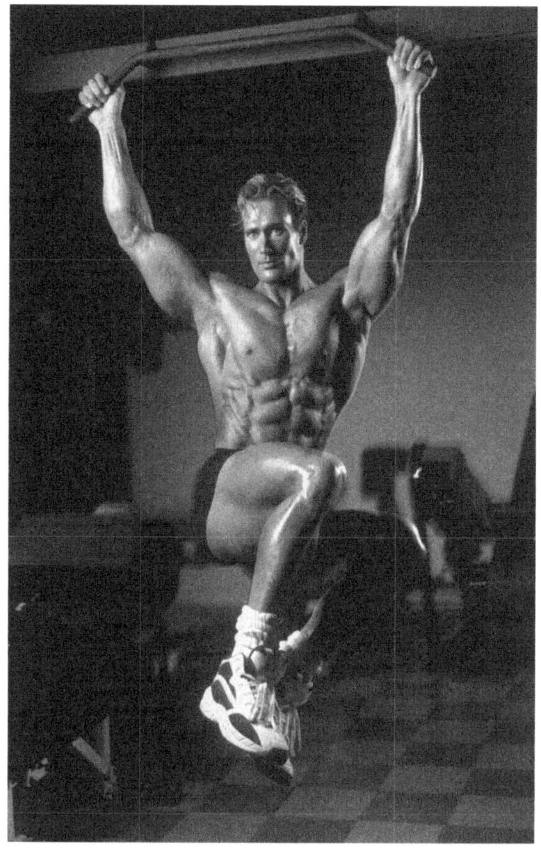

Mike O'Hearn

Gedrehtes Beinheben hängend

Ziel der Übung: Für die unteren und seitlichen Bauchmuskeln.

1. Beginnen Sie wie bei Beinheben hängend.
2. Ziehen Sie Ihre gebeugten Beine seitlich so hoch Sie können, drehen Sie Brustkorb, sodass Obliquus-, Sarratus- und Intercostalmuskeln beteiligt sind.
3. Halten Sie die Position für einen Moment und senken Sie die Beine langsam und kontrolliert wieder ab.

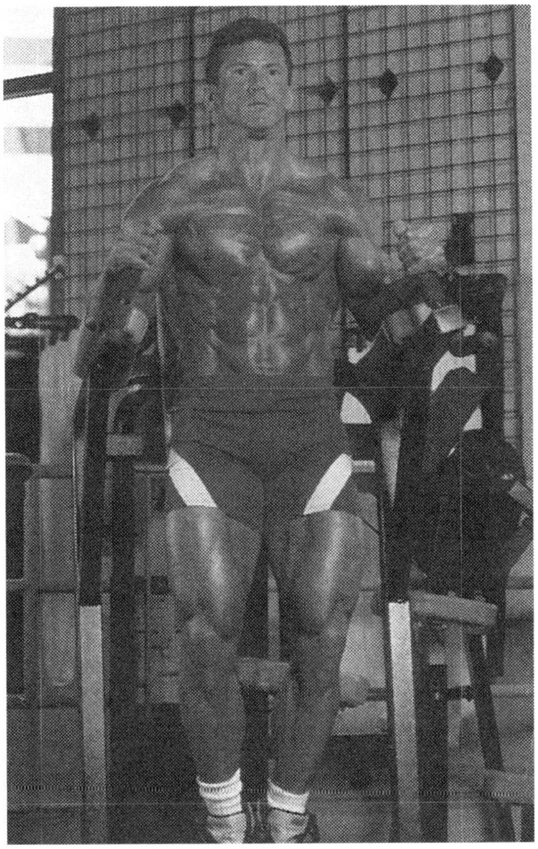

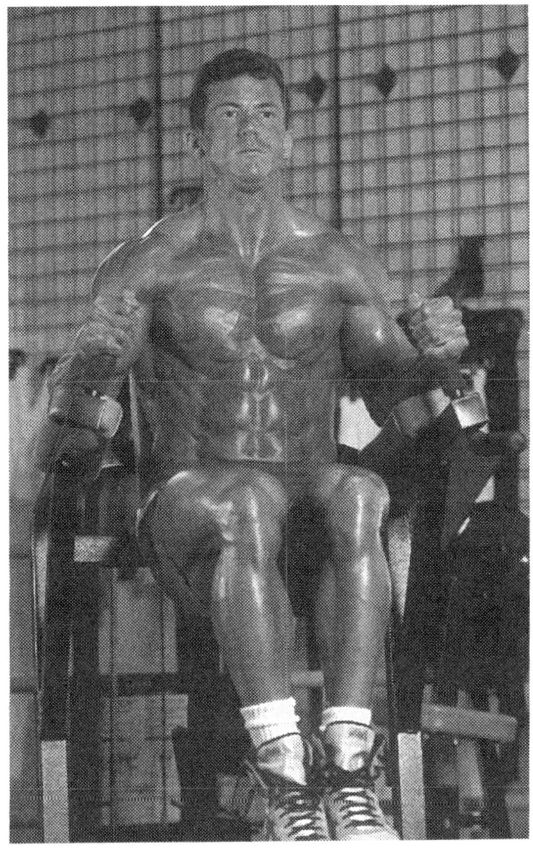

B. J. Quinn

Beinheben an der Vertikalbank

Zweck der Übung: Für die unteren Bauchmuskeln.

1. Stützen Sie sich mit den Armen auf eine Vertikalbank.

2. Den Oberkörper ruhig haltend, heben Sie die gebeugten Beine möglichst weit hoch und lassen sie dann langsam wieder herab. Achten Sie darauf, dass Sie mit dem unteren Rücken an der Rückenlehne bleiben.

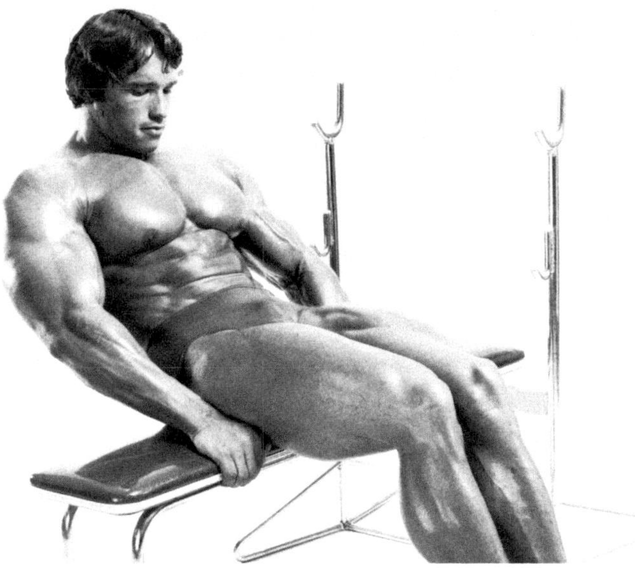

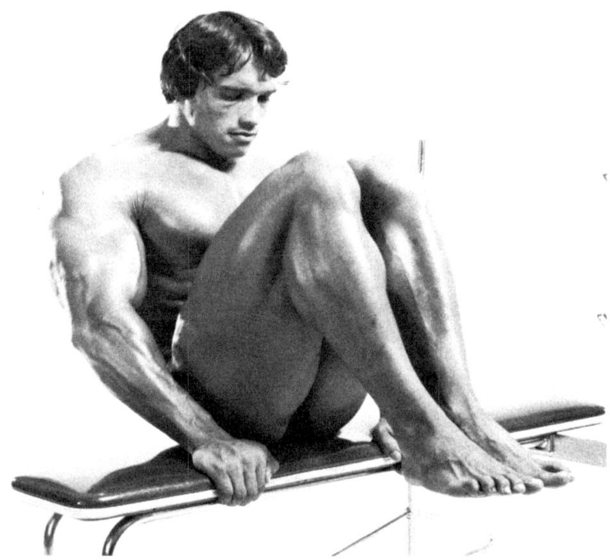

Beinanhocken sitzend

Zweck der Übung: Für die oberen und unteren Bauchmuskeln.

1. Setzen Sie sich auf eine Bank, und halten Sie sich am Rand fest. Heben Sie die Beine etwas an, und beugen Sie die Knie. Strecken Sie die Beine, und lehnen Sie sich etwas zurück, um im Gleichgewicht zu bleiben.

2. Heben Sie die Knie zur Brust hoch, und setzen Sie sich gleichzeitig aufrechter, bringen Sie Knie und Brust gegeneinander, und spannen Sie die Bauchmuskeln stark an. Sie sollten die ganze Bewegung hindurch spüren, dass die Bauchmuskeln angespannt sind. Lassen Sie die Füße bei dieser Übung nie auf dem Boden aufkommen.

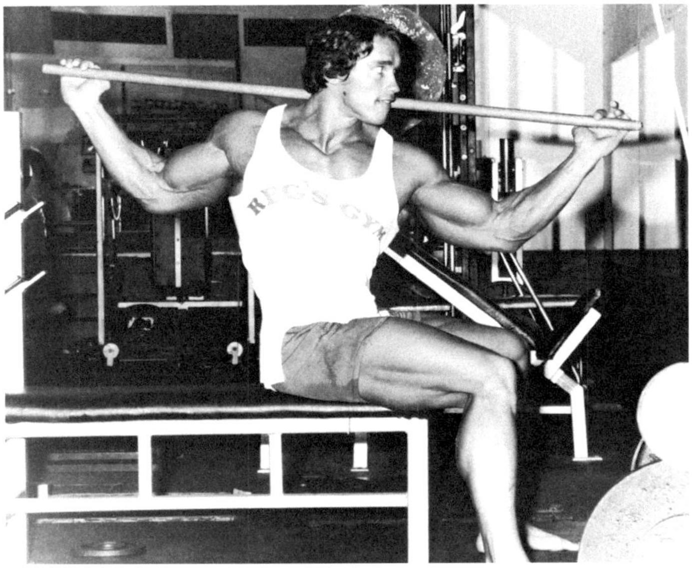

Rumpfdrehen sitzend

Zweck der Übung: Für die Obliquusmuskeln.

1. Setzen Sie sich auf das Ende einer Bank, die Füße in bequemem Abstand flach auf dem Boden.
2. Halten Sie einen Besenstiel oder eine leichte Stange hinter dem Nacken auf den Schultern. Ohne den Kopf zu bewegen oder das Becken auf dem Sitz zu verschieben, drehen Sie die Schultern mit Schwung in eine Richtung, so weit es geht, und fühlen, wie die Obliquusmuskeln auf dieser Seite voll kontrahieren.
3. Kommen Sie wieder in die Mitte zurück und drehen Sie sich dann möglichst weit in die andere Richtung. Wenn Sie lockerer und besser aufgewärmt sind, steigern Sie das Tempo und drehen sich mit mehr Schwung hin und her, erst in die eine Richtung und dann in die andere.

Diese Übung entwickelt die Obliquusmuskeln, die äußeren schrägen Bauchmuskeln auf beiden Seiten des unteren Rumpfs.

Übungen mit Rumpfdrehung entwickeln nicht nur die Obliquus- und Zwischenrippenmuskeln, sondern verhelfen auch zu einer schmaleren Taille.

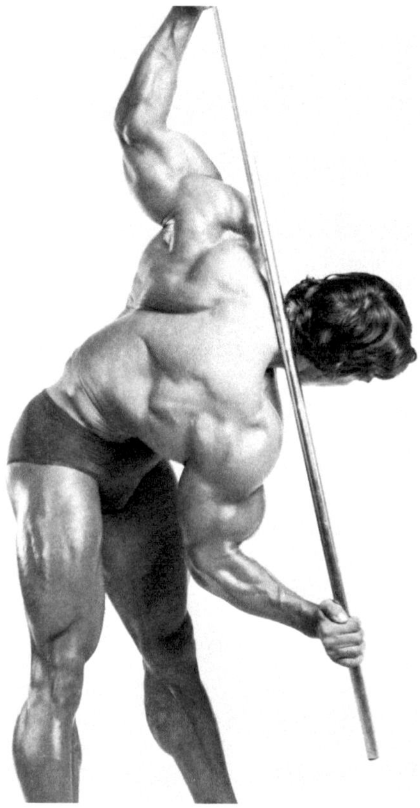

Rumpfdrehen vorgebeugt

Zweck der Übung: Für die Obliquusmuskeln.

1. Stehen Sie aufrecht, Beine gestreckt, Füße schulterweit auseinander. Halten Sie einen Besenstiel hinten auf den Schultern.

2. Beugen Sie sich aus der Taille heraus vor, so weit es Ihnen bequem möglich ist. Drehen Sie nun den Rumpf, ohne die Hüften zu bewegen, bis das Ende des Besenstiels zum Boden weist; dann drehen Sie sich in die andere Richtung, bis das andere Ende des Besenstiels zum Boden weist.

3. Setzen Sie diese Windmühlenbewegung fort, indem Sie mit kraftvollem Schwung erst in die eine, dann in die andere Richtung drehen, und steigern Sie das Tempo, wenn Sie lockerer und besser aufgewärmt sind.

Beim Rumpfdrehen in Vorbeuge werden die Obliquusmuskeln voll kontrahiert, um eine straffe, feste Taille zu erhalten.

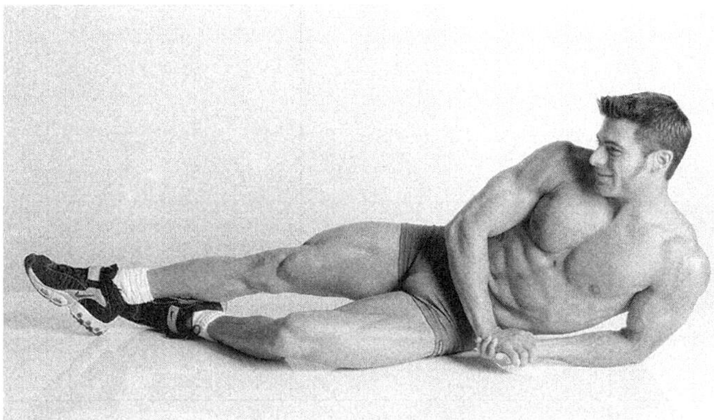 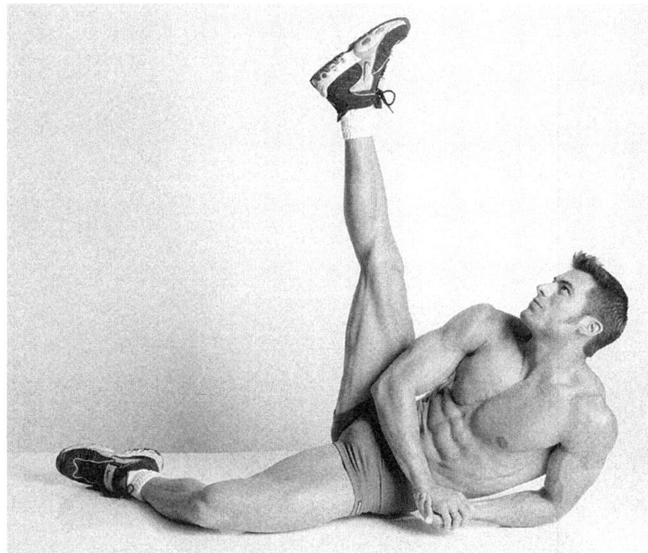

Beinheben seitlich

Zweck der Übung: Für die Obliquus- und Zwischenrippenmuskeln.

1. Legen Sie sich auf die Seite, stützen Sie sich auf den Ellbogen, das untere Bein für besseren Halt nach hinten gebeugt.

2. Heben Sie das andere Bein gestreckt möglichst weit in die Vertikale, und führen Sie es wieder herab, ohne dass es auf dem Boden aufkommt. Nach Beendigung Ihrer Wiederholungen drehen Sie sich auf die andere Seite und absolvieren die Bewegung mit dem anderen Bein. Die Hüften sollen sich bei dieser Übung gar nicht bewegen.

Diese Übung trainiert umfassend die Seite des Rumpfs – die Interkostalmuskeln wie die Obliquusmuskeln – und kann wesentlich dazu beitragen, die Taille von vorne schmal aussehen zu lassen.

Beinheben seitlich, Knie gebeugt

Zweck der Übung: Für die Obliquus- und Zwischenrippenmuskeln.

1. Legen Sie sich auf die Seite, stützen Sie sich auf den Ellbogen, das untere Bein für besseren Halt nach hinten gebeugt.
2. Beugen Sie das Knie des oberen Beins, und heben Sie es langsam möglichst weit gegen die Brust; bringen Sie es anschließend wieder herab, ohne dass es auf dem Boden aufkommt. Beenden Sie Ihre Wiederholungen, drehen Sie sich um, und betätigen Sie dann das andere Bein.

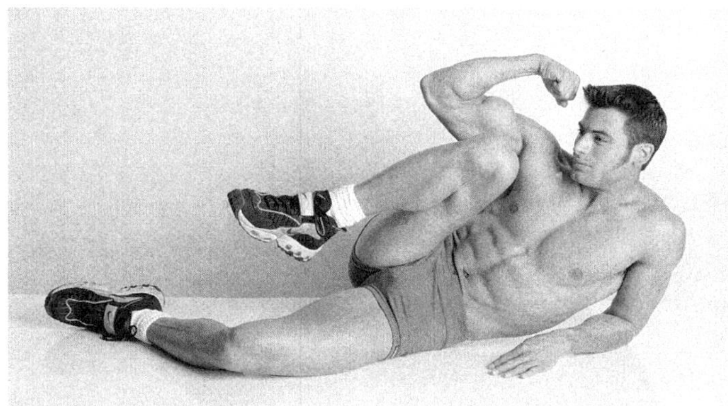

Side Kicks liegend

Zweck der Übung: Für die Obliquus- und Zwischenrippenmuskeln.

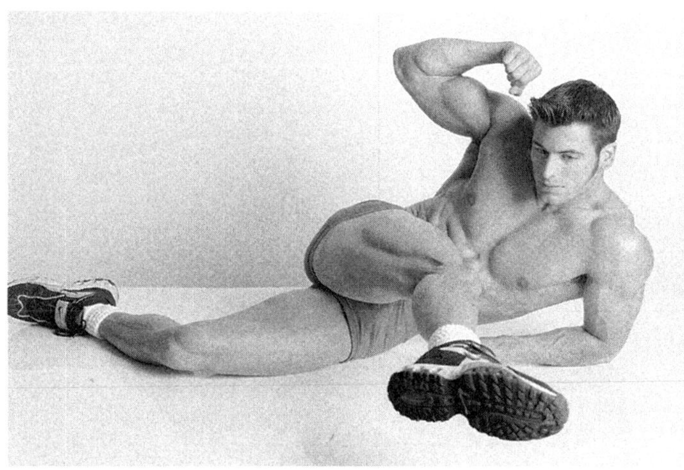

Diese Übung wird genauso ausgeführt wie das Beinheben seitlich, nur wird das Bein nicht hochgestreckt, sondern vorgespreizt. Diese Übungen zeigen die beste Wirkung, wenn sie ohne Pause unmittelbar hintereinander ausgeführt werden.

Back Kicks kniend

Zweck der Übung: Für den unteren Rücken.

1. Knien Sie sich mit einem Bein auf das Ende einer Bank. Beugen Sie sich vor, und halten Sie sich mit durchgedrückten Armen an der Bank fest.

2. Strecken Sie das andere Bein möglichst hoch nach hinten, und führen Sie es wieder zurück, ohne dass es die Bank berührt. Konzentrieren Sie sich die ganze Bewegung hindurch darauf, die Gesäßmuskeln anzuspannen und zu kontrahieren. Beenden Sie Ihre Wiederholungen, und machen Sie die Bewegung dann mit dem anderen Bein. Die Übung kann auch auf dem Boden ausgeführt werden, ist dann aber etwas schwieriger.

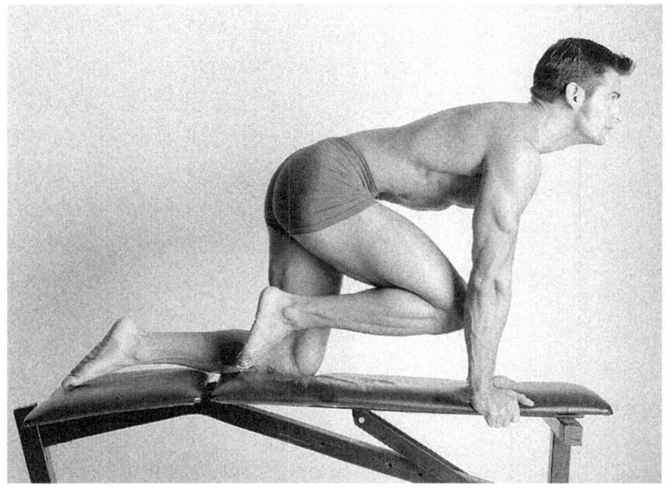

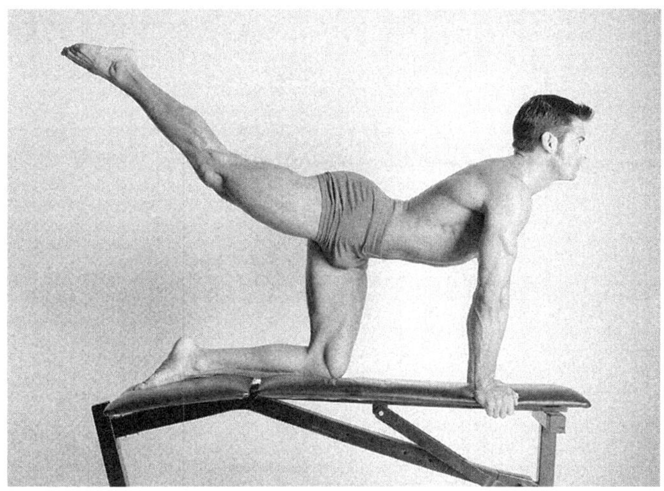

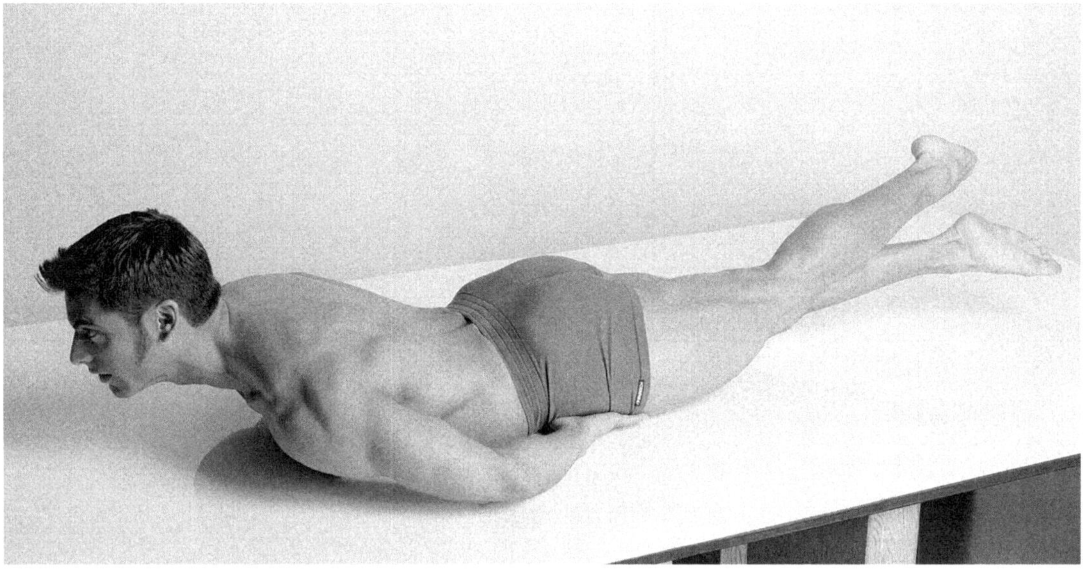

Beinschere nach hinten

Zweck der Übung: Für den unteren Rücken und die Gesäßmuskeln.

1. Legen Sie sich bäuchlings auf den Boden, die Hände unter den Oberschenkeln. Heben Sie die Beine möglichst weit über den Boden.

2. Bringen Sie die Füße etwas auseinander und dann wieder zusammen, wobei Sie ein Bein über das andere legen. Bewegen Sie sie erneut auseinander, und kreuzen Sie sie wieder, diesmal mit dem anderen Bein nach oben.

3. Führen Sie dies als kontinuierliche Bewegung aus, und setzen Sie die Übung fort, bis Sie mit Ihren Wiederholungen fertig sind. Achten Sie bewusst auf die Kontraktion der Gesäßmuskeln und des unteren Rückens.

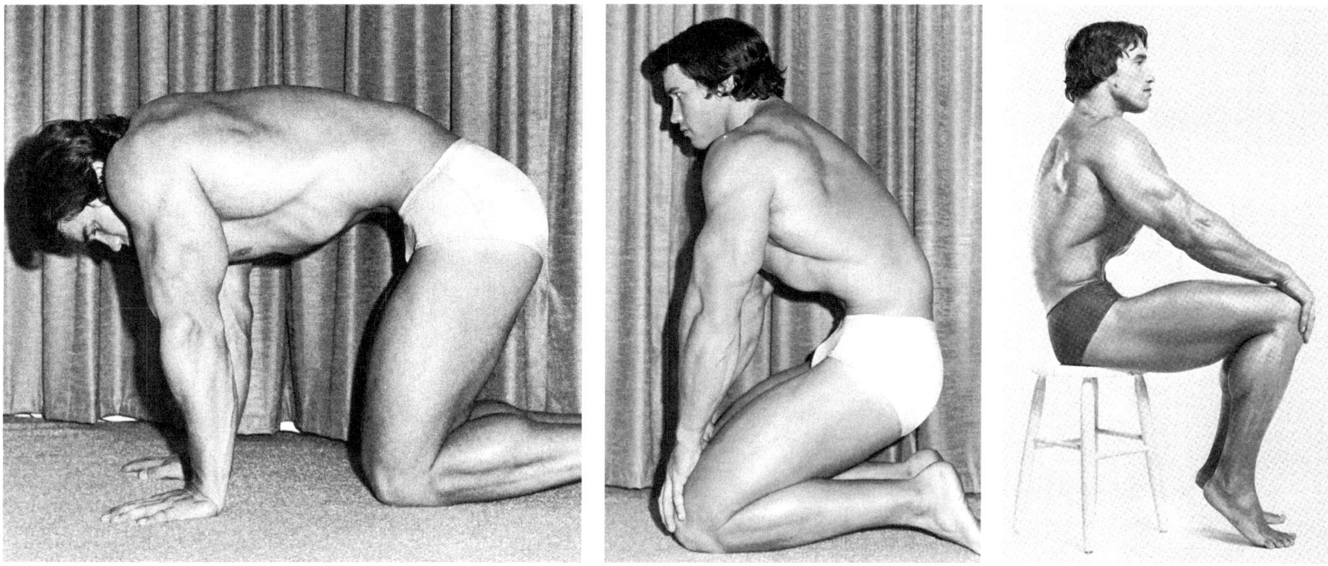

Ausatmung

1. Stützen Sie sich mit den Händen und Knien auf den Boden, atmen Sie tief aus, und ziehen Sie den Bauch möglichst stark ein. Verharren Sie 20–30 Sekunden so, entspannen Sie sich dann einen Moment, und versuchen Sie es noch zwei- oder dreimal.

2. Als nächstes üben Sie die Ausatmung bei eingezogenem Bauch im Knien. Knien Sie sich hin, Körper aufrecht, Hände auf den Knien, und versuchen Sie, die Stellung bei Ausatmung möglichst lange zu halten.

3. Noch schwieriger ist die Übung im Sitzen, weil nun die Schwerkraft Ihren Bemühungen entgegenwirkt. Doch wenn es Ihnen im Sitzen gelingt, auszuatmen und den Bauch eingezogen zu halten, können Sie es auch im Stehen und in verschiedenen Posen üben.

Wenn man fähig ist, ganz auszuatmen und bei entleerter Lunge zu verharren, zieht sich der Bauch ein, sodass die Taille schmaler wird, und man vermag dann auch beim Posen den Bauch einzuziehen und diese Stellung zu halten. Die Beherrschung der Ausatmung verlangt jedoch hartes, konsequentes Üben.

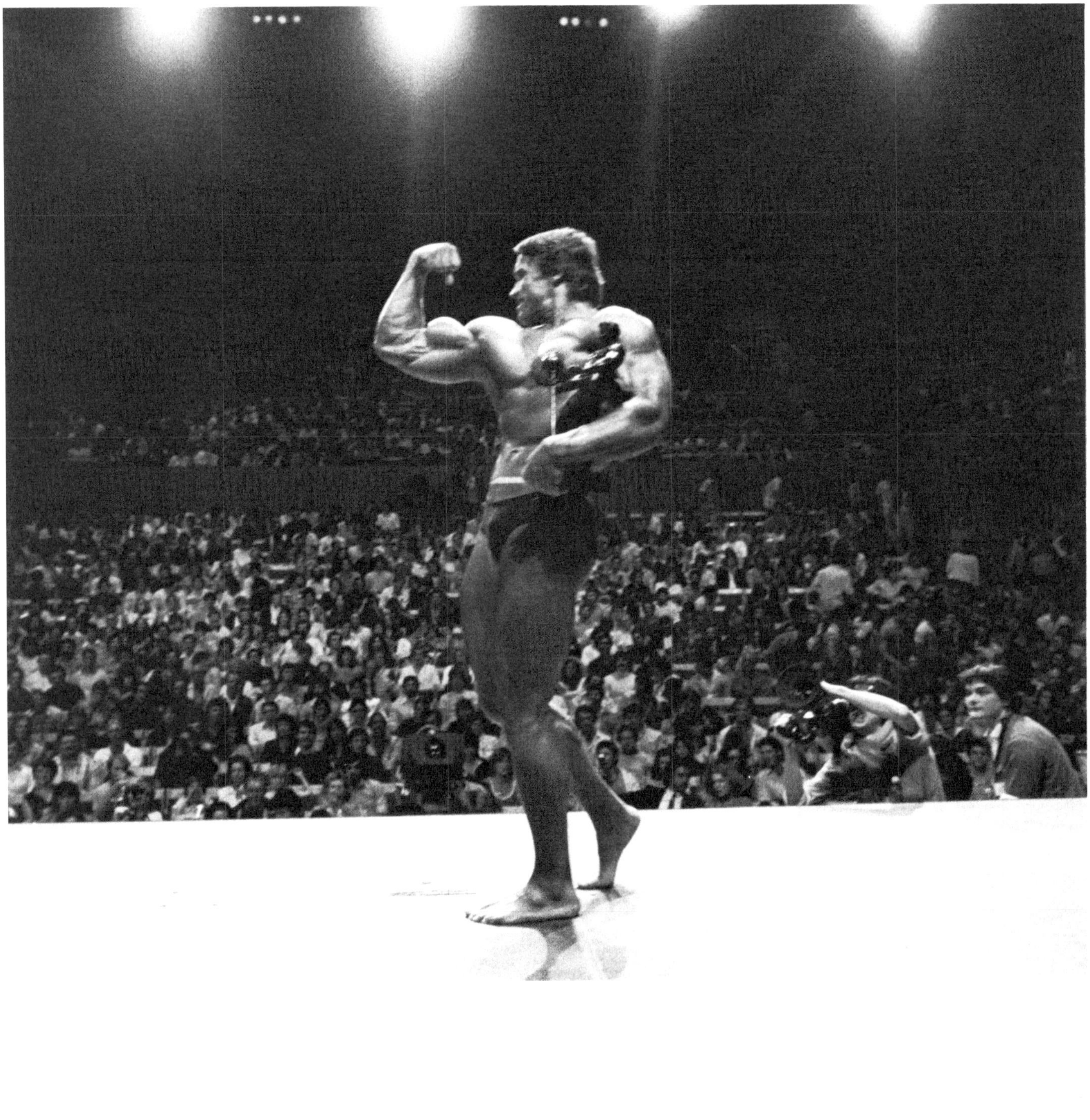

Teil 4

Wettkämpfe

Kapitel 1

Posing

Es kann Jahre dauern, den Körper aufzubauen und zu formen, sowie Monate sorgsamen Wettkampftrainings und rigoroser Diät, um ihm den letzten Schliff zu geben: doch irgendwann kommt der Zeitpunkt, ab dem Sie fertig und bereit sein werden, sich auf eine Bühne zu stellen und um einen Titel zu kämpfen. Doch wie gut Ihr Körper auch sein mag, wie hervorragend die Einschnitte und die Definition, Sie stehen noch vor der Aufgabe, dieser Qualität Ausdruck zu verleihen, sie den Kampfrichtern und dem Publikum mitzuteilen. Sie dürfen nicht vergessen, dass diese nicht nur Ihre Muskeln und Einschnitte betrachten, sondern Sie als Person - Ihre ganze Erscheinung –, angefangen von der Art, wie Sie dastehen, sich bewegen und posen, über Hauttönung, Haarschnitt und Posing-Hose, bis hin zu der Weise, wie Sie sich geben, ob zuversichtlich oder unsicher, als Gewinner oder Verlierer. Der Eindruck, den andere von Ihnen gewinnen, hängt weitgehend von Ihrer Beherrschung des Posings ab - von Ihrer Fähigkeit, den Körper eindrucksvoll und mitreißend zu präsentieren.

Ich selbst bin früher immer gegen übertriebene Wettkampfvorbereitungen gewesen, weil ich der Meinung war, dass man zum Wettkampf nicht mehr benötige als den trainierten Körper und irgendeine Posingkür. Doch im vergangenen Jahrzehnt ist dieser Sport so anspruchsvoll geworden, dass ein Bodybuilder mehr braucht als das, was er sich im Studio antrainiert hat und die Fähigkeit, ein paar simple Posen vorzuführen. Wenn Sie sich heute nicht mit jedem Detail, jedem Aspekt der Präsentation befassen, laufen Sie Gefahr, knapp geschlagen zu werden. Schon mancher Bodybuilder hat einen Wettkampf nur deshalb verloren, weil sein Posing nicht gut genug war, weil er bei Bewegungen, die er nicht genügend geübt hatte, das Gleichgewicht verlor, oder Posen ausprobierte, die nicht richtig zu seinem Körperbautyp passten.

Der Körper des Bodybuilders gleicht einem Kunstwerk; die Wirkung eines berühmten Gemäldes kann ruiniert werden, wenn es unvorteilhaft zur Schau gestellt wird, wenn Rahmen, Beleuchtung und Hintergrund nicht dazu geeignet sind, es optimal zur Geltung zu bringen. Ähnlich kann auch der vortrefflichste Körper seine Wirkung auf die Kampfrichter verfehlen, wenn der Bodybuilder es nicht versteht, sich in einer Weise zu präsentieren, die die wahren Qualitäten seines Körpers unterstreicht.

Die Kunst der »entspannten« Körperhaltung in der ersten Runde und die Beherrschung der Pflichtposen in der zweiten Runde sind unerlässlich, wenn Sie in der dritten Runde der Amateur- oder Profi-Wettkämpfe der IFBB gut abschneiden wollen. Die dritte Runde bietet Ihnen Gelegenheit, sich in kreativer Weise nach Ihren eigenen Vorstellungen zu präsentieren, Posen zu zeigen, die Ihre Stärken hervorheben, Ihre Schwächen mildern und ganz allgemein geeignet sind, die Kampfrichter zu beeindrucken.

Jeder Top-Bodybuilder hat bestimmte Posen, für die er berühmt ist, Posen, die es ihm erlauben, seine überragenden Körperpartien einzusetzen, um seine Konkurrenten aus dem Felde zu schlagen. Diese Posen sind manchmal ganz konventioneller Art und werden mehr oder weniger von allen gezeigt, doch aufgrund irgendeiner außergewöhnlichen Fähigkeit oder Entwicklung konnten einzelne Bodybuilder sie zu ihren eigenen machen. Andere zeigen ganz ausgefallene Varianten, die sie sich vielleicht selbst ausgedacht haben.

Auch sollte man wissen, wie man seine Posen variieren kann, weil verschiedene Posen für den gleichen Körperteil oft andere Partien oder Qualitäten des Körpers besonders hervorheben. Bestimmte Rückenposen lenken die Aufmerksamkeit zum Beispiel auf Masse, andere auf Symmetrie; eine Pose bringt den Trizeps am besten zur Geltung, eine andere den Bizeps. Mit der richtigen Pose könnten Sie die Kampfrichter dazu bringen, außergewöhnliche Waden zur Kenntnis zu nehmen, oder die Tatsache verschleiern, dass die Waden nicht so gut sind, wie sie sein sollten.

Man sollte Posen unter folgenden zwei Aspekten auswählen: Sie sollten möglichst ästhetisch und dramatisch sein, fast wie eine Form der Tanzkunst; und sie sollten die Aufmerksamkeit der Kampfrichter so manipulieren, dass diese sehen, was sie sehen sollen und übersehen, was sie nicht sehen sollen. Das ist weder leicht noch in kurzer Zeit zu lernen. Aber es ist für jeden Bodybuilder, der ein wirklicher Champion werden möchte, eine wertvolle und im Grunde notwendige Fähigkeit.

Lernen durch Beobachten

Eine der besten Möglichkeiten zu lernen, wie Sie ein erfolgreicher Wettkämpfer werden, ist ein gemeinsames Training mit einem wettkampferfahrenen Bodybuilder. Sie bekommen dabei nicht nur wichtige Trainingsinformationen mit, sondern haben auch Gelegenheit, an seinen Erkenntnissen über Posing, Diät und Wettkampfvorbereitungen teilzuhaben.

Besuchen Sie möglichst viele Bodybuilding-Wettkämpfe. Beobachten Sie genau, was sich dabei abspielt: was in jeder Runde geschieht, wie der Wettkampf durchgeführt wird und welche Anweisungen die Bodybuilder während der Vorentscheidung auf der Bühne bekommen. Sehen Sie sich die Konkurrenten an, und versuchen Sie herauszufinden, warum der eine etwas richtig macht und der andere nicht. Wie unterscheiden sie sich zum Beispiel im Gesichtsausdruck? Blickt der eine zu finster, oder wirkt ein anderer desinteressiert? Machen Sie sich Notizen. Ich habe beim Zusehen mehr über Wettkämpfe gelernt, als wenn ich selber zu den Akteuren gehörte und mit meiner eigenen Darbietung beschäftigt war.

Ganz ähnlich bin ich bei meiner Filmarbeit vorgegangen. Als ich für den Film Stay Hungry engagiert wurde, gab mir der Regisseur die Anweisung, mir die Herstellung von Fernsehsendungen anzusehen, die in Hollywood so zahlreich produziert werden. Das hat mir geholfen, das Vokabular und die Techniken bei den Dreharbeiten zu lernen – und je mehr ich über das Filmemachen lernte, desto besser war ich, wenn ich selber vor der Kamera stand. Ich sah zu, machte mir Notizen – und gewann auf Anhieb eine Golden-Globe-Auszeichnung; daher weiß ich aus Erfahrung, dass diese Art zu lernen wirklich funktioniert.

Sie können vom Zuschauerraum aus wesentlich besser sehen, was sich auf der Bühne abspielt, als wenn Sie selber oben stehen würden. Sie können Fehler erkennen und lernen, sie zu vermeiden. Sie können sehen, ob ein Teilnehmer zu stark eingeölt ist oder ein anderer zu glatt wirkt und wie eindrucksvoll verschiedene Arten des Posens und der Präsentation sind. Wenn Sie einmal eine klare Vorstellung davon haben, was funktioniert und was nicht, können Sie beginnen, Ihre eigene Präsentation zu planen.

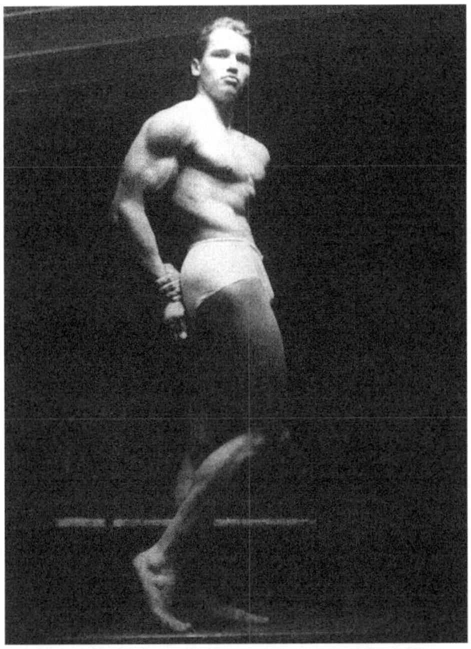
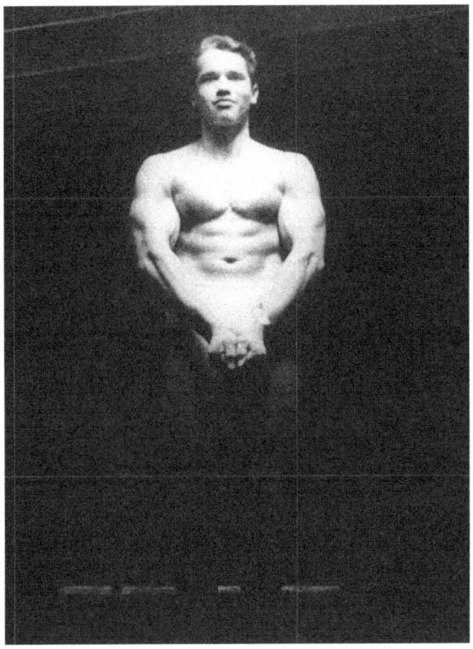
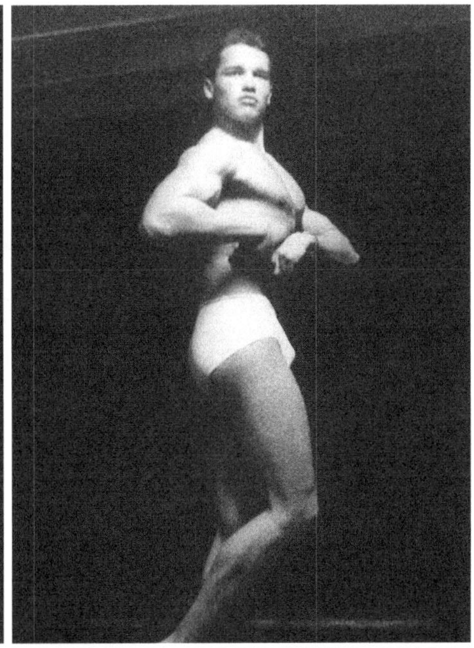
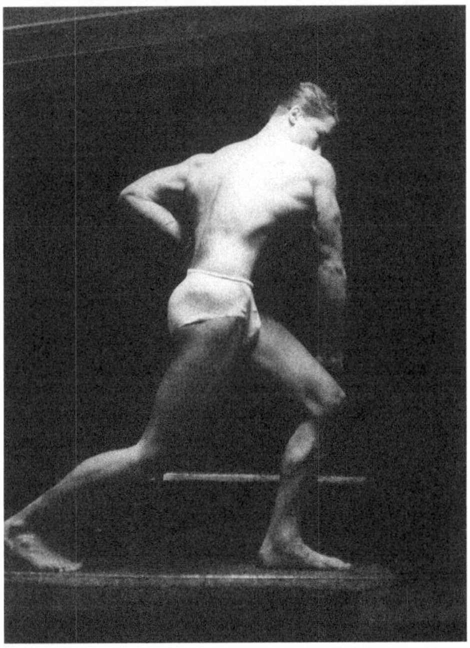

Hier sehen Sie einen Bodybuilder als jungen Mann. Ich war damals 16 Jahre alt und ein Freund machte die Bilder in Graz, wo ich mein Training begann.

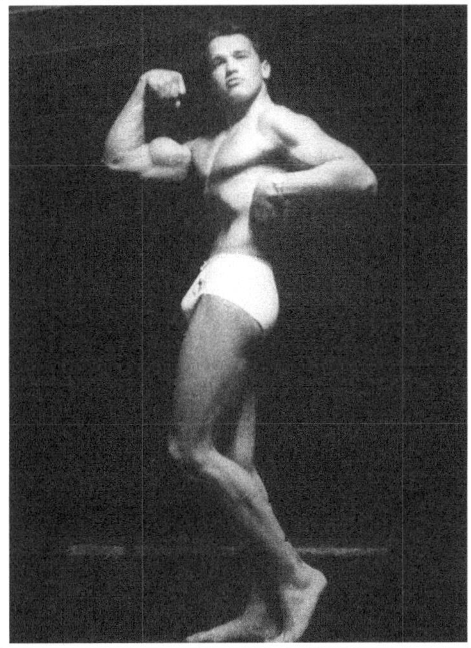
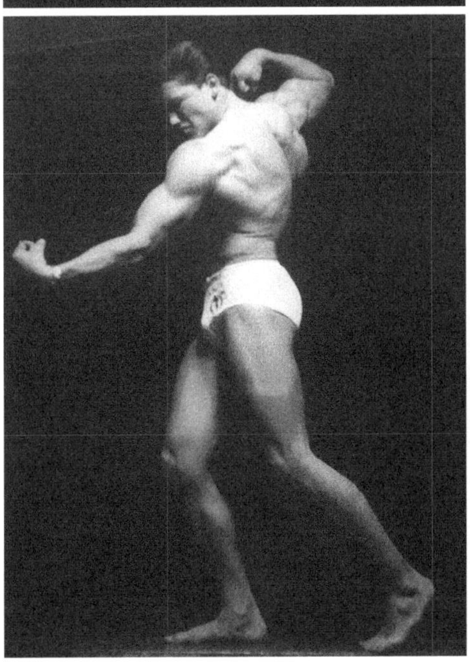
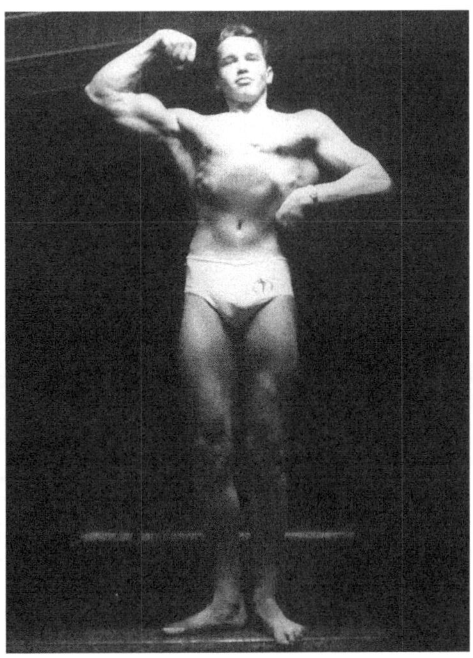
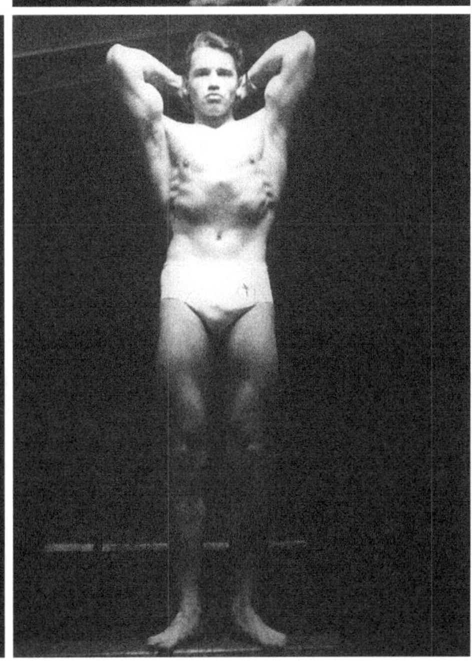

Wie IFBB-Wettkämpfe durchgeführt werden

Seit meiner aktiven Zeit hat sich im Bodybuilding einiges getan. Frauen-Bodybuilding wurde immer beliebter und es kamen neue Klassen hinzu. Aktuell gibt es auf internationaler Ebene folgende Disziplinen: für Frauen Fitness, Bodyfitness, Bikini-Fitness, Wellness-Fitness und Physique und für Männer Fitness, Physique, Classic Bodybuilding and Games Classic Bodybuilding sowie Bodybuilding.

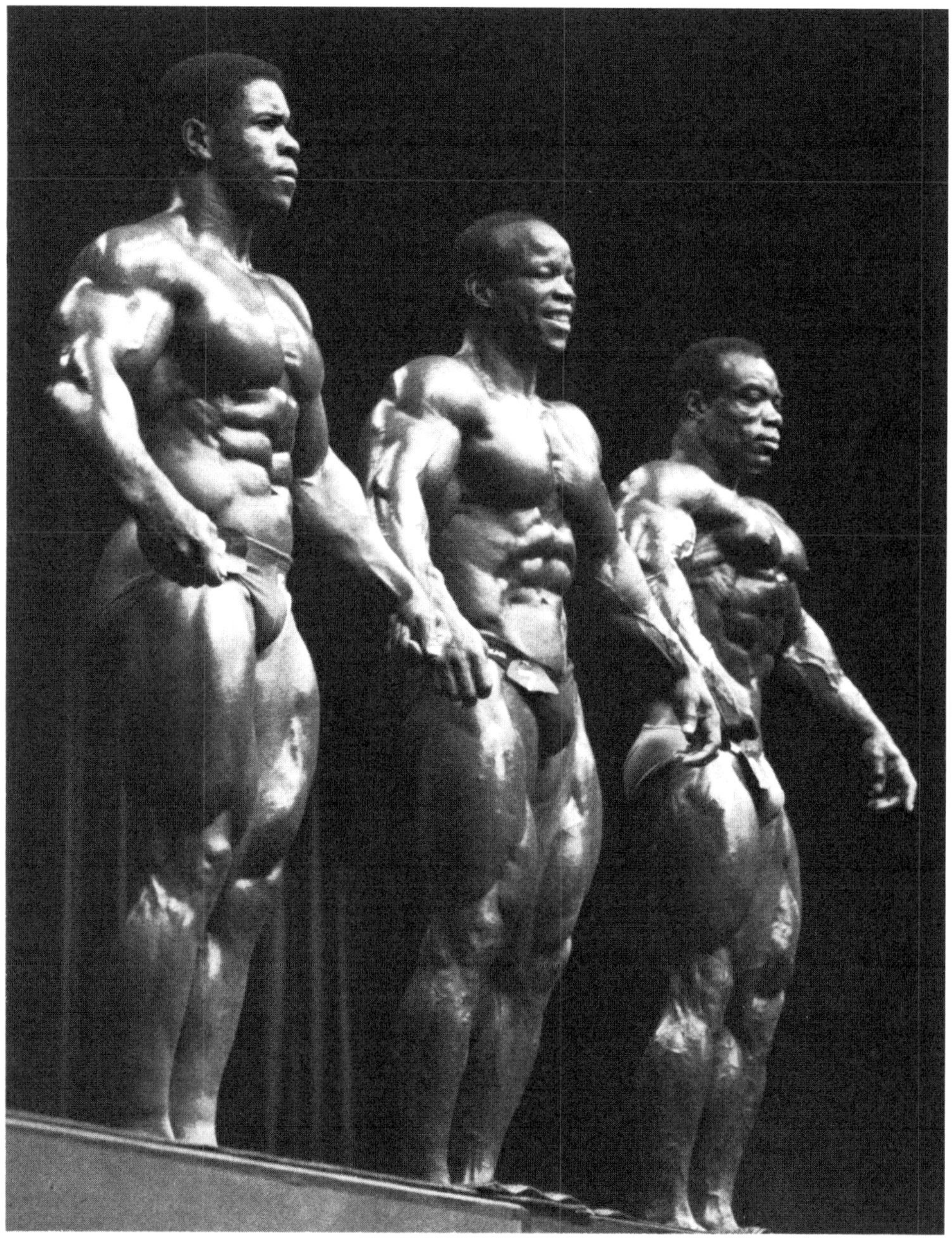

»Entspannt stehend« – Vorderansicht. Beachten Sie, dass diese Bodybuilder jeden Muskel angespannt und unter Kontrolle haben, obwohl sie keine Pose zeigen.

Bei den Amateuren im Bodybuilding der Männer sind die Teilnehmer in 9 Gewichtsklassen eingeteilt: Bantamweight bis 65 kg, Lightweight bis 70 kg, Welterweight bis 75 kg, Middleweight bis 80 kg, Middleweight bis 85 kg, Light-Heavyweight bis 90 kg, Light-Heavyweight bis 95 kg, Heavyweight bis 100 kg und Super-Heavyweight über 100 kg.

Bei Profi-Wettkämpfen gibt es keine Gewichtsklassen. IFBB-Wettkämpfe sind aufgeteilt in 2 Teile und 4 Runden. Der erste Teil ist das Prejudging. Prejudging ist eher technisch, für Bodybuilding-Fans sehr interessant, aber für alle anderen eher langweilig.

Prejudging: Eliminationsrunde

Bei mehr als 15 Teilnehmern pro Klasse wird eine Eliminationsrunde durchgeführt. Diese Runde soll den Kampfrichtern Ihre Stärken und Schwächen zeigen.

Prejudging Runde 1: Line-up und Pflichtposen

Diese Runde beginnt mit dem Aufstellen der Teilnehmer in numerischer Reihenfolge (Line-up). Hier werden die Bodybuilder beurteilt, während sie entspannt stehen: von vorne, von hinten und von beiden Seiten. Obwohl es »Entspannt stehend« genannt wird, sind die Wettkämpfer alles andere als entspannt. Im Gegenteil: sie spannen alle Muskeln so hart wie möglich an. Bei dieser Runde geht es in erster Linie um die Symmetrie des Körpers

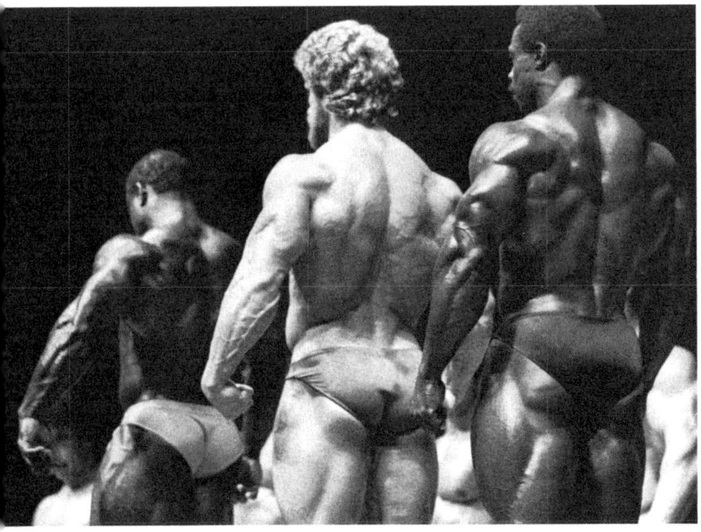

»Entspannt stehend« – Seitenansicht

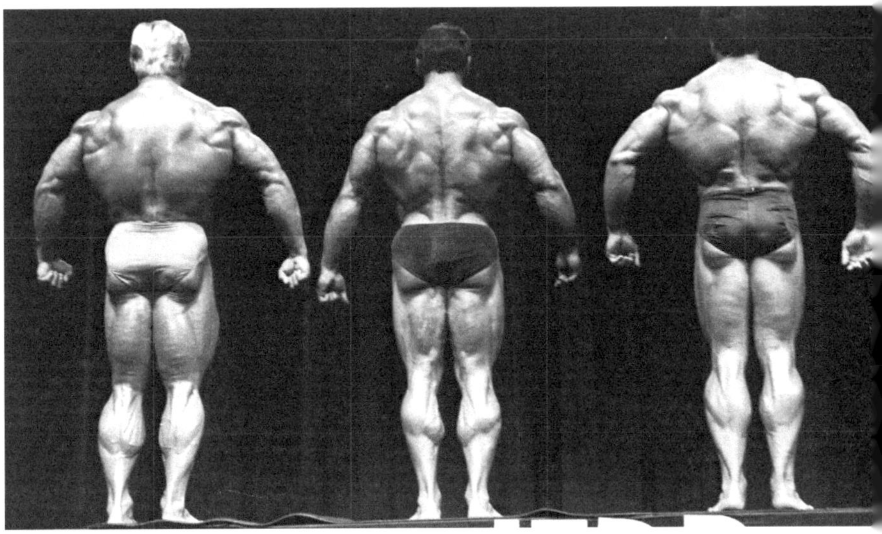

»Entspannt stehend« – Rückenansicht. Alle drei Konkurrenten haben Beinbizeps, Waden und unteren Rücken voll angespannt, obwohl dies eine entspannte Haltung von hinten ist.

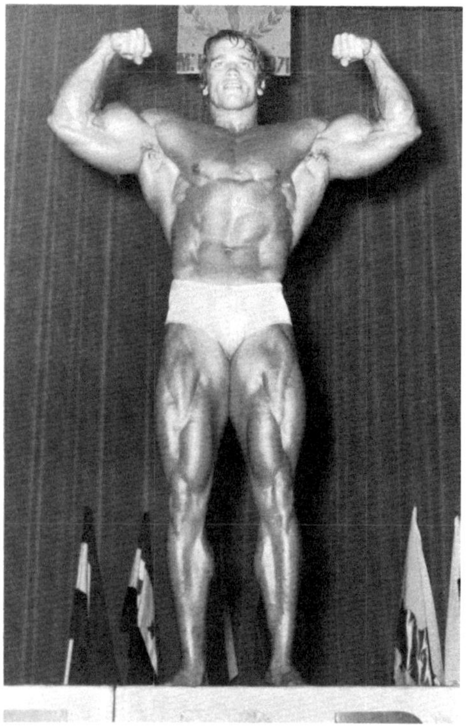

Doppelbizeps von vorne

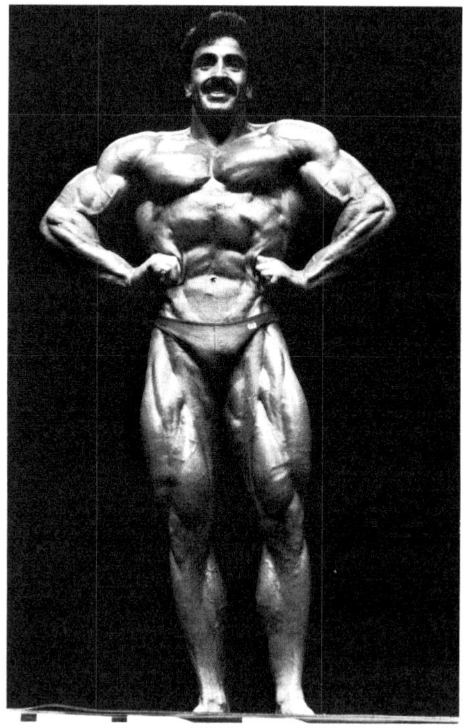

Latissimus von vorne (Samir Bannout)

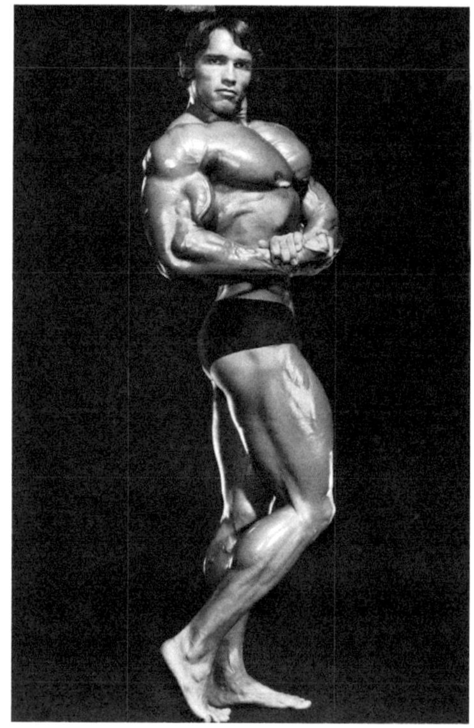

Seitliche Brustpose

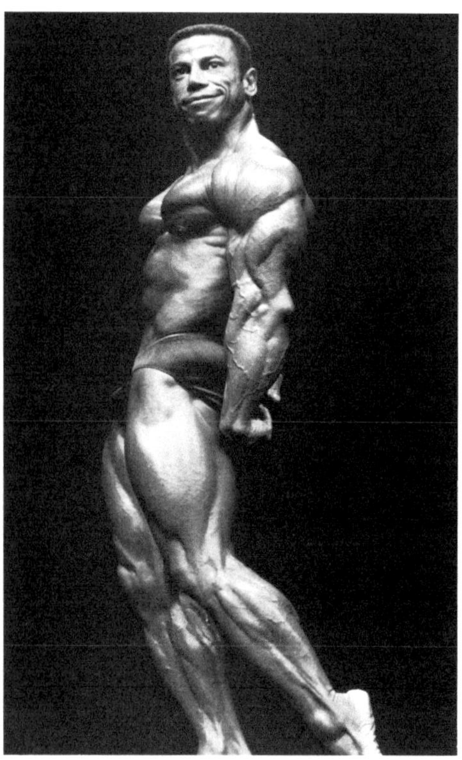

Seitliche Trizepspose (Chris Dickerson)

im Gesamten. Außerdem achten die Kampfrichter auf allgemeine Dinge wie Bräunung, regelkonforme Kleidung, Körperpflege, etc.

Im Laufe der Jahre hat sich eine bestimmte Anzahl von Pflichtposen durchgesetzt (die allerdings periodischen Veränderungen unterliegen), und jeder Bodybuilder, der an Wettkämpfen teilnehmen will, sollte sie lernen und jede einzelne immer wieder üben:

- Doppelbizeps von vorne
- Latissimus von vorne
- Seitliche Brustpose
- Doppelbizeps von hinten
- Latissimus von hinten
- Seitliche Trizepspose
- Bauchpose mit den Händen über dem Kopf und einem Bein vorgestellt

Es kann vorkommen, dass Sie aufgefordert werden, eine seitliche Brust- oder Trizepspose von beiden Seiten zu zeigen, weshalb Sie diese Posen nach beiden Richtungen üben sollten.

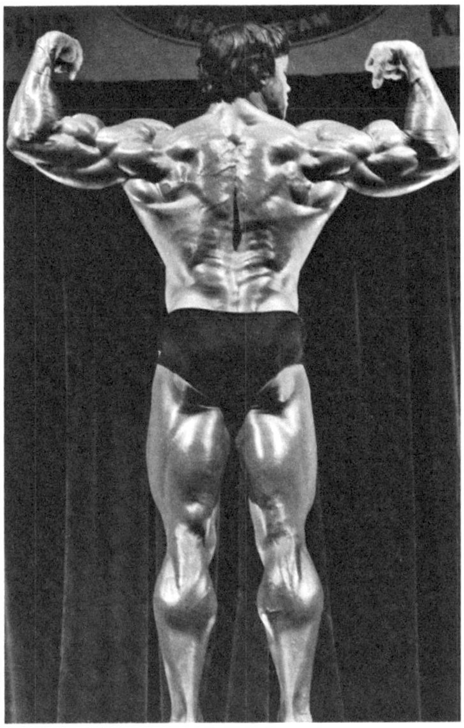

Doppelbizeps von hinten

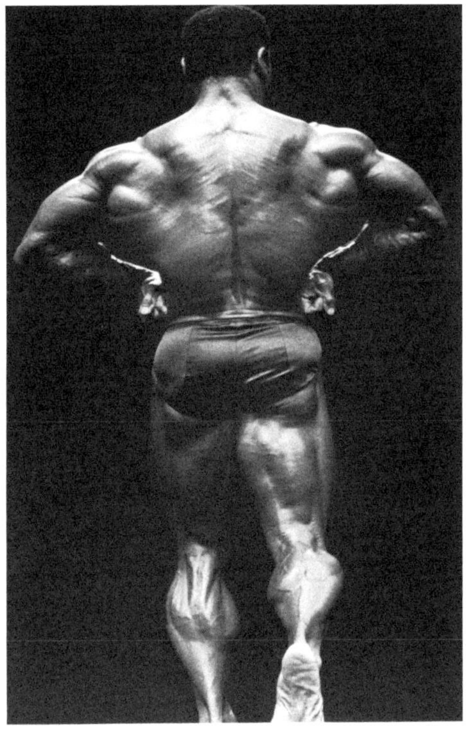

Latissimus von hinten (Chris Dickerson)

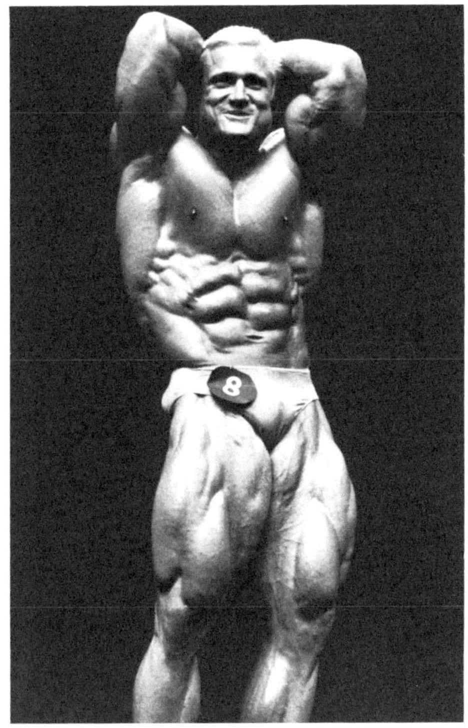

Bauchpose, Hände hinter dem Kopf und ein Bein vorgestellt (Tom Platz)

Die Pflichtposen sind so angelegt, dass Sie nichts verbergen können. Die Kampfrichter bekommen hier ganz klar Ihre Stärken und Ihre Schwächen zu sehen. Deshalb sollten Sie unbedingt lernen, diese Posen gut auszuführen. Die Kampfrichter sehen sich jede einzelne Körperpartie an – beurteilen Form, Ausgewogenheit, Proportion, Teilung und so weiter –, und Sie müssen fähig sein, Ihnen zu zeigen, was Sie in all den Trainingsstunden und mit Ihrer Diät erreicht haben.

Sie werden aufgefordert, die Pflichtposen allein vorzuführen und können später noch einmal aufgerufen werden, um im direkten Vergleich mit anderen Teilnehmern zu posen. In diesem Fall stehen Sie wieder lange »entspannt« auf der Bühne.

Finale Runde 2: Vergleiche und Posedown

Diese Runde beginnt mit dem Aufstellen der Teilnehmer in numerischer Reihenfolge (Line-up). Die Teilnehmer führen die 7 Pflichtposen aus und werden bewertet. Im Anschluss ruft der Kampfrichter zu einem 30-60 sekündigen Posedown auf, das von Musik begleitet wird. Das Posedown wird nicht bewertet.

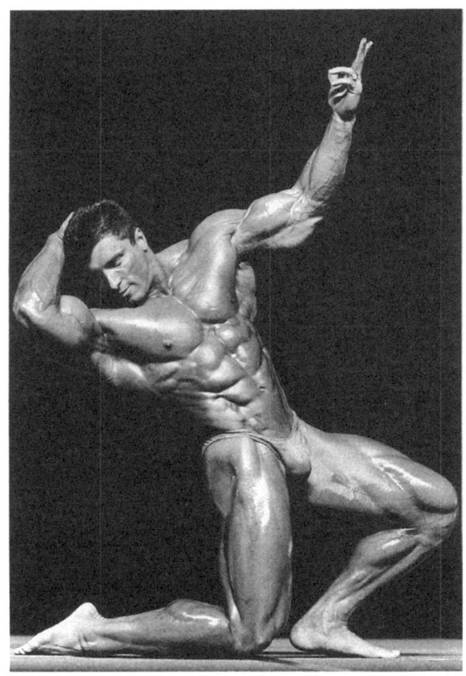

Milos Sarcev entwickelte eine Reihe ästhetischer Posen, die seine Form bestmöglich zur Geltung bringen.

In dieser Runde haben Sie vielleicht nicht die Möglichkeit, Ihre ganze Posingkür vorzuführen, sondern Sie sollten nur Ihre besten Posen zeigen, aber gleichzeitig darauf achten, was die Konkurrenten um Sie herum machen, und versuchen, sie zu übertreffen und die Kampfrichter davon zu überzeugen, dass Sie in der Tat der Sieger sind.

Finale Runde 3: Posingkür

In der letzten Runde zeigen die Teilnehmer ihre individuelle Posingkür, die bis zu 60 Sekunden dauern kann und von Musik ihrer Wahl begleitet wird.

Beim freien Posen können Sie Ihre Stärken hervorheben und Ihre Schwächen bis zu einem gewissen Grad verbergen. Doch wenn Sie ganz auf Posen verzichten, die Ihre Schwächen enthüllen würden, erreichen Sie manchmal genau das Gegenteil dessen, was Sie beabsichtigt hatten, und lenken die Aufmerksamkeit der Kampfrichter auf Dinge, die Sie ihnen eigentlich nicht zeigen wollten.

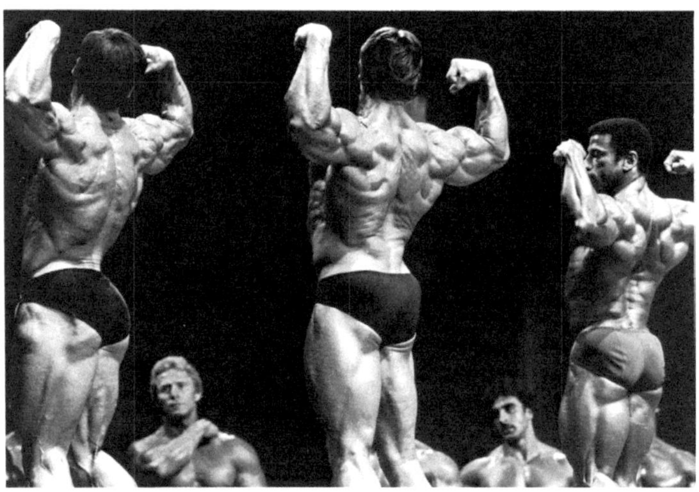

Dieses Bild von Boyer Coe, mir selbst und Chris Dickerson vom Mr. Olympia 1980 wurde zu Beginn des Posedowns aufgenommen, bei dem die sechs Finalisten gemeinsam die Pflichtposen durchführen, damit die Kampfrichter Gelegenheit haben, direkte Vergleiche anzustellen.

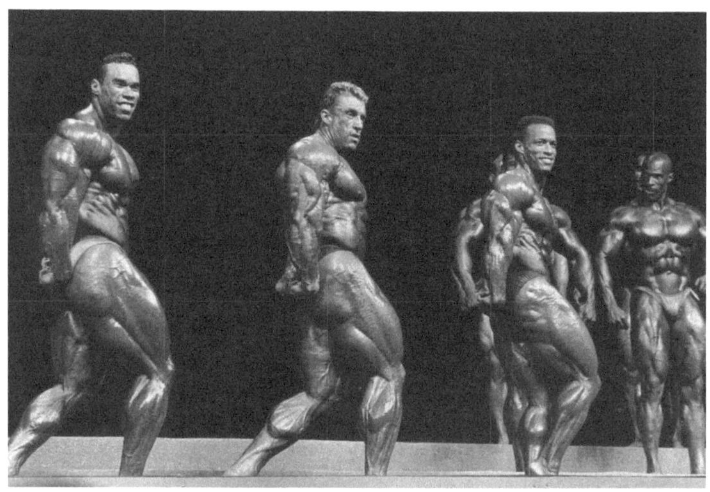

Kevin Levrone, Dorian Yates und Shawn Ray in einer Trizepspose beim Mr. Olympia 1994.

Wie Bodybuilding bewertet wird

Es hat in der Geschichte des Bodybuildings verschiedene Verfahrensweisen und Bewertungssysteme gegeben. Neben einer Wertung für die Körperentwicklung der Teilnehmer wurden in manchen Systemen auch Punkte für athletische Darbietungen vergeben – Handbalanceübungen zum Beispiel – und sogar für die Persönlichkeit, wobei die Bodybuilder danach beurteilt wurden, wie sie Fragen beantwortet hatten, die ihnen von den Kampfrichtern gestellt worden waren.

Ursprünglich wurde eine Platzwertung durchgeführt, bei der die Teilnehmer der Reihe nach eingestuft wurden – Erster, Zweiter, Dritter und so weiter. Dann wurde bei einigen internationalen Wettkämpfen ein Punktsystem eingeführt, bei dem die Teilnehmer in jeder von drei Runden Punkte von 20 (für den Besten) abwärts erhielten, sodass der Bodybuilder mit der höchsten Punktzahl der Sieger war, der mit der zweithöchsten Punktzahl den zweiten Platz belegte und so weiter das ganze Teilnehmerfeld hindurch.

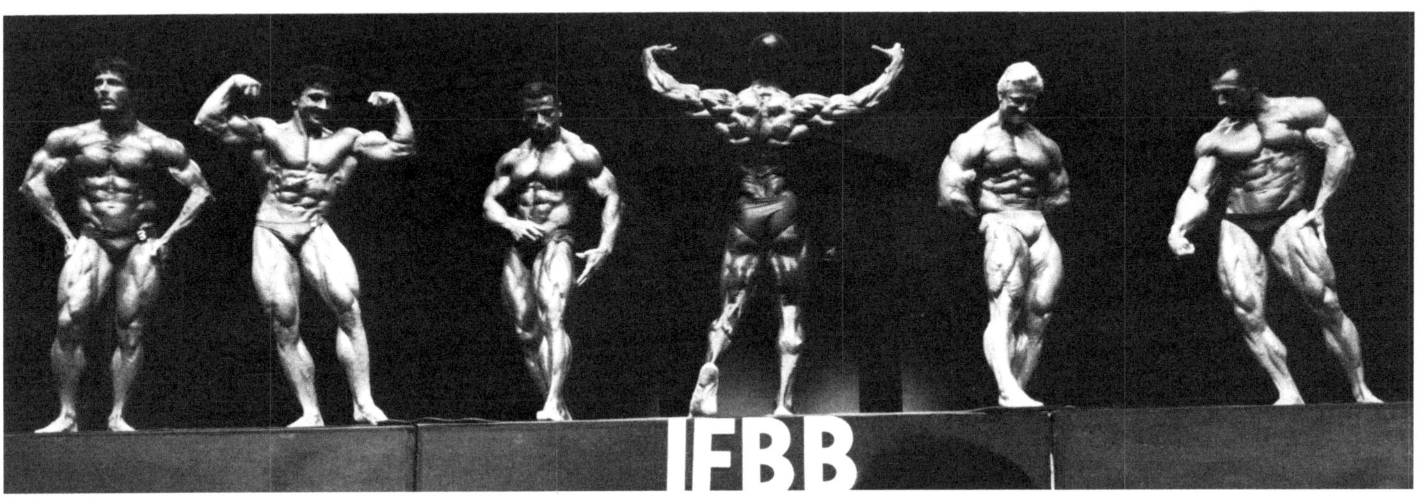

Das Posedown erreicht seinen dramatischen Höhepunkt, wenn die Finalisten Posen nach freier Wahl zeigen können, um ihre Stärken zu demonstrieren, die Schwächen der Konkurrenten zu enthüllen und die Bühne zu beherrschen versuchen. Beim Mr. Olympia 1982 in London lieferten sich Frank Zane, Samir Bannout, Chris Dickerson, Albert Beckles, Tom Platz und Casey Viator in dieser faszinierenden und wichtigen Runde einen furiosen Kampf.

Erhebliche Veränderungen gab es auch in den Bestimmungen für die Jury. Bei den Mr.-Olympia-Wettkämpfen der späten sechziger Jahre pflegten die Kampfrichter sich nach dem Wettkampf in eine Ecke zurückzuziehen und gemeinsam zu entscheiden, wem der Titel zuerkannt werden sollte. In jüngerer Zeit wurden strenge Vorschriften erlassen, und die Kampfrichter werden sehr genau beobachtet, um zu verhindern, dass sie im Verlauf der Darbietungen miteinander reden oder Meinungen austauschen, wie der Wettkampf bewertet werden sollte. In Bezug auf die Bewertungsverfahren ist also nichts von Dauer. Ich kann Ihnen aber mitteilen, welches System zu meiner aktiven Zeit angewandt wurde. Im amerikanischen Amateur-Bodybuilding, das vom National Physique Committee (NPC) der USA genehmigt wird, wurde folgendes System angewandt:

1. Zwei Runden – Vergleichsposen und freies Posen.

2. Die Platzwertung wird durchgeführt.

3. Jeder Teilnehmer erhält am Ende des Wettkampfs von jedem Kampfrichter eine Wertung.

Bei internationalen Amateur- und Profi-Wettkämpfen, die von der International Federation of Bodybuilders (IFBB) genehmigt werden, ist folgendes System gebräuchlich:

1. Zwei Runden – Pflichtposen und freies Posen.

2. Die sechs Erstplazierten nach den zwei Runden qualifizieren sich für ein Posedown.

3. Jeder Kampfrichter bewertet jeden Teilnehmer in jeder der zwei Runden und vergibt an die sechs Finalisten eine zusätzliche Wertung für das Posedown.

4. Die Platzwertung wird angewandt.

Unabhängig vom jeweils gültigen Bewertungssystem ist zu beachten, dass Bodybuilder im relativen Vergleich zueinander bewertet werden, nicht gemessen an einem hypothetischen Idealbild. Das heißt, der beste Bodybuilder des Wettkampfs erhält immer die höchste Wertung (20 Punkte bei Punktwertung, den ersten Platz bei Platzwertung), und alle anderen werden mit ihm verglichen. Ob er viele Mängel hat und eigentlich kein allzu guter Bodybuilder ist, spielt keine Rolle. Solange er der Beste der Veranstaltung ist, bekommt er 20 Punkte oder den ersten Platz zuerkannt. (In Sportarten wie Turnen oder Kunstspringen werden die Sportler nicht miteinander verglichen, sondern nach einem theoretischen Ideal beurteilt. Bei einem 10-Punkte-System kann ein Turner einen Wettkampf also mit der Note 9,5 oder 9,2 gewinnen, wenn die übrigen Teilnehmer eine niedrigere Wertung erhalten; aber wenn er eine 10 erhält, bedeutet das im Grunde, dass seine Leistung nicht nur die beste war, sondern auch perfekt!)

Mr.-Olympia-Wertungsbögen

Wenn Sie wissen, wie man Wertungsbögen liest, können Sie daraus ersehen, was bei einem Wettkampf wirklich passiert ist. Aus den Wertungsbögen vom Mr. Olympia 1979 können Sie zum Beispiel ersehen, dass der Wettkampf in zwei Gewichtsklassen durchgeführt wurde, unter und über 200 Pound (ca. 91 kg). Jede Gewichtsklasse wurde getrennt bewertet, und die drei Erstplazierten jeder Klasse nahmen gemeinsam am Posedown teil.

Die IFBB wertete 1979 noch nach dem Punktsystem. In der Leichtgewichtsklasse gewann Frank Zane die beiden ersten Runden mit je 100 Punkten (höchste und niedrigste Wertung jeder Runde gestrichen, die anderen addiert – ergibt bei Frank 5 x 20 = 100). In der dritten Runde gelang es Boyer Coe, Frank um einen Punkt zu verdrängen, sodass es 100 zu 99 stand. In der Klasse über 200 Pound erhielt Mike Mentzer dreimal 100 Punkte. Beachten Sie, dass er in allen drei Runden von jedem Kampfrichter 20 Punkte bekam. Er konnte also an jenem Abend mit 300 Punkten gegenüber Zanes 299 Punkten ins Finalstechen gehen. Das Problem war jedoch, dass Mentzer diese Wertung nicht im direkten Vergleich mit Zane errungen hatte, da dieser in der anderen der beiden Klassen angetreten war. Somit startete Mentzer gegenüber Zane mit einem Vorteil, den er in gewissem Sinne nicht verdient hatte.

Doch das Posedown brachte die Entscheidung. Hier setzte sich Zanes wesentlich größere Wettkampferfahrung durch, und er bekam von fünf Kampfrichtern den ersten Platz zuerkannt, während sich nur einer für Mentzer entschied. Zane war mit einem Punkt Rückstand angetreten, gewann im Posedown 5 Punkte hinzu und siegte mit 304 Punkten gegenüber 301, einem Vorsprung von 3 Punkten.

I.F.B.B.

INTERNATIONAL FEDERATION OF BODYBUILDERS

JUDGES ANALYSIS for Bill

Contest "MR. OLYMPIA"

Category

Place: Columbus

Date: 10 Oct 1981

No.	Name	Country	Jacques Blommaert Belgium	Jim Manion USA	Winston Roberts Canada	Sven-Ole Thorsen Denmark	Franco Fassi Italy	Dominic Certo USA	Doug Evans Wales	Points	Place	Avg.
		FIRST ROUND										
1	FRANCO COLUMBU	USA	18	19	19	19	20	19	20	96		
17	CHRIS DICKERSON	USA	18	18	20	20	19	19	20	96		
4	TOM PLATZ	USA	20	19	19	19	19	20	19	96		
10	ROY CALLENDER	Canada	19	19	19	18	19	20	18	94		
2	DANNY PADILLA	USA	19	20	20	17	19	18	19	95		
7	JUSUP WILKOSZ	Germany	19	18	18	18	18	19	17	91		
15	DENNIS TINERINO	USA	16	18	18	15	18	18	18	88		
1	JOHNNY FULLER	England	17	18	18	17	17	18	18	88		
3	SAMIR BANNOUT	USA	17	17	17	15	18	18	17	86		
8	ROGER WALKER	Australia	17	17	18	16	18	18	18	88		
16	HUBERT METZ	Germany	16	16	17	14	17	18	16	82		
5	CARLOS RODRIGUEZ	USA	16	16	16	12	16	17	16	80		
9	ED CORNEY	USA	16	15	17	12	17	17	16	81		
4	STEVE DAVIS	USA	15	15	16	13	16	17	15	77		
13	MIKE KATZ	USA	16	16	16	13	14	17	15	77		
6	KEN WALLER	USA	15	16	16	13	14	17	15	76		
12	JORMA RATY	Finland	15	15	14	15	17	16	17	78		
		SECOND ROUND										
11	FRANCO COLUMBU	USA	18	20	19	20	20	20	20	99		
17	CHRIS DICKERSON	USA	18	19	20	20	19	19	19	96		
14	TOM PLATZ	USA	19	19	19	19	19	20	20	96		
10	ROY CALLENDER	Canada	20	19	20	19	19	19	19	96		
2	DANNY PADILLA	USA	19	19	19	18	19	18	19	94		
7	JUSUP WILKOSZ	Germany	18	18	18	18	18	19	17	90		
15	DENNIS TINERINO	USA	16	18	18	15	18	18	18	88		
1	JOHNNY FULLER	England	16	18	18	17	18	18	18	89		
3	SAMIR BANNOUT	USA	17	17	17	16	18	18	17	86		
8	ROGER WALKER	Australia	17	17	18	16	18	18	17	87		
16	HUBERT METZ	Germany	18	16	18	15	17	18	17	86		
5	CARLOS RODRIGUEZ	USA	17	17	16	13	17	18	17	84		
9	ED CORNEY	USA	16	15	16	13	16	17	17	80		
4	STEVE DAVIS	USA	16	16	16	14	17	17	15	80		
13	MIKE KATZ	USA	15	16	16	14	16	17	16	79		
6	KEN WALLER	USA	15	15	16	14	16	17	16	78		
12	JORMA RATY	Finland	15	15	15	15	16	16	18	77		
		THIRD ROUND										
11	FRANCO COLUMBU	USA.	18	20	19	20	20	20	20	99		
17	CHRIS DICKERSON	USA	19	19	20	20	19	19	20	97		
14	TOM PLATZ	USA	19	20	18	20	18	20	19	96		
10	ROY CALLENDER	Canada	20	19	19	19	19	20	19	96		
2	DANNY PADILLA	USA	18	20	19	18	18	18	19	92		
7	JUSUP WILKOSZ	Germany	19	17	18	18	18	18	17	89		
15	DENNIS TINERINO	USA	17	18	18	15	18	18	18	89		
1	JOHNNY FULLER	England	16	17	18	17	17	18	18	87		
3	SAMIR BANNOUT	USA	18	18	19	16	19	18	18	91		
8	ROGER WALKER	Australia	17	17	18	16	17	18	17	86		
16	HUBERT METZ	Germany	17	16	17	15	17	18	17	84		
5	CARLOS RODRIGUEZ	USA	17	17	17	13	17	18	17	85		
9	ED CORNEY	USA	18	17	17	13	18	17	16	85		

INTERNATIONAL FEDERATION OF BODYBUILDERS

I.F.B.B.

JUDGES ANALYSIS

Contest "MR. OLYMPIA"

Category

Place Columbus

Date 10 Oct 1981

No.	Name	Country	Jacques Blommaert Belgium	Jim Manion USA	Winston Roberts Canada	Sven-Ole Thorsen Denmark	Franco Fassi Italy	Dominic Certo USA	Doug Evans Wales	Points	Place	Av
4	STEVE DAVIS	USA	16	17	18	14	18	17	16	84		
13	MIKE KATZ	USA	16	16	16	14	17	17	16	81		
6	KEN WALLER	USA	16	16	17	14	16	17	16	81		
12	JORMA RATY	Finland	15	16	16	15	16	16	18	79		
		TOTALS										
11	FRANCO COLUMBU	USA	54	59	57	59	60	59	60	294	1	
17	CHRIS DICKERSON	USA	55	56	60	60	57	57	59	289	2	
14	TOM PLATZ	USA	58	58	56	58	56	60	58	288	3	
10	ROY CALLENDER	Canada	59	57	58	56	57	59	56	286	4	
2	DANNY PADILLA	USA	56	59	58	53	56	54	57	281	5	
7	JUSUP WILKOSZ	Germany	56	53	54	54	54	56	51	270	6	
15	DENNIS TINERINO	USA	49	54	54	45	54	54	54	265	7	
1	JOHNNY FULLER	England	49	53	54	51	52	54	54	264	8	
3	SAMIR BANNOUT	USA	52	52	53	47	55	54	52	263	9	
8	ROGER WALKER	Australia	51	51	54	48	53	54	52	261	10	
16	HUBERT METZ	Germany	51	48	52	44	51	54	50	252	11	
5	CARLOS RODRIGUEZ	USA	50	50	49	38	50	53	50	249	12	
9	ED CORNEY	USA	50	47	50	38	51	51	49	246	13	
4	STEVE DAVIS	USA	47	48	50	41	51	51	46	241	14	
13	MIKE KATZ	USA	47	48	48	41	47	51	47	237	15	
6	KEN WALLER	USA	46	47	49	41	46	50	47	235	16	
12	JORMA RATY	Finland	45	46	45	45	49	48	53	234	17	
		POSEDOWN										
11	FRANCO COLUMBU	USA	-	-	~	-	1	-	1	296	1	
17	CHRIS DICKERSON	USA	-	-	1	1	-	.	-	291	2	
14	TOM PLATZ	USA	1	-	-	-	.	1	-	290	3	
10	ROY CALLENDER	Canada	-	.	-	-	.	.	.	286	4	
2	DANNY PADILLA	USA	-	1	.	-	.	.	.	282	5	
7	JUSUP WILKOSZ	Germany	-	-	.	.	-	.	.	270	6	

INTERNATIONAL FEDERATION OF BODYBUILDERS

SHEET JP/3

I.F.B.B.

JUDGING PANEL CHAIRMAN/SECRETARY – CATEGORY RESULTS SHEET

CONTEST MR. OLYMPIA

PLACE COLUMBUS, OHIO, USA DATE 10 Oct 1981

CATEGORY .... OVER/UP TO .... KILOS

ROUNDS 1, 2, and 3 MARKS ADDED TOGETHER FOR CATEGORY PLACINGS

The highest and lowest score for each Competitor in each Round have been eliminated. The Three Highest Placed Competitors will compete at the public posedown for their Final Placings.

Competitors Number	Competitors Names	Country	Marks			Total Marks	Place Award
			Round 1	Round 2	Round 3		
11	FRANCO COLUMBU	USA	96	99	99	294	1
17	CHRIS DICKERSON	USA	96	96	97	289	2
14	TOM PLATZ	USA	96	96	96	288	3
10	ROY CALLENDER	Canada	94	96	96	286	4
2	DANNY PADILLA	USA	95	94	92	281	5
7	JUSUP WILKOSZ	Germany	91	90	89	270	6
15	DENNIS TINERINO	USA	88	88	89	265	7
1	JOHNNY FULLER	England	88	89	87	264	8
3	SAMIR BANNOUT	USA	86	86	91	263	9
8	ROGER WALKER	Australia	88	87	86	261	10
16	HUBERT METZ	Germany	82	86	84	252	11
5	CARLOS RODRIGUEZ	USA	80	84	85	249	12
9	ED CORNEY	USA	81	80	85	246	13
4	STEVE DAVIS	USA	77	80	84	241	14
13	MIKE KATZ	USA	77	79	81	237	15
6	KEN WALLER	USA	76	78	81	235	16
12	JORMA RATY	Finland	78	77	79	234	17
		POSEDOWN					
11	FRANCO COLUMBU	USA	294	+	2	296	1
17	CHRIS DICKERSON	USA	289	+	2	291	2
14	TOM PLATZ	USA	288	+	2	290	3
10	ROY CALLENDER	Canada	286	-	-	286	4
2	DANNY PADILLA	USA	281	+	1	282	5
7	JUSUP WILKOSZ	Germany	270	-	-	270	6

Signed Chairman Judging Panel .... Country ....

Signed Secretary Judging Panel Oscar State Country England

Signed I.F.B.B. President .... Country ....

"MR. OLYMPIA" 200 lb Class

Columbus, Ohio, USA

7 October 1979

ROUND	No.	NAME	COUNTRY	Jacques Blommaert Belgium	Winston Roberts Canada	Malih Alaywan Lebanon	Franco Fassi Italy	Albert Busek Germany	Reg Park South Africa	Bill Pearl USA	TOTAL	PLACE
				JUDGES MARKS								
FIRST	9	FRANK ZANE	USA	20	20	20	20	20	20	19	100	
	2	BOYER COE	USA	20	19	18	17	19	17	19	92	
	5	ROBBY ROBINSON	USA	19	19	18	19	19	18	19	94	
	3	CHRIS DICKERSON	USA	19	20	19	18	19	19	20	96	
	1	DANNY PADILLA	USA	19	17	19	18	19	18	19	93	
	8	CARLOS RODRIGUEZ	USA	19	18	17	16	18	15	17	86	
	7	ALBERT BECKLES	England	19	18	17	16	18	12	18	87	
	6	TOM PLATZ	USA	19	18	18	17	18	13	18	89	
	4	ED CORNEY	USA	18	17	18	16	18	16	18	87	
	10	STEVE DAVIS	USA	17	16	16	16	17	11	16	81	
SECOND	9	FRANK ZANE	USA	20	20	20	19	20	20	20	100	
	2	BOYER COE	USA	20	20	19	19	20	17	20	98	
	5	ROBBY ROBINSON	USA	18	19	20	20	20	19	19	97	
	3	CHRIS DICKERSON	USA	18	19	19	19	19	18	19	94	
	1	DANNY PADILLA	USA	18	18	18	17	19	17	19	90	
	8	CARLOS RODRIGUEZ	USA	18	18	18	18	19	16	18	90	
	7	ALBERT BECKLES	England	19	17	18	18	19	12	18	90	
	6	TOM PLATZ	USA	18	17	19	17	18	13	18	88	
	4	ED CORNEY	USA	17	18	19	17	18	15	18	88	
	10	STEVE DAVIS	USA	17	16	16	17	16	11	16	81	
THIRD	9	FRANK ZANE	USA	20	19	20	20	20	20	19	99	
	2	BOYER COE	USA	20	20	20	19	20	20	20	100	
	5	ROBBY ROBINSON	USA	20	20	20	19	19	19	20	98	
	3	CHRIS DICKERSON	USA	18	19	20	18	19	18	19	93	
	1	DANNY PADILLA	USA	18	18	19	17	18	16	19	90	
	8	CARLOS RODRIGUEZ	USA	18	19	18	18	19	18	19	92	
	7	ALBERT BECKLES	England	19	18	18	18	18	17	19	91	
	6	TOM PLATZ	USA	18	18	18	18	18	16	18	90	
	4	ED CORNEY	USA	19	18	19	17	19	17	18	91	
	10	STEVE DAVIS	USA	17	17	17	17	16	16	17	84	
TOTALS	9	FRANK ZANE	USA	60	59	60	59	60	60	58	299	1
	2	BOYER COE	USA	60	59	57	55	59	54	59	290	2
	5	ROBBY ROBINSON	USA	57	58	58	58	58	56	58	289	3
	3	CHRIS DICKERSON	USA	55	58	58	55	57	55	58	283	4
	1	DANNY PADILLA	USA	55	53	56	53	56	51	57	273	5
	8	CARLOS RODRIGUEZ	USA	55	55	53	52	56	49	55	268	6
	7	ALBERT BECKLES	England	57	53	53	52	55	41	55	268	7
	6	TOM PLATZ	USA	55	53	55	52	54	42	54	267	8
	4	ED CORNEY	USA	54	53	56	50	55	48	54	266	9
	10	STEVE DAVIS	USA	51	49	49	50	49	38	49	246	10

"MR. OLYMPIA" Over 200 lb Class

Columbus, Ohio, USA

7 October 1979

ROUND	NO	NAME	COUNTRY	Jacques Blommaert Belgium	Winston Roberts Canada	Malih Alaywan Lebanon	Franco Fassi Italy	Albert Busek Germany	Reg Park South Africa	Bill Pearl USA	TOTAL	PLACE
				JUDGES MARKS								
FIRST	13	MIKE MENTZER	USA	20	20	20	20	20	20	20	100	
	14	DENNIS TINERINO	USA	17	19	19	19	19	19	19	95	
	11	ROGER WALKER	Australia	18	19	19	18	19	18	19	93	
	15	ROY CALLENDER	Canada	18	18	18	18	19	17	18	90	
	12	BOB BIRDSONG	USA	18	18	18	17	18	17	18	89	
SECOND	13	MIKE MENTZER	USA	20	20	20	20	20	20	20	100	
	14	DENNIS TINERINO	USA	18	18	18	18	19	19	19	92	
	11	ROGER WALKER	Australia	19	19	19	19	19	18	19	95	
	15	ROY CALLENDER	Canada	18	18	19	19	19	17	18	92	
	12	BOB BIRDSONG	USA	18	17	18	18	18	16	18	89	
THIRD	13	MIKE MENTZER	USA	20	20	20	20	20	20	20	100	
	14	DENNIS TINERINO	USA	19	20	18	19	19	19	20	97	
	11	ROGER WALKER	Australia	19	19	19	19	19	18	19	95	
	15	ROY CALLENDER	Canada	18	18	19	18	19	17	18	91	
	12	BOB BIRDSONG	USA	18	17	18	18	18	16	19	89	
TOTALS	13	MIKE MENTZER	USA	60	60	60	60	60	60	60	300	1
	14	DENNIS TINERINO	USA	54	57	59	56	57	57	58	284	2
	11	ROGER WALKER	Australia	56	57	57	56	57	54	57	283	3
	15	ROY CALLENDER	Canada	54	54	56	55	57	51	54	273	4
	12	BOB BIRDSONG	USA	54	52	54	53	54	49	55	267	5
POSEDOWN	9	FRANK ZANE	USA	1	1	2	1	1	1	3	304	1
	13	MIKE MENTZER	USA	2	3	1	2	3	3	2	301	2
	2	BOYER COE	USA	4	2	5	3	2	5	1		3
	5	ROBBY ROBINSON	USA	3	4	3	6	4	2	6		4
	14	DENNIS TINERINO	USA	6	5	4	5	5	6	5		5
	3	CHRIS DICKERSON	USA	5	6	6	4	6	4	4		6

I.F.B.B.

INTERNATIONAL FEDERATION OF BODYBUILDERS

SHEET JP/3

JUDGING PANEL CHAIRMAN/SECRETARY – CATEGORY RESULTS SHEET

CONTEST MR. OLYMPIA

PLACE COLUMBUS, USA DATE 7 Oct 1979

CATEGORY ~~OVER~~/UP TO 200 lb ~~KILOS~~

ROUNDS 1, 2, and 3 MARKS ADDED TOGETHER FOR CATEGORY PLACINGS

The highest and lowest score for each Competitor in each Round have been eliminated. The Three Highest Placed Competitors will compete at the public posedown for their Final Placings.

Competitors Number	Competitors Names	Country	Marks			Total Marks	Place Award
			Round 1	Round 2	Round 3		
1	DANNY PADILLA	USA	93	90	90	273	5
2	BOYER COE	USA	92	98	100	290	2
3	CHRIS DICKERSON	USA	96	94	93	283	4
4	ED CORNEY	USA	87	88	91	266	9
5	ROBBY ROBINSON	USA	94	97	98	289	3
6	TOM PLATZ	USA	89	88	90	267	8
7	ALBERT BECKLES	England	87	90	91	268	7
8	CARLOS RODRIGUEZ	USA	86	90	92	268	6
9	FRANK ZANE	USA	100	100	99	299	1
10	STEVE DAVIS	USA	81	81	84	246	10
		OVER 200 lb					
11	ROGER WALKER	Australia	93	95	95	283	3
12	BOB BIRDSONG	USA	89	89	89	267	5
13	MIKE MENTZER	USA	100	100	100	300	1
14	DENNIS TINERINO	USA	95	92	97	284	2
15	ROY CALLENDER	Canada	90	92	91	273	4
		POSE - DOWN					
			First Places				
9	FRANK ZANE	USA	5			304	1
13	MIKE MENTZER	USA	1			301	2
2	BOYER COE	USA	1			291	3
5	ROBBY ROBINSON	USA				289	4
14	DENNIS TINERINO	USA				284	5
3	CHRIS DICKERSON	USA				283	6

Signed Chairman Judging Panel .... Country ....

Signed Secretary Judging Panel Oscar State Country England

Signed I.F.B.B. President .... Country ....

Üben des Posings

Das Posen können Sie gar nicht früh genug üben. Am besten fangen Sie schon am ersten Tag im Studio damit an. Studieren Sie Fotos von anderen Bodybuildern, besuchen Sie Wettkämpfe, um sich das Posing der Wettkämpfer anzusehen, und versuchen Sie, es ihnen gleichzutun. Üben Sie Ihre Posen zunächst vor dem Spiegel, bis Sie ein Gefühl dafür bekommen haben. Dann probieren Sie sie ohne Spiegel, während ein Freund Ihnen zusieht.

Spannen Sie die trainierten Muskeln zwischen den Sätzen an, nehmen Sie ein paar Posen ein, und betrachten Sie sich dabei im Spiegel. Das hilft Ihnen, sich an harte, lange andauernde Muskelkontraktionen zu gewöhnen und gleichzeitig den Stand Ihrer Entwicklung ständig zu überprüfen.Bedenken Sie, dass die Kampfrichter Sie oft auffordern werden, Posen minutenlang zu halten, und dass Sie bei einer anstrengenden Vorwahl möglicherweise mehrere Stunden angespannt dastehen müssen. Es ist also nicht zweckmäßig, die Posen beim Üben nur ein paar Sekunden zu halten und sich dann wieder zu entspannen. Halten Sie sie, bis es schmerzt, und dann noch etwas länger – jetzt ist die Zeit, bis zum Versagen durchzuhalten, Muskelkrämpfe zu bekommen und zu leiden, damit Ihr Posing im Wettkampf flüssig, gekonnt und kraftvoll wird. Arbeiten Sie täglich mindestens eine Stunde daran, und wenn der Wettkampf näherrückt, vielleicht noch länger. Stehen Sie erst einmal auf der Bühne, werden Sie froh sein, dass Sie es gemacht haben.

1. *Überprüfung meines Trizeps nach 25 Sätzen Trizepstraining.*
2. *Beim Posen vor dem Spiegel kann man gut Fehler in der Posingtechnik analysieren. Hier bekomme ich kritische Ratschläge von Robby Robinson, Ken Waller, Franco Columbu und Ed Corney. Kritik dieser Art ist manchmal schmerzlich, aber äußerst nützlich.*
3. *Diese Trizepspose mit gestreckten Armen mache ich gern nach meinem Trizeps- oder Brusttraining, um die gerade beanspruchten Muskeln herauszubringen, solange sie noch aufgepumpt und hart sind.*
4. *Schon im Alter von 20 wusste ich instinktiv, dass ich mir Zeit nehmen musste, meinen Bizeps nach dem Armtraining anzuspannen und zu posen.*
5. *Wenn man die Muskeln nach dem Training ein paar Minuten angespannt hält, gewöhnt man sich besser an die harte Disziplin, die beim Posen im Wettkampf nötig ist.*
6. *Franco Columbu beim Posen zwischen den Sätzen.*

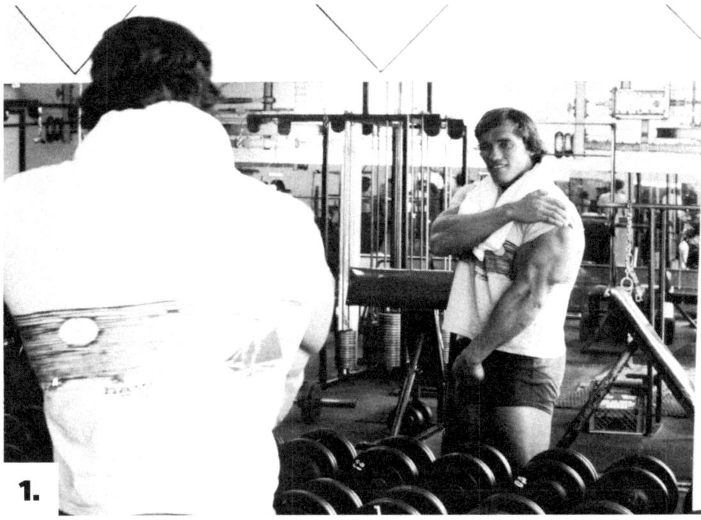

1.

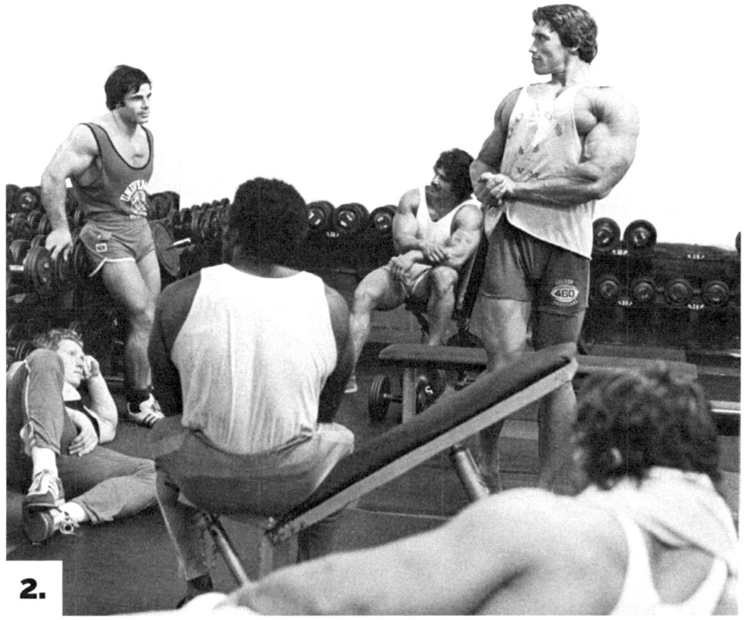

2.

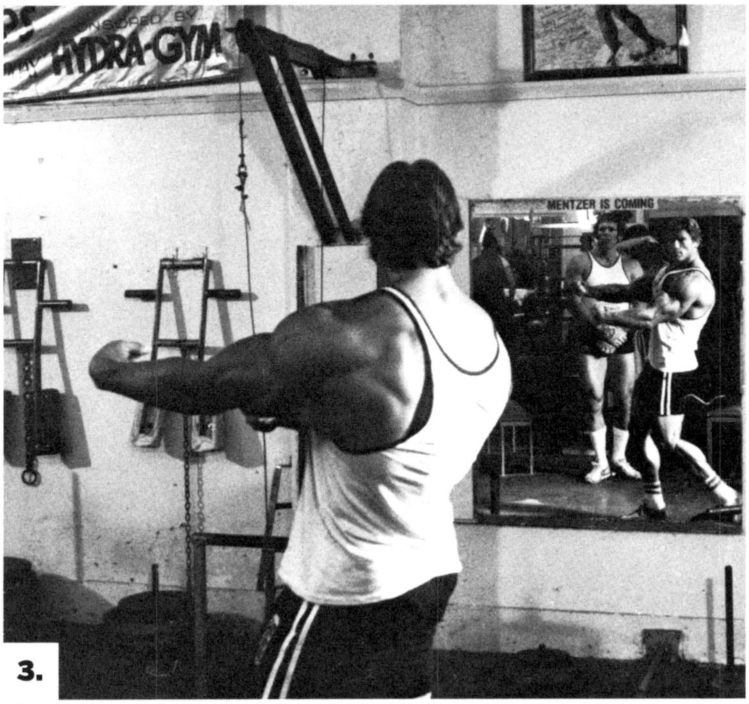

3.

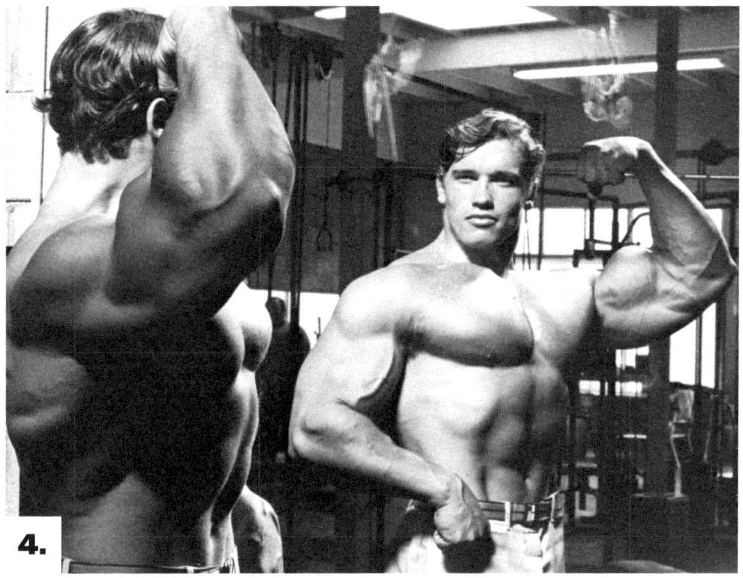

4.

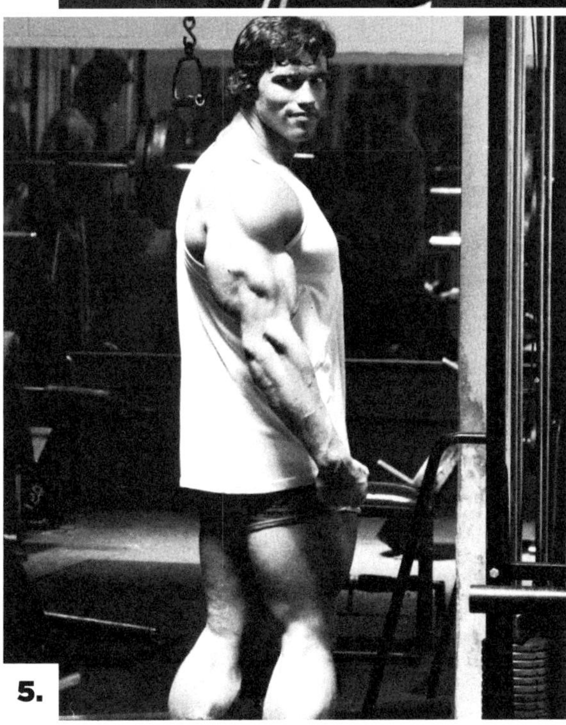

5.

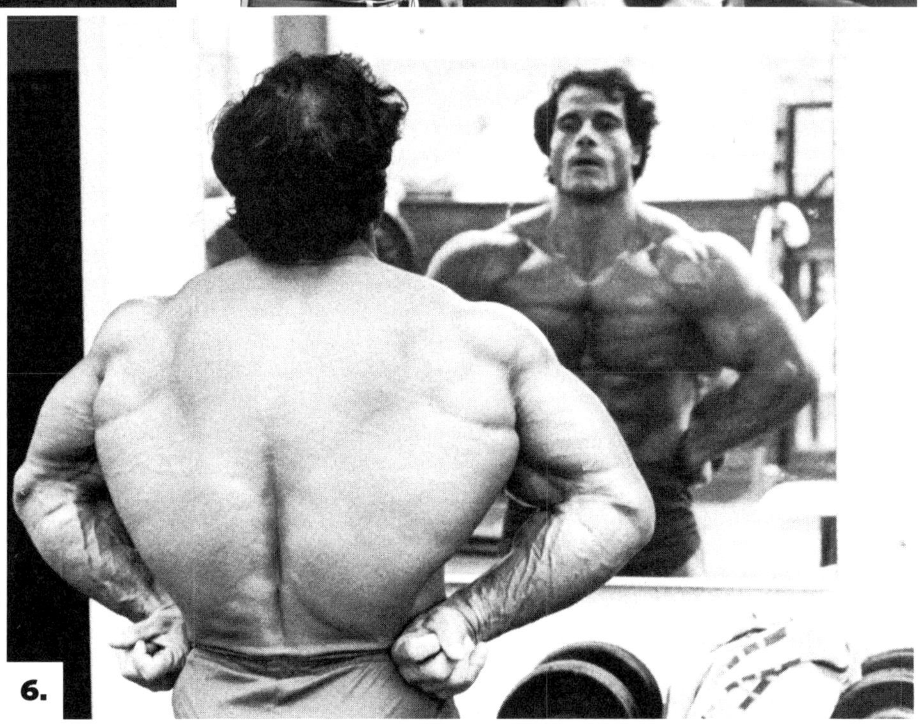

6.

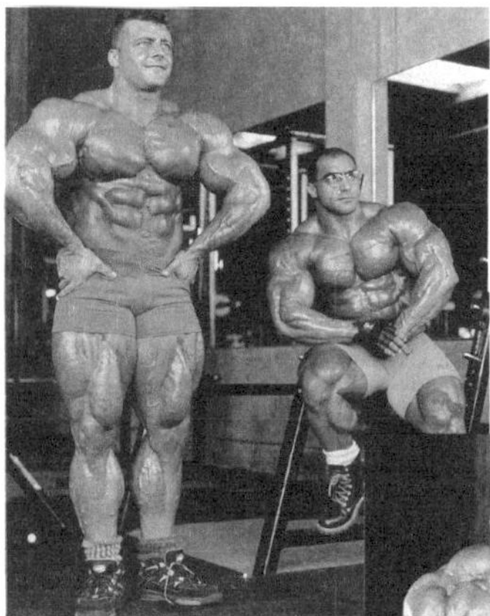

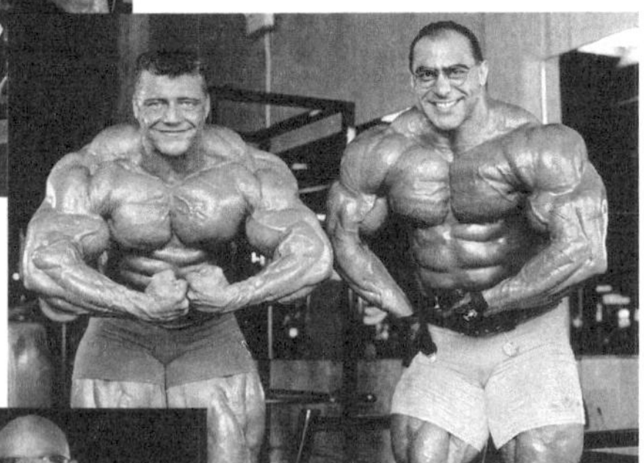

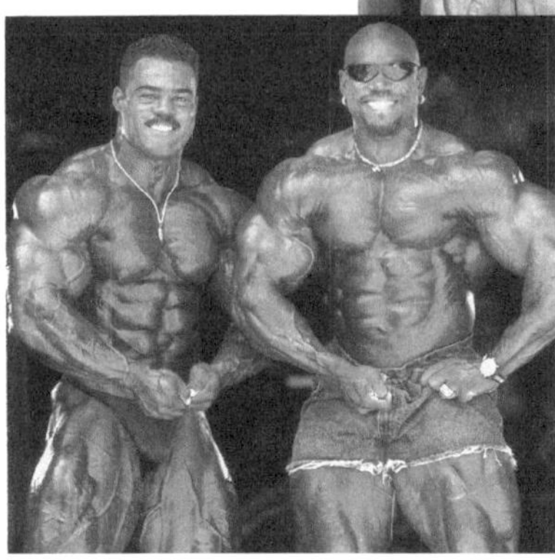

Am besten üben Sie Ihre Posen zusammen mit erfahrenen Bodybuildern. Hier sehen Sie Jean Pierre Fux und Nasser El Sonbaty [oben], sowie Don Long und Flex Wheeler [unten].

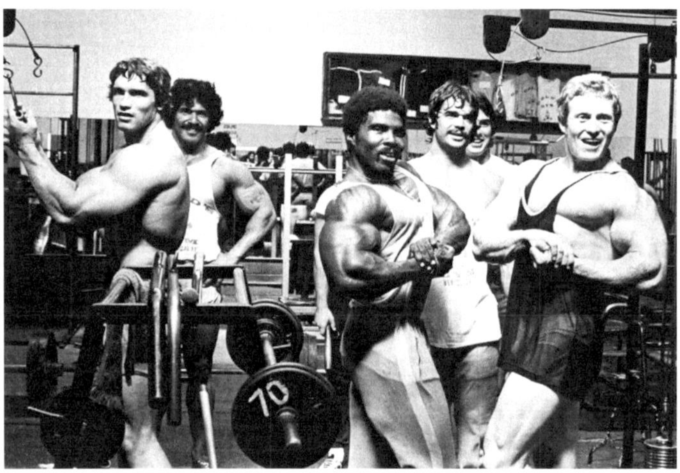

Ed Corney, Denny Gable, Brian Abede und ich verfolgen hier ein Mini-Posedown zwischen Robby Robinson und Ken Waller. Bei solchen Konkurrenzen im Studio lernen Sie Timing sowie die Fähigkeit, die Pose eines Konkurrenten mit einer eigenen zu parieren, in der Sie besser aussehen. Robby und Ken haben sich zu wahren Posedown-Experten entwickelt.

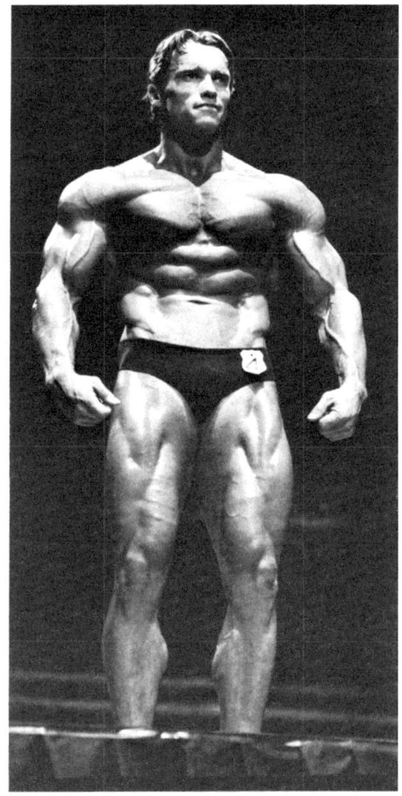

Das mag zwar als entspanntes Stehen bezeichnet werden, aber wie Sie auf dem Foto sehen, muss trotzdem alles angespannt sein, und man muss lange üben, bis man fähig ist, die ganze erste Runde hindurch in dieser Haltung dazustehen.

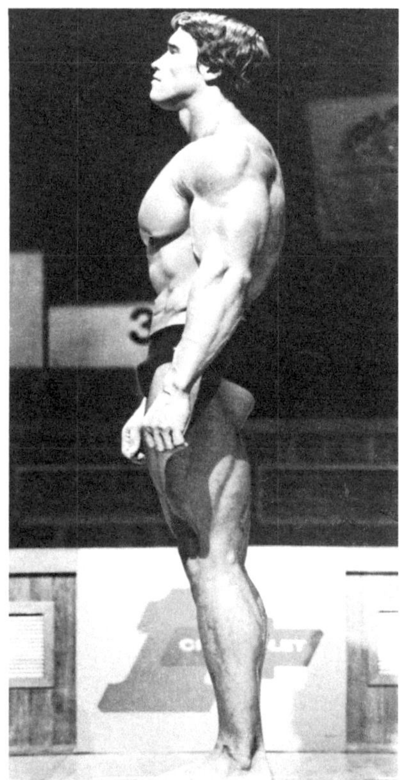

Entspannt von der Seite – Oberschenkel angespannt, Bauchmuskeln straff, Arme locker herabhängend.

Zu beachten ist auch, dass Bodybuilder unter Druck meist schneller posen als beim Üben. Ich empfehle Ihnen daher, langsam bis 3, 4 oder 5 zu zählen und dies als Maßstab für die Dauer Ihrer Posen zu nehmen. Sie verhindern damit, dass Sie in der Aufregung des Wettkampfs überhastet agieren.

Eine der wichtigsten Eigenschaften, die Sie beim Posen brauchen, ist Selbstvertrauen: Ob Sie entspannt auf der Bühne stehen, die Pflichtposen zeigen oder Ihre Posingkür vorführen, Sie müssen immer selbstbewusst wirken, müssen Energie und Sicherheit ausstrahlen. Das setzt jedoch sehr viel Übung voraus, damit Sie jede Pose perfekt beherrschen und immer wieder posen können, ohne Anzeichen von Anstrengung und Ermüdung zu zeigen.

Meine Trainingspartner und ich haben immer gemeinsam Posen ausgeführt – haben eine Art Mini-Posedown im Studio veranstaltet –, um zu vergleichen und zu analysieren, was wir erreicht hatten und woran wir noch arbeiten mussten. Wenn man noch nicht viel Erfahrung hat, ist es hilfreich, mit einem arrivierten Bodybuilder zu trainieren. Als 17-Jähriger und damals noch ohne Wettkampferfahrung habe ich mit Kurt Manul trainiert (dem Österreichischen Staatsmeister). Er sah mir zu, wenn ich vor dem Spiegel poste, und gab seinen Kommentar dazu ab, etwa »So stehst du in der Aufstellung«, oder »Bei dieser Pose musst du unbedingt die Deltamuskeln anspannen«. Dabei habe ich gelernt, welche Muskeln in den einzelnen Posen am wichtigsten sind, wie man diese Posen schnell und korrekt einnimmt, wie lange man eine Pose hält und wie man den Bauch eingezogen hält.

Neben dem normalen, konzentrierten Üben empfehle ich Ihnen auch, die verschiedenen Posen sehr schnell durchzugehen, nicht unbedingt mit voller Kraft, aber doch so, dass Sie ein Gefühl dafür bekommen, rasch und ohne zu zögern von einer Pose zur nächsten zu wechseln und die Übergänge flüssiger auszuführen, ohne dabei zu stolpern oder unbeholfen zu wirken.

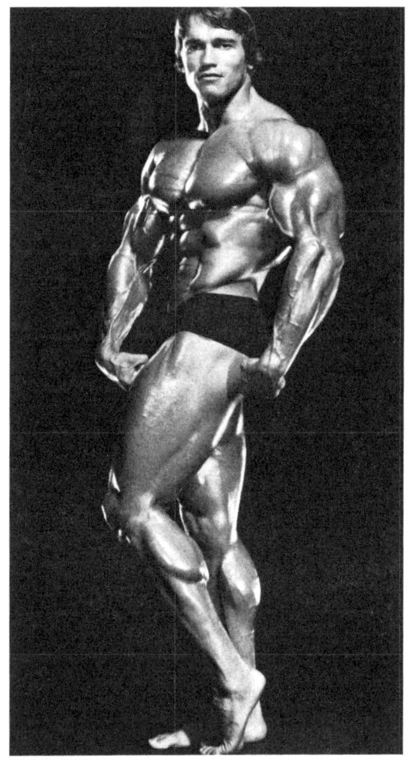

Ein Hauptkampfrichter könnte hier zwar eine Ermahnung aussprechen, aber mir ist es immer gelungen, die Aufmerksamkeit der Kampfrichter zu erregen, indem ich in der ersten Runde hin und wieder diese Variante der entspannten Haltung einnahm: leichte Hüftdrehung, Arme und Brustmuskeln stark angespannt, ein Fuß auf die Zehen erhoben, um die Waden zu zeigen.

Üben für das Line-up

Die Fähigkeit, alle Muskeln längere Zeit angespannt zu halten, können Sie nur erwerben, indem Sie genau das tun. Stehen Sie aufrecht, Oberschenkel und Bauchmuskeln angespannt, Latissimus gespreizt,

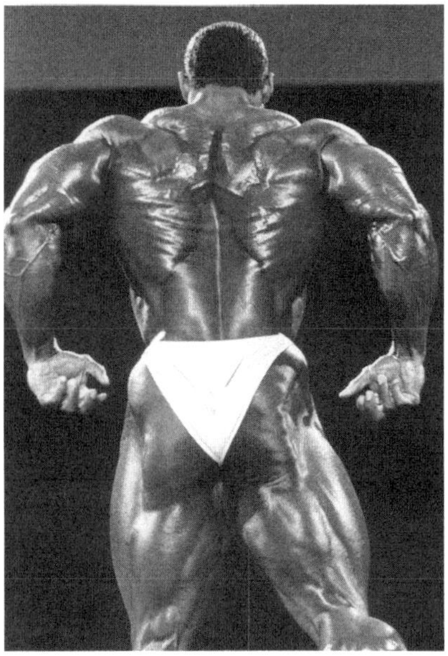

Sogar bevor er eine bestimmte Pose einnimmt, ist Flex Wheelers Muskularität und Definition deutlich sichtbar.

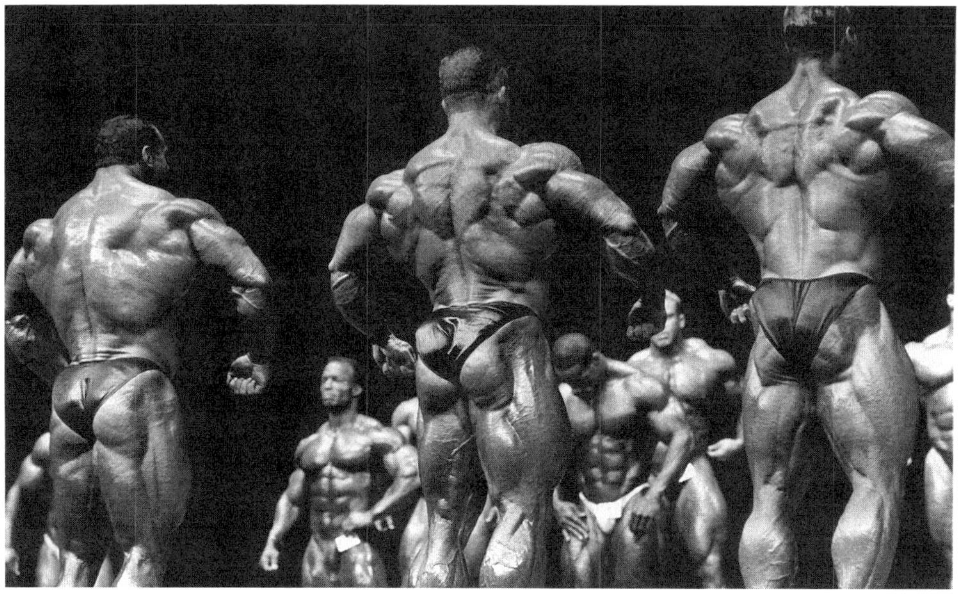

In den 90ern spannten Bodybuilder ihre Muskeln während des Prejudging deutlich mehr an, als es zu meinen Zeiten erlaubt war.

Brustmuskeln massiv. Stellen Sie sich nicht zu offensichtlich »in Positur«, sondern lassen Sie die Arme fast natürlich seitlich herabhängen. Nehmen Sie eine Armband- oder Stoppuhr zu Hilfe, und üben Sie, eine Minute lang so dazustehen; drehen Sie sich dann in die anderen drei Richtungen, und verharren Sie in jeder ebenfalls eine Minute. Spannen Sie die Waden an, besonders wenn Sie dem imaginären Kampfgericht den Rücken zukehren, und vergessen Sie auch nicht den Beinbizeps, die Gesäßmuskeln, den unteren Rücken und den Latissimus; halten Sie den Bauch eingezogen, denken Sie an den ganzen Körper. Diese vier Minuten werden Sie zunächst als sehr anstrengend empfinden, aber sie müssen weiterüben, bis es Ihnen gelingt, eine halbe Stunde oder länger so dazustehen, ohne zu zittern und zu schwitzen, ohne Krämpfe zu bekommen oder verkrampft und nervös zu wirken. Am besten üben Sie das mit einem Trainingspartner, der beobachtet, ob alles angespannt bleibt, und Sie darauf aufmerksam macht, falls Sie nachlassen.

Üben für Runde 2

Für die zweite Runde prägen Sie sich zunächst die Grundstellung der Pflichtposen ein und lernen, sie einwandfrei auszuführen. Wenn Sie diese Posen dann beherrschen, sollten Sie sich auch vergegenwärtigen, dass es von den Grundposen verschiedene Varianten gibt, die für bestimmte Körpertypen besser geeignet sind als für andere. Wenn Bill Pearl und Sergio Oliva zum Beispiel eine Doppelbizepspose von vorne zeigen, stehen sie mit gestreckten Beinen vollkommen gerade. Das können sie sich leisten, weil sie sehr groß sind und hervorragende Beine haben. Jemand mit dem Körperbau eines Frank Zane würde die Doppelbizepspose von vorn niemals in vollkommen gerader Haltung ausführen, sondern immer mit einer leichten Drehung. Was für die anderen Männer eine reine Kraftpose ist, wird bei Frank Zane so zu einer tänzerischen, ästhetischen Pose.

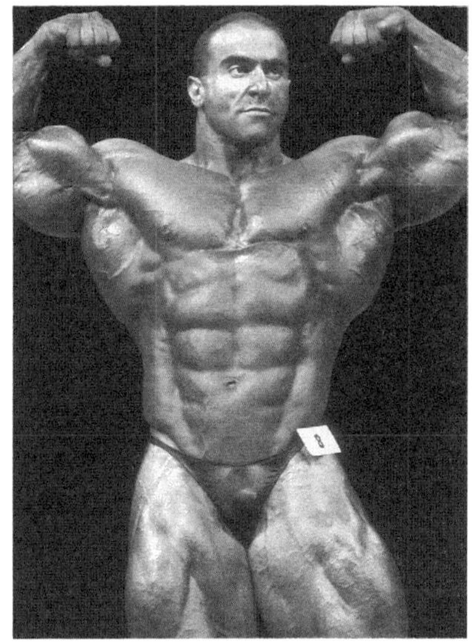

Wenn man den mächtigen Latissimus und die Arme eines Nasser El Sonbaty hat und dazu noch eine so schmale Taille, sieht auch eine Doppelbizepspose direkt von vorne phantastisch aus.

Probieren Sie aus, was für Sie selbst am günstigsten ist; studieren Sie Fotos von den Champions, und versuchen Sie, ihre Posen nachzuahmen. Überprüfen Sie Ihre Haltung im Spiegel, lassen Sie sich fotografieren oder, sofern es sich einrichten lässt, eine Videoaufnahme von Ihrem Posing machen. Wichtig ist auch, dass Sie vor anderen Leuten posen – Ihrem Trainingspartner, anderen Bodybuildern im Studio oder sonst jemandem, der Sie beobachten und Schwächen in Ihrer Präsentation erkennen kann.

Spannen Sie bei jeder Pose erst die Beine an, und halten Sie sie angespannt, wenn Sie die Bauchmuskeln kontrahieren und den Oberkörper in Pose bringen. Sie müssen immer mit dem ganzen Körper posen, ganz gleich, welche Muskeln in einer bestimmten Pose speziell präsentiert werden sollen. Wenn Sie eine Pose richtig auszuführen gelernt haben, üben Sie, bis Sie sie 30 Sekunden halten können, dann eine Minute, steigern Sie so allmählich Ihre Ausdauerfähigkeit. Lassen Sie das Gesicht möglichst entspannt, damit Sie nicht angestrengt wirken. Sobald Sie jede Pose eine Minute lang halten können, führen Sie alle sieben Posen hintereinander aus, ohne zu pausieren.

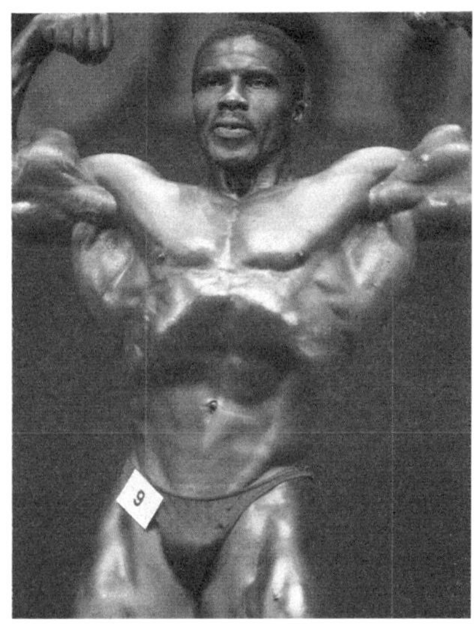

Robby Robinson ist einer der wenigen Bodybuilder, der durch Ausatmung während der Doppelbizepspose dieses Vacuum erzeugen kann.

Details sind bei den Pflichtposen von größter Bedeutung. Wenn Sie eine **Doppelbizepspose** von vorne einnehmen, spannen Sie die Oberschenkel stark an und lassen sie die ganze Pose hindurch nicht erschlaffen; auch die Bauchmuskeln müssen unbedingt angespannt bleiben. Bei einer seitlichen Brustpose ziehen Sie den Bauch ein und nehmen die Ellbogen möglichst weit zurück. Probieren Sie aus, welches Bein Sie am besten als Standbein benutzen: falls Sie sich auf das den Kampfrichtern zugewandte Bein stellen, beugen Sie das hintere Bein und kontrahieren die Wadenmuskulatur; Sie können aber auch auf dem hinteren Bein stehen und die Wade des vorderen Beins anspannen.

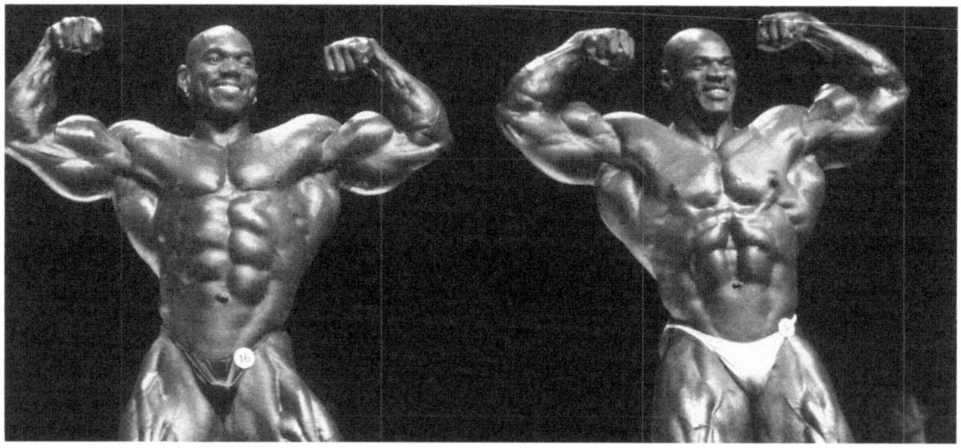

Die Doppelbizepspose von vorne ist eine der schwierigsten Posen, weil sie Schwächen besonders deutlich hervorhebt. Als Pflichtpose gezeigt, sind keine Mittel erlaubt, um dies zu umgehen. Doch in der dritten Runde werden häufig konventionelle Varianten gezeigt. Arrivierte Bodybuilder wie Flex Wheeler und Ronnie Coleman wissen aus Erfahrung, welche Variante der Doppelbizepspose von vorne am besten zu ihnen passt.

Bei jeder Rückenansicht spannen Sie die Muskeln von Waden und unterem Rücken an. Für die Doppelbizepspose von hinten ziehen Sie die Ellbogen zurück und biegen den Rücken etwas durch – die Kampfrichter blicken von unten zu Ihnen hoch, wie Sie wissen, und deshalb müssen Sie sich etwas zurückbeugen, damit Sie einen guten Blickwinkel haben.

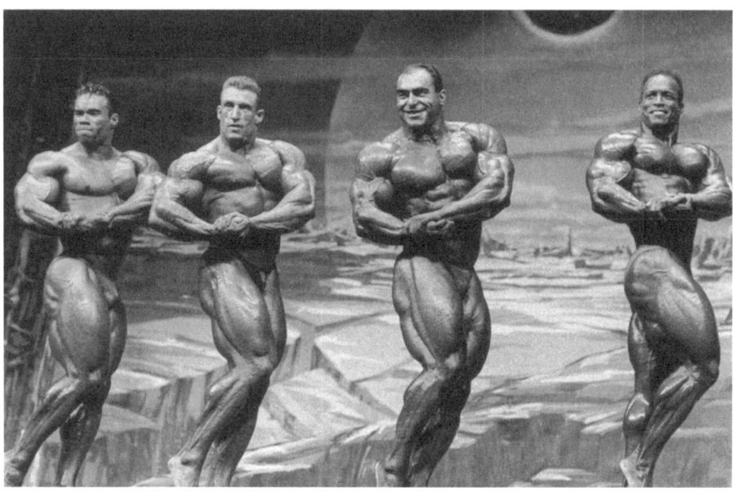

Kevin Levrone, Dorian Yates, Nasser El Sonbaty und Shawn Ray in einer seitlichen Pose. Hinter dieser Pose stecken viele Stunden Training.

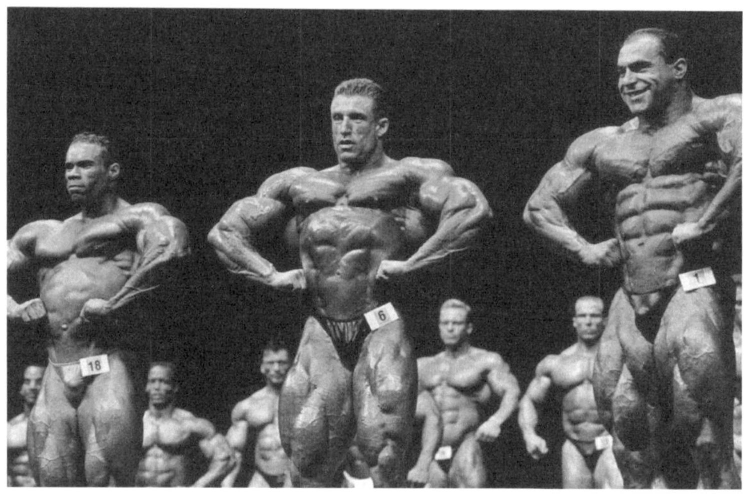

Obwohl sie alle dieselbe Pose einnehmen, ist es offensichtlich, dass Kevin Levrone, Dorian Yates und Nasser El Sonbaty keine identischen Proportionen, Form oder Muskelentwicklung haben. Dorians Brust erscheint zum Beispiel deutlich höher und gestreifter, während Nassers Bauchentwicklung wirklich großartig ist.

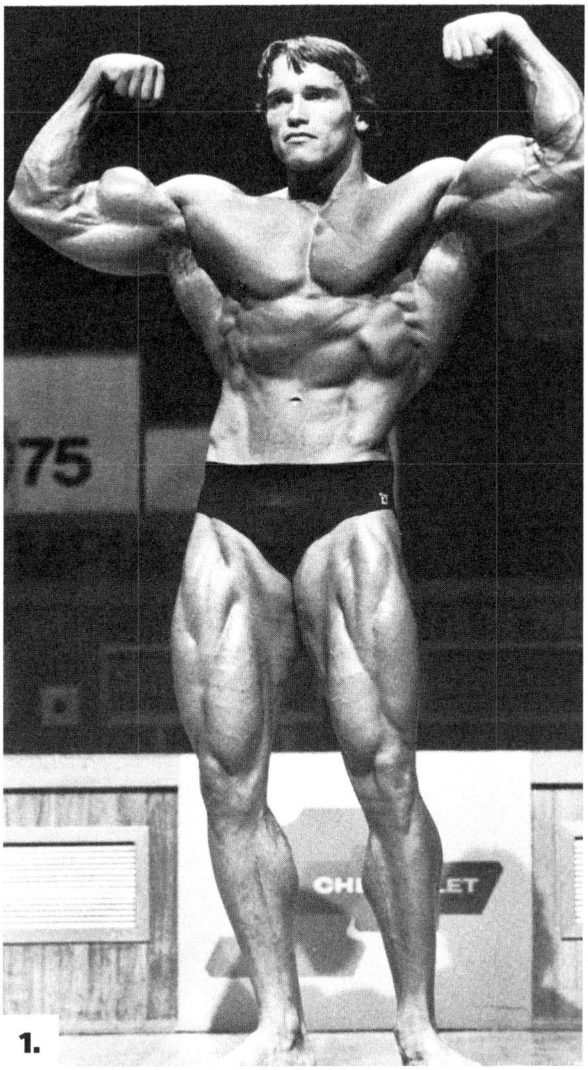

1.

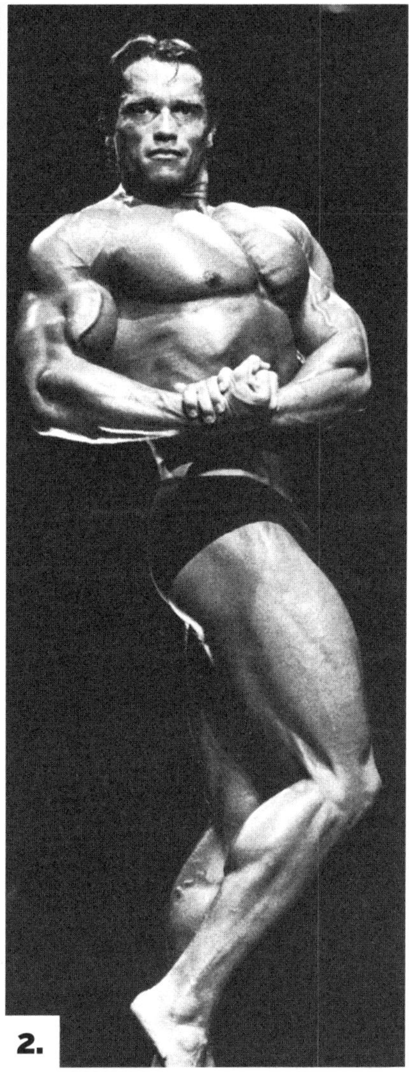

2.

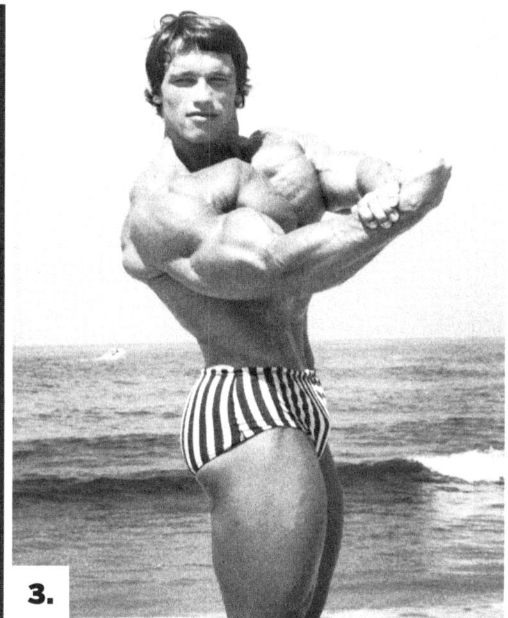

3.

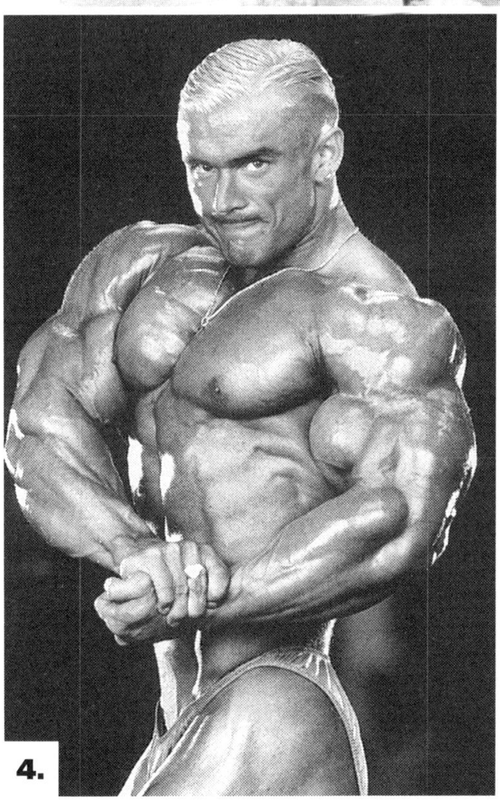

4.

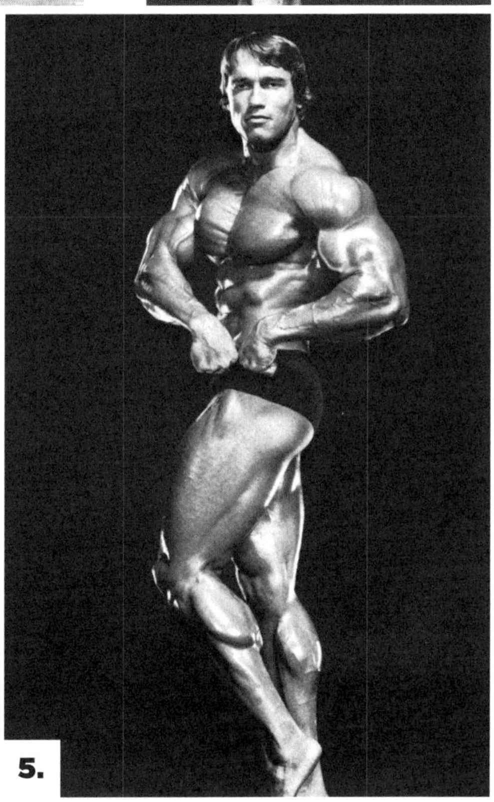

5.

1. *Auch wenn diese Pose Doppelbizeps von vorne genannt wird, so gehört dazu mehr als nur der Bizeps – es müssen sämtliche Muskeln angespannt werden, von den Waden und Oberschenkeln bis hin zu den Bauchmuskeln, der Rumpfmuskulatur und den Brustmuskeln.*

2. *Eine seitliche Brustpose kann auf ganz verschiedene Weise ausgeführt werden. Hier demonstriere ich die Pose so, wie sie normalerweise gezeigt wird.*

3. *Mit vorgestreckten Armen und eingezogenem Bauch können Sie bei einer seitlichen Brustpose die oberen Brustmuskeln wesentlich besser zur Geltung bringen als bei einer normalen Brustpose. Diese Pose kann mit der normalen Brustpose kombiniert werden: Nehmen Sie diese Haltung ein, halten Sie sie einen Moment und bringen Sie dann den Ellbogen zurück, um zur normalen Pflichtpose zu wechseln.*

4. *Wenn Lee Priest eine seitliche Brustpose einnimmt, spannt er auch die Deltoiden, Ober- und Unterarme und Intercostalmuskeln an.*

5. *Das ist eine andere Variante der seitlichen Brustpose, mit der Sie die Definition des inneren Pectoralis gut zeigen können.*

Viele Bodybuilder vergessen, wie wichtig in einer **Latissimuspose** von vorne die Brustmuskeln sind. Heben Sie die Brust beim Spreizen des Latissimus, und bringen Sie die Schultern vor, um die Brustmuskeln zu akzentuieren. In einer Doppelbizepspose von vorne kommt die Brust dann richtig zur Geltung, wenn Sie Brust und Schultern normal halten und die Arme beim Spreizen des Latissimus leicht in Richtung Hüften drücken. Beugen Sie sich nie vor, um die Brustmuskeln zusammenzupressen, wie Sie das in einer Most-muscular-Pose tun. Vergessen Sie auch nicht, dass die Beine voll angespannt sein sollten.

Für eine Latissimuspose von hinten stellen Sie ein Bein zurück, spannen die Wade an, ziehen die Schultern zusammen und lassen den Latissimus langsam anschwellen, damit die Kampfrichter beobachten können, wie sich diese Muskeln entfalten.

Bei einer **Trizepspose** können Sie sich wieder aussuchen, welches Bein Sie zum Standbein machen wollen. Probieren Sie aus, ob die Pose mit kontrahierter Bauchmuskulatur oder mit eingezogenem Bauch besser aussieht. Pressen Sie den Arm möglichst stark gegen den Latissimus.

Bei einer **Bauchpose mit erhobenen Armen** spannen Sie die Oberschenkel stark an, kontrahieren die Bauchmuskulatur, und wenn Sie dann voll in Pose stehen – husten Sie, um die Lungen zu entleeren und das Bauchmuskelprofil voll auszuprägen.

Diese Posen längere Zeit zu halten ist schwierig, aber es muss Ihnen schließlich gelingen, eine ganze Minute in der Pose zu verharren, ohne sich zu bewegen oder auch nur zu atmen.

Eine andere und subtilere Sache, die Sie ebenfalls üben sollten, ist die, den Körper bei jeder Pose etwas zu drehen, damit die Kampfrichter, die links und rechts außen sitzen, Sie genauso gut sehen wie diejenigen in der Mitte. Lernen Sie, diese Drehung langsam und elegant auszuführen, sodass sie Bestandteil der Pose wird und nicht von ihr ablenkt.

Denken Sie daran, dass diese Pflichtposen auch die Grundlage Ihrer Posingkür bilden, weshalb Sie sie wirklich beherrschen müssen, falls Sie in der dritten Runde gut aussehen wollen.

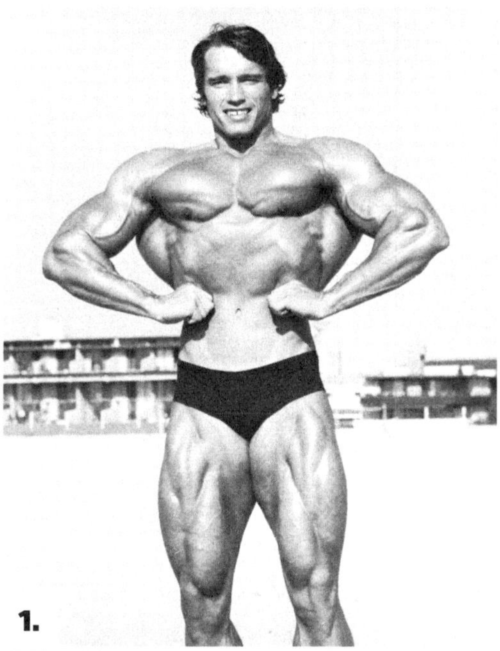

1.

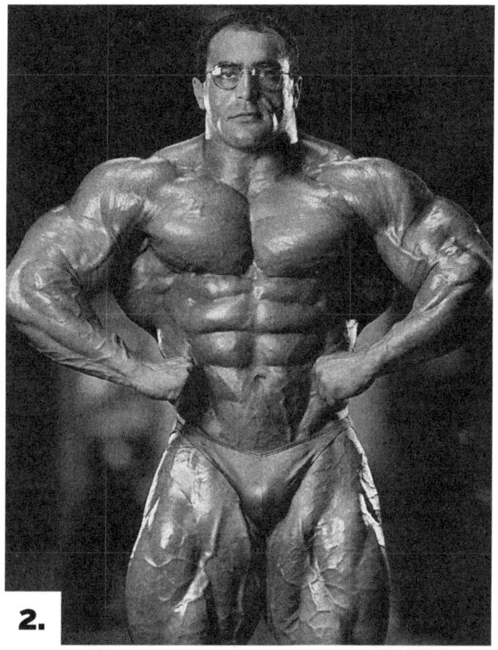

2.

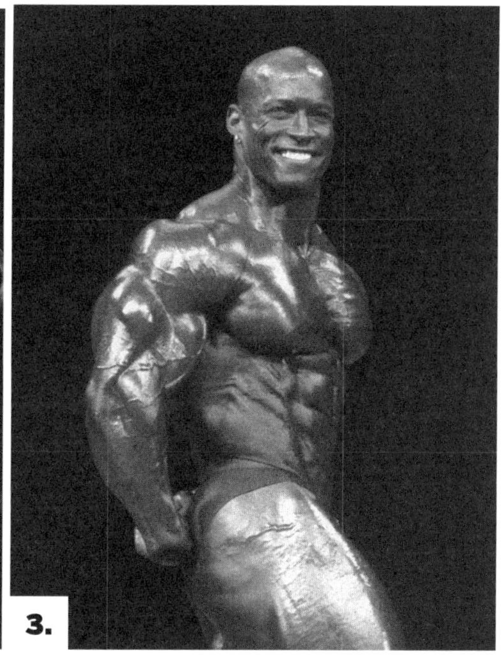

3.

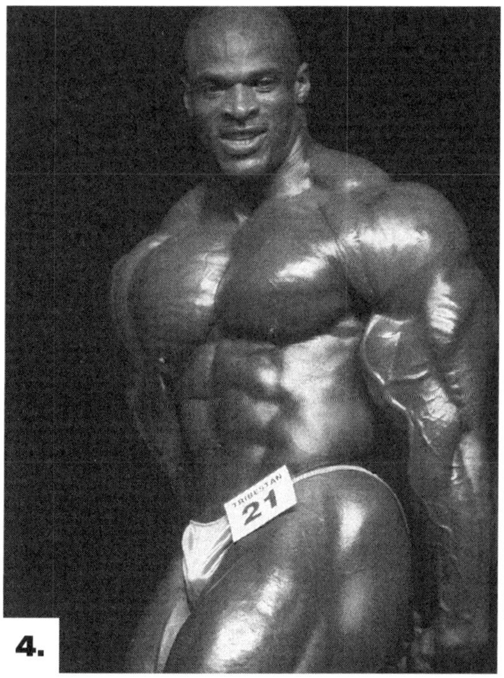

4.

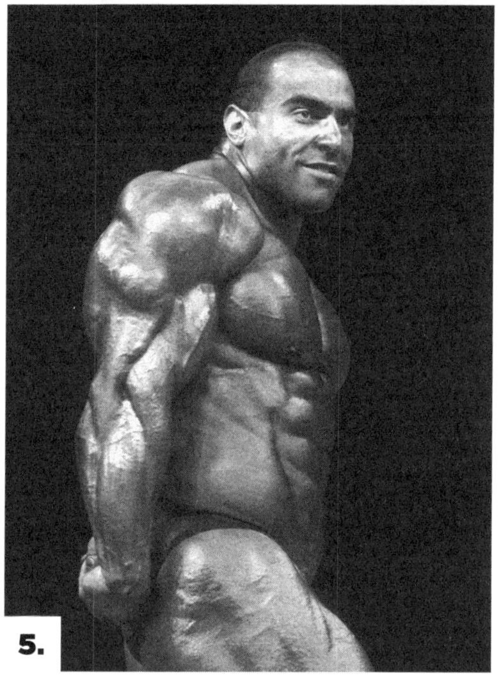

5.

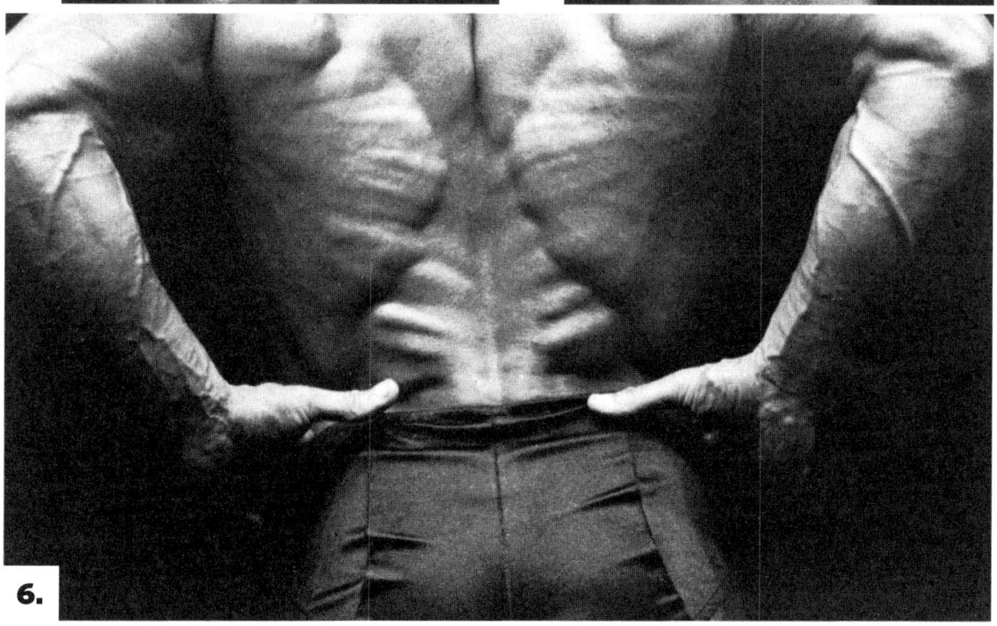

6.

1. *Wenn ich eine Latissimuspose von vorne mache, drücke ich die Hände in die Taille, damit sie schmaler aussieht, und spreize den Latissimus, um eine möglichst ausgeprägte V-Form zu erhalten. Beachten Sie auch, dass es mir gelingt, gleichzeitig Streifen in den Brustmuskeln hervorzubringen.*
2. *Indem Nasser El Sonbaty seine Fäuste fest in die Obliquusmuskulatur drückt, erscheint seine extreme V-Form noch extremer.*
3. *Shawn Ray*
4. *Die seitliche Trizepspose kann auf unterschiedliche Art und Weise vollführt werden, wie hier demonstriert von Shawn Ray, Ronnie Coleman und Nasser El Sonbaty.*
5. *Nasser El Sonbaty*
6. *Samir Bannout bei Beginn einer Latissimuspose von hinten. Wenn das keine phantastische Form ist! Sehen Sie nur, wie weit hinten er die Daumen hineindrückt.*

Üben für Runde 3

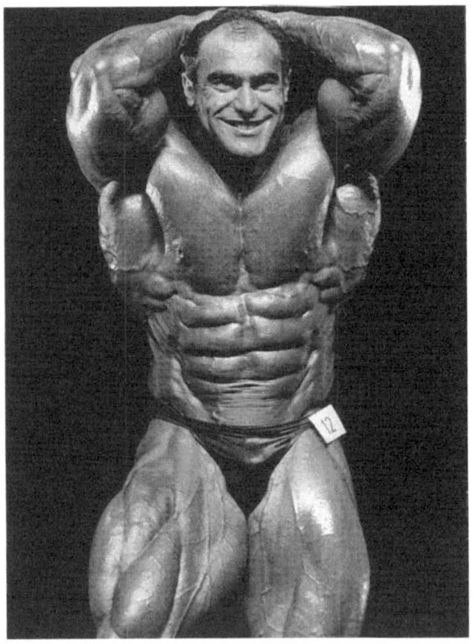

Nasser El Sonbaty

Der Sinn des freien Posens besteht darin, den Kampfrichtern die besten Elemente Ihres Körpers zu präsentieren. Bei Ihren ersten Wettkämpfen wird Ihre Muskelentwicklung noch nicht so vollendet sein, wie Sie sie anstreben, und deshalb sollten Sie so lange auf bestimmte Posen verzichten, bis Sie sie wirklich effektvoll darstellen können. Suchen Sie sich Posen aus, in denen Sie am besten aussehen, und bauen Sie daraus Ihre Kür auf.

Die Pflichtposen der zweiten Runde bilden die Grundlage für die Kür der dritten Runde. Denken Sie beim Ausführen dieser Posen an die schon erwähnte Regel: Vom Boden aufwärts posen. Nehmen Sie die richtige Fußstellung ein, spannen Sie Waden, Oberschenkel und Bauchmuskeln an, und bringen Sie anschließend den Oberkörper in Pose. Machen Sie Bestandsaufnahme von allen Körperpartien, und lassen Sie nichts unbeachtet.

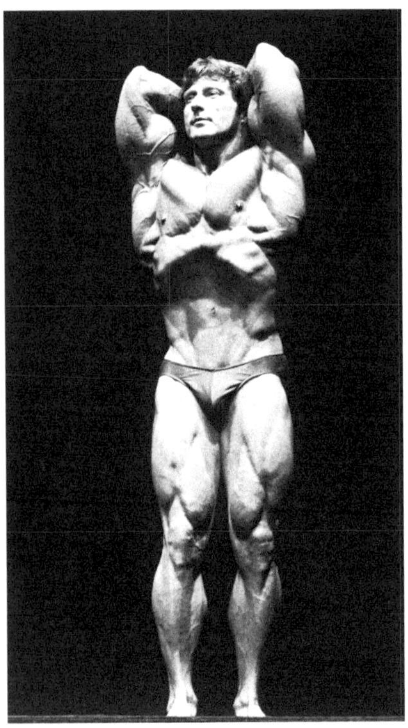

Frank Zane beherrscht seine Vakuum-Pose wahrlich einzigartig.

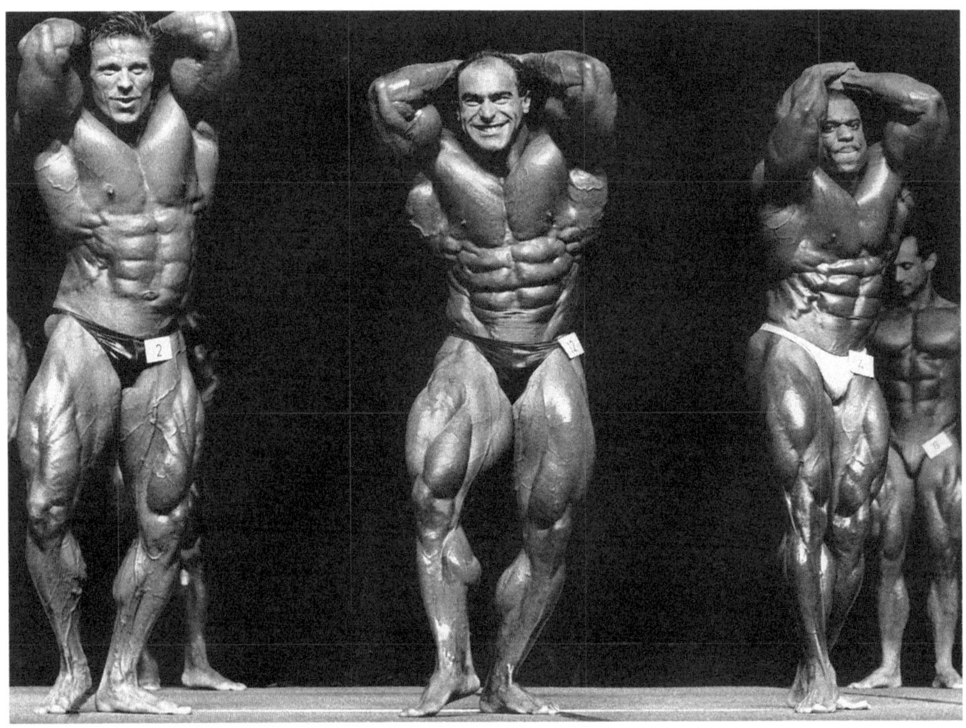

Die Bauchpose mit erhobenen Armen ist eine der anstrengendsten: Achim Albrecht, Nasser El Sonbaty und Vince Taylor zeigen hier, wie man die Bauchmuskeln anspannen, den Brustkorb von der einen Seite zur anderen bewegen muss, während man gleichzeitig die Beine anspannen und posieren muss, um die Kampfrichter zu beeindrucken.

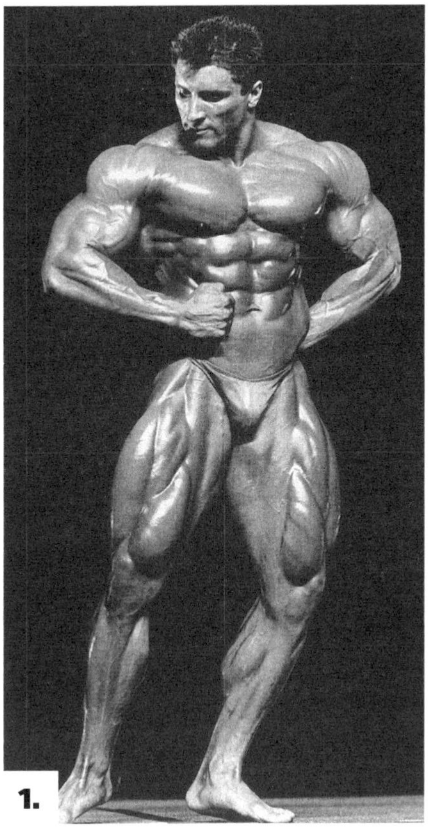

1.

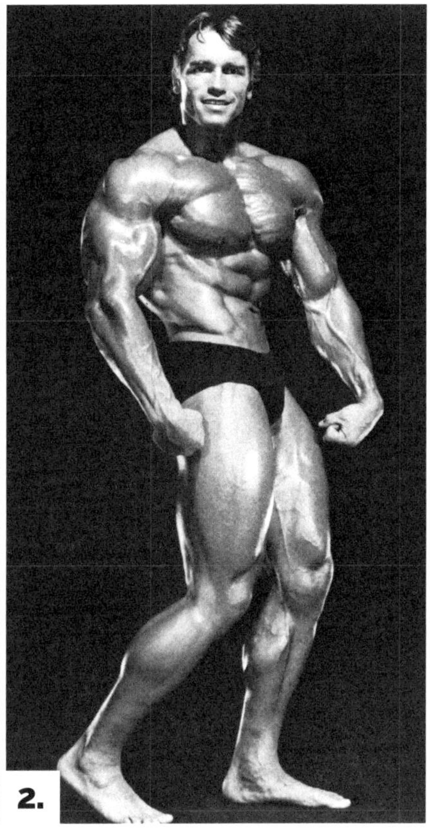

2.

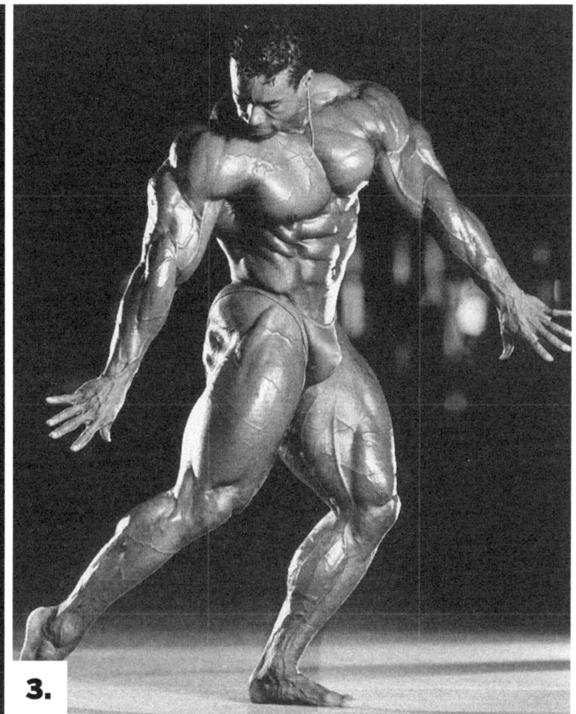

3.

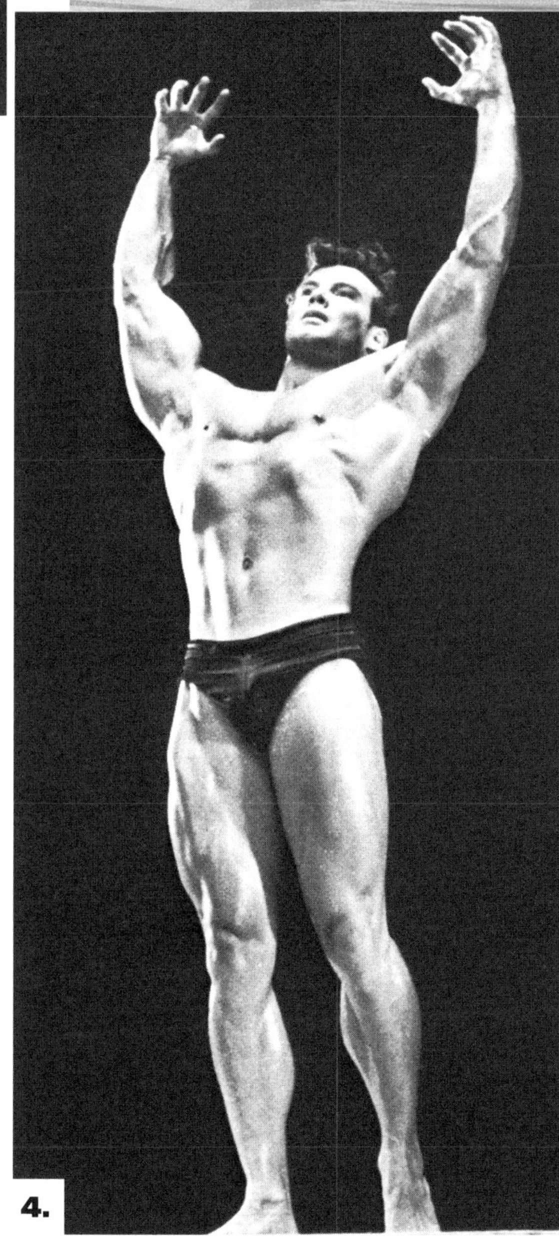

4.

1. Milos Sarcev
2. Das kann man weder als Trizepspose noch als Bauch-oder Brustpose bezeichnen. Es ist eine Stellung zwischen zwei Posen, etwa beim Übergang von einer seitlichen Brustpose zu einem gedrehten Doppelbizeps, die es mir gestattet, Bauchmuskulatur und Trizeps anzuspannen, die schmale Taille zu zeigen und dann die nächste Pose einzuleiten. Mit einer solchen Haltung muss man etwas herumspielen, um zu sehen, ob sie geeignet ist oder nicht.
3. Kevin Levrone zeigt hier, wie sogar Übergangsposen, um von einer Standardpose zur nächsten zu wechseln, Ihren Körper ästhetisch und muskulös aussehen lassen können.
4. Steve Reeves ist einer der wenigen Bodybuilder, die diese Pose je beherrscht haben. Man braucht dazu einen sehr symmetrischen Körper, einen V-förmigen Rumpf mit schmaler Taille, breite Schultern und einen fast flachen Brustkorb (wodurch der Latissimus besser zur Geltung kommt). Günstig ist beispielsweise auch der breitschultrige, flachbrüstige Körperbau eines Frank Zane, Don Howorth oder Jim Haislop. Ein Bodybuilder wie Sergio Oliva würde eine solche Pose mit erhobenen Armen ganz anders ausführen.

Sobald Ihre Körperentwicklung nach einer gewissen Zeit besser geworden ist, können Sie beginnen, neben den Pflichtposen noch andere Posen einzufügen, um diese neue Entwicklung zu zeigen. Sie brauchen zum Beispiel keinen Armumfang von 50 cm zu haben, um eine Doppelbizepspose von vorne auszuführen – und das ist gut so, weil es eine Pflichtpose ist, die Sie in der zweiten Runde zeigen müssen. Auf eine Pose mit gestreckten Armen sollten Sie hingegen verzichten, solange Ihre Arme nicht wirklich überragend sind, weil jeder Mangel in der Entwicklung sonst nur betont werden würde. Doch wenn Ihre Armentwicklung einmal besser geworden ist, könnten Sie zum Beispiel eine Bewegung hinzufügen, wie Sergio sie zu machen pflegte, nämlich mit ausgestreckten Armen stehen und sie dann zu einer Doppelbizepspose anspannen, um die Aufmerksamkeit auf ihre Masse und Entwicklung zu lenken. Falls Sie einen besonders eindrucksvollen Latissimus besitzen, ist es nur vernünftig, zwei oder drei neue Haltungen zu lernen, um ihn vorzuzeigen.

Haben Sie hervorragende Bauchmuskeln, sollten Sie unbedingt eine Möglichkeit finden, um diese Stärke zu unterstreichen. Wenn Sie hingegen irgendwo eine besondere Schwäche haben, arbeiten Sie im Studio verbissen an ihrer Beseitigung, aber bis es soweit ist, verzichten Sie besser auf Posen, die diese Körperpartie noch betonen würden.

Sorgen Sie beim Posen immer dafür, dass alle Kampfrichter Sie gleich gut sehen können, die an der Seite genauso wie diejenigen direkt vor Ihnen. Bei den Pflichtposen ist es relativ einfach, daran zu denken, sich etwas zu drehen; beim freien Posen, bei dem so viel mehr geschieht, muss man sich schon etwas mehr darum bemühen.

Denken Sie immer daran, freies Posen ist Theater: Lächeln Sie oder blicken Sie entspannt. Das vermittelt Selbstsicherheit. Sehen Sie bei manchen Posen ins Publikum, bei anderen auf den Muskel. Gestalten Sie Ihre Kür abwechslungsreich und interessant.

Allen Anfängern rate ich, sich darauf zu konzentrieren, wenige Posen gut auszuführen, anstatt viele weniger gekonnt. Beginnen Sie mit acht oder zehn, und bemühen Sie sich, sie meisterhaft zu beherrschen. Sobald Ihnen Ihre Kür dann ohne Stockung gelingt – Sie sollten Sie ständig üben, in den letzten drei Wochen vor einem Wettkampf mindestens drei- bis viermal täglich –, können Sie anfangen, sie zu erweitern und auszubauen.

Lassen Sie sich bei Ihrer Posingkür fotografieren, und studieren Sie die Aufnahmen eingehend, um herauszufinden, was Sie richtig machen und woran Sie noch arbeiten müssen. Falls eine Pose nicht genau richtig aussieht, nehmen Sie sie so lange nicht ins Programm, bis sie stimmt!

Als ich das Posen lernte, habe ich mich sehr genau unter die Lupe genommen, um herauszufinden, was zu mir passt. Ich musste realistisch sein. Ich sah ein, dass es für jemanden ohne Brustkorb, Waden oder Bauchmuskeln keinen Sinn hat, wie Reg Park zu posen. Es wäre auch töricht gewesen, mir einen Posingstil wie Steve Reeves anzueignen, mit erhobenen Armen und dergleichen. Reeves hatte breite Schultern, einen flachen Brustkorb und schmale Hüften, und deshalb passten Überkopf-Posen zu ihm. Bei mir, John Grimek oder Reg Park hätte das nicht gut ausgesehen, weil wir alle einen mehr kastenförmigen Körperbau haben.

Bei meinem eigenen Körperbau schien es mir angezeigt, «schwereres Geschütz aufzufahren«, und so konzipierte ich einen mehr dramatischen Stil, schneller und dynamischer, verließ mich auf meine Fähigkeit, mit atemberaubender Größe und Muskulosität aufzuwarten.

Vergessen Sie nie, dass Sie auf der Bühne jede Sekunde im Blickpunkt stehen. Auch wenn Sie nur dastehen und warten, können die Kampfrichter sehen, ob sie gute Bauchmuskeln haben oder nicht. Dasselbe gilt für den Wechsel von einer Pose zur anderen: die Kampfrichter betrachten Sie ja nicht nur, wenn Sie gerade eine Pose einnehmen, sondern auch dazwischen, während der Übergänge.

Ich bin sogar noch einen Schritt weitergegangen – indem ich mich auch hinter der Bühne um Haltungen und Bewegungen bemüht habe, die meinen Körper bestmöglich zur Geltung brachten! Man wird von den Konkurrenten ständig gemustert, und wenn sie sehen, dass man phantastisch in Form ist, sind sie manchmal schon geschlagen, bevor sie einen Fuß auf die Bühne gesetzt haben.

Was jeder Bodybuilder ebenfalls lernen muss, ist, das richtige Tempo beim Posen zu finden. Unter dem Druck des Wettkampfs, bei all der Aufregung und dem Adrenalin, das den Körper durchströmt, neigt man leicht dazu, etwas überhastet zu posen. Das passierte beim Mr. Olympia 1979 sogar einem erfahrenen Bodybuilder wie Mike Mentzer und hatte wesentlichen Anteil an seiner Niederlage gegen Frank Zane. Ich bemühe mich immer, meine Posen in gleichmäßigem Tempo auszuführen. Ich halte den Takt, indem ich langsam bis drei zähle. Ich meine, wenn eine Pose es wert ist, betrachtet zu werden, dann ist sie es auch wert, so lange gehalten zu werden, dass jeder sie gut sehen kann.

Falls Sie sich gewöhnlich noch etwas bewegen, bevor Sie die Pose halten, ist das in Ordnung, sofern es dem Publikum gefällt. Hier ist nun Erfahrung vor Publikum von unschätzbarem Wert. Achten Sie gut auf die Reaktionen des Publikums; das Feedback, das Sie von den Zuschauern erhalten, kann äußerst hilfreich sein. Ein Spiegel im Studio kann Ihnen nicht alles sagen, das sollten Sie nicht vergessen.

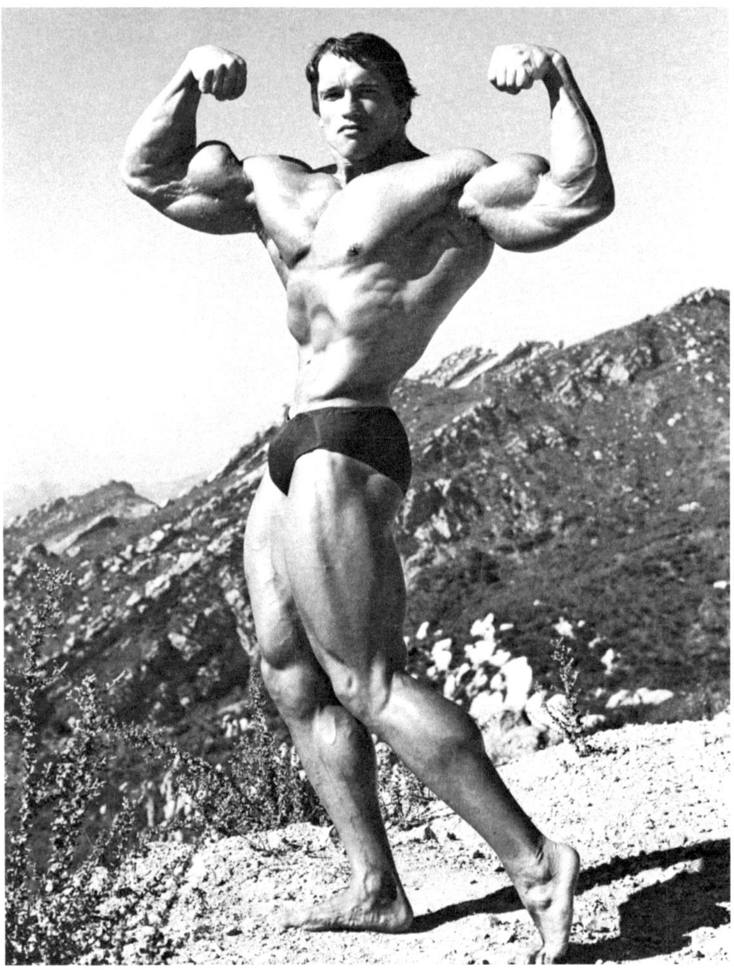

In dieser gedrehten Doppelbizepspose wirken meine Arme besonders mächtig und meine Taille besonders schmal.

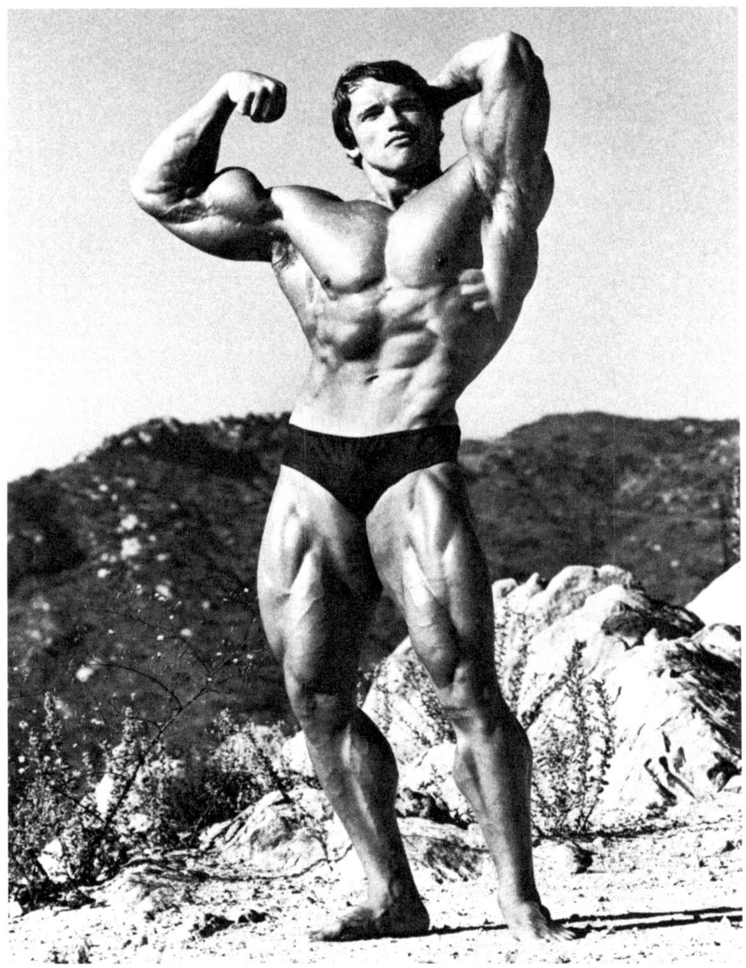

Diese Bizepspose mit dem Arm hinter dem Kopf ergibt eine ästhetische Linienführung und wird dadurch zu einer wirklich herrlichen Pose. Sie wirkt aber nur, wenn man die Oberschenkel und Waden die ganze Zeit angespannt lässt.

Die Beschaffenheit Ihrer Muskulatur sollte Tempo und Stil Ihres Posings bestimmen. Wenn Sie ein Zane-Typ sind, posen Sie langsamer und konzentrieren sich auf Eleganz und Rhythmus, machen Ihre Kür so ästhetisch und harmonisch wie eine klassische Symphonie.

Geben Sie sich besondere Mühe, die Pose so aufzubauen, dass es die Zuschauer von den Stühlen reißt. Man sieht das häufig bei Rückenposen; der Bodybuilder presst die Schultern zusammen, Fäuste auf den Hüften, und hält diese vergleichsweise mäßige Pose ungefähr 5 Sekunden – dann spreizt er schließlich langsam seinen Latissimus und breitet ihn aus, dass den Zuschauern die Luft wegbleibt.

Gutes Posing ist darstellende Kunst, und die Kunst der Darstellung ist oft eine Frage guten Timings. Sie sollten die Bühne mit einem Höhepunkt verlassen, nach dem alles andere nur einer Abschwächung gleichkäme. Ihre Kür sollte sich zu einem Crescendo steigern, mit den starken, eindrucksvollen Posen am Ende, weil die Menschen Dramatik lieben und erwarten, von Ihrer Darbietung unterhalten und mitgerissen zu werden.

Gutes Posing ist wie eine Symphonie: die schnelleren Bewegungen kontrastieren mit den langsameren, die Dynamik sollte ständig wechseln. Auf schnelle, dramatische Aktionen folgen langsame, anmutige Bewegungen. Es ist Rhythmus und Emotion zu spüren. Und in dieser Form erreicht Bodybuilding seine höchste Vollendung.

Es gibt einen prominenten Bodybuilder, der in seinen Seminaren den Rat erteilt, Bodybuilder sollten keine übermäßig dramatischen Bewegungen ausführen – sie sollten zum Beispiel von einer Rückenpose zu einer Seitenpose wechseln, nicht aber von einer Rückenpose direkt zu einer Frontpose.

Es gibt sicher Zeiten, zu denen Sie diesen Rat befolgen sollten, doch zuweilen ist eine unerwartete Bewegung höchst effektvoll – wie Chris Dickersons dramatische Most-muscular-Pose, bei der er den Oberkörper anspannt, das Bein vorstößt und urplötzlich den Eindruck erweckt, als habe sich kein Geringerer auf der Bühne manifestiert als ein mythischer Satyr.

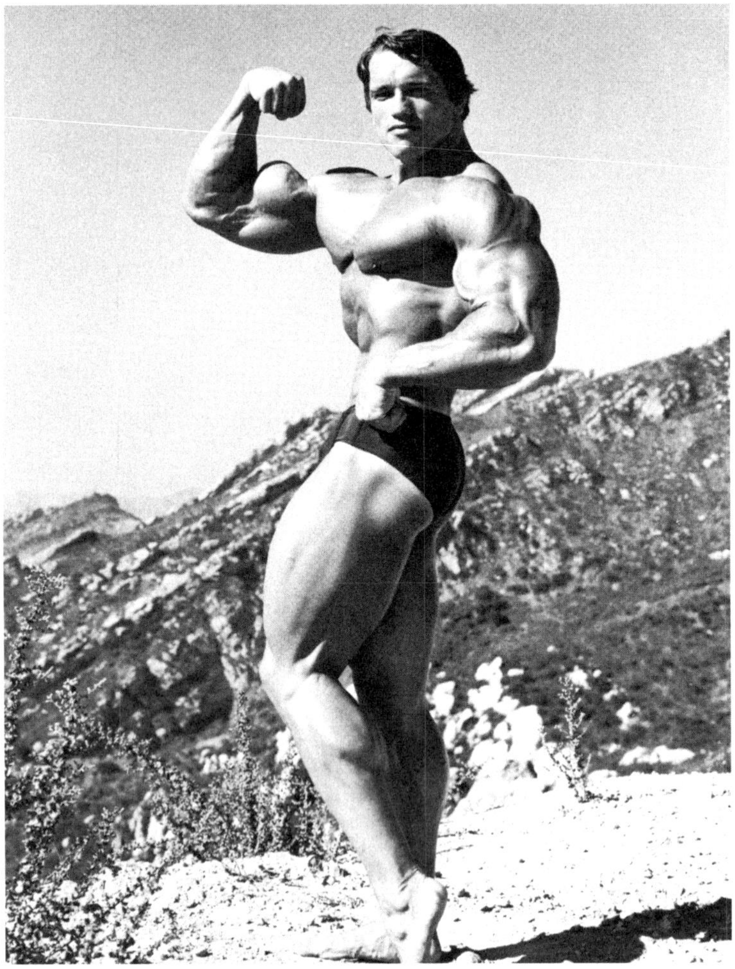

Die einarmige Bizepspose in gedrehter Haltung wirkt ästhetisch und lässt die Taille schmal aussehen. Mit dieser Pose können Sie die Innenseite eines Arms und gleichzeitig die Außenseite des anderen zeigen. Der Bizeps sollte jedoch gute Höhe haben, sonst verzichten Sie besser auf diese Pose. (Übrigens sollten Sie den Daumen in der Faust halten, damit er nicht störend heraussteht).

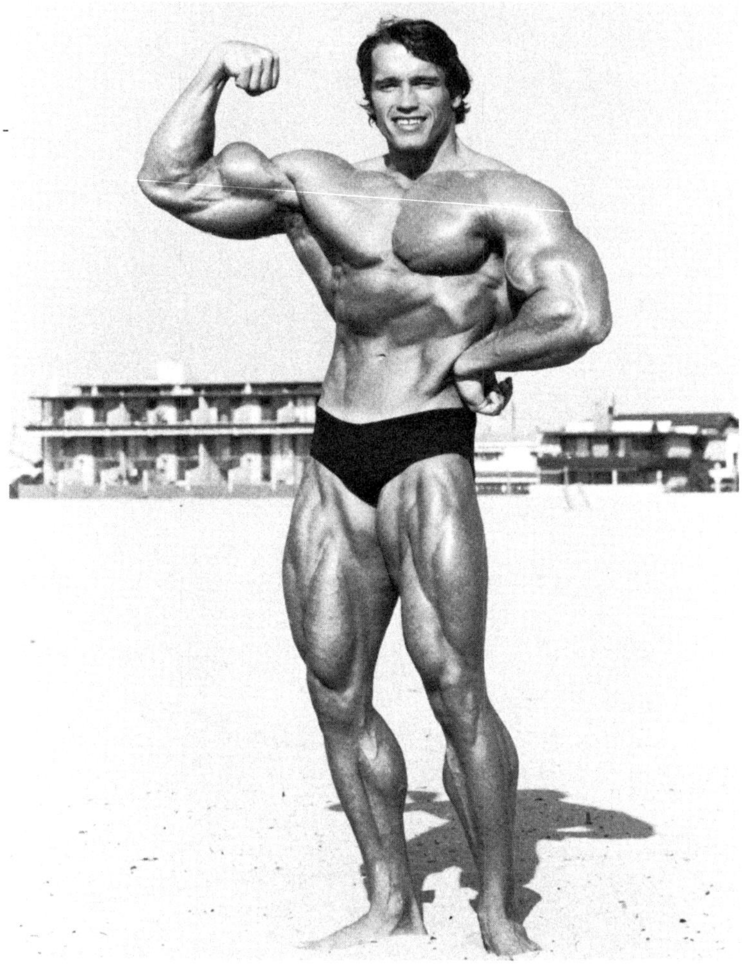

Eine andere Variante der Bizepspose: Arm erhoben, Handgelenk (nicht Hand) in die Taille gedrückt, damit der Unterarm kürzer und die Taille schmaler wirkt, Rumpf leicht gedreht und Beine stark angespannt.

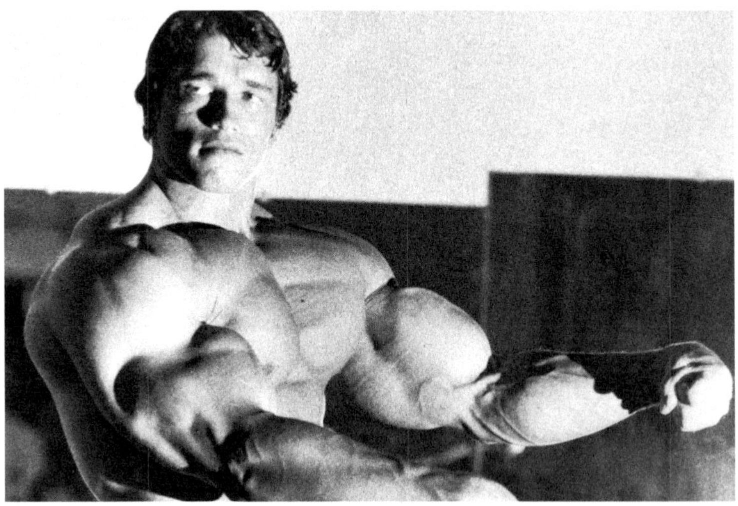

Diese Pose mit gestreckten Armen nutze ich, um den Kampfrichtern zu zeigen, wie mächtig meine Arme wirklich sind – Unterarme, Bizeps und Trizeps. Gleichzeitig mache ich die Taille schmal und spanne die Beine stark an, um maximale Definition zu demonstrieren.

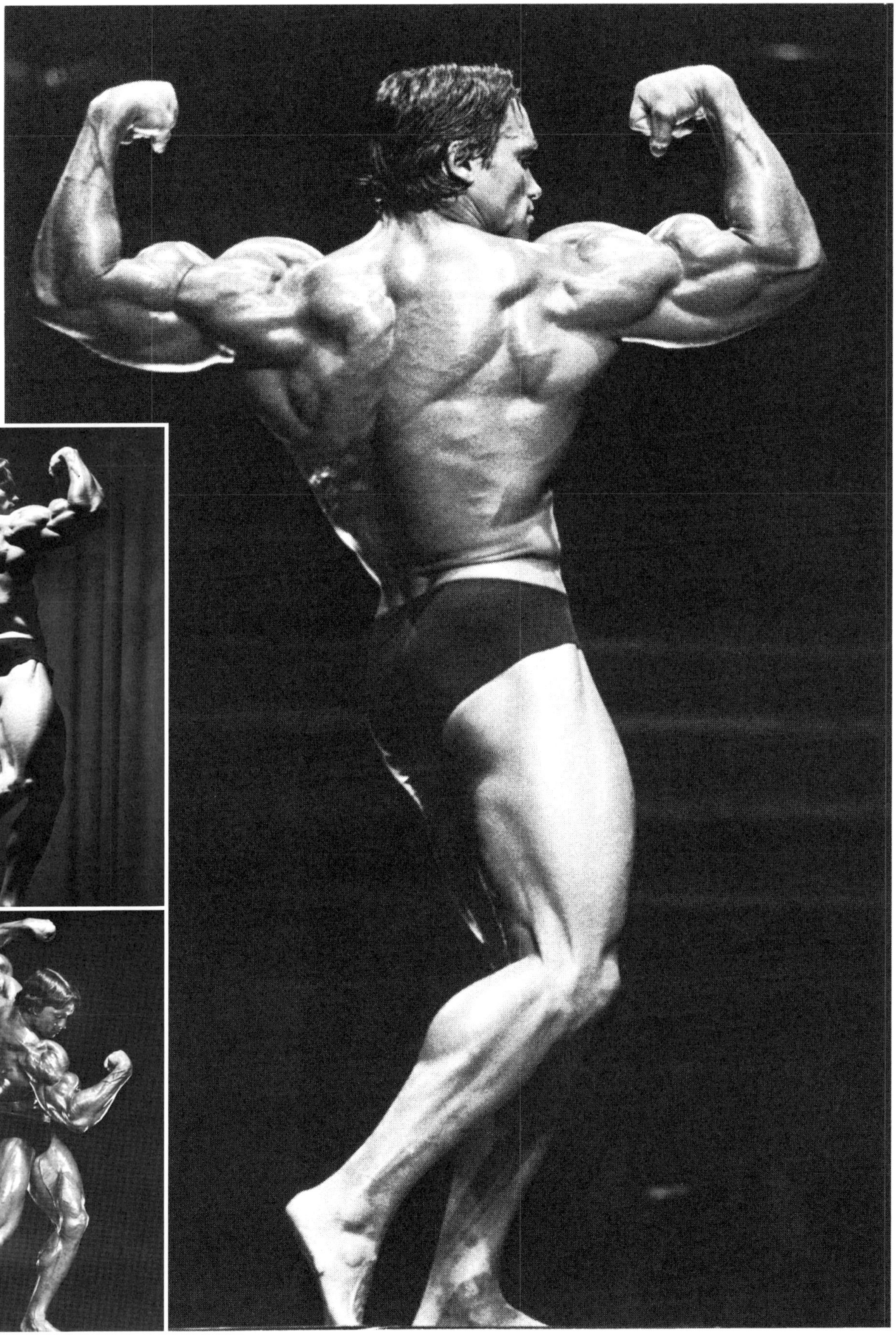

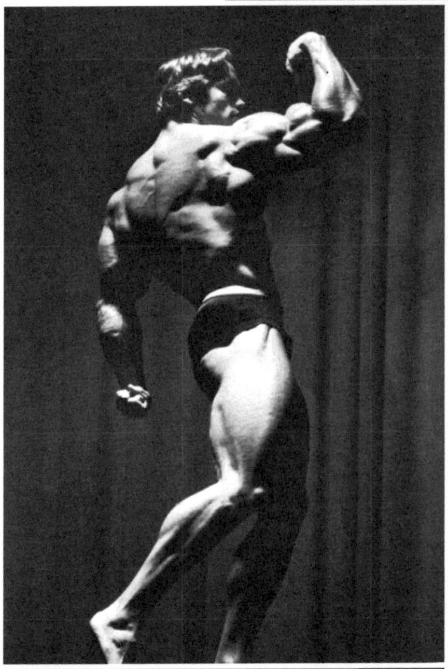

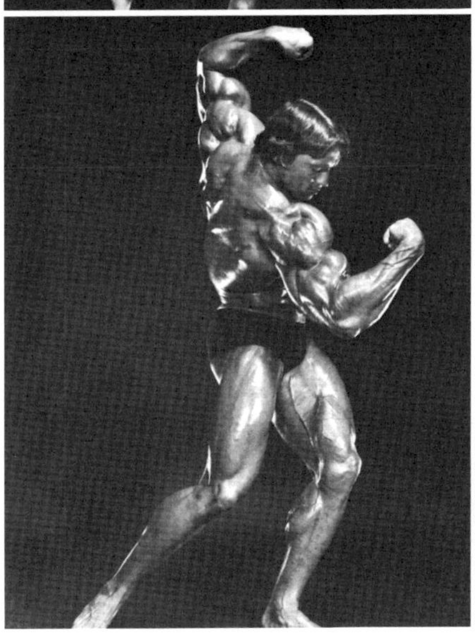

Meine Posingküren enthalten eine Reihe konventioneller Rückenposen von der Seite, die die Entwicklung und Muskulosität meines Rückens zeigen, die Taille schmal wirken lassen und meine Arme optimal zur Geltung bringen.

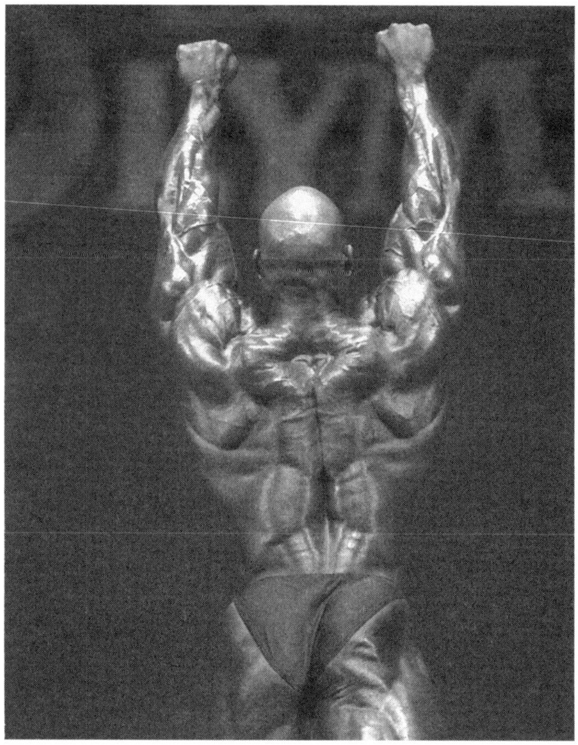

Shawn Ray war zu Posen imstande, die ihm keiner nachmachte. Diese Rückenpose mit hochgestreckten Armen führte er aus, um seinen unvergleichlichen Trizeps, seine Unterarme sowie seinen prachtvollen Latissimus zu zeigen, und brachte die Arme dann zu einer konventionellen Doppelbizepspose herab.

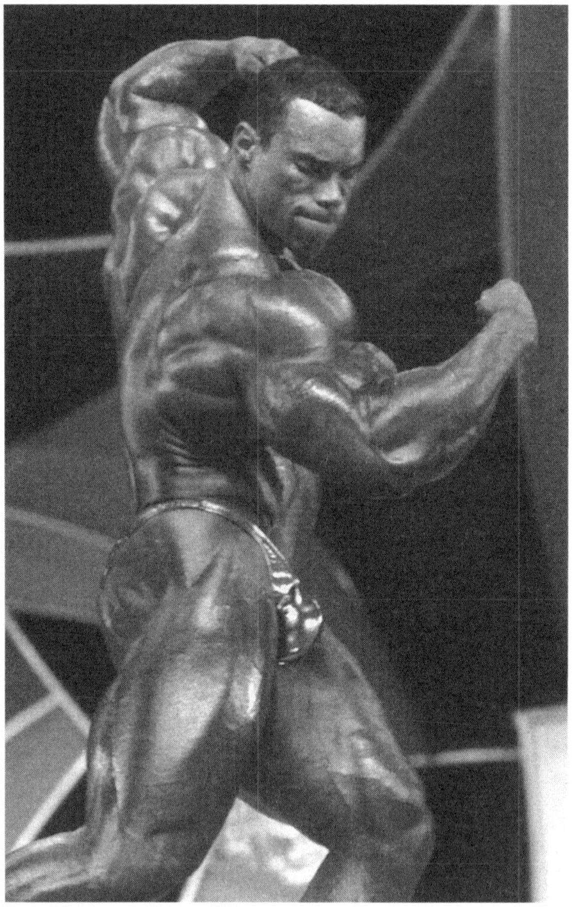

Kevin Levrone hat verstanden, dass es mehr als eine großartige Form braucht, um die Kampfrichter zu beeindrucken. Er präsentiert seine Posingküren mit einem Selbstbewusstsein und einer Energie, die sagen: »Ich verdiene es diesen Wettkampf zu gewinnen!«

Aaron Baker zeigt Posen wie diese nicht nur, um seine exzellente Muskulosität zu demonstrieren, sondern auch, um seine überragende Symmetrie als Waffe gegen seine Konkurrenten einzusetzen.

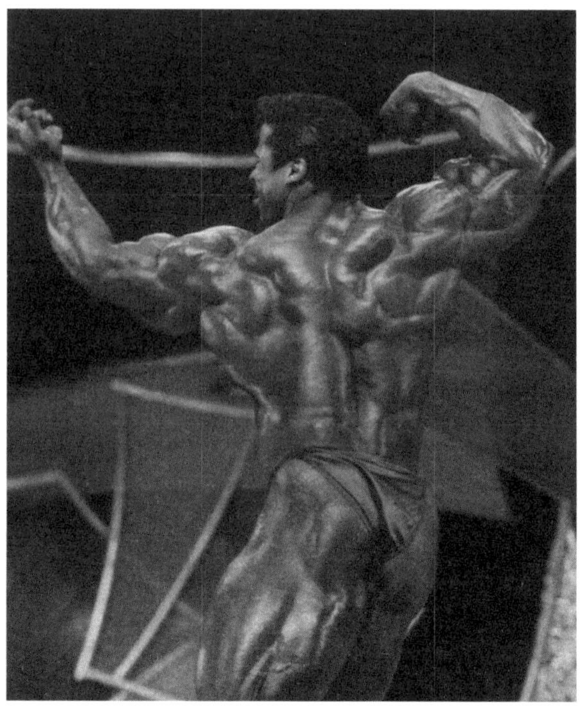

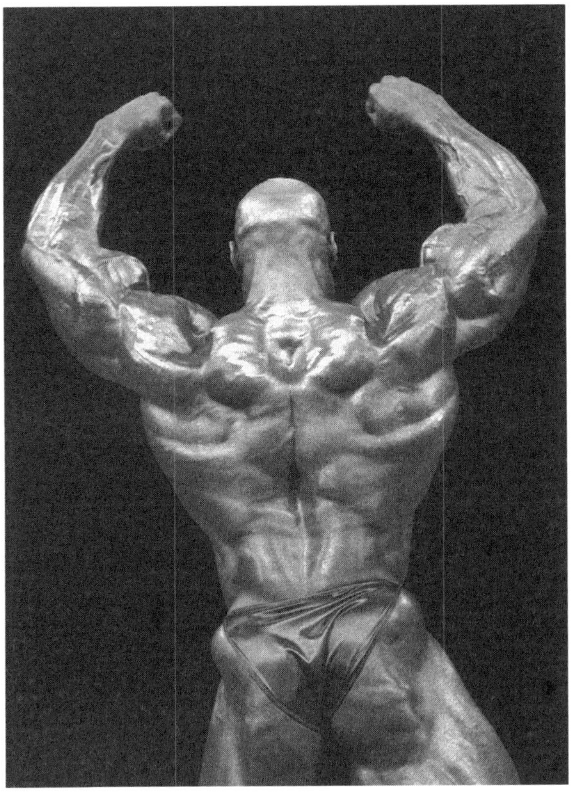

Wenn es schwer fällt zu glauben, dass Ronnie Coleman die Amateur-Weltmeisterschaften schon zwei Jahre, nachdem er mit Bodybuilding-Wettkämpfen begann, gewann – diese herausragende Rückenpose sollte alle Zweifel beseitigen.

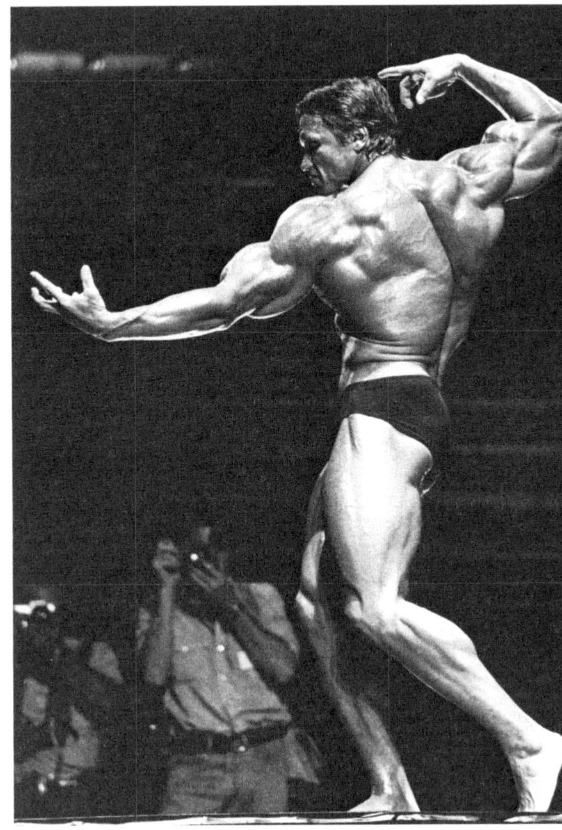

Diese Dreiviertel-Rückenpose wird nicht von vielen Bodybuilder gezeigt. Durch die geöffneten Hände, anstatt sie zur Faust zu ballen, betone ich Symmetrie wie auch Muskulosität. Bei allen gedrehten Posen sollte das den Kampfrichtern zugewandte Bein vorgestellt werden; durch die Drehung des Beckens gegenüber dem Rumpf wirkt die Taille schmaler.

In Tradition von Frank Zane demonstriert Darrem Charles hier eine knieende Pose. Knieposen sind besonders für kleinere Bodybuilder günstig, weil sie darin massiver wirken.

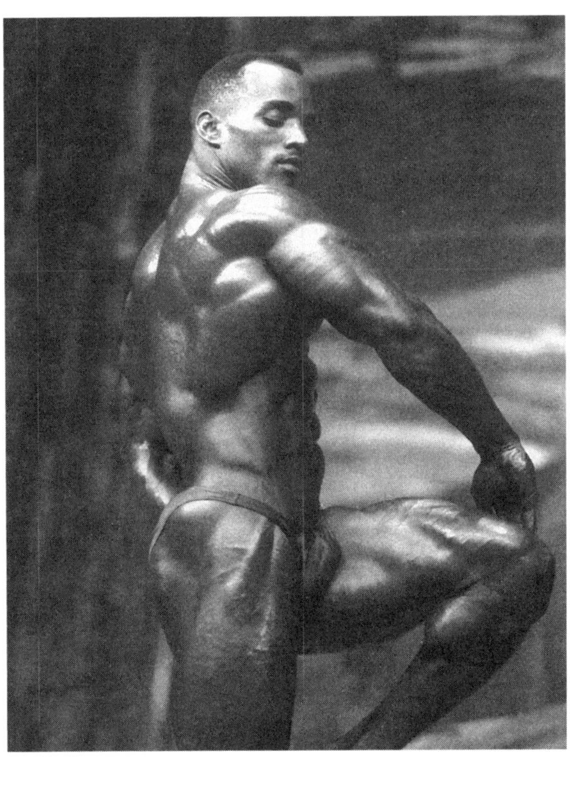

Aaron Baker

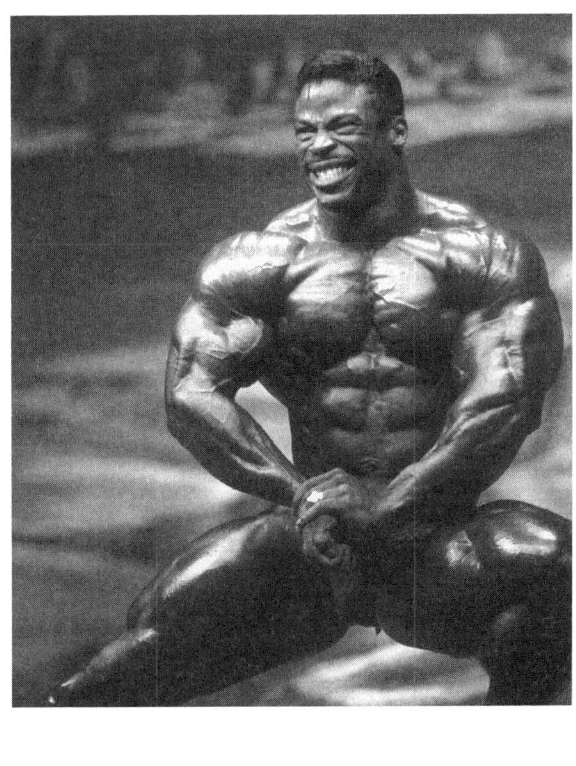

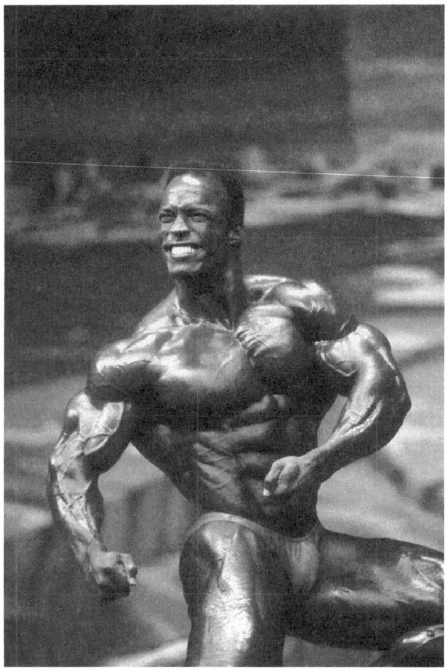
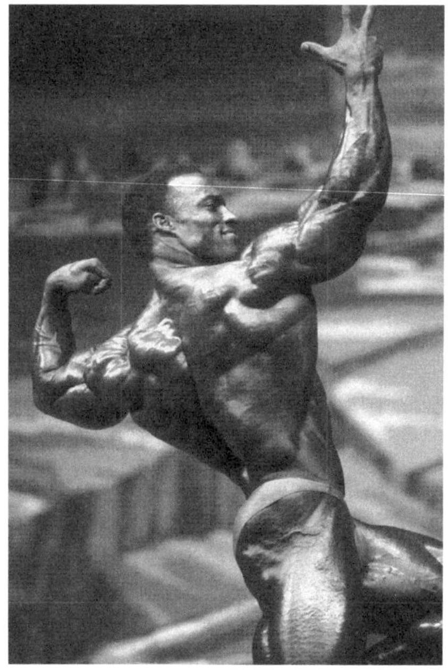
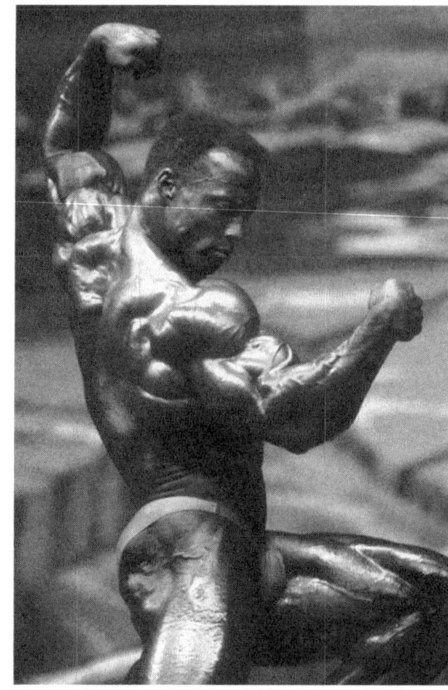

Shawn Rays kreative Posen ermöglichten es ihm oft Bodybuilder zu besiegen, die 30–40 Pfund mehr wogen als er.

Flex Wheeler

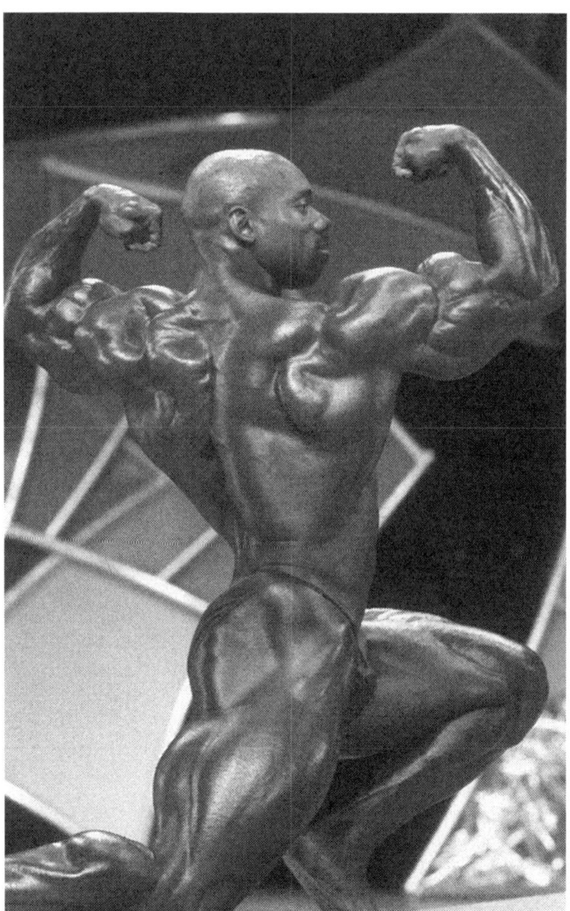

Wahre Champions nehmen die Mühe auf sich, eine Posingkür zu entwickeln, die auf ihre individuellen Stärken zugeschnitten ist. Flex Wheeler erinnert die Kampfrichter auf diese Weise gerne daran, dass es ihm, obwohl er zu den ästhetischsten Athleten aller Zeiten gehört, nicht an Muskularität und Definition fehlt.

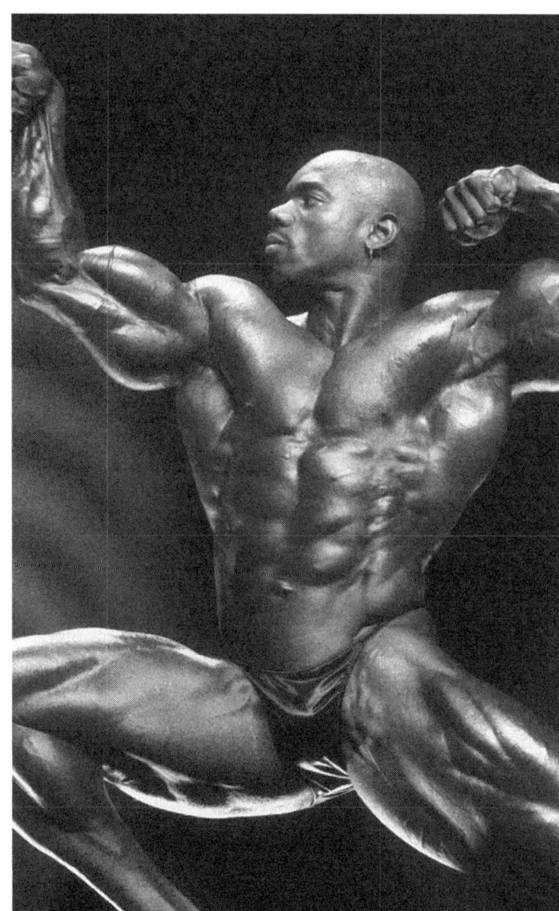

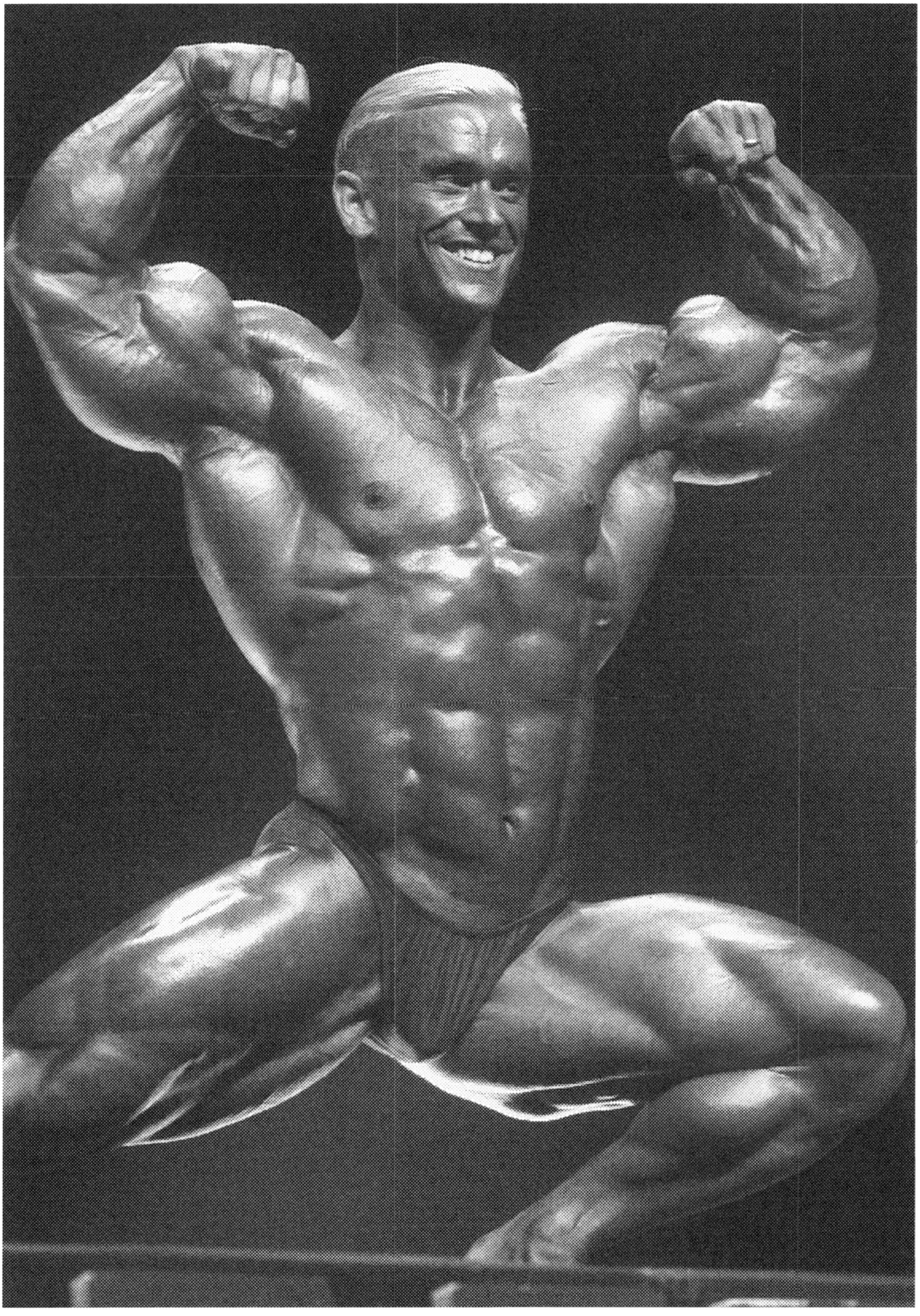

Lee Priest ist zwar recht klein, hat aber nicht die Proportionen eines kleinen Mannes. Seine Figur ist so symmetrisch, dass er in den meisten Posen so gut aussieht wie Athleten, die einen Kopf größer sind als er.

Bevor ich eine Most-muscuar-Pose einnehme, beuge ich mich vor, greife mein Handgelenk und pumpe den Bizeps richtig auf. Die Kombination aus Bewegung und Präsentation des äußeren Bizeps ist beim Publikum immer hervorragend angekommen.

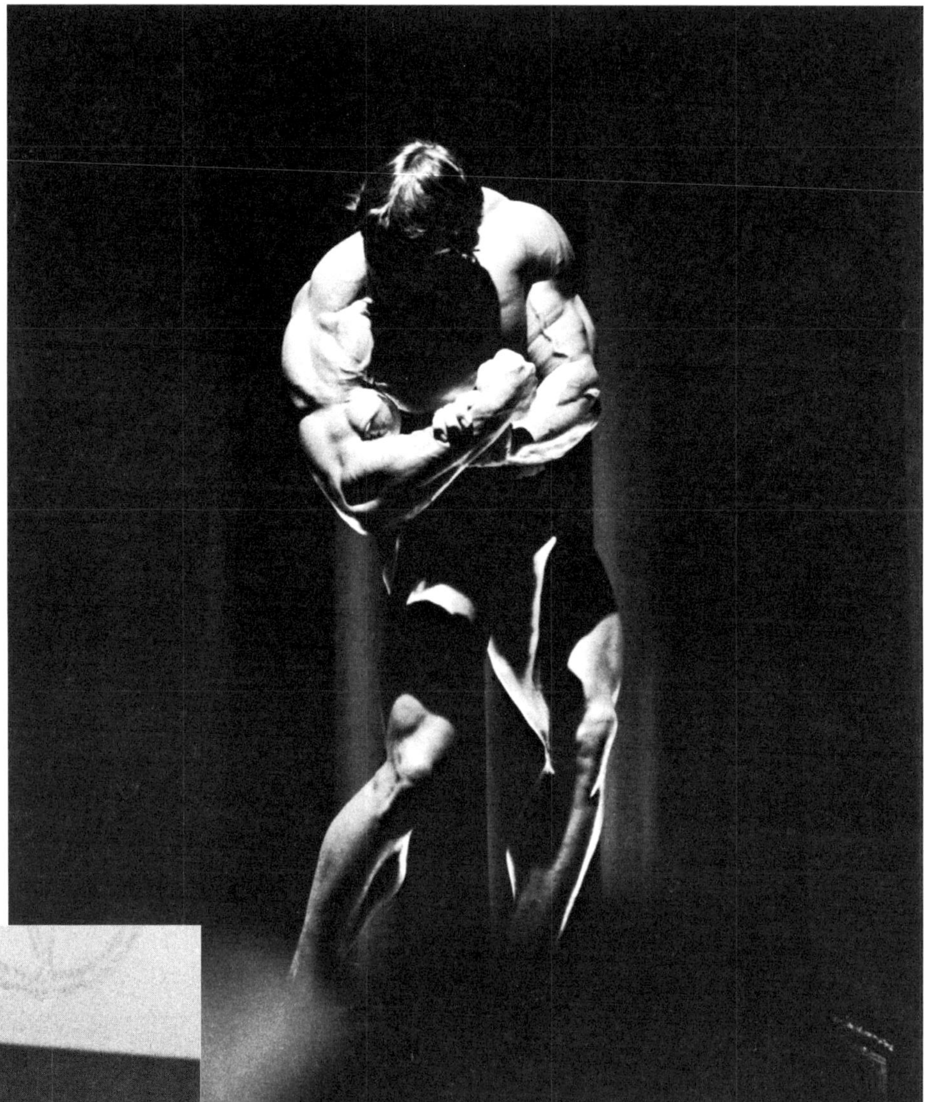

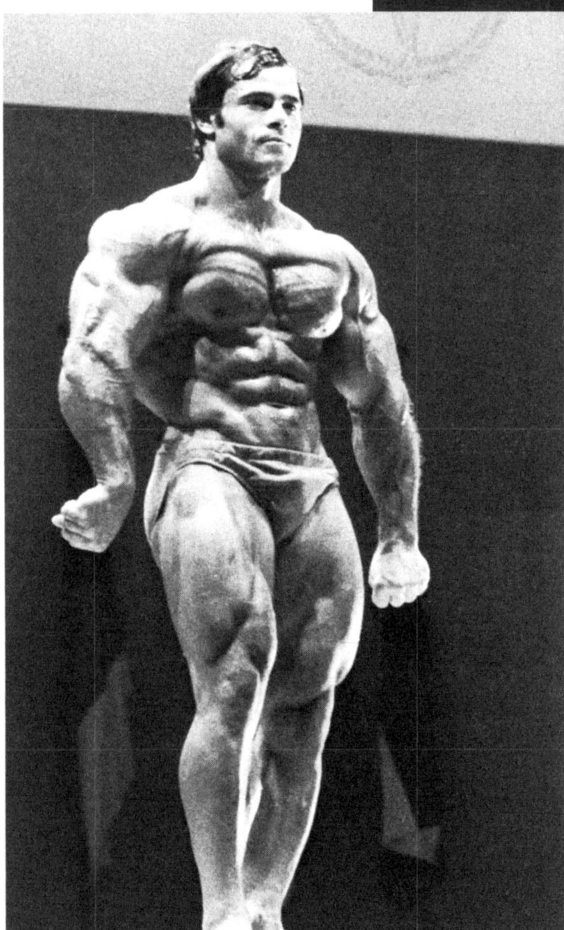

Franco Columbu ist der Meister der Most-muscular-Pose und beherrscht mindestens acht effektvolle Varianten. Eine seiner bevorzugten ist diese; er steht fast wie beim entspannten Stehen in der ersten Runde, zeigt jedoch die Entwicklung seiner Oberarme, Unterarme, Deltoides, Brust, Bauchmuskeln und Beine – mit dem Versprechen, gleich mit noch mehr überragender Muskulosität aufzuwarten.

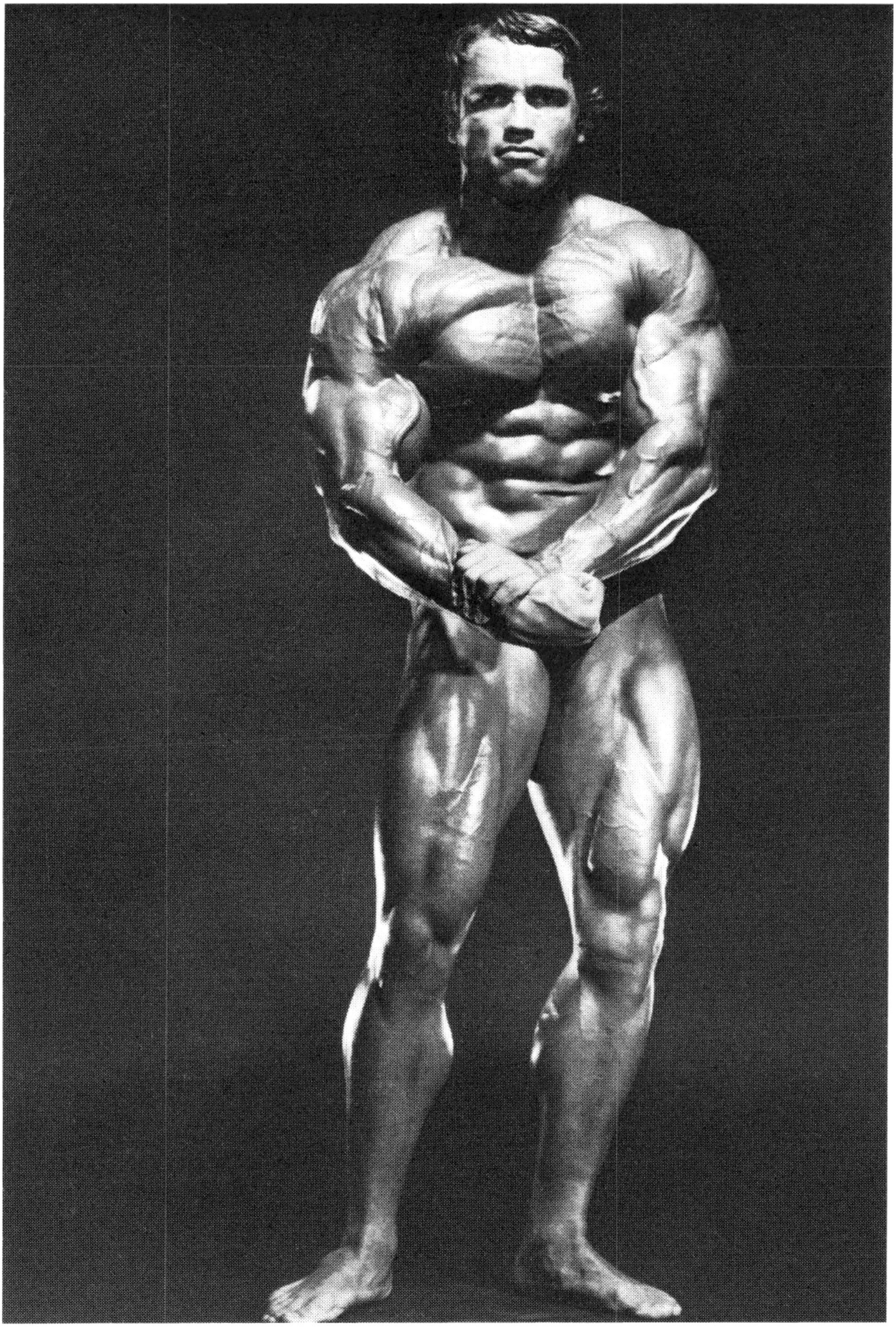

Diese Abwandlung einer Most-muscular-Pose ist eine meiner Lieblingsposen. Das Handgelenk umfassend, kann ich die Arme maximal aufpumpen, die Venen deutlich hervortreten lassen und Masse, Definition und Streifung der Brustmuskeln zeigen.

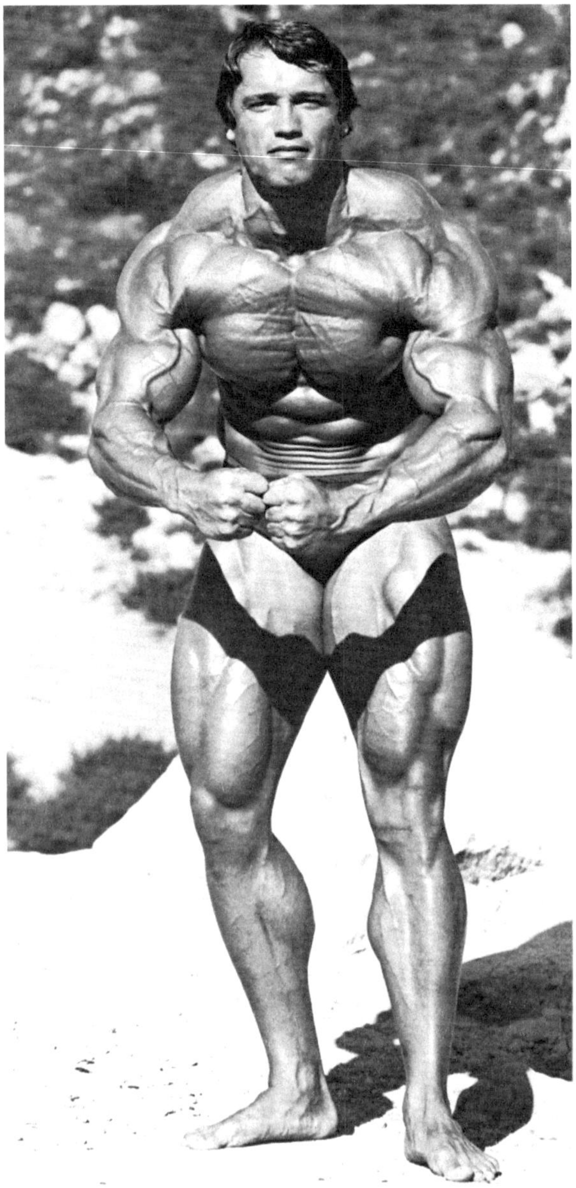

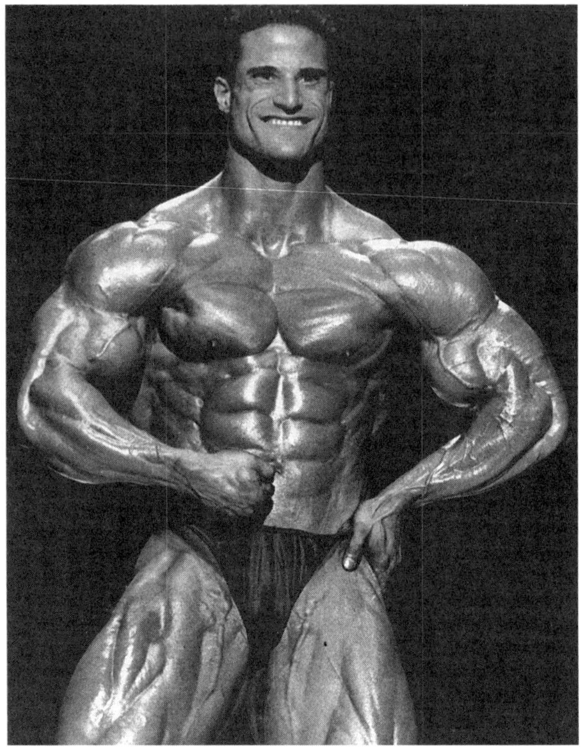

Aufgrund seiner enormen Muskularität stellt Mike Matarazzo verschiedenste Varianten der Most-muscular-Pose vor, mit denen er das Publikum immer begeistert.

Die konventionelle Most-muscular-Pose habe ich in meiner Kür immer gezeigt, weil sie mir gestattet, sowohl Masse als auch überragende Definition zu demonstrieren. Durch die vorgebeugte Haltung wie hier wird die Aufmerksamkeit auch auf die Trapeziusentwicklung gelenkt.

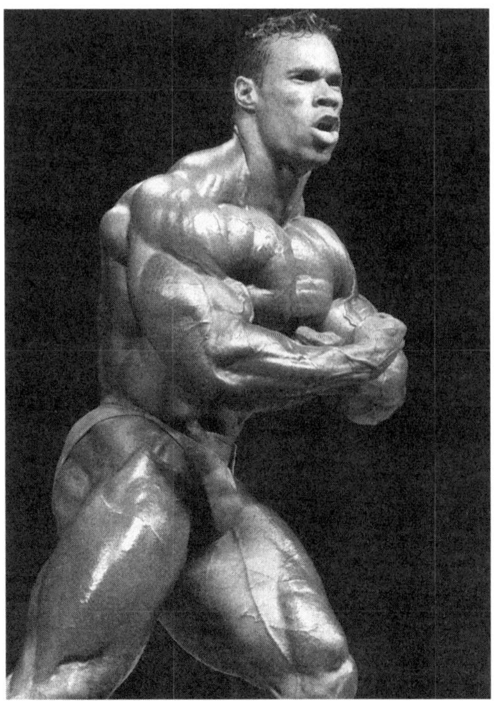

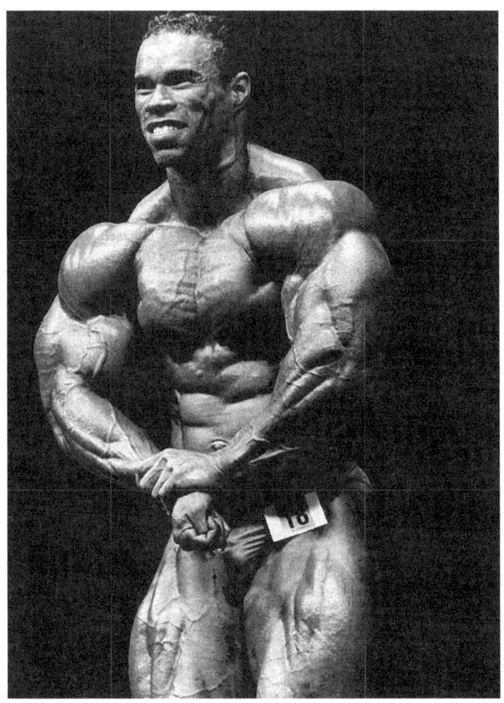

Kevin Levrone mit zwei Varianten der Most-muscular-Pose.

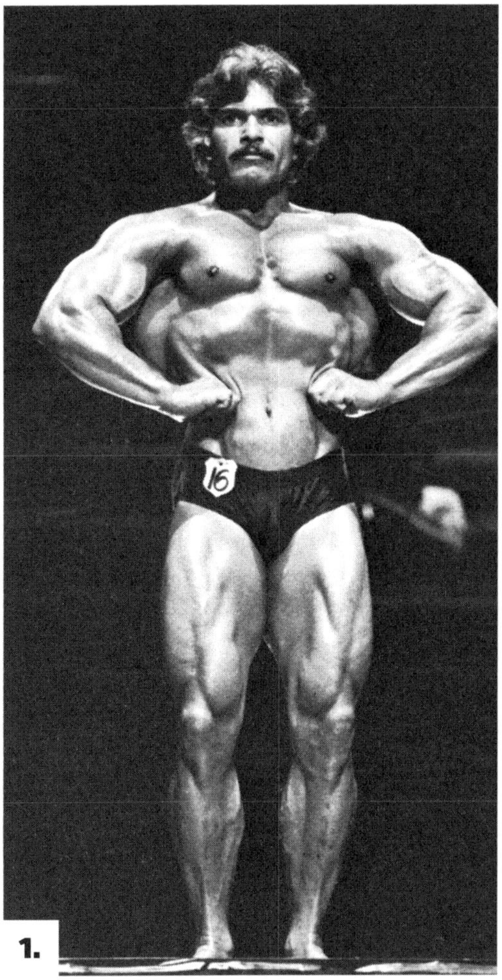

1.

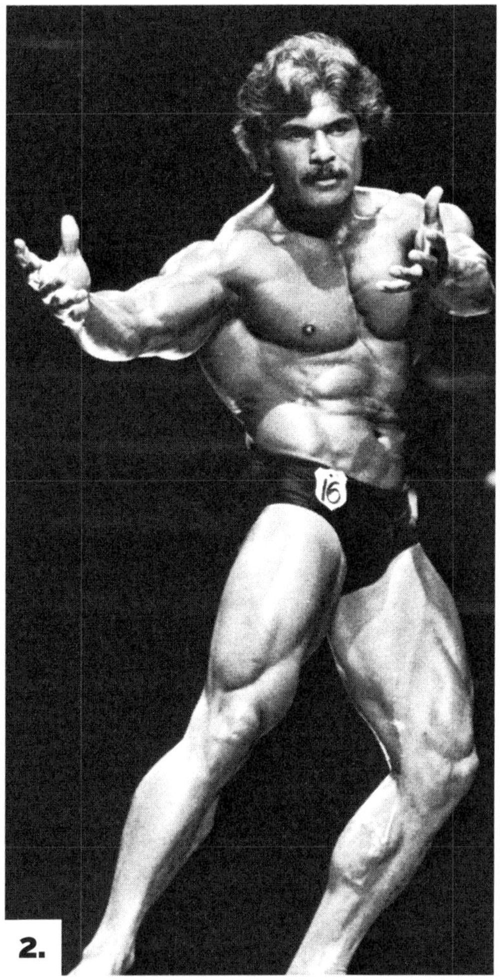

2.

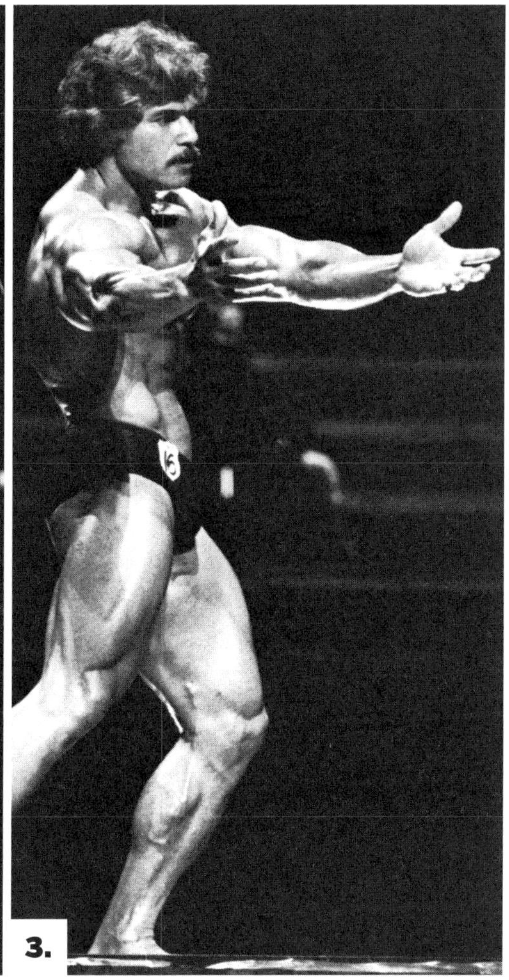

3.

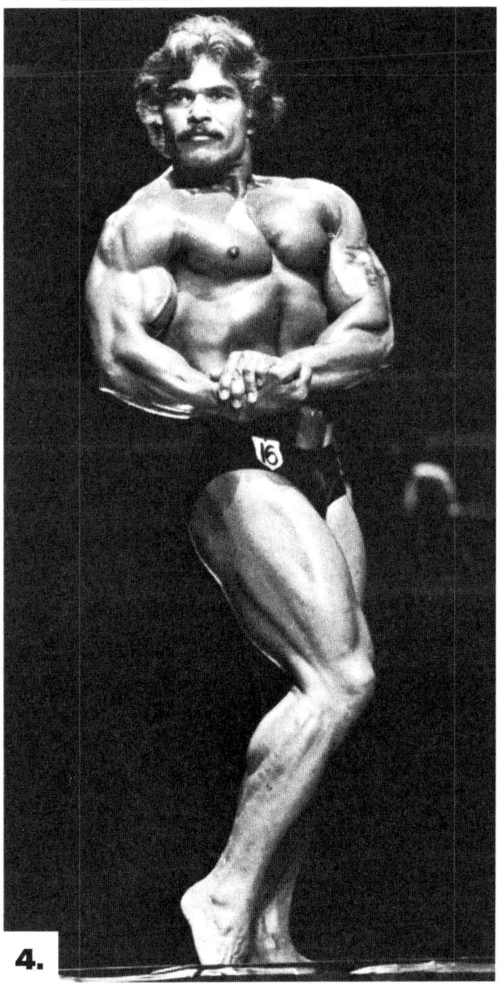

4.

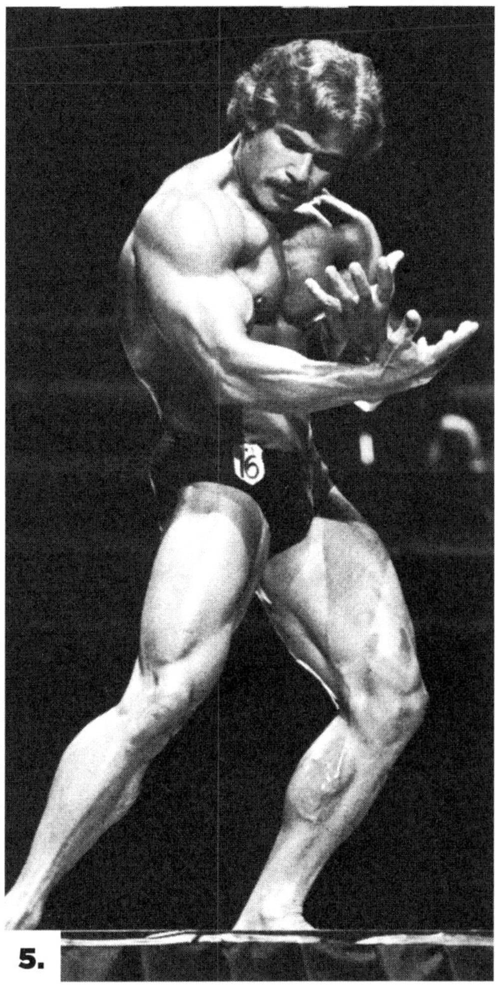

5.

Ed Comey gilt als einer der größten Poser aller Zeiten, nicht nur, weil er jede einzelne Pose meisterhaft beherrscht, sondern auch, weil er alle Übergänge zwischen den Posen für genauso wichtig hält wie die Posen selbst. Corney entwickelte ein freies Posing, das herrlich anzusehen und dynamisch war und das zugleich auch sorgsam aufgebaut war, um seine Stärken hervorzuheben und von seinen weniger eindrucksvollen Körperpartien abzulenken.

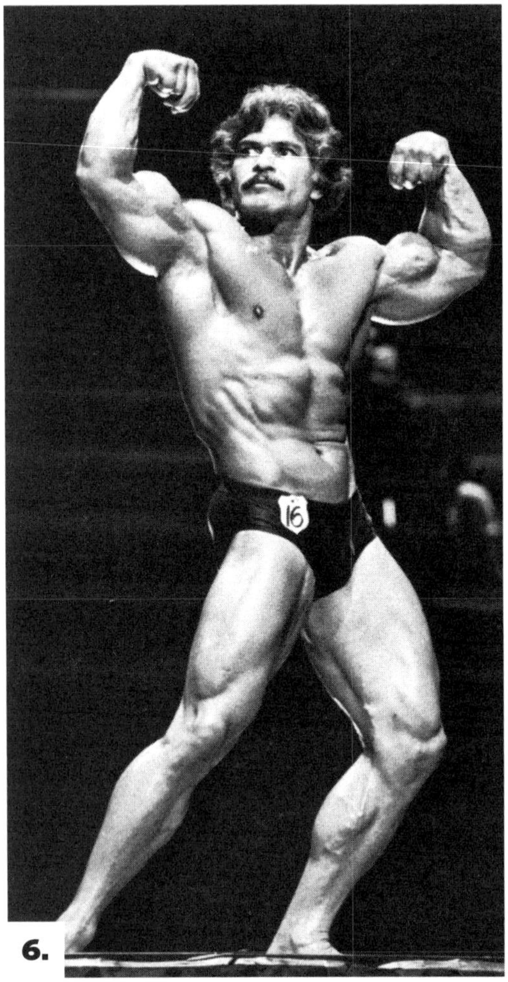

6.

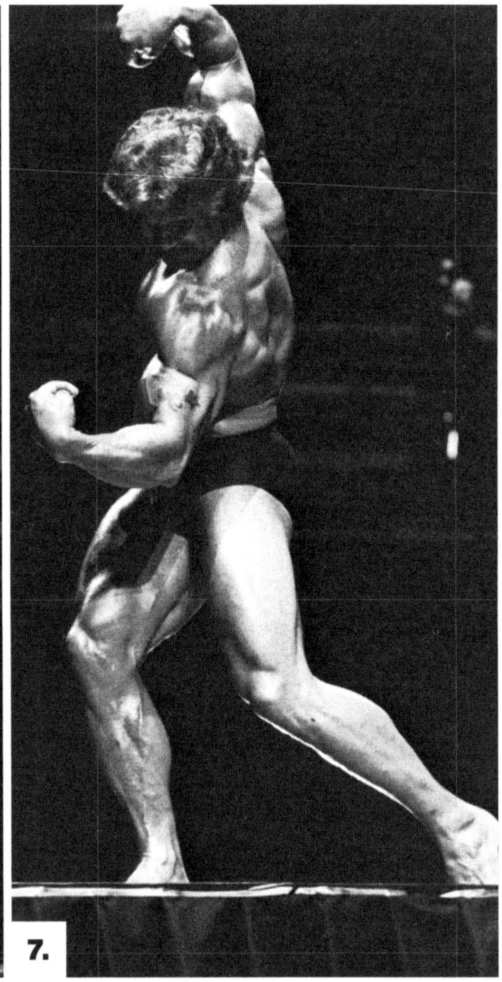

7.

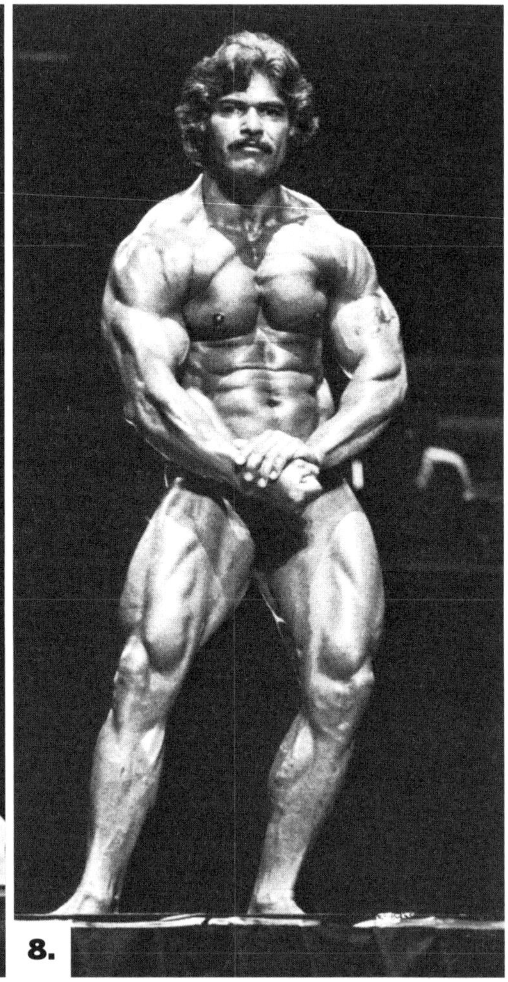

8.

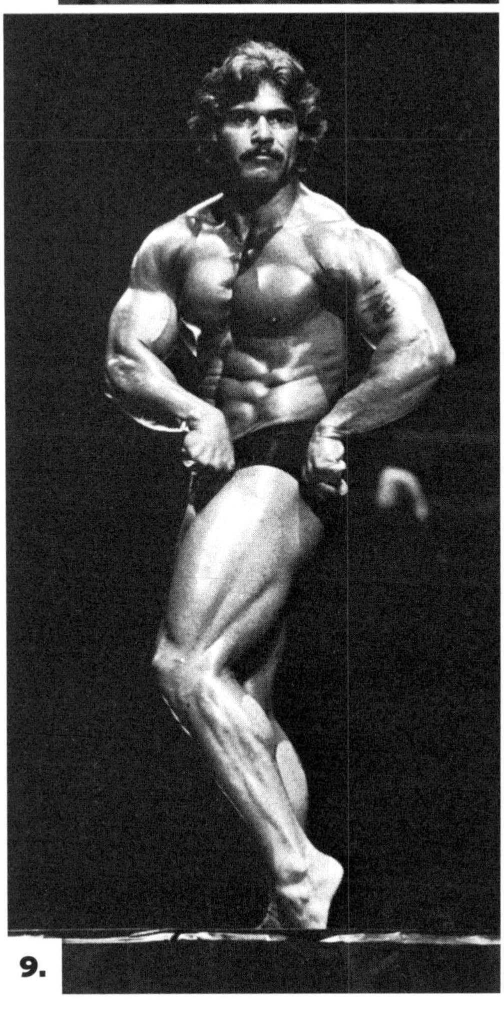

9.

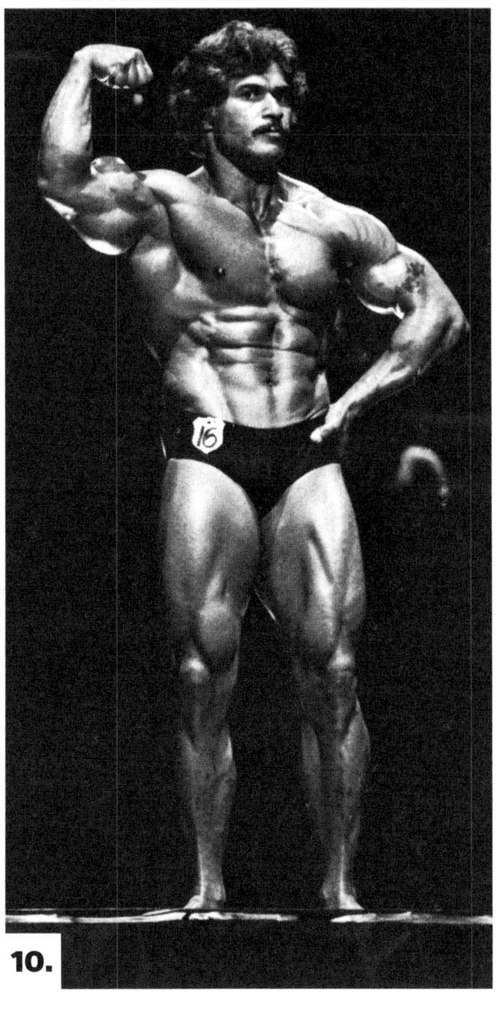

10.

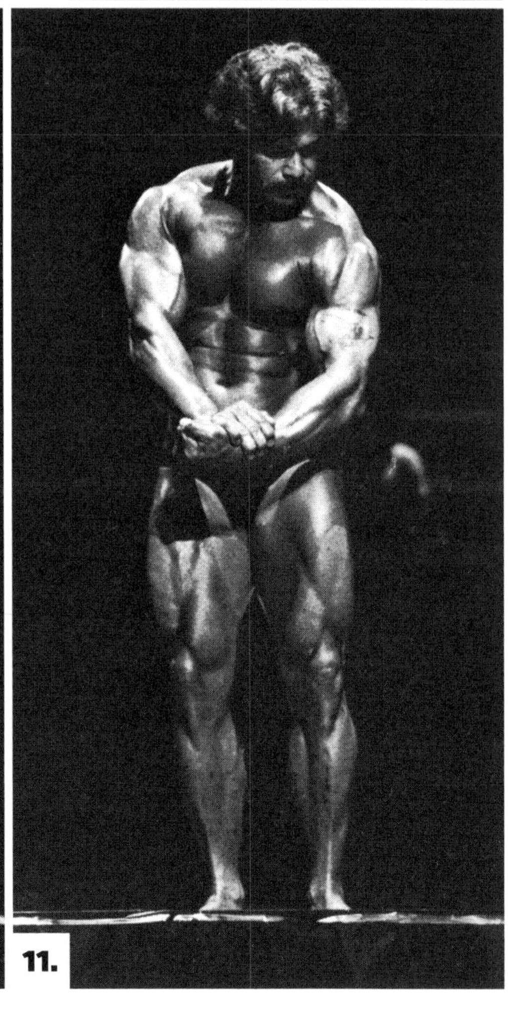

11.

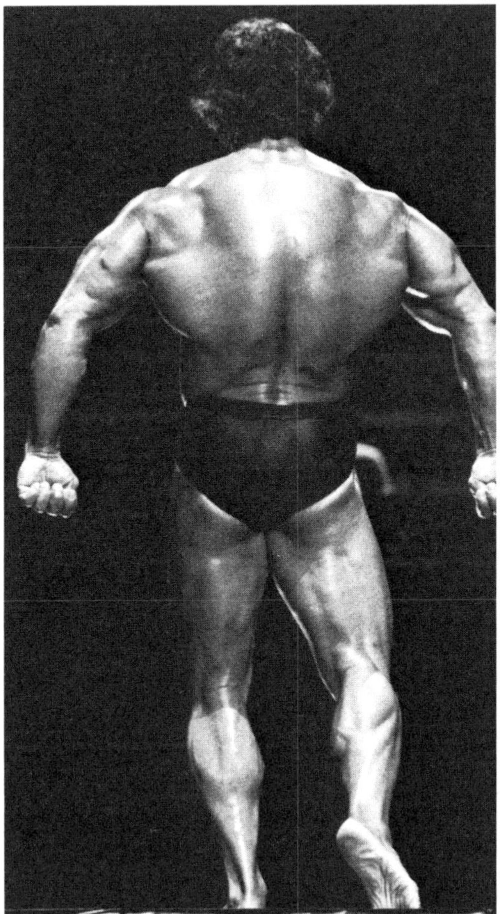

12.

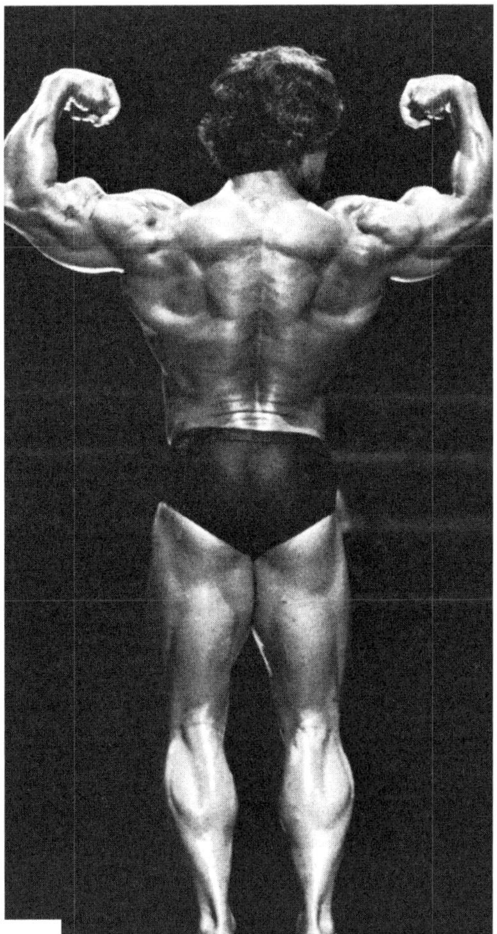

13.

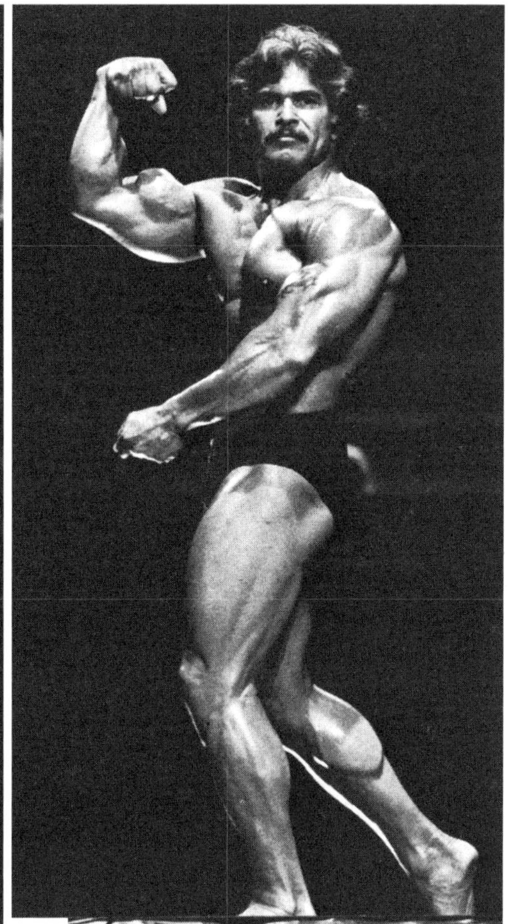

14.

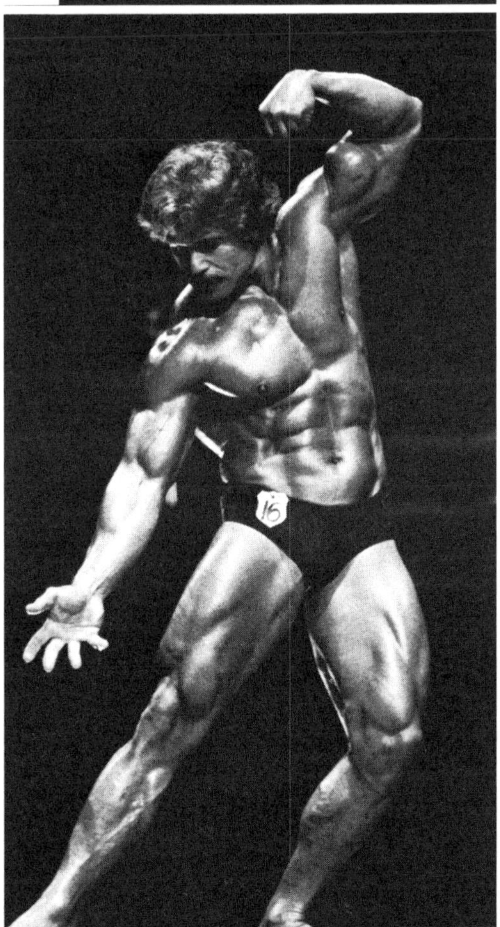

15.

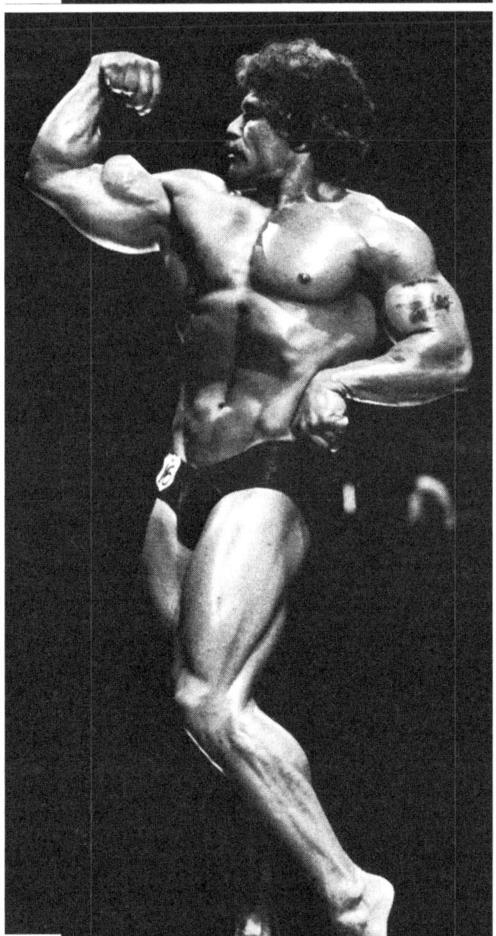

16.

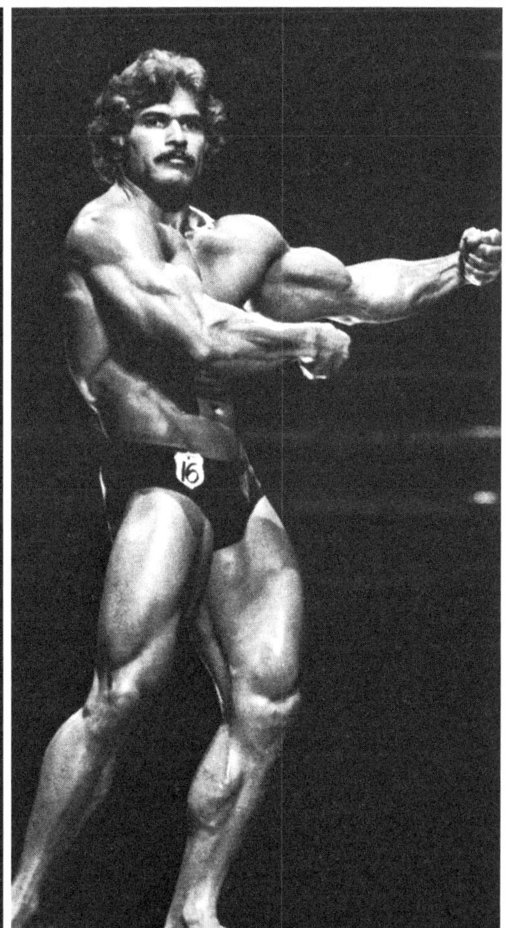

17.

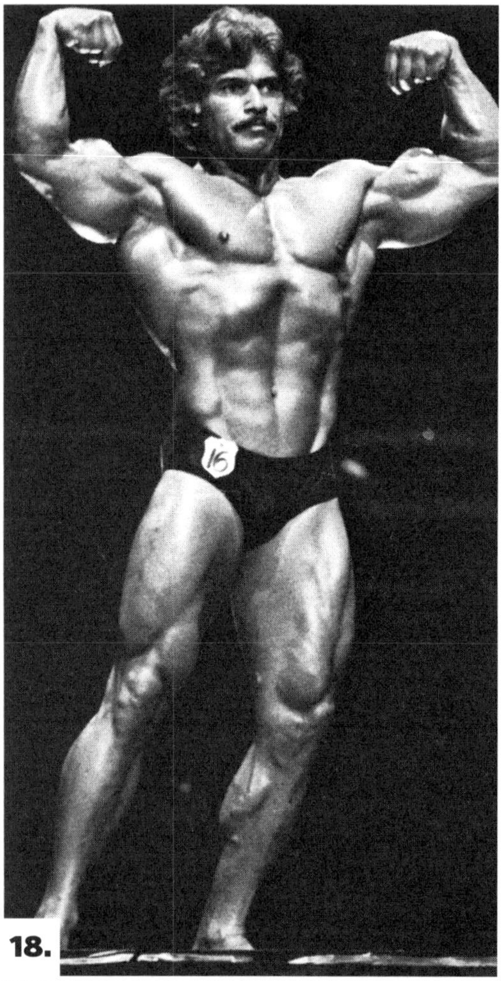
18.

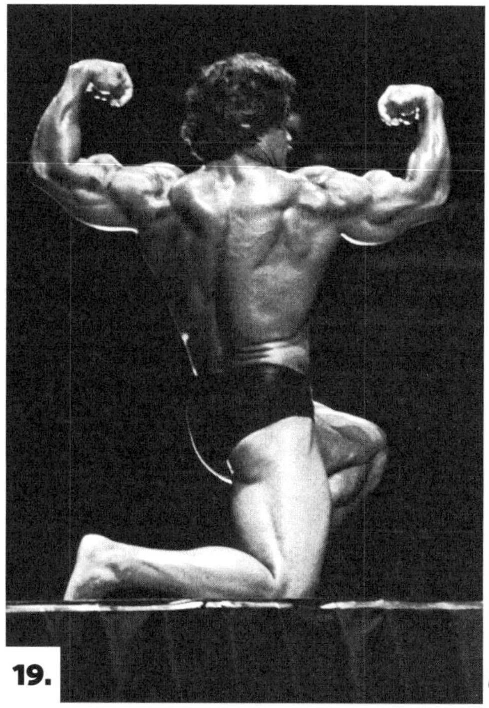
19.

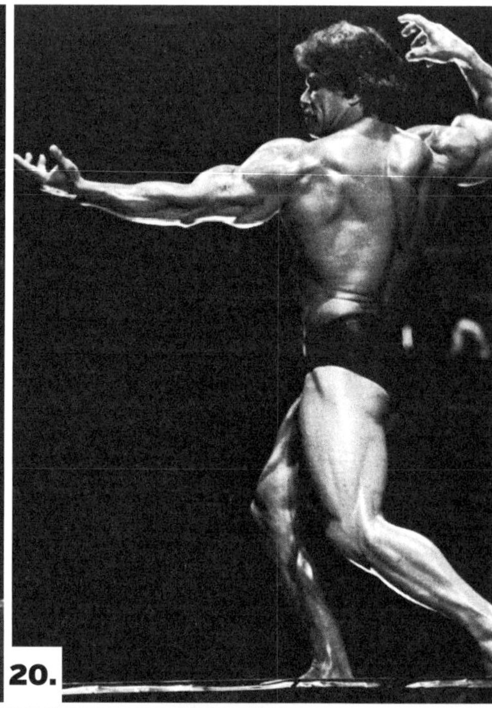
20.

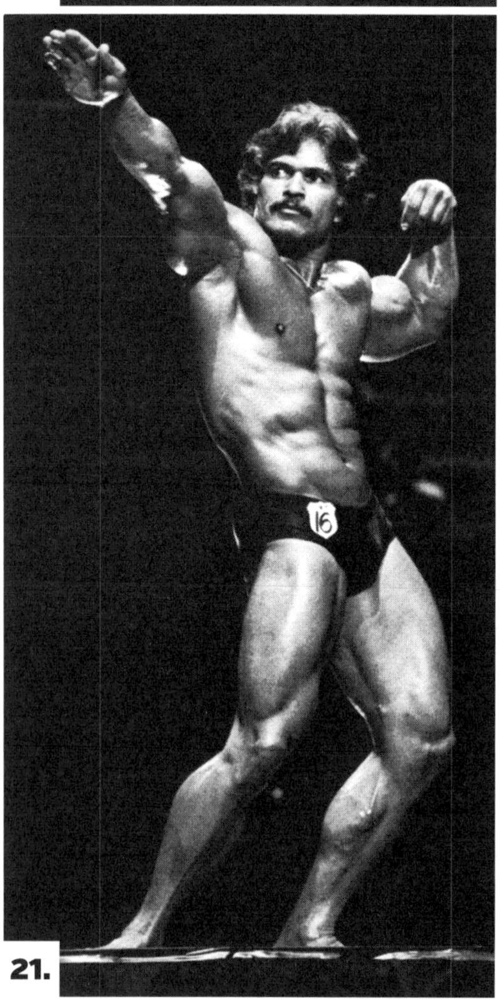
21.

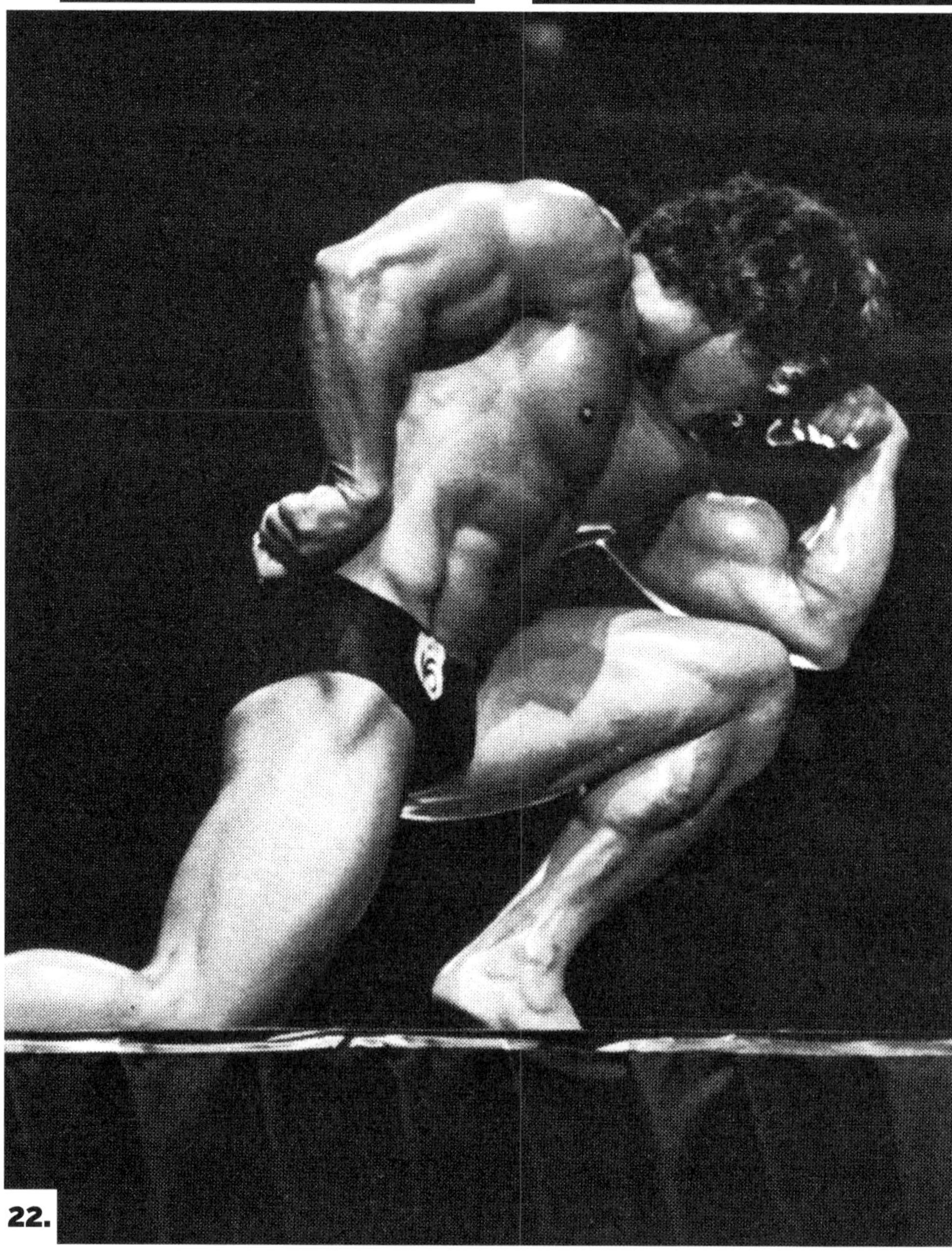
22.

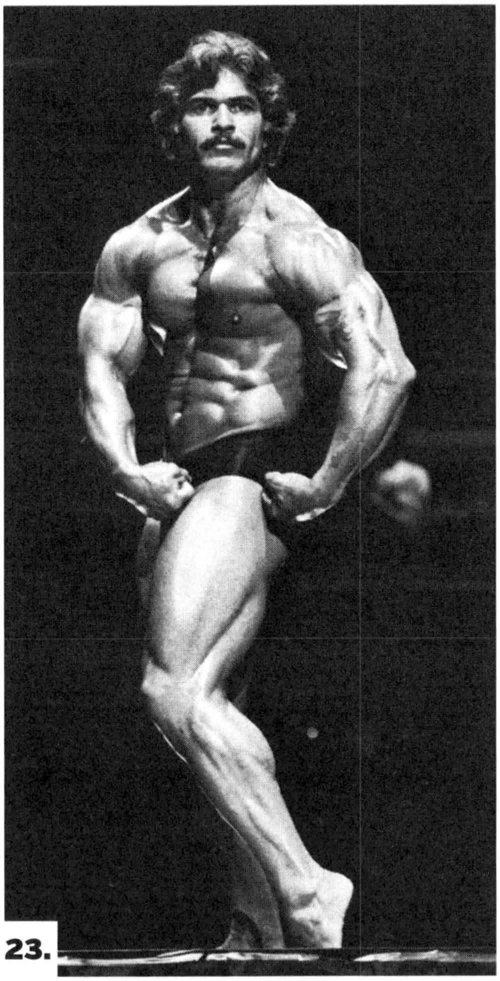
23.

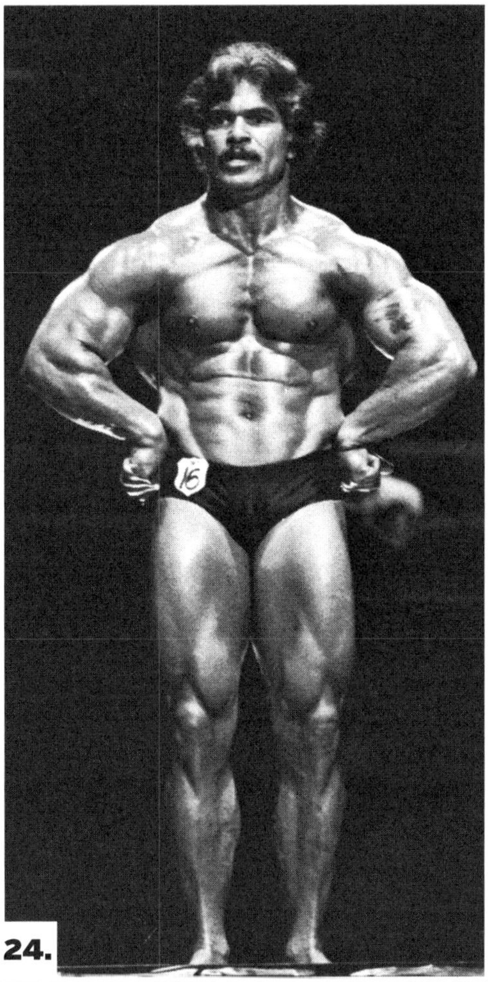
24.

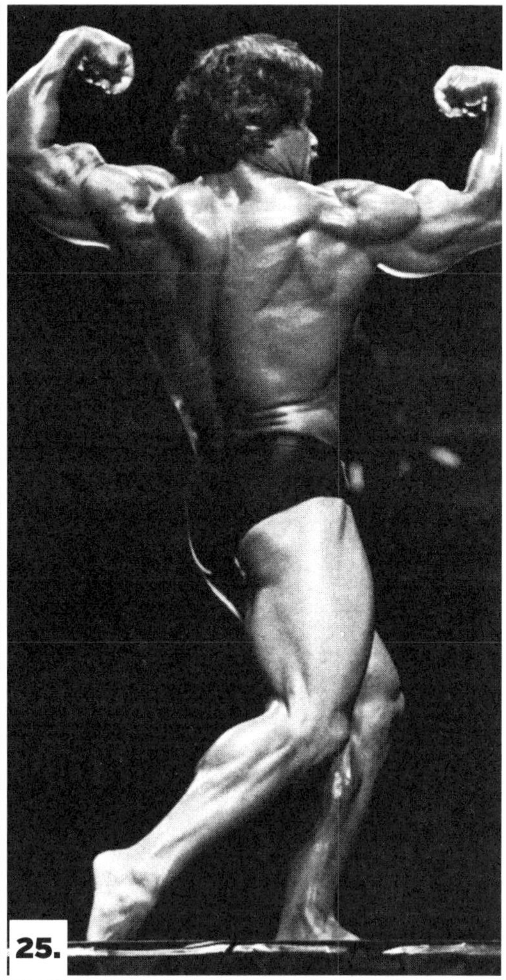
25.

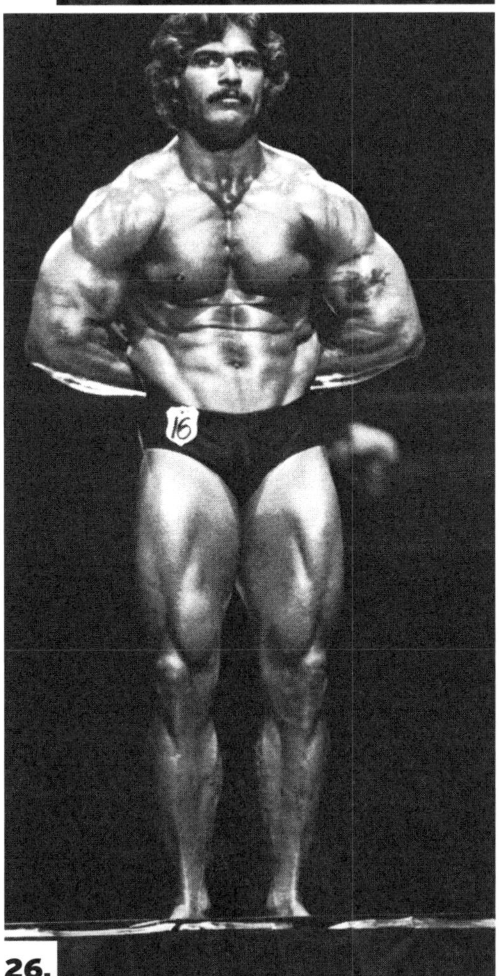
26.

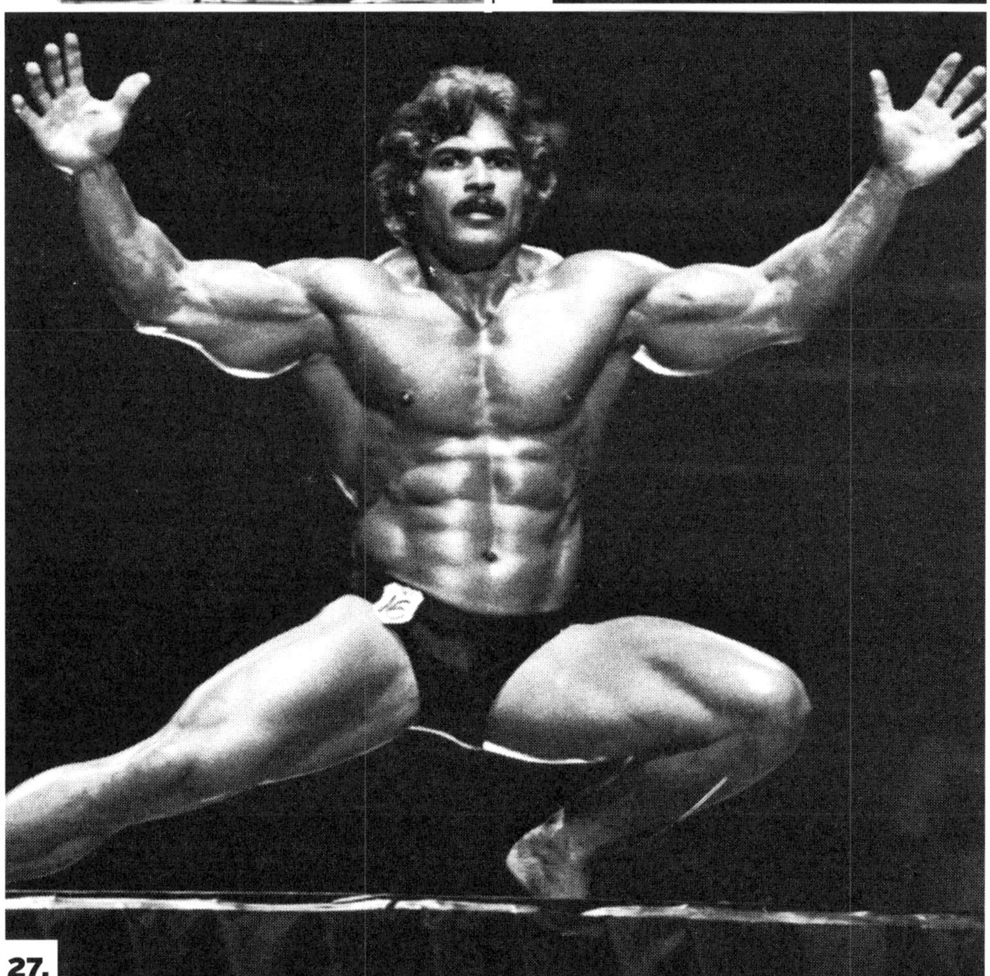
27.

Die Wahl der Musik

In den Anfängen dieses Sports war es nicht üblich, dass Bodybuilder bei Wettkämpfen oder Gastauftritten zu bestimmten Musikstücken posten. Oft wurde zwar Musik gespielt, aber sie diente lediglich als Hintergrund. Die einzelnen Posingküren waren nicht auf Stimmung, Stil oder Rhythmus der Musik abgestimmt. In den fünfziger Jahren begann Reg Park als einer der ersten Bodybuilder, zu speziell ausgewählter Musik zu posen, einem Stück mit dem Titel »The Legend of the Glass Mountains«. Und als andere Bodybuilder sahen, wie effektvoll das war, dauerte es nicht lange, bis es allgemein üblich wurde.

Was die Wahl des Musikstücks betrifft, auf das Sie Ihre Kür aufbauen, sind Ihrer Phantasie keine Grenzen gesetzt. Sie können nehmen, was passend ist, sollten aber darauf achten, dass es folgende Kriterien erfüllt:

1. Es sollte die richtige Länge haben, lang genug sein, um eine eindrucksvolle Kür gestalten zu können, aber nicht so lang, dass es den Kampfrichtern oder den Zuschauern langweilig wird. Bei Amateurwettkämpfen ist die Zeit vorgegeben (gewöhnlich zwei Minuten), doch auf der professionellen Ebene können Sie posen, solange Sie wollen.

2. Die Musik sollte das richtige Tempo und den richtigen Rhythmus für Ihre geplante Kür haben. Es sollte nicht so sein, dass Sie von der Musik gezwungen werden, schneller oder langsamer zu posen, als Ihnen lieb ist, oder dass Sie sich einem Rhythmus anpassen müssen, der Ihnen nicht behagt.

3. Stimmung und Eindruck der Musik sollten mit Ihrem Posingstil im Einklang sein. Eine auf klassische Musik aufgebaute Posingkür wird ganz anders sein als eine, die zu Rock'n'Roll vorgetragen wird.

4. Sofern die Musik Gesang oder Geräuscheffekte enthält, sollten diese nicht von Ihrem Posing ablenken.

5. Die Musik sollte Ihrem Körperbau angemessen sein. Ein kleinerer, mehr ästhetischer Bodybuilder geht ein Risiko ein, wenn er zu pompöser, schicksalsschwerer Musik post, die besser zu einem massiven, herkulischen Körper passt.

Wählen sie nach Möglichkeit auch keine Melodien, die gerade besonders populär sind, weil Sie sonst riskieren, den Kampfrichtern die dritte Wiederholung des gleichen Stücks vorzusetzen. Es gab einmal eine Zeit, als jeder zweite Bodybuilder zu »Chariots of Fire« oder »Eye of the Tiger« poste.

Andere Stücke, die sich abgenutzt haben, sind »I Want Muscle« und die Titelmelodien oder Hauptschlager aus Supermann, Rocky I (»Getting Strong«), 2001: Odyssee im Weltraum, Krieg der Sterne und Exodus.

Sehen Sie also zu, dass Sie eine Musik finden, die gut mit Ihrem Posingstil harmoniert. Ich wählte zum Beispiel gerne ausdrucksvolle, dramatische Musik wie »Exodus«, weil ich meist der gewaltigste Mann am Start war und auf meine Größe zählen konnte, meine Gegner zu überwältigen. Ich beschränkte meine Kür auf etwa 2 Minuten, zeigte den Kampfrichtern mit 20 bis 22 Posen meine überragende Entwicklung und trat dann ab, machte den Vortrag kurz und prägnant.

Die Dauer des Musikstücks ist deshalb besonders wichtig, weil man bei einer längeren Posingkür riskiert, die Kampfrichter zu langweilen. Allerdings muss das nicht so sein. Als Franco Columbu sich 1981 den Mr. Olympia-Titel holte, dauerte seine Kür 4 Minuten 15 Sekunden – länger als die aller Konkurrenten. Er steigerte einfach die Dramatik, beeindruckte die Kampfrichter, und wenn sie meinten, alles gesehen zu haben, überraschte er sie mit etwas Neuem und noch Interessanterem. Mit dem Ergebnis, dass er von den Kampfrichtern durch die Bank 20 Punkte bekam.

Sergio Oliva hingegen zerbrach sich über diese Art der Präsentation nicht den Kopf. Er kam auf die Bühne, zeigte 1 oder 2 Minuten lang vielleicht vierzehn Posen und ließ seinen phänomenalen Körper für sich sprechen.

Beim Mr. Olympia 1982 poste Casey Viator zur Titelmelodie aus Conan, mit ihrem schweren, dramatischen, von Trommelschlag getragenen Takt. Casey ist herkulisch genug, um sich das leisten zu können. Ein Bodybuilder mit weniger Muskeldichte könnte lächerlich wirken, wenn er versuchte, einer solchen Musik gerecht zu werden. Eine Bodybuilderin trat einmal in der dritten Runde auf, nachdem sie die Zuschauer gezwungen hatte, sich dreißig oder vierzig Sekunden »Also sprach Zarathustra« – die Titelmelodie aus 2001: Odyssee im Weltraum – anzuhören, ein so hochtrabendes Gebaren, dass es geradezu lächerlich wirkte und wohl kaum dazu beitrug, die Sympathie der Kampfrichter zu gewinnen.

Franco erklärt in seinen Seminaren immer, er pose nicht gern zu Rockmusik oder Melodien, bei denen Gesang ablenkt. Rock hat nach Francos Meinung nicht genug Klasse. Bei seinem zweiten Mr.-Olympia-Sieg 1981 wählte er Mozarts »Kleine Nachtmusik«, die ebenso dramatisch wie klassisch ist.

Auch Chris Dickerson wählte klassische Musik, als er sich 1982 den Olympia-Titel holte. Chris poste zu einer Komposition für Trompete aus dem 17. Jahrhundert, sehr langsam, elegant; dramatisch. Seine Kür war 2 Minuten 40 Sekunden lang und enthielt etwa 28 Posen. Er pflichtet mir bei, dass bei Küren, die länger als zweieinhalb bis drei Minuten dauern, die Gefahr besteht, dass sie langweilig werden.

Zu den Top-Champions, die keine Angst vor Rockmusik haben, gehört Frank Zane. Beim Mr. Olympia 1980 zeigte er eine klassische Zane-Posingkür, bei der er eine Reihe seiner berühmten ästhetischen Posen zu wirklich heißer, mitreißender Musik von Pink Floyd vorführte.

Zu Ed Corney würde das hingegen nicht passen. Ed ist ein sehr kreativer, einfallsreicher Poser, der fähig ist, eine elegante Kür aus vielleicht dreißig bis fünfunddreißig Posen zusammenzustellen. Würde er zu übermäßig schwerer, dramatischer Musik oder lautstarkem Rock posen, könnte etwas von der ästhetischen Ausstrahlung verlorengehen, für die er so berühmt ist.

Aber man kann in dem Bestreben, originell zu sein, auch zu weit gehen. Bei einer Veranstaltung, die ich unlängst besuchte, posten zwei Bodybuilder zur Musik »Darth Vader« aus Krieg der Sterne, und hier erwiesen sich die in die Musik eingemischten Geräuscheffekte als viel zu aufdringlich und verwirrend.

Manchmal findet man ein Musikstück, das einem sehr gefällt, aber nicht lang genug ist oder langweilige Partien enthält. Diesem Problem können Sie abhelfen, indem Sie die Aufnahme bearbeiten lassen, also die langweiligen Abschnitte herausschneiden oder das Stück anderweitig verändern lassen, damit es Ihren Ansprüchen genügt. Sie können sogar zwei verschiedene Kompositionen zusammenfügen, um in der Mitte der Kür für einen dramatischen Wechsel zu sorgen, der Ihre Präsentation noch wirkungsvoller macht.

Üben für das Posedown

Das Posedown ist kein normales Posing. Sie führen dabei kein festes Programm vor – Sie stehen gemeinsam mit den anderen Bodybuildern in direktem Wettstreit um die Aufmerksamkeit der Kampfrichter. Ihre stärksten Gegner befinden sich neben Ihnen auf der Bühne, und damit bietet sich Ihnen die phantastische Gelegenheit, die Kampfrichter davon zu überzeugen, dass Sie derjenige sind, den sie zum Sieger erklären sollten. Doch um das zu erreichen, müssen Sie Ihren Verstand gebrauchen. Posing auf höchstem Niveau ist fast noch mehr eine Frage der geistigen als der körperlichen Verfassung, eine Art Schachspiel mit lebenden Figuren.

Zum Zeitpunkt des Posedowns ist keiner mehr frisch – man hat schon den ganzen Tag bei der Vorwahl gepost und unter dem Druck der Abendvorstellung seine Posingkür gezeigt. Da kommt es leicht vor, dass man nachlässt.

Ich habe Bodybuilder gesehen, die mitten im Posedown plötzlich zögerten, nicht mehr wussten, was sie gerade gemacht hatten, und dann schnell auf gut Glück irgendeine Pose zeigen mussten, um sich nicht völlig zu blamieren. Ermüdung, psychische wie physische, wird in dieser Phase zum Feind. Der einzige Weg, nicht erschöpft zu sein, bevor das Posedown zu Ende ist, besteht darin, sich gründlich darauf vorzubereiten, dieses freie Posen immer wieder zu üben. Nur ständige Vorbereitung bringt einen in eine Verfassung, in der man den Strapazen dieser letzten Wettkampfphase gewachsen ist.

Ich selbst habe bei der Wettkampfvorbereitung immer besonderen Wert darauf gelegt, mir ein Bild von meinen Konkurrenten zu machen und entsprechend zu planen.

Ich habe mir Filme von ihren Posingküren angesehen, jede einzelne studiert, um zu erkennen, in welcher Reihenfolge die Posen zusammengestellt sind und ob Reihenfolge und Ausführung gleich geblieben sind.

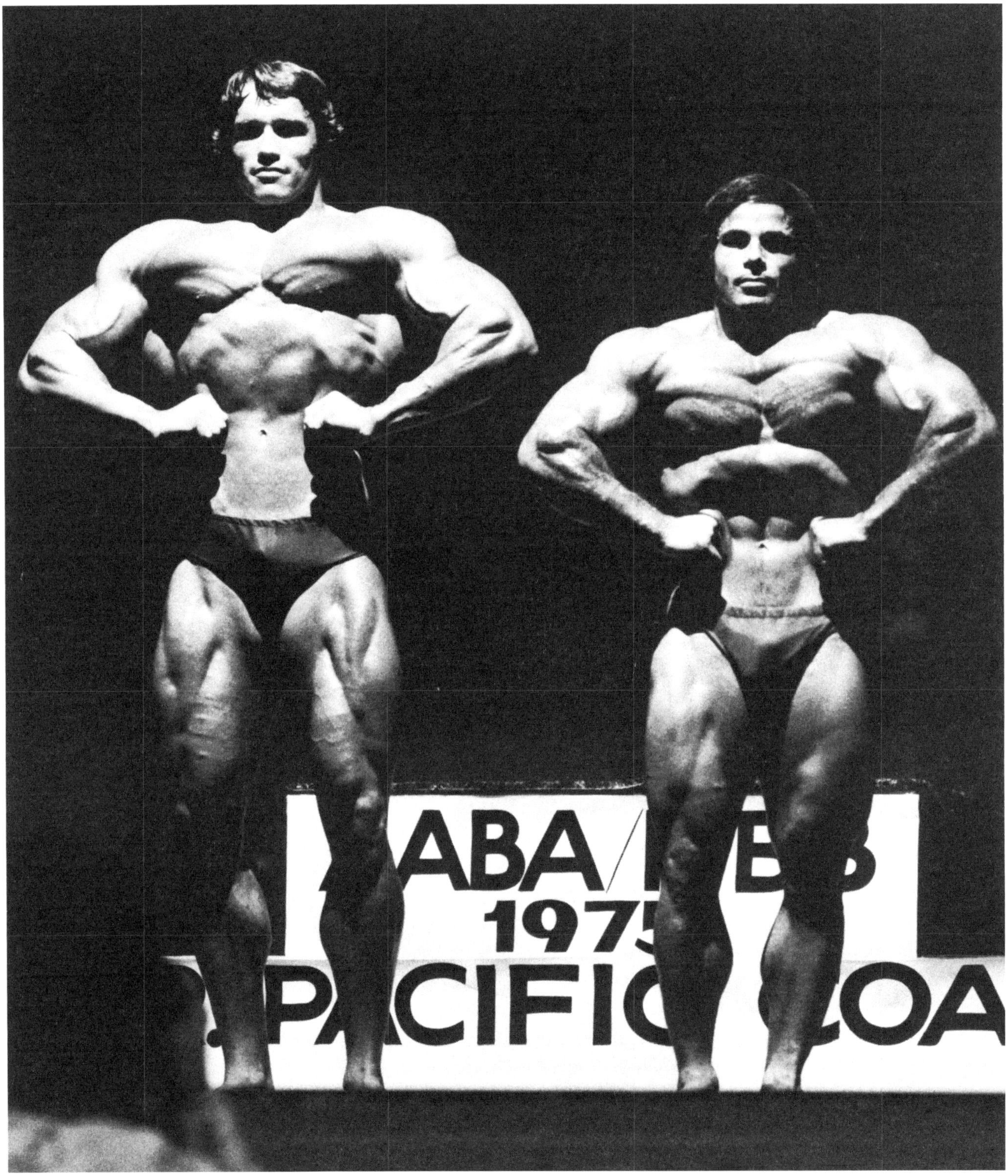

Die nächsten sechs Fotos zeigen defensives Posing meinerseits. Nachdem ich in diesem Wettkampf eine Latissimuspose von vorne eingenommen hatte, folgte Franco meinem Beispiel , und er hat so ziemlich den besten Latissimus der Welt.

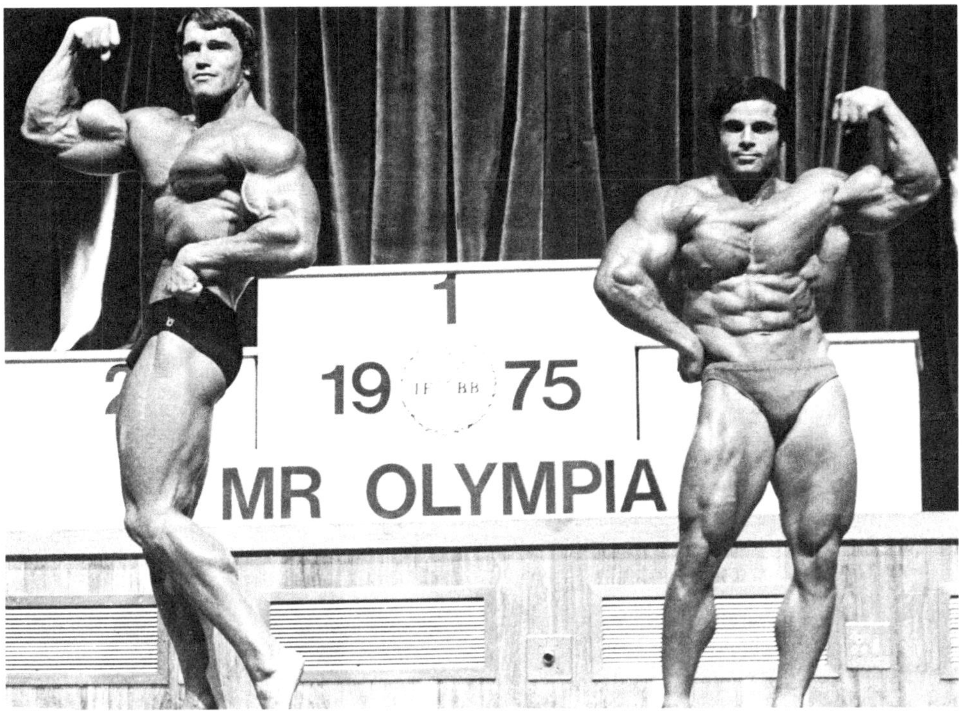

Um gegen seine Latissimuspose nicht schlecht auszusehen, ging ich sofort in eine Bizepspose, die es mir erlaubte, ihn durch meine Körpergröße zu überragen. Franco konterte mit einer einarmigen Bizepspose und spannte die Bauchmuskeln an. Und obwohl meine Bauchmuskeln scharf ausgeprägt waren, war ich nicht bereit, es auf einen direkten Vergleich mit Franco ankommen zu lassen.

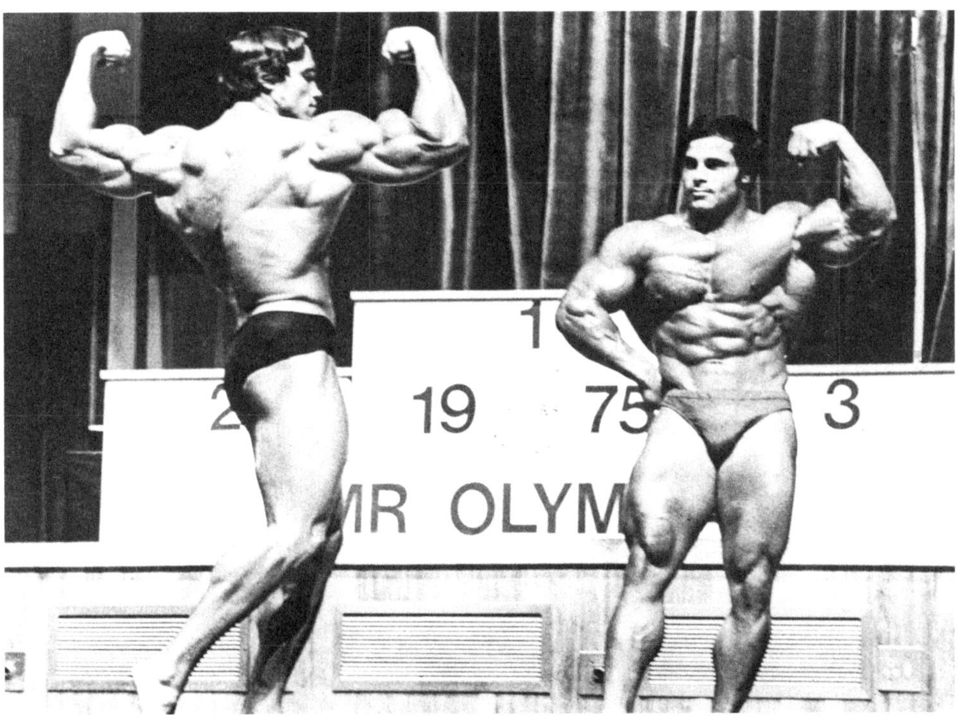

Mein Gegenzug: um den direkten Vergleich unserer Bauchmuskeln zu verhindern, wechselte ich in eine seitliche Dreiviertel-Rückenpose, die meine Arme und die Definition meiner Schultern und des Rückens zeigte.

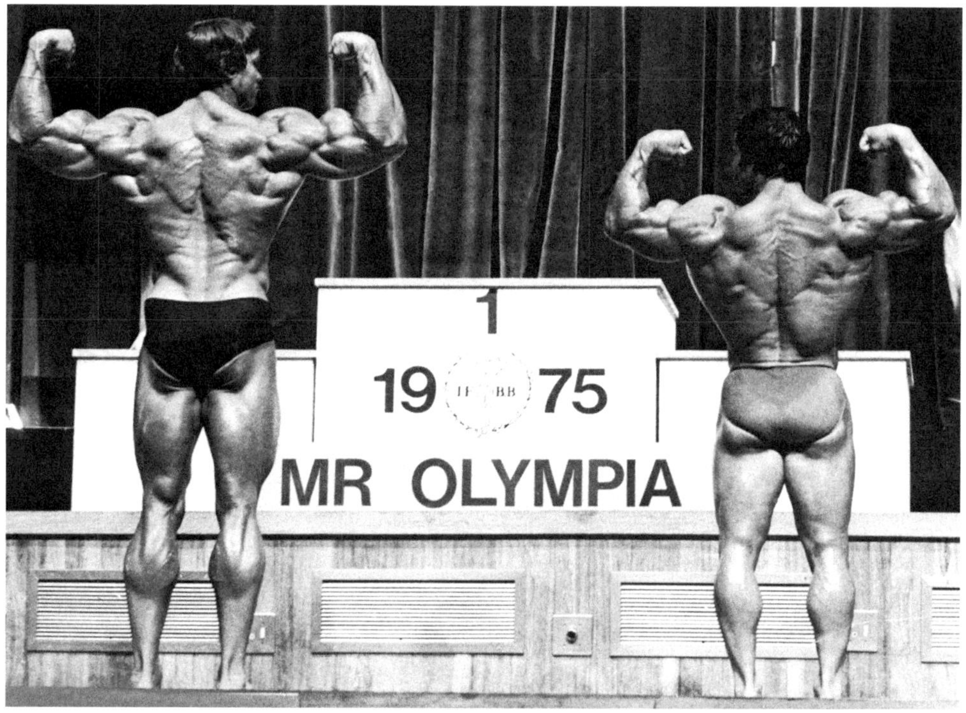

Als nächsten Zug drehte sich Franco um und brachte eine Doppelbizepspose von hinten. Da ich sicher war, dass mein eigener Rücken dicht, muskulös und hochdefiniert war, nahm ich die gleiche Pose ein und ließ die Kampfrichter sehen, wie gut ich war.

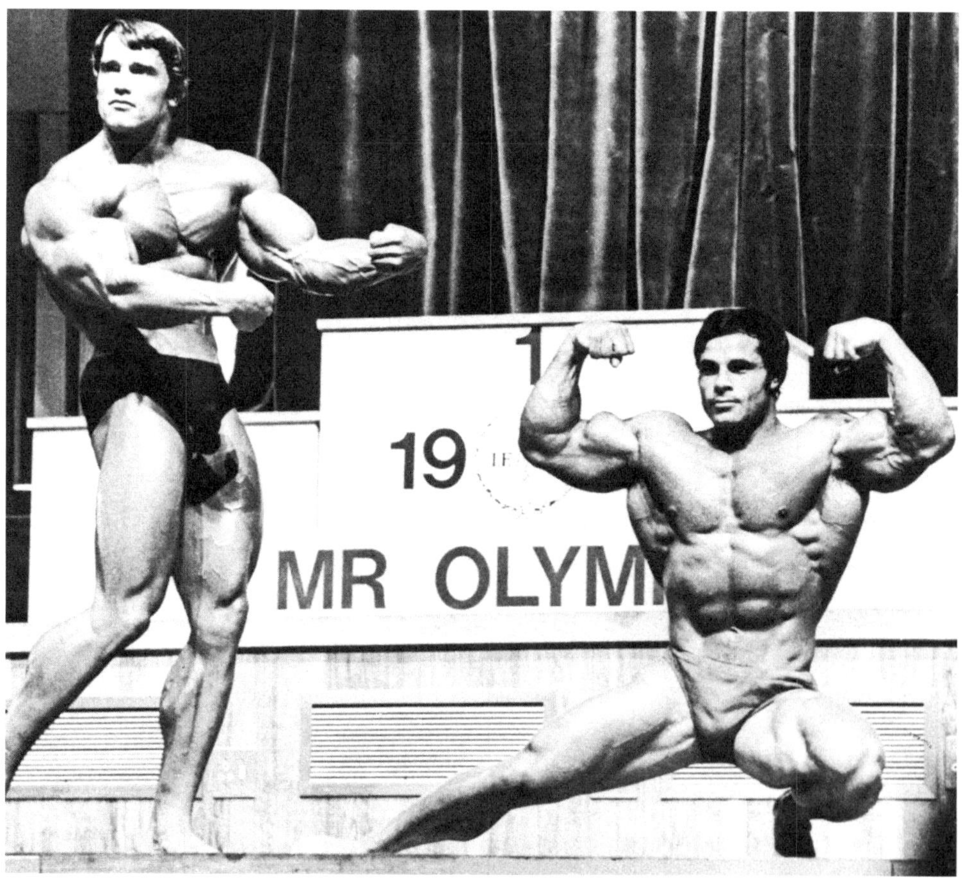

Franco wandte auch den Trick an, Posen im Knien auszuführen, wenn ich versuchte, ihn mit Körpergröße zu beherrschen. So kostete ihn die Tatsache, dass er viel kleiner war als ich, bei den Kampfrichtern keine Punkte.

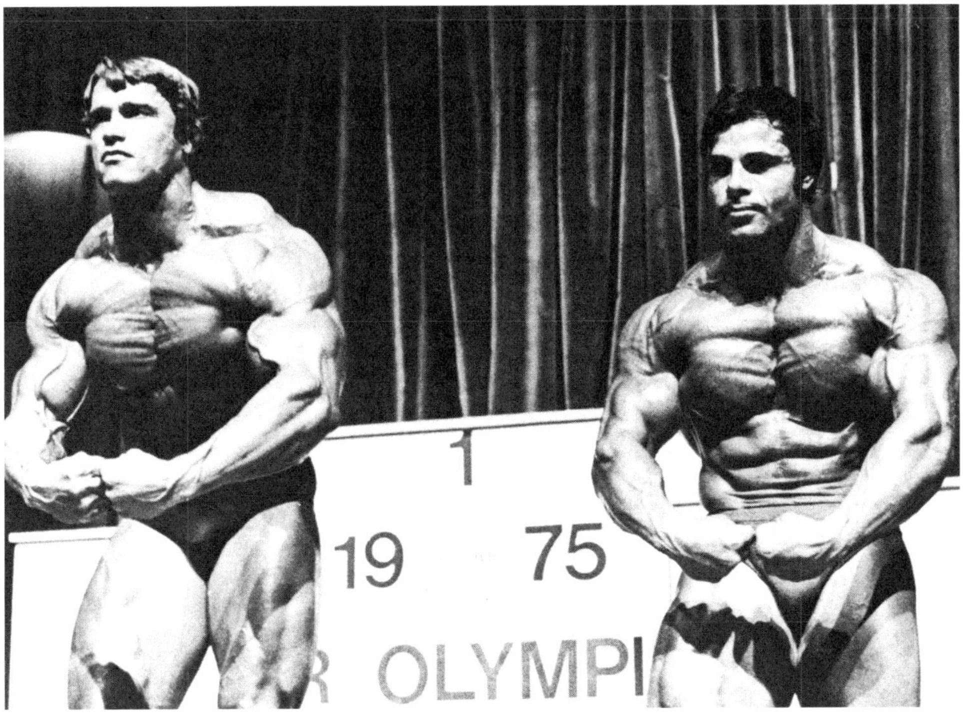

Franco und ich in einer Most-muscular-Pose oder Krabbe, jeder von seiner Fähigkeit überzeugt, besser auszusehen als der andere.

Ich habe nach Unstimmigkeiten gesucht, die mir zeigen sollten, dass ein Gegner von seiner Kür noch nicht überzeugt ist und nach etwas Besserem sucht. Eine ausgeglichene Kür hingegen hat mir bewiesen, dass er zufrieden ist, und in diesem Fall habe ich es besser gemacht.Dieses Vorgehen gleicht einer Herausforderung des Gegners zum Kampf – und ein Wettkämpfer der Spitzenklasse wird diese Herausforderung immer annehmen und sein Bestes geben. Dann fahre ich die »schwere Artillerie« auf, werfe viel Muskelmasse ins Gefecht, mache mit einem veränderten Programm einen »Flankenangriff« und bringe den Gegner völlig durcheinander. Die Fähigkeit, so zu agieren, ist wichtig, weil alle Top-Champions heutzutage sehr gute Bodybuilder sind, und es häufig einer überlegenen Strategie bedarf, um den Sieg davonzutragen.

Beim Mr.-Olympia-Wettkampf 1975 in Südafrika stand ich in einem Posedown mit Franco auf der Bühne. Er zeigte eine Latissimuspose – in der er höchst beeindruckend wirkt. Ich war klug genug, mich nicht in seinem starken Punkt mit ihm zu messen, und zeigte stattdessen eine Doppelbizepspose von vorne – um auf meine größere Gestalt hinzuweisen –, dann eine Most-muscular-Pose – um zu beweisen, dass ich ebenso muskulös war wie mein Gegner –, und danach eine seitliche Rückenpose – um auf meine Weise zu demonstrieren, wie gut meine Rückenentwicklung war.

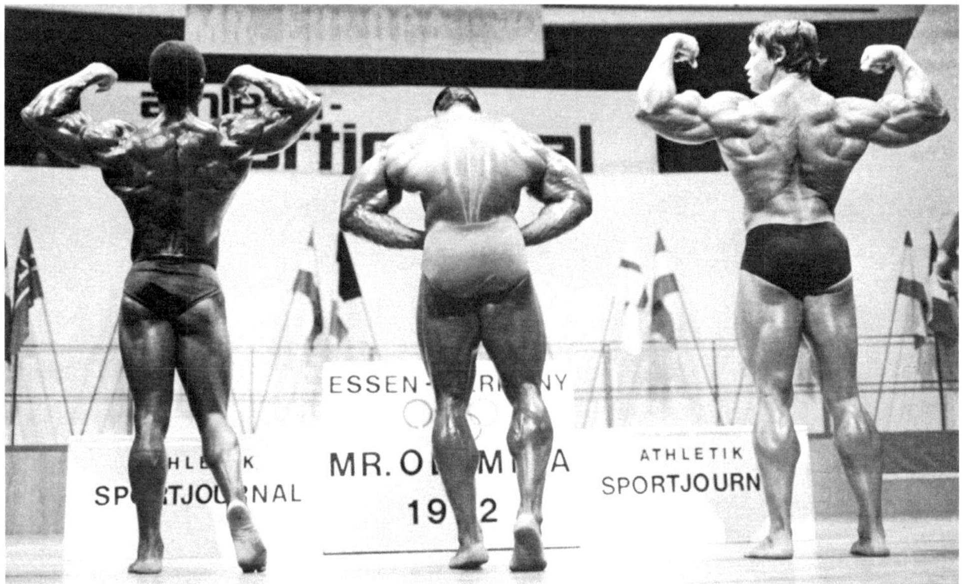

Beachten Sie, dass weder Serge Nubret, links, noch ich gewillt war, es auf einen direkten Vergleich mit Sergio Olivas formidabler Latissismuspose ankommen zu lassen. Stattdessen zeigten wir 1972 Doppelbizepsposen von hinten.

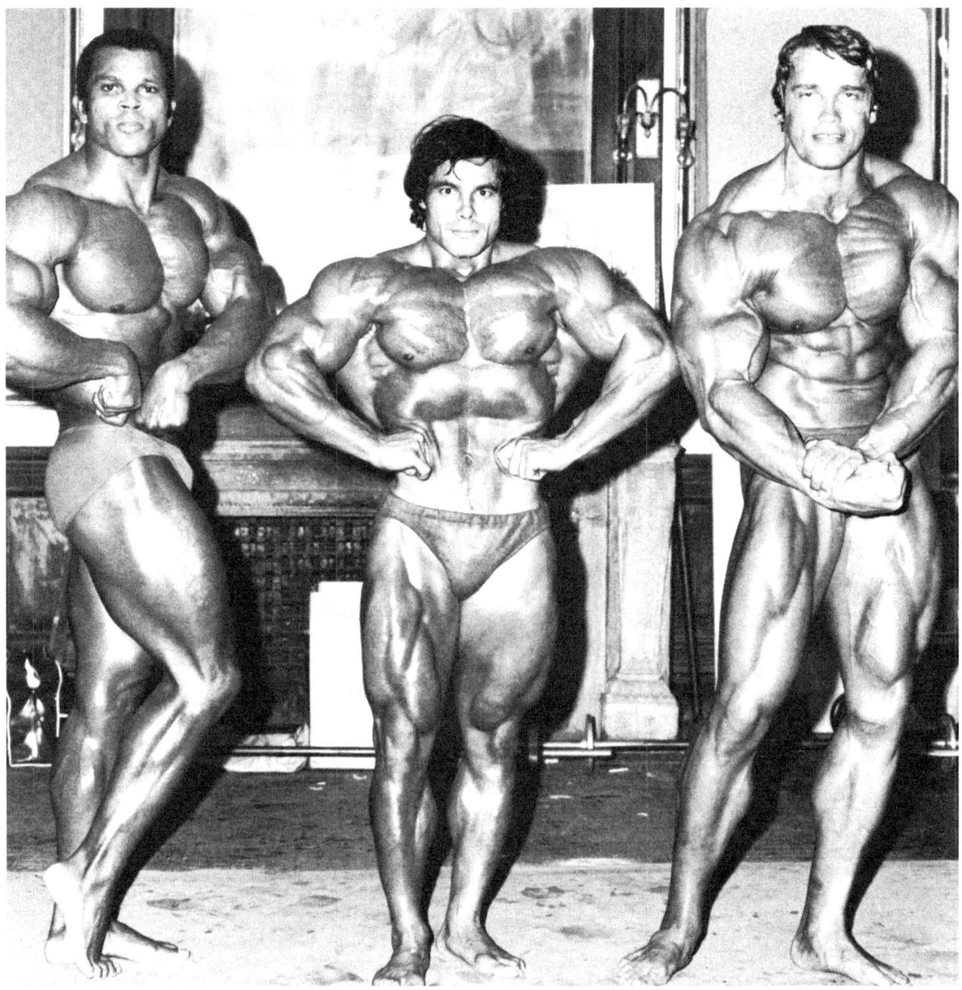

In einem Posedown nutzt man seine Stärken. Beim Mr. Olympia 1973 vertraute Serge Nubret auf seine gewaltige Brust, Franco Columbu auf seinen erstaunlichen Latissimus und ich in einer Variante der Most-muscular-Pose auf meine überragende Definition.

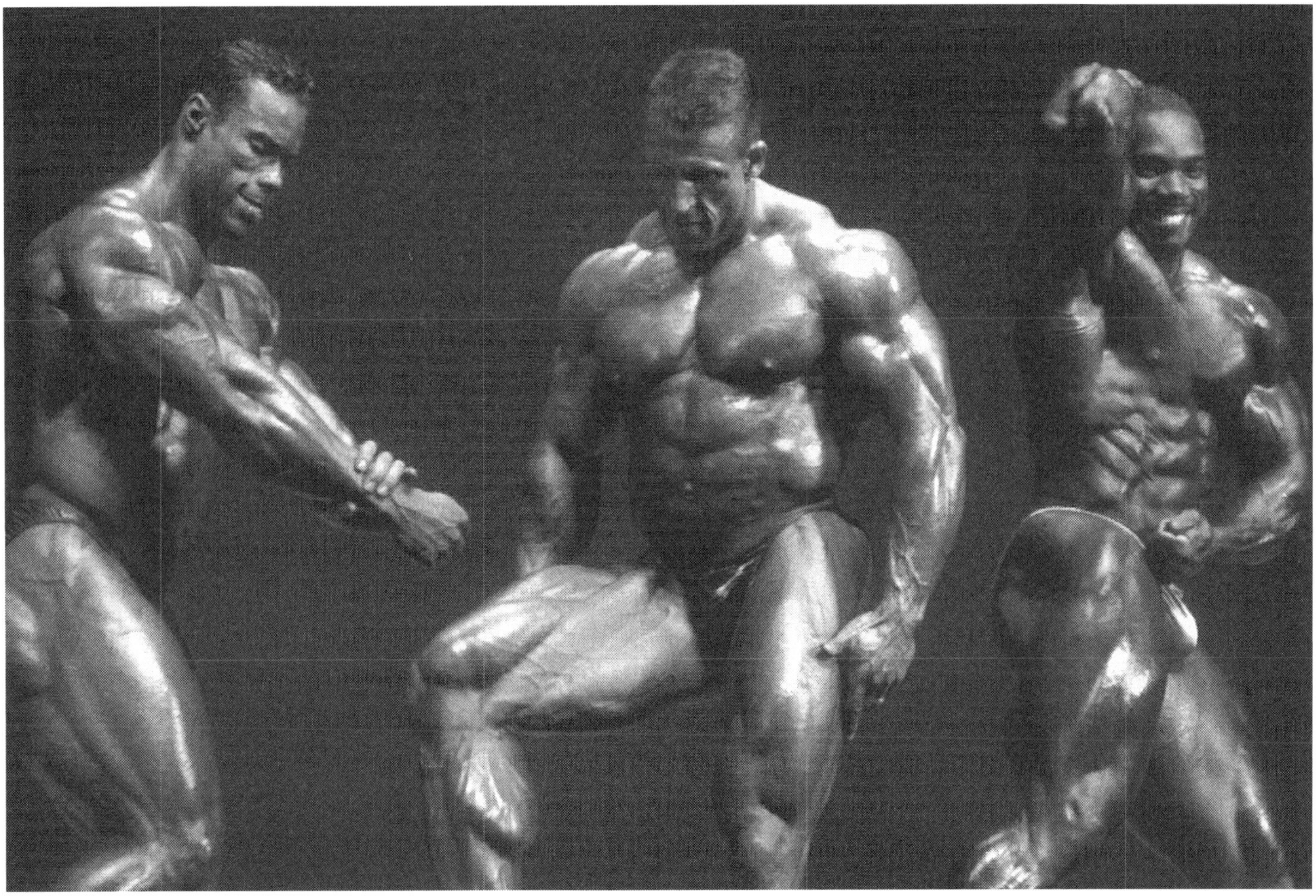

Um sich in einem Posedown bestmöglich zu präsentieren, ist defensives Posing oft eine notwendige Strategie. Sie müssen darauf achten, was die anderen Bodybuilder auf der Bühne machen. Nehmen Sie niemals dieselbe Pose wie Ihr Konkurrent ein, wenn Sie nicht davon überzeugt sind, sie besser zu machen. Hier zeigen Ihnen Kevin Levrone, Dorian Yates und Flex Wheeler wie man es richtig macht.

Ich wusste, dass ich genügend Zeit für alle drei Posen hatte, weil Franco sich immer viel Zeit dabei nimmt, den Latissimus maximal herauszubringen, und dass ich durch den wiederholten Posenwechsel die Blicke der Kampfrichter auf mich lenken würde.

Diese Art der Strategie übersteigt die Möglichkeiten der meisten Anfänger, aber wenn Sie die Feinheiten des Posens auf diesem Niveau je beherrschen wollen, müssen Sie wissen, worauf es dabei ankommt.

Sie müssen lernen, sich im Wettkampf zu zügeln. Wenn der Gegner schwach wird, vermindern Sie Ihre eigenen Anstrengungen so, dass Sie gerade in Führung bleiben. Wenn Sie sehen, dass er eine gute Pose zeigt, machen Sie eine, die ebenso gut oder besser ist. Zeigt er eine mittelmäßige Pose, können Sie eine von Ihren übriggebliebenen nehmen, um Schritt zu halten. Sie sollten Ihre besten Posen nicht alle auf einmal vorführen, sondern bis zum Schluss aufheben: dann bringen

Sie den Knalleffekt, präsentieren den Kampfrichtern Ihre ganzen Lieblingsposen und setzen den Gegner außer Gefecht.

Überlegen Sie sich gut, wie Sie an eine Konfrontation herangehen. Viele Bodybuilder versuchen es auf meine Art, laufen auf der Bühne herum, um bestimmte Bodybuilder herauszufordern, aber im Grunde kostet sie das nur Punkte. Beim Mr. Olympia 1981 ging zum Beispiel Danny Padilla demonstrativ zu Franco hinüber, um neben ihm zu posen. Danny hatte Einschnitte, wie man sie sich im Wettkampf nicht besser vorstellen kann, aber seine Diät hatte ein bisschen an seiner Masse gezehrt – und schon die Tatsache, dass er neben Franco stand, führte das jedem deutlich vor Augen. Im gleichen Wettkampf stellte sich Roy Callender neben Tom Platz, machte Beinposen und deutete auf seine Beine, als wollte er sagen: »Hier, seht euch mal meine Beine gegen die von Tom an.« Roy sah an jenem Abend fabelhaft aus, aber es gibt wahrscheinlich auf der ganzen Welt niemanden, der einen direkten Beinvergleich mit Tom Platz aushält.

Sie müssen also über die Konkurrenz im Bilde sein. Als Sergio Oliva und ich beim Mr. Olympia 1970 Kopf an Kopf im Rennen lagen, schien er völlig vergessen zu haben, dass ich neben ihm stand, und war nur mit seinem eigenen Posing beschäftigt. Ich machte drei oder vier Posen gegen eine von seinen, zeigte Gegenposen zu dem, was er präsentierte, bemühte mich, gut auszusehen und auf seine Schwächen aufmerksam zu machen. Sergios Körper war an jenem Abend so gut wie meiner, aber ich gewann den Wettkampf vor allem dadurch, wie ich im Posedown agierte.

Das Posedown hilft den Kampfrichtern, ihre endgültige Entscheidung zu treffen, aber es ist zugleich auch der Teil des Wettkampfs, der die Zuschauer am meisten begeistert. Es ist wie ein Kampf römischer Gladiatoren, die Mann gegen Mann kämpfen, das einzige, was fehlt, sind die Schwerter und Dreizacke. Wenn die besten Bodybuilder der Welt auf einer Bühne zum Kampf antreten, schießt der Zeiger des Lautstärkemessers über die Skala hinaus – und je größer die Begeisterung und der Jubel des Publikums, desto mehr werden die Bodybuilder angefeuert.

Viele wissen es nicht, aber das Posedown, wie wir es heute kennen, entstand aus dem Kampf zwischen Sergio Oliva und mir beim Olympia 1970 in Columbus. Bis dahin holten die Kampfrichter die Finalisten einfach auf die Bühne und ließen sie im direkten Vergleich bestimmte Posen ausführen. An jenem Abend zeigten wir gerade einen Doppelbizeps – eine meiner besten Posen –, und als Sergio zu mir herübersah, fühlte er sich wohl übertrumpft. Plötzlich brachte er einen Arm in eine Trizepspose nach unten, als wollte er sagen, »Zu einem perfekten Arm gehört nicht nur der Bizeps, sondern auch der Trizeps!« Ich ließ es wohlweislich bleiben, hier nachzuziehen. Stattdessen wechselte ich zu einer seitlichen Brustpose, und er zeigte dann die gleiche Pose. So machten wir unter tosendem Beifall des Publikums weiter und waren 15 Minuten lang nicht zu stoppen. Der Sprecher des Abends merkte, wie aufregend das war, und ließ uns einfach gewähren.

Woran Sie immer denken müssen, ist, dass Improvisieren absolute Beherrschung aller Posen voraussetzt, die Fähigkeit, flüssig und elegant von einer zur anderen zu wechseln – und der einzige Weg zu dieser Fertigkeit, damit Sie im Posedown genauso kompetent und elegant wirken wie bei Ihrer Posingkür, ist hartes und ständiges Üben.

Aber denken Sie auch an den Grund des Posedown – es ist Ihre Chance, ein paar zusätzliche und vielleicht entscheidende Punkte zu sammeln. Die Kampfrichter halten nach dem Sieger Ausschau, dem Bodybuilder, dem sie ihren letzten Punkt zuerkennen, und deshalb ist es wichtig, dass Sie sich wie ein Sieger geben, selbstsicher und lächelnd dastehen, als wäre das Ganze eine Kleinigkeit. Der Sinn des Wettkampfs ist nun einmal der, ihn zu gewinnen.

Taktik ist im Posedown von größter Bedeutung. Wenn die sechs Spitzenathleten gemeinam da oben auf der Bühne stehen, will keiner der erste sein, der eine Pose einnimmt. Wenn ein Doppelbizeps angesagt wird und man ihn zuerst macht, sehen die Kampfrichter einen an und wenden sich dann den anderen zu, während diese die gleiche Pose ausführen. Bis schließlich der letzte der Konkurrenten die Pose eingenommen hat, ist man selber schon etwas verblasst – man ist immer am besten, wenn man frisch angespannt hat – und schneidet im Vergleich nicht mehr so gut ab.

Ich habe in dieser Situation so getan, als würde ich die Pose einleiten, habe die Arme gehoben, sodass die anderen glaubten, ich würde anspannen, und veranlasst wurden, die Pose einzunehmen. So konnte ich dann als letzter anspannen und hatte die volle Aufmerksamkeit der Kampfrichter.

Eine andere Taktik ist die, sich neben denjenigen Konkurrenten zu stellen, den Sie als Ihren schärfsten Rivalen betrachten, um den Kampfrichtern Gelegenheit zu einem direkten Vergleich zu geben. Manchmal habe ich auch eine Bezipspose eingenommen und auf den Bizeps gezeigt, um meinen Gegner herauszufordern, dieselbe Pose einzunehmen.

Sie dürfen sich aber nicht so verausgaben, dass Sie ermüden, bevor das Posedown zu Ende ist. Ich habe schon viele Bodybuilder gesehen, die ihre Sache in der vierten Runde zunächst gut machten und dann plötzlich erschöpft aufgaben und zu posen aufhörten. Sie müssen sich Ihre Kräfte einteilen, aber Sie müssen diese Runde auch immer wieder üben, müssen möglichst oft mit Ihren Trainingspartnern Posedown im Studio veranstalten, müssen lernen, ohne Zögern von einer Pose in eine andere zu wechseln, müssen darauf achten, was Ihr Nebenmann macht, und wissen, mit welcher Pose Sie seine parieren können.

Wenn Boxer sich für einen langen Kampf in Form bringen, trainieren sie oft mit mehreren Sparringspartnern hintereinandern – zwei Runden mit einem, zwei Runden mit dem nächsten und dann noch zwei Runden mit einem weiteren Gegner, der noch frisch und ausgeruht ist.

Bereits erschöpft gegen einen Mann zu boxen, der noch voller Energie ist, ist wesentlich schwieriger, als es mit einem Gegner aufzunehmen, der genauso ausgepumpt ist wie man selber. Um diese Technik auf das Üben Ihres Posedowns anzuwenden, sollten Sie volle 5 Minuten gegen einen Freund oder Trainingspartner posen, danach einen neuen Mann hereinbringen und fortfahren gegen diesen zu posen. Der ist dann noch frisch und energiegeladen, Sie hingegen sind erschöpft, aber Bodybuilding ist anderen Sportarten insofern sehr ähnlich, als die wirklichen Champions diejenigen sind, die auch noch weitermachen und gute Leistungen bringen, wenn sie gegen Erschöpfung ankämpfen. Und der einzige Weg, diese Fähigkeit zu erlangen, führt über lange, harte Stunden des Übens.

Häufige Fehler beim Posen

Ein Problem, das viele Bodybuilder beim Posen haben, betrifft ihren Gesichtsausdruck. Sie denken, wenn sie die Zähne zusammenbeißen und das Gesicht verzerren, kämen die Muskeln besser heraus. Aber man kann genauso hart anspannen, wenn man lächelt, Gesicht und Hals entspannt hält. Grimassen wirken dilettantisch.

Ein anderer häufiger Fehler ist der, die Muskeln so stark anzuspannen, dass der ganze Körper vor Anstrengung zittert und bebt. Finden Sie beim Üben der Posen heraus, wie stark Sie anspannen müssen, um die Muskeln voll zur Geltung zu bringen, aber übertreiben Sie nicht – Sie sehen nicht nur komisch aus, wenn Sie zitternd auf der Bühne stehen, sondern verpulvern auch Ihre Energie, sodass Sie möglicherweise schon erschöpft sind, bevor der Wettkampf zu Ende ist.

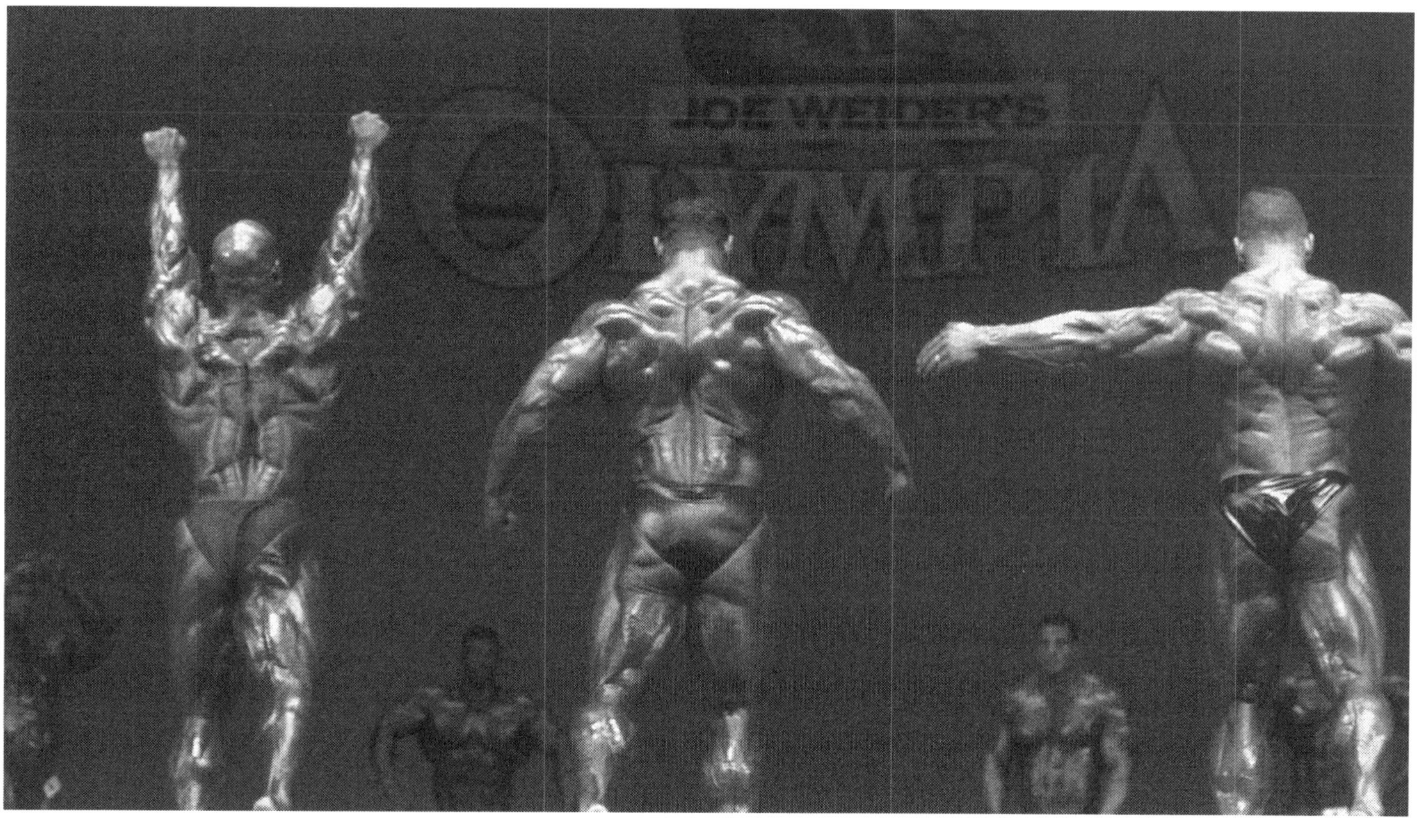

Top-Bodybuilder haben die Kunst gelernt, ein Pose zuletzt einzunehmen, häufig zur Frustration der Kampfrichter. Obwohl sie zu einer Doppelbizepspose aufgerufen haben, vollführen Shawn Ray, Nasser El Sonbaty und Doria Yates verschiedenste Zwischenposen bevor sie die geforderte Pose einnehmen.

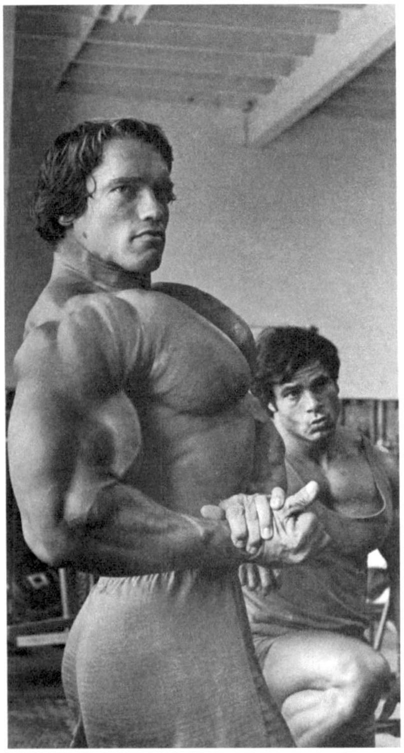

Nach meinem Brusttraining mache ich immer die seitliche Brustpose zehnmal nach jeder Seite, um die Definition der Deltamuskeln, der inneren und äußeren Brustmuskeln und des Bizeps bestmöglich herauszuarbeiten. Wenn Franco mir zusieht, weiß ich, dass er mich auf Fehler in der Ausführung aufmerksam macht.

Es kommt häufig vor, dass Bodybuilder auf der Bühne das Gleichgewicht verlieren. Wenn man angespannt ist und unter Druck steht, kann es leicht zu einer Inkoordination kommen, selbst bei einem Stellungswechsel in »entspannter« Haltung. Konzentrieren Sie sich darauf, ganz ruhig von einer Pose in die andere zu wechseln, die Füße fest auf dem Boden, den Körper im Gleichgewicht und unter Kontrolle zu halten.

Es gibt verschiedene Möglichkeiten, um Schwierigkeiten beim Posen zu beseitigen. Eine davon ist die, nach dem Training vor einem Spiegel im Studio zu posen. Eine andere ist die Teilnahme an kleineren Wettkämpfen, um wirklich dem Druck der Konkurrenz ausgesetzt zu sein. Dort werden Sie die nötige Erfahrung sammeln, um flüssig, professionell und sicher auszusehen, wenn es um die wirklich wichtigen Titel geht.

Die Pflichtposen führen Sie zwar alle jeweils für sich aus, aber bei der Zusammenstellung Ihrer Kür dürfen Sie nicht vergessen, dass Sie in der Lage sein müssen, flüssig von einer Pose zur anderen zu wechseln, mit Übergängen, die fast mühelos wirken. Damit Ihnen das gut gelingt, müssen Sie den Wechsel zwischen verschiedenen Posen in beiden Richtungen üben, bis die Bewegung beinahe automatisch wird.

Posen als Training

Allein mit dem normalen Training wird es Ihnen nicht gelingen, sämtliche Muskeln des Körpers wirklich deutlich herauszuarbeiten. Bei den Übungen werden meist nur die großen Muskelgruppen beansprucht. Aber die Serratus-, Zwischenrippen- und Obliquusmuskeln erhalten ihren letzten Schliff erst durch Posing, und das gilt auch für die Definition in Brust, Deltoideus, Oberschenkel und Bizeps.

Das Training entwickelt den Körper bis zu einem gewissen Grad, aber das Posing sorgt für mehr Schärfe und Qualität. Ich habe immer wieder beobachtet, dass viele Bodybuilder einen oder zwei Tage nach dem Wettkampf in ihrer besten Form sind. Und ich bin sicher, dass das vom vielen Anspannen und Posen herrührt, das sie im Verlauf der Vorwahl machen mussten. Ein Bodybuilder, der trainiert, aber niemals post, ist wie ein ungeschliffener Diamant – die Qualität ist potentiell vorhanden, aber nicht zu sehen. So, wie ein Diamantschleifer den Glanz des Steins hervorbringt, indem er eine Facette nach der anderen enthüllt, so schärft und vervollkommnet der Bodybuilder seine Körperform, in-

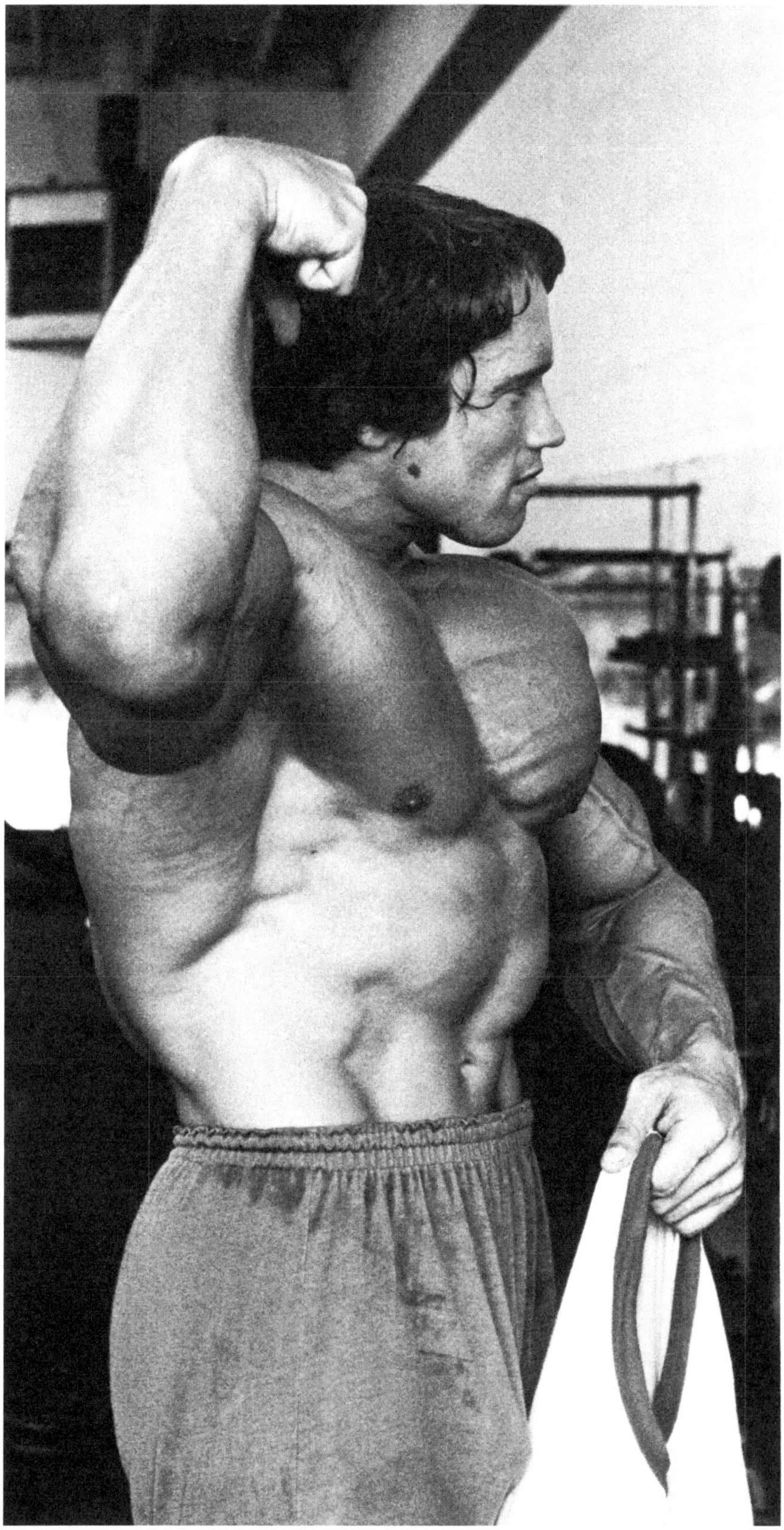

Posing ist einer der wichtigsten Bestandteile des Trainings und sollte stets geübt werden.

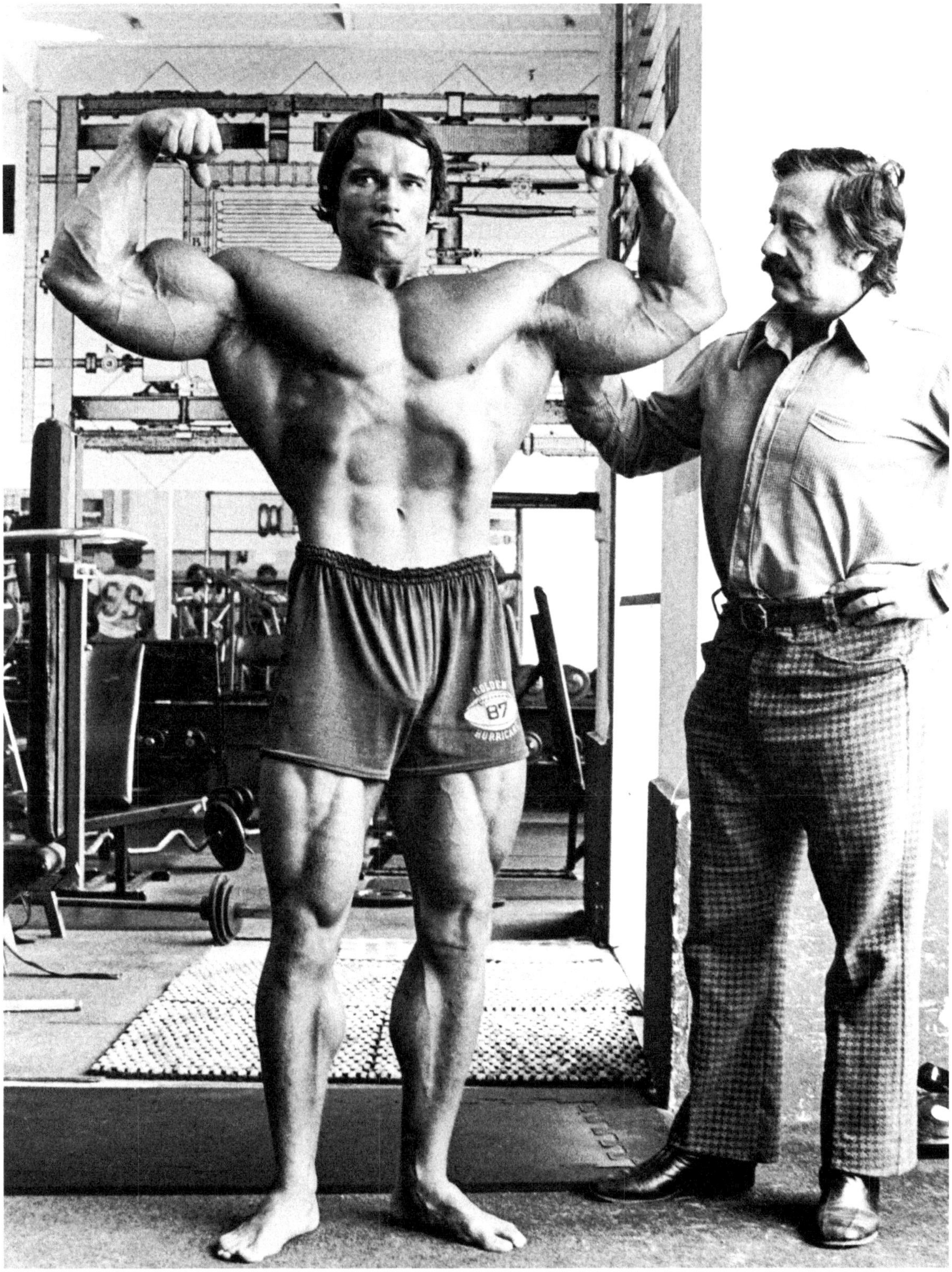

Das Posen für Joe war immer ein phantastisches Training, das meine Ausdauer, Muskelbeherrschung und Definition verbesserte.

dem er stundenlang Posen übt. Ich habe das selber erfahren, als ich früher manchmal in Joe Weiders Büro kam und er sagte: »Arnold, zieh dein Hemd aus, ich will dich posen sehen.« Das hat mich immer geärgert, weil ich dann zu schwitzen anfing und ganz einfach nicht auf eine solche Anstrengung vorbereitet war. Aber er ließ mich stundenlang posen, zwang mich, den Serratus anzuspannen und die Bauchmuskeln straff zu halten, bis ich erschöpft war. Er trieb mich fast zum Wahnsinn – aber am nächsten Tag hatte ich gewöhnlich einen solchen Muskelkater, dass ich bald einsah, dass das Posen ein hervorragendes Training für jene Körperpartien gewesen war, die ich mit meinem normalen Training offenbar nicht erreichte.

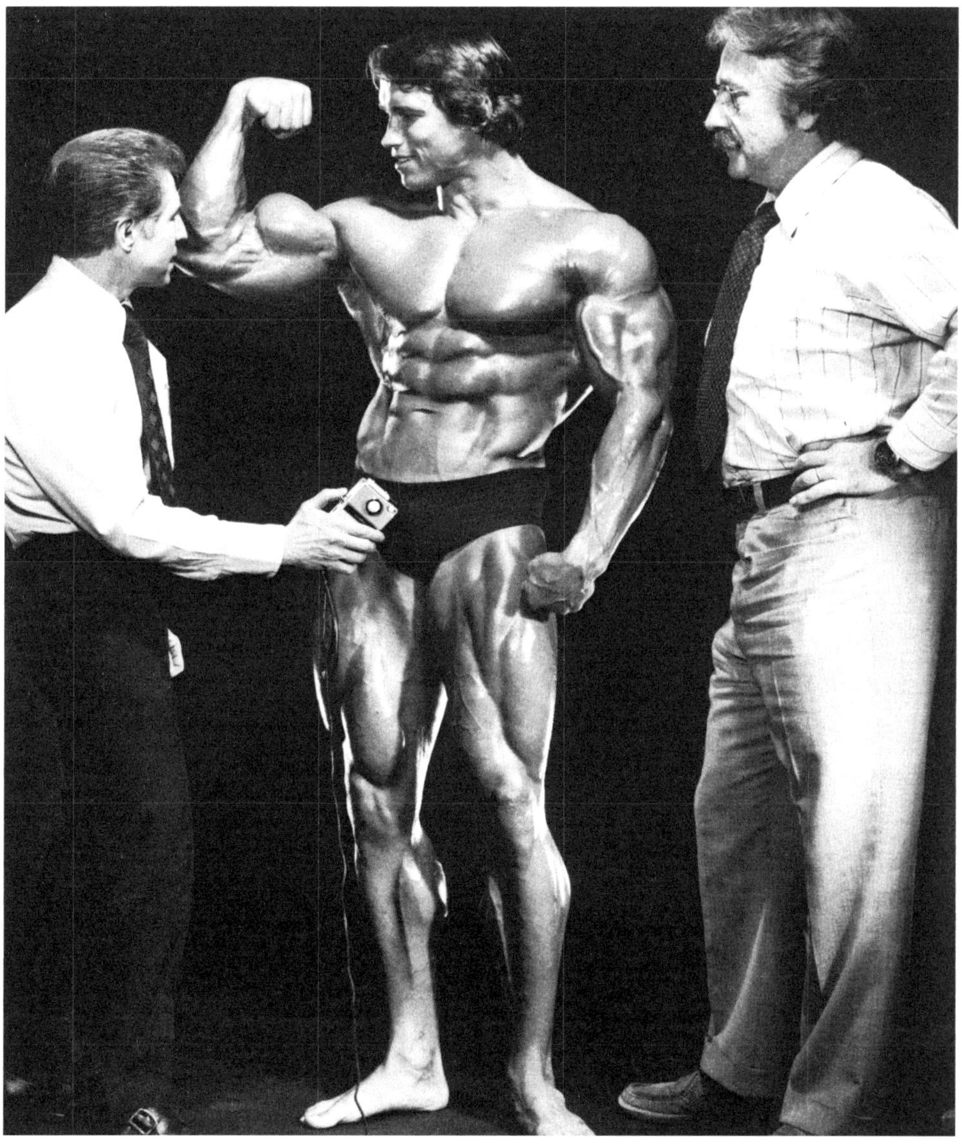

Bei Fotositzungen ist man gezwungen, hart und lange unter heißen Scheinwerfern zu posen. Dieses Foto von Joe und mir wurde kurz vor dem Mr. Olympia 1915 in Jimmy Carusos Atelier aufgenommen.

Ich machte es mir auch zur Gewohnheit, in der Woche vor einem Wettkampf möglichst viele Fototermine anzusetzen. Es war ungeheuer ermüdend, unter den Scheinwerfern zu stehen, auf Anweisung des Fotografen eine Pose nach der anderen auszuführen und sie so lange zu halten, bis er seine Kamera eingestellt hatte (»Beine anspannen«, »Bauch anspannen«, »halten!«), aber es brachte mir den Vorteil, dass ich am nächsten Tag noch besser aussah. Als ich an der Jane Mansfield Story arbeitete, musste ich einen ganzen Tag lang vor den Kameras posen. Ich sah im Studio gut aus, aber am nächsten Tag, nach stundenlangem Anspannen und Durchprobieren meiner Posingkür für den Film, war ich bestens definiert. Wirklich in Topform.

Einer der Gründe, warum das Posen (das im Grunde isometrische Kontraktion der Muskeln ist) so nützlich ist, ist der, dass es Muskelpartien beansprucht, die im Training oft übergangen werden. Wenn Sie vor einem Spiegel stehen, spannen Sie vielleicht die Oberschenkel, Brustmuskeln oder Deltamuskeln an, aber wie oft denken Sie an das, was zwischen diesen größeren Muskelgruppen liegt. Das Posen verbindet all diese Partien miteinander und verleiht dem Körper ein wirklich fertiges Aussehen, gibt ihm den Schliff, der den Unterschied zwischen einem guten Bodybuilder und einem wirklichen Champion ausmacht. Es trainiert und stimuliert all die Zwischenbereiche, die kleineren, aber dennoch wichtigen Partien der Muskulatur.

Bemühen Sie sich also, wirklich hart zu posen, wenn Ihr Wettkampf naht, nicht nur, um die Posen für die Vorwahl einzuüben, sondern auch, um optimale Definition und Muskelteilung zu erzielen, wie sie mit Diäthalten und Training allein nicht zu erlangen sind.

Posen für Fotos

Die Vorbereitung auf einen Fototermin ist in vielerlei Hinsicht ganz ähnlich wie die Vorbereitung auf einen Wettkampf: man muss die einzelnen Posen beherrschen, die richtige Posinghose aussuchen und für gute Sonnenbräune sorgen. Allerdings ist der Bodybuilder sehr auf das Können des Fotografen angewiesen. Nicht jeder hat wie ich das Glück, von einem Art Zeller, Jimmy Caruso, John Balik oder Albert Busek fotografiert zu werden. Folglich muss man selbst dafür sorgen, dass man gut aussieht, auch wenn seitens der Person, die die Aufnahmen macht, gewisse Unzulänglichkeiten bestehen.

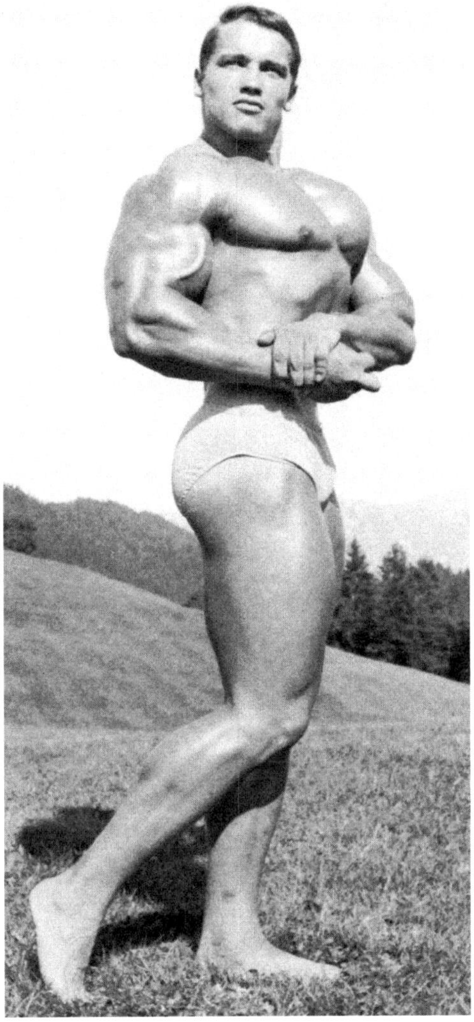

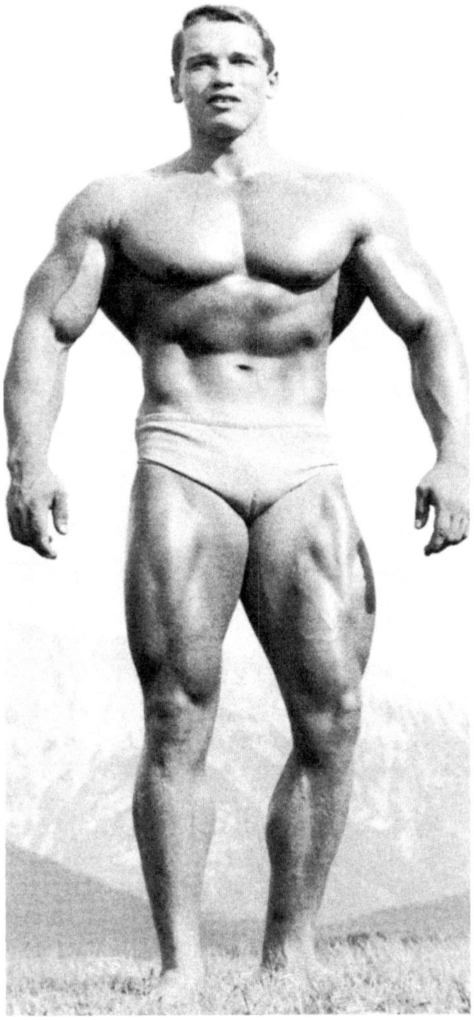

Zwei Fotos von Albert Busek, für die der Aufnahmewinkel so tief gewählt wurde, dass die Landschaft im Hintergrund meine Gestalt nicht überwältigt. So kann man größer aussehen als ein Berg!

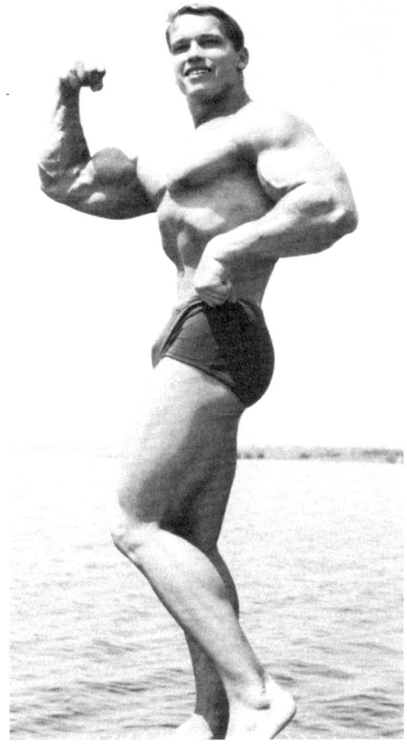

Für diese Aufnahme fuhren Albert Busek und ich mit einem Boot weit auf einen See hinaus, damit das Ufer unauffällig in die Ferne rückte. Wir suchten uns eine Tageszeit mit einem Sonnenstand von ungefähr 45° aus, um harte Schatten gering zu halten.

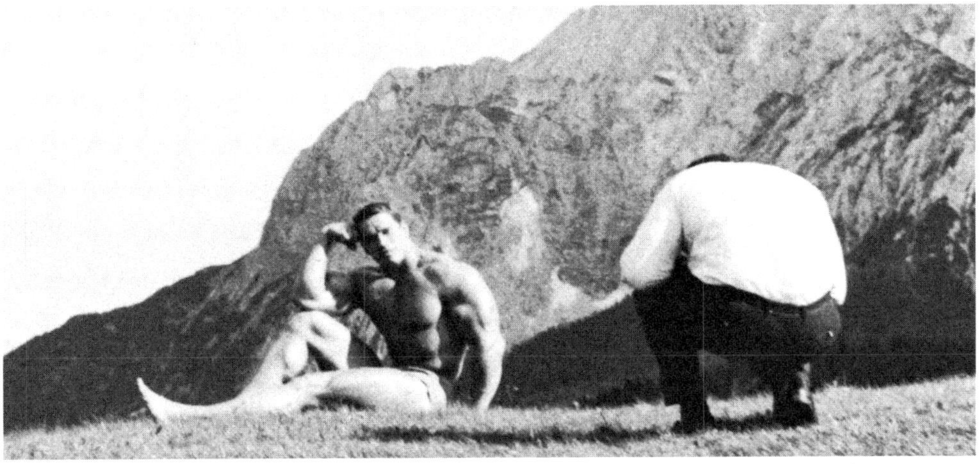

Albert Busek bemüht sich hier um eine günstige Perspektive, damit der neunzehnjährige Arnold mächtig wirkt und die »winzigen« Alpen im Hintergrund überragt.

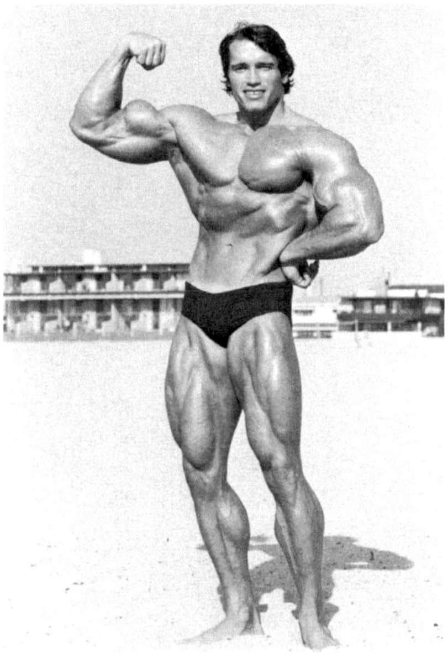

Himmel und Strand bilden einen neutralen Hintergrund, der von meiner Gestalt nicht ablenkt. Die Gebäude im Hintergrund wirken klein und unbedeutend. Beachten Sie auch, dass keine harten Schatten geworfen werden, da John Balik diesen Fototermin am Spätnachmittag angesetzt hatte.

Der Hintergrund hat entscheidenden Einfluss darauf, wie der Bodybuilder auf einem Foto wirkt. Wenn Sie zum Beispiel vor einem großen Gebäude, einer großen Brücke oder anderen großen oder unruhigen Objekten posen, wird der Körper vor diesem Hintergrund kleiner und unbedeutender wirken. Ich habe mir sehr viele Fotos angesehen und bin zu dem Schluss gekommen, dass ein neutraler Hintergrund, etwa das Meer oder der Himmel, am günstigsten ist. Auch mit hohen Bergen in weiter Ferne kann der Körper sehr mächtig wirken.

Der richtige Aufnahmewinkel ist ebenfalls wichtig. Wenn die Kamera nach unten weist, wird der Körper klein aussehen. Wesentlich größer und massiver wirkt er, wenn sich die Kamera in Hüfthöhe oder tiefer befindet, sodass nach oben fotografiert wird.

Auch die Tageszeit spielt eine entscheidende Rolle. Um die Mittagszeit steht die Sonne so hoch am Himmel, dass harte, unschöne Schatten geworfen werden. Besser werden die Aufnahmen, wenn bei einem Sonnenstand von etwa 45° fotografiert wird, also um 9 oder 10 Uhr morgens bzw. um 3 oder 4 Uhr nachmittags, je nach Jahreszeit. Für Farbaufnahmen ist ein bewölkter Himmel meist vorteilhafter. Ein wirklich guter Fotograf wird auch mit Blitzlicht oder Reflektor arbeiten, um die Schatten um die Augen zu beseitigen, die auch geworfen werden, wenn die Tageszeit zum Fotografieren günstig ist.

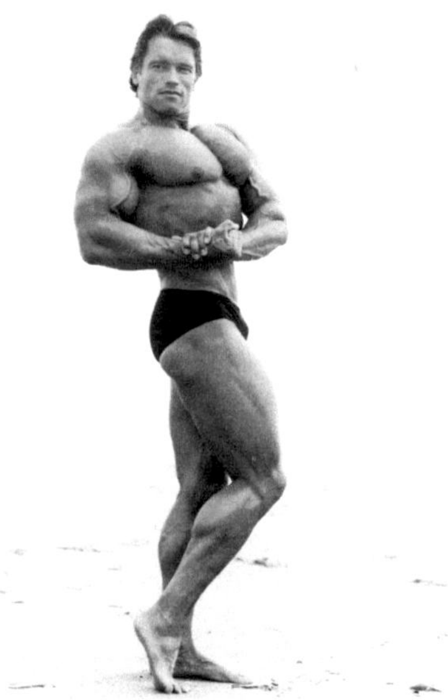

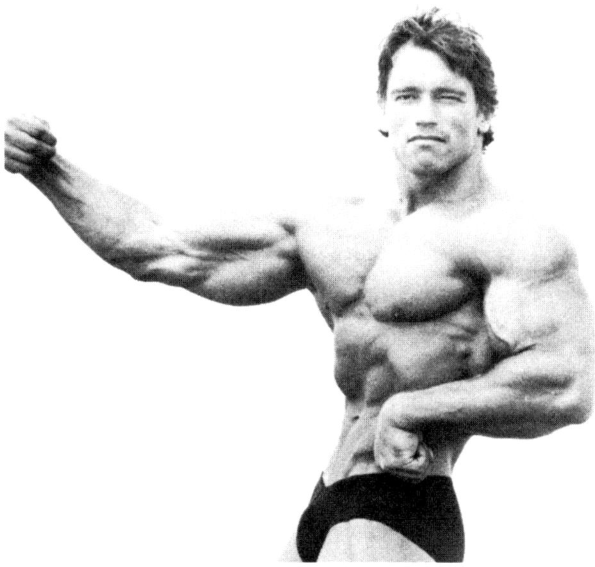

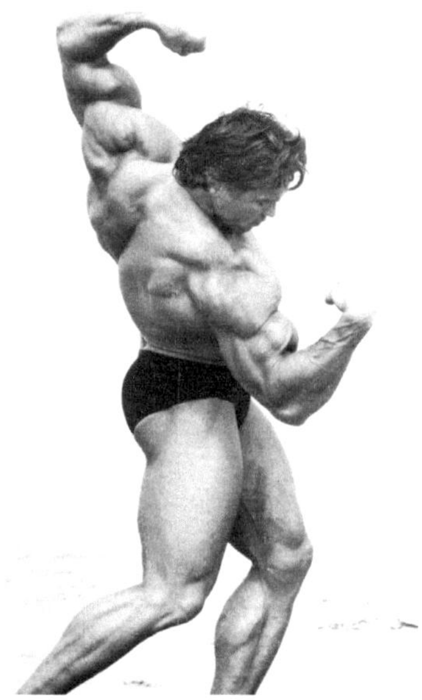

Ein nebliger Tag am Strand. Der Nebel sorgt für einen neutralen Hintergrund, gegen den sich der Körper eindrucksvoll abhebt. Noch effektvoller wären die Aufnahmen in Farbe geworden, da man bei diffusem Licht besonders satte Farben erhält.

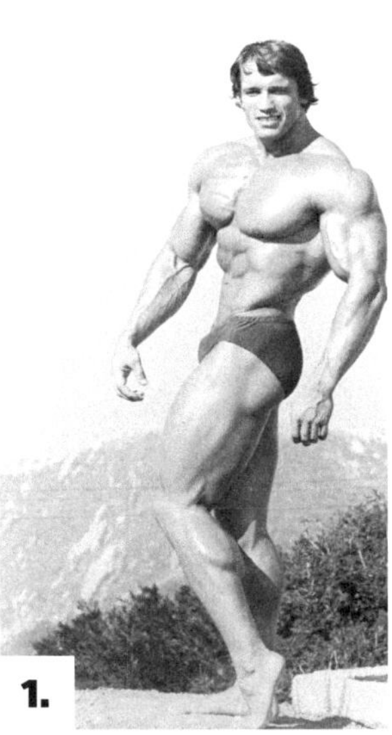

1.

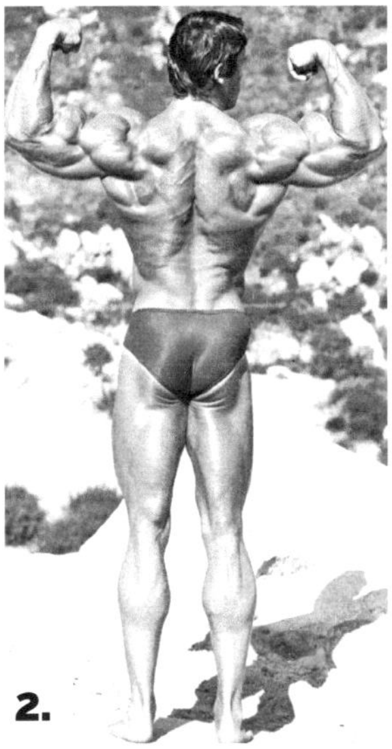

2.

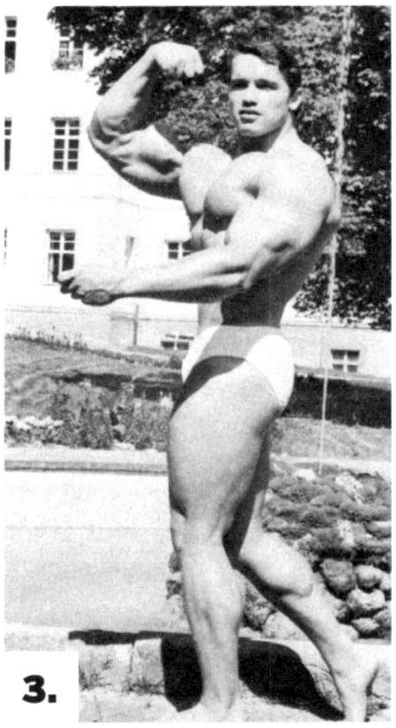

3.

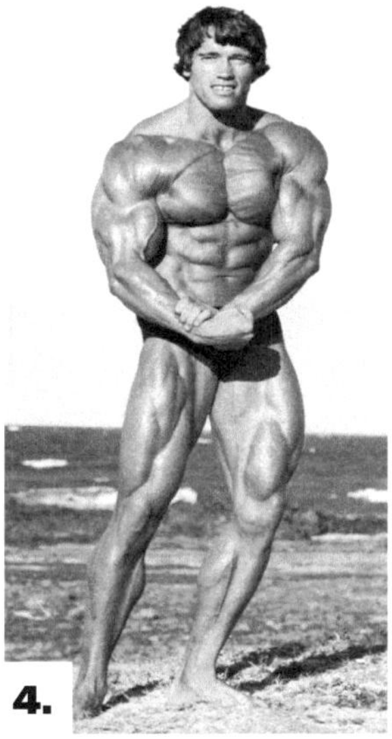

4.

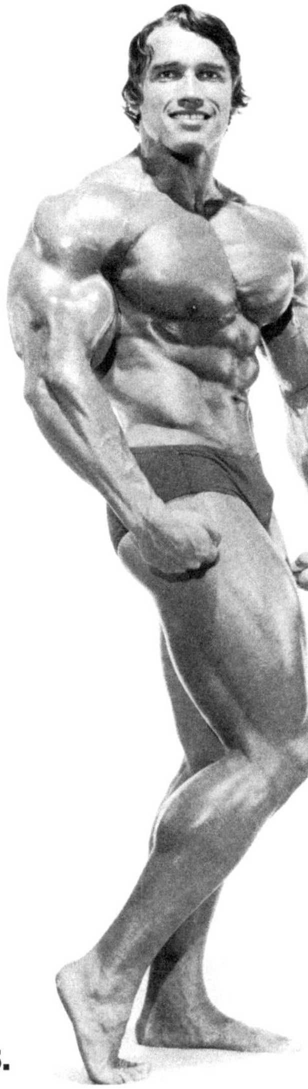

5.

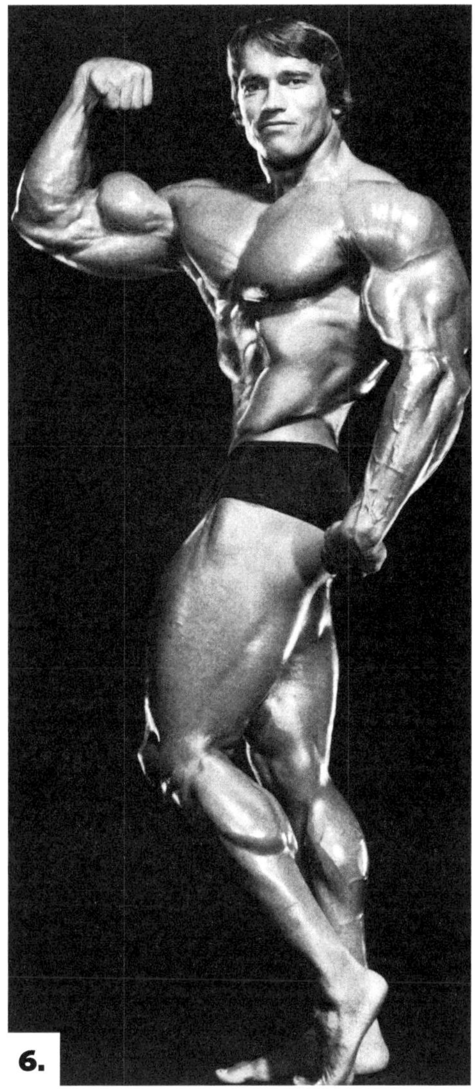

6.

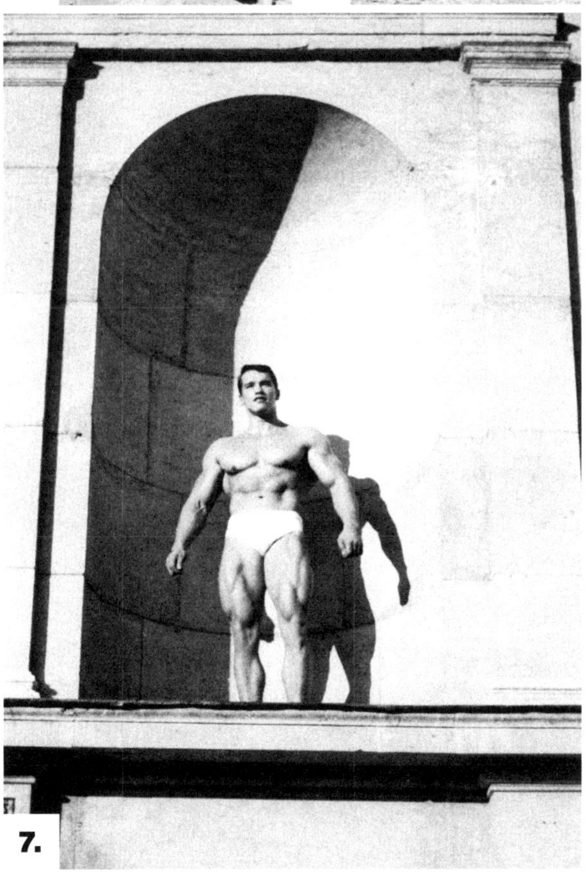

7.

1. *Das ist ein Foto von John Balik, aufgenommen auf dem »Muscle Rock«, auf dem so viele Bodybuilder fotografiert wurden. Auch hier bleiben die Berge unauffällig und in weiter Ferne im Hintergrund.*

2. *Das ist ein Beispiel, wie man es nicht machen sollte. Obwohl der Hintergrund unscharf ist, ist er so unruhig, dass er von der Gestalt im Vordergrund ablenkt. Durch den großen Berg wirke ich auch wesentlich kleiner und weniger wuchtig, als wenn ich gegen den Himmel fotografiert worden wäre.*

3. *Auch hier ist der Hintergrund zu groß, zu nah, zu unruhig.*

4. *Wenn man unter dem richtigen Winkel fotografiert und sich die passende Tageszeit aussucht, kann der Ozean einen dramatischen Hintergrund bilden. Doch wenn man im grellen Sonnenlicht steht wie hier, braucht man tiefe Sonnenbräune, damit die Definition gut herauskommt.*

5. *Russ Warner fotografiert gern gegen einen weißen Hintergrund, durch den der Körper besonders mächtig und massiv wirkt.*

6. *Ein schwarzer Hintergrund wie dieser von Jimmy Caruso ist wesentlich effektvoller und lässt den Körper härter und besser definiert aussehen.*

7. *Hier stehe ich in einer Nische, um wie eine Statue auszusehen.*

Wie der Körper auf dem Film abgebildet wird, hängt weitgehend vom Objektiv an. Je länger das Objektiv, desto geringer die Verzerrung. Mit einem Weitwinkelobjektiv kommt oft eine unvorteilhafte Krümmung ins Bild. Sofern nicht absichtlich ein bestimmter Effekt angestrebt wird, sollte daher für 35-mm-Normalfilm nie ein Objektiv von weniger als 50 mm Brennweite verwendet werden, und selbst dann muss der Fotograf noch sehr achtgeben, dass er den Winkel nach oben nicht zu steil wählt. Wesentlich unproblematischer sind Objektive von 90 mm oder 135 mm Brennweite (bzw. den entsprechenden Werten für andere Filmformate), weil eine Verzerrung hier so gut wie unmöglich ist.

Manchmal posen Bodybuilder mit Requisiten oder an ungewöhnlichen Orten, wie Steve Reeves mit einem Diskus oder ich mit dem Schwert, das ich in Conan der Barbar benutzte. Um bei solchen Aufnahmen die gewünschte Wirkung zu erzielen, ist darauf zu achten, dass die Requisiten nicht vom Körper ablenken, sondern die Gestalt vorteilhaft unterstreichen.

Das Fotografieren im Atelier ist eine Kunst, die einen erfahrenen Fachmann verlangt. Ich habe von jungen Bodybuildern Fotos geschickt bekommen, die offensichtlich von Atelier-Fotografen gemacht worden waren; sie waren schlecht ausgeleuchtet und wirkten in den Posen unbeholfen.

Es gibt viele verschiedene Möglichkeiten, einen Körper im Atelier aufzunehmen. Russ Warner fotografierte zum Beispiel gern gegen einen weißen Hintergrund. Bei richtiger Beleuchtung kann man damit erreichen, dass der Körper mächtig massiv wirkt. Doch die effektvollsten Aufnahmen erhält man mit schwarzem Hintergrund – wie von Jimmy Caruso bevorzugt –, der die Muskeln noch härter und schärfer definiert wirken lässt.

Kapitel 2

Vorbereitung vom Scheitel bis zur Sohle

Eines ist immer besonders schade – wenn ein Bodybuilder mit hervorragendem Körper, an dem er offensichtlich hart gearbeitet hat, zwar bravourös auf der Bühne post, den Gesamteindruck seiner Präsentation aber durch irgendeine Kleinigkeit verdirbt, die er übersehen hat. Je weiter Sie im Bodybuilding vorankommen, desto härter wird die Konkurrenz. Und wenn ein Kampfrichter Sie mit einem gleichwertigen Gegner vergleicht und sich nur schwer entscheiden kann, wer höher einzustufen sei, könnte ein untergeordneter Aspekt Ihrer Erscheinung, wie Posinghose, Hauttönung, Hautfarbe, Haarschnitt oder Sauberkeit, den Ausschlag geben.

Solche Details der Präsentation bringen in der Regel keinen nennenswerten Punktgewinn. Dafür sind gute Körperentwicklung, Posing und Auftreten auf der Bühne maßgebend. Doch alles, was das Gesamtbild Ihres Bühnenauftritts mindert, könnte Sie Punkte kosten, und das kann sich auch der beste Bodybuilder nicht leisten.

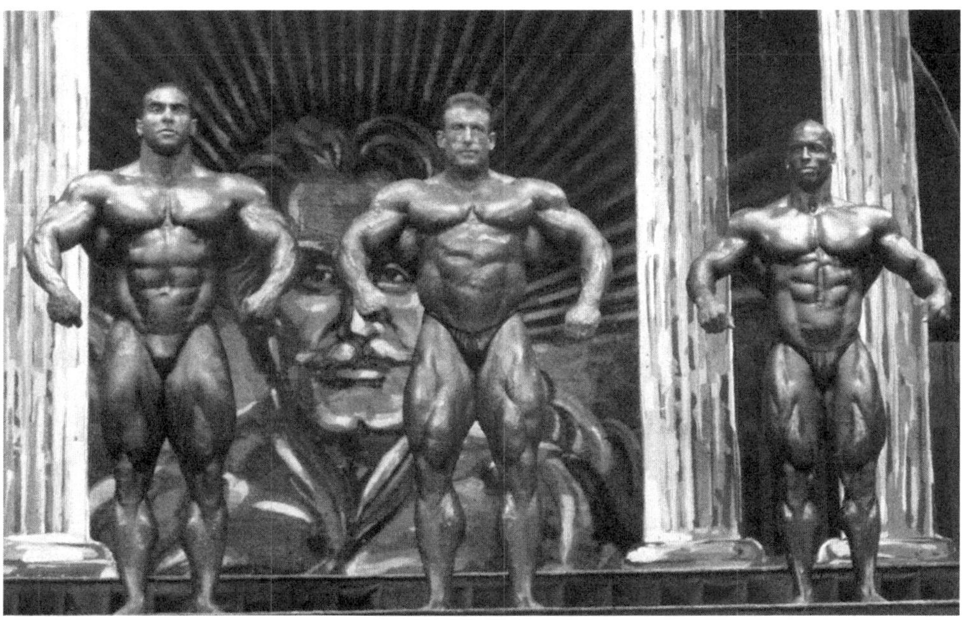

Zu meiner Zeit trugen Bodybuilder noch viele verschiedene Posinghosen: weit, eng, hoch oder niedrig geschnitten, an der Seite höher oder niedriger. Moderne Bodybuilder wir Nasser El Sonbaty, Dorian Yates und Shawn Ray tragen sehr ähnliche Hosen. Dennoch gibt es Unterschiede im Stil und der Farbe. Also treffen Sie Ihre Wahl sorgfältig.

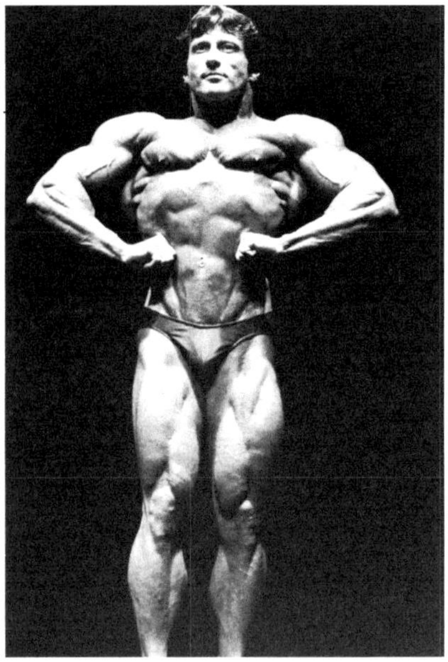

Frank Zane

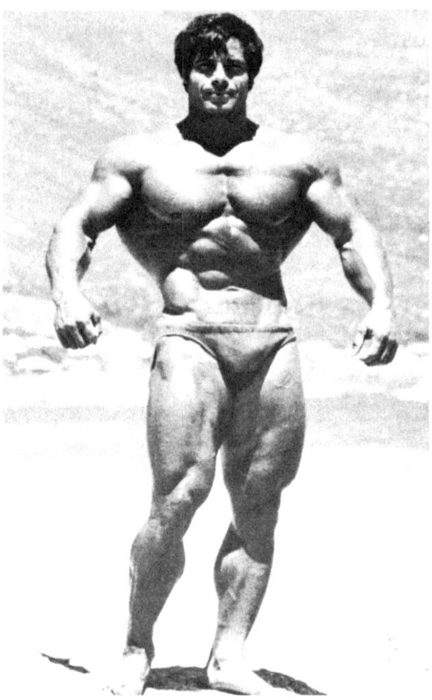

Franco Columbu

Posinghose

Besorgen Sie sich rechtzeitig vor dem Wettkampf die richtige Posinghose. Wenn Sie sich erst ein paar Tage vor dem Wettbewerb darum kümmern, gehen Sie ein Risiko ein – es könnte eine Weile dauern, bis Sie gefunden haben, was Sie möchten, vielleicht müssen Sie die Hose auch mit der Post bestellen oder gar nach Maß anfertigen lassen. Prüfen Sie Schnitt, Farbe und Gewebe des in Frage kommenden Modells, und lassen Sie sich in der Hose fotografieren, um ganz sicher zu sein, dass sie in jeder Hinsicht passt.

Falls Sie groß sind und lange Beine haben, können Sie ein Modell tragen, das an den Beinen etwas weiter herabreicht. Bei kurzen Beinen und langem Oberkörper kann der Beinausschnitt etwas größer sein und der Bund etwas höher sitzen. Ob die Posinghose knapp oder weniger knapp geschnitten sein sollte, hängt von verschiedenen Merkmalen des Körperbaus ab. Bob Birdsong mit seinem breiten Rücken und den schmalen Hüften kann gut sehr knappe Posingslips tragen. Auch Frank Zane bevorzugt einen knappen Schnitt, weil seine Obliquusmuskeln stark ausgeprägt sind und die kleinere Hose unter diesen endet, sodass seine Taille schmaler wirkt. Franco Columbu hat eine ähnliche Taille und sieht somit in einer relativ knappen Hose ebenfalls gut aus.

An Männern mit einem Körperbau ähnlich dem meinem, die wesentlich schwerer und breiter sind, würde ein knapper Slip lächerlich wirken. Können Sie sich einen Bodybuilder von der Gestalt eines Lou Ferrigno im eleganten Posingslip eines Frank Zane vorstellen? Nein, die größeren, eher herkulischen Bodybuilder brauchen etwas größere Hosen.

Es ist auch wichtig, dass Sie sich die passende Farbe aussuchen und kein zu ausgefallenes Modell wählen. Stark glänzende oder gemusterte Hosen verstoßen zum Beispiel gegen die derzeitigen Franco Columbu Regeln der IFBB. Und das ist ganz gut so: Sie wollen ja nicht, dass die Kampfrichter so von Ihrer Hose beeindruckt sind, dass sie Ihren Körper gar nicht mehr bemerken!

Am besten sind einfarbige Hosen. Ich habe immer gern dunklere Farben getragen, weil zu helle Hosen die Aufmerksamkeit auf die Taille lenken, und eine Wespentaille hatte ich nie. Ken Waller stand Blassblau gut, und zu Franco hat Tiefrot immer gut gepasst. Die richtige Farbe

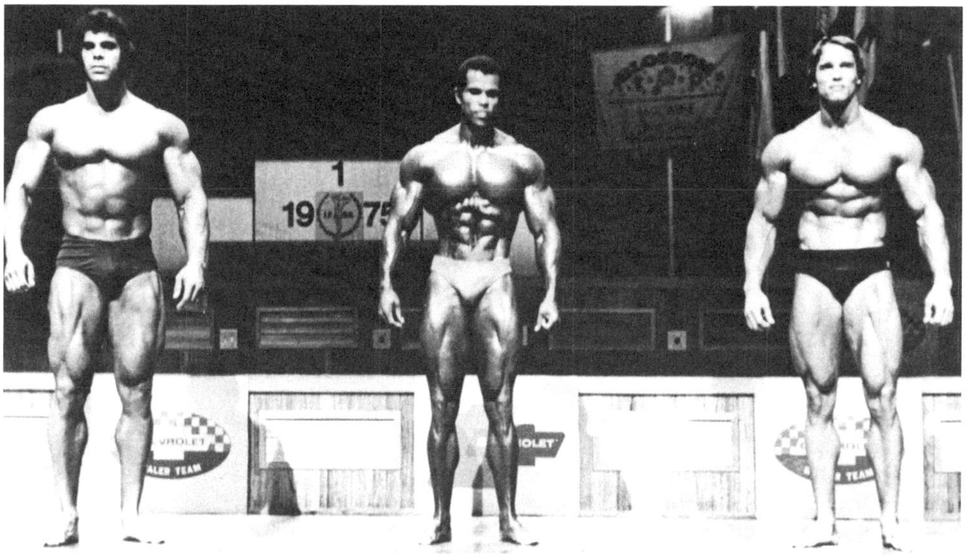

Für Lou Ferhgno (links) und mich, beide wuchtig und massiv gebaut, ist eine etwas höher geschnittene Posinghose bedeutend vorteilhafter. Serge Nubret (Mitte) mit seiner schmalen Taille kann hingegen eine Hose tragen, die am Bund weiter herabreicht und einen größeren Beinausschnitt hat.

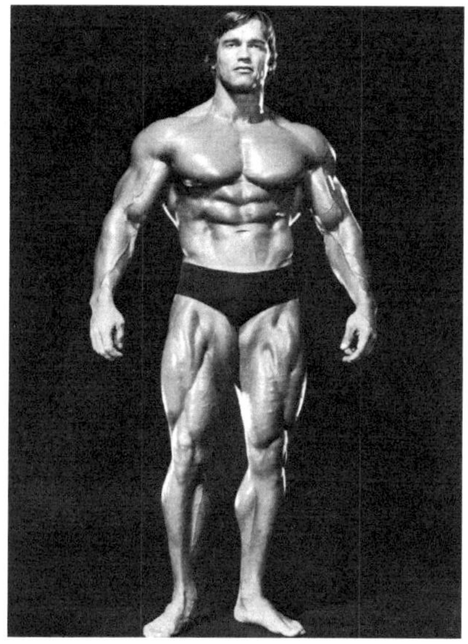

Meine Posinghose endet 2–3 cm unter den Obliquusmuskeln. Wäre sie höher geschnitten, würden die Obliquusmuskeln dick wirken. Knapper geschnitten würde sie nicht zu meinem Körpertyp passen.

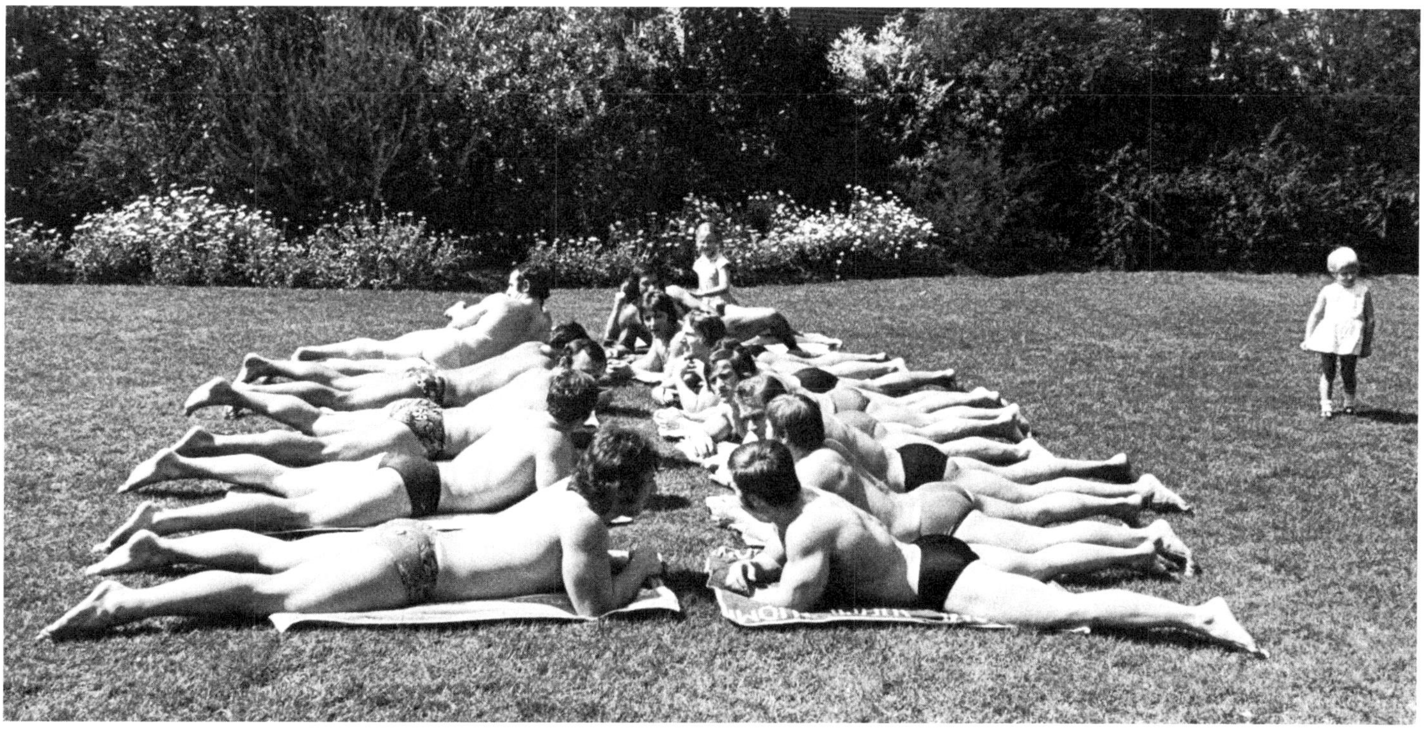

Bei guter Hautbräunung ist die Definition unter den hellen Bühnenscheinwerfern besser zu erkennen. Diese Bodybuilder nehmen ein Sonnenbad, um sich für einen bevorstehenden Wettkampf die nötige Bräune zu holen.

unterstreicht die Gestalt und sollte mit Hautton, Haarfarbe und Augenfarbe harmonieren sowie zur Muskelentwicklung passen. Probieren Sie also aus, welche Farbe Ihnen am besten steht.

Sobald Sie über Schnitt und Farbe Ihrer Posinghose entschieden haben, kaufen Sie sich am besten gleich mehrere, damit Sie nach einer langen Vorwahl eine saubere anziehen können und bei der Abendvorstellung möglichst gut aussehen. Mehrere Hosen zum Wechseln sind günstig, falls man sich für Aufnahmen hinter der Bühne oder für einen Fototermin am Tag nach dem Wettkampf umziehen will. Ich hatte immer gern Hosen in verschiedenen Farben für Aufnahmen mit farbigem Hintergrund oder im Freien.

Sonnenbräunung

Wenn ein hellhäutiger Bodybuilder unter den starken Scheinwerfern auf der Bühne steht, wird von seinem Körper so viel Licht reflektiert, dass es für die Kampfrichter schwierig ist, seine Definition und Muskelentwicklung zu sehen. Dem kann man durch gute, gleichmäßige Bräune abhelfen.

Die Haut wird braun, um sich gegen die gefährliche Ultraviolettstrahlung der Sonne zu schützen. Bei Sonnenbestrahlung der Haut wird das Melanin (Hautpigment), das von der letzten Sonnenbräune noch vorhanden ist, aber verblasst ist, wieder dunkel; deshalb scheint es, als reiche ein Tag Sonnenbaden aus, um braun zu werden, doch in Wirklichkeit hat der Körper kein neues Pigment zum Schutz der Haut gebildet. Wirkliche Sonnenbräunung, bei der neues Melanin gebildet wird, dauert sehr viel länger, eine Woche bis zehn Tage, und daher ist es nicht sinnvoll, sich stundenlang ohne Pause in die Sonne zu legen, um möglichst schnell braun zu werden.

Am besten sonnt man sich in Zeitabschnitten von begrenzter Dauer, am Anfang 20 Minuten bis eine halbe Stunde am Tag, je nach Hauttyp, geographischer Lage des Wohnorts, Jahreszeit und Höhe über dem Meeresspiegel (die Ultraviolettstrahlung wird mit zunehmender Höhe stärker). Hellhäutige, die leicht einen Sonnenbrand bekommen, müssen besonders vorsichtig sein. Man sollte jedoch nicht vergessen, dass auch die dunkelste Haut bei langer Sonnenbestrahlung verbrennen und geschädigt werden kann.

Fachleute raten davon ab, zwischen 10 Uhr morgens und 2 Uhr nachmittags Sonnenbäder zu nehmen, weil die Sonneneinstrahlung um diese Zeit am intensivsten ist (und folglich die Haut am meisten schädigen kann), aber das ist genau die Tageszeit, zu der sich die meisten Leute am liebsten in die Sonne legen. Ich möchte daher die Warnung weitergeben, dass man von zuviel Sonne Falten und eine lederartige Haut bekommt und dass die Ultraviolettstrahlung der Sonne Hautkrebs verursachen kann. Beim Bräunen ist somit Mäßigung und Vorsicht geboten.

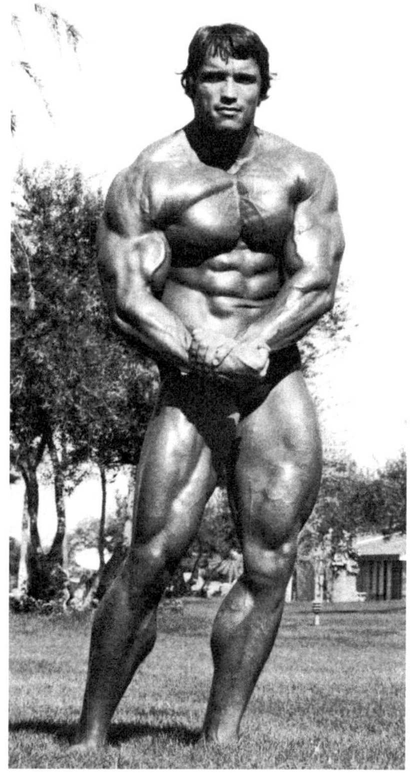

Diese Aufnahme wurde 1974 in Palm Springs gemacht. Wie Sie sehen, wirkt der Körper bei tiefer Bräune wesentlich attraktiver, härter und besser definiert.

Eine Möglichkeit, die Sonnenbestrahlung zu begrenzen, ist das Auftragen von Sonnenöl (nicht einfach normales Öl – das schützt nicht, sondern verhindert nur, dass man schwitzt, und folglich könnte man einen Hitzschlag bekommen). Die besten Sonnenöle enthalten PABA, einen Lichtschutzstoff, und moderne Sonnenöle sind ihrer Schutzwirkung entsprechend nach Zahlen abgestuft, wobei 1 am wenigsten und die höheren Zahlen mehr Schutz bieten.

Vom ästhetischen Standpunkt aus betrachtet, sollte das Gesicht nicht dunkler sein als der Rest des Körpers. Doch das Gesicht und besonders die Nase bekommen meist wesentlich mehr Sonne ab als andere Körperpartien. Tragen Sie also einen Hut oder reiben Sie das Gesicht mit einem Sonnenschutzmittel ein, damit Sie auf Nase und Stirn keinen Sonnenbrand bekommen.

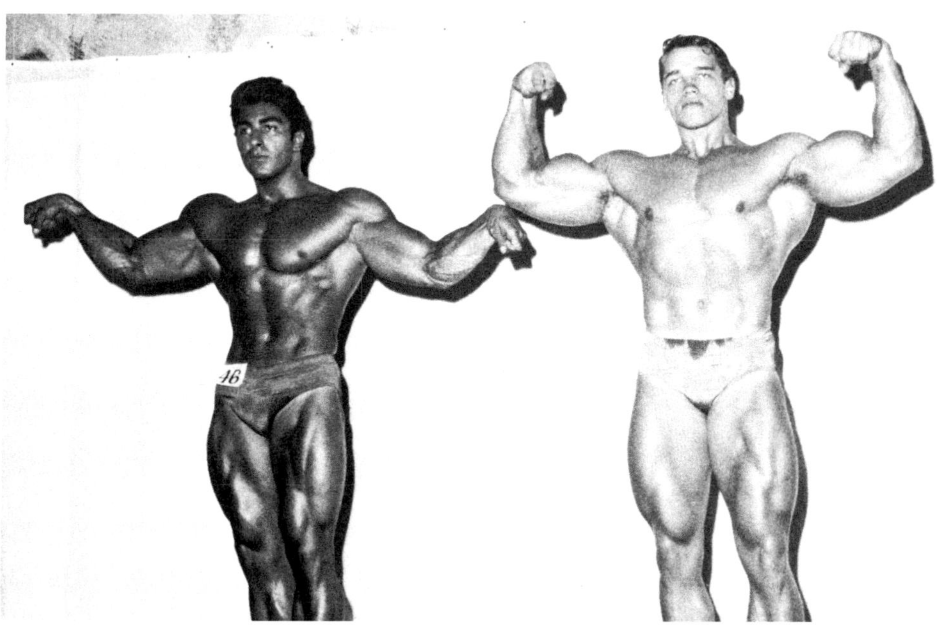

Dort, wo ich in Europa lebte, scheint die Sonne nicht intensiv genug, dass sie wirklich gebräunt hätte, während Dennis Tinerino den Vorteil eines viel wärmeren Klimas genoss. Folglich sieht er braun und definiert aus, ich hingegen wirke weiß und glatter, als ich tatsächlich war.

Bräunungsstudios und Höhensonnen

Bräunungsstudios gibt es heute überall. Man betritt einen Raum, der im Grunde eine riesige Höhensonne ist, und wird hier kurzzeitig einer bestimmten Strahlendosis ausgesetzt. Manche dieser Studios verwenden »UV-A«- andere »UV-B«-Strahlen (womit ganz einfach die Wellenlänge der Ultraviolettstrahlung angegeben wird), aber man sollte sich darüber im klaren sein, dass jede Strahlung, die die Haut bräunen kann, sie auch verbrennen und schädigen kann, und deshalb gelten für Bräunungsstudios die gleichen Warnungen wie für das Sonnenbaden. Beginnen Sie langsam. Lassen Sie dem Körper genügend Zeit zum Bräunen, und achten Sie darauf, dass die Haut nicht verbrennt und sich abschält; das sieht nicht nur hässlich aus, sondern zwingt Sie auch dazu, wieder von vorne anzufangen. Bei künstlichen Höhensonnen bestehen die gleichen Gefahren. Schon viele Menschen haben sich schwere Verbrennungen zugezogen, sogar an den Augen, weil sie zu lange unter der Höhensonne geblieben sind.

Es sind zahlreiche Produkte im Handel, mit denen der Bräunungsprozess beschleunigt werden soll. Diese Pillen, Öle oder Cremes stimulieren entweder die Pigmentbildung im Körper oder machen die Haut für Sonnenstrahlen besonders empfindlich. Das Problem ist, das viele dieser Produkte von der FDA (der amerikanischen Behörde für Nahrungs- und Arzneimittel) nicht genehmigt sind und folglich in den Vereinigten Staaten nicht verkauft werden dürfen. Ich kenne mehrere kalifornische Bodybuilder, die starke Verbrennungen erlitten haben, weil sie die Cremes oder Öle entweder zu konzentriert aufgetragen haben (gewöhnlich müssen sie verdünnt werden) oder zu lange in der Sonne geblieben sind. Angesichts solcher Gefahren kann ich die Anwendung dieser Produkte nicht empfehlen.

Bräunungsmittel

Auch bei guter Sonnenbräune verwenden die meisten weißrassigen Bodybuilder gern zusätzlich ein Bräunungsmittel, um auf der Bühne noch dunkler auszusehen. In den meisten Drogerien findet man ein reichhaltiges Sortiment verschiedener Hautfärbemittel, und Bodybuilder haben in den vergangenen zehn oder zwanzig Jahren so ziemlich alle ausprobiert. Produkte wie Man Tan, mit dem man eine sofortige Färbung erzielt, oder Coppertone's Q-T, bei dem es eine Weile dauert, bis die Farbe erscheint, haben Wettkämpfern geholfen, ihre natürliche Bräune zu verstärken und auf der Bühne noch besser auszusehen, als es auf natürliche Weise möglich gewesen wäre.

Wie Sie Ihre Bräune für den Wettkampf vertiefen, hängt weitgehend von Ihrer natürlichen Hautfarbe ab. Falls Sie einen hohen Pigmentgehalt haben und von Natur aus schnell braun werden, wird ein Produkt wie Tan-in-a-Minute oder Q-T Ihre Bräune noch verstärken und eindrucksvoller machen. Bei heller Haut oder wenn Sie nicht genügend Zeit hatten, sich in die Sonne zu legen (oder in ein Bräunungsstudio), bewirken diese Mittel einen gelblichen Hautton. In diesem Fall brauchen Sie noch eine »Deckfarbe«, um die Bräune zu vertiefen. Ken Waller, der sehr hellhäutig ist, versuchte immer die ihm mögliche natürliche Bräune zu erzielen und fing dann am Vortag des Wettkampfs an, Q-T aufzutragen – vier oder fünf Schichten, wobei er jede eine Stunde trocknen ließ, bevor er die nächste auf trug. Am Tag darauf wusch er sich morgens mit lauwarmen Wasser ab und brachte anschließend noch eine weitere Schicht auf. Mit diesen vielen Schichten erreichte er die nötige Bräune, um auf der Bühne gut auszusehen.

Einölen des Körpers

Bodybuilder ölen sich für ihren Bühnenauftritt ein, um die Körperkonturen hervorzuheben und die Definition der Muskeln bestmöglich herauszubringen. Starke Scheinwerfer verwischen oft Feinheiten, und eine leichte Schicht Öl auf gut gebräunter Haut erlaubt es den Kampfrichtern, die Körperentwicklung voll zu würdigen.

Beim Einölen brauchen Sie Hilfe – jemanden, der Ihnen den Rücken einölt und Ihnen sagt, ob das Öl gleichmäßig verteilt ist. Bei Ihren ersten Wettkämpfen finden Sie immer einen anderen Teilnehmer, der Ihnen den Rücken einölt, wenn Sie ihm dafür den seinen einölen. Aber bei Wettkämpfen höheren Niveaus können Sie nie sicher sein, ob Ihnen ein Konkurrent nicht einen Streich spielt, Ihnen vielleicht nur den halben Rücken einölt oder zu viel bzw. zu wenig Öl aufträgt. Sie tun also gut daran, einen Freund oder Trainingspartner mitzubringen, jemanden, mit dem Sie geübt haben und der weiß, wo Öl aufgetragen werden muss und wieviel. Welches Öl Sie verwenden, liegt ganz bei Ihnen – alle Arten von Babyöl bis Olivenöl sind möglich –, aber denken Sie daran, dass zu viel Öl genauso unvorteilhaft wirken kann wie zu wenig sonst stehen Sie womöglich wie eine gebratene Weihnachtsgans auf der Bühne. Halten Sie ein Handtuch bereit, und tupfen Sie überschüssiges Öl ab, das nur stören würde und bei IFBB-Wettkämpfen nicht erlaubt ist.

Frisur

Eine lange Mähne oder Zottelhaar bedeckt nicht nur Nacken und Trapezius, sondern lässt auch den Kopf größer wirken – und den Körper entsprechend kleiner. Dasselbe gilt für eine buschige Afrofrisur. Andererseits kann man mit sehr kurzem Haar aussehen, als hätte man gerade die Rekrutenschule hinter sich gebracht.

Aber die Sache hat auch noch einen praktischen Aspekt: Wenn Ihr Haar zu lang ist, wird es im Verlauf des Wettkampfs von Schweiß und Öl nass und strähnig, sodass Sie am Ende nicht wie ein Bodybuilding-Champion aussehen, sondern wie aus dem Wasser gezogen. Sorgen Sie also dafür, dass Ihr Haar so kurz ist, dass die Frisur ordentlich bleibt. Überprüfen Sie Ihren Haarschnitt im Spiegel, sehen Sie sich Fotos an, und überlegen Sie sich, ob längeres Haar, kürzeres Haar oder eine andere Frisur vielleicht vorteilhafter für Sie wäre. Es gibt sogar Bodybuilder, die ihr Haar heller oder dunkler gefärbt haben, um besser auszusehen.

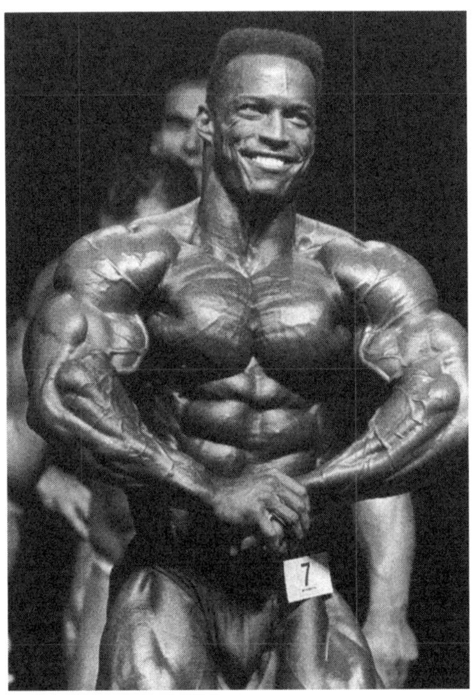

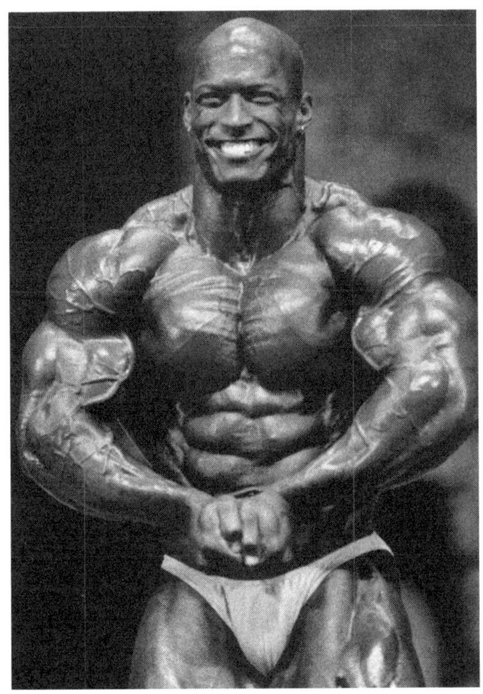

Der Haarschnitt kann das Gesamtbild verändern. Bodybuilder haben schon vor langer Zeit gelernt, dass kürzere Haare den Körper massiger wirken lassen. Shawn Ray hat diesem Gedanken Taten folgen lassen.

Und achten Sie vor allen Dingen darauf, dass Ihr Haar immer sauber und gesund aussieht; waschen Sie es regelmäßig, und machen Sie bei Bedarf eine Spülung mit einem Conditioner.

Körperhaare

Ein anderes Mittel, das Bodybuilder anwenden, um vorteilhafter auszusehen, ist das Abrasieren der Körperhaare vor einem Wettkampf. Die Haut wirkt dadurch wesentlich glatter, und die Muskeln sind besser zu sehen. Am einfachsten ist das Rasieren mit einem normalen Rasierapparat, den man vorsichtig über Brust, Arme und Beine führt, wo immer man eben Haare loswerden will. Es ist ein eigenartiges Gefühl, am Körper rasiert zu sein, und man muss sich erst daran gewöhnen. Ich kam mir zum Beispiel immer kleiner und leichter vor, und das kann vor einem Wettkampf psychologisch nachteilig sein. Deshalb empfehle ich Ihnen, sich nicht erst kurz vor einem Wettkampf zu rasieren, sondern möglichst schon ein paar Wochen vorher und dann in periodischen Abständen nach Bedarf. Bei einem Schnitt oder einer Hautreizung bleibt so genügend Zeit, dass die Wunde heilen und die Haut sich normalisieren kann.

Franco hatte immer eine höchst merkwürdige Methode, um Körperhaare zu entfernen: Da er sich nicht gern rasierte, fing er eine Weile vor dem Wettkampf an, die Haare mit den Fingern herauszuzupfen! Als er schließlich bereit war, sich zu rasieren, hatte er kaum noch Haare. Das ist keine Methode, die ich generell empfehlen würde.

Letzte Hand anlegen

Wirklich gute Bodybuilder überlassen auf der Bühne nichts dem Zufall. Viele tragen hinter der Bühne irgendeine Fußbekleidung, damit sie später beim Posen keine schmutzigen Fußsohlen haben. Andere bringen mehrere Posinghosen zum Wechseln mit und ziehen sich um, wann immer die Hose durch Schweiß und Öl verschmutzt ist.

Gepflegte Haut, gewaschenes Haar und saubere Bekleidung, eine ordentliche Frisur, die richtige Bräune und Hautfärbung, der passende Schnitt der Posinghose – das sind alles wichtige Vorbereitungen, die dazugehören, wenn man es zum Bodybuilding-Champion bringen will.

Kapitel 3

Strategie und Taktik des Wettkämpfers

Als ich meine ersten Wettkämpfe bestritt, blieb mir gar nichts anderes übrig, als mich schon nach kurzer Zeit auf einem Niveau zu messen wie dem der Junioren-Meisterschaft, dem Bestgebauten Athleten Europas, der Europameisterschaft und Weltmeisterschaft. Doch obwohl ich mich sehr schnell entwickelte, wartete ich volle drei Jahre, bis ich mich als Wettkämpfer versuchte, weil es kleinere Veranstaltungen, an denen ich hätte teilnehmen können, kaum gab. Hätte es Konkurrenzen gegeben wie einen Mr. Venice Beach oder einen Mr. Los Angeles und die vielen Teenager- und Junioren-Meisterschaften, die heute ausgetragen werden, hätte ich schon nach einem Jahr Training mit Wettkämpfen anfangen können und entsprechend mehr Feedback und Wettkampferfahrung gewonnen.

Viele Bodybuilder warten mit Wettkämpfen lieber, bis sie sich für gut genug halten, den Sprung in regionale oder nationale Meisterschaften zu schaffen und sich dort den Titel zu holen, aber das betrachte ich als einen Fehler. Sie könnten feststellen, dass ihnen die Erfahrung fehlt, sich bestmöglich zu präsentieren, während die Konkurrenten diese Erfahrung längst besitzen.

Die ersten Wettkämpfe

Nichts spornt einen kampfesfreudigen Bodybuilder mehr zu immer größeren Leistungen im Studio an als ein fester Wettkampftermin. Schon der schreckliche Gedanke, auf der Bühne zu stehen und schlecht auszusehen, sich zu blamieren, weil Sie nicht hart genug trainiert oder nicht streng genug Diät gehalten haben, sollte ausreichend Motivation sein, um sie dazu zu bewegen, diese paar Sätze und Wiederholungen mehr zu machen und sich der Disziplin einer strengen Diät zu unterwerfen. Ohne diesen festen Wettkampftermin können Sie sich sagen, es sei ja eigentlich egal, und in gewissem Sinne ist es das auch. Folglich trainieren Sie nicht ständig mit vollem Einsatz.

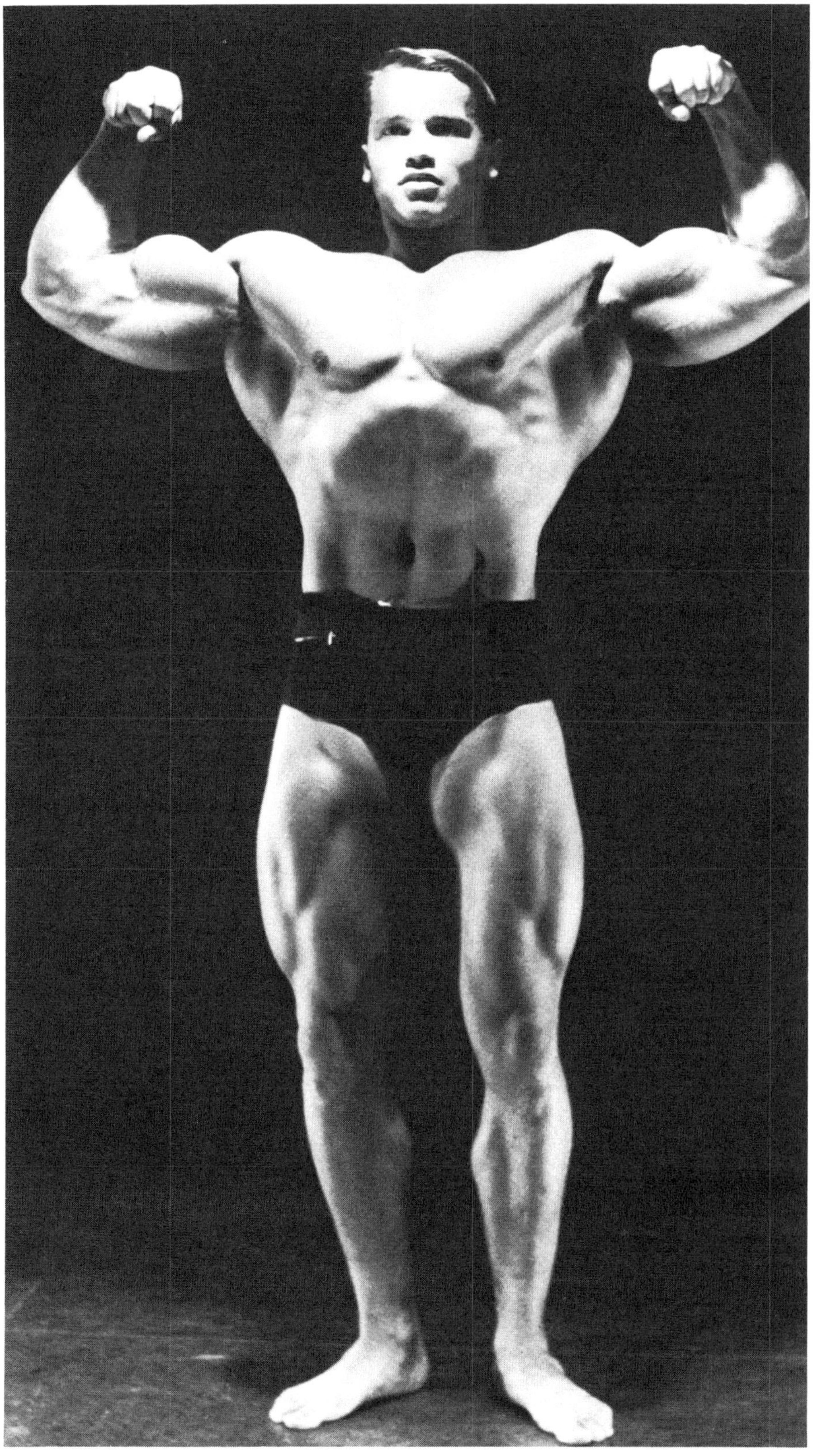

In dieser Form trat ich bei meinem ersten Bodybuilding-Wettkampf an.

Ich rate allen Bodybuildern, die Interesse an Wettkämpfen haben, damit anzufangen, sobald sie dazu in der Lage sind. Suchen Sie sich die einfachste Veranstaltung aus, die Sie finden können, und starten Sie dort, sobald Sie das Gefühl haben, sich nicht bloßzustellen. Bei dieser Prüfung, der Sie sich unterziehen, finden Sie heraus, wo Ihre Schwächen liegen. Sie wissen dann, wo Sie Fehler gemacht haben – sind Sie vielleicht bei Ihrer Kür steckengeblieben? Haben Sie es versäumt, Augenkontakt mit den Kampfrichtern aufzunehmen? Haben Sie zuviel Öl aufgetragen oder sich die falsche Posinghose ausgesucht? Und natürlich wissen Sie auch, worauf Sie stolz sein können, weil Sie es richtig gemacht haben.

Übung macht den Meister. Erfahrung ist der beste Lehrmeister. Wenn Sie an einem Wettkampf teilnehmen und ihn nicht gewinnen, obwohl Sie sich nach besten Kräften darauf vorbereitet haben, so sei's drum. Sie lernen aus Niederlagen genauso wie aus Siegen. Versuchen Sie zu gewinnen, aber wenn Sie es nicht schaffen, finden Sie den Grund heraus, damit Sie es das nächste Mal besser machen können.

Wettkämpfe für Fortgeschrittene

Sobald Sie erfahrener geworden sind und unter Beweis gestellt haben, dass sie als Bodybuilder gut genug sind, um kleinere Wettkämpfe zu gewinnen, müssen Sie beginnen, sich Ihre Wettkämpfe so auszusuchen, wie es für Ihre sportliche Laufbahn am sinnvollsten ist.

Ich habe mich nach meinem Sieg in der Amateur-Weltmeisterschaft in London wohlweislich nicht gleich in die Ränge der Profis hineingestürzt, sondern habe gewartet, bis ich mir sicher war, dass ich eine gute Chance hatte zu gewinnen. Wäre ich auch nur ein Jahr früher gegen die Top-Profis angetreten, hätte das meine Karriere erheblich bremsen können.

Wie das alles laufen kann, lässt sich an den Erfahrungen meines Freundes Jusup Wilkosz gut erläutern. Nachdem er 1979 den Weltmeistertitel gewonnen hatte, war Jusup sofort berechtigt, am Mr. Olympia teilzunehmen, erkannte aber, dass das taktisch unklug wäre. Stattdessen startete er bei der Profi-Weltmeisterschaft 1980 und gewann sie. Damit war er zweifacher internationaler Champion, und jeder betrachtete ihn als Sieger.

Ein anderes gutes Beispiel ist Tom Platz. Er wurde beim Mr. Olympia 1981 Dritter und beeindruckte eine Menge Leute. Dann beschloss er, auf weitere Wettkämpfe zu verzichten und seine Zeit stattdessen für Seminare und Gastauftritte zu verwenden. Aber da Jusup es abgelehnt hatte, in Australien zu starten, hätte Tom diese Meisterschaft wahrscheinlich gewonnen. Der Sieger war Dennis Tinerino, und ihn hatte Tom schon beim Mr. Olympia leicht geschlagen. Mit ein bisschen mehr Überlegung und Planung hätte Platz vielleicht einen weiteren internationalen Titel gewonnen und seiner Karriere neue Impulse gegeben.

Lou Ferrigno machte dahingehend einen klugen Zug, als er zweimal an der Weltmeisterschaft teilnahm (und sie beide Male gewann). Doch 1974, einem Jahr, in dem er vermutlich die Profi-Weltmeisterschaft hätte gewinnen können, nahm er stattdessen am Mr. Olympia teil und verlor. Es ist nichts dabei, einen Wettkampf zu verlieren, aber wenn man die Wahl zwischen zwei Wettbewerben hat, ist es sinnvoll, sich in dem zu messen, den man gewinnen kann.

Am Anfang ist es hinsichtlich Ihrer sportlichen Karriere ziemlich gleichgültig, ob Sie Zweiter oder Letzter werden. Was Sie brauchen, ist Erfahrung, Motivation und Feedback. Doch wenn Sie sich einmal einen Namen gemacht haben, dürfen Sie Ihr Ansehen nicht aufs Spiel setzen, und das heißt eben, sich nicht in Konkurrenzen hineinzustürzen, die Ihre Fähigkeiten weit übersteigen. Es ist keine Schande, wenn man zugibt, bestimmten Wettkämpfen noch nicht gewachsen zu sein. Ich habe mich nach meinem frühen Weltmeistertitel nicht sofort um die Profi-Weltmeisterschaft bemüht, weil ich nicht glaubte, den Titel gewinnen zu können. Ich war realistisch. Ein Jahr danach hatte ich mich verbessert, kannte die Konkurrenz und war der Meinung, dass es sich lohnte, den Start zu wagen.

Manchmal gewinnt man auch dadurch an Profil, dass man nach mäßigem Abschneiden in einem Wettkampf im Jahr darauf einen großen Sprung nach vorn macht. Tom Platz beeindruckte beim Mr. Olympia 1980 eine Menge Leute, obwohl er sich nicht platzieren konnte. 1981 wurde er Dritter, erntete Ovationen vom Publikum und bekam von den Kampfrichtern zweimal die Platzziffer 1 zuerkannt. Selbstverständlich hätte er den Titel lieber gewonnen, aber seine Verbesserung in nur einem Jahr war schon eine Art Sieg an sich.

Auf dem Weg nach oben wird die Strategie wichtig – wo Sie starten, wann, gegen wen, ob Sie nur an einem Wettkampf teilnehmen oder an zweien hintereinander. Dennis Tinerino war enttäuscht, dass er sich beim Mr. Olympia 1981 nicht placieren konnte, ging aber sofort nach Australien und gewann die Profi-Weltmeisterschaft. Das Training für den Mr. Olympia, die strenge Diät sowie die Strapazen der Vorwahl und der Abendveranstaltung hatten dazu geführt, dass er in der Form seines Lebens war, und das hatte er bestmöglich ausgenutzt.

Vor Jahren, als bei der Weltmeisterschaft nur ein Gesamtsieger gewählt wurde, musste dieser so gut sein, dass er vermutlich stark genug war, beim Mr. Olympia zu starten und sich den Titel holen zu können. Jetzt gibt es Gewichtsklassen, und jeder Klassensieger ist zur Teilnahme am Mr. Olympia berechtigt. Viele, die zu früh von dieser Teilnahmeberechtigung Gebrauch machen, bedauern dies letztlich, weil sie so schlecht abschneiden, dass sie das Prestige als Weltchampion einbüßen und als Verlierer betrachtet werden.

Viele dieser Bodybuilder sind recht gut, aber eben noch nicht ganz soweit, dass sie auf diesem Niveau mithalten können. Jorma Räty aus Finnland, mit einem der besten Rücken im Bodybuilding, startete zum Beispiel ein Jahr, nachdem er bei der Weltmeisterschaft eine Gewichtsklasse gewonnen hatte, beim Mr. Olympia und wurde Letzter. Jacques Neuville und Lance Dreher gewannen 1981 Weltmeistertitel und wurden dann beim Mr. Olympia 1982 13. und 15. Für diese Bodybuilder war die Teilnahme am Olympia kein kluger Schritt zur Förderung ihrer Karriere.

Einem Bodybuilder der die amerikanische Meisterschaft gewinnt und sich dann die Weltmeisterschaft holt, rate ich, im Jahr darauf um einen Titel zu kämpfen wie den Mr. International oder die Profi-Weltmeisterschaft. So hat er Gelegenheit, mehr Erfahrung gegen Bodybuilder zu sammeln, die zu schlagen er eine Chance hat, und er kann beginnen, sich eine Anhängerschaft aufzubauen sowie internationale Kampfrichter auf sich aufmerksam zu machen. Für einen europäischen Bodybuilder wäre die Reihenfolge die, erst die Landesmeisterschaft zu gewinnen, dann am Wettkampf Bestgebauter Athlet Europas teilzunehmen, anschließend Europameisterschaft, Mr. International, Weltmeisterschaft und weiter nach oben.

Ein amerikanischer Bodybuilder, der es zum Top-Champion bringen will, sollte sich nicht unbedacht in die amerikanische Meisterschaft stürzen, wenn er aller Voraussicht nach nur den 12. oder 16. Platz erreichen würde. Es gibt kleinere, aber sehr wichtige Wettkämpfe, die besser geeignet sind, Erfahrungen zu sammeln und sich einen Namen zu machen, bis er sicher sein könnte, bei der amerikanischen Meisterschaft gut abzuschneiden oder sogar seine Gewichtsklasse zu gewinnen. Man braucht ja nicht mit Gewalt zu versuchen, sich einen Ruf als Verlierer zu erwerben.

Impulse sind in jeder sportlichen Laufbahn wichtig, und im Bodybuilding ist es nicht anders. Das Siegen kann zur Gewohnheit werden, falls man seine Karriere richtig plant. Aber bedenken Sie auch, dass Sie nur siegen können, solange Sie keine Angst vor dem Verlieren haben. Wenn Sie sich davor fürchten, nicht gut abzuschneiden, denken Sie wie ein Verlierer, und das hält sie zurück und raubt Ihnen Ihre Energie. Treffen Sie also eine vernünftige Entscheidung, was Sie tun sollten, und nehmen Sie die Sache dann ohne Vorbehalt in Angriff; legen Sie Ihr ganzes Ich hinein und sehen Sie, was dabei herauskommt. Mehr als Ihr Bestes können Sie nicht geben, und wenn das nicht reicht, finden Sie sich eben damit ab, dass nicht alles im Leben wunschgemäß verläuft. Doch falls Sie eine positive Einstellung haben, sich etwas Zutrauen und Einsatzfreude und Begeisterung mitbringen, wird Ihre Strategie weitaus öfter zum Erfolg führen, als wenn Sie unentschlossen und ängstlich an die Sache herangegangen wären.

Publicity

»Den Wettkampf kann ich gar nicht gewinnen«, klagen Bodybuilder allzu gern. »Dafür habe ich einfach zuwenig Publicity in den Zeitschriften bekommen.«

Die richtige Publicity ist eine der Voraussetzungen für eine erfolgreiche Bodybuilding-Karriere. Am einfachsten bekommt man sie, indem man Wettkämpfe gewinnt! Aber die Chancen, gute Publicity zu bekommen, stehen besser, wenn man dafür sorgt, dass die Herausgeber der großen Bodybuilding-Zeitschriften wissen, wer man ist.

Publicity kann ein zweischneidiges Schwert sein. Wenn Sie in den Zeitschriften mit Vorschusslorbeeren überhäuft werden, dann an einem Wettkampf teilnehmen, bei dem jeder erwartet, King Kong zu sehen, und Sie die Erwartungen nicht erfüllen, werden Sie vielleicht feststellen, dass dies gegen Sie arbeitet. Aber es stimmt auch, dass vorherige Publicity den Kampfrichtern hilft, sich mit den Qualitäten Ihres Körpers vertraut zu machen. Sie brauchen Sie dann nicht lange auf der Bühne

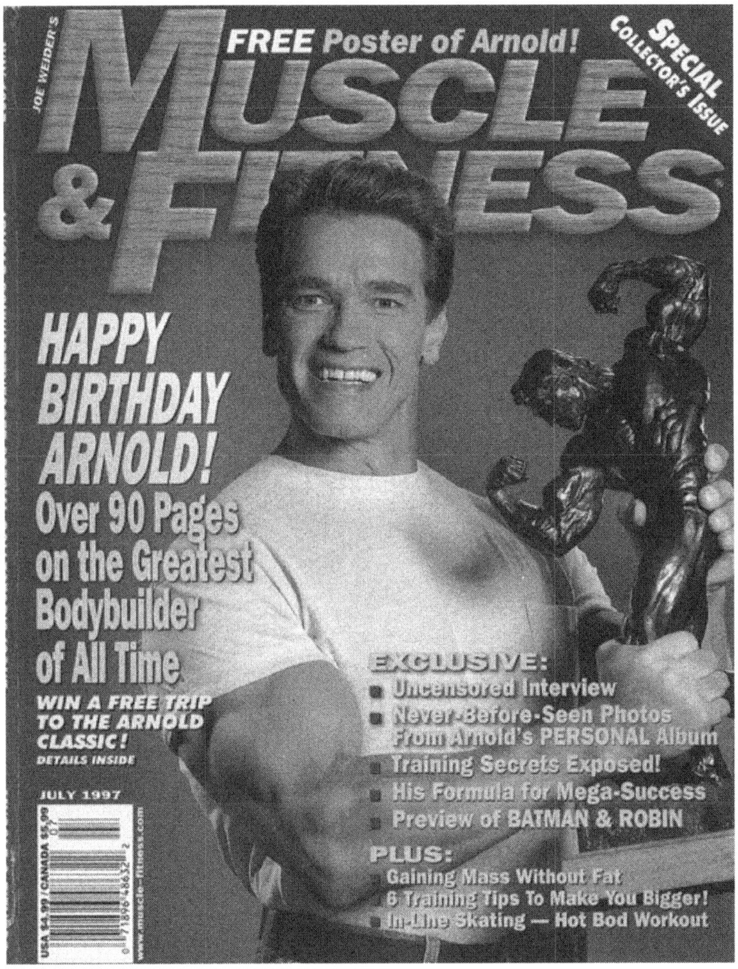

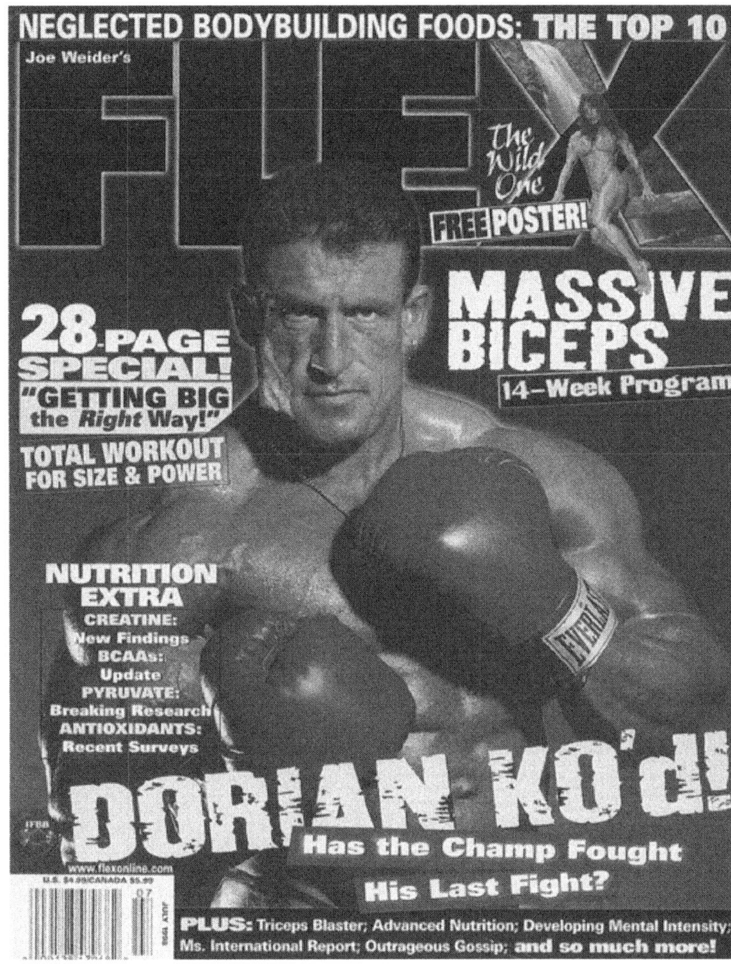

zu studieren, um zum Beispiel zu bemerken, dass Sie einen guten Latissimus oder phantastische Waden haben. Das wissen sie bereits, werden Sie folglich nur schnell überprüfen, ihre Erwartungen bestätigt finden und dann die anderen unter die Lupe nehmen, um zu sehen, ob deren Qualitäten an die Ihren heranreichen.

Manche Leute scheinen mehr Publicity zu erreichen als andere, ohne sich wirklich darum zu bemühen. Als ich noch in München als Trainer arbeitete, habe ich einmal für eine Zeitschrift einen Bildbericht gemacht, für den ich in meiner Posinghose in der Stadt herumlief und beim Schaufensterbummel fotografiert wurde, vor dem Bahnhof und dergleichen. Das war natürlich fabrizierte Publicity, wie sie früher in Hollywood bekannt war ein Reklametrick, um Aufsehen zu erregen. Aber er wurde für den Stern gemacht, der von Millionen gelesen wird, und das war meine Art, Bodybuilding in der Öffentlichkeit bekannt zu machen. Um in eine solche Zeitschrift zu kommen, muss man irgendetwas Ausgefallenes bieten. Publicity in Bodybuilding-Zeitschriften ist dagegen etwas völlig anderes.

Als ich zur Weltmeisterschaft nach London fuhr, brauchte ich keinen solchen Trick. Ich war jung, hünenhaft und relativ unbekannt – der europäische Kämpfer, der aus dem Nichts kam. Irgendwie erregte ich Aufmerksamkeit und bekam Publicity, ohne dass ich mich darum bemühte.

Aber es gab auch Leute, die in dem Bestreben um Publicity anders vorgegangen sind. Andreas Cahling war oft in Muscle & Fitness abgebildet, lange bevor er den Mr.-International-Wettkampf gewann. Gewiss machte ihn sein blondes, nordisches Aussehen zum idealen Kandidaten, um Bodybuilding für die Öffentlichkeit zu repräsentieren, aber er strengte sich auch besonders an, um zu Joe Weider, dessen Journalisten und Fotografen gute Beziehungen zu unterhalten, und vor allen Dingen stand er stets zur Verfügung, manchmal sogar kurzfristig, wenn die Zeitschrift jemanden für Fotos brauchte.

Bei der Weltmeisterschaft 1981 in Kairo besiegte der Amerikaner Lance Dreher den Norweger Gunnar Rosbo, aber der gewaltige Rosbo war von seiner Gestalt her so beeindruckend, war so mitteilsam, freundlich und bereit, für Interviews und Fotos alles andere liegenzulassen, dass er schließlich mehr Publicity bekam als der Sieger.

Viele Bodybuilder warten einfach darauf, dass die Zeitschriften zu ihnen kommen, aber ich habe immer selbst die Initiative ergriffen, habe verschiedenen Magazinen Berichte über meine Trainingsmethoden geschickt sowie Artikel über meine Eindrücke und Ideen über Bodybuilding und das Leben allgemein. Ich habe mich nie darum gekümmert, für Artikel oder ein Titelbild bezahlt zu werden – ich wollte einfach, dass die Kampfrichter und andere Leute mich besser kennenlernen, mich sympathisch finden und verstehen, wer ich bin und was ich vorhabe, weil ich der Meinung war, dass dies einer erfolgreichen Karriere nur förderlich sein kann.

Publicity ist auch eine hervorragende Möglichkeit, einen Sieg in finanzieller Hinsicht zu nutzen. Es war früher so, dass der Gewinner der amerikanischen Bodybuilding-Meisterschaft das ganze folgende Jahr hindurch in John Grimeks Zeitschrift präsentiert wurde, mit Persönlichkeitsprofilen und Trainingsanleitungen. Das trug dazu bei, den Namen des Siegers unauslöschlich ins Bewusstsein der Öffentlichkeit einzuprägen. Nicht jeder Bodybuilder ist sich dieser Möglichkeit bewusst. Ich musste Jusup Wilkosz praktisch anflehen, bis ich ihn dazu bewegen konnte, in die Vereinigten Staaten zu fliegen, um Interviews zu geben und für professionelle Aufnahmen ins Studio zu gehen, damit die Bodybuilding-Anhänger etwas über ihn erfahren konnten.

Meines Erachtens haben viele Bodybuilder die falsche Einstellung. Wenn einer der bekannten Bodybuilding-Fotografen vorbeikommt und fragt, ob er ein Bild von ihnen machen dürfe, hört man sie antworten: »Tja, was zahlen Sie denn?« Das ist eine gute Methode, um überhaupt keine Publicity zu bekommen.

Publicity ist nur ein Faktor in einer Bodybuilding-Karriere, aber ein sehr wichtiger. Mit Publicity gewinnen Sie keinen Wettkampf, wenn Sie nicht gut sind, aber sie könnte sich in einer knappen Entscheidung als vorteilhaft erweisen. Und falls Sie mit dem Gedanken spielen, eine Karriere als Profi einzuschlagen, ist Publicity eine große Hilfe, wenn es um die Verpflichtung für Seminare und Gastauftritte geht oder um den Verkauf von Waren durch Postversand.

Denken Sie einfach daran, dass die Zeitschriften interessante Bodybuilder brauchen, um ihre Seiten zu füllen. Folglich werden Sie auch Publicity bekommen, wenn Sie gut sind, in Wettkämpfen nicht schlecht abschneiden und sich zur Verfügung halten. Danach besteht das Kunststück darin, dieser Publicity gerecht zu werden, und das ist manchmal noch schwieriger, als überhaupt in die Zeitung zu kommen.

Politik und Kontaktpflege

Manche Bodybuilder, die von ihrem Abschneiden im Wettkampf enttäuscht sind, schieben dies irgendeiner »Politik« zu. Sie haben das Gefühl, als nutzten bestimmte Bodybuilder ihre Beziehungen zu Kampfrichtern oder Offiziellen aus, um sich besser zu platzieren, als es ihnen zukommt. Ihr Groll ist durchaus verständlich: Als Bodybuilder wird man nach seinem Ich beurteilt – seinem Körper-, und falls man dabei nicht gut abschneidet, kann das ein schwerer Schlag für das Selbstbewusstsein sein. Aber es kommt noch mehr hinzu: Wenn ein Bodybuilder zum Wettkampf kommt, hat er sich bereits monatelang einem anstrengenden Training und strenger Diät unterzogen und steht überdies unter dem Druck des Wettkampfs selbst, zu einem Zeitpunkt, an dem er emotional am verletzlichsten ist. Doch so verständlich diese Reaktion auch sein mag, es stimmt einfach nicht, dass irgendeine Politik einem im Bodybuilding voranbringt oder dass es falsch wäre, zu den Leuten, die in der Welt des Bodybuilding agieren, freundschaftliche Beziehungen zu unterhalten.

Politik ist ganz einfach die Art und Weise, in der Menschen Zusammenkommen und ihr Verhalten regeln und den Lauf der Institutionen bestimmen, in denen sie mitwirken. Ohne politische Wechselwirkung passiert gar nichts. Politik ist ein Bestandteil des Lebens. Und da Kampfrichter, Wettkampfoffizielle und Administratoren der Bodybuilding-Verbände Menschen sind wie alle anderen, bleibt es nicht aus, dass bei Wettkämpfen politische Belange eine Rolle spielen, auch wenn die Offiziellen noch so rechtschaffen und ethisch sind.

Es kommt vor, dass die eine oder andere Interessengruppe gewisse Vorteile hat, wenn der eine oder andere Bodybuilder einen Wettkampf gewinnt. Das wird immer so sein, weil irgendjemand die Rechnungen für diese Wettkämpfe bezahlen muss, und das Geld kommt gewöhnlich von Leuten wie Studiobesitzern, Geräteherstellern und anderen mit einem finanziellen Interesse an der Welt des Bodybuilding.

Ich bin sowohl Promotor wie auch Wettkämpfer gewesen und kann Ihnen mitteilen, dass die Beschuldigungen hinsichtlich ungerechter Behandlung, die erhoben werden, wenn bestimmte Bodybuilder bei Wettkämpfen schlecht abschneiden und so ihr Ego glauben schützen zu müssen, in der Regel wenig gerechtfertigt sind oder jeder Grundlage entbehren. Ganz sicher kann ich aus erster Hand für die Integrität derjenigen Wettkämpfe zeugen, die ich mit Jim Lorimer in Columbus veranstaltet habe. Auch bei all den Wettkämpfen, an denen ich selbst teilgenommen habe oder als Zuschauer anwesend war, gab es nur gelegentlich Probleme. Es ist im Bodybuilding wie in jeder anderen Sportart: Der beste Mann sollte gewinnen, ohne Rücksicht auf äußere Einflüsse. Und wir sollten uns alle darum bemühen, dass diese Regel unter allen Umständen durchgesetzt wird.

Ich wollte das erklären, damit junge Bodybuilder nicht meinen, 1. ihre Chancen bei Bodybuilding-Wettkämpfen seien begrenzt, wenn es ihnen an gewissen »politischen« Verbindungen fehlt, oder 2. der Versuch, solche Verbindungen herzustellen, könne in irgendeiner Weise Ersatz für hartes, zielstrebiges Training sein.

Nichtsdestoweniger gibt es in dem Sinne, als Politik im Grunde das Verhalten von Menschen in einem Gemeinwesen bestimmt, eine ganze Reihe politischer Erwägungen, die im Bodybuilding eine Rolle spielen und die ich einfach unter dem Begriff »Kontaktpflege« zusammenfassen würde.

Die Bewertung eines Bodybuilding-Wettkampfs ist ein subjektiver, unvollkommener Vorgang. Und wenn es zu einer knappen Entscheidung kommt, besonders dann, wenn die betreffenden Bodybuilder sich so wenig unterscheiden, dass es einem Kampfrichter gar nicht möglich ist zu bestimmen, wer der bessere Mann ist, dann wird seine Meinung über die Wettkämpfer vermutlich eine Rolle spielen, und sei es auch nur unbewusst.

Die wenigsten Menschen sind unparteiisch. Jeder hat Meinungen, positive wie negative. Das letzte, was Sie im Wettkampf gebrauchen können, sind Kampfrichter, die negativ auf Sie reagieren. Somit ist es nur vernünftig, zu den Kampfrichtern und anderen Offiziellen freundliche Beziehungen zu unterhalten, ihre Familien kennenzulernen, sich die Vornamen ihrer Frauen zu merken, vielleicht auch Weihnachtskarten zu schicken.

Gute Beziehungen zu Bodybuilding-Kampfrichtern stellen keinen Weg dar, zusätzliche Punkte zu bekommen; man verhindert damit lediglich, dass man wegen irgendeiner unbewussten Feindseligkeit seitens des einen oder anderen Kampfrichters Punkte verliert. Es ist einfach ein Weg, um sicherzustellen, dass man alle Punkte bekommt, die man verdient.

Viele Bodybuilder legen den Kampfrichtern gegenüber ein Verhalten an den Tag, dass man den Eindruck hat, sie seien geradezu darauf aus, ihrer Karriere zu schaden. Es gab Wettkämpfer, die hinter der Bühne mit ihren Trophäen herumwarfen oder gar auf die Bühne kamen, um die Kampfrichter öffentlich zu beschimpfen. Einmal erlebte ich, wie Roger Callard sich über die Bewertung des Kampfrichters aufregte und alles mögliche auf der Bühne von sich gab. Eine Stunde später hatte er sich wieder beruhigt und bedauerte seinen Wutausbruch. Er schickte allen Kampfrichtern ein Entschuldigungsschreiben, um die Sache wieder in Ordnung zu bringen. Bei der nächsten amerikanischen Meisterschaft verlor er, und meiner Meinung nach verlor er teilweise wegen dieses Vorfalls. Man tut also gut daran, Ruhe zu bewahren, sich wie ein Profi zu benehmen und davon abzusehen, die Kampfrichter in der Öffentlichkeit zu beschimpfen.

Optimale Tagesform

Ein guter Bodybuilder plant seine Wettkampfstrategie wie ein General seinen Feldzug. Er muss sich die richtige Zeit und den richtigen Ort für einen Kampf aussuchen, muss dafür sorgen, dass seine Armee (der Körper) gut trainiert und kampfbereit ist. Er muss sich seiner Taktik sicher sein, muss wissen, wann er am besten angreift, wann er sich besser zurückzieht und wie er Munition (Energie) spart, damit sie bis zum Ende des Gefechts reicht.

Aber viele Bodybuilder mit phantastischen Körpern, mit gutem Verständnis dafür, worauf es bei den Vorbereitungen, dem Posing und allem anderen ankommt, bleiben ohne Erfolg, weil sie in einem Punkt versagen: Sie sind am Tag des Wettkampfs nicht in ihrer absolut besten Form.

Bei einem Bodybuilding-Wettkampf geht es darum, wer auf dieser Bühne an diesem bestimmten Tag der beste Bodybuilder ist. Wer potentiell oder die meiste Zeit der Beste ist, sollte ohne Bedeutung sein. Sie können am Vortag des Wettkampfs phantastisch in Form sein oder am Tag danach, aber wenn es Ihnen nicht gelingt, Ihre Vorbereitungen so einzurichten, dass Sie genau am Wettkampftag in Bestform sind, werden Sie laufend Enttäuschungen erleben.

Für einen Wettkampf in Bestform zu kommen ist eine Frage der Erfahrung und des exakten Timings. Wie Diät und Training im Einzelfall zu gestalten sind, um im Wettkampf in absoluter Topform anzutreten, das muss jeder selber herausfinden. Aber es gibt ein paar allgemeingültige Techniken, die sehr nützlich sind. Ich selbst kam bis 1970 nie ganz optimal an den Start, erreichte meine Form etwas zu früh oder kam erst einige Tage nach dem Wettkampf in Bestform. Aber dann entdeckte ich rein zufällig, wie ich es anstellen musste, um am Wettkampftag genau richtig auszusehen.

Bei der Weltmeisterschaft 1970 war meine Form nicht ganz optimal – etwas zu glatt – aber da ich der Beste am Start war, konnte ich mir den Titel sichern. Unmittelbar danach flog ich zum Mr.-World-Wettkampf

Diese »Vorher/Nachher«-Fotos, zwischen denen etwa 18 Tage liegen, wurden zwei oder drei Monate vor einem Wettkampf gemacht. Die früheren Aufnahmen habe ich markiert, um auf schwache Punkte hinzuweisen, die ich verbessern wollte.

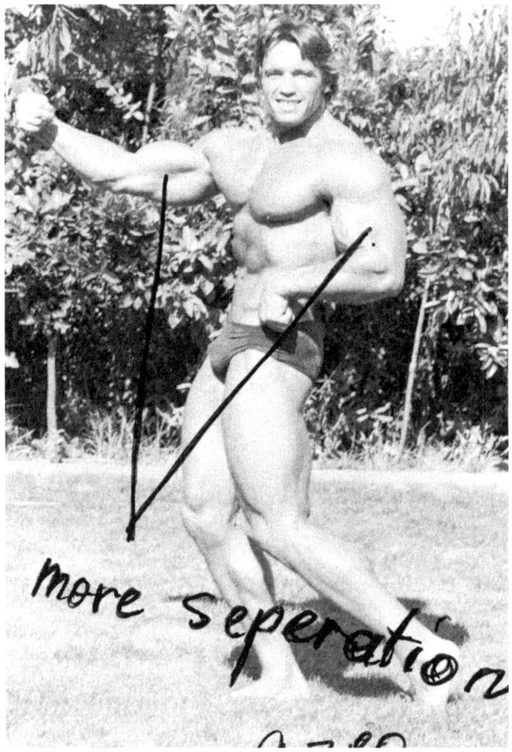

Bizeps vorher …

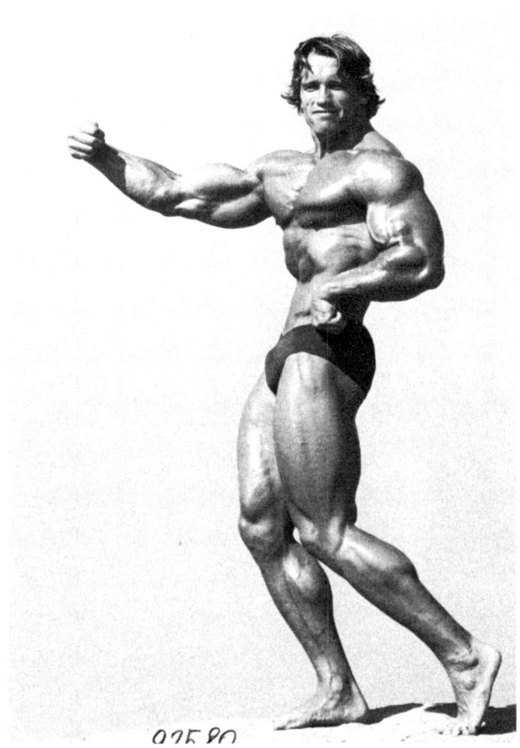

… und nachher

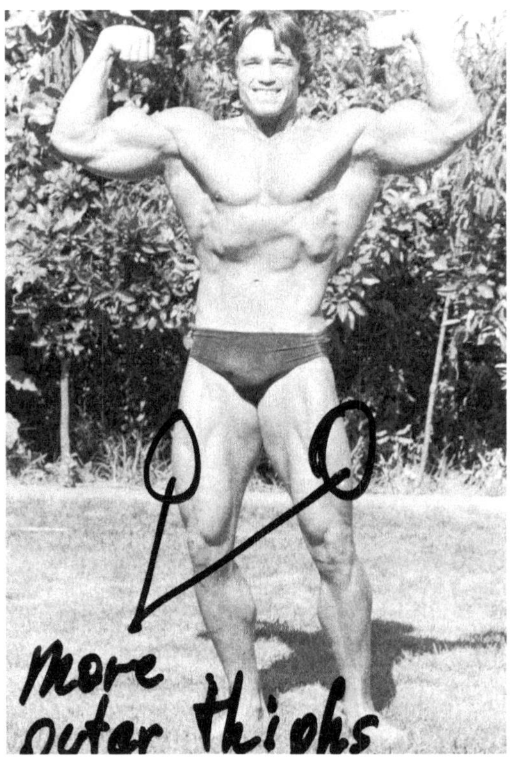

Oberschenkel vorher …

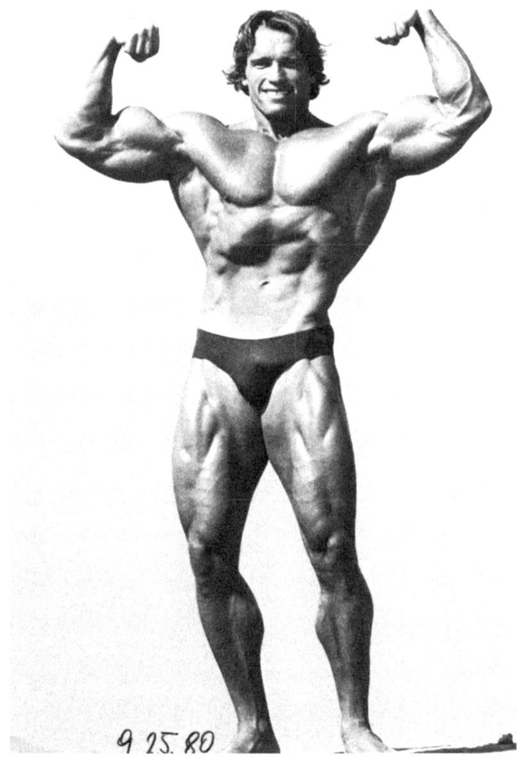

… und nachher

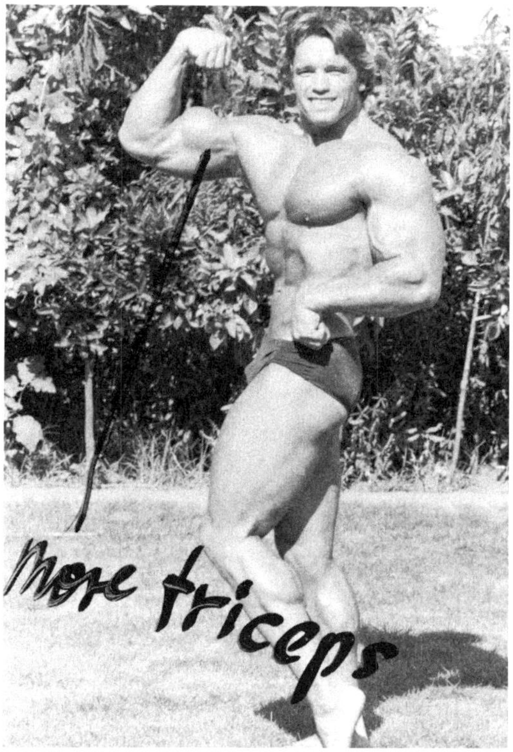

Trizeps vorher …

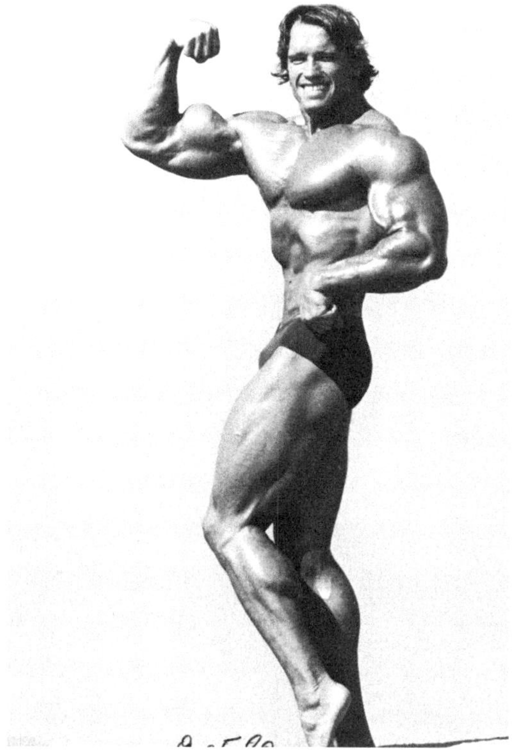

… und nachher

nach Columbus, Ohio. Im Jahr davor hatte ich beim Mr. Olympia gegen Sergio verloren, und so war ich entschlossen, in diesem Wettkampf Revanche zu nehmen.

Als ich in Columbus ankam, war ich definiert, hart und in der besten Form meines Lebens … und ich fragte mich nach dem Grund. Ich hatte gerade einen Wettkampf bestritten und danach viel für die Fotografen posiert, und so wurde mir klar, dass es an diesem anstrengenden Posen lag, dass ich jetzt besser in Form war als vor dem Wettkampf. Mit anderen Worten: Wettkämpfe waren eine hervorragende Methode, um für Wettkämpfe in Form zu kommen. Ich schlug Sergio im Mr. World und bereitete mich dann auf die Mr.-Olympia-Wahl vor, die in der Woche darauf stattfand. Da ich mir zu leicht und zu mager vorkam, aß ich jeden Tag etwas Mohrrübenkuchen, vier oder fünf Mahlzeiten, und trainierte etwas weniger. Zum Zeitpunkt des Wettkampfs hatte ich dann die Definition wie beim Mr. World und die Masse wie bei der Weltmeisterschaft!

Das war mir eine nützliche Lehre: Wenn ich eine Woche nach dem Wettkampf soviel besser wurde, konnte es ja nicht schaden, darauf hinzuzielen, eine ganze Woche vorher in Form zu sein. Bringen Sie also diesen Samstag vor dem Wettkampf damit zu, wie verrückt zu posen, tun Sie so, als wären Sie im Wettkampf, und führen Sie alle möglichen Posen aus. Am Sonntag lassen Sie dann den ganzen Tag Fotos machen, was wiederum viel Posing bedeutet, und von Montag bis Mittwoch trainieren Sie gut (mindestens 15 Sätze je Körperpartie), essen gut, aber nicht übermäßig; am Donnerstag und Freitag ruhen Sie sich aus, üben aber weiterhin Ihr Posing.

Die meisten jungen Bodybuilder gehen ganz anders vor. Sie halten direkt bis zum Freitag vor dem Wettkampf Diät, vielleicht sogar bis Samstag früh, und stopfen sich dann kurz vor dem Wettkampf mit Kohlenhydraten voll. Ich weiß aus Erfahrung, dass das nicht funktioniert. Eine Erklärung dafür ist die, dass Muskelgröße nicht nur von der Menge des vorhandenen Muskelgewebes abhängt, sondern auch von der Kohlenhydratenergie, die in Form von Glykogen in den Muskeln gespeichert ist (siehe Wettkampfdiät, S. 623). Wenn die Glykogenreserven erschöpft sind, werden die Muskeln flach – und es dauert dann volle drei Tage, bis die Vorräte wieder ganz aufgefüllt sind (die Zeit variiert etwas, je nach Individuum). Wenn man also direkt bis zum Wettkampf Diät hält, bleibt nicht genügend Zeit, um die Glykogenvorräte wieder aufzufüllen – und übermäßige Kohlenhydratzufuhr lässt nur den Blutzuckerspiegel plötzlich ansteigen und führt zu übermäßiger Flüssigkeitsretention. Wie oft haben Sie einen Bodybuilder schon klagen hören, er käme zu flach und aufgedunsen an den Start? Dies könnte sehr gut eine Erklärung dafür sein – und der Grund, weshalb meine improvisierte Wettkampfvorbereitung sich auszahlte.

Jedes Herumexperimentieren kurz vor einem wichtigen Wettkampf kann ein Desaster sein. Was Sie am Vortag des Wettkampfs, nach monatelanger Disziplin und Vorbereitung, am nötigsten brauchen, ist Geduld – und die haben die meisten Bodybuilder nicht. Also probieren sie irgendetwas Ausgefallenes aus und machen sich völlig kaputt. Das kann sogar erfahrenen Bodybuildern passieren. Beim Mr. Olympia 1981 probierte ein Teilnehmer ein Spezialmittel aus, um brauner zu werden, und stand dann mit so verbrannter Haut da, dass sie sich abschälte; ein anderer, der schon seit 15 Jahren Wettkämpfe bestritt, beschloss plötzlich, ein Diuretikum auszuprobieren, was er noch nie gemacht hatte, und wurde bei der Vorwahl von schrecklichen Krämpfen geplagt.

Ich meine, man sollte sich auf das Wesentliche beschränken. Je mehr besondere Bedürfnisse Sie haben, desto mehr kann schiefgehen und

Sie aus dem Gleichgewicht bringen. Wenn Sergio früher zum Wettkampf kam, hatte er immer schon seine Posinghose unter der normalen Hose an. Er zog sich einfach aus, ölte sich ein und war bereit loszulegen. Das einzige, was er noch mitbrachte, war ein langer weißer Metzgerkittel, den er hinter der Bühne trug, während er sich auf pumpte.

Anderen Bodybuildern scheint ein etwas komplizierteres Ritual besser zuzusagen. Frank Zane hat zum Beispiel seit jeher penibel auf jedes Detail geachtet. Er sieht sich seinen Umkleideraum an, um sich zu vergewissern, dass er geeignet und groß genug ist. Er hat alles dabei, was er braucht, sogar jemanden, der ihm beim Aufpumpen und Einölen hilft. Dieser Jemand ist häufig seine Frau Christine, die ihm in seiner ganzen Karriere eine große Stütze war. Beim Mr. Olympia 1979 hatte Zane sogar seinen eigenen Wohnwagen draußen geparkt, um sich vollkommen ungestört aufpumpen zu können, und das zerrte mächtig an den Nerven der Konkurrenz. Ich selbst habe in ähnlichen Situationen dafür gesorgt, dass ich Kurzhanteln in einem anderen Raum zur Verfügung hatte, um mich ungestört aufpumpen zu können.

Der Tag des Wettkampfs

Am Tag des Wettkampfs sollten Sie keine Überraschungen erleben. Jedes Detail zählt. Wie sind zum Beispiel die Scheinwerfer auf der Bühne angeordnet? Als Veranstalter weiß ich, dass das Licht auf der Bühne an manchen Stellen stärker ist und an anderen schwächer. Es lohnt sich also, die Bühnenbeleuchtung zu prüfen, damit Sie wissen, wo Sie sich im Wettkampf am besten hinstellen und wo nicht. Auch der Winkel, unter dem Sie bestrahlt werden, ist wichtig. Bei steilem Lichteinfall dürfen Sie sich nicht zu weit Vorbeugen, weil Ihr Körper sonst ganz im Schatten liegt.

Bringen Sie möglichst viel über die Kampfrichter in Erfahrung. Wenn Sie einmal ein paar Wettkämpfe mitgemacht haben, werden Sie besser wissen, was die verschiedenen Kampfrichter sehen wollen. Manche bevorzugen Größe, andere geben mehr Punkte für Definition oder Symmetrie. Ihren Körperbau können Sie für einen Wettkampf nicht verändern, aber sobald Sie wissen, was den Kampfrichtern gefällt, können Sie Ihre Posingkür etwas modifizieren.

Es ist auch eine gute Idee, wenn Sie sich dem Sprecher des Abends vorstellen, damit er über genügend Informationen verfügt, um Sie gut

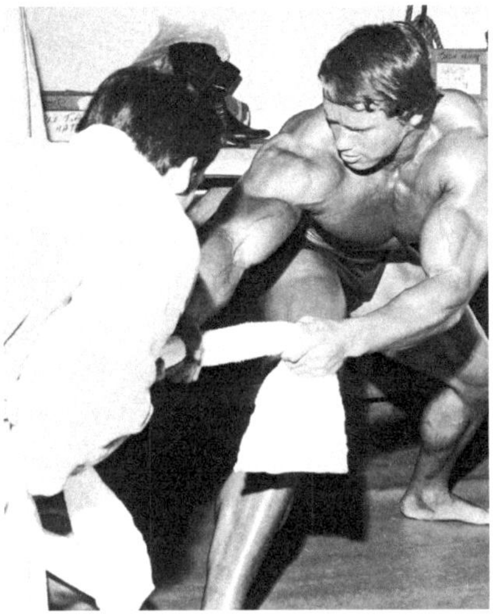
Ein Satz Handtuchzüge für den Latissimus.

ansagen zu können. Ich habe selbst manchmal bei Bodybuilding-Veranstaltungen als Zeremonienmeister fungiert und war immer bereit, die Wünsche eines Bodybuilders zu berücksichtigen, falls er mich bat, etwas Bestimmtes zu sagen, wenn ich ihn vorstellte. Das kann Einfluss auf die Kampfrichter wie auf die Zuschauer haben.

Sie sollten auch genau wissen, wie Sie den Tag verbringen werden. Ich selbst nahm morgens gewöhnlich ein gutes Frühstück zu mir – Eier, Kartoffeln, Hüttenkäse, Orangensaft –, aber keine übermäßigen Mengen. Die Vorentscheidung beginnt in der Regel um 1 Uhr mittags, und so blieb mir der Morgen, um spazierenzugehen und mich innerlich auf den bevorstehenden Wettkampf einzustellen. Jenen Bodybuildern, die am Vormittag zur Vorwahl antreten müssen, sagen wir um 9 Uhr, empfehle ich, sehr früh aufzustehen, vielleicht um 5 Uhr, und zeitig zu frühstücken, damit der Körper Zeit hat aufzuwachen.

Roger Callard nutzte die Zeit zwischen Frühstück und Vorwahl immer sehr gut – er suchte sich ein Plätzchen zum Sonnenbaden, um die Venen besser herauszubringen und überschüssiges Wasser loszuwerden. Wenn er zurückkam, sah er immer volle fünf Prozent besser aus und war nach kurzem Aufpumpen startbereit.

Vermeiden Sie es, negative Gedanken und Gefühle aufkommen zu lassen. Ich erinnere mich hier an einen Wettkampf, an dem Mike Katz ein paar Stunden vor der Vorwahl herumlief und sich darüber ausließ, was er im Falle einer Niederlage machen würde und beanstandete, dass nichts richtig gemacht würde und dass ein gewisser Teilnehmer nicht hätte zugelassen werden sollen. Als langjähriger Leistungssportler und ehemaliger Profi-Footballspieler hätte sich Mike daran erinnern sollen, in welchem Maße negatives Denken einen zum Verlieren vorprogrammieren kann, sodass es im Endeffekt eine sich selbst erfüllende Prophezeiung wird.

Wir verbrachten die Zeit vor einem Wettkampf früher anders, als es heute anscheinend üblich ist. Damals herrschte eine Kameradschaft, die jetzt weitgehend verlorengegangen ist. Ich weiß noch, wie ich mit Zabo Koszewski und Franco Columbu in nebeneinanderliegenden Zimmern in einem New Yorker Hotel wohnte und dass überall Proteinpulver verstreut war, Lebertabletten unter den Kopfkissen lagen und die Bettlaken und Handtücher voller Tan-in-a-Minute waren. Wir hatten viel Spaß, rieben uns gegenseitig mit Farbe ein, gingen zusammen essen und nahmen gemeinsam ein Taxi zum Auditorium. Das war sehr viel vergnüglicher als das Verstecken im Umkleideraum, diese Niemand-darf-mich-sehen-Heimlichtuerei, wie sie heute üblich ist.

Ein wichtiger Teil Ihrer Strategie ist auch das Aufpumpen vor dem Wettkampf. Dazu lernte ich von meinem Freund Wag Bennet einen Trick, den die Bodybuilder der frühen Jahre anzuwenden pflegten: Am Tag vor dem Wettkampf machen Sie für jeden Ihrer schwachen Punkte einmal stündlich einen Satz bis zum Versagen, und dies mindestens 14 Stunden lang. Das führt dazu, dass der Muskel am Wettkampftag größer ist, und zwar kann der Zuwachs theoretisch einen halben bis einen ganzen Zoll betragen. Ich weiß nicht, ob dieses Training eine Glykogenretention stimuliert oder ganz einfach mehr Flüssigkeit in den Muskel bringt, aber ich weiß, dass es bei mir funktionierte. Bei der Weltmeisterschaft 1967 in London konnte ich meine Waden in den letzten 24 Stunden vor dem Wettkampf von 44,5 cm auf fast 46 cm aufpumpen.

Der Vorteil des Aufpumpens am Vortag ist der; dass Sie diese Körperpartie während des Wettkampfs selbst nicht übermäßig aufzupumpen brauchen. Meiner Erfahrung nach macht zu starkes Aufpumpen die Definition zunichte. Das hängt natürlich von Ihrem Körperbautypus ab. Wenn Sie von Natur aus relativ glatt aussehen und sich zu stark aufpumpen, sehen Sie auf der Bühne einfach aufgebläht aus. Ein

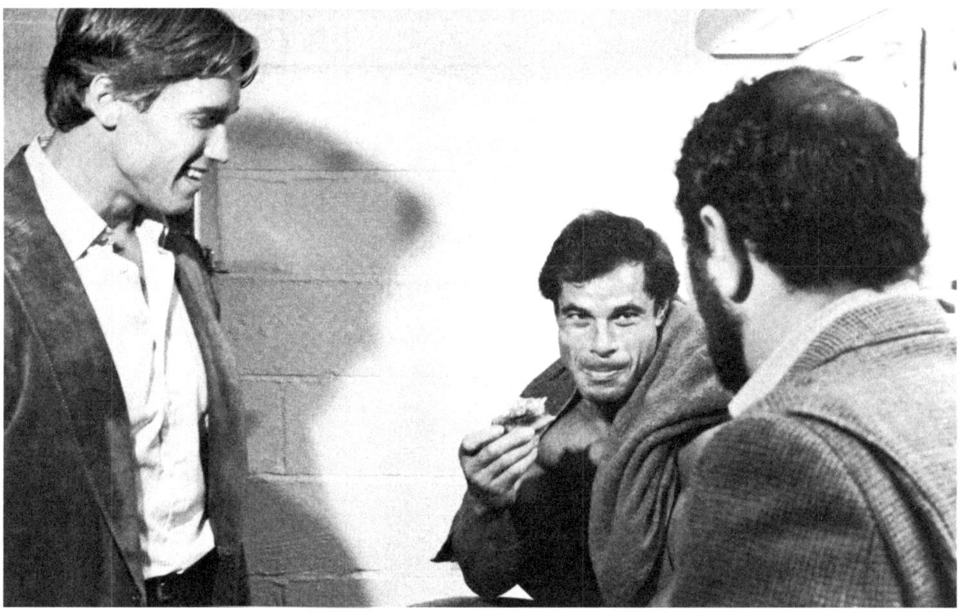

Franco stärkt sich während der Vorwahl mit einer Pizza, um bei Kräften zu bleiben.

Grund mehr, mit weniger Körpergewicht an den Start zu gehen, um die Definition zu erhalten – vorausgesetzt, Sie kommen früh genug auf dieses Gewicht herunter und können es eine Zeitlang halten. Ich finde, je länger man ein bestimmtes Körpergewicht halten kann, desto ausgereifter und fertiger sieht die Muskulatur aus. Wenn eine Woche vor dem Wettkampf vielleicht fünf Pfund abnehmen, haben Sie nicht genug Zeit, um hart und definiert zu werden, und alles Aufpumpen der Welt wird das nicht verbessern.

Ich fing immer eine halbe Stunde vor der Vorwahl mit ein paar Dehnübungen und etwas Posen an, probierte meine Kür ein paarmal durch. Dann pumpte ich nur die Partien auf, die ich für schwach hielt – die Schultern zum Beispiel, die nie so überragend waren wie meine Brustmuskeln – oder machte ein paar Sätze für den Latissimus. Zwischen die Sätze schob ich etwas Posing ein, machte also einen Satz, ein paar Posen und dann wieder einen Satz zum Aufpumpen. Auf diese Weise brannte ich nicht aus. Sie dürfen nicht vergessen, dass eine Vorwahl, die um 1 Uhr beginnt, sich bis 3 Uhr hinziehen kann und Sie gerade in dieser letzten Phase Ihre Posingkür zeigen. Eines sollten Sie bei einem Wettkampf nie tun, und zwar die Oberschenkel aufpumpen, weil sonst die Definition verlorengeht und Sie beim Anspannen dieser Muskeln nicht den gewünschten Effekt erzielen.

Am Anfang meiner Vorbereitungen behielt ich meinen Trainingsanzug an, bis mir zu warm wurde. Danach zog ich das Oberteil aus, behielt aber das T-Shirt an. Nacheinander legte ich dann noch die lange Hose und schließlich das T-Shirt ab und war genau zum richtigen Zeitpunkt bis auf die Posinghose ausgezogen, um mich einzuölen und sofort auf die Bühne zu gehen. Leichtes Einölen war immer die letzte meiner Vorbereitungen, bevor ich die Bühne betrat. Vor jeder weiteren Runde pumpte ich mich erneut ein wenig auf und brachte bei Bedarf noch etwas Öl auf. Aber am wichtigsten ist, dass Sie fortgesetzt posen, an das richtige Tempo denken und hin und wieder einen Satz zum Aufpumpen einstreuen.

Franco und ich aßen während eines Wettkampfes immer etwas selbstgemachten Mohrrübenkuchen – mit ganz wenig Zucker zubereitet –, um Kohlenhydrate für Energie zuzuführen. Manche Bodybuilder trinken etwas Wein (andere natürlich auch härtere Sachen), aber wie schon gesagt, Sie sollten kurz vor einem wichtigen Wettkampf nicht herumexperimentieren. Das können Sie machen, wenn es nicht so sehr darauf ankommt.

Bei der Vorwahl habe ich selten darauf geachtet, was die anderen Bodybuilder machten. Ich konzentrierte mich auf meine eigene Darbietung und zog die Anwesenheit der anderen bis zum Posedown eigentlich wenig in Betracht.

Zwischen der Vorwahl und der Abendveranstaltung ging ich gewöhnlich ein bisschen spazieren; aß eine Kleinigkeit; überlegte mir noch einmal, was ich richtig oder falsch gemacht hatte; plante, was ich bei der Abendveranstaltung machen wollte; unterhielt mich mit Leuten, die die Vorwahl gesehen hatten, um eine ehrliche Beurteilung meiner Leistung zu bekommen; überlegte mir, wer von meinen Konkurrenten eine Gefahr war, wer nicht, und welche Taktik ich anwenden könnte, um beim Finalstechen die Oberhand zu gewinnen. Vor allen Dingen aber gab ich mich immer wie der Sieger, ob auf der Bühne oder nicht. Ich freute mich auf die Abendvorstellung und die Chance, dem Publikum etwas bieten zu können.

Ich gebe zu, dass es unter dem Druck des Wettkampfs schwer ist, an alles zu denken, was man zu jedem Zeitpunkt tun sollte.

Auch wenn Sie noch so erfahren sind, hilft es, wenn Sie jemanden bei sich haben, der Sie betreut. Franco und ich haben uns in dieser Hinsicht oft gegenseitig unterstützt. 1980 kam er nach Australien, um

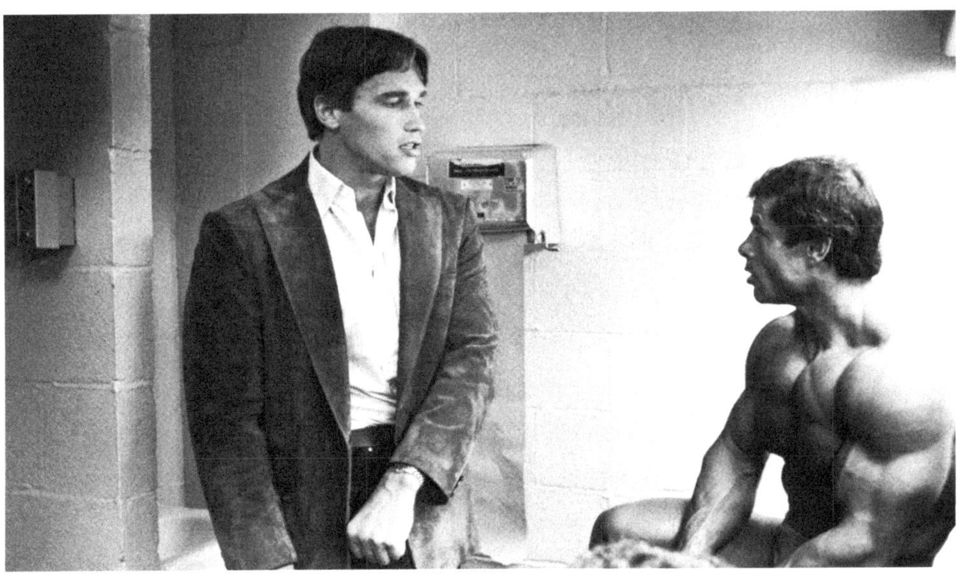

Hier rate ich Franco, sich auf der Bühne nicht zu weit vorzubeugen, um starke Schattenbildung durch die Scheinwerfer von oben zu vermeiden.

mir zu helfen, den Mr. Olympia zu gewinnen, und 1981 revanchierte ich mich in Columbus, gab ihm Ratschläge zur Wettkampfstrategie und stand ihm bei, seine Energie auf den Sieg zu konzentrieren. Natürlich hat nicht jeder das Glück, einen Mr. Olympia als Wettkampfbetreuer um sich zu haben, aber Sie können gewöhnlich einen Freund oder Trainingspartner finden, der Sie zu Veranstaltungen begleitet und Sie in Ihren Bemühungen um den Sieg anfeuert.

Schließlich hatte ich auch immer ein Notizbuch zur Hand, um alles aufzuschreiben, was ich vor und während des Wettkampfs machte und wie ich mich fühlte: Bekam ich Krämpfe und warum? War die Publikumsreaktion auf eine bestimmte Art von Posen besser als auf andere? Alles, was mir helfen konnte, um beim nächsten Wettkampf besser zu sein. Franco, Frank Zane und viele andere Bodybuilder tun das ebenfalls. Man kann sich schließlich nicht alles merken, und wenn Sie ein Champion werden wollen, können Sie es sich nicht leisten, irgendetwas dem Zufall zu überlassen.

Psychologische Kriegsführung

In jedem sportlichen Wettkampf ist auch ein psychologisches Element enthalten. Sportliche Höchstleistungen verlangen sehr viel Selbstvertrauen und Konzentration, und alles, was das eine oder das andere beeinträchtigt, verschlechtert die Siegeschancen des Sportlers erheblich.

Die Gegner zu verunsichern und zu demoralisieren ist in allen Sportarten durchaus üblich. Vor seinem Kampf gegen Sonny Liston in den sechziger Jahren erschien Muhamed Ali schreiend und hysterisch zum Wiegen, scheinbar völlig von Sinnen, und brachte den damaligen Schwergewichtsmeister ziemlich aus der Fassung. Ich weiß von einem Schwimmer, dass er kurz vor dem Startschuss plötzlich seine Badehose überprüft, weil er weiß, dass einer oder zwei seiner Gegner sich fragen werden, ob die eigene Hose richtig sitzt und dann genau in dem Augenblick nach unten sehen, wenn der Startschuss fällt – das stört ihre Konzentration und lässt sie den Bruchteil einer Sekunde zögern, wenn das Rennen beginnt.

Das ist kein Betrug. Unrechtmäßig handelt man, sobald man gegen die Regeln verstösst, nicht aber, falls man die psychologische Schwäche eines Gegners zum eigenen Vorteil nutzt. Wenn man es sich recht überlegt, sollte eigentlich jeder, der Anspruch auf den Titel des Champions erhebt, seinen Geist genauso beherrschen wie seinen Sport. Fehlt ihm diese Fähigkeit und kann er Ihrer Zermürbungstaktik nicht standhalten, darf er sich nicht beklagen.

Eines der bekanntesten Beispiele für zermürbende Praktiken im Bodybuilding trug sich bei der Weltmeisterschaft 1975 in Südafrika zu und wird in dem Film *Pumping Iron* gezeigt. Ken Waller, mehr aus Spaß als sonst etwas, versteckte das T-Shirt von Mike Katz – nichts, was den Verlauf des Wettkampfs entscheidend beeinflusst hätte, aber eben eine Sache mehr, mit der sich Mike in einer Situation befassen musste, in der er ohnehin schon enorm unter Druck stand. Obwohl der Film übertreibt, wie ernst Mike diesen Streich nahm, glaube ich doch, dass er bei der Suche nach seinem T-Shirt etwas Zeit verschwendete und Konzentration verlor – und bei einem Wettkampf auf diesem Niveau kann man es sich nicht leisten, irgendetwas zu vergeuden.

Ich muss gestehen, dass ich mich zuweilen selber solcher Taktiken bedient habe. Beim Mr. Olympia 1980 stand ich neben Frank Zane auf der Bühne und fing an, ihm Witze zu erzählen. Es dauerte nicht lange, bis er so lachen musste, dass er kaum noch fähig war, seine Posen einzunehmen. Bei einem anderen Wettkampf erzählte ich Serge Nubret weiter, dass einer der Kampfrichter gesagt hatte, er sähe zu schlank aus und hätte wohl besser in der leichteren Gewichtsklasse starten sollen. »Genau, was ich befürchtet habe«, sagte er, und von diesem Moment an ließ ihn der Gedanke nicht mehr los; er fragte mich ständig, wie er aussähe, und sein Posing kippte völlig um, weil er keine Posen zeigen wollte, für die er sich zu leicht hielt, um sie wirkungsvoll auszuführen. Bei knappen Entscheidungen wie den Kämpfen zwischen Sergio und mir können psychologische Faktoren ausschlaggebend sein.

Franco hatte eine sehr direkte Methode, seine Gegner vor einem Wettkampf zu verunsichern. Er ließ sich von jemandem telefonisch Bescheid sagen, wenn einer seiner Konkurrenten im World Gym trainierte. Franco eilte dann sofort ins Studio, machte ein paar Sätze zum Aufwärmen, zog seinen Trainingsanzug aus und rannte in kurzen Hosen im Studio herum. Die meisten Bodybuilder verhüllen sich lieber, wenn sie sich auf einen Wettkampf vorbereiten, aber Franco tat so, als bereite ihm die Konkurrenz nicht die geringsten Sorgen und stellte bereitwillig seine gute Form zur Schau. Ich sah Chris Dickerson einmal fast aus dem Studio flüchten, als Franco seine Nummer abzog und ihn dann aufforderte, sein Hemd ebenfalls auszuziehen. Sie sehen also, dass die psychologische Kriegsführung schon sehr lange vor dem Wettkampf beginnen kann.

Beim Mr. Olympia 1981 erreichte Franco, dass in den Medien viel über ihn berichtet wurde. Mit dem italienischen Fernsehen im Studio, um ihn zu filmen, und anderen Fotografen, die ihn in allen möglichen Posen aufnahmen, als sei er schon der Sieger, mussten sich die übrigen Teilnehmer fühlen, als kämen sie erst unter ferner liefen.

Niemand ist gegen verunsichernde Praktiken immun. Ich muss zugeben, dass ich in dieser Hinsicht nicht nur ausgeteilt habe, sondern auch einstecken musste. 1969 überlistete mich Sergio Oliva mit einem Trick, der mir erst richtig klar machte, was psychologische Kriegsführung wirklich ist. Bei diesem Wettkampf lief Sergio vor unserem Bühnenauftritt die ganze Zeit mit eingezogenen Schultern herum, sah sehr schmal aus und trug einen langen Metzgerkittel. Ich weiß noch, dass ich damals dachte, sein Rücken sei eigentlich nicht beeindruckend. Er ging in eine Ecke, um sich etwas einzuölen, aber ich konnte ihn noch immer nicht richtig sehen. Aber dann holte er zum vernichtenden Schlag aus: Als er auf dem Weg zur Bühne ins helle Licht kam, sagte er, »Sieh dir das mal an!« und spreizte den Latissimus – und wie diese

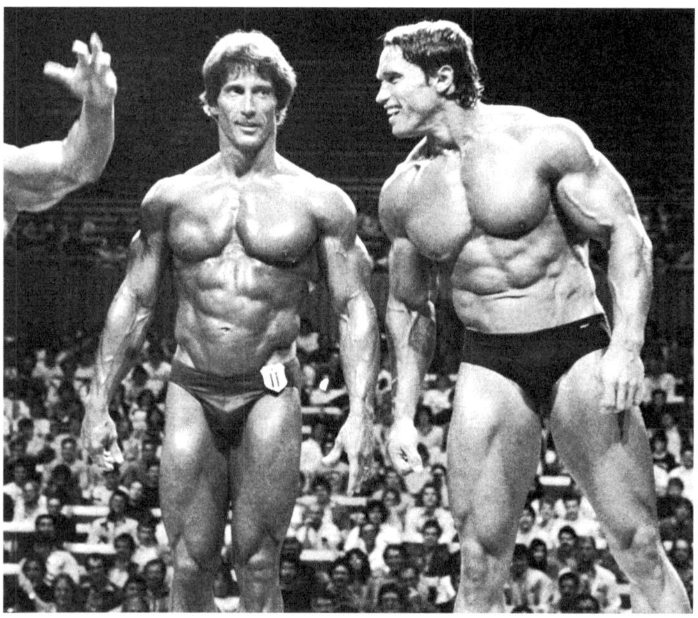

Die sanfte Art der psychologischen Kriegsführung: Beim Mr. Olympia 1980 beugte ich mich zu Frank Zane hinüber und erzählte ihm einen Witz …

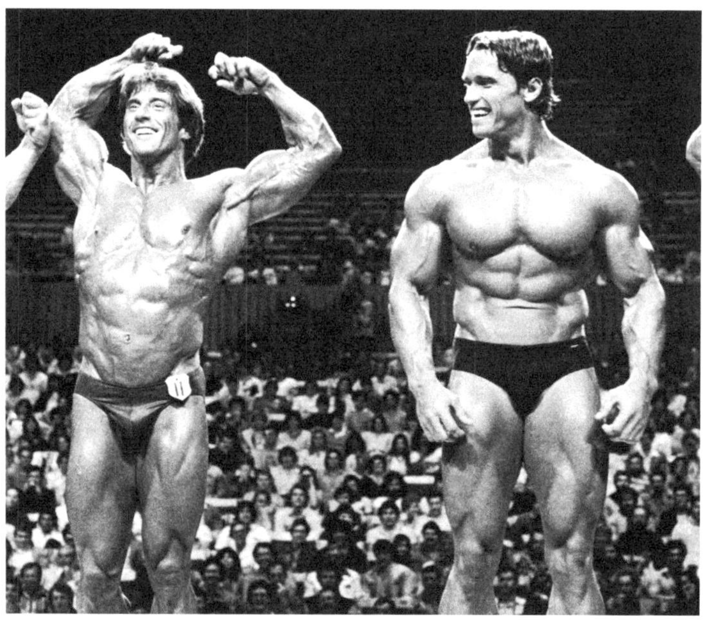

… und tatsächlich mußte er so lachen, daß seine Konzentration für die nächste Pose dahin war.

Lats herauskamen, ich schwöre, ich habe seitdem nichts dergleichen mehr gesehen. Das war seine Art zu sagen: »Das war's, die Sache ist vorbei.« Und sie war vorbei. Ich war geschlagen. Ich sah zu Franco hinüber, der mir zu bedeuten versuchte, es sei nur das Licht, aber ich wusste es besser.

Während des Posens nannte mich Sergio ständig »Baby«. Er war Herr der Situation und handelte völlig gelassen – »Hey, Baby, sieh dir mal diese Pose an« – und ich hatte keinerlei Chance. Bedenken Sie jedoch, dass ihm das nur aufgrund seines wirklich erstklassigen Körpers gelang. Wenn mir ein weniger guter Bodybuilder so gekommen wäre, hätte ich ihn nur ausgelacht.

Und das ist das wirksamste Mittel, um den Gegner zu zermürben: Man muss ganz einfach gut sein – einen fabelhaften Körper haben und ihn zu präsentieren verstehen. Viele Bodybuilder machen den Fehler, auf der Bühne zu posen, solange sie können. Das ist aber riskant, weil die Zuschauer sich langweilen könnten. »Immer abtreten, wenn sie lachen«, ist die Devise aus dem Showbusiness, die hier passt. Ich habe stets versucht, das Publikum zum Rasen zu bringen, und bin dann abgetreten. Das bedeutet immer, dass ich für eine Zugabe auf die Bühne geholt wurde, was für die Konkurrenten niederschmetternd war und auch auf die Kampfrichter seine Wirkung nicht verfehlte.

Psychologische Kriegsführung kann laut und brutal sein, aber auch sehr subtil. Beim Mr. Olympia 1979, während die Wettkämpfer alle durcheinanderliefen und darauf warteten, gewogen zu werden und keiner der erste sein wollte, der sich vor den anderen entblößt, kam still und leise Frank Zane herein, legte sein Trainingszeug ab, wurde gewogen und war wieder verschwunden, ehe jemand gemerkt hatte, was los war. Auch hatte jemand an einem großen Motel-Schild in der Nähe des Flughafens einen Willkommensgruß für »Frank Zane, Mr. Olympia« angebracht, für die ankommenden Wettkämpfer sicher ein psychologischer Tiefschlag.

Wenn sie mit solchen Praktiken lieber nichts zu tun haben, sollten Sie dennoch wissen, dass Sie wahrscheinlich irgendwann das Ziel solcher Zermürbungstaktiken sein werden. Wenn sie sich dessen bewusst sind, haben Sie die Schlacht schon halb gewonnen und werden von solchen Manövern nicht so leicht aus der Fassung gebracht und in Ihren Bestrebungen behindert.

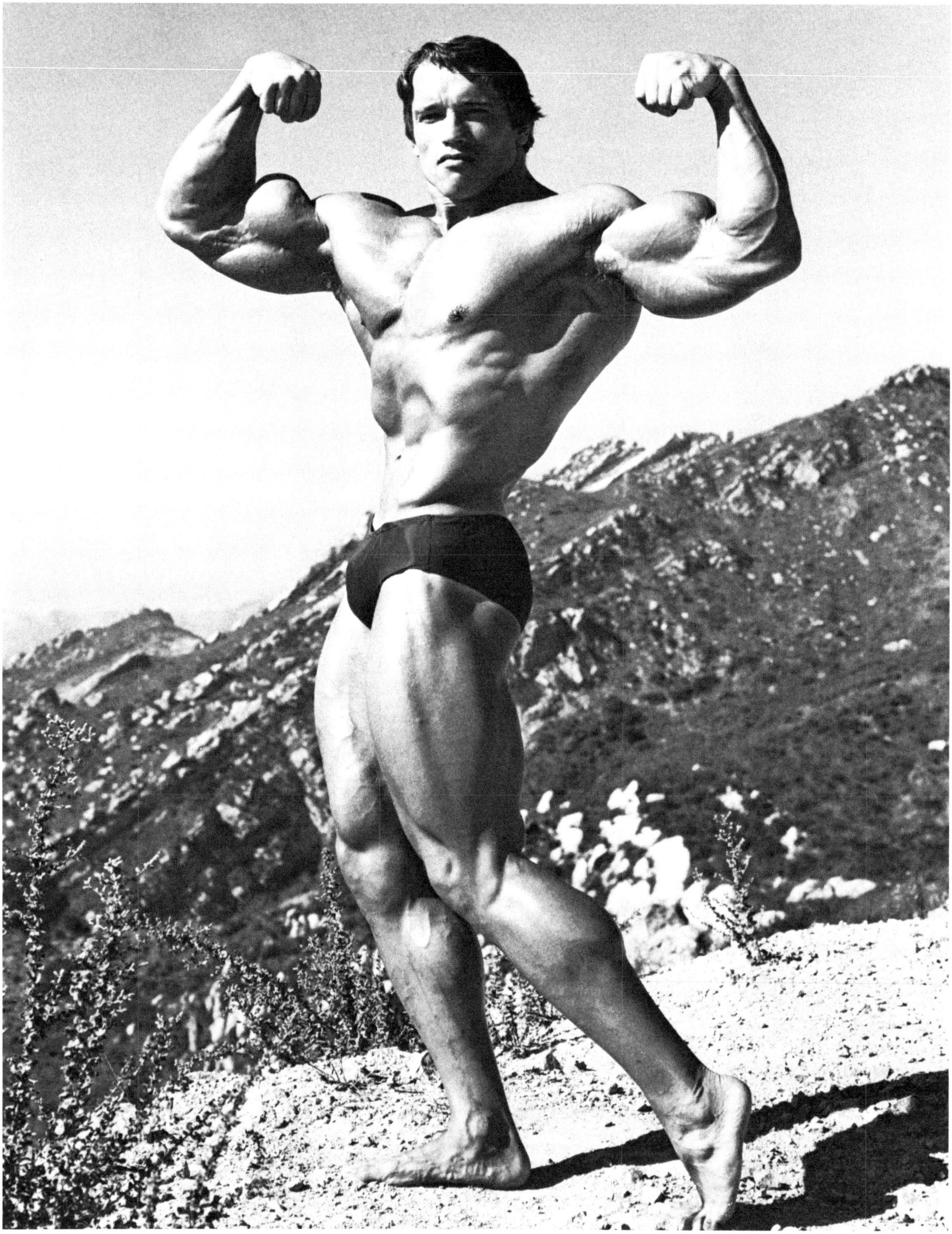

Teil 5

Gesundheit, Ernährung, Diät und Pharmaka

Kapitel 1

Ernährung und Diät

Bodybuilder sind ständig mit ihrer Ernährung beschäftigt was und wieviel sie essen sollten, um entweder Muskelmasse auf- oder Körperfett abzubauen. Es wäre jedoch ein Fehler, Diät zu halten, ohne zuvor die Grundregeln der Ernährung verstanden zu haben. Deren Kenntnisse gestatten es Ihnen, über die Ernährung Ihre Körperzusammensetzung zu verändern und gleichzeitig kräftig, gesund und energiegeladen zu bleiben. Sie erleichtern es Ihnen, möglichst viel Muskelmasse aufzubauen und zu erhalten. Deshalb sind die Grundregeln der Ernährung für einen Bodybuilder genauso wichtig wie die Grundregeln des Trainings.

Im Training hat es im Laufe der Jahre Verbesserungen, aber keine revolutionierenden Neuerungen gegeben. Somit ist die Tatsache, dass wir im Wettkampf heute immer mehr erstklassige Bodybuilder sehen, wohl nicht allein auf bessere Trainingsprinzipien zurückzuführen, sondern ebenso auf neue Erkenntnisse auf dem Gebiet der Ernährung. Es versteht sich doch von selbst, dass ohne hartes und engagiertes Training auch die beste Ernährung keinen Champion hervorbringt. Die entscheidenden Faktoren sind aus meiner Sicht Training, Ernährung und innere Einstellung zu gleichen Teilen.

Früher richteten sich Bodybuilder in Fragen der Diät und Ernährung rein gefühlsmäßig nach dem Sitz der Hose. Auf diese Weise erreichten sie zwar Massezuwachs, aber kein wirklich scharf ausgeprägtes Muskelrelief. Als später Bodybuilder wie Harold Poole auftauchten, hatten sie hervorragende Einschnitte und Definition vorzuweisen, aber in der Regel weniger Masse.

Ich selbst achtete in meinen frühen Trainingsjahren auf gutes Essen und wuchs zu mächtiger Größe heran. Ich merkte aber, dass reine Masse mich nicht in die Höhen bringen würde, die ich anstrebte. Als ich dann nach Kalifornien kam, befasste ich mich intensiv mit Fragen der Ernährung, um einen Körper zu entwickeln, der alles hatte – Größe, Form, Ebenmaß und ein gemeißeltes Muskelprofil! Wenn man ein Top-Champion werden will, so meine Überlegung, muss man den Körper bis an seine Grenzen belasten. Und auf diese Belastung kann der Körper nicht optimal ansprechen, wenn er nicht über die nötigen Nährstoffe verfügt, wo und wann immer er sie braucht. Die Grundlagen der Ernährung sind relativ einfach. Aber zu lernen, sie auf das eigene Training abzustimmen, die verschiedenen Bedürfnisse des Körpers zu verstehen, zu wissen, wie er auf unterschiedliche Diätpläne zur Gewichtsabnahme oder -Zunahme reagiert, das ist wieder etwas anderes. Wie bei allen Aspekten des Trainings müssen Sie auch hier letztlich auf das Instinktprinzip zurückkommen.

Eignen Sie sich zuerst die Grundlagen an, isolieren Sie die Variablen, die auf die Energieproduktion und den Aufbau sowie die Erhaltung des Muskelgewebes so großen Einfluss haben. Um sich richtig zu ernähren, genügt es nicht, die verschiedenen Nährstoffe und ihre Funktion im Körper zu kennen; Sie müssen auch lernen, diese Informationen auf Ihre eigenen Bedürfnisse und Ihren speziellen Körperbautypus anzuwenden.

Die speziellen Bedürfnisse des Bodybuilders

Bodybuilder stellen höchst ungewöhnliche Anforderungen an ihren Körper. Sie benötigen maximale Muskelmasse bei minimalem Fettanteil, ein Zustand, der äußerst schwierig zu erreichen ist. Turner, Boxer, Ringer und andere Sportler, die keine Fettpolster gebrauchen können, betreiben ein Training mit so hohem Kalorienverbrauch, dass sie zur Reduzierung von Körperfett selten Diät halten müssen. Sie streben in der Regel auch keine so niedrigen Fettwerte an, wie Bodybuilder sie brauchen, nämlich 3–5 Prozent für Männer und 7–9 Prozent für Frauen. Kraftsportler wie Footballspieler arbeiten meist auf maximale Größe und Kraft der Muskeln hin, wobei die Reduzierung von Körperfett eine untergeordnete Rolle spielt.

Bodybuilder haben wenig Spielraum für Fehler. Sie müssen genügend essen, um Muskelwachstum zu erzielen, und dann fähig sein, Körperfett abzubauen, ohne Muskelgewebe zu opfern. Sie können zur Steigerung des Kalorienverbrauchs aerobes Training betreiben, aber nicht in einem Umfang, dass das Training im Studio darunter leiden würde. Sie müssen die Kalorienzufuhr einschränken, und doch genügend Eiweiß zuführen, um Muskelgewebe aufzubauen und es zu erhalten. Die Ernährungswissenschaft umfasst ein komplexes, sich ständig vergrößerndes Forschungsgebiet, und die Ernährungswissenschaftler liefern uns fast täglich neue Informationen. Doch gewisse Grundprinzipien der Ernährung gelten als gesichert, und diese Grundlagen muss ein Bodybuilder beherrschen, wenn er sein genetisches Potential für Wachstum und Körperentwicklung voll ausschöpfen will.

Die wichtigsten Nährstoffe

Der Körper braucht bestimmte Nährstoffe, um Wachstum und Energieproduktion sicherzustellen. Es sind dies:

1. Proteine
2. Kohlenhydrate
3. Fette
4. Vitamine
5. Mineralstoffe
6. Wasser

Sie sollten wissen, welche Nahrungsmittel Sie essen müssen und in welchen Mengen, damit jeder dieser Nährstoffe in ausreichender Menge zugeführt wird. Darüber hinaus müssen sie auch auf die Ernährungsbalance achten – die richtige Zusammensetzung der Nährstoffe in Relation zueinander. Die Biochemie des Körpers verlangt – ungeachtet des individuellen Stoffwechsels oder Körperbautypus –, dass bestimmte Nährstoffe in bestimmten Kombinationen vorliegen, wenn die Prozesse des Muskelaufbaus, des Fettabbaus und der Energieerzeugung optimal ablaufen sollen.

Protein (Eiweiß)

Protein oder Eiweiß dient dem Aufbau, der Wiederherstellung und der Erhaltung von Muskelgewebe. Protein besteht aus verschiedenen Aminosäuren, und der Körper kann das mit der Nahrung aufgenommene Protein nur verwerten, wenn alle erforderlichen Aminosäuren vorliegen. Der Körper selbst kann jedoch nur einige dieser Aminosäuren synthetisieren. Die anderen müssen mit der Nahrung zugeführt werden und werden als essentielle Aminosäuren bezeichnet. Manche Nahrungsmittel enthalten sogenanntes vollwertiges Protein, d. h. sie liefern alle Aminosäuren, die zum Aufbau verwertbaren Proteins notwendig sind. Solche Nahrungsmittel sind zum Beispiel Milch, Eier, Fleisch, Fisch und verschiedene Gemüse wie Sojabohnen. Doch auch diese Nahrungsmittel enthalten verschiedene Gewichtsanteile an verwertbarem Protein:

Nahrungsmittel	Proteingehalt pro 100 g	Verwertbarkeit in %
Sojamehl	42	61
Käse	22–36	70
Fleisch und Geflügel	19–31	68
Fisch	18–25	80
Eier	12	94
Brauner Reis	8	70
Milch	4	82

Diese Tabelle sagt uns zum Beispiel, dass ein Ei nur 12 Gewichtsprozent Protein enthält. Doch wegen der besonderen Aminosäuren, die in diesem Eiweiß enthalten sind, können 94 Prozent davon vom Körper verwertet werden. Sojamehl enthält hingegen 42 Prozent Protein, doch die Zusammensetzung dieses Proteins ist so, dass der Körper nur 61 Prozent davon verwerten kann. Es besteht also ein großer Unterschied zwischen dem Proteingehalt eines Nahrungsmittels und dem Anteil dieses Proteins, der wirklich zum Muskelaufbau dienen kann. Eier sind eine so gute Quelle an hochwertigem Protein, dass sie als Vergleichsbasis zur Beurteilung der Proteinqualität anderer Nahrungsmittel verwendet werden, wobei für Eier ein willkürlicher Wert von 100 festgesetzt wurde:

Nahrungsmittel	Proteinwertigkeit (bezogen auf Eier)
Eier	100
Fisch	70
Kuhmilch	60
Mageres Rindfleisch	69
Sojabohnen	47
Getrocknete Bohnen	34
Erdnüsse	43
Weizenkörner	44
Brauner Reis	57
Weißer Reis	56
Kartoffeln	34

Wie Sie aus dieser Tabelle ersehen, nehmen Sie mit Nahrungsmitteln wie Reis, Kartoffeln und Bohnen erheblich weniger verwertbares Protein auf als mit Eiern oder Fisch. Da diesen Nahrungsmitteln eine oder mehrere essentielle Aminosäuren fehlen, können sie den Eiweißbedarf des Körpers nicht decken. Man kann jedoch zwei oder mehr Quellen dieses weniger hochwertigen (nicht vollwertigen) Proteins kombinieren, um vollwertiges Protein zu erhalten. Eine solche Kombination von Proteinen ist für Bodybuilder nützlich, weil diese Nahrungsmittel meist einen niedrigeren Fettgehalt und infolgedessen einen geringeren Kaloriengehalt haben als die meisten Quellen vollwertigen Proteins. Das kann ein großer Vorteil sein, wenn man maximalen Muskelzuwachs bei möglichst wenig Körperfett anstrebt.

Da in jeder Quelle weniger hochwertigen Proteins ganz bestimmte essentielle Aminosäuren fehlen, muss die Kombination der Nahrungsmittel in sinnvoller Weise erfolgen, um vollwertiges Protein zu erhalten. In dem Buch Dietfor a Small Planet von Frances Moore Lappe werden die folgenden Kombinationen empfohlen:

Getreide plus Samen
- Brot mit geschroteten Samenzusätzen
- Brot mit Sesamsamen oder Sonnenblumenkernen
- Reis mit Sesamsamen

Getreide plus Milchprodukte
- Getreideflocken mit Milch
- Teigwaren mit Milch oder Käse
- Brot mit Milch oder Käse

Getreide mit Hülsenfrüchten
- Reis und Bohnen
- Weißbrot und gebackene Bohnen
- Maissoja- oder Weizensojabrot
- Suppe aus Hülsenfrüchten mit Brot

Sie könnten in einem Ernährungsratgeber nachschlagen, welche der acht essentiellen Aminosäuren in bestimmten Nahrungsmitteln jeweils fehlen, aber im Grunde ist das nicht nötig. Wenn Sie sich die oben aufgeführten Nahrungsmittelgruppen merken, können Sie Ihre Kost richtig zusammenstellen, um möglichst viel verwertbares Protein aufzunehmen.

Kohlenhydrate

Kohlenhydrate bestehen aus Kohlenstoff-, Wasserstoff- und Sauerstoffatomen, aus denen sie durch Photosynthese von Pflanzen aufgebaut werden. Die wichtigsten Kohlenhydrate sind:

Monosaccharide

- Glukose (Blutzucker)
- Fruktose (Fruchtzucker)
- Galaktose (Bestandteil des Milchzuckers)

Oligosaccharide

- Saccharose (Rohrzucker)
- Laktose (Milchzucker)
- Maltose (Malzzucker)

Polysaccharide

- Pflanzliche Polysaccharide (Stärke und Zellulose)
- Tierische Polysaccharide (Glykogen)

Einfache Kohlenhydrate, wie sie in Früchten und verarbeitetem Zucker Vorkommen, werden im Körper sehr schnell vom Stoffwechsel aufgenommen. Zusammengesetzte Kohlenhydrate, vor allem Stärke und Zellulose, finden sich in Nahrungsmitteln wie Kartoffeln und Reis respektive in vielen Gemüsearten. Zusammengesetzte Kohlenhydrate werden langsamer dem Stoffwechsel zugeführt und haben daher in der Energieversorgung des Körpers eine Art »Depot-Effekt«.

Kohlenhydrate sind diejenigen Nahrungsstoffe, die der Körper am einfachsten in Energie umsetzen kann. Die aufgenommenen Kohlenhydrate werden in Glukose umgewandelt, die im Blutstrom zirkuliert und die Energie für die Muskelkontraktion liefert, sowie in Glykogen, das für den späteren Gebrauch in den Muskeln und in der Leber gespeichert wird. Ausreichende Kohlenhydratzufuhr ist für den ernsthaften Bodybuilder aus verschiedenen Gründen wichtig:

1. Kohlenhydrate sind bedeutende Energielieferanten. Das in den Muskeln in Form von Glykogen gespeicherte Kohlenhydrat ermöglicht es Ihnen, schwer und intensiv zu trainieren.

2. Die Speicherung von Glykogen und Wasser in den einzelnen Muskelzellen vergrößert die Muskeln.

3. Bei ausreichendem Kohlenhydratgehalt wird »Protein geschont«, d. h. der Körper greift nicht übermäßig auf Protein zurück, um Energie zu gewinnen. (Mehr dazu später.)

4. Kohlenhydrate sind die Hauptenergiequelle zur Versorgung des Gehirns, und deren Mangel kann schwerwiegende Auswirkungen auf die Stimmung, die Persönlichkeit und die geistigen Fähigkeiten haben.

Fette

Fette bestehen aus den gleichen Elementen wie Kohlenhydrate – Kohlenstoff, Wasserstoff und Sauerstoff –, doch sind die Atome anders miteinander verbunden. Fette kommen in Pflanzen und in Tieren vor und sind wasserunlöslich. Sie werden eingeteilt in Fette im engeren Sinne (Triglyceride) und Fette im weiteren Sinne (Phospholipide, Glukolipioide, Lipoproteine, Cholesterin).

Fette haben im Körper drei wesentliche Funktionen: 1. Sie sind die Hauptquelle an gespeicherter Energie; 2. sie polstern und schützen die großen Organe; und 3. sie dienen als Isolationsfett dem Wärmeschutz des Körpers.

Fett ist der kalorienreichste aller Nährstoffe. Ein Kilo Fett liefert etwa 9000 Kalorien, während die gleiche Protein- oder Kohlenhydratmenge je 4000 Kalorien enthält.

Wenn Sie trainieren und dabei innerhalb Ihrer aeroben Kapazität bleiben (also nicht außer Atem kommen), gewinnt der Körper die notwendige Energie etwa zur Hälfte aus Fetten und zur Hälfte aus Kohlenhydraten. Doch je länger Sie trainieren, desto höher wird der Anteil an Fett. Nach ungefähr drei Stunden gewinnt der Körper vielleicht schon 80 Prozent seiner Energie aus Fett.

Fettmoleküle unterscheiden sich biochemisch in ihrer Zusammensetzung und sind entweder gesättigt, ungesättigt oder mehrfach ungesättigt. (Diese Begriffe beziehen sich ganz einfach auf die Zahl der im Molekül vorhandenen Doppelbindungen.) Eine Kost, die reich an gesättigten Fetten ist, erhöht, neben anderen Faktoren, den Cholesterinspiegel des Bluts. Deshalb empfehlen Gesundheitsfachleute, dass ungesättigte Fette etwa zwei Drittel der gesamten Fettzufuhr ausmachen sollten.

Gesättigte Fette kommen zum Beispiel in folgenden Nahrungsmitteln vor:

- Rindfleisch
- Lammfleisch
- Schweinefleisch
- Hühnerfleisch
- Schalentiere
- Eigelb
- Sahne
- Milch
- Käse
- Butter
- Schokolade
- Schweinefett
- Pflanzenfett

Ungesättigte Fette kommen vor in:

- Avocados
- Cashewnüssen
- Oliven und Olivenöl
- Erdnüssen, Erdnussöl, Erdnussbutter

Mehrfach ungesättigte Fette finden sich in:

- Mandeln
- Baumwollsamenöl
- Margarine (in der Regel)
- Pekannüssen
- Sonnenblumenöl
- Maisöl
- Fisch
- Mayonnaise
- Safloröl (Färberdistel)
- Sojaöl
- Walnüssen

Vitamine

Vitamine sind organische Substanzen, die der Körper in kleinsten Mengen benötigt und die wir mit der Nahrung aufnehmen. Vitamine liefern keine Energie und tragen auch nicht nennenswert zur Körpermasse bei; sie wirken vielmehr als Katalysatoren, die mithelfen, andere Reaktionen im Körper auszulösen.

Man unterscheidet zwischen wasserlöslichen und fettlöslichen Vitaminen. Die wasserlöslichen Vitamine werden im Körper nicht gespeichert, und überschüssige Mengen werden mit dem Urin ausgeschieden. Die fettlöslichen Vitamine werden im Fettgewebe des Körpers gelöst und dort gespeichert. Wasserlösliche Vitamine müssen täglich zugeführt werden, die fettlöslichen Vitamine weniger häufig.

Wasserlösliche Vitamine

- B1 (Thiamin)
- B2 (Riboflavin)
- B6 (Pyridoxin)
- B12 (Cyanocobalamin)
- Niacin
- Pantothensäure
- Biotin
- Cholin
- Folsäure
- Vitamin C (Ascorbinsäure)

Fettlösliche Vitamine

- Vitamin A
- Vitamin D
- Vitamin E
- Vitamin K

Mineralstoffe

Mineralstoffe sind anorganische Substanzen, die der Körper in kleinen Mengen benötigt. Im Körper kommen 22 metallische Elemente vor, die etwa 4 Prozent des Körpergewichts ausmachen. Mineralstoffe finden sich in reichen Mengen im Boden und im Wasser der Erde und gelangen schließlich durch die Wurzeln in die Pflanzen. Menschen erhalten Mineralstoffe durch den Verzehr von Pflanzen oder pflanzenfressender Tiere. Mit einer Kost, die Fleisch und Gemüse verschiedener Art enthält, wird der Bedarf an Mineralstoffen normalerweise gedeckt. Die Mineralstoffe sind an verschiedenen Stoffwechselvorgängen beteiligt und unterstützen die Synthese von Glykogen, Eiweiß und Fetten.

Wasser

Dass Wasser ein unentbehrlicher Nahrungsstoff ist, wird häufig übersehen. Wasser ist einer der Hauptbestandteile des Körpers. Es ist das Transportmittel der verschiedenen chemischen Substanzen im Körper und das Medium, in dem die biochemischen Reaktionen zwischen den Nährstoffen ablaufen. Der Körper besteht zu 40–60 Prozent aus Wasser. Muskeln enthalten 72 Gewichts-Prozent Wasser, Fettgewebe hingegen nur 20–25 Prozent. Exzessiver Flüssigkeitsverlust infolge der Ernährung oder körperlicher Betätigung hat daher großen Einfluss auf die Größe der Muskeln.

Kalorien und Energie

Die Kalorie ist eine Maßeinheit für den Energiegehalt der Nahrung. Verschiedene Nährstoffe haben unterschiedliche Kalorienwerte. Proteine und Kohlenhydrate enthalten je Gramm ungefähr 4 Kalorien, Fette liefern 9 Kalorien je Gramm. Fette sind somit die kalorienreichsten Nahrungsstoffe und hervorragende Energielieferanten, werden dadurch aber zu unerwünschten Bestandteilen der Kost, wenn man abnehmen oder ein bestimmtes Gewicht halten möchte.

Wenn mehr Kalorien zugeführt werden, als der Körper verbrennen kann, wird der Überschuss in Form von Fett (Fettzellen) im Körper gespeichert. Ob dieser Überschuss als Eiweiß, Kohlenhydrat oder Fett geliefert wird, spielt keine Rolle – die Substanzen werden gespalten und als Reserve für den Fall gespeichert, dass der Körper mehr Energie benötigt, als durch die Nahrung zugeführt wird.

Wenn der Körper alle Nährstoffe bekommt, die er für seine normale Funktion braucht, und wenn Sie wenigstens die Mindestmenge der verschiedenen Nahrungsstoffe zuführen, die zu einer bestimmten Zeit vom Verdauungsapparat und zur körpereigenen Energiegewinnung benötigt werden, ist Fettzunahme und Fettabnahme eine einfache Rechnung:

- 1 kg Körperfett besteht aus ca. 7000 Kcal.
- Zufuhr von 3500 Kalorien über den Bedarf hinaus = 1 Pfund Fett zugenommen.
- Zufuhr von 3500 Kalorien weniger als benötigt = 1 Pfund Fett abgenommen.

Doch leider werden diese Faktoren bei der Ernährung meist nicht berücksichtigt, was unerwünschte Folgen haben kann:

1. Der Körper kann beginnen, Muskelgewebe abzubauen.
2. Der Fettstoffwechsel kann beeinträchtigt werden.
3. Es kann zu Vitamin- oder Mineralstoffmangel kommen.
4. Die Energieproduktion des Körpers kann gestört sein.
5. Es können verschiedene körperliche und psychologische Symptome auftreten.

Um solche Probleme zu vermeiden, muss in jedem Diätplan (ob zur Gewichtszunahme oder zur Gewichtsabnahme) berücksichtigt werden, dass der Körper bestimmte Mindestmengen an Nährstoffen braucht und dass die tägliche Kost in ihrer Zusammensetzung ausgewogen sein muss. Letzteres wird gewöhnlich als »ausgeglichene Kost« bezeichnet.

Körpertraining und Energieaufwand

Der Energiebedarf des Körpers hängt von verschiedenen Faktoren ab, die den Stoffumsatz bestimmen. Man unterscheidet zwischen dem Grundumsatz, derjenigen Energie, die nötig ist, um die Lebensfunktionen über einen bestimmten Zeitraum gerade aufrechtzuerhalten, und dem Tätigkeitsumsatz, der von der geleisteten Muskelarbeit abhängt. Der Grundumsatz (GU) oder Ruheumsatz hängt von der Muskelmasse der betreffenden Person ab. Je geringer der Fettanteil der Körpermasse, desto höher der GU. Er lässt sich nach folgender Formel berechnen:

Fettfreie Körpermasse in kg x 30,4

Nach dieser Berechnung hätte eine Person von 70 kg Körpergewicht einen GU von etwa 2100 Kalorien, während eine 115 kg schwere Person 3500 Kalorien umsetzen würde, dies ohne anstrengende Tätigkeit. Die schwerere Person muss folglich wesentlich mehr essen, um ihr Körpergewicht zu halten, und kann bei einer Kost, die bei einer kleineren Person eine Gewichtszunahme zur Folge hätte, sogar abnehmen.

Die Höhe des Kalorienverbrauchs bei sportlichem Training hängt von der Art der Betätigung ab. Je mehr Gewicht Sie bewegen – sei es Ihr eigenes Körpergewicht oder eine Langhantel –, desto mehr Energie wird dazu benötigt. Hier einige Beispiele des Energieaufwands bei verschiedenen sportlichen Betätigungen:

Betätigung	Kalorienverbrauch pro Stunde
Sitzen	72–84
Gehen (5 km/h)	240–300
Gymnastik	300–360
Radfahren (15 km/h)	360–420
Jogging (7 km/h)	420–480
Skifahren	420–480
Laufen (9 km/h)	600–660

Der Energieaufwand des Bodybuilding-Trainings hängt weitgehend von der Trainingsintensität ab. Wenn Sie schwere Gewichte heben und sich zwischen den Sätzen lange Ruhepausen gönnen, verbrauchen Sie relativ wenig Kalorien. Wesentlich mehr Kalorien setzen Sie in den ein bis eineinhalb Stunden Ihres Trainings um, wenn Sie ständig arbeiten, also einen Satz nach dem anderen machen und von einer Übung zur anderen wechseln, ohne viel zu pausieren. Noch höher ist der Energieumsatz bei einem Split-Training mit zwei Trainingseinheiten am Tag – deshalb habe ich immer in dieser Weise trainiert, um die Definition herauszuarbeiten und in Wettkampfform zu kommen. (Wie hoch der Kalorienverbrauch bei einer solchen Trainingsweise genau ist, lässt sich schwer bestimmen. Ein Fachmann hat ihn bei Franco und mir im Wettkampftraining bei zwei täglichen Trainingseinheiten auf insgesamt fast 2000 Kalorien geschätzt.)

Minimalbedarf an Nährstoffen

Dem Körper Kalorien vorzuenthalten, ist eine Sache (der Körper verfügt über Fettreserven, die er zur Energiegewinnung heranziehen kann), doch ihm unentbehrliche Nährstoffe vorzuenthalten, ist wieder etwas anderes. Bodybuilder belasten den Körper sehr stark, um bestmögliche Ergebnisse im Training zu erzielen. Deshalb kann Nährstoffmangel bei einem ernsthaften Bodybuilder schwerwiegender sein als bei Menschen, die sich körperlich weniger anstrengen.

Über den Minimalbedarf an Nährstoffen von Sportlern und Nichtsportlern bestehen unterschiedliche Auffassungen, aber die folgenden Richtlinien stellen eine vernünftige Basis dar.

Eiweiß. Die allgemein empfohlene tägliche Eiweißzufuhr in der Normalkost beträgt 1 g pro kg Körpergewicht. Manche Fachleute halten mehr Eiweiß selbst für hart trainierende Bodybuilder für nicht notwendig und sind der Meinung, der erforderliche Eiweißgehalt der Kost werde zu hoch angesetzt. Doch die meisten Bodybuilder nehmen lieber mehr Eiweiß zu sich und empfehlen 1 g pro Pfund Körpergewicht (2 g/kg).

Wenn ein Bodybuilder in Wettkampfform kommen will, muss er maximale Muskelmasse bei möglichst wenig Körperfett anstreben, und deshalb sollte er genügend Eiweiß zu sich nehmen, um fettfreies Körpergewebe aufzubauen und zu erhalten, aber nicht mehr als nötig – weil jeder Überschuss nur in Fett umgewandelt werden würde. Für die meisten Bodybuilder sind also mehr als 2 g Eiweiß je Kilo Körpergewicht nicht empfehlenswert.

Kohlenhydrate. Der notwendige Kohlenhydratanteil der Kost hängt stark von der geleisteten Arbeit ab. Allein zur Versorgung des Nervensystems benötigt der Körper ungefähr 60 g Kohlenhydrate (das Gehirn wird zum Beispiel fast ausschließlich durch Kohlenhydrate ernährt).

Kohlenhydrate sind auch ein wichtiger Energielieferant für Muskelarbeit. Wenn Ihre Kost zuwenig Kohlenhydrate enthält, leidet Ihr Training. Viele Bodybuilder versuchen abzunehmen, indem sie die Kohlenhydratzufuhr stark einschränken und die Eiweißzufuhr entsprechend erhöhen, aber wie wir gesehen haben, machen Kohlenhydrate nicht dicker als die gleiche Menge Eiweiß, und sie sind diejenige Nahrung, aus der der Körper am einfachsten Energie gewinnt.

Als allgemeine Faustregel gilt, genügend Kohlenhydrate zuzuführen, um das Training durchzustehen und nicht in den Zustand einer Ketose zu geraten (siehe S. 609). Wenn Sie auf Definition für einen Wettkampf hinarbeiten, wird allerdings die Art der Kohlenhydrate, die Sie zu sich nehmen, äußerst wichtig. Zusammengesetzte Kohlenhydrate, wie sie in Gemüse, Reis und Kartoffeln Vorkommen, liefern Energie und Nährstoffe bei einem Minimum an Kalorien. Einfache Kohlenhydrate in Früchten sind gut als schneller Energiespender. Aber Nahrungsmittel, die handelsüblichen Zucker enthalten – Kuchen, Konfekt, süße Limonaden, Fertignahrung mit Zuckerzusatz –, sind praktisch »leere Kalorien«, die die Kalorienzufuhr enorm erhöhen, aber im übrigen wenig Nährwert besitzen.

Fette. Genügend Fette zu bekommen ist selten ein Problem. Eier, rohes Fleisch, Milchprodukte und Öle haben alle einen hohen Fettgehalt. Es ist gar nicht selten, dass die Nahrung bis zu 50 Prozent Fette enthält. Aus Gründen der Gesundheit wird normalerweise empfohlen, den Anteil an Fetten auf unter 30 Prozent zu beschränken. Bodybuildern gelingt es leichter, ihre Definition herauszuarbeiten, wenn sie die Fettzufuhr noch mehr einschränken, vielleicht auf 20 Prozent (siehe Ausgeglichene Kost, S. 607).

Vitamine und Mineralstoffe. Die Debatte über den tatsächlichen Vitamin- und Mineralstoffbedarf nimmt kein Ende. Viele Ernährungswissenschaftler sind der Meinung, eine ausgeglichene Kost aus richtig zubereiteten, naturbelassenen Nahrungsmitteln sei zur Vitamin- und Mineralstoffversorgung ausreichend, selbst für Leistungssportler. Dessen ungeachtet nehmen die meisten Bodybuilder lieber zusätzlich

Vitamin- und Mineralstoffpräparate ein, um sicher zu sein, dass sie diese Nährstoffe in ausreichenden Mengen bekommen. Es gibt keinen eindeutigen Beweis dafür, dass die meisten Sportler solche Zusätze brauchen, aber Bodybuilder sind ein Sonderfall – sie sind praktisch die einzige Gruppe von Sportlern, die auf maximale Muskelmasse hinarbeitet und gleichzeitig extrem niedrige Körperfettwerte anstrebt.

Es ist sehr wahrscheinlich, dass die Kombination aus intensivem Training und strenger Diät bei Bodybuildern zu einem gewissen Nährstoffmangel führt. Somit ist es nur vernünftig, wenn Bodybuilder Vitamin- und Mineralstoffpräparate einnehmen, um ihr Training und ihre Körperentwicklung zu optimieren. Aber »Megadosen« solcher Präparate einzunehmen – 100- bis 1000-mal mehr als die empfohlene tägliche Zufuhr –, ist wohl einfach Geldverschwendung. Überschüssige Mengen an wasserlöslichen Vitaminen (z. B. Vitamin C) werden einfach im Urin ausgeschieden. Megadosen der fettlöslichen Vitamine und bestimmter Mineralstoffe können hingegen die Gesundheit gefährden.

Manche Gesundheitsexperten schwören auf Vitamine »natürlicher« Herkunft. Doch in ihrer Wirkung scheinen die aus Nahrungsmitteln extrahierten Vitamine und die im Labor synthetisierten identisch zu sein. Die meisten Ernährungswissenschaftler sind sich darin einig, dass der Körper ein natürliches Vitamin von seinem synthetischen Gegenstück nicht unterscheiden kann. (Eine Ausnahme ist Vitamin E, das in der Natur in etwas anderer Form vorliegt und wirksamer ist als das synthetische.)

Wenn Bodybuilder sehr hart trainieren, scheiden sie mit dem Schweiß große Mengen Mineralsalze wie Natrium- und Kaliumchlorid aus. Im Körper liegen diese Stoffe gelöst als elektrisch geladene Teilchen vor und werden daher »Elektrolyte« genannt. Eine der Funktionen der Elektrolyten ist die Regelung des Flüssigkeitsaustauschs zwischen verschiedenen Verteilungsräumen des Körpers zur Aufrechterhaltung einer konstanten, hinreichenden Nährstoffzufuhr und zur Eliminierung von Abbauprodukten. Bei exzessivem Wasserverlust durch Schweißabsonderung kann daher die Trainingsleistung stark herabgesetzt sein, ebenso die Erträglichkeitsgrenze der Wärmebelastung. Dies kann zu Krämpfen führen oder in schweren Fällen zu Hitzeerschöpfung oder Hitzschlag.

In der Regel kann der Verlust durch Trinken von Wasser und Einnahme kleiner Mengen Salz ersetzt werden. Der Kaliumspiegel kann durch Aufnahme einer ausgeglichenen Kost normalisiert werden. Viele Bodybuilder, die sich auf Wettkämpfe vorbereiten, nehmen jedoch Diuretika ein (was ich nicht empfehle), die ebenfalls zu vermehrter Ausscheidung von Mineralstoffen führen. Einige Anwender von Diuretika konnten durch Einnahme von Kaliumpräparaten Krämpfe verhindern. Aber bei einer der letzten Weltmeisterschaften nahm ein junger Bodybuilder zu viel Kalium und wurde daraufhin von solcher Übelkeit geplagt, dass seine Teilnahme am Wettkampf sehr gefährdet war. Denken Sie also daran, dass zu viel ebenso schädlich sein kann wie zu wenig.

Die »Übersättigungstheorie«

Experten halten Bodybuildern oft vor, sie nähmen zuviel Eiweiß, Vitamine und Mineralstoffe ein, und führen als Begründung an, der Körper könne immer nur kleine Mengen der verschiedenen Nährstoffe verwerten. Sie sagen, es sei nutzlos, mehr als 60 g Eiweiß je Mahlzeit zuzuführen, weil der Körper eine größere Menge nicht auf einmal verarbeiten könne. Andere Ernährungswissenschaftler haben die Ausscheidung wasserlöslicher Vitamine untersucht und aus ihren Ergebnissen gefolgert, die zusätzlich eingenommenen Vitamine würden fast in vollem Umfang wieder ausgeschieden.

Doch Bodybuilder und viele andere Sportler akzeptieren die meisten dieser Theorien nicht. Ihre Erfahrung sagt ihnen, dass eine zusätzliche Zufuhr an Eiweiß, Vitaminen und Mineralstoffen sehr wohl einen Unterschied ausmacht. Eine Erklärung dafür, weshalb sie recht haben könnten, ist die sogenannte »Übersättigungstheorie«.

Sie haben sicher schon das Klischee gehört, es sei nie ein Polizist da, wenn man einen braucht. Nehmen wir einmal an, es würden auf den Straßen einer bestimmten Stadt jede Nacht 100 Gewaltverbrechen begangen und die Schutzpolizei der Stadt sei 500 Mann stark. Das sind sicher genügend Polizisten, um bei jedem dieser Verbrechen einzugreifen – vorausgesetzt, sie sind in der Nähe, wenn das Verbrechen begangen wird. Wenn sie sich am anderen Ende der Stadt aufhalten oder auch nur zwei Häuserblocks entfernt, können sie dem Opfer keine große Hilfe sein. Einige Ernährungswissenschaftler wenden diese Theorie auf die Frage an, was man zur Erzielung maximalen Wachstums am besten isst.

Wenn der Körper mit Nährstoffen übersättigt ist, sind, wann immer eine wichtige Reaktion eingeleitet wird – Eiweißsynthese zum Beispiel, oder die Bildung von Kreatinphosphat für Energie –, die dazu notwendigen Nährstoffe direkt an Ort und Stelle. Folglich kann der Körper in einer Weise arbeiten, wie es nicht möglich wäre, falls man den Minimalbedarf an Nährstoffen niedriger ansetzen würde.

Diese Theorie erklärt, warum Bodybuilder seit jeher bestrebt waren, erst »aufzubauen« – beim Aufbau von Muskelmasse etwas Fettansatz erlaubten – und dann durch strenge Diät »abzubauen«, in dem Bestreben, die erworbene Muskelmasse zu erhalten, ohne nennenswerte neue Masse hinzuzufügen. Erst übersättigten sie, und dann versuchen sie, im Zustand mangelhafter Nahrungszufuhr zu erhalten, was sie haben.

Ausgeglichene Kost

Der Körper arbeitet am besten, wenn Sie Nahrungsmittel in bestimmten Kombinationen zu sich nehmen. Die notwendige »Ernährungsbalance« ist für Bodybuilder etwa dieselbe wie für jeden anderen. Nach dem »McGovern Select Committee on Nutrition and Human Needs« wird gegenwärtig ungefähr folgende Zusammensetzung empfohlen: 12 Prozent Eiweiß, 58 Prozent Kohlenhydrate und 30 Prozent Fette.

Ich selbst habe in meiner Karriere meist eine Kost von ganz anderer Zusammensetzung zu mir genommen: 40 Prozent Eiweiß, 40 Prozent Kohlenhydrate und 20 Prozent Fette. Man darf aber nicht vergessen, dass ich 110 kg wog und sehr hart trainierte. Meine 40 Prozent Kohlenhydrate stellten mehr wirksame Nahrung dar als die 58 Prozent des Durchschnittsmannes, sodass ich sicher alle Nährstoffe bekam, die mein Körper brauchte.

Aber es gibt Bodybuilder, die auf ihrer Jagd nach Protein viel zu weit gehen und eine Kost einnehmen, die bis zu 70 Prozent Protein enthält. Andere meinen, so wichtig sei Protein nun auch wieder nicht und beschränken sich auf 10 oder 12 Prozent. Meines Erachtens wird keine dieser Ernährungsweisen den gewünschten Erfolg bringen.

Es gibt auch Bodybuilder, die monatelang immer nur die gleichen Lebensmittel essen – Thunfisch, Hühnerfleisch, Obst und Salate zum Beispiel. Das hilft ihnen vielleicht, Körperfett zu reduzieren, aber es verhindert ebenso, dass sie alle Nährstoffe bekommen, die sie für maximale Energie und Wachstum brauchen. Wenn eine der verschiedenen Nahrungsgruppen zu stark eingeschränkt wird, besteht die Gefahr eines Vitamin- oder Mineralstoffmangels: Isst man vorwiegend Obst (wie in der Beverly-Hills-Diät), wird es schwierig, genügend Eiweiß und die ganze Bandbreite an Vitaminen und Mineralstoffen zu bekommen. Vegetarische Kost oder eine ausgesprochen kohlenhydratreiche Ernährung kann einem Bodybuilder, der maximalen Muskelzuwachs anstrebt, nicht genügend Eiweiß liefern. Eine zu eiweißreiche Kost kann die Nieren und die Leber in ungesunder Weise belasten, kann zu Calciumverlust führen und dick machen.

Ich weiß noch, wie Ken Waller sich zu jeder Mahlzeit mit drei Proteingetränken an den Tisch setzte, in dem Glauben, sein Körper könne das alles auf einmal verwerten. Die Folge war, dass Ken vor Wettkämpfen immer viel Fett loswerden musste, um in Form zu kommen.

Wenn es Bodybuilder in der Ernährung bis zum Extrem treiben, entscheiden sie sich gewöhnlich für eine besonders eiweißreiche Kost. Sie denken, das bringe ihnen maximalen Muskelzuwachs bei minimalem Körperfett. Aber neben den oben genannten Problemen kann eine Kost, die zu reich an Eiweiß und zu arm an Kohlenhydraten ist, dazu führen, dass man Muskelmasse verliert, anstatt sie aufzubauen, weil die »eiweißschonende« Wirkung der Kohlenhydrate fehlt.

Kohlenhydrate »schonen« Eiweiß

Kohlenhydrate versorgen den Körper nicht nur mit Energie, sondern wirken sich auch »eiweißschonend« aus. Solange Ihr Körper Energie aus Kohlenhydraten gewinnen kann, spart er das mit der Nahrung aufgenommene Eiweiß für den Aufbau und die Erhaltung der Muskulatur auf. In Abwesenheit von Kohlenhydraten wird der Körper versuchen, das verfügbare Eiweiß zur Energiegewinnung heranzuziehen, also das Eiweiß in den Muskeln, die Sie in so harter Arbeit aufgebaut haben, dem Stoffwechsel zuzuführen.

Zuwenig Kohlenhydrate im Körper beeinträchtigen auch das Aussehen – die Muskeln schrumpfen, wenn sie Glykogen verlieren, und der Körper wirkt nicht gesund und kräftig, sondern ausgezehrt. So gut er als Bodybuilder ist, Frank Zane sah auf der Bühne oft so abgemagert aus, und auch Danny Padilla bot beim Mr. Olympia 1981 nach seiner sehr kohlenhydratarmen Diät diesen Anblick.

Die Bedeutung von Glykogen

Ein wesentlicher Teil der Muskelgröße, die Bodybuilder hervorbringen, kommt nicht durch Muskelwachstum an sich zustande, sondern durch vermehrten Einsatz der »Versorgungssysteme« in den Muskeln. Eines davon ist die verstärkte Durchblutung der Muskeln, die mit intensivem Gewichtstraining einhergeht, ein anderes beruht auf der Fähigkeit des Körpers, in trainierten Muskeln mehr Glykogen zu speichern als in untrainierten.

Glykogen ist das im Muskel vorhandene Kohlenhydrat, das zur Umwandlung in Energie für Muskelkontraktionen bereitsteht. Da der trainierte Muskel mehr Glykogen aufnehmen kann und weil Glykogen an Wasser gebunden ist (2,7 g Wasser je Gramm Glykogen), schwellen die Muskeln durch diese zusätzliche Masse an und wirken größer.

Ich habe die »sportliche Form« des Bodybuilders früher als den Zustand maximaler Muskelmasse bei minimalem Fettanteil beschrieben. Eigentlich sollte ich dem noch etwas hinzufügen: Sehen Sie zu, dass die Muskeln mit Glykogen vollgepackt sind, damit Sie im Wettkampf möglichst mächtig wirken.

Ketose

Bei Mangel an Kohlenhydraten hat der Körper Schwierigkeiten, Körperfett dem Stoffwechsel zuzuführen. Für den Prozess des Fettabbaus ist neben Fett auch die Anwesenheit von Kohlenhydraten erforderlich. Fehlt es am notwendigen Kohlenhydrat, kann der Prozess nicht vollständig ablaufen, und es bilden sich Stoffwechselprodukte, die als »Ketonkörper« bezeichnet werden. Den Zustand ihres vermehrten Auftretens im Körper nennt man »Ketose«.

Die eiweißreiche, kohlenhydratarme Diät zur Gewichtsabnahme ist in den Vereinigten Staaten schon seit langer Zeit populär. Alle paar Jahrzehnte findet das Konzept wieder Gefallen, weil es zu funktionieren scheint. Wenn Sie eine solche Diät halten, geschieht folgendes:

1. Sie nehmen viel eiweißreiche Nahrung zu sich, fühlen sich also des Essens nicht beraubt. Für diese Diät werden gewöhnlich Eier empfohlen, weiterhin Hühnerfleisch, Fisch, Fleisch und sogar Milch, Käse und Butter, die alle wenig Kohlenhydrate, aber viel Fett enthalten.

2. Sie nehmen in der ersten Woche merklich ab.

3. Sie haben in der Regel weniger Appetit. Dies ist auf die veränderte Biochemie des Körpers bei kohlenhydratarmer Kost zurückzuführen.

Doch wie ich schon sagte, scheint eine solche Diät nur zu funktionieren. Was wirklich passiert, ist dies:

1. Da diese eiweißreichen Nahrungsmittel viel Fett enthalten, nehmen Sie mehr Kalorien zu sich, als Sie brauchen.

2. Der Gewichtsverlust, den Sie erfahren, ist nicht allein auf Fettabbau zurückzuführen. Bei sinkendem Kohlenhydratgehalt erfolgt Dehydratation, und Sie verlieren viel Wassergewicht (ein Großteil davon aus den Muskelzellen). Anschließend führt der Körper in Abwesenheit von Kohlenhydraten ebensoviel Muskelgewebe wie Körperfett dem Stoffwechsel zu. Nach der anfänglichen Entwässerung ist demnach von zwei Pfund Gewichtsverlust ein Pfund Muskelmasse. Für einen Bodybuilder kaum ein guter Handel.

3. Die Anwesenheit von Ketonkörpern, die bei Mangel an Kohlenhydraten infolge des unvollständigen Fettabbaus entstehen, führt zu Appetitlosigkeit. Sie haben also nicht nur weniger Hunger, sondern auch weniger Energie und müssen überdies mit dem Auftreten von Schwindel, Übelkeit und vielen anderen Symptomen rechnen.

4. Wenn Sie trainieren, ist das in den Muskeln als Glykogen gespeicherte Kohlenhydrat schnell verbraucht, sodass Sie keine Kraft mehr haben; und infolge der erschöpften Glykogenvorräte schrumpfen Ihre Muskeln und sehen kleiner aus.

Fazit: Eine Diät, die auf mangelnder Zufuhr von Kohlenhydraten beruht, ist nicht empfehlenswert, weder für aktive Bodybuilder noch für andere Menschen. Die Nachteile einer solchen Ernährung sind weit größer als irgendwelche Vorteile.

Essen und Trainieren

Viele junge Bodybuilder fragen mich um Rat, was und wann sie im Zusammenhang mit ihrem Trainingsprogramm essen sollen. Die Muskeln benötigen während des Trainings eine große Menge Blut, denn das »Aufpumpen«, das Sie erleben, rührt ja größtenteils vom Blut her, das die Muskeln anschwellen lässt. Aber wenn der Verdauungsapparat ebenfalls große Mengen Blut braucht, um eine üppige Mahlzeit zu verdauen, reicht das Blut für beides nicht aus, und die Muskeln ziehen den kürzeren.

Falls Sie vor dem Training zu schwer essen, bringen Sie den Körper in Konflikt, weil an zu vielen Orten gleichzeitig ein Mehrbedarf an Blut besteht. Deshalb haben Eltern recht, die ihren Kindern verbieten, nach einer reichlichen Mahlzeit sofort schwimmen zu gehen; die unzureichende Blutversorgung der beim Schwimmen eingesetzten Muskeln kann beispielsweise zu heftigen Krämpfen führen.

Das Trainieren mit vollem Magen kann sehr unangenehm sein. Man fühlt sich aufgebläht, langsam und träge, und ein wirklich harter Satz kann Übelkeit hervorrufen.

Der Körper verwertet Nahrung mit unterschiedlicher Geschwindigkeit. Es dauert zwei bis sechs Stunden, bis der Magen seinen Inhalt entleert hat. Kohlenhydratreiche Nahrungsmittel werden zuerst verdaut, gefolgt von eiweißhaltigen; fetthaltige Speisen verlassen den Magen zuletzt.

Wenn Sie morgens aufwachen und acht bis zwölf Stunden nichts gegessen haben, sind die Kohlenhydrate im Körper aufgebraucht. Da Kohlenhydrate für den Aufbau von Glykogen notwendig sind, das die Muskeln für intensive Kontraktionen brauchen, empfiehlt sich vor dem morgendlichen Training im Studio ein kohlenhydratreiches Frühstück.

Sie können vor dem Training etwas Obst, Fruchtsaft oder Toast zu sich nehmen, eine Kleinigkeit, die Ihnen Energie gibt, ohne Sie zu belasten. Ein Frühstück mit Eiern, Fleisch oder Käse – alles Speisen mit hohem Eiweiß- und Fettgehalt – wird hingegen wesentlich langsamer verdaut, und deshalb sollten Sie auf solche Nahrungsmittel vor dem Training lieber verzichten.

Es ist auch nicht ratsam, unmittelbar nach dem Training eine große Mahlzeit zu essen. Der Körper kommt beim Trainieren stark unter Stress, und deshalb müssen Sie dem Organismus Zeit lassen, sich wieder zu normalisieren, bis das Blut aus den Muskeln entwichen und die Stressreaktion abgeklungen ist. Ihr Verdauungsapparat wird dann so arbeiten, wie er soll, nämlich Nahrung in Energie umwandeln und massenhaft Muskelgewebe aufbauen. Warten Sie also eine Weile, und nehmen Sie dann eine ausgewogene Mahlzeit zu sich.

Kapitel 2

Wie man zu- oder abnimmt

Wer ausgesprochen hager ist und Probleme hat, überhaupt zuzunehmen, gehört in der Regel dem extrem ektomorphen Körperbautyp an, aber im Grunde kann jeder von diesem Problem betroffen sein, der nicht genügend Kalorien zu sich nimmt, die eine Gewichtszunahme ermöglichen würden.

Dass es besser ist, Muskeln aufzupacken als Fett, liegt auf der Hand. Allerdings wird auch noch so hartes Training nicht den gewünschten Muskelzuwachs bringen, wenn die Kalorienzufuhr nicht entsprechend erhöht wird. Menschen, die besonders dünn sind, essen gewöhnlich nicht genug, um den Körper mit den Ausgangssubstanzen zu versorgen, die er zum Wachsen braucht. Abgesehen von ihrer Trainingsgestaltung, müssen sie sich also auch in ihren Essgewohnheiten umstellen.

Wie man zunimmt

Ich habe einen mustergültigen Diätplan zur Gewichtszunahme erstellt. Da ich es nicht für richtig halte, dem Organismus von heute auf morgen Mengen zuzuführen, mit denen er gar nicht fertig werden kann, ist das Programm auf drei Stufen aufgebaut, wobei folgende Reihenfolge zu beachten ist:

1. Essen Sie zunächst gemäß der Stufe I, und bleiben Sie dabei, bis Sie nicht mehr zunehmen; dann gehen Sie zu Stufe II über.

2. Sollten Sie mit der Diät der Stufe I nach drei Wochen nicht zugenommen haben, machen Sie mit Stufe II weiter.

3. Behalten Sie die Diät der Stufe II bei, solange Sie zunehmen. Wenn Sie merken, dass die Gewichtszunahme aufhört, gehen Sie zu Stufe III über.

4. Sollten Sie nach drei Wochen auf Stufe II nicht zugenommen haben, machen Sie mit Stufe III weiter.

Um mehr zu essen, müssen Sie öfter essen – mindestens fünf Mahlzeiten am Tag. Sie brauchen sich aber nicht unbedingt für fünf verschiedene Mahlzeiten Zeit nehmen; eine zufriedenstellende Alternative dazu ist die, drei gute Mahlzeiten zu essen und die Nahrungsaufnahme mit nahrhaften, eiweißreichen Getränken zu ergänzen. Genau das habe ich im Alter von 15 Jahren getan, als ich unbedingt zunehmen wollte, und zwar habe ich damals gemerkt, dass Proteingetränke nicht nur meinen erhöhten Kalorien- und Eiweißbedarf deckten, sondern auch bedeutend preiswerter waren als andere eiweißreiche Nahrungsmittel.

Diätplan zum Zunehmen

Was der Ektomorphe vor allen Dingen braucht, sind zusätzliche Kalorien, die ihm die Energie und die Nährstoffe liefern, wie sie zur Förderung des Wachstums nötig sind, aber keine leeren Kalorien – Weißmehl, Zucker, Limonaden und andere Dickmacher, die nur den Magen füllen und nicht genügend lebensnotwendige Nahrungsstoffe zuführen.

Wer ohnehin gerne isst, wird sich über die nachstehenden Empfehlungen zum Zunehmen vielleicht wundern, aber Ektomorphe sind ja in der Regel gerade deshalb so hager, weil sie eher schwache Esser sind. Sollten sie als Ektomorpher allerdings feststellen, dass die Diät der Stufe I oder gar der Stufe II weniger ist, als das, was Sie normalerweise essen, müssen Sie Ihre Nahrungszufuhr noch mehr steigern und direkt auf eine höhere Stufe gehen. Sorgen Sie aber immer dafür, dass Ihre Kost gesund und nahrhaft ist.

Wenn Sie sich gemäß den nachstehenden Diätplänen ernähren und Ihre Mahlzeiten mit den empfohlenen Proteingetränken ergänzen, bekommen Sie mehr als genug Eiweiß und sollten sich darüber keine Gedanken mehr machen. Für Ektomorphe, die große Schwierigkeiten beim Zunehmen haben, sind hartes Training und die Einnahme von bedeutend mehr Kalorien der entscheidende Punkt, nicht irgendein Mangel an Protein. Um das zu demonstrieren, habe ich bei allen vorgeschlagenen Mahlzeiten den ungefähren Proteingehalt angegeben.

Stufe I

Frühstück	Mittagessen	Abendessen
2 Eier (am besten pochiert, aber auch andere Zubereitungen sind möglich)	1/4 Pfund Fleisch, Fisch, Geflügel oder Käse	1/2 Pfund Fleisch, Fisch oder Geflügel
1/4 Pfund Fleisch, Fisch oder Geflügel	1 oder 2 Scheiben Vollkornbrot	Gebackene Kartoffel mit Butter oder saurer Sahne
1/4 Liter Milch	1/4 Liter Milch oder frischen Salat	Große Portion Salat
1 Scheibe Vollkorn-Toast mit Butter		1/4 Liter Milch
(Proteingehalt ca. 52 g)	**(Proteingehalt ca. 43 g)**	**(Proteingehalt ca. 48 g)**

Stufe II

Frühstück	Mittagessen	Abendessen
3 Eier (pochiert oder anders zubereitet)	1/2 Pfund Fleisch, Fisch, Geflügel oder Käse (oder Kombinationen davon)	1/2 Pfund Fleisch, Fisch, Geflügel oder Käse (bzw. Kombinationen davon)
1/4 Pfund Fleisch, Fisch, Geflügel oder Käse	2 Scheiben Vollkornbrot mit Butter oder Mayonnaise	Weiße oder süße Kartoffel, gebacken oder gekocht
1/4 Liter Milch	1/4 Liter Milch	Große Portion frischer Salat
1 oder 2 Scheiben Vollkorntoast mit Butter	Frisches Obst, 1 Frucht	
(Proteingehalt ca. 61g)	**(Proteingehalt ca. 71g)**	**(Proteingehalt ca. 59 g)**

Stufe III

Frühstück	Mittagessen	Abendessen
4 Eier (pochiert oder anders Zubereitet)	1/2 Pfund Fleisch, Fisch, Geflügel oder Käse	1/2 – 1 Pfund Fleisch, Fisch, Geflügel oder Käse (bzw. Kombinationen davon)
1/4 Liter Milch	1 oder 2 Scheiben Vollkornbrot mit Butter oder Mayonnaise	Gebackene oder gedünstete Kartoffel (oder gebackene oder gekochte Bohnen)
1 oder 2 Scheiben Vollkornbrot mit Butter	1/4 – 1/2 Liter Milch	Frisches Gemüse, leicht gedünstet
Frisches Obst, 1 Frucht	Frisches Obst, 1 Frucht (nach Belieben mit Hüttenkäse)	Große Portion frischen Salat
Oder anstelle von Obst und Brot: Warme Hafergrütze, Kleiebrei oder ein anderes gekochtes Getreide; nach Belieben mit Kaffee- oder Schlagsahne zubereiten.		Frisches Obst, 1 Frucht
		1/4 Liter Milch
(Proteingehalt ca. 72 g)	**(Proteingehalt ca. 74 g)**	**(Proteingehalt ca. 112 g)**

Eiweißreiche, kalorienreiche Getränke

Der Trick, Eiweiß und Kalorien optimal für sich arbeiten zu lassen, besteht darin, den ganzen Tag lang Nahrungsenergie im Körper bereitzustellen, nicht nur zu den normalen Essenszeiten. Am besten gelingt dies mit eiweiß- und kalorienreichen Spezialgetränken zur Ergänzung der normalen Mahlzeiten.

Es werden zahlreiche Fertigprodukte zur Steigerung des Körpergewichts angeboten, doch ich persönlich bereite meine Getränke lieber selbst zu, weil ich dann genau weiß, was sie enthalten und was sie mir ernährungsmäßig bringen.

Ich habe mir schon zu Beginn meiner Laufbahn Proteingetränke gemixt, konnte allerdings mit 15 noch keine Proteinpulver bekommen, wie sie heute erhältlich sind. Stattdessen nahm ich Zutaten wie Magermilchpulver, Eier und Honig, füllte das Getränk in eine Thermosflasche und nahm es mit zur Schule oder zur Arbeit. So konnte ich die Hälfte ungefähr um zehn Uhr morgens trinken, zwischen Frühstück und Mittagessen, und die andere Hälfte vielleicht um drei Uhr nachmittags.

Die Angewohnheit, ein Proteingetränk mitzunehmen, erwies sich als besonders vorteilhaft, als ich beim Militär war und mich nicht immer darauf verlassen konnte, drei gute Mahlzeiten am Tag zu bekommen. Zuweilen war das mitgebrachte Proteingetränk den ganzen Tag lang die einzige zuverlässige Eiweißquelle für meinen Körper.

Als ich dann besser über Ernährung Bescheid wusste, entwickelte ich Rezepte für Proteingetränke, die noch wirksamer und nahrhafter waren als jene, die ich mir früher in Österreich ausgedacht hatte. Aber der Zweck blieb immer der gleiche: den Körper mit Protein zu übersättigen, also die notwendigen Aminosäuren für maximalen Muskelaufbau bereitzustellen, und die benötigten Kalorien zuzuführen, um Training und Wachstum sicherzustellen.

Die Zutaten für alle nachstehenden Rezepte reichen für drei Getränke am Tag: zu trinken am besten zwischen Frühstück und Mittagessen, zwischen Mittagessen und Abendessen sowie etwa eine Stunde vor dem Zubettgehen. Da Eiweiß sehr langsam verdaut wird, sollte das Getränk jedoch mindestens eineinhalb Stunden vor einem Training eingenommen werden.

Stufe-I-Shake
(ca. 50 g Protein)

0,6 Liter Milch oder Saft, 1/8 Liter Sahne, 2 rohe Eier und 2 Teelöffel Lecithingranulat in ein Mixgerät geben und kurz vermischen. Ein paar Minuten warten, bis sich die Lecithinkörner aufgelöst haben, dann vier Esslöffel Proteinpulver zugeben und gut vermischen.

Anstelle der Sahne können auch 2 Esslöffel Safloröl und 6 Esslöffel Wasser verwendet werden. Die Geschmacksgebung bleibt Ihrer Phantasie überlassen: eine sehr reife Banane, Vanille-Aroma oder andere Früchte bzw. Geschmacksstoffe. Zum Süßen können Sie bis zu 1 Esslöffel Fruchtzucker zugeben – sollten aber auf Speisen verzichten, die viel Rohrzucker enthalten, etwa Eiscreme oder Schokoladensirup. Dieses Rezept ergibt ein Gesamtvolumen von ungefähr 1/4 Liter Flüssigkeit.

Stufe-II-Shake
(ca. 72 g Protein)

1/2 Liter Milch oder Saft, 12 Esslöffel Sahne, 4 rohe Eier und 4 Teelöffel Lecithingranulat in einen Mixer geben und kurz vermischen. Ein paar Minuten warten, bis sich die Lecithinkörner vollständig aufgelöst haben. 8 Esslöffel Proteinpulver zugeben und vermischen. Nach Belieben anstelle der Sahne 4 Esslöffel Safloröl und 10 Esslöffel Wasser verwenden. Am besten abwechselnd einen Tag Sahne, einen Tag Öl und Wasser nehmen. Geschmacksgebung wie oben, doch können bis zu 2 Esslöffel Fruchtzucker zum Süßen zugegeben werden.

Stufe-III-Shake
(ca. 98 g Protein)

1/2 Liter Milch oder Saft, 1/8 Liter Sahne, 6 rohe Eier und 6 Teelöffel Lecithingranulat in einen Mixer geben und kurz vermischen. Einige Minuten warten, bis sich die Lecithinkörner vollständig aufgelöst haben. 12 Esslöffel Proteinpulver zugeben und vermischen. Nach Belieben anstelle der Sahne 6 Esslöffel Safloröl und 12 Esslöffel Wasser verwenden. Abschmecken nach Wunsch.

Sollten Sie selbst auf Stufe III nicht im gewünschten Maße zunehmen, hier ein noch gehaltvolleres Getränk zur Ergänzung Ihrer Diät (ca. 96 g Protein): 3/8 Liter Milch oder Saft, 3/8 Liter Sahne, 6 rohe Eier und 6 Teelöffel Lecithingranulat in einen Mixer geben. Kurz vermischen. Ein paar Minuten warten, bis sich die Lecithinkörner vollständig aufgelöst haben, und dann 12 Esslöffel Proteinpulver zugeben. Nach Wünsch anstelle der Sahne 8 Esslöffel Safloröl und 16 Esslöffel Wasser verwenden. Nach Belieben abschmecken.

Obwohl Vitamin- und Mineralstoffpräparate für eine Gewichtszunahme nicht entscheidend sind, ist es zur Erzielung optimaler Fortschritte im Bodybuilding unerlässlich, jeden Nährstoffmangel zu vermeiden, ganz gleich, ob man vorübergehend zunehmen oder abnehmen will. Deshalb empfiehlt es sich zusätzlich ein Vitamin- und Mineralstoffpräparat einzunehmen.

Wie man abnimmt

Viele Bodybuilder haben keine Mühe, Muskelmasse aufzubauen, kämpfen aber ständig gegen Fettansatz an. Am häufigsten ist dies bei Menschen des endomorphen Körperbautyps der Fall, kann aber für alle starken Esser ein Problem sein und betrifft fast jeden, wenn er älter wird, weil die Stoffwechselaktivität mit zunehmenden Alter in der Regel abnimmt, sodass der Körper weniger Kalorien verbraucht. Endomorphe erzielen zwar Muskelzuwachs, tun sich aber konstitutionsbedingt schwer, fettfreie Muskelmasse zu entwickeln. Etwa 20 Prozent aller Endomorphen leiden an einer Schilddrüsenunterfunktion, die exzessive Fettaufspeicherung zur Folge hat; Unterfunktion der Schilddrüse kann vom Arzt diagnostiziert und behandelt werden.

Der Abbau überschüssigen Fetts ist eine Frage simpler Mathematik – führen Sie weniger Kalorien zu, als Sie brauchen, und der Körper muss Fett verbrennen, um die fehlende Energie zu erzeugen. Eine zu drastische Einschränkung der Nahrungszufuhr kann allerdings verhängnisvolle Nebenwirkungen haben. Wenn Sie nicht genügend Nährstoffe aufnehmen, haben Sie nicht die notwendige Energie, um intensiv zu trainieren, und der Körper ist nicht imstande, Muskeln hoher Gewebequalität zu bilden.

Eine Fastenkur erscheint vielleicht als der schnellste Weg, um Fett loszuwerden. Aber das Verhältnis von Muskelverlust zu Fettverlust beträgt beim Fasten 60:40. Man verliert also mehr Muskelgewebe als Fett.

Die Lösung des Problems ist eine ausgeglichene, kalorienarme Diät, die genügend Eiweiß für Muskelwachstum und genügend Kohlenhydrate zur Energiegewinnung liefert, den Körper aber dennoch zwingt, gespeichertes Körperfett abzubauen. Man muss sich also so ernähren, dass jede Kalorie zählt – nichts essen, was über den Nahrungsbedarf hinausgeht, und versuchen, die Ernährung mit möglichst kalorienarmer Kost sicherzustellen.

Der Versuch, Fett sehr schnell loszuwerden, ist besonders ruinös. Nehmen Sie sich also nicht vor, in einem oder zwei Monaten abzunehmen, sondern lassen Sie sich sechs Monate Zeit oder auch ein Jahr. Zwei Jahre, wenn nötig. Je langsamer man Fett abbaut, desto leichter fällt es einem, nicht wieder welches anzusetzen.

Wenn Sie Fett verlieren und nicht wieder zunehmen wollen und so vernünftig sind, auf stark gesüßte Limonaden und Desserts zu verzichten –, wird Ihnen das am besten gelingen, wenn Sie die Zufuhr von Nahrungsmitteln einschränken, die viel Fette und Öle enthalten (siehe unten).

Sollten Sie erwägen, die Kohlenhydratzufuhr zu vermindern, um Kalorien zu sparen, müssen Sie bedenken, dass Kohlenhydrate als Energiequelle und als Nährstofflieferanten wichtig sind. Allerdings liegen Kohlenhydrate in verschiedener Form vor: die zusammengesetzten Kohlenhydrate im Gemüse und die einfachen Zucker in Früchten sind für die Ernährung wesentlich wertvoller als alles, was handelsüblichen Zucker enthält.

Der Körper reagiert auf Zucker im Organismus, indem er Insulin absondert, um die Verdauung des Zuckers zu unterstützen. Rohrzucker liegt in so konzentrierter Form vor, einer von der Natur nicht vorgesehenen Form, dass er dem Körper mehr Nahrung vortäuscht, als tatsächlich im Organismus vorhanden ist. Daraufhin wird zuviel Insulin ausgeschüttet, das den Blutzuckerspiegel unter akzeptable Werte absinken lässt, sodass Sie sich vorübergehend in einem hypoglykämischen Zustand befinden – hungrig, niedergeschlagen und reizbar. Denken Sie daran, dass Snacks, Konserven und verarbeitete Lebensmittel meist sehr viel Zucker enthalten.

Nehmen Sie die nachstehenden Zusammenstellungen als Richtschnur dafür, was Sie an Eiweiß und Kohlenhydraten in Ihren Diätplan zum Abnehmen einfügen und was Sie besser weglassen sollten.

Eiweiß

- Fisch (fettarme Sorten; manche Fische und Schalentiere enthalten relativ viel Fett; Krabben haben einen hohen Cholesteringehalt)
- Geflügel (Huhn, Truthahn; die fettreiche Haut entfernen,manche Geflügelarten enthalten auch mehr Fett, zum Beispiel Enten)
- Eier
- Thunfisch in Dosen (in Wasser, nicht in Öl)
- Fettfreie Milch (nicht »Fettarme«, sondern mit max. 0,3% Fett)
- Proteinpulver

Mit Bedacht auswählen: Die folgenden eiweißhaltigen Lebensmittel sind nahrhaft, enthalten aber in der Regel viel Fett.

- Rindfleisch (nur magere Stücke essen; ein normales Lendensteak von 85 g enthält etwa 330 Kalorien, 20 g Eiweiß, 27 g Fett; ein sehr mageres Stück der gleichen Größe enthält vielleicht nur 220 Kalorien, bei 24 g Eiweiß und nur 13 g Fett)
- Schweinefleisch (nur magere Stücke; zu Schweinefleisch gehört auch Schinken, Wurst und Speck)
- Lammfleisch (Lammkoteletts enthalten mehr Fett als Schweinekoteletts)
- Käse (manche Käsesorten enthalten mehr Fett als andere; wenn Sie gerne Käse essen, suchen Sie sich aus einem Ernährungsratgeber die fettarmen Sorten heraus)
- Vollmilch (und andere Milchprodukte wie Butter, Schlagsahne und saure Sahne)

Kohlenhydrate

- Gemüse (besonders grünes Gemüse – Brokkoli, Spargel, Rosenkohl, Erbsen etc.; wenn möglich, das Gemüse roh oder leicht gedünstet essen)
- Bohnen (nicht aus der Dose, zu hoher Zuckergehalt; Bohnen stellen kein vollwertiges Eiweiß dar, müssen also zusammen mit Fleisch, Reis oder anderen ergänzenden Nahrungsmitteln gegessen werden)
- Salate (bei der Marinade Zurückhaltung üben)
- Obst (frisch, nicht aus der Dose)
- Vollkorn- und Roggenbrot
- Gebackene Kartoffeln (eine mittelgroße Kartoffel enthält etwa 100 Kalorien, auf Butter, saure Sahne etc. verzichten)
- Reis (keinen Weißreis, behandelten oder Minuten-Reis)

Meiden Sie Butter, saure Sahne und ölhaltige Zutaten wie Ketchup und Mayonnaise. Backen, grillen oder dünsten Sie Ihr Essen – nicht braten oder kochen. Üben Sie Zurückhaltung bei Salatmarinaden – ein Esslöffel Öl enthält 100 Kalorien, soviel wie eine Portion Butter. Verwenden Sie weniger Salz. Hier noch ein paar andere nützliche Hinweise:

1. Wie schon gesagt, sollten Sie sich zur Reduzierung des Körperfetts genügend Zeit lassen – bei einem Gewichtsverlust von über zwei Pfund pro Woche verlieren Sie in aller Regel nicht nur Fett, sondern auch Muskelmasse.

2. Reduzieren Sie die Kalorienzufuhr, bis Sie einen Gewichtsverlust feststellen. Behalten Sie dieses Niveau bei, solange Sie abnehmen. Wenn eine Diät die angestrebten Ergebnisse bringt, sollte sie nicht noch strenger sein.

3. Nehmen Sie Vitamin- und Mineralstoffpräparate ein, um eine adäquate Ernährung sicherzustellen.

4. Essen Sie nach Möglichkeit frische Lebensmittel. Konserven, tiefgekühlte oder anderweitig verarbeitete Lebensmittel sind weniger nahrhaft und enthalten in der Regel viel Zucker, Salz und chemische Zusätze.

5. Lernen Sie, Kalorien zu zählen. Sie essen sonst leicht mehr, als Sie denken. Notieren Sie Ihre Essgewohnheiten in Ihrem Trainingsbuch.

Kapitel 3

Wettkampfdiät

Es gibt ein paar Glückliche, die schon geraume Zeit vor dem Wettkampf ihr Kampfgewicht erreicht haben oder sogar darunter sind, ohne sich besonders darum bemüht zu haben. Bei Franco war das immer der Fall – während ich nach Möglichkeiten suchte, um Körperfett loszuwerden, lachte er mich nur aus und ließ sich seine Spaghetti schmecken.

Bodybuilder, die ihrem Wettkampfgewicht nahe sind oder weniger wiegen, brauchen natürlich nicht wochenlang Diät zu leben, doch kurz vor dem Wettbewerb müssen auch sie meist eine Vorwettkampfdiät halten, um die letzten Spuren störenden Unterhautfettgewebes abzubauen. Ein paar Monate vor dem Wettkampf müssen diese »mageren« Bodybuilder ihre Kalorienzufuhr oft sogar steigern, um ein angemessenes Körpergewicht zu halten. Wenn ein Bodybuilder bereits definiert ist, wäre eine monatelange Diät der Qualität seiner Körperbeschaffenheit sicher abträglich.

Doch für all jene, die in den Monaten vor einem Wettkampf überschüssiges Fett abbauen möchten, kommen zwei Diätstufen in Frage:

1. Eine allmähliche Einschränkung der Kalorienzufuhr 8–12 Wochen vor einem Wettkampf (je nach Menge des abzubauenden Fetts). Das Ziel in dieser Phase ist ein Fettverlust von höchstens 2 Pfund pro Woche.

2. Wenn nötig, 3–6 Wochen vor dem Wettkampf eine besonders strenge Diät, um maximale Definition und Muskulosität zu erlangen. In dieser Phase soll dem Körper möglichst viel Fett und überschüssige Flüssigkeit entzogen werden.

Wer ohnehin Übergewicht hat und 25 oder 30 Pfund abnehmen muss, braucht natürlich 12 bis 15 Wochen Zeit, um das überschüssige Fett mit einer Rate von 2 Pfund pro Woche abzubauen. Man kann abnehmen, soviel man will, nur muss man sich genügend Zeit dabei lassen.

Manche Bodybuilder, Ken Waller zum Beispiel, ziehen es sogar vor, erst sehr schwer zu werden und das Gewicht dann zu reduzieren, um in Wettkampfform zu kommen.

Aber das kann nur ein Top-Profi, der weiß, wie er mit seinem Körper umgehen muss. Wie beim Wettkampftraining ist es auch beim Diäthalten wichtig, den Körperbautypus zu berücksichtigen, zu lernen, wie der Körper auf eingeschränkte Nahrungszufuhr reagiert, und den Diätplan entsprechend anzupassen.

Grundregeln der Wettkampfdiät

Vereinfachen kann man sich das Diäthalten am besten dadurch, dass man es gar nicht erst zu starkem Übergewicht kommen lässt. Für einen mittel- oder leichtgewichtigen Bodybuilder sollten 10–15 Pfund über Wettkampfgewicht in der Regel als Maximum betrachtet werden; bei einem schwergewichtigen Mann würde ich nicht mehr als 15–20 Pfund darüber empfehlen.

Ich selbst habe mein Körpergewicht immer langsam reduziert, habe Dickmacher aus meiner Kost gestrichen und viel hartes Training mit hohem Kalorienverbrauch betrieben. Wenn man die Kalorienzufuhr allmählich einschränkt und durch Körpertraining zusätzlich Kalorien verbrennt, beginnt das Fett dahinzuschmelzen.

Gehen Sie nach und nach zu einer strengeren Diät über. Schränken Sie die Kalorienzufuhr ein, und sehen Sie, ob Sie dabei abnehmen. Ist kein Gewichtsverlust zu verzeichnen, reduzieren Sie die Nahrungszufuhr noch mehr. Solange Sie Fett verlieren, behalten Sie die jeweilige Kalorienmenge bei.

Bedenken Sie aber, dass eine zu strenge Diät über zu lange Zeit hinweg nicht nur Fett dahinschwinden lässt, sondern Sie ebenso fettfreies Körpergewebe kosten kann. In der Regel nimmt auch die Stoffwechselaktivität ab, wenn man lange mit 1200 oder 1500 Kalorien auszukommen versucht, sodass der Energieumsatz geringer wird. Vorteilhaft ist es hingegen, die Kalorienzufuhr alle paar Tage stark zu reduzieren – vielleicht auf 900–1200 Kalorien –, um den Körper mit dieser ungewohnten Anforderung ein bisschen zu »schockieren«.

Zu beachten ist auch der Minimalbedarf an anderen Nährstoffen:

1. Nicht weniger als 1 g Eiweiß pro kg Körpergewicht zuführen;

2. mindestens 60–80 g zusammengesetzte Kohlenhydrate in die Diät einplanen und nach Bedarf sogar mehr Kohlenhydrate essen, um die zum Trainieren notwendige Energie sicherzustellen.

Während der Wettkampfvorbereitung, bei der nicht mehr besonders viel Muskelgewebe aufgebaut werden muss, brauchen Sie nicht übermäßig viel Eiweiß zu sich zu nehmen. In dieser Phase ist Qualität wichtiger als Quantität. Aber Sie benötigen noch immer adäquate Mengen an Eiweiß, selbst am Vortag des Wettkampfs. Die Tatsache, dass Sie nicht mehr vornehmlich darum bemüht sind, Muskelmasse aufzubauen, heißt noch lange nicht, dass Sie den Körper behandeln dürfen, als solle er schrumpfen. Um möglichst viel fettfreies Körpergewebe zu erhalten, müssen Sie die Muskeln mit den nötigen Aminosäuren versorgen, die sie zur Aufrechterhaltung ihrer Größe brauchen.

Genau das meine ich mit »adäquat«. Ich weiß noch, wie Ken Waller sich zu Mahlzeiten hinsetzte, die aus ganzen Hähnchen bestanden, und sich rühmte, mehr essen zu können als jeder andere im Restaurant. Ken wurde mit solchen Gewohnheiten Weltmeister, aber ich würde niemandem nahelegen, sich ähnlich zu verhalten. Ich empfehle die Zufuhr kleiner Eiweißmengen in häufigen Intervallen - nur etwa 40 g auf einmal -, damit dem Körper jederzeit ein ausreichendes Eiweißangebot zur Verfügung steht.

Um den Bedarf an hochwertigem Eiweiß zu decken, habe ich immer dafür gesorgt, dass ich Nahrungseiweiß aus verschiedenen Quellen zu mir nahm. Zum Frühstück aß ich gewöhnlich Rührei und einen Hamburger; nach meinem Morgentraining nahm ich etwas Hühnersalat zu mir und spazierte dann zum Strand, um etwas für meine Sonnenbräune zu tun; nach dem Sonnen ging ich zum Mittagessen - Hühnerfleisch oder Fisch, zuweilen auch noch einen weiteren Hamburger; nach dem Nachmittagstraining aß ich einen Teller Thunfischsalat und zum Abendessen wieder Fisch, Eier oder mageres Fleisch.

Bei dieser Ernährungsweise war ich sicher, dass mein Körper alle Aminosäuren bekam, die er benötigte. Aber ich achtete auch sehr darauf, dass ich fettarme Eiweißquellen zu mir nahm. Bedenken Sie, dass alles

Nahrungseiweiß, das den Bedarf des Körpers übersteigt, nur zusätzliche Kalorien bedeutet, und zusätzliche Kalorien sind das letzte, was Sie brauchen, wenn Sie so hart arbeiten, um Einschnitte und optimale Definition zu bekommen.

Die Kalorienzufuhr lässt sich am einfachsten einschränken, wenn man weniger Fett isst. Fett enthält 9000 Kalorien pro Kilogramm, Eiweiß und Kohlenhydrate hingegen nur etwa 4000 Kalorien. Wie Sie im Kapitel über Ernährung (beginnend auf S. 592) nachlesen können, bestehen bestimmte Fleischsorten aus viel Fett (Rindfleisch, Schweinefleisch und Lammfleisch zum Beispiel), ebenso Eier, Vollmilch, Käse und andere Milchprodukte.

Die Wettkampfdiät sollte Kohlenhydrate in Form von frischem Obst, Gemüse und Getreide enthalten. Manche Bodybuilder verzichten auf Brot, aber Vollkornbrot besitzt viel Ballast- und Nährstoffe und wenig Kalorien – wenn Sie die Butter weglassen. Kartoffeln sind eine wunderbare Vitamin- und Mineralstoffquelle, und eine mittelgroße Kartoffel ohne Butter oder saure Sahne enthält nur etwa 100 Kalorien.

Kalorien zählen?

Wie Sie sicher bemerkt haben, habe ich nicht versucht, Ihnen genaue Angaben darüber zu machen, wieviel Kalorien Sie zu sich nehmen sollten, um definiert zu werden. Das heißt natürlich nicht, dass Kalorien nicht zählen – das tun sie sehr wohl. Aber ich halte nichts davon, sie zu zählen.

Ich richte mich lieber nach den Resultaten. Als ich mich zum Beispiel auf die Mr.-Olympia-Wahl 1980 in Australien vorbereitete, ließ ich Franco einmal pro Woche Fotos von mir machen, um zu sehen, wie sich mein Training und meine Diät auswirkten. Diese Bilder sagten mir alles, was ich wissen musste. Wenn ich das Gefühl hatte, dass ich nicht schnell genug vorankam, änderte ich mein Programm ab. War ich mit dem Ergebnis zufrieden, machte ich weiter wie bisher.

Das Diäthalten sollte intelligent gehandhabt werden, genau wie das Trainieren. Prüfen Sie laufend, was Sie erreicht haben, und nehmen Sie Veränderungen vor, wie Sie sie für bessere Fortschritte für notwendig halten. Da sich der Stoffwechsel mit den Jahreszeiten und mit den Jahren verändern kann und weil die Menschen so verschieden sind, kann keine festgesetzte Zahl als zuverlässige Richtschnur zur Erstellung eines individuellen Diätplans dienen.

Es gibt viele Nahrungsmittel, von denen Sie weniger essen können, ohne Ihre Ernährungsbalance zu gefährden. Ich habe festgestellt, dass ich relativ mühelos hart und definiert wurde, wenn ich in den Monaten vor einem Wettkampf auf Süßigkeiten und Nachspeisen verzichtete, weiterhin auf Brot und Butter sowie den Wein zum Abendessen und dabei zweimal täglich intensiv trainierte. Notieren Sie in Ihrem Trainingsbuch, was Sie essen; Sie werden vielleicht überrascht feststellen, dass es mehr ist, als Sie dachten.

Verläuft der Abbau von Körperfett langsamer als erwünscht, ist eine weitere Einschränkung der Kalorienzufuhr nicht immer die Lösung; Sie sollten dann lieber versuchen, eine vernünftige Diät mit aerobem Training zu kombinieren – Laufen, Radfahren und dergleichen. Auf diese Weise verbrennen Sie Fett, ohne die Ernährung Ihres Körpers zu gefährden. Denken Sie daran, dass Fett im Grunde gespeicherte Energie ist. Es ist ein Treibstoff, der darauf wartet, verbraucht zu werden. Die natürlichste Weise, ihn loszuwerden, ist seine Verbrennung durch gesteigerte Aktivität.

Keton-Kohlenhydrat-Balance

Obwohl Ketose an sich kein erstrebenswerter Zustand ist, kann man sie nutzen, um eine Wettkampfdiät zusammenzustellen, die bestimmte Nährstoffe in Mindestmengen enthält. Nachweisen lässt sich eine Ketose mit Ketostix, die in den meisten Apotheken erhältlich sind. Wenn sich Ketonkörper im Organismus befinden, verfärben sich die Teststäbchen bei Kontakt mit dem Urin purpur.

Um die in Ihrer Kost erforderliche Mindestmenge an Kohlenhydraten festzustellen, reduzieren Sie den Kohlenhydratanteil allmählich, und führen Sie von Zeit zu Zeit einen Ketosetest durch. Sobald Sie sehen, dass sich die Stäbchen purpurn verfärben, erhöhen Sie die Kohlenhydratzufuhr, bis die Ketonreaktion aufhört. An diesem Punkt sind Sie einer Ketose nahe, aber sie ist noch nicht eingetreten. Sie nehmen dann gerade genügend Kohlenhydrate zu sich, um gesund zu bleiben. Um diesen Zustand zu erhalten, reduzieren Sie die Kohlenhydratzufuhr gelegentlich und wiederholen den Test.

An eines müssen Sie immer denken: Je härter Sie trainieren, desto mehr Kohlenhydrate benötigen Sie, um die Gefahr der Ketose auszuschalten. Und ohne hartes Training kommen Sie nicht in Form, auch wenn Sie noch so streng Diät halten.

Ich weiß aber, dass sich manche Bodybuilder trotz meiner Warnungen nicht davon abbringen lassen, eine gewissermaßen kohlenhydratfreie Diät zu halten. Um den Schaden, den Sie sich durch den Verzicht auf Kohlenhydrate zufügen, möglichst gering zu halten, empfehle ich daher:

1. Halten Sie eine so einseitige Diät nicht länger als vier Wochen – Sie verlieren sonst zuviel Muskelgewebe. Überdies sind gewisse Gefahren damit verbunden. Das Herz besteht zum Beispiel aus Muskelgewebe und kann unter dem Stress exzessiven Kohlenhydratmangels angegriffen werden.

2. Setzen Sie die Diät mindestens eine Woche vor dem Wettkampf ab, und beginnen Sie dann mit der Zufuhr mäßiger Kohlenhydratmengen, bis die Glykogenreserven in den Muskeln wieder vollständig aufgefüllt sind.

Ergänzung der Glykogenreserven

Viele Bodybuilder halten direkt bis zum Vorabend des Wettkampfs Diät und stopfen dann am Morgen der Veranstaltung Kartoffeln, Brot und viele andere Kohlenhydrate in sich hinein. Leider funktioniert das nicht sonderlich gut.

Es dauert etwa drei Tage, bis die erschöpften Glykogenreserven wieder ganz aufgefüllt sind. Und da der Körper immer nur eine bestimmte Menge auf einmal resorbieren kann, müssen Sie Ihre Kohlenhydrate in vielen kleinen, statt in wenigen sehr umfangreichen Mahlzeiten zu sich nehmen, damit der Körper Zeit hat, sie in Glykogen umzuwandeln und in den Muskeln zu speichern. Für einen Wettkampf am Samstag müssen Sie also schon am Mittwoch für eine ausreichende Kohlenhydratzufuhr sorgen. Wenn Sie bis zur letzten Minute damit warten, überlasten Sie den Körper nur mit Kohlenhydraten, die er nicht verwerten kann. Dies führt zu einem starken Anstieg des Blutzuckers, wodurch viel Wasser im Körper zurückgehalten wird und Ihre Muskeln sind zudem mangelhaft ausgeprägt.

Am Anfang meiner Karriere wusste ich über diese Glykogenspeicherung noch nicht viel, fand aber durch Experimentieren heraus, dass ich im Wettkampf wesentlich besser aussah, wenn ich schon eine Woche vorher mein Wettkampfgewicht erreicht hatte und die letzte Woche mit Trainieren, Posen und normalem Essen zubrachte. Auf diese Weise bekam mein Körper die nötigen Kohlenhydrate und auch die notwendige Zeit, um neue Glykogenreserven anzulegen. Doch obwohl ich das in Seminaren und Zeitungsartikeln schon oft erläutert habe, sehe ich noch immer Bodybuilder, die bis zum Vortag des Wettkampfs Diät halten und sich dann in letzter Minute mit Kohlenhydraten vollstopfen.

Ich kann Ihnen gar nicht sagen, wie oft ich Bodybuilder habe klagen hören, sie wirkten im Wettkampf glatt und aufgedunsen. In vielen Fällen ist die Ursache ganz einfach mangelndes Verständnis in Fragen der Diät und darüber, welchen Einfluss die Kohlenhydrate auf maximale Muskelgröße und Definition haben.

Wasserverlust

Ein anderes Problem, mit dem sich Bodybuilder herumplagen, ist die Notwendigkeit, möglichst viel Körperwasser zu verlieren, um hart und definiert auszusehen. Viele greifen zu Diuretika, was nicht nur unnötig ist, sondern auch gefährlich sein kann. Im Körper ist mehr Wasser enthalten als irgendeine andere Substanz. Wenn der Körper Kohlenhydrate in Glykogendepots umwandelt, bindet das gespeicherte Glykogen Wasser – fast das Dreifache der Glykogenmenge, was sich volumenmäßig durchaus bemerkbar macht. Wenn Sie also nicht richtig Vorgehen, um Wasser zu verlieren, bedeutet das ganz einfach, dass die Muskeln schrumpfen, und das sind nicht gerade günstige Voraussetzungen, um eine Meisterschaft zu gewinnen.

Es gibt andere, bessere und natürlichere Methoden, um den Wassergehalt des Körpers unter Kontrolle zu bringen. Zum Beispiel:

1. Meiden Sie Nahrungsmittel, die eine exzessive Flüssigkeitsretention bewirken, wie Kochsalz (Natriumchlorid) und Rohrzucker (in Diätnahrungen wie Limonaden enthalten).

2. Begrenzen Sie die Flüssigkeitsaufnahme in der Zeit vor dem Wettkampf. Sie brauchen nicht ganz auf Flüssigkeit zu verzichten; es ge-

nügt, wenn Sie nicht allzuviel trinken. (Abgefülltes Wasser ist besser als Leitungswasser; Grapefruitsaft liefert Kohlenhydrate, ohne allzu süß zu sein.)

3. Achten Sie auf einen ausgeglichenen Blutzuckerspiegel. Essen Sie so, dass Sie nie allzu großen Hunger bekommen, und stopfen Sie sich kurz vor einem Wettkampf nicht voll. Zuviel Essen lässt den Blutzuckerspiegel ansteigen und hält Wasser im Körper zurück.

4. Sorgen Sie durch Körperübungen für normales Schwitzen. Beim Trainieren werden Sie eine Menge Wasser los. Ebenso bei aeroben Übungen wie Laufen oder Radfahren. Posing ist eine besonders gute Methode, um Wasser aus dem Körper herauszuquetschen und hart zu werden.

5. Verlassen Sie sich nicht allzusehr auf Dampfbäder oder Saunen, um Wasser zu verlieren. Sie können sich dieser Methode bedienen, aber wenn Sie übertreiben, werden dem Körper lebenswichtige Stoffe entzogen. Bedenken Sie, dass Schweiß nicht nur aus Wasser besteht – Sie schwitzen auch eine Menge Mineralstoffe aus. Nehmen Sie also nach dem Dampfbad oder der Sauna ein Mineralstoffpräparat ein (aber kein Salz!), um dem Körper die ausgeschiedenen Stoffe wieder zuzuführen.

6. Bevor Sie ein Medikament oder ein anderes Mittel nehmen, sollten Sie immer herausfinden, welche Nebenwirkungen es hat. Anabole Steroide bewirken zum Beispiel exzessive Flüssigkeitsretention im Körper, und die gleiche Wirkung haben viele Medikamente, rezeptpflichtige wie rezeptfreie. Kurz vor einem Mr.-Olympia-Wettkampf ließ ich mir einmal wegen einer Schulterverletzung eine Kortisonspritze geben. Ich wusste nicht, dass dies eine Wasserspeicherung verursachen würde. Jedenfalls war ich so aufgedunsen, dass ich den ganzen Tag vor dem Wettkampf und fast die ganze Nacht hindurch posen musste, um den Körper wieder hart zu bekommen.

7. Trainieren Sie möglichst oft im Freien, damit die Sonne mithilft, überschüssiges Wasser auszuschwitzen.

Erstellung des Zeitplans

Um es zu wiederholen: Sie sollten früh genug damit beginnen, wenn Sie all das Fett abbauen wollen, dass Sie loswerden müssen, und sich viel Zeit dazu lassen. Bei 2 Pfund Fettverlust pro Woche liegen Sie etwa richtig. Sie sollten Ihre Diät aber nicht so planen, dass Sie Ihr Wettkampfgewicht genau am Tag der Veranstaltung erreichen. Machen Sie es stattdessen wie ich, und konzipieren Sie Ihre Diät so, dass Sie eine Woche vor dem Wettkampf auf das richtige Gewicht kommen. Das bringt Ihnen drei Vorteile:

1. Sie haben Zeit, Korrekturen vorzunehmen, wenn Ihr Timing nicht ganz stimmt.

2. Sie können in der letzten Woche die Glykogenvorräte des Körpers auffüllen, um maximale Muskulosität zu erlangen.

3. Sie kommen gut ernährt in den Wettkampf und haben die nötige Energie, um stundenlang posen und sich mit den Konkurrenten messen zu können.

Kapitel 4

Häufige Verletzungen und wie man sie behandelt

Um im Bodybuilding Erfolg zu haben, müssen Sie ständig versuchen, sich über Ihre physischen Grenzen hinaus anzutreiben. Dabei besteht allerdings immer die Möglichkeit, dass Sie die Belastbarkeit Ihrer Körperstrukturen überschreiten und sich eine Verletzung zuziehen.

Manche Verletzungen sind so leicht und so alltäglich, dass wir sie kaum bemerken. Andere sind ernster und erfordern ärztliche Behandlung. Fortschritte erzielt ein Bodybuilder nur bei guter Gesundheit, und eine Verletzung kann einen schweren Rückschlag bedeuten. Deshalb ist es wichtig zu wissen, welche Verletzungen auftreten können, wie man sie verhütet, wie man trotz einer Verletzung trainiert, ohne sie zu verschlimmern, und was man tun kann, um sie zu behandeln und die körperliche Leistungsfähigkeit wiederherzustellen.

Der Körper ist ein physisch und biochemisch sehr komplexer Mechanismus, an dem viele verschiedene Schäden auftreten können, und jeder Mensch ist für bestimmte Verletzungen besonders anfällig. In der Regel treten Verletzungen an der schwächsten Stelle einer gegebenen Struktur auf: im Muskel, am Übergang zwischen Muskel und Sehne, am Ansatz der Sehne am Knochen, in einem Band, an einem Gelenk und so weiter. Verletzungen können infolge einer Überbeanspruchung über längere Zeit hinweg auftreten, aber zum Teil sind auch akute Ereignisse die Ursache, wie zum Beispiel die falsche Handhabung eines sehr schweren Gewichts.

Es ist wichtig, das Thema Verletzungen fachmännisch und medizinisch richtig zu behandeln. Die medizinischen Konzeptionen und Fachausdrücke sind für den Laien vielleicht schwierig zu verstehen; doch der engagierte Bodybuilder muss Zugang zu den Informationen haben, die er braucht, um Verletzungen zu verhüten, zu behandeln und ihr Wiederauftreten zu verhindern. Deshalb habe ich diesen Abschnitt in zwei Teile untergliedert:

- **Fachliche Infornationen**: eine klinische Betrachtung, wie es zu Muskel-, Sehnen-, Gelenk- und Bandverletzungen kommen kann und was man tun kann, um Zerrungen, Verstauchungen und andere Verletzungen, die mit intensivem Training einhergehen können, zu verhindern und zu rehabilitieren.

- **Praktische Informationen**: ein Blick speziell auf jene Verletzungen verschiedener Körperteile, von denen der aktive Bodybuilder am häufigsten betroffen ist, und wie man mit ihnen umgeht.

Die Autoren möchten dem Orthopäden Dr. med. Barry L. Burton aus Los Angeles und Inglewood, Kalifornien, für seine wertvollen Beiträge zu diesem Kapitel über Verletzungen und deren Behandlung ihren besonderen Dank aussprechen.

FACHLICHE INFORMATIONEN

Muskeln und Sehnen

Sehnen verbinden die Skelettmuskeln (willkürlichen Muskeln) mit den Knochen. Sehniges Bindegewebe befindet sich an beiden Enden eines Muskels (Ursprungs- und Ansatzsehne).

Muskel- oder Sehnenverletzungen können auf verschiedene Weise verursacht werden. Zum einen durch direkte Gewalteinwirkung, etwa durch einen Schlag mit einem stumpfen oder scharfen Gegenstand, der eine Kontusion (Prellung) oder eine Lazeration (Schnittwunde) verursacht.

Zum anderen kann Überlastung die Ursache sein, entweder infolge längerer Überbeanspruchung oder durch ein einmaliges Verletzungsereignis, zum Beispiel eine plötzliche Zugkraft, die auf einen gerade stark kontrahierenden Muskel einwirkt, wobei die einwirkende Kraft die Belastbarkeit der Struktur übersteigt, sodass es zu einem Riss kommt. Dabei kann ein kompletter oder ein teilweiser Riss entstehen, und er kann am Übergang zwischen Muskel und Sehne auftreten, in der Sehne oder dort, wo die Sehne am Knochen befestigt ist.

Manchmal wird ein Knochenstückchen herausgerissen, das mit dem Sehnenende verbunden bleibt. Dies ist als Abrissfraktur bekannt. In gewissem Sinne wird hier der Muskel-Sehnen-Apparat vom Widerstand, gegen den er arbeitet, bezwungen, und der Bereich des geringsten Widerstands ist die Stelle, an der die Verletzung auftritt. Der Schweregrad der Verletzung würde dann von der Kontraktionskraft und der Größe des Widerstands abhängen. Es können nur ein paar Fasern reißen, oder es kann zu einem kompletten Riss kommen.

In den meisten Fällen tritt nur eine leichte Zerrung auf – eine Überdehnung der Muskeln, ohne nennenswertes Reißen. Sie verursacht Schmerzen und Beschwerden bei Bewegung sowie anschließende Muskelverkrampfung. Bei schweren Verletzungen, bei denen tatsächlich Fasern gerissen sind, sind die Symptome deutlicher. Die Schmerzen und Beschwerden sind stärker, und es kommt zu Schwellung und Bewegungseinschränkung.

Erstbehandlung

Die Erstbehandlung für all diese Verletzungen ist Ruhigstellung, und der verletzte Bereich muss vor weiterer Verletzung geschützt werden.

Bei einer leichten Zerrung (Überdehnung) sorgen Sie für Ruhigstellung und vermeiden die Tätigkeit, die die Verletzung verursacht hat. Das ist oft die einzig notwendige Behandlung, bis die Gliedmaße sich wieder erholt hat.

Bei einer schwereren Verletzung beispielsweise am Bein können Krücken erforderlich sein, um die verletzte Gliedmaße teilweise oder ganz zu entlasten, oder auch Bettruhe zur Hochlagerung des Beins, Kompressionsverbände (Druckverbände), Schienen oder Eispackungen. Tritt die Verletzung an einer der nichttragenden Extremitäten auf, sollte die Behandlung nach entsprechenden logischen Gesichtspunkten erfolgen.

Bei sehr schweren Muskel- oder Sehnenverletzungen mit komplettem Riss einer der Komponenten muss die Integrität der betroffenen Komponente wiederhergestellt werden, wozu ein operativer Eingriff notwendig sein kann.

Auch in diesen schweren Fällen gelten die oben beschriebenen Erste-Hilfe-Prinzipien: Ruhigstellung (um die Heilung zu fördern), Hochlagerung (damit das Blut aus dem verletzten Bereich besser abfließen kann), Eispackungen (um Vasokonstriktion zu bewirken und die Blutung zu begrenzen) und Immobilisierung (um eine Verschlimmerung der Verletzung zu verhindern).

Verkrampfungen und Krämpfe

Muskelverkrampfung ist ein weiteres Zeichen einer Überlastung. Es ist eine plötzliche, oft heftige Muskelkontraktion, die reflektorisch bedingt ist und in gewissem Sinne vor weiterer Bewegung schützt, bis genügend Zeit zur Erholung verstrichen ist. Die Verkrampfung kann längere Zeit anhalten und sehr schmerzhaft sein oder auch kurzzeitig auftreten wie etwa bei Muskelkrämpfen infolge von Überbeanspruchung oder Ermüdung. Ruhigstellung und Schutz vor Verschlimmerung der Schädigung ist oft alles, was als Behandlung erforderlich ist.

Tendinitis (Sehnenentzündung)

Überbeanspruchung kann zu Sehnenscheidenentzündung führen, einer Entzündung der Synovialmembran, die die Sehnenscheide auskleidet und die Sehne umhüllt. Eines der häufigsten Beispiele wäre eine »Bizepstenosynovitis«, bei der die Sehne des langen Bizepskopfs an der Schulter betroffen ist. Das Frühsymptom ist Schulterschmerz, der entweder nur bei Bewegung auftritt, während die Sehne in ihrer Scheide hin und her gleitet, oder auch ständig spürbar sein kann, sogar in Ruhestellung.

Im Anfangsstadium ist die Behandlung die gleiche wie bei Muskelzerrung: Ruhigstellung, feuchte Wärme und Schutz vor weiterer Verletzung. Im sehr akuten Stadium kann auch eine Kortikosteroidinjektion erforderlich sein. Im fortgeschrittenen Stadium können ernsthafte Komplikationen auftreten und eine Operation erforderlich machen.

Schmerz

Schmerz, der beim Trainieren auftritt, ist ein Warnzeichen, das eine Verletzung signalisiert. Schmerz kann Ihnen eine Richtschnur sein, um Präventivmedizin zu praktizieren. Vermeiden Sie zunächst die Tätigkeit, die den Schmerz hervorgerufen hat, und geben Sie dem betroffenen Bereich Zeit, sich zu erholen. Nach angemessener Ruhezeit können Sie die Tätigkeit, die die Verletzung verursacht hat, langsam wieder aufnehmen.

Sobald Sie den vollen Bewegungsumfang der verletzten Gliedmaße wiedererlangt haben und bei Bewegung keinen Schmerz mehr spüren, ist die Heilung so weit fortgeschritten, dass Sie den Widerstand bei dieser Bewegung nach und nach progressiv erhöhen können.

Wenn dabei Schmerzen auftreten, haben Sie sich überfordert. Heilung verläuft allmählich über eine gewisse Zeit hinweg, und Schmerz ist ein Indikator dafür, wie weit Sie auf dem Weg der Besserung vorangekommen sind. Wenn Sie sich zu früh zu sehr anstrengen und die Grenzen Ihrer Belastbarkeit – Schmerzfreiheit – überschreiten, riskieren Sie eine erneute Verletzung, Verschlimmerung und chronische Schäden.

Längere oder auch kürzere Rehabilitationsphasen sind für Bodybuilder oft sehr frustrierend, weil sie ihre Kondition verlieren, Rückschläge erleiden, Zusehen müssen, wie die Muskeln »schrumpfen« (Muskelatrophie und Abnahme des Muskelvolumens), und enttäuscht sind, nicht trainieren zu können. Doch eine erfolgreiche Bodybuilding-Karriere setzt voraus, dass man mit Verletzungen sachkundig umzugehen versteht und ihre Heilung abwartet. Jedes andere Vorgehen könnte Fortschritte noch mehr verzögern oder ganz verhindern, dass man seine Ziele erreicht.

Behandlung

Wenn keine Blutung oder Schwellung vorliegt, empfiehlt sich die Anwendung feuchter Wärme in Form von warmen Packungen, nicht mit einer Wärmelampe, die lediglich die Haut erwärmt. Ein Dampfbad, Jakuzzi oder auch ein schönes warmes Wannenbad sind ebenfalls geeignete Behandlungsmaßnahmen. Dass Umschläge oder Bäder in Bittersalzlösungen (Magnesiumsulfat) positive Auswirkungen haben, ist nicht erwiesen, und die im Handel angebotenen Mittel gegen Muskelschmerzen stimulieren lediglich die Haut und haben keinen wirklichen Heilwert.

Ist die Muskelverletzung so schwer, dass Fasern gerissen sind, verbunden mit Blutung (Bluterguss) und Schwellung, sollte keine Wärmeanwendung erfolgen, da sie Vasodilatation (Weiterstellung der Blutgefäße) hervorrufen und das Anschwellen verstärken würde. Hier sollten Eispackungen gemacht werden, um eine Vasokonstiktion (Engstellung der Blutgefäße) zu erreichen und so den Blutstrom in den verletzten Bereich zu begrenzen. Kompression, Hochlagerung und Immobilisierung (Ruhigstellung) sind bei Schwellungen empfehlenswerte Behandlungsmaßnahmen.

Eine Blutung ins Gewebe kann lokal begrenzt sein wie bei einer Prellung oder Kontusion, das Blut kann sich in einem Hohlraum ansammeln (Hämatom) oder nach Austritt aus den Gefäßen so versickern, dass sich entfernt vom Ort der Verletzung ein größerer Bereich der Gliedmaße verfärbt (Ekchymose).

Der bekannte blaue Fleck ist eine lokale Blutung in die Haut und subkutanes Gewebe infolge gerissener Kapillaren (winziger Blutgefäße), verursacht gewöhnlich durch einen direkten Schlag. Solche Schwellungen und Prellungen betrachten die meisten Bodybuilder als selbstverständlich. Die Schwellung lässt sich aber durch Eispackungen und Kompression eindämmen.

Die Schwerkraft kann für und gegen Sie arbeiten. Wenn Sie eine geschwollene Gliedmaße hochlegen, erleichtert die Schwerkraft die Rückführung des venösen Bluts zum Herzen und verhindert auf diese Weise das Anschwellen. Das ist so, als würde man Wasser bergab fließen lassen, anstatt es hochpumpen zu müssen. Kompression in Form eines Druckverbands ist ebenfalls nützlich, um die Blutung ins Gewebe einer verletzten Extremität zu begrenzen.

Beachten Sie auch, dass Sie kleinere Muskelzerrungen wohl selbst behandeln können, dass aber bei schwereren Verletzungen ärztliche Hilfe angezeigt ist. Eine ernste Verletzung, die nicht behandelt wird, kann schlimmer werden und Sie in Ihrer Entwicklung weit zurückwerfen. Allerdings ist es eine Tatsache, dass nicht jeder Arzt die gleiche Erfahrung in Sportmedizin hat oder über die besonderen Bedürfnisse und Fähigkeiten von Sportlern gleich gut Bescheid weiß. Wenn Sie sich in ärztliche Behandlung begeben müssen, suchen Sie sich einen Arzt oder speziell einen Orthopäden, der fähig ist, Ihnen bei Ihrem besonderen Problem zu helfen.

Verletzungen vorbeugen

»Vorbeugen ist besser als Heilen« sollte das Motto jedes Bodybuilders sein. Es besteht ein feiner Unterschied zwischen kurzzeitiger Überbeanspruchung und chronischen Überlastungsschäden infolge schweren Trainings. Es bleibt bei intensivem Training gar nicht aus, dass nachher gelegentlich Muskelkater oder Schmerzen am Muskel-Sehnen-Apparat auftreten. Diese Art der Überbeanspruchung stellt keine Verletzung im üblichen Sinne dar, und die meisten Bodybuilder nehmen diesen Schmerz als Zeichen dafür, dass sie hart genug trainiert haben. Aber wenn der Schmerz so stark ist, dass Sie sich kaum noch bewegen können, haben Sie sich wahrscheinlich überfordert.

Harte, ermüdete und schmerzende Muskeln sind besonders verletzungsanfällig. Wenn Sie unter solchen Umständen trotzdem trainieren, besteht erhöhte Gefahr, dass Sie sich eine Zerrung oder einen Riss am Muskel-Sehnen-Apparat zuziehen. Die beste Vorbeugemaßnahme ist unter diesen Umständen vorsichtiges Dehnen, Aufwärmen oder, bei stärkerer Beeinträchtigung, nur leichtes Training. Beim Dehnen wird die ganze Muskel-Sehnen-Einheit verlängert, und damit vermindert sich das Risiko, dass eine Übungsbewegung diese Strukturen über ihre Belastungsgrenzen hinaus streckt und einen Schaden verursacht. Beim Aufwärmen wird Blut und Sauerstoff in den betreffenden Bereich gepumpt und die Temperatur der Muskeln erhöht, sodass sie kraftvoller kontrahieren können.

Die beste Methode, um Trainingsverletzungen zu vermeiden, ist sorgfältiges Dehnen und Aufwärmen vor dem Training und Beachtung der richtigen Technik, wenn mit schweren Gewichten trainiert wird. Je stärker Sie sind, desto mehr können Sie die Muskeln und Sehnen belasten, aber Sie müssen auch bedenken, dass die Muskeln oft schneller gekräftigt werden als die Sehnen, sodass ein Missverhältnis besteht, das Probleme verursachen kann. Sie müssen sich genügend Zeit lassen, um sich in vernünftigem Maße zu steigern, und dürfen nicht ohne ausreichende Vorbereitung zu intensiv oder mit zu schwerem Gewicht trainieren.

Gelenke und Bänder

Bewegung findet an einem Gelenk dort statt, wo zwei Knochen aneinanderstoßen. Die artikulierenden Teile des Gelenks, diejenigen Teile, die miteinander in Kontakt kommen, bestehen aus hyalinem Knorpel, einer sehr glatten, knorpeligen Substanz. Sie ermöglicht das »reibungslose« Gleiten oder Bewegen eines Gelenkteils auf dem anderen.

»Chondromalazie« ist eine Erweichung oder Zerklüftung dieser glatten Gelenkfläche. Es ist oft die erste Stufe in einer langen Kette von Ereignissen, die zu Arthrose führen, einem sehr schmerzhaften und chronisch funktionsbehindernden Leiden. Eine degenerative Gelenkschädigung oder Arthrose kann auch durch chondrale (Knorpel-) und osteochondrale (Knochen- und Knorpel-) Frakturen entstehen. Die Gelenkkapsel ist eine dicke, fibröse Hülle, die das Gelenk umschließt und teilweise fest mit Bändern verwachsen ist. Die Bänder sind zugfeste, fibröse Strukturen. Sie helfen, das Gelenk zu stabilisieren und abnorme Gelenkbewegungen zu verhindern, während sie Bewegungen in der normalen Funktionsrichtung erlauben.

Die Kapsel und die Bänder sind die passiven Stabilisatoren des Gelenks, im Gegensatz zur Muskel-Sehnen-Gruppe, die eine aktive Stabilisierung bewirkt. Neben ihrer motorischen Funktion kann die auf der einen Seite des Gelenks befindliche Muskel-Sehnen-Gruppe im Verein mit der entgegengesetzt wirkenden Muskel-Sehnen-Gruppe auf der anderen Seite das Gelenk aktiv stabilisieren, um Bewegung zu verhindern. Sie können sich das ähnlich vorstellen wie zwei Mannschaften, die beim Tauziehen ihre Kräfte messen und so gleich sind, dass sie sich auch bei größter Anstrengung nicht von der Stelle rühren, so, als wären sie am Boden festgeklebt.

Kapsel- und Bandverletzungen

Neben den Kapseln und den Bändern können auch die osteokartilaginären Strukturen des Gelenks (Knochen und Knorpel) von Verletzungen betroffen sein. Eine Bandverletzung kann durch einen direkten Schlag mit einem stumpfen Gegenstand verursacht werden, wodurch es zu einer Kontusion (Prellung) kommt, oder durch einen scharfen Gegenstand, der eine Lazeration (Schnittverletzung) verursacht.

Auch Überlastung ist eine Ursache für Bandverletzungen, wobei eine Schädigung am Band selbst oder an seiner Ansatzstelle auftritt. Eine solche Bandverletzung wird gewöhnlich als »Verstauchung« bezeichnet. Es ist eine durch Überdehnung verursachte Verletzung einer passiven, einschränkenden Struktur – im Gegensatz zu einer »Zerrung« (oder einem Riss), die an der aktiven Struktur auftritt, dem Muskel-Sehnen-Komplex.

Oft ist es eine heftige Gewalteinwirkung von außen, die dazu führt, dass sich das Gelenk in abnormer Richtung bewegt, wodurch das Band oder die Bänder über ihre Belastbarkeit hinaus gedehnt werden und zerreißen. Der Bereich des geringsten Widerstands wird zum Ort der Verletzung.

Wenn ein Band zu stark gedehnt wird, reißt es. Es kann einreißen oder ganz zerreißen. Der Riss tritt irgendwo innerhalb der Substanz des Bands auf oder an seinem knöchernen Ansatz; im letzteren Fall kann ein kleines Knochenstückchen mit herausgerissen werden, das am Ende des Bands angeheftet bleibt – dies ist eine »Abrissfraktur«, und die Behandlung ist oft dieselbe wie bei einer schweren Verstauchung.

Der Schweregrad der Verletzung würde von der einwirkenden Kraft und der Festigkeit der betroffenen Strukturen abhängen. Es können nur ein paar Fasern des Bands reißen, das Band kann aber auch teilweise einreißen oder ganz zerreißen. Bei geringen Schmerzen und wenig Symptomen ist die Schädigung gewöhnlich geringfügig; wenn Schmerz, Schwellung und Beschwerden deutlicher sind, ist die Verletzüng schwerer.

Behandlung von Verstauchungen

Bei leichten Verstauchungen, bei denen nur wenige Fasern eines Bands gerissen sind, kann eine leichte Blutung und Schwellung entstehen und die Gelenkfunktion geringfügig eingeschränkt sein. Die Behandlung hängt von der Stärke des Schmerzes und der Schwellung ab, und es gelten hier viele der allgemeinen Grundsätze, die bei der Behandlung von Zerrungen bzw. Rissen besprochen wurden.

Die Behandlung schließt eine oder mehrere der folgenden Maßnahmen ein: Ruhiglagerung und Begrenzung bestimmter Aktivitäten, Hochlagerung der verletzten Extremität, Kompressionsverband (Druckverband), Anwendung von Eispackungen und Schienen. Ganz sicher sollten Sie Trainingsbewegungen vermeiden, die Beschwerden im verletzten Bereich hervorrufen. Das ist ein weiterer Fall, bei dem »Weitermachen« die Verletzung nur verschlimmert.

Bei einer schwereren Verstauchung (teilweisem Bandanriss) ist der Bandriss ausgedehnter, Blutung und Schwellung sind stärker, ebenso der Schmerz bei Bewegung, und der Verlust der Gelenkfunktion ist größer. Hier sollte das Gelenk unbedingt geschützt werden, um eine einwandfreie Heilung zu gewährleisten.

Nehmen wir an, Sie haben sich eine mittelschwere Fußverstauchung zugezogen, mit erheblicher Blutung ins Gewebe, Anschwellen (Ödem) des Fußgelenks und des Fußes, klopfendem Schmerz bei herabhängendem Fuß (unter Herzhöhe, sodass die Schwerkraft gegen Sie arbeitet), Schmerz bei Bewegung oder beim Auftreten und eingeschränkter Gelenkbewegung. In diesem Fall empfiehlt sich eine ärztliche Behandlung, um sicher zu sein, dass keine Knochen gebrochen sind und keine klinisch nachweisbare Instabilität besteht (kompletter Bandriss). Letzteres ist oft schwer zu diagnostizieren, und es können gehaltene Röntgenaufnahmen gerechtfertigt sein – Röntgenaufnahmen, während das Gelenk einer bestimmten Belastung ausgesetzt ist –, um einen kompletten Bandriss auszuschließen.

Das Fußgelenk sollte geschützt werden, um einwandfreie Heilung zu ermöglichen. Denken Sie daran, dass wir hier von teilweisen Rissen sprechen. Mit anderen Worten, ein Teil des Bands bildet noch ein zusammenhängendes Ganzes, und folglich besteht keine große Retraktion oder Lücke an der Rissstelle. Sorgen Sie für Ruhiglagerung des verletzten Bereichs. Da das Fußgelenk Bestandteil einer tragenden Gliedmaße ist, bedeutet dies, kein Gehen mit dem betreffenden Bein.

Krücken können helfen, um sich fortbewegen zu können, doch sollte ihr Gebrauch auf ein Minimum beschränkt werden, weil Hochlagerung des verletzten Bereichs ein Teil der Behandlung ist. Ein dicker Kompressionsverband (Druckverband) hilft, die Blutung und Schwellung zu begrenzen. Die Anwendung von Eispackungen für vielleicht 48 Stunden ist nützlich, weil sie Vasokonstriktion bewirkt, die den Blutstrom in den verletzten Bereich hinein einschränkt. Ruhigstellung durch Schiene oder Gipsverband bietet am meisten Schutz, weil sie Bewegung verhindert, Schmerzen reduziert und optimale Heilung erlaubt. Wenn die Schwellung zurückgegangen ist, können Sie Wärme anwenden. Bei sofortiger Wärmeanwendung kann die Schwellung jedoch stärker werden, und deshalb wird empfohlen, mit Wärmebehandlung und warmen Bädern zu warten, bis der Heilprozess weit fortgeschritten ist und Übungen zur Wiederherstellung des Bewegungsumfangs gemacht werden. Denken Sie auch daran, dass dies nur Erste-Hilfe-Maßnahmen sind und dass bei jeder schweren Verletzung die Behandlung von einem Orthopäden fortgesetzt werden sollte.

Wenn die gerissenen Bandenden nicht mehr nahe genug beieinanderliegen (sich nicht mehr berühren) und eine weite Lücke besteht, ist Annäherung wichtig. Die Bandenden können dann zusammenwachsen, ohne dass ein großer Zwischenraum durch Narbengewebe überbrückt werden muss, wodurch es zu einem verlängerten, lockeren Band, chronischer Instabilität und schließlich degenerativer Gelenkschädigung (Arthrose) kommt.

Gelenkverrenkung

Luxation (Verrenkung) und Subluxation (nicht vollständige Verrenkung) sind Zustände, bei denen die gegenüberliegenden Flächen oder artikulierenden Enden der Knochen, die ein Gelenk bilden, sich nicht mehr in normaler Lage zueinander befinden. Sie sind vielmehr gegeneinander verschoben, im chronischen Zustand infolge mangelnder Band- und Kapselstraffheit, im akuten Fall wegen eines Risses.

Bei einer schweren Verstauchung mit Bandriss subluxiert das Gelenk – das heißt, es bewegt sich in eine abnorme Richtung. Manchmal ist die Verschiebung nur kurzzeitig, und die Gelenkflächen kehren von selbst wieder in ihre normale Lage zurück. Bei starker Gewalteinwirkung kann das ganze Gelenk auseinandergezogen werden und eine vollständige Luxation eintreten.

PRAKTISCHE INFORMATIONEN

Wir haben uns große Mühe gegeben, um sicherzustellen, dass die vorhergehenden Informationen medizinisch und klinisch richtig sind. Aber da eine Karriere im wettkampfmäßigen Bodybuilding keine medizinische Ausbildung voraussetzt und der anatomische Aufbau der verschiedenen Körperteile oft höchst komplex ist, wird im folgenden Abschnitt beschrieben, wie Sie dieses Wissen auf Ihre eigenen Verletzungen und Wettkampfziele anwenden können.

Die Waden

Die Wadenmuskeln können überlastet werden und reißen, besonders wenn Ihr Training sehr schweres Wadenheben einschließt. Bei zuviel Gewicht kann die Muskel-Sehnen-Struktur an ihrer schwächsten Stelle reißen – entweder am Ansatz- oder Ursprungspunkt der Sehne, am Übergang zwischen Muskel und Sehne oder in der Muskelsubstanz selbst.

Eine ausgezeichnete Maßnahme, um das Risiko von Zerrungen oder Rissen dieser Art zu vermindern, ist sorgfältiges Dehnen der Waden vor Beginn des Wadenhebens sowie auch nach jedem Satz. Daneben sollten Sie bei Ihren ersten Sätzen stets leichtere Gewichte zum Aufwärmen verwenden, ehe Sie mit schwererem Widerstand arbeiten.

Auch durch Überbeanspruchung kann eine Wadenverletzung entstehen. Ständiges Übertrainieren führt mitunter zu immer stärkeren Schmerzen und Empfindlichkeit, die nur durch Ruhiglagerung des betreffenden Bereichs behoben werden können.

Solche Schmerzen können lokal begrenzt sein oder bis zur Achillessehne herabreichen. Im Falle einer leichten Zerrung stellen Sie das Wadentraining sofort ein und sorgen für Ruhiglagerung des betreffenden Bereichs, bis der Schmerz aufhört. Bei Schwellung besteht die Behandlung im wesentlich aus den früher beschriebenen Maßnahmen – einschließlich Kälteanwendung, Hochlagerung und Kompression. Bei schwereren Verletzungen sollten Sie einen Arzt aufsuchen.

Das Knie

Knieverletzungen treten im Bodybuilding als Folge von Übungen wie schweren Kniebeugen auf, bei denen das Knie in gebeugter Stellung großen Belastungen ausgesetzt ist. Die Verletzung kann die Bandstrukturen betreffen, die Patella (Kniescheibe), die inneren Strukturen des Knies oder die am Knie verankerten Muskeln und Sehnen.

Die Patella ist von einer Schicht aus sehnigem Gewebe umgeben, das Bestandteil der Sehnenstruktur ist, durch die die Quadrizepsmuskeln unter dem Knie verankert sind und die Streckung des Beins ermöglichen. Überlastung des Knies kann Risse innerhalb dieses Bereichs zur Folge haben. Bei Knieverrenkungen kommt es zu einer gewissen Beschädigung der Bänderstrukturen des Kniegelenks selbst. Das passiert am häufigsten, wenn es sich in seiner schwächsten, am stärksten abgewinkelten Stellung befindet, wie bei einer vollen Kniebeuge. Auch jede Drehbewegung, vor allem beim Heben eines schweren Gewichts, könnte zu einer Knieverrenkung führen.

Der Meniskus ist die Knorpelstruktur innerhalb des Knies, und jede Drehbewegung des Gelenks bei einer Übung wie einer vollen Kniebeuge würde möglicherweise zu einem Riss des Meniskus führen, der dann eine Operation erforderlich machen könnte.

Um eine Überlastung des Knies zu vermeiden, ist sorgfältiges Aufwärmen wichtig, bevor es größeren Belastungen ausgesetzt wird. Sie sollten sich auch der Notwendigkeit bewusst sein, sich auf die richtige Übungstechnik zu konzentrieren – bei einer Kniebeuge sollten Sie zum Beispiel vollkommen kontrolliert herabkommen – nicht unten »abfedern« –, und zwar nur so weit, bis die Oberschenkel etwa in der Horizontalen sind. Es ist nicht nötig, ganz herabzugehen, aber »halbe Kniebeugen« verhindern eine Kräftigung im unteren Bereich der Bewegung. Bandagen oder das Anlegen elastischer Binden geben dem Knie bei sehr schweren Hebeversuchen mehr Halt.

Die Behandlung für Knieverletzungen umfasst bei einer leichten Zerrung oder Verrenkung die normale Versorgung durch Ruhigstellung, Kälteanwendung etc. und bei schwereren Verletzungen die Behandlung durch einen Arzt. Mit Ausnahme anderer Zustände, die nicht direkt verletzungsbedingt sind, sind Kortisoninjektionen bei Knieverletzungen normalerweise nicht angezeigt.

Bodybuilder mit Knieproblemen, die vor einem Wettkampf unter Umgehung der Verletzung trainieren müssen, können manchmal Kniebeugen an einer Smith-Maschine machen, wobei die Füße weit vorgestellt werden, um den Quadrizeps zu isolieren und das Knie zu entlasten. Ist die Verletzung für diese Methode zu schwer, empfehle ich Beinstrecken – Teilwiederholungen, wenn nötig, oder Bewegungen mit geringem Gewicht und hoher Wiederholungszahl –, allerdings nur dann, wenn keine zu starken Schmerzen auftreten.

Oberschenkel

Der Vastus medialis ist der lange Muskel des Quadrizeps, der an der Innenseite des Knies ansetzt. Wenn Sie das Bein ganz strecken, wird speziell diese Verankerung belastet, und es kann zu einer Zerrung kommen. Sie mag im Kniebereich zu spüren sein, ist aber in Wirklichkeit ein Oberschenkelproblem.

Verletzungen der Beinrückseite treten oft auf, weil der Beinbizeps nicht genügend gedehnt worden ist. Neben Dehnübungen zur Verlängerung der Muskel-Sehnen-Struktur können Sie auch Kreuzheben mit gestreckten Beinen in Ihr Programm einplanen, das die Beinrückseite ebenfalls dehnt.

Die Leiste

»Leistenzerrungen« können auftreten, wenn dieser Bereich bei Bewegungen wie Ausfallschritten überdehnt wird, und sie gehören zu den Verletzungen, die am schwierigsten zu beheben sind, weil dieser Bereich ständig beansprucht, immer gedehnt wird, wenn Sie aktiv sind. Die wesentliche Behandlungsmaßnahme ist gewöhnlich viel absolute Ruhe, um die Verletzung von selbst heilen zu lassen.

Untere Bauchpartie

Männer haben eine angeborene Schwäche im unteren Bauchbereich. Bei zu starker Kontraktion der Bauchmuskeln kommt es zuweilen zu einem Riss in der Bauchwand. Dies kann bei jedem schweren Hebeversuch passieren, bei dem Sie den Atem anhalten.

Ein Riss in der Bauchwand wird als Hernie oder Bruch bezeichnet, und Teile der Eingeweide können durch die Öffnung hervortreten. In schweren Fällen ist oft eine Operation erforderlich.

Eine Möglichkeit, die Gefahr eines Bruchs zu mindern, besteht darin, bei schweren Hebeversuchen langsam auszuatmen. Dadurch bleibt der abdominale Druck hoch genug, um Sie während der Bewegung zu stabilisieren, steigt aber nicht so an, dass die Bauchwand verletzt werden könnte.

Zerrungen an den Bauchmuskeln und -sehnen sind auch möglich, wie an jeder anderen Muskel-Sehnen-Struktur, und die Behandlung für Zerrungen in diesem Bereich ist die gleiche wie für jede andere Muskelzerrung.

Unterer Rücken

Bei Überlastung der unteren Rückenpartie können die Rückenstrecker oder andere Muskeln des unteren Rückens gezerrt werden, besonders wenn Sie eine Bewegung ausführen, bei der der untere Rücken überdehnt wird – beim Kreuzheben oder bei Übungen wie Bankdrücken oder Beinheben, bei denen der untere Rücken von der Bank abgehoben ist und überdehnt wird. Eine gewisse Krümmung des unteren Rückens ist normal, aber ihn unter Belastung zu stark zu beugen kann Probleme verursachen.

Bei einer Zerrung im unteren Rücken strahlt der Schmerz mitunter nach unten bis zur Hüfte und nach oben bis zur Rückenmitte aus. Manchmal verkrampfen sich diese Muskeln, um eine Verschlimmerung der Verletzung zu verhindern.

Sie können sich auch eine Distorsion im unteren Rücken zuziehen, wenn die Bänder in diesem Bereich verletzt werden. Es ist oft schwierig zu sagen, ob es sich um eine Verletzung des Bandapparats oder des Muskel-Sehnen-Apparats handelt, aber die Behandlung ist in beiden Fällen praktisch die gleiche.

Eine andere Verletzung, die im unteren Rückenbereich auftreten kann, ist eine Bandscheibenruptur. Die Bandscheiben liegen zwischen den Wirbelknochen, und wenn sie reißen, kann die weiche Substanz aus dem Inneren der Scheibe austreten und gegen angrenzende Nerven drücken. Der Schmerz ist dann irgendwo am Rücken entlang und sogar bis in die Beine hinunter zu spüren, aber die Schmerzursache ist dieser spezielle Druck, und die Behandlung besteht darin, ihn zu vermindern.

Ein spezielles Nervenproblem ist »Ischias«. Der Ischiasnerv ist der längste Nerv des Körpers, erstreckt sich vom Rücken bis hinab zur Ferse, und wenn Druck auf diesen Nerv ausgeübt wird, ist der Schmerz sehr stark und behindernd.

Eine andere Ursache für Verletzungen im unteren Rückenbereich mag in Baucharbeit liegen, zum Beispiel in Übungen wie Situps und Beinheben mit gestreckten Beinen, die beide den unteren Rücken stark belasten. Bodybuilder, die bei schwerem Kreuzheben oder Good Mornings keinerlei Probleme hatten, stellen manchmal überrascht fest, dass sie sich beim Bauchtraining Rückenverletzungen zugezogen haben.

Oberer Rücken

Alle Muskeln des oberen Rückens können durch Überdehnung verletzt werden – Trapezius, Levator scapuli, Teres major, Latissimus dorsi und so weiter. Zerrungen der Nackenmuskeln sind zum Beispiel relativ häufig. Oft ist nur schwer zu sagen, welcher Muskel genau überlastet worden ist. Es können Schmerzen auftreten, wenn Sie den Kopf drehen, die Schulter heben oder den Rücken beugen. Frank Zane zog sich zum Beispiel einmal eine Zerrung zu, als er die oberen Rückenmuskeln lediglich anspannte, um den Körper bei einem Scott-Curl zu stabilisieren.

Häufig wird Zug auf diese Muskeln ausgeübt, während sie kontrahieren, sodass es bei Überlastung zu einem Muskelriß kommen kann. Wenn die Verletzung nicht allzu schwer ist, muss man nicht unbedingt genau wissen, welcher Muskel betroffen ist. Stellen Sie den Bereich einfach ruhig, und sorgen Sie für die richtige Behandlung.

Die Schultern

Schulterverletzungen kommen bei Bodybuildern relativ häufig vor. Schweres Bankdrücken, Kurzhanteldrücken und Schulterdrücken belasten die Schultern besonders stark.

Starke Belastung kann ein Einreißen der »Rotatorenmanschette« verursachen (der Sehnen der Drehmuskeln für die inneren und äußeren Rotatoren). Auch jeder Teil der drei Deltamuskelköpfe oder ihrer Ansatz- und Ursprungssehnen kann durch Überbeanspruchung verletzt werden.

Ein anderes Problem im Schulterbereich ist »Bursitis subdeltoidea«. Eine Bursa (Schleimbeutel) sorgt für eine gleitfähige Oberfläche, wo eine Sehne direkt über das Periost (die Knochenhaut) eines Knochens gleitet. Bursitis ist ein Zustand, bei dem der Schleimbeutel durch Verschleiß und andere Ursachen seine Funktion nicht erfüllen kann, und Bewegung in dem betreffenden Bereich ist schmerzhaft und erschwert. Frank Zane litt einmal an Schulterbursitis und konnte sie mit genügend Vitaminzusätzen, Behandlung durch einen Chiropraktiker und nur leichtes Schultertraining, bis die Entzündung zurückgegangen war, überwinden.

»Bizepstendinitis« ist eine andere häufige Schulterverletzung, bei der die hin- und herbewegte Bizepsmasse sich durch Belastung und Reibung entzündet. Schulterverletzungen dieser Art werden oft mit Arzneimitteln wie Kortison behandelt.

Es ist bei Schulterbeschwerden manchmal möglich, Schulterübungen unter anderen Arbeitswinkeln durchzuführen zum Beispiel Seitheben vorgebeugt anstelle von Frontaldrücken, um den hinteren Kopf anstatt den vorderen zu trainieren oder einfach das Durchblutungsprinzip anzuwenden und die Kurzhanteln nach außen zu halten, damit die Deltamuskeln vor einem Wettkampf straff und fest bleiben.

Die Brustmuskeln

Zerrungen in den Brustmuskeln treten am häufigsten dort auf, wo der Pectoralis am Humerus (Oberarm) ansetzt. Da viele Bodybuilder beim Bankdrücken gern möglichst viel Gewicht auflegen, ist diese Verletzung oft auf Überlastung durch zu schweres Gewicht und ungenügendes Aufwärmen zurückzuführen.

Auch schlechte Technik ist für einen Großteil von Brustmuskelverletzungen verantwortlich. Wenn beim Bankdrücken das Gewicht zu schnell herabgelassen wird, kann die ganze Brustmuskulatur sehr heftig und ruckartig belastet werden. Ähnlich kann bei Fliegenden Bewegungen mit Kurzhanteln ein zu schnelles Herablassen der Gewichte die Brustmuskeln überlasten – besonders wenn die Muskeln hart sind und vor dem Training nicht aufgewärmt und gedehnt wurden.

Der Bizeps

Bizepsrisse können an beiden Enden des Muskels – dem Ursprung am Schulterblatt oder dem Ansatz am Radius – oder irgendwo am Muskel selbst auftreten. Die Überlastung des Bizeps kann akut oder kumulativ sein.

Die Bizepse sind relativ kleine Muskeln und werden leicht übertrainiert, weil sie an sehr vielen Übungen beteiligt sind. Neben den Übungen für Bizeps- und Rückentraining beansprucht jede ziehende Bewegung – vom Rudern sitzend bis hin zu Klimmzügen mit weitem Griff – auch den Bizeps. Es ist folglich schwierig, trotz einer Bizepsverletzung zu trainieren, denn diese Muskeln werden für so viele Bewegungen benötigt, dass sie nicht leicht »auszuschalten« sind. Jedenfalls kann bei einer Bizepszerrung nur Ruhigstellung Besserung bringen.

Bei sehr schweren Verletzungen, bei denen der Bizeps ganz durchgerissen ist, ist zur Wiederherstellung des Muskels gewöhnlich eine Operation notwendig.

Der Trizeps

Der Trizeps ist für die gleichen Zerrungen oder Risse anfällig wie der Bizeps und andere Muskeln. Eine weitere häufige Trizepsschädigung ist »Bursitis olecrani« (das Olekranon ist der Ellbogenhöcker). Wenn Sie Streckbewegungen wie Trizepsdrücken hinter Kopf machen, wird Zug auf den am Ellbogen gelegenen Ansatz des Trizeps ausgeübt. Der Ansatz liegt über einem Schleimbeutel (Bursa), der sich bei starker Belastung des betreffenden Bereichs entzünden kann und dann ein brennendes Gefühl verursacht.

Der Trizeps kann auch durch Übertraining oder plötzliche Belastung infolge mangelhafter Trainingstechnik gezerrt werden oder reißen. Bei einem kompletten Trizepsriss ist eine Operation notwendig, um den Muskel zusammenzunähen.

Die Ellbogen

Die Ellbogen werden bei allen drückenden Bewegungen ständig belastet. Neben den akuten Verletzungen, die durch Überlastung des Gelenks infolge schwerer Gewichte oder schlampiger Technik erfolgen können, tritt bei monate- oder jahrelangem schwerem Training häufig eine gewisse kumulative Schädigung ein, die manchmal zur Arthrose führt.

Eine degenerative Schädigung dieser Art kann auch an anderen Gelenken wie Schulter- oder Kniegelenken entstehen und ist in den Anfangs Stadien schwer zu entdecken, weil sie sich oft so langsam entwickelt, dass man sie nicht gleich bemerkt. Ein Symptom kann immer stärkerer Schmerz sein, ein anderes ist zunehmende Bewegungseinschränkung. Beide deuten auf eine Schädigung der inneren Ellbogenstruktur hin, und falls die Behandlung unterbleibt, kann der Schaden schließlich irreversibel werden. Bei einer plötzlichen Zerrung im Ellbogenbereich gelten die gleichen Behandlungsprinzipien wie bei allen Zerrungen: Ruhigstellung, Kälteanwendung, Hochlagerung und Kompression.

Für sehr schwere Hebeversuche können Sie das Ellbogengelenk mit einer Bandage oder elastischen Binde stabilisieren.

Die Unterarme

Da Sie bei den meisten Übungen auf die Handgelenke und Unterarme angewiesen sind, um das Gewicht festzuhalten, wird auf diese Muskeln oft Zug ausgeübt, während sie kontrahieren. Das kann häufig zu Muskel- oder Sehnenzerrungen führen.

Bei Zug- oder Curlbewegungen, bei denen die Handteller nach vorn weisen, ist das Last/Kraft-Verhältnis der Unterarme ungünstig, sodass sie in dieser Stellung schwächer sind und leichter überlastet werden. Oft tritt die Schädigung am Ursprung der Streckmuskeln des Unterarms auf, in der Nähe des Ellbogens; man spricht hier vom »Tennisellbogen«. Bewegungen dieser Art können aber auch zu Muskelzerrungen entlang der äußeren Unterarmmuskeln führen.

Wegen der Häufigkeit von Unterarmverletzungen, die durch Curls mit Obergriff verursacht werden, empfiehlt Dr. Franco Columbu, auf diese Bewegung zu verzichten und stattdessen zur Entwicklung der äußeren Unterarmmuskeln nur Handgelenkcurls mit Obergriff auszuführen. Unterarmschädigungen können chronisch werden, weil man bei so vielen verschiedenen Übungen einen festen Griff braucht. Folglich ist es schwierig, die Unterarmmuskeln ruhigzustellen, wenn sie einmal überbeansprucht sind.

Ich habe festgestellt, dass neben Ruhigstellung der Unterarme als Behandlungsmaßnahme auch Akupunktur helfen kann, die Heilung zu beschleunigen.

Trainieren mit Verletzungen

Obwohl es unbedingt notwendig ist, einen verletzten Körperteil ruhigzustellen, damit er heilt, können Bodybuilder, die sich auf einen Wettkampf vorbereiten, nicht einfach jedesmal, wenn sie sich eine leichte Zerrung oder Verstauchung zugezogen haben, aufhören zu trainieren. Sie müssen einen Weg finden, ihr Training fortzusetzen, ohne dass die Verletzung schlimmer wird.

Dafür gibt es kein Patentrezept. Man muss durch Erfahrung herausfinden, welche Bewegungen einen Zustand verschlimmern und welche nicht.

Beim Training für den Mr. Olympia 1980 zog ich mir kurz vor dem Wettkampf eine Schulterverletzung zu. Ich konnte kein herkömmliches Schulterdrücken mehr machen, ohne Schmerzen zu verspüren. Ich fand jedoch heraus, dass ich Drücken mit engem Griff bei einander zugewandten Handtellern ausführen konnte und war so in der Lage weiterzutrainieren, ohne eine Verschlimmerung zu verursachen. Weiterhin gibt es die einer isometrischen Anspannung ähnelnde Durchblutungsmethode mit Kurzhanteln, die ich bereits früher erwähnt habe.

Ein Bodybuilder, der aufgrund einer Unterarmzerrung keine Langhantelcurls oder Maschinencurls machen konnte, fand durch Ausprobieren heraus, dass er Hammercurls mit Kurzhanteln ausführen konnte, wenn er die Unterarme in eine bestimmte Stellung drehte. So konnte er schmerzfrei trainieren, während die Verletzung heilte. Manchmal lassen sich bei einer Unterarm- oder Bizepsverletzung auch Curls mit einer SZ-Stange machen, wenn die Handstellung verändert und die verletzte Partie auf diese Weise geschont wird.

Trizepsverletzungen erschweren die meisten Varianten des Drückens und Trizepsdrückens. Eine Übung, die trotz einer Trizepszerrung oft noch möglich ist, sind Trizeps-Kickbacks, weil diese den Muskel bis auf das letzte Ende der Bewegung nur wenig belasten.

Bei einer nur leichten Zerrung können Sie die verletzte Körperpartie oft dennoch trainieren, wenn Sie sich für das Aufwärmen und Dehnen wesentlich mehr Zeit nehmen als sonst, bevor Sie gegen größeren Widerstand arbeiten.

Manchmal ist es möglich, trotz einer Verletzung zu trainieren, manchmal nicht. Bei einer sehr schweren Verletzung wird es sicher unmöglich sein, das Training in gewohnter Weise fortzusetzen.

Bedenken Sie einfach eines – ein Wettkampf ist nur ein Wettkampf. Eine sportliche Karriere ist wesentlich mehr. Und wenn man trotz einer Verletzung weitertrainiert und diese verschlimmert, kann das zu permanenten Beschwerden und Behinderungen führen, die einen das ganze Leben lang begleiten.

Training bei kaltem Wetter

Ein Training bei kaltem Wetter erfordert bestimmte zusätzliche Vorsichtsmaßnahmen zur Vermeidung von Verletzungen. Es dauert bei Kälte länger, bis der Körper aufgewärmt ist, und deshalb müssen Sie sich vor dem Training zum Aufwärmen und Dehnen mehr Zeit nehmen. Außerdem ist es ratsam, sich im Studio warm anzuziehen, damit die Muskeln zwischen den Sätzen nicht kalt werden.

Kurze Zusammenfassung

- Die meisten Verletzungen im Bodybuilding sind Zerrungen, eine Überbeanspruchung oder Überdehnung der Muskeln und/oder Sehnen. Richtiges Aufwärmen, vorbereitendes Dehnen und korrekte Hebetechnik helfen Zerrungen zu verhindern. Ist eine Zerrung aufgetreten, muss das betreffende Körperteil ruhiggestellt werden. Andere Maßnahmen zur Förderung des Heilungsprozesses sind zum Beispiel Kälteanwendung, um die Schwellung einzudämmen, Hochlagerung, um die venöse Rückführung des

Bluts zu unterstützen, und Kompression. Im späteren Verlauf des Heilungsprozesses kann Wärmeanwendung erfolgen, einschließlich Ultraschall.

- Bei einer leichten oder mäßigen Zerrung ist es oft nicht notwendig, genau festzustellen, wo in einer komplexen Struktur die Beschädigung aufgetreten ist. Man spürt, welcher Bereich betroffen ist, weiß, welche Bewegungen zu Verschlimmerung führen, und kann somit vermeiden, die betroffene Körperpartie zu beanspruchen.

- Zerrungen können in Körperpartien auftreten, die nicht speziell trainiert, sondern nur angespannt werden, um für ein ausgeglichenes Kräfteverhältnis zu sorgen.

- Die meisten Gelenkverletzungen, die bei Bodybuildern auftreten, sind die Folge jahrelanger Überbelastung des Körpers. Diese Probleme entwickeln sich langsam. Jüngere Bodybuilder trainieren sehr hart und schenken Beschwerden keine Beachtung, aber in späteren Jahren müssen sie vielleicht den Preis für diese körperliche Schädigung bezahlen.

- Jüngere Bodybuilder verfügen über größere Erholungsfähigkeit und sind nach Verletzungen oft schneller wiederhergestellt als ältere Bodybuilder. Wenn man älter wird, kommt man im Training nicht mehr mit allem ungestraft davon; Trainingsmethoden, die in der Jugend nicht zu Verletzungen geführt hätten, können später, wenn der Körper jahrelang überlastet wurde, durchaus Verletzungen verursachen. Es ist dann möglicherweise eine andere Trainingsweise notwendig (die auch den gewünschten Erfolg bringen kann, da man die Muskelgröße, die junge Bodybuilder noch zu erreichen versuchen, vermutlich schon erzielt hat).

Kapitel 5

Anabole Steroide und ergotrope Mittel

Kein Buch über modernes Bodybuilding wäre vollständig ohne eine Diskussion über anabole Steroide. Der Gebrauch von Steroiden hat sich in allen Sportarten verbreitet, und Bodybuilding ist keine Ausnahme. Aber so gebräuchlich diese Präparate auch sein mögen, sie sind doch Gegenstand heftiger Diskussionen.

Sind Steroide gefährlich? In welchem Maße steigern sie Kraft, Muskelgröße, Trainingsfähigkeit und Muskelleistung tatsächlich? Auf diese Fragen haben wir noch immer keine exakten Antworten. Es scheint viel mehr Mühe dafür aufgewandt zu werden, diese Pharmaka zu verbieten, als die Antworten auf diese Fragen zu finden. Eines wissen wir: Sie scheinen manchen Personen in manchen Fällen zu helfen, und die Mehrzahl der Bodybuilder ist davon überzeugt, dass die Anwendung von Steroiden notwendig ist, um die Höhen des internationalen Bodybuilding zu erklimmen.

Eigentlich gibt es im Zusammenhang mit Steroiden zwei Probleme: Das eine ist ihr Gebrauch, das andere ihr Missbrauch. Welche Langzeitschädigungen die Verwendung dieser Pharmaka auch verursachen mag, wenn Sie sie falsch anwenden zuviel verabreichen, über zu lange Zeit hinweg oder in den falschen Kombinationen –, müssen Sie mit unmittelbaren, ernsten und möglicherweise tödlichen Folgen rechnen.

Ich habe diese Diskussion über Steroide mit Beratung durch Dr. James E. Wright verfasst, einer bekannten Autorität auf diesem Gebiet. Ich möchte aber klarstellen, dass dies keine Befürwortung des Steroidgebrauchs meinerseits darstellt. Von allen großen Bodybuildern, die ich gekannt und gegen die ich gekämpft habe, weiß ich von keinem, dass er Steroide zu mehr als dem Zweck gebraucht hätte, als einem bereits prachtvollen Körper den allerletzten Schliff zu geben. Die Top-Champions greifen oft zu solchen Mitteln, weil sie wissen, daß ihre Konkurrenten sie verwenden und ihnen gegenüber nicht in Nachteil geraten wollen. Es sind jedoch innerhalb der IFBB Bestrebungen im Gange,

Steroide völlig zu verbieten, weil ihre Anwendung eindeutig die Gesundheit und das Wohlergehen des Benutzers bedroht.

Ich bin auch fest davon überzeugt, dass sich ganz natürlich die gleichen Bodybuilder als Sieger herauskristallisiert hätten, wenn Steroide nie entdeckt worden wären. Erfolg im Bodybuilding hängt mehr von harter Arbeit und guten Genen ab als von der Verwendung irgendwelcher Pharmaka.

Was sind anabole Steroide?

Anabole Steroide sind hochwirksame, synthetisch hergestellte chemische Verbindungen, die den natürlichen männlichen Geschlechtshormonen ähneln. Hormone sind chemische Regulatoren im Körper, die viele verschiedene Prozesse wie Wachstum, Entwicklung und Spezialisierung von Geweben, das Reproduktionsgeschehen und viele Aspekte des Verhaltens beeinflussen oder steuern.

Zellen bestehen vorwiegend aus Protein (Eiweiß). Deshalb ist einer der wichtigsten Wachstumsfaktoren die Produktion oder Synthese neuen Proteins. Die Hormone, die es den Zellen ermöglichen, neues Protein herzustellen, sind vor allem die Androgene – das männliche Hormon Testosteron und verwandte Substanzen. Testosteron ist in verschiedenen Mengen sowohl im männlichen wie im weiblichen Körper vorhanden.

Männliche Hormone haben zwei verschiedene Wirkungen im Körper: eine anabole Wirkung, die Wachstum stimuliert, und eine androgene Wirkung, die die männlichen Geschlechtsmerkmale verstärkt. Anabole Steroide werden so synthetisiert, dass die anabole Wirkung möglichst groß und die androgene möglichst klein ist. Obwohl sich die verschiedenen Steroide darin unterscheiden, in welchem Maße sie dies erreichen, sind sie alle dafür vorgesehen, bei minimaler Wirkung auf die Geschlechtsmerkmale Wachstum zu erzeugen.

Steroide sind komplizierte Moleküle, die im Blutstrom transportiert werden und als Boten dienen. In den Zellen befinden sich Tausende kleiner Steroidrezeptoren, und die Steroidmoleküle überbringen zahlreiche Meldungen, von denen mit die wichtigsten sie Steigerung der Eiweißsynthese und die vermehrte Bildung von Kreatinphosphat (KP) betreffen. Je nach Art des Steroids wird die Synthese einer dieser Substanzen oder beider in unterschiedlichen Verhältnissen signalisiert.

Kreatinphosphat ist ein kurzzeitig verfügbarer Energiespeicher, der es Ihnen erlaubt, die Muskeln länger als ein paar Sekunden anzuspannen. Je mehr KP vorhanden ist, desto mehr Muskelarbeit können Sie verrichten. Und je mehr Muskelarbeit Sie verrichten können, desto härter können Sie trainieren und desto mehr Muskelgewebe sind Sie imstande zu entwickeln.

Steroide und Bodybuilding

In den späten vierziger Jahren hatten Bodybuilder die Wirkungen des Testosterons entdeckt und wandten es an, um Muskelwachstum zu stimulieren und sich selbst zu intensiverem und aggressiverem Training zu treiben.

Das erste synthetische Anabolikum wurde 1953 entwickelt; es bewirkte einen drei- bis fünfmal größeren Kraftzuwachs als Testosteron und hatte eine androgene Wirkung von einem Drittel der des Testosterons. Die ganzen sechziger Jahre hindurch kamen weitere anabole Steroide auf den Markt, und ihre Verwendung unter Bodybuildern und anderen Sportlern nahm weiter zu, dies trotz einer Reihe wissenschaftlicher Untersuchungen, die ihre Wirksamkeit in Bezug auf Kraftgewinn und Muskelzuwachs in Frage stellten.

Bei den Olympischen Spielen 1972 wurde eine große Zahl von Sportlern verschiedener Sportarten über ihren Gebrauch von Pharmaka befragt, und insgesamt 68 Prozent von ihnen gaben zu, anabole Steroide zu verwenden. Nach Schätzungen Dr. Wrights werden diese Präparate heute von 90 Prozent der Athleten in kraftbezogenen Sportarten genommen.

Die meisten aktiven Bodybuilder nehmen anabole Steroide oder haben sie früher verwendet. Sie glauben, dass Steroide ihnen helfen, massiger und stärker zu werden. Und sie schätzen auch das Gefühl der Aggression, das sich während der Verwendung dieser Präparate einstellt, weil es ihnen hilft, härter zu trainieren. Außerdem sollte nicht übersehen werden, dass sie sie deshalb nehmen, weil sie wissen, dass ihre Konkurrenten sie verwenden und keinen Vorteil verschenken wollen.

Die Bedeutung des Leistungsplateaus

Wenn Anfänger oder fortgeschrittene Bodybuilder hören, dass die Champions Steroide verwenden, meinen viele, sie könnten mit Hilfe dieser Pharmaka auch selbst enormen Muskelzuwachs gewinnen. Doch Untersuchungen über die Wirkung von Steroiden können dies nicht bestätigen.

Steroide wirken sich auf Größe und Kraft erst dann maximal aus, wenn der Bodybuilder bereits sein »Leistungsplateau« erreicht hat – das heißt, wenn er annähernd den größten Zuwachs erzielt hat, der ihm ohne Pharmaka möglich ist. Trainierte Personen sprechen wesentlich besser auf Steroide an als untrainierte. Auch wird jeder Zuwachs maximal gesteigert, wenn in der Zeit der Steroidverabreichung weiterhin sehr hart trainiert wird.

Steroide ermöglichen ein intensiveres Training, aber das ist nicht allzu bedeutsam für einen Bodybuilder, der ohnehin nicht so hart trainiert, wie er könnte, und seine Trainingsintensität folglich auch ohne Steroide steigern kann, oder für einen, der noch nicht die größtmögliche Entwicklung hat, die ihm ohne Steroide möglich ist. Die Gesundheitsgefährdung ist jedoch in jedem Fall die gleiche, und das heißt, dass der weniger entwickelte Bodybuilder die gleichen Risiken eingeht wie der schon weiter fortgeschrittene, aber weit weniger dabei gewinnt. Risiko und Gewinn stehen also in einem schlechten Verhältnis zueinander.

Steroide und die Leber

Die Leber ist das größte und eines der wichtigsten Organe im Körper. Zu ihren Funktionen gehört die Inaktivierung, Entgiftung und Eliminierung zahlreicher Substanzen, einschließlich anaboler Steroide. Doch je nach ihrer chemischen Struktur werden die verschiedenen Steroide von der Leber mit unterschiedlicher Geschwindigkeit abgebaut. Manche Steroide werden innerhalb von 24 Stunden vollständig eliminiert – was hohe Anforderungen an die Leber stellt und zu Leberschäden führen kann –, während andere tage- oder wochenlang im Körper verbleiben können.

Anabole Steroide werden entweder oral oder durch Injektion verabreicht. Oral verabreichte Steroide (wie Dianabol) baut die Leber sehr schnell ab. Da sie so rasch eliminiert werden, müssen von diesen einnehmbaren Präparaten sehr hohe Dosen genommen werden, um die gewünschte Wirkung zu erzielen. Dies wiederum erhöht die toxische Wirkung auf die Leber.

Injizierbare Steroide gelangen direkt in den Blutstrom, unter Umgehung der Leber, und deshalb genügen kleinere Dosen, und die toxische Wirkung ist geringer. Injizierbare Präparate werden gewöhnlich in öliger Lösung verabreicht. Da es etwa drei Tage dauert, bis sie ihre Wirkung voll entfalten, belasten sie die Leber nicht so stark. Injizierbare Präparate gelten daher als wesentlich ungefährlicher. Doch obwohl einnehmbare wie injizierbare Präparate die Eiweißsynthese stimulieren, steigern oral verabreichte Präparate im allgemeinen auch die Kreatinphosphatsynthese, injizierbare hingegen nicht.

Sobald die Steroidmoleküle mit den Steroidrezeptoren innerhalb der Zellen in Wechselwirkung getreten sind, gelangen sie wieder in den Blutstrom und werden erneut wirksam, bis sie in der Leber zerstört werden. Wenn Sie also 200 mg eines injizierten Präparats im Organismus haben, das aufgrund seiner chemischen Struktur eine Lebensdauer von 17 Tagen hat, bedeutet das nicht einfach eine Dosis von 12 mg am Tag, sondern es sind am ersten Tag 200 mg wirksam, am zweiten etwa 188 mg, am dritten 176 mg, am darauffolgenden 164 mg und so weiter, bis die gesamte Menge eliminiert ist. Die Leber muss also jeden Tag nur eine sehr kleine Menge des Steroids abbauen, was ihr verhältnismäßig leichtfällt.

Gelangt ein anaboles Steroid in den Organismus, wird ein Teil davon in Östrogen umgewandelt, ein weibliches Hormon. Wenn dieser Prozess beginnt, werden immer höhere Dosen notwendig, um die Wirkung aufrechtzuerhalten. Abgesehen von möglichen Leberschäden, können durch den höheren Östrogenspiegel dann noch andere Nebenwirkungen auftreten, wie stärkerer Fettansatz, größere Wasserretention und manchmal auch Gynäkomastie – eine abnorme Größenzunahme der Brust bei Männern.

Steroide und Teenager

Teenager sollten keine anabolen Steroide nehmen, um größere und stärkere Muskeln zu bekommen. Im Teenageralter befinden sich junge

Männer ohnehin in ihrer intensivsten Wachstumsphase, in der Testosteron vermehrt im Organismus abgesondert wird. In dieser Zeit synthetische Anabolika zuzuführen ist vollkommen unnötig.

In aller Regel hat ein Teenager auch noch nicht das Plateau seiner Muskelentwicklung erreicht. Ich war da keine Ausnahme. Ich gewann zwar mit 20 den Weltmeisterschaftstitel, verbesserte mich aber danach noch ganz erheblich, woraus ersichtlich ist, dass ich meinen Höhepunkt noch nicht annähernd erreicht hatte.

Hinzu kommt, dass Steroide zu vorzeitigem Epiphysenschluss der Knochen führen können. Bei einem Teenager, der noch nicht ausgewachsen ist, könnten Steroide verhindern, dass er seine volle Körpergröße erreicht – und diese Wirkung ist vollkommen irreversibel.

Medizinische Gesichtspunkte

Anabole Steroide werden nicht nur von Bodybuildern und anderen Sportlern eingenommen. Sie haben auch zahlreiche therapeutische Anwendungen in der Medizin, werden häufig als Substitutionstherapie bei gestörter Hormonproduktion gebraucht, bei Mangelernährung und Untergewicht, bei Störungen in Bezug auf das Knochengerüst, als Medikation vor oder nach Operationen, um die körperliche Verfassung des Patienten zu verbessern und seine Genesung zu fördern, sowie in bestimmten Fällen bei Kindern zur Stimulierung des Wachstums.

Absolute Kontraindikationen gegen Steroidanwendung sind Schwangerschaft oder das Vorliegen von Prostata- oder Brustkrebs bei Männern.

Anabole Steroide haben auch weitreichenden Einfluss auf viele andere wichtige Körperfunktionen. Folgende Komplikationen können mit dem Gebrauch von Steroiden einhergehen:

Veränderung der Leberfunktion. Die Einführung von Steroiden in den Körper stellt für die Leber eine große Belastung dar. Bei längerer Verabreichung hoher Dosen kann es zu progressiver Cholestase und Gelbsucht kommen, zu Purpura peliosis hepatitis, Blutungen und möglicherweise sogar zu Leberkrebs. Es hat schon Todesfälle gegeben, wenn sich Patienten einer solchen Therapie unterzogen haben.

Wie wir bereits gesehen haben, scheinen injizierbare Präparate die Entgiftungsfunktion der Leber nicht im gleichen Maße zu belasten wie die oral verabreichten.

Veränderungen der kardiovaskulären Funktion. Die Anwendung von Steroiden kann zu Veränderungen in der Blutgerinnung, der Metabolisierung von Glukose sowie im Triglyzerid und Cholesterinspiegel des Bluts führen. Als Gegenmaßnahme wird eine fettarme Kost empfohlen. Die Anwendung einnehmbarer Steroide kann zu Hyperinsulinismus führen, zu herabgesetztem Glukosespiegel und verminderter oraler und intravenöser Glukosetoleranz, verbunden mit deutlicher Insulinresistenz. Steroide erhöhen das Risiko der Arteriosklerose (der man mit intensivem aerobem Training begegnen kann) und steigern die Ausschüttung von Kortisol, dem wichtigsten Streshormon des Körpers.

Erhöhte nervöse Spannung und/oder erhöhter Blutdruck. Dies kann zu Hypertension führen und zu radikalen Veränderungen im Flüssigkeits/Elektrolyt-Gleichgewicht des Körpers.

Herabsetzung der normalen Testosteronproduktion. Der Körper verfügt über Mechanismen, die die Testosteronmenge im Organismus überwachen und dem endokrinen System signalisieren, die Hormonproduktion zu steigern oder zu vermindern. Bei Einnahme von Steroiden registriert der Körper die erhöhte Konzentration als exzessiv und vermindert die Testosteronproduktion oder stellt sie ein. Dies kann die Libido verändern sowie viele andere vom Hormonspiegel abhängige Körperfunktionen, etwa Aggression und Fettstoffwechsel.

Androgene Wirkungen. Das Auftreten androgener Wirkungen ist mehr ein Faktor der Dauer als der Dosis. Hierzu gehören verstärkte Bart- und Körperbehaarung; gesteigerte Talgproduktion (fette Haut), die Akne verursachen kann; Lichtung des Kopfhaars,- Prostatahypertrophie und vorzeitiger Epiphysenschluss (das Schließen der Knochenenden vor beendeter Entwicklung).

Häufige Symptome

Die meisten der oben genannten Wirkungen anaboler Steroide sind der Fachliteratur zufolge selten, doch die folgenden kommen relativ häufig vor:

- Magen-Darm-Störungen (bei oral verabreichbaren Steroiden) einschließlich Appetitlosigkeit, Zungenbrennen, Würgen (Brechreiz), Erbrechen, Diarrhöe, Konstipation, Darmreizung und Völlegefühl – bei 1–2 Prozent derjenigen, die einnehmbare Präparate verwenden.
- Muskelkrämpfe und Spasmen
- Gesteigerte oder verminderte Aggression
- Kopfschmerzen
- Nasenbluten
- Schwindel, Mattigkeit, Schläfrigkeit oder Lethargie
- Ausschlag oder Lokalreaktion am Injektionsort
- Wunde Brustwarzen
- Gynäkomastie (weibliche Brustbildung bei Männern)
- Veränderung der Schilddrüsenfunktion

Ergotrope Mittel

Unter ergotropen Mitteln versteht man alles, was dazu beiträgt, die Leistung über das erwartete Niveau hinaus zu steigern. Einige davon sind psychologisch bedingt, wie wir es bei der Behandlung der geistigen Aspekte des Trainings besprochen haben, doch andere sind auch stofflicher Natur und können einen deutlichen Einfluss darauf haben, welche Fortschritte man im Studio erzielt.

Eine Leistungssteigerung ist in jeder Trainingsphase nützlich, wird aber besonders wichtig, wenn man für Wettkämpfe trainiert und sich um optimale Ergebnisse bemüht. Auf diesem Niveau kann selbst eine kleine Änderung in der Trainingsintensität über eine gewisse Zeitspanne hinweg den Unterschied zwischen Sieg oder Niederlage bedeuten.

Bodybuilder und andere Sportler sind ständig auf der Suche nach einem Vorteil, einem Weg, ihre Leistungen über bestehende Grenzen hinaus zu steigern. Es gibt eine ganze Reihe von Substanzen, die als leistungssteigernd angesehen werden, und einige, die zwar hilfreich sein mögen, deren Wirkung aber bedenklicher ist. Dr. Lawrence Golding hat eine Liste jener Pharmaka und Hormone zusammengestellt, die als besonders ergotrop gelten:

- Adrenalin
- Alkalien

- Alkohol
- Amphetamine
- Coramin (Nicethamid)
- Koffein
- Kokain
- Lecithin
- Metrazol (Pentetrazol)
- Noradrenalin
- Steroide
- Sulfonamide

Für die meisten Bodybuilder sind nur einige wenige dieser Substanzen von Interesse. Nachstehend meine Empfehlungen für oder gegen einzelne dieser Mittel:

Für

Koffein. In begrenzten Mengen genommen, wie sie zum Beispiel in ein paar Tassen Kaffee enthalten sind, wirkt Koffein leicht anregend. Höhere Koffeindosen können jedoch schädlich sein. Das Internationale Olympische Komitee führt derzeit Tests zum Nachweis exzessiver Koffeinmengen durch, die in Zukunft zur Disqualifizierung eines Sportlers führen können.

Glykogen. Glykogen ist das Reservekohlenhydrat in den Muskeln. Bei geringen Glykogenreserven hat man wenig Energie. Aus diesem Grund kann ein Bodybuilder, der längere Zeit eine kohlenhydratarme Diät hält oder ganz auf Kohlenhydrate verzichtet, nicht intensiv trainieren. Nebenbei gesagt, sind die Glukose- (Blutkohlenhydrat) und Glykogenwerte im allgemeinen am niedrigsten, wenn man morgens aufwacht, weil normalerweise acht oder mehr Stunden vergangen sind, seit man etwas gegessen hat. Deshalb werden Sie sich wahrscheinlich wesentlich tatkräftiger fühlen, wenn Sie eine Stunde vor dem Training im Studio etwas Obst oder andere Kohlenhydrate essen.

Vitamine. Vitamine erzeugen keine Energie, obwohl viele Leute das meinen. Sie sind Katalysatoren, die lediglich dazu beitragen, dass andere Reaktionen stattfinden. Dennoch kann Vitaminmangel die Freisetzung von Energie beeinträchtigen, und deshalb macht sich die Einnahme von Vitaminpräparaten bezahlt, um sicherzustellen, dass es dem Körper an nichts fehlt, vor allem wenn man Diät hält.

Sauerstoff. Bei meinen Bemühungen, vor Wettkämpfen wirklich hart zu trainieren, stellte ich fest, dass mein aerobes Leistungsvermögen nachließ, bevor meine Muskeln ermüdet waren. Ich bekam einfach nicht genügend Sauerstoff in den Organismus. Um etwas dagegen zu tun, versuchte ich, von Zeit zu Zeit etwas reinen Sauerstoff einzuatmen, und das steigerte meine aerobe Ausdauer erheblich. Andere Bodybuilder bestätigten mir, dass die Sache funktioniert. Wer sich professionelle Footballspiele im Fernsehen ansieht, wird schon beobachtet haben, wie die Spieler an der Seitenlinie sitzen und reinen Sauerstoff atmen, und das tun sie aus dem genannten Grund.

Mineralstoffe. Wenn Mangel an einem wichtigen Mineralstoff besteht [was normalerweise nicht der Fall sein wird, aber während einer Diät eintreten könnte], werden Sie ein Absinken der Energieproduktion bemerken. Um sicherzustellen, dass Ihre Trainingsintensität nicht abfällt, können Sie zur Ergänzung der Kost Calcium, Kalium, Mangan, Magnesium, Kelp [für Jod] und Alfalfa [Luzerne] einnehmen. Eine gute und preiswerte Kaliumquelle ist übrigens Lite-Salz.

Schilddrüsenhormone. Schilddrüsenpräparate sind eine notwendige und wertvolle Trainingshilfe – für jene, die an einer Schilddrüsenschwäche leiden. Wenn die Schilddrüse nicht richtig arbeitet, fehlt es Ihnen an Energie, und es fällt Ihnen schwer, Muskeln aufzubauen. Aber diese Entscheidung sollte vom Arzt getroffen werden. Wenn Sie Schilddrüsenhormone nehmen, obwohl keine Schilddrüseninsuffizienz vorliegt, kann die Schilddrüse geschädigt werden, das ganze endokrine System aus dem Gleichgewicht kommen und der Muskelaufbau erschwert werden.

Gegen

Amphetamine. Alle starken, künstlichen Anregungsmittel wie Amphetamine werden Ihrem Training letztlich mehr schaden als nützen. Es ist bekannt, dass Sportler in Kontaktsportarten Amphetamine nehmen, um bei Körperverletzung den Schmerz zu stillen; aber die Empfindungsfähigkeit herabzusetzen, während Sie versuchen, sich auf verschiedene Muskeln zu konzentrieren, das ist das letzte, was Sie tun sollten. Ganz sicher sollten Sie sich nicht so aufputschen, dass Sie einen Muskel zu hart trainieren und sich eine Verletzung zuziehen, ohne es zu bemerken – aber genau das kann bei Einnahme von Amphetaminen und anderen starken Anregungsmitteln passieren. Davon abgesehen sind Amphetamine auch in anderer Hinsicht der Gesundheit sehr abträglich.

Aspirin. Sie werden manchmal Bodybuildern begegnen, die Aspirin empfehlen, um wirklich hart trainieren zu können. Auch hier bedeutet alles, was die Empfindung herabsetzt, dass Sie die Muskeln weder richtig spüren noch sie mit höchster Intensität trainieren können und es möglicherweise gar nicht merken, wenn Sie sich eine Verletzung zugezogen haben.

Alkohol und Marihuana. Hierzu brauche ich wohl nicht mehr zu sagen, als auf die Tatsache zu verweisen, dass Sie im Rausch nicht trainieren können. Bodybuilder, die nach Genuss von Alkohol oder Gras high ins Studio kommen, werden ganz einfach nicht die Fortschritte machen, die sie machen sollten.

Wunderpillen. Es wird nicht nur jede Minute ein Einfaltspinsel geboren, sondern die meisten von ihnen scheinen auch gern diverse Mittelchen zu kaufen, die »garantiert« helfen, dass man sich besser fühlt, stärker wird, abnimmt und so weiter. Sie sollten sich darüber im klaren sein, dass die meisten dieser Dinge nichts nützen. Wenn Sie Ihr Geld für Wunderpillen ausgeben wollen, bitte, es ist Ihr Geld – aber erwarten Sie nicht, im Bodybuilding Fortschritte zu machen, ohne sich wirklich einzusetzen und hart zu arbeiten. Das kann Ihnen keine Wunderpille abnehmen.

Register

1-10-System 151

A

Abede, Brian 506
Abfälschen 100
Abgefälschte Curls 359
Abnehmen 613, 619
Abwechselnde Kurzhantelcurls 366
aerobe Ausdauer 55
Amphetamine 663
Anabole Steroide 654
Anerkennung 205
Anfänger 80
Anspannen 298
Arme 133
Arnold-Pressen 225
Aspirin 664
Atlas, Charles 28
Atmung 105
Aufmerksamkeit 197
Aufpumpen 60
Aufwärmen 101
Ausatmung 483
Ausfallschritte 116, 426

B

Baker, Aaron 522 f.
Balik, John 555
Bandagen 88
Bankdrücken 252
Bannout, Samir 193, 210, 213, 492, 495, 513
Bauch 133, 451
Bauchmuskeln 451
Bauchpose mit erhobenen Armen 512
Beckles, Albert 327, 341, 495
Behinderte Sportler 205
Beidarmige Kabelcurls 371
Beinanhocken sitzend 476
Beinbizeps 408
Beincurls 428
Beincurls stehend 429
Beine 133
Beinheben an der Vertikalbank 475
Beinheben auf der Flachbank 470
Beinheben hängend 473
Beinheben mit gebeugten Knien auf dem Schrägbrett 469
Beinheben mit gebeugten Knien auf der Flachbank 471
Beinheben mit gebeugten Knien auf der Schrägbank 472
Beinheben seitlich 479
Beinheben seitlich, Knie gebeugt 480
Beinpressen 424
Beinschere nach hinten 482
Beinstrecken 427
Bewertung 495
Bizepspose 338
Bizepstraining 330
Bodybuilding-Training 49
Bräunung 560
Bräunungsmittel 562
Brust 248
Brustpose 264
Busek, Albert 553

C

Callender, Roy 292
Charles, Darrem 389, 523
Chormier, Chris 108
Coe, Boyer 41, 293, 328, 494
Colbert, Leroy 323
Coleman, Ronnie 139, 214, 291, 327, 510, 513
Columbu, Franco 39, 41, 63, 107, 191, 194 f., 198, 212, 214, 248, 250, 252, 289, 328, 504, 558
Cormier, Chris 292, 383, 432, 453
Corney, Ed 69, 193, 504, 506
Cottrell, Peter 234, 279
Crunches 463
Crunches am Kabelzug 467
Crunches an der Maschine 468
Crunches gedreht 464
Curls 331
Curls mit Bizepscurler 358
Curls mit Obergriff 373
Curls mit Obergriff an einer Maschine 398
Cutler, Jay 335
Cyr, Louis 28

D

Dearth, David 231
DeFerro, Greg 214
Definition 187
Dehnen 110, 299
Deltamuskel 209
Deltamuskeln 139
- Hintere 222
- Seitliche 222
- Vordere 221

Deltoides 209
Deltoidesentwicklung 213
Diät 592, 619
Diätplan 614
Diätplan zum Zunehmen 614
Dickerson, Chris 41, 127, 193, 407, 492 ff.
Dillet, Paul 278, 327
Dips 274, 388
Dips an der Bank 389
Disziplin 196, 203
Doppelbizepspose 212, 217, 249, 264, 290, 323, 509 f., 518
Doppelsplit-Training 156
Draper, Dave 34 f., 127, 130, 210, 212, 351, 354
Dreifachsatz 257
Dreiteilige Curls 362
Dreiteilige Sätze 150
Drücken 252
Drücken an der Maschine 229
Durchblutungsprinzip 149

E

Einarmige Kabelcurls mit Obergriff 399
Einarmige Kabelzüge 284
Einarmiges Kurzhantelrudern 310
Einarmiges Rudern am Kabelzug 311
einarmiges Rudern mit Kabelzug 298
Einarmiges Trizepsdrücken 386
Einarmiges Trizepsdrücken am Kabelzug im Untergriff 378
Einarmiges Trizepsdrücken liegend 384
»Eineinhalb«-Methode 150
Eiweiß 594, 603, 620
ektomorpher Typ 123, 124
El Sonbaty, Nasser 127, 226, 325, 327, 345, 453, 506, 509 f., 513, 557
endomorpher Typ 123, 125
Entspannt stehen 491
Entstehung 24
Enttäuschung 205
Erector spinae 288
ergotrope Mittel 654, 661
Erholung 98
Ernährung 592
Erpelding, Mark 314
Erweiterte Sätze 145

F

Fehlschläge 197
Ferrigno, Lou 39, 193, 328
Fette 598, 604
Fitness 57
Fliegende 252
Fliegende an der Maschine 281
Fliegende mit Kabelzug im Stehen 278
Fliegende mit Kurzhanteln 276
Fliegende mit Kurzhanteln auf der Schrägbank 277
Foto 552
Francois, Mike 381, 453
Freie Gewichte 84
Freundschaft 198
Frisur 564
Frontdrücken an der Maschine 229
Frontkniebeugen 422
Frontpose 217
Fux, Jean-Pierre 327, 506

G

Gable, Denny 506
Gaspari, Rich 242
Gastrocnemius 432
Gedrehtes Beinheben hängend 474
Geist 191, 194, 200
Gelenke und Bänder 639
Gelenkigkeit 54
Gelenkverrenkung 642
Geschichte 24
Gewichthebergürtel 88
Glykogen 609, 662
Glykogenreserven 628
Good Mornings 298, 318
Grimek, John 29, 250
Grundprinzipien 98
Grundtraining 130
Grundumsatz 602
Gummianzüge 89

H

Hackenschmidt-Kniebeugen 425
Halbe Kniebeugen 419
Hammercurls 368
Handgelenkcurls einarmig mit Kurzhantel 392
Handgelenkcurls hinter dem Körper 393
Handgelenkcurls mit Langhantel 391
Handschuhe 87
Haney, Lee 212, 343
Hängen 122
Hoban, T. J. 464
Howarth, Don 210
Hughes, David 338
Hürdensitz 120
Hyperextension 298, 319
Hypertrophie 49

I

IFBB 38, 496
Inspiration 193
Instinktprinzip 147
Intensivwiederholungen 142
Inversionsstiefel 89
Isolationstraining 142
Isotensionsprinzip 146

J

Jugendliche 205

K

Kabelcurls an der Scott-Bank 372
Kabelzüge über Kreuz auf der Flachbank 280
Kabelzüge über Kreuz in Vorbeuge 279
Kalorien 600, 626
Kapsel- und Bandverletzungen 640
Kardiovaskuläre Ausdauer 55
Keton-Kohlenhydrat-Balance 627
Ketose 609, 627
Kickinger, Roland 380
Klein, Sigmund 29
Klimmzüge in den Nacken mit weitem Griff 301
Klimmzüge mit engem Griff 285, 303
Klimmzüge mit weitem Griff 297
Klimmzüge nach vorn mit weitem Griff 302
Kniebeugen 418
Kniebeugen an der Maschine 420
Koffein 662
Kohlenhydrate 597, 604, 621
Kontraktion 100
Konzentration 192
Konzentrationscurls 369
Kopfband 88
Körperbautypus 123
Körper des Bodybuilders 48
Körperhaare 565
Krafttraining 106
Krämpfe 635
Kreuzheben 298, 316
Kreuzheben mit gestreckten Beinen 430
Kurzhantel-Bankdrücken 271
Kurzhantelcurls auf der Schrägbank 364
Kurzhantelcurls im Liegen 370
Kurzhantelcurls im Sitzen 365
Kurzhanteldrücken 227
Kurzhanteldrücken auf negativ geneigter Bank 273
Kurzhantel-Frontheben 238
Kurzhantel-Handgelenkcurls mit Obergriff 395
Kurzhantel-Kickbacks 385
Kurzhantelrudern hängend 287
Kurzhantelrudern vorgebeugt 308
Kurzhantel-Seitheben über Kopf mit Kehrgriff 236
Kurzhantel-Seitheben vorgebeugt im Sitzen 237
Kurzhantel-Seitheben vorgebeugt im Stehen 240
Kurzhantel-Trizepsdrücken liegend 382

L

Labrada, Lee 280, 348
Langhantelcurls im Stehen 356
Langhantelcurls mit Obergriff 396
Langhantelcurls mit Obergriff an der Scott-Bank 397
Langhanteldrücken 228
Langhantel-Flachbankdrücken 268
Langhantel-Handgelenkcurls mit Obergriff 394
Langhantelrudern 297
Langhantelrudern vorgebeugt 306
Langhantel-Schrägbankdrücken 270
Langhantelüberzüge mit gebeugten Armen 314
Latissimus dorsi 288, 290

Latissimuspose 218, 264, 290, 512
Latziehen am Rollenzug mit weitem Griff 297
Latziehen an der Latmaschine 304
Latziehen mit engem oder mittelweitem Griff 305
Lebensalter 91
Leistungsplateaus 657
Leistungssport 94
Lernen durch Beobachten 488
Levrone, Kevin 227, 297, 322, 341, 424, 432, 494, 510, 515
Long, Don 506

M

Maddron, Aaron 236
Makkawy, Mohamed 454
Mammutsätze 150
Maschinen 84
Maschinen-Curls 375
Maschinendrücken 275
Matarazzo, Mike 325, 377, 528
Maximalbelastung 109, 164
Mehrfachsätze 150
Mentaltraining 191
Mentzer, Mike 453
mesomorpher Typ 123, 124
Mineralstoffe 600
Misserfolg 197
Monosaccharide 597
Most-muscular-Pose 212, 218, 223, 249, 253, 264, 526, 528
Motivation 193
Mr. Olympia 1970 43
Mr. Olympia 1971 37
Mr. Olympia 1973 39
Mr. Olympia 1974 409
Mr. Olympia 1975 193
Mr. Olympia 1980 188 f., 588
Mr. Olympia 1981 41
Mr. Olympia 1982 41, 292
Muscle Builder 42
Muscle & Fitness 42
Muscle-Mind-Connection 192
Musculus subclavicus 248
Musik 534
Muskel 133
Muskelfasern 49
Muskelkater 64
Muskeln und Sehnen 634
Muskelteilung 186
Muskulosität 187

N

Nackendrücken 226
Nährstoffe 594
Negativwiederholungen 143
Nervensystem 192
Nubret, Serge 37, 39, 254, 340, 460

O

Oberschenkel 400
Oligosaccharide 597
Oliva, Sergio 33, 36, 39, 210, 250, 257, 325, 328, 352
Orientalischer Sitz 118
Oritz, Freddy 34

P

Padilla, Danny 191, 293
Park, Reg 31, 35, 71, 191, 210, 250, 434
Partnertraining 148
Pearl, Bill 36, 72, 266, 342
Pearson, Tony 193, 404
Pecoralismuskulatur 139
Pectoralis
– klavikularer Teil 248
– sternaler Teil 248
Pectoralis major 248
Pflichtposen 491
PHA-Training 184
Platz, Tom 128, 210, 407, 419, 435, 447, 493, 495
Politik 574
Polysaccharide 597
Poole, Harold 35
Posedown 537
Posen 264
Posing 486, 547 f.
Posinghose 558
Posingkür 517
Priest, Lee 128, 240, 272, 310, 321, 327, 339, 341, 371, 390, 407, 425, 511, 525
Prioritätsprinzip 144
Progressiver Widerstand 98
Progressive Trainingsbelastung 151
Protein 594
Psychologische Kriegsführung 586
Publicity 571

Pumping Iron 40
Push Press 231

Q

Quadrizeps 400
Quinn, B. J. 475

R

Ray, Shawn 213, 244, 277, 299, 354, 432, 454, 460, 494, 510, 513, 522, 524, 557
Rectus abdominis 451
Rectus femoris 400
Reeves, Steve 30, 210, 266, 515
Reverse Crunches 465
Reverse Crunches hängend 466
Robinson, Eddie 232
Robinson, Robby 291, 339, 504, 506, 509
Roman-Chair-Situps 462
Ross, Clarence 30
Rücken 133, 288
Rückenpose 217, 338
Rückenstrecker 288
Rückschläge 65
Rückspreizen kniend 481
Rudern an der Maschine 313
Rudern aufrecht 244
Rudern im Sitzen 298
Rudern im Sitzen an der Zugmaschine 312 f.
Ruhepausen 104
Rumpfbeuge im Grätschsitz 117
Rumpfdrehen sitzend 477
Rumpfdrehen vorgebeugt 478

S

Sandow, Eugene 24
Sarcev, Milos 402, 453, 461, 468, 473, 493, 515
Sätze 102
Schmerz 63, 636
Schmidt, Sonny 281
Schockprinzip 145, 182
Schuhe 87
Schulter 209
Schulterheben mit der Langhantel 247
Schulterheben mit Kurzhanteln 246
Schultern 133
Schwere Kniebeugen 419
Schweres Rudern 245
schwere Tage 109, 263
Scott-Curls 360
Scott-Curls mit Obergriff 374
Scott, Larry 33, 213 ff., 328, 353
Sehnenentzündung 636
Seilzüge 283
Seitbeuge 113
Seitheben 232
Seitheben am Kabelzug in Vorbeuge 242
Seitheben einarmig am Kabelzug von schräg unten 233
Seitheben einarmig am Kabelzug von unten 234
Seitheben liegend 243
Selbstbewusstsein 203
Selbstbild 204
Selbstvertrauen 196, 205
Sepe, Frank 113
Serratus 264
Serratus anterior 248
Serratuspressen hängend 286
Sherman, John 453
Sipes, Chuck 263
Sissy-Kniebeugen 423
Soleus 431
Somatotypen 123
Split-Training 130
Stolz 205
Strategie 566
Stripping-Methode 219
Studio 76
Supersatz 144, 219, 257
Super-Stripping 148

T

Tagesform 577
Taktik 566
Taylor, Vince 339, 453
T-Bar-Rudern 297, 309
Teilwiederholungen 149
Tendinitis 636
Tibialis 432
Tinenno, Dennis 35
Training
– im Freien 189
Training für schwache Punkte 166
Trainingsbuch 89
Trainingserfahrung 59
Trainingsintensität 61, 141
Trainingspartner 71, 188, 197

Trainingsprogramme 97
Trainingswirkung 50
Trapezius 209, 288
Trizeps 340
Trizepsdrücken am Rollenzug 376
Trizepsdrücken in Vorbeuge am Holm 390
Trizepsdrücken liegend 380
Trizepsdrücken sitzend 379
Trizepsdrücken stehend 383
Trizepspose 512
Trizepstraining 341

U

Übersättigungstheorie 606
Übertraining 70, 98
Überzüge an der Maschine 285, 315
Überzüge mit gestreckten Armen 282
Umgekehrtes Wadenheben 450
Umsetzen und Drücken 230
Unterbewusstsein 198
Unterbrochene Sätze 145
unterer Rücken 293

V

Vastus intermedius 400
Vastus lateralis 400
Vastus medialis 400
Velasco, Roy 35
Verbundene Sätze 152
Verkrampfungen 635
Verletzungen 632
Versagen 197
Verstauchungen 640
V-Form 210
Viator, Casey 255, 292, 348, 495
Vitamine 599
Voller Bewegungsumfang 100
Vorermüdung 147
Vorgebeugtes Wadenheben 448
Vorspreizen liegend 480
Vorstellungsvermögen 198

W

Waden 431
Wadenheben an der Beinpresse 446
Wadenheben auf einem Bein 449
Wadenheben sitzend 447
Wadenheben stehend 445
Waller, Ken 39, 63, 127, 199, 212, 299, 504, 506
Wasserverlust 629
Wayne, Rick 34
Weider, Ben 40
Weider-Doppelsplit-System 43
Weider, Joe 33, 37, 39, 42
Wettkampfdiät 623
Wettkampftraining 170
Wheeler, Flex 127, 221, 292, 319, 339, 352, 375, 407, 453, 506, 508, 510, 524
Wiederholungen 103
Wilkosz, Jusup 71, 376, 388
Willenskraft 191

Y

Yates, Dorian 128, 140, 233, 262, 297, 299, 344, 432, 494, 510, 557

Z

Zane, Christine 56
Zane, Frank 41, 56, 127, 191, 210, 291, 293, 495, 558
Ziel 191, 195
Zielstrebigkeit 191
Zubehör 85
Zugbeuge 114
Zugbeuge mit aufgestütztem Bein 115
Zunehmen 613
Zweistufenprogramm 134

Bildnachweis

Joseph Weider archives: 24, 25, 27, 28 (unten), 29, 30, 34 (links+rechts), 36 (unten links), 37 (links), 41 (unten links), 56, 67, 127 (2. oben Mitte, 3. rechts), 128 (rechts), 130 (unten), 212 (oben), 213 (unten Mitte), 214 (oben Mitte), 221 (unten rechts), 247, 250 (links), 254, 255 (oben), 265 (3. links Mitte), 291 (oben rechts), 298, 323 (1. oben links, 2. oben rechts, 3. links Mitte, 5. unten links), 341 (unten links), 342 (unten), 351, 353, 354 (unten), 366, 378, 431 (unten), 441 (links), 477, 505 (1. oben links), 514 (unten links), 515 (4. rechts unten), 526 (unten), 538, 539, 567, 572

Charles Atlas Ltd.: 28 (oben)

Lon: 31 (oben)

Robert Kennedy: 31 (unten rechts), 434,

Benno Dahman: 31 (unten links), 37 (rechts), 39 (1. oben links), 83, 264 (5. unten Mitte, 6. unten rechts), 296

Jimmy Caruso: 33, 34 (Mitte), 35 (1. oben links), 36 (unten rechts), 40 (1.v.l.; 2.v.r.; 1.v.r.), 127 (6. unten rechts), 209, 213 (oben), 214 (oben links), 217, 223 (2. oben Mitte), 248, 250 (rechts), 251, 261, 267, 290, 299 (oben Mitte), 232 (4. rechts unten), 325 (1. oben links), 338 (oben rechts), 340, 342 (oben), 406, 440, 444 (oben links), 453 (4. unten rechts), 455, 461 (rechts), 492 (oben links und rechts), 493 (oben links), 506 (rechts unten), 507, 511 (1. oben links, 5. unten rechts), 521 (links unten), 526 (oben), 527, 539, 540 (oben), 551, 555 (6. rechts), 559 (obere Reihe)

George Greenwood: 35 (2., 3., 4., 5.), 36 (Mitte)

Magda De Velasco: 35 (6. unten rechts)

Albert Busek: 39 (4. rechts, 3. links Mitte), 69, 71, 72, 198, 213 (unten rechts), 237, 246, 265 (1. oben links), 270 (rechts), 275, 276, 285 (oben), 299 (unten links), 312 (rechts), 313, 315, 321 (oben), 325 (3. oben rechts, 5. rechts Mitte), 327 (1. oben links), 338 (oben links), 352 (links und rechts), 360 (Mitte und rechts), 364 (rechts), 376, 388, 409, 413, 421 (rechts), 442, 443, 444 (rechts, links Mitte und unten), 445 (unten), 448, 462, 505 (3. links Mitte und unten), 506 (rechts oben), 521 (links oben), 540, 541, 542 (oben), 553, 554 (untere Reihe), 555 (3. links Mitte, 4. 2.v.l. Mitte, 7. unten), 561

Art Zeller: 39 (2. oben rechts, 5. unten links), 40 (2.v.l.), 63, 107, 108, 190, 195, 214 (unten), 223 (5. unten rechts), 224, 225, 229, 234 (Mitte, rechts), 235 (rechts), 238, 243, 249, 253, 269, 270 (links), 283, 285 (unten), 286, 287, 291 (unten rechts), 292 (unten rechts), 299 (rechts unten), 305, 307, 309, 311 (rechts), 312 (links), 316, 320, 325 (2. oben Mitte), 336 (unten), 337 (unten), 352 (Mitte), 358, 360 (links), 363, 364 (links), 367 (oben), 374, 377 (oben), 419 (oben), 445 (oben), 456, 460 (links), 483 (links, Mitte), 505 (2. oben rechts, 4. rechts Mitte), 506 (links unten), 511 (3. oben rechts), 518, 520 (oben links), 528 (oben links), 542 (unten), 550, 555 (2. 2.v.l. oben), 559 (unten)

John Balik: 41 (unten Mitte, rechts, oben), 68, 127 (5. unten Mitte), 211 (oben), 218, 223 (3. oben rechts), 223 (4. links unten), 235 (links, Mitte), 265 (4. unten links, 5. unten Mitte, 6. unten rechts), 311 (links), 336 (oben), 359, 361, 362, 370, 372, 373, 401, 414, 415, 417, 419 (unten), 420, 421 (links), 422, 423, 242 (unten), 426, 431 (oben), 441 (Mitte, rechts), 446, 447, 449, 450, 451, 453 (2. Mitte links), 471, 491 (rechts), 492 (oben Mitte, unten), 493 (oben Mitte, rechts), 494 (links), 495, 511 (2. oben Mitte), 513 (1. oben links, 6. unten), 520 (oben rechts), 521 (rechts), 523 (oben rechts), 529, 530, 531, 532, 533, 548, 549, 554 (oben), 555 (1. oben links), 578 (oben links und rechts)

Kevin Horton: 262

Chris Lund: 43, 108, 127 (1. oben links, 4. unten links), 128 (links, Mitte), 139, 140, 211 (unten), 213 (unten links), 221 (oben), 226, 227, 232 (links, Mitte), 233, 240, 242, 244, 255 (unten), 259 (unten), 272, 273, 277, 278, 281, 291 (oben links, Mitte), 292 (links oben, unten), 293, 299 (oben links, rechts), 321 (unten), 322, 325 (4. links unten, 6. rechts unten), 327 (2. oben rechts, 3. links Mitte, 4. links unten, 5. rechts unten), 338 (unten), 339 (oben links, unten links, unten rechts), 341 (rechts oben und unten), 343, 344, 345, 347, 354 (oben), 371, 377 (untere Reihe), 381, 402, 403, 407 (1. oben links, 2. oben Mitte, 4. unten links),

424 (oben links und rechts), 432, 453 (1. oben, 3. unten links), 460 (rechts), 461 (links), 493 (unten), 494 (rechts), 506 (links, 1., 2. und 3. von oben), 508, 509, 510, 511 (4. unten links), 513 (2. oben Mitte, 3. oben rechts, 4. links Mitte, 5. Mitte rechts), 514 (oben, unten rechts), 515 (1. oben links, 3. oben rechts), 522, 523 (oben links, unten rechts), 524 (unten rechts), 525, 528 (unten links, oben rechts), 543, 547, 557, 564

Bill Dobbins: 113,114, 115, 116, 117, 118, 119, 120, 121, 122, 221 (unten links), 265 (2. oben rechts), 274, 300, 301, 302, 303, 304, 346, 383, 390, 392, 393, 394, 396, 397, 398, 399, 407 (3. oben rechts, 5. unten rechts), 427, 463, 464, 465, 466, 467, 468, 479, 480, 481, 482

Raheo Blair: 124 (unten),

Robert Reiff: 202 (3. unten links), 259 (oben), 280, 310, 314, 319, 380, 425

Bob Ringham: 202 (4. unten rechts)

Tony Lanza: 210

Michael Neveux: 212 (unten), 230, 282, 348, 473, 474, 490, 558 (oben)

Ralph DeHaan: 214 (oben rechts), 231, 234 (links), 245, 279, 335, 348, 375, 428

Robert Gardner: 223 (1. oben links), 228, 232 (rechts), 239, 268, 271, 297, 306, 308, 318, 337 (obere Reihe), 339 (oben rechts), 356, 365, 367 (unten), 368, 369, 379, 382, 384, 385, 386, 387, 391, 395, 400, 416, 430, 469, 470, 476, 478, 483 (rechts), 515 (2. oben Mitte)

Irv Gelb: 236, 284, 339 (oben links), 389, 475

Nordlinger: 252, 291 (Mitte rechts), 583, 585, 588

Russ Warner: 266, 555 (5. 2.v.r.), 558 (unten),

J. Bester: 288

Anita Columbu: 289

Samantha Lund: 454, 460 (rechts), 523 (unten links), 524 (obere Reihe, unten links), 528 (unten rechts)

Stephan Renz: 491 (links)

Robert Nailon: 520 (unten)

Ed Hankey: 582

Douglas White: 215

© 1988 Universal City Studios: 200 (3. rechts)

© 1984 Orion Pictures: 200 (Mitte oben)

© 1985 20th Century Fox: 200 (2. Mitte unten)

© 1988 TriStar Pictures: 201 (8. unten links)

© Carolco: 200 (1. links)

© 1976 United Artists: 201 (4. oben links)

© 1987 20th Century Fox: 201 (5. oben rechts)

© 1982 Universal City Studios: 201 (6. Mitte links)

Courtesy Ronald Reagan Library: 201 (7. Mitte rechts)

Courtesy of Oak Productions: 201 (9. unten rechts), 202 (1. oben links, 2. oben rechts), 489

Courtesy Franco Columbu: 505 (6. unten rechts)

Zeichnungen: Lynn Marks & Ellen Cipriano: 86; Stuart Weiss: 211 (Mitte, unten), 321

Alle weiteren Zeichnungen: Bruce Algra